U0232895

国家出版基金项目
NATIONAL PUBLICATION FOUNDATION

中国中药资源大典
——中药材系列

新编中国药材学

（第六卷）

总主编　黄璐琦

主　编　潘超美　杨　全

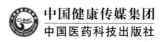

中国健康传媒集团
中国医药科技出版社

内 容 提 要

本书为《新编中国药材学》第六卷，收载了129种主产于我国华南地区常见的中药材和民间习用中草药。每种药材重点介绍了别名、来源、本草考证、原植物（形态）、主产地、栽培要点、采收与加工、商品规格、药材鉴别、质量评价、化学成分、性味归经、功能主治、药理作用、用药警戒或禁忌、分子生药、附注等内容，每个品种均附有原植物和药材图以及药材显微结构特征图。

本书内容丰富，文图翔实，重点突出，特色鲜明，集科学性、先进性、实用性和可读性为一体，可供中药教学、科研、生产等领域的广大医药工作者参考使用。

图书在版编目（CIP）数据

新编中国药材学 . 第六卷 / 潘超美，杨全主编 . — 北京：中国医药科技出版社，2020.7
（中国中药资源大典 . 中药材系列）
ISBN 978-7-5214-1936-8

Ⅰ . ①新…　Ⅱ . ①潘…②杨…　Ⅲ . ①中药材—介绍—中国　Ⅳ . ① R282

中国版本图书馆 CIP 数据核字（2020）第 136147 号

责任编辑　于海平
美术编辑　陈君杞
版式设计　锋尚设计

出版　**中国健康传媒集团** | **中国医药科技出版社**
地址　北京市海淀区文慧园北路甲 22 号
邮编　100082
电话　发行：010-62227427　邮购：010-62236938
网址　www.cmstp.com
规格　889×1194mm　1/16
印张　34¼
字数　1018 千字
版次　2020 年 7 月第 1 版
印次　2020 年 7 月第 1 次印刷
印刷　北京盛通印刷股份有限公司
经销　全国各地新华书店
书号　ISBN 978-7-5214-1936-8
定价　350.00 元

获取新书信息、投稿、为图书纠错，请扫码联系我们。

版权所有　盗版必究
举报电话：010-62228771
本社图书如存在印装质量问题请与本社联系调换

新编中国药材学

编 委 会

总主编 黄璐琦

主　编（以姓氏笔画为序）

匡海学（黑龙江中医药大学）　　　　　　陈万生（上海中医药大学）

李　萍（中国药科大学）　　　　　　　　孟祥才（黑龙江中医药大学）

李军德（中国中医科学院）　　　　　　　姚　霞（中国医学科学院药用植物研究所）

杨　全（广东药科大学）　　　　　　　　屠鹏飞（北京大学药学院）

吴和珍（湖北中医药大学）　　　　　　　彭　成（成都中医药大学）

吴啟南（南京中医药大学）　　　　　　　詹亚华（湖北中医药大学）

张文生（北京师范大学）　　　　　　　　潘超美（广州中医药大学）

张志杰（中国中医科学院）

编　委（以姓氏笔画为序）

马云桐（成都中医药大学）　　　　　　　杨炳友（黑龙江中医药大学）

王　炜（湖南中医药大学）　　　　　　　吴和珍（湖北中医药大学）

匡海学（黑龙江中医药大学）　　　　　　吴啟南（南京中医药大学）

刘圣金（南京中医药大学）　　　　　　　余丽莹（广西壮族自治区药用植物园）

刘塔斯（湖南中医药大学）　　　　　　　张　恬（中国中医科学院）

江维克（贵州中医药大学）　　　　　　　张　媛（北京中医药大学）

孙连娜（上海中医药大学）　　　　　　　张小波（中国中医科学院）

李　萍（中国药科大学）　　　　　　　　张文生（北京师范大学）

李伟东（南京中医药大学）　　　　　　　张永清（山东中医药大学）

李军德（中国中医科学院）　　　　　　　张志杰（中国中医科学院）

李旻辉（内蒙古自治区中医药研究所）　　陈万生（上海中医药大学）

李晓瑾（新疆维吾尔自治区中药民族　　　陈随清（河南中医药大学）

　　　　　药研究所）　　　　　　　　　郑希龙（广东药科大学）

杨　全（广东药科大学）　　　　　　　　孟祥才（黑龙江中医药大学）

杨　华（中国药科大学）　　　　　　　　段金廒（南京中医药大学）

姜大成（长春中医药大学）　　　　　　　　　蒋以号（南昌大学资源环境与化工学院）

姚　霞（中国医学科学院药用植物研究所）　　鲁增辉（重庆市中药研究院）

钱忠直（国家药典委员会）　　　　　　　　　路金才（沈阳药科大学）

高晓燕（北京中医药大学）　　　　　　　　　詹亚华（湖北中医药大学）

郭兰萍（中国中医科学院）　　　　　　　　　蔡少青（北京大学药学院）

唐志书（陕西中医药大学）　　　　　　　　　裴　瑾（成都中医药大学）

屠鹏飞（北京大学药学院）　　　　　　　　　潘超美（广州中医药大学）

彭　成（成都中医药大学）

新编中国药材学

（第六卷）

编委会

主　编　潘超美　杨　全

副主编　余丽莹　郑希龙

编　委　（以姓氏笔画为序）

丁　平（广州中医药大学）

于白音（韶关学院）

于福来（中国热带农业科学院热带
作物品种资源研究所）

马鸿雁（广东药科大学）

王德立（中国医学科学院药用植物
研究所海南分所）

王德勤（广州白云山和记黄埔
中药有限公司）

韦　莹（广西壮族自治区药用植物园）

邓乔华（广东省中药研究所）

吕惠珍（广西壮族自治区药用植物园）

刘四军（广州中医药大学）

刘光明（广东省新兴中药学校）

刘军民（广州中医药大学）

刘洋洋（中国医学科学院药用植物
研究所海南分所）

刘基柱（广东药科大学）

闫　冲（广东医科大学）

孙连娜（上海中医药大学）

严寒静（广东药科大学）

李　华（广东省药品检验所）

李　军（北京中医药大学）

李林轩（广西壮族自治区药用植物园）

杨　全（广东药科大学）

杨志业（广东省药品检验所）

杨洁瑜（广州市药品检验所）

杨得坡（中山大学）

肖凤霞（广州中医药大学）

吴庆华（广西壮族自治区药用植物园）

吴孟华（暨南大学）

余丽莹（广西壮族自治区药用植物园）

张　凤（海军军医大学）

张丹雁（广州中医药大学）

张宏伟（南方医科大学）

张春荣（广东药科大学）

张晓琦（暨南大学）

张慧晔（广州白云山和记黄埔中药有限公司）

陈万生（上海中医药大学）

林　励（广州中医药大学）

林锦锋（广东省药品检验所）

林蔚兰（广州白云山和记黄埔中药有限公司）

罗　碧（广东药科大学）

周亚奎（中国医学科学院药用植物研究所
海南分所）

周良云（广东药科大学）

郑希龙（广东药科大学）

赵志敏（中山大学）

柯　芳（广西壮族自治区药用植物园）

柯春文（湛江市食品药品检验所）

侯惠婵（广州市药品检验所）

姜　勇（北京大学药学院）

栗建明（广州市药品检验所）

夏　静（广州白云山和记黄埔
　　　　中药有限公司）

顾利红（广州市药品检验所）

晁　志（南方医科大学）

徐新军（中山大学）

唐晓敏（广东药科大学）

黄国凯（广东省药品检验所）

黄昌杰（广州今典精方药业有限公司）

黄宝优（广西壮族自治区药用植物园）

黄海波（广州中医药大学）

黄雪彦（广西壮族自治区药用植物园）

梅全喜（深圳市宝安纯中医治疗医院）

康　勇（中国医学科学院药用植物研究所
　　　　海南分所）

屠鹏飞（北京大学药学院）

彭玉德（广西壮族自治区药用植物园）

韩正洲（华润三九医药股份有限公司）

程轩轩（广东药科大学）

曾令杰（广东药科大学）

曾志坚（江门市药品检验所）

曾念开（海南医学院）

蓝祖栽（广西壮族自治区药用植物园）

詹若挺（广州中医药大学）

熊　颖（广州市药品检验所）

潘利明（广东药科大学）

潘春柳（广西壮族自治区药用植物园）

潘超美（广州中医药大学）

本卷审稿人

组　长　陈建伟

成　员　陈建伟（南京中医药大学）

　　　　　李晓波（上海交通大学）

　　　　　陈　君（中国药科大学）

　　　　　刘大会（湖北中医药大学）

秘书组　张春荣　吴　婕　陈秋梅　彭泽通

　　　　　程　灿　戴　蒙　苏家贤　郭　鹏

中医药学是我国各族人民在几千年生产生活实践和与疾病作斗争中逐步形成并不断丰富发展的医学科学，为中华民族的繁衍昌盛作出了卓越贡献。中药材是中医药防病治病的物质基础，是中医药事业和中药产业可持续发展的重要保障。党中央、国务院高度重视中医药事业的发展和中药材资源的保护与可持续利用。在我国中医药事业进入新的历史发展时期，挖掘利用好中药材资源，在中医药事业发展的全局中具有重大现实和长远意义。

中药材来源于药用植物、药用动物和药用矿物，其中部分来源于野生资源，多数常用药材则已实现人工培育。中药材基原考证与质量研究、资源调查与可持续利用等，已成为当前药材学研究的重要课题，受到全国广大中医药科研、教学和中药材生产者等的广泛重视。

为及时总结交流和推广我国中药材研究的成果，中国工程院院士、中国中医科学院院长黄璐琦研究员在组织开展全国第四次中药资源普查工作的基础上，结合近年来我国中药材的相关研究工作，组织全国中药材教学、科研、生产等领域的500余位专家学者历时3年编撰了《新编中国药材学》。

该书内容包括总论和各论。总论主要介绍了中药材资源的调查与区划，中药材的生产与流通、品质评价、开发与利用等内容。各论主要收载具有重要药用价值和经济价值、临床比较常用的中药材共计882种，包括植物类药材、动物类药材和矿物类药材，其中大部分已收入《中国药典》或部颁标准及地方标准。各药材品种从名称、来源、本草考证、原植物（动物、矿物）、主产地、采收与加工、商品规格、药材鉴别（性状特征、显微鉴别、理化鉴别）、质量评价、化学成分、功能主治、药理作用等方面予以全面介绍，部分品种还记载有栽培（养殖）要点、用药警戒或禁忌、分子生药等内容。既体现了全国第四次中药资源普查的成果，又广泛吸纳了全国科研工作者大量的研究成果及作者的科研心得，并收载精美、直观、珍贵的原植物（动物、矿物）照片、药材（饮片）照片、组织和粉末显微照片以及薄层色谱图等。同时，值得提出的是，全书共8卷，除动物药、矿物药两部分合为一卷和总论与东北片区主产植物药材品种合为一卷外，其余按华北、西北、华东、华中、华南、西南片区主产植物药材（个别药材在其他片区也出产）原则遴选收载药材品种（东北片区同此原则），各自独立成卷，这既有利于体现全书所收载药材的道地性、区域性和地区习用性的特色，又为今后进一步开展药材品种资源的保护与可持续开发利用提供参考，其谋篇布局安排也具有一定的创新性。总之，全书充分反映了我国中药材的现代研究成果，内容丰富，体例新颖，图文并茂，科学实用，实为一部中药材研究和生产、销售的具有较高学术价值和实用价值的工具书。相信该书的出版，对于进一步开展中药材品质研究与评价、推进中药材学科发展以及推动中药材产业的健康和可持续发展，具有积极意义。

欣闻该书即将付梓，乐之为序。

中国工程院院士
中国医学科学院药用植物研究所名誉所长

2020年盛夏

前　言

中医药是我国独特的卫生资源、潜力巨大的经济资源、具有原创优势的科技资源、优秀的文化资源、重要的生态资源，从神农尝百草开始，在几千年的发展中积累了大量的临床经验，为中华民族的繁衍生息和健康做出了巨大贡献。中医药在我国抗击新冠肺炎疫情中也显示出其独特优势，并得到广泛认同。中药资源是中医药事业传承和发展的物质基础，具有重大的利用价值和开发价值，关乎民生和社会稳定，关乎生态环境保护和新兴战略产业发展，是全球竞争中国家优势的体现，具有国家战略意义。

我国是中药资源最丰富的国家之一，全国第三次中药资源普查统计我国有12,807种药用资源。但在长期发展中也存在一些问题：一是类同品、代用品和民间用药不断出现，药材品种复杂、混乱，真伪优劣难辨，必须认真研究；二是野生资源锐减，大量常用中药材野生资源枯竭，市场上以栽培（养殖）中药材居多；三是栽培（养殖）中药材存在盲目引种驯化、滥施农药化肥和重金属超标等问题，导致栽培（养殖）中药材质量难以保证。因此，正确认识和客观评价我国中药材现状，为中药材真伪鉴别和品质评价提供新思路、新方法和新技术，有助于促进中医药事业的协调发展。

基于以上，我们在开展全国第四次中药资源普查工作的基础上，结合现代科研成果，组织全国近50所高校、科研院所、药检机构及企业的500余位专家学者编撰了《新编中国药材学》。编者们以药材基原品种鉴别、质量评价等内容为重点，从药材别名、来源、本草考证、原植物（动物、矿物）、主产地、栽培（养殖）要点、采收与加工、商品规格、药材鉴别、质量评价、化学成分、功能主治、药理作用、用药警戒或禁忌、分子生药等有关药材学知识与新技术、新方法及其现代研究成果进行系统梳理和全面介绍。

全书内容包括总论和各论。总论主要包括中药材资源调查与区划，中药材生产与流通、品质评价、开发与利用等内容。各论收载植物、动物、矿物药材共计882种，其中大多为常用中药材，少数为具有区域特色或有开发应用前景的品种。为更好地体现药材道地特色和便于组织编撰，经过集体多次讨论后形成共识：先将植物药材按其主产区大致划分为东北、华北、西北、华东、华中、华南、西南共7个片区，分别收录编撰；总论和动物药材、矿物药材分别编撰。再根据最后收录品种及内容篇幅，又将本书总论内容与东北片区收录药材合编为1卷（先总论、后药材的顺序），动物药材、矿物药材合编为1卷，其余6个片区收录药材各自成卷，全书共8卷。

本书历时三年编撰，数易其稿。在编写过程中，专家们结合自身经验，查阅大量文献资料，对编写品种、体例及内容反复推敲，书中涉及的原植物彩色照片、药材照片和组织、粉末显微照片均为作者科研一手资料，既丰富了书的内容，使其图文并茂，又增强了可读性，以突显本书的先进性、科学性和实用性。书稿编写完成后，我们又另组织审稿专家对书稿文字内容和图片进行全面系统审定，并提出修改意见以供编者修改完善，力求做到本书内容科学严谨、特色鲜明。

本书有幸被列为国家出版基金支持项目，以保证编写出版能够顺利进行。在此，对国家有关方面领导、专家及国家出版基金规划管理办公室的同志表示衷心感谢。同时，对各承担单位予以的大力支持以及编者和审稿专家严谨的科学态度和认真的工作作风，从而使本书最终付梓，表示感谢。希望本书的出版，能对从事中药材生产、经营、科研、教学、资源保护与开发等工作者具有较高的参考价值，对提升中药材质量和合理开发应用中药材资源产生积极作用。

石以砥焉，化钝为利。无论是中药资源普查工作，还是《新编中国药材学》的编纂工作，从来都不是容易的事，我们只有通过一往无前的努力，继承发扬中医药特色，提高中药材质量，为中医药事业发展做出我们的贡献。

总主编

黄璐琦

2020年7月

编 写 说 明

　　《新编中国药材学》为一部系统介绍药材学有关理论知识及新技术、新方法和有关药材品种名称、来源、采收加工、商品规格、质量鉴定及其应用等现代研究成果的学术著作。全书充分体现了以药材鉴别、质量评价等内容为重点，集"科学性、先进性、实用性和可读性"为一体，重点突出、特色鲜明、图文并茂的特色和编写思想要求。

　　1. 全书共8卷，内容包括总论和各论，以及分卷索引与全书总索引等。总论主要包括中药材资源调查与区划，中药材生产与流通、品质评价、开发与利用等内容。各论收载植物、动物、矿物药材共882种，其中大多为常用中药材，少数为具有区域特色或有开发应用前景的品种。

　　2. 为更好地体现药材道地特色和便于组织编撰，经过集体多次讨论形成共识：先将植物药材按其主产区大致划分为东北、华北、西北、华东、华中、华南、西南共7个片区，分别收录编撰；总论、动物药材、矿物药材分别编撰。最后，根据收录品种及内容篇幅，又将本书总论内容与东北片区收录药材合编为1卷（先总论、后药材的顺序），动物药材、矿物药材合编为1卷，其余6个片区收录药材各自成卷，全书共8卷。除动物药材、矿物药材卷先按类别、再按药材名称笔画数顺序编排外，其余均按药材名称笔画数顺序编排。

　　3. 每种药材的内容均按以下顺序列项介绍：

　　（1）**药名**　介绍药材的常用中文名及其汉语拼音、药材拉丁名。

　　（2）**别名**　介绍药材主产区或地方标准收载的常见别名。

　　（3）**来源**　介绍药材来源的科属（种）、拉丁学名及其药用部分。

　　（4）**本草考证**　主要介绍本品始载于何主流本草以及与原植物形态描述有关的本草记载情况，并说明其与现今何品种基本一致；对于应用历史较短，经考证确无本草记载或仅有非本草文献记载的品种，则在该项注明"历代本草无记载"，"始载于何非本草文献"。

　　（5）**原植物（动物、矿物）**　描述其主要形态特征，以及主要分布区域。对于多来源品种，先较为详细介绍主流品种的主要形态特征，再对非主流品种逐一简述其与主流品种的区别特征。同时，配有多个品种或某一品种的原植物（动物、矿物）彩色照片或多部位组图。

　　（6）**主产地**　参考全国第四次中药资源普查的有关成果资料等，介绍本品的主产地及其道地产区。

（7）**栽培（养殖）要点**　对于目前有栽培（养殖）情况的品种，仅简单介绍其生物学特性和栽培（养殖）技术及病虫害防治要点。

（8）**采收与加工**　仅介绍其采收年限、采收期（季节、月份），以及产地药材加工。

（9）**商品规格**　参考全国第四次中药资源普查的有关成果资料，先介绍药材的商品规格。如不同商品规格再分商品等级，则再简要介绍其商品等级；如无商品等级，则说明其为统货。

（10）**药材鉴别**　介绍药材的主要性状特征及其组织、粉末主要显微鉴别特征，以及薄层色谱鉴别等内容。同时，分别配有药材照片及组织、粉末显微照片，以及部分配有薄层色谱图。

（11）**质量评价**　对于常见品种，先简要介绍其传统质量评价，再简要介绍所应用现代技术方法（或按照现行版《中国药典》收载的相关通用技术要求）测定其成分的含量指标。

（12）**化学成分**　按化学成分类别及化学成分主次顺序，有选择性地简要介绍与本品药理、功效有关的有效成分，以及指标性成分。

（13）**性味归经**　依据国家药品标准或地方药品标准等权威文献作简要介绍。

（14）**功能主治**　依据国家药品标准或地方药品标准等权威文献作简要介绍。

（15）**药理作用**　简要介绍其与功能主治或临床应用相关的药理作用，或新发现的药理作用（包括给药剂量、时间和结果等）。

（16）**用药警戒或禁忌**　对含有毒性成分的药材，明确介绍其安全性。

（17）**分子生药**　对已开展相关研究的药材，仅简要介绍其遗传标记或功能基因方面的内容。

（18）**附注**　主要介绍作者对本药材的品种资源、药材质量、鉴别技术方法、商品流通及使用情况等的认识和见地。

（19）**主要参考文献**　在各药材品种内容末尾，仅选择性列出供读者查阅以进一步了解相关内容的部分权威参考文献。对于参考较多的工具书，如《中国药典》《中国药材学》《中华本草》《中国植物志》《全国中草药汇编》等以及历代主要本草文献，不再一一列出，而在卷末集中列出本卷主要参考书目。

4. 上述药材内容列项中，视具体药材情况，其中"栽培（养殖）要点""商品规格""用药警戒或禁忌""分子生药""附注"等项目内容可阙如。

5. 对于来源相同，入药部位不同的不同药材（如杜仲、杜仲叶等），或《中国药典》已单列的药材品种（如马钱子粉等），或新鲜品、干燥品分用者（如生姜、干姜等），则只在最先收录的药材品种中予以全面介绍，而在后面收录药材品种的相同内容项下仅注明参见"某药材"，不再重复介绍。

6. 各卷末附有本卷收录的主要参考书目和所收录药材中文名（含别名）索引及拉丁学名索引（各词条后对应的为页码），以及全书收录药材中文名（含别名）总索引及拉丁学名总索引（各词条后对应的为卷次和品种序号）。

本卷为《新编中国药材学》第六卷，主要收载主产于我国华南片区的药材或在其他片区也出产的部分药材，共收录129种。本卷按照全书的编写思想和总要求，分别由潘超美教授、杨全教授负责组织，由全国15所高等院校、8家科研单位和5家中药企业共计28个单位、80多位专家学者共同编撰，并经本卷审稿组陈建伟教授、李晓波教授、陈君教授、刘大会教授审阅和提出修改意见，编者们几经修改完善，最后由潘超美教授统稿、秘书组所有工作人员共同汇总编排完成。

目 录

1. 丁公藤

Dinggongteng

ERYCIBES CAULIS

【别名】包公藤、麻辣仔藤、斑鱼烈。

【来源】为旋花科植物丁公藤*Erycibe obtusifolia* Benth.或光叶丁公藤*Erycibe schmidtii* Craib的干燥藤茎。

【本草考证】本品始载于《南史》。《开宝本草》《图经本草》《经史证类备急本草》及《本草纲目》中虽有丁公藤的记载，但均未作为正名，仅作为丁公寄或南藤等项下的别名，且其植物形态及产地与现今所用之丁公藤有较大差别。现今所用之丁公藤主产于广东、广西等地。《证类本草》对丁公藤的描述为："生石间蔓延木上。叶细，大枝，赤茎，母大如碛黄，有汁……臣禹锡等谨按陈藏器云：丁公寄，即丁公藤也。"广西壮族民间应用丁公藤藤茎切片浸酒治风湿，有特效，壮语称之为"勾来"（音译），丁公藤为壮族治疗风湿骨痛的传统药物[1]。

【原植物】

1. 丁公藤　木质藤本，长约12m；小枝干后黄褐色，明显有棱，不被毛。叶互生，革质，椭圆形或倒长卵形，长6.5~9cm，宽2.5~4cm，顶端钝或钝圆，基部渐窄成楔形，两面无毛，侧脉4~5对，在叶面不明显，在背面微突起；叶柄长0.8~1.2cm，无毛。聚伞花序腋生和顶生，腋生的花少至多数，顶生的排列成总状花序，长度均不超过叶长的一半，花序轴、花序梗被淡褐色柔毛；花梗长4~6mm；花萼球形，萼片近圆形，长3mm，外被淡褐色柔毛和有缘毛，毛不分叉；花冠白色，长1cm，小裂片长圆形，全缘或被浅波状，无齿；雄蕊不等长，花丝长可至1.5mm，花药与花丝近等长，顶端渐尖，花丝之间有鳞片；子房圆柱形，柱头圆锥状贴着子房，两者近等长。浆果卵状椭圆形，长约1.4cm。种子1粒。花期5~8月，果期10~11月。（图1-1）

生于山谷湿润密林中或路旁灌丛。分布于广东中部及沿海岛屿。

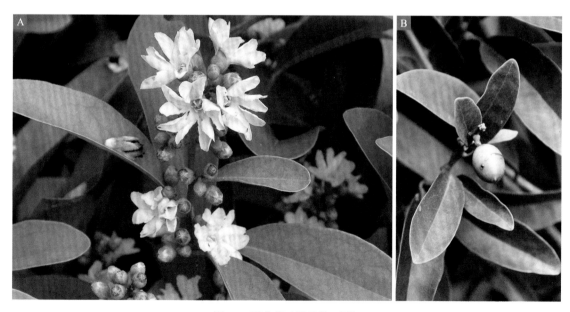

图1-1　丁公藤（潘超美　摄）

A. 花枝　B. 果实

2. 光叶丁公藤　植物形态与丁公藤相似，区别点是：叶片卵状椭圆形或长圆状椭圆形，先端骤然渐尖；花冠裂片边缘啮蚀状；浆果球形。（图1-2）

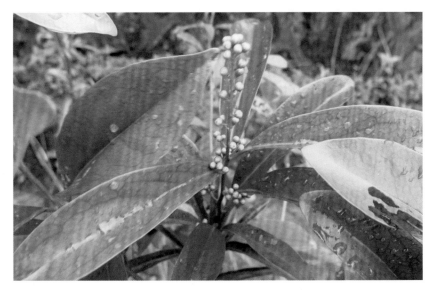

图1-2 光叶丁公藤

生于海拔250～1200m山谷密林或疏林中，攀生于乔木上。分布于云南东南部、广西西南至东部、广东。

【主产地】主产于广东、广西、云南。

【采收与加工】全年均可采收，洗净，切成段或片，隔水蒸2～4小时，取出晒干。

【药材鉴别】

（一）性状特征

为斜切的段或片，直径1～10cm。外皮灰黄色、灰褐色或浅褐色，稍粗糙，有浅沟槽及不规则纵裂纹或龟裂纹，皮孔点状或疣状，黄白色，老的栓皮呈薄片剥落。质坚硬，纤维较多，不易折断，切面椭圆形，黄褐色或浅黄棕色，异型维管束呈花朵状或块状，木质部导管呈点状。气微、味淡。（图1-3）

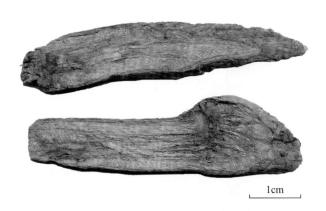

1cm

图1-3 丁公藤（光叶丁公藤）药材图

（二）显微鉴别

1. 藤茎横切面

丁公藤 木栓层由3～5层近长方形细胞组成，大多壁极度增厚。皮层中散有石细胞群，石细胞壁厚、层纹及孔沟明显；皮层薄壁细胞中含少量草酸钙方晶、簇晶及淀粉粒；中柱鞘纤维束有规划的断续排列，每束由5～15～25个纤维组成；韧皮部有大的纤维及众多细小簇晶；木质部导管直径为42～230～370μm，木纤维发达；老茎异型维管束发达，为双韧型异型维管束，外侧韧皮部较窄；有髓部，石细胞单个或成群散在，层纹明显。（图1-4）

光叶丁公藤 主要区别在于木栓层多数细胞石细胞状，壁极厚，木化，排列紧密。韧皮部有大型纤维。木质部导管较稀疏。髓部薄壁细胞壁稍厚，微木化，无石细胞。

2. 粉末特征

丁公藤 粉末黄绿色。石细胞单个散在或2～8个成群，淡绿色，呈长方形、类方形、类圆形、类三角形或不规则形，直径16～90μm，层纹及孔沟明显；以孔纹导管为主，导管周围木纤维丰富；含较多草酸钙簇晶及少量草酸钙方晶，草酸钙方晶呈类方形或类双锥形；淀粉粒单个散在或2～4个成群，类圆形、椭圆形、长卵圆形或多角形，脐点点状或裂隙状。（图1-5）

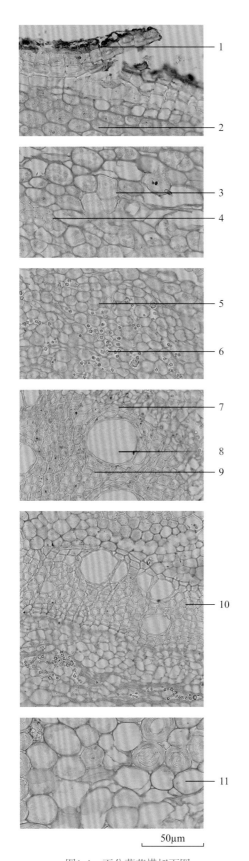

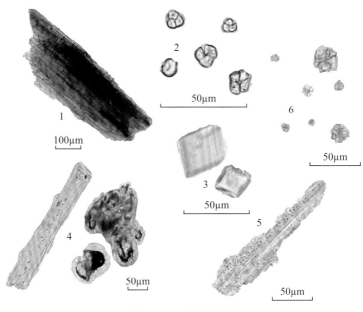

图1-5 丁公藤粉末图

1. 纤维 2. 淀粉粒 3. 草酸钙方晶 4. 石细胞 5. 孔纹导管 6. 草酸钙簇晶

图1-4 丁公藤茎横切面图

1. 木栓层 2. 皮层 3. 石细胞 4. 中柱鞘纤维
5. 韧皮部 6. 簇晶 7. 木纤维 8. 导管
9. 木质部 10. 异型维管束 11. 髓部

光叶丁公藤 主要区别在于木栓细胞多角形，壁厚，呈石细胞状；无髓部石细胞。

（三）理化鉴别

薄层色谱 取本品粉末3g，加乙醇40ml浸渍过夜，加热回流6小时，滤过，滤液加6mol/L盐酸溶液6ml，加热回流3小时，蒸干，残渣加乙醇10ml使溶解，作为供试品溶液。另取东莨菪内酯对照品，加乙醇制成每1ml含0.25mg的溶液，作为对照品溶液。照薄层色谱法试验，吸取上述两种溶液各3μl，分别点于同一硅胶G薄层板上，以环己烷–三氯甲烷–乙酸乙酯–甲酸（6：10：7：1.2）为展开剂，展开，取出，晾干，置紫外光灯（365nm）下检视。供试品色谱中，在与对照品色谱相应的位置上，显相同的亮蓝色荧光斑点。

【质量评价】照醇溶性浸出物测定法项下的热浸法测定，用乙醇作溶剂，浸出物不得少于3.0%。照高效液相色谱法测定，本品按干燥品计算，含东莨菪内酯（$C_{10}H_8O_4$）不得少于0.050%。

【化学成分】

1. 生物碱类 包公藤甲素（baogongteng A）即2β-羟基-6β-乙酰氧基去甲莨菪烷（2β-hydroxy-6β-acetoxynortropane）、包公藤丙素（baogongteng C）即$2\beta,6\beta$-二羟基去甲莨菪烷（$2\beta,6\beta$-dihydroxynortropane）。其中丁公藤甲素是缩瞳作用主要活性成分[2-3]。

2. 香豆素类 包公藤乙素（baogongteng B）即东莨菪素（scopoletin）、东莨菪苷（scopolin），是抗风湿有效成分[4]。

3. 其他 咖啡酸（caffeic acid）及绿原酸（chlorogenic acid）等[2-4]。

光叶丁公藤中含包公藤乙素、东莨菪素、β-谷甾醇、绿原酸、东莨莙素-7-葡萄糖苷[5]、咖啡酸、N-反式-对羟基苯乙基阿魏酰胺等[6]。

【性味归经】辛，温；有小毒。归肝、脾、胃经。

【功能主治】祛风除湿，消肿止痛。用于风湿痹痛，半身不遂，跌打肿痛。

【药理作用】

1. 抗炎作用 丁公藤提取物对蛋清右旋糖酐、甲醛所致大鼠急性关节肿痛有明显抑制作用；对棉球刺激引起的大鼠结缔组织增生有显著的抑制作用；对二甲苯引起的大鼠血管通透性增加有明显的抑制作用[3]。

2. 对免疫系统的作用 丁公藤注射液能增强呼吸道局部免疫及全身免疫功能；丁公藤提取物能显著提高呼吸道T淋巴细胞比例和肺泡巨噬细胞吞噬率，使外周血T淋巴细胞数和脾脏特异性抗体形成细胞数明显增加[7]。

3. 缩瞳作用 丁公藤提取液有缩瞳作用；可降低正常兔眼压和拮抗水负荷所致的实验性高血压[8]。

4. 对中枢神经系统的作用 丁公藤注射液具有致颤作用；可阻滞神经冲动的传导；对外源性组胺引起的豚鼠离体回肠收缩有明显的抑制作用[9]。

【用药警戒或禁忌】丁公藤中所含包公藤甲素小鼠腹腔注射的LD_{50}为（8.85±1.2）mg/kg。中毒症状表现为副交感神经亢进，大剂量组动物有类似氧化震颤素的中枢性震颤。阿托品和东莨菪碱为特异性解毒剂[10]。本品有强烈的发汗作用，虚弱者慎用。孕妇禁用。

【附注】据市场调查，旋花科飞蛾藤属植物大果飞蛾藤*Porana sinensis* Hemsl. var. *sinonsis*（异萼飞蛾藤）、近无毛飞蛾藤*Porana sinensis* var. *delavayi*（Gagn. et Courch.）Rehd.的藤茎中均含有东莨菪素、东莨菪苷及包公藤甲素，且大果飞蛾藤（异萼飞蛾藤）、近无毛飞蛾藤中的东莨菪素、东莨菪苷含量比《中国药典》收载的两个品种的含量高，因此目前在市场上有以大果飞蛾藤（异萼飞蛾藤）、近无毛飞蛾藤的藤茎作为丁公藤使用，应注意区别[4, 11]。

主要参考文献

[1] 陈蔚文.岭南本草（二）[M].广州：广东科技出版社，2010：168.

[2] 姚天荣，陈泽乃，易大年，等.包公藤（*Erycibe obtusifolia* Benth.）的化学研究-Ⅱ.新缩瞳药-包公藤甲素的结构[J].药学学报，1981，16(8)：582-584.

[3] 刘卉，杨锦芬，詹若挺.丁公藤研究概况与展望[J].广东农业科学，2012，1：36-39.

[4] 叶惠珍，范椰新，刘植蔚，等.丁公藤抗风湿有效成分的研究[J].中草药，1981，12(05)：5-7.

[5] 宋蔚，金蓉鸾，刘继华.光叶丁公藤化学成分的研究[J].中国中药杂志，1997，22(6)：359-360.

[6] 周岳，曾婷，李丽梅.光叶丁公藤酚性成分研究[J].中草药，2016，47(9)：1496-1500.

[7] 杨志平，宋志军，宁耀瑜.丁公藤注射液雾化吸入对大鼠呼吸道和全身免疫功能的影响[J].广西中医药，1998，21(5)：47-48.

[8] 曾淑君，丘鹏新，胡本荣.丁公藤碱降眼压作用的药理研究[J].中药药理与临床，1989，5(3)：15-18.

[9] 叶文博，姜芳，丁韶萍.丁公藤注射液对牛蛙坐骨神经结构和传导的影响[J].上海师范大学学报（自然科学版），1999，28(1)：82-88.

[10] 孙琛.包甲素的毒性研究[J].上海第二医科大学学报，1986，6(4)：294-296.

[11] 刘翠婷，郑东城，何彩群，等.丁公藤东莨菪内酯含量测定方法的优化研究[J].广州中医药大学学报，2015，32(6)：1067-1070.

（广州中医药大学 詹若挺 严萍 刘军民）

2. 丁香

Dingxiang

CARYOPHYLLI FLOS

【别名】丁子香、支解香、瘦香娇、雄丁香、公丁香。

【来源】为桃金娘科植物丁香*Eugenia caryophyllata* Thunb.的干燥花蕾。

【本草考证】本品始载于《药性论》。《开宝本草》载："按广州送丁香图，树高丈余，叶似栎叶，花圆细，黄色，凌冬不凋……子如钉，长三四分，紫色。"《图经本草》载："丁香出交、广、南番，今惟广州有之，木类桂，高丈余，叶似栎，凌冬不凋，花圆细，黄色，其子出枝蕊上如钉子，长三四分，紫色……二八月采子及根。"本草记载与现今所用丁香基本一致。

【原植物】常绿乔木，高达10m。叶对生；叶片长方卵形或长方倒卵形，长5～10cm，宽2.5～5cm，先端渐尖或急尖，基部狭窄常下展成柄，全缘。花芳香，成顶生聚伞圆锥花序，花径约6mm；花萼肥厚，绿色后转紫色，长管状，先端4裂，裂片三角形；花冠白色，稍带淡紫，短管状，4裂；雄蕊多数，花药纵裂；子房下位，与萼管合生，花柱粗厚，柱头不明显。浆果红棕色，长方椭圆形，长1～1.5cm，直径5～8mm，先端宿存萼片。种子长方形。花期9月至翌年3月[1]。（图2-1）

中国华南地区有栽培。原产于东南亚、南亚及非洲地区[1]。

【主产地】丁香是进口南药，原产于印度尼西亚马鲁古群岛[2]。现主产于马来西亚、印度尼西亚及东非沿岸国家。以桑给巴尔产量最大，质量佳。现国内亦有栽培自销。

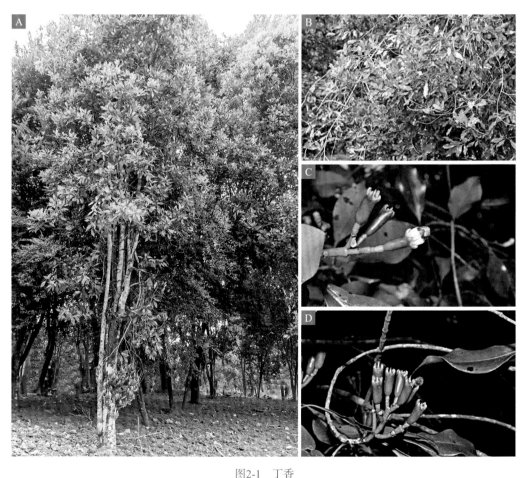

图2-1 丁香

A. 植株 B. 花枝 C. 花 D. 果

【栽培要点】

1. 生物学特性　喜热带海岛性气候。幼龄树喜荫，不耐烈日暴晒，成龄树喜光，需充足阳光才能早开花。怕寒、怕涝，不抗风。宜选土层深厚、肥沃、排水良好，pH5.0～6.0的砂壤土栽培。

2. 栽培技术　用种子繁殖。果实成熟时采收，随采随播，若不能及时播种，最好剥掉果肉放入潮湿细沙或湿木糠中贮藏，以免干死。处理后的种子，播种时间为8～9月。播种时，种子平放或直放，胚根朝下。幼树可与木薯、香蕉间作或搭荫棚。

3. 病虫害　病害：褐斑病。虫害：介壳虫。

【采收与加工】 定植后5～6年，当花蕾由绿色转红色时采摘，除去花梗，晒干。

【药材鉴别】

（一）性状特征

干燥花蕾略呈研棒状，长1～2cm。花冠圆球形，直径0.3～0.5cm，花瓣4，覆瓦状抱合，棕褐色或褐黄色，花瓣内为雄蕊和花柱，搓碎后可见众多黄色细粒状的花药。萼筒圆柱状，略扁，有的稍弯曲，长0.7～1.4cm，直径0.3～0.6cm，红棕色或棕褐色，上部有4枚三角状的萼片，十字状分开。质坚实，富油性。气芳香浓烈，味辛辣、有麻舌感。（图2-2）

（二）显微鉴别

1. 萼筒中部横切面　表皮细胞1列，有较厚角质层；皮层外侧散有2～3列径向延长的椭圆形油室，长150～200μm，其下有20～50个小型周韧维管束，断续排列成环，维管束外围有少数中柱鞘纤维，壁厚，木化；内侧为数列薄壁细胞组成的通气组织，有大型腔隙；中心轴柱薄壁组织间散有多数细小维管束，薄壁细胞含众多细小草酸钙簇晶。（图2-3）

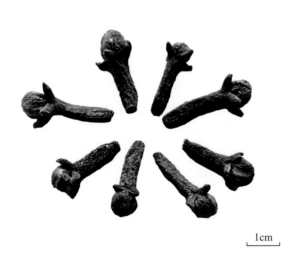

图2-2　丁香药材图

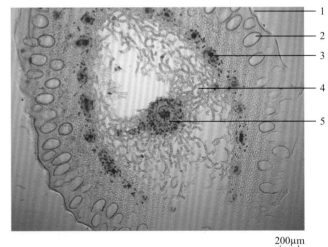

图2-3　丁香横切面图

1. 角质层　2. 油室　3. 周韧维管束　4. 通气组织　5. 髓部

2. 粉末特征　粉末暗红棕色。纤维梭形，顶端钝圆，壁较厚；花粉粒众多，极面观三角形，赤道表面观双凸镜形，具3副合沟；草酸钙簇晶众多，直径4～26μm，存在于较小的薄壁细胞中；油室多破碎，分泌细胞界限不清，含黄色油状物。（图2-4）

（三）理化鉴别

薄层色谱　取本品粉末0.5g，加乙醚5ml，振摇数分钟，滤过，滤液作为供试品溶液。另取丁香酚对照品，加乙醚制成每1ml含16μl的溶液，作为对照品溶液。照薄层色谱法试验，吸取上述两种溶液各5μl，分别点于同一硅胶G

薄层板上，以石油醚（60～90℃）-乙酸乙酯（9：1）为展开剂，展开，取出，晾干，用30ml 10%硫酸乙醇作为溶剂配制，加1.5g香草醛，溶解后用于显色。供试品色谱中，在与对照品色谱相应的位置上，显相同颜色的斑点。（图2-5）

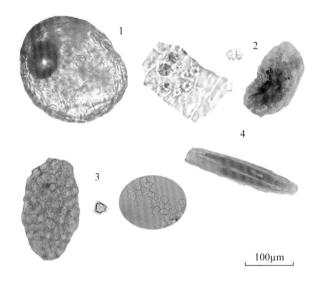

图2-4 丁香粉末图

1. 油室 2. 草酸钙簇晶 3. 花粉粒 4. 纤维

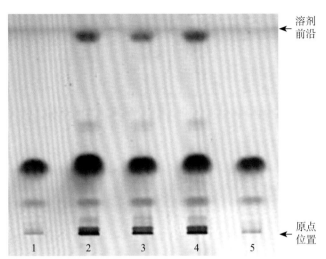

图2-5 丁香薄层色谱图

1,5. 丁香酚对照品 2,3,4. 丁香供试品

【质量评价】丁香以个大粗壮、鲜紫棕色、香气浓郁、富有油性者为佳。照气相色谱法测定，本品含丁香酚（$C_{10}H_{12}O_2$）不得少于11.0%。

【化学成分】丁香中含有挥发油、丁香鞣质、黄酮衍生物等。

1. 挥发油 丁香油酚（eugenol）、乙酰丁香油酚（acetyleugenol）、葎草烯（humulene）、β-石竹烯（β-caryophyllene）；微量成分有丁香烯醇、甲基正戊基甲酮、水杨酸甲酯、苯甲醛、苄醇、间-甲氧基苯甲醛、乙酸苄酯、胡椒酚（chavicol）、α-衣兰烯（α-ylangene）、桉叶素、香荆芥酚（carvacrol）等；也有野生品种中不含丁香油酚，而含丁香酮（eugenone）和丁香色原酮（eugenin）。

2. 丁香鞣质 丁香鞣质具有抗病毒活性。

3. 黄酮衍生物 鼠李素（rhamnetin）、山奈酚（kaempferol）。

另有齐墩果酸（oleanolic acid）、番樱桃素、番樱桃素亭（eugenitin）、异番樱桃素亭（isoeugenitin）等[3-4]。

【性味归经】辛，温。归脾、胃、肺、肾经。

【功能主治】温中降逆，补肾助阳。用于脾胃虚寒，呃逆呕吐，食少吐泻，心腹冷痛，肾虚阳痿。

【药理作用】

1. 对消化系统的作用 丁香水提物和挥发油可抑制小鼠胃排空[5]。

2. 促进透皮吸收作用 丁香挥发油对药物透皮吸收有促进作用[6]。

3. 镇痛作用 丁香醚提取物及水提取物均可显著延长小鼠热板法痛觉反应潜伏期，也可显著减少小鼠因化学刺激引起的扭体反应[7]。

4. 抗氧化作用 丁香中所含丁香多酚可通过提高相关酶的活性，促进受损的大鼠嗜碱性白血病细胞修复，对H_2O_2诱导氧化损伤的RBL细胞具有显著的保护作用[8]。

5. 抗凝血作用 丁香水提取物对电刺激大鼠动脉血管所致血栓形成有明显的抑制作用，对二磷酸腺苷（ADP）及胶原诱导血小板聚集亦有明显抑制作用；丁香油可延长血浆凝血酶原时间、凝血酶原消耗时间、凝血酶时间[9]。

【用药警戒或禁忌】本品不宜与郁金同用。

主要参考文献

[1] 邢福武.海南植物物种多样性编目[M].武汉：华中科技大学出版社，2012：132.

[2] 卢鸿涛，曾璐欣.丁香考[J].中药材，1998，12(10)：38-41.

[3] 但春.丁香和升麻的化学成分研究[D].成都：中国科学院成都生物研究所，2006.

[4] 高璐.公丁香与母丁香化学成分的高速逆流色谱分析[D].大连：辽宁师范大学，2011.

[5] 贾颖，赵怀舟，王红梅，等.丁香配伍郁金对小鼠胃排空影响的实验研究[J].中华中医药杂志，2006，21(10)：620-621.

[6] 赵婷婷，张彤，项乐源，等.当归、丁香挥发油的促透皮吸收作用[J].中成药，2016，38(9)：1923-1929.

[7] 陈光娟，沈雅琴，张明发，等.丁香温中止痛作用研究[J].中国中药杂志，1991，16(7)：429-432，448-449.

[8] 美丽，朱懿敏，罗晶，等.丁香化学成分、药效及临床应用研究进展[J].中国实验方剂学杂志，2019，25(15)：222-227.

[9] 许青媛，陈春梅，张小莉.丁香及其主要成分的抗凝作用[J].中药药理与临床，1990，6(6)：31-32.

（广东药科大学　郑希龙　李伟杰）

3. 八角茴香

Bajiaohuixiang

ANISI STELLATI FRUCTUS

【别名】大茴角、唛角、八角。

【来源】为木兰科植物八角茴香*Illicium verum* Hook. f.的干燥成熟果实。

【本草考证】本品始载于《本草品汇精要》："主一切冷气及诸疝疼痛……其形大如钱，有八角如车辐而锐，赤黑色，每角中有子一枚，如皂荚子小圆而光明可爱，今药中多用之"。《本草纲目》载："自番舶来者，实大如柏实，裂成八瓣，一瓣一核，大如豆，黄褐色，有仁，味更甜，俗呼舶茴香，又曰八角茴香（广西左右江峒中亦有之），形色与中国茴香迥别，但气味同尔"。本草记载与现今所用八角茴香基本一致。

【原植物】乔木，高10～15m；树冠塔形、椭圆形或圆锥形；树皮深灰色；枝密集。叶不整齐互生，在顶端3～6片近轮生或松散簇生，革质、厚革质，倒卵状椭圆形、倒披针形或椭圆形，长5～15cm，宽2～5cm，在阳光下可见密布透明油点。花粉红色至深红色，单生叶腋或近顶生；花被片7～12片；雄蕊11～20枚；心皮通常8，有时7或9，很少11。聚合果，蓇葖多为8，呈八角形，先端钝或钝尖。正糙果3～5月开花，9～10月果熟，春糙果8～10月开花，翌年3～4月果熟。（图3-1，图3-2）

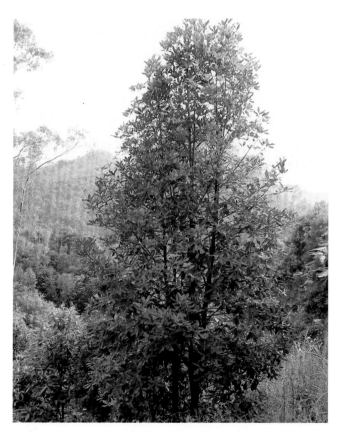

图3-1　八角茴香

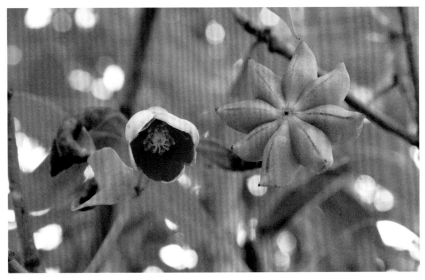

图3-2　八角茴香花和果实图（吴双　摄）

野生于海拔1600m。广西西部和南部多有栽培；福建南部、广东西部、云南东南部和南部也有栽培。

【主产地】主产于广西、云南、广东等地。道地产区为广西百色。

【栽培要点】

1. 生物学特性　适生于南亚热带冬暖夏凉的山地、丘陵、坡地等，要求年平均温度20～23℃，1月平均气温8～15℃，绝对低温0℃以上，年降水量1200mm以上。

2. 栽培技术　以种子繁殖为主。在冬季无霜或少霜地区以11～12月份播种为好，有霜地区以1～2月春播为好。幼苗出土当年需搭棚遮阴，二年生苗可移栽。移栽时剪去每片叶的3/4和大部分侧枝，可提高成活率。

3. 病虫害　病害：炭疽病等；虫害：八角尺蠖、金花虫等。

【采收与加工】秋、冬二季果实由绿色变黄色时采摘，置沸水中略烫后干燥或直接干燥。

【药材鉴别】

（一）性状特征

为聚合果，多由8个蓇葖果组成，放射状排列于中轴上。蓇葖果长1～2cm，宽0.3～0.5cm，高0.6～1cm；外表面红棕色，有不规则皱纹，顶端呈鸟喙状，上侧多开裂；内表面淡棕色，平滑，有光泽；质硬而脆。果梗长3～4cm，连于果实基部中央，弯曲，常脱落。每个蓇葖果含种子1粒，扁卵圆形，长约6mm，红棕色或黄棕色，光亮，尖端有种脐；胚乳白色，富油性。气芳香，味辛、甜。（图3-3）

（二）显微鉴别

1. 果实横切面　外果皮为1列表皮细胞，外被不规则小突起的角质层。中果皮为多层厚角细胞，其内为薄壁细胞，有散在的维管束；在腹缝处有数列厚壁细胞。内果皮为1列排列整齐的柱状细胞，在腹缝线部分为石细胞；石细胞层从腹缝线向内逐渐加长，与柱状细胞层衔接。种皮表皮细胞为1列排列紧密的长方形石细胞，其外壁与侧壁呈U形增高；其内为数层营养层薄壁细胞；胚乳细胞含脂肪油及糊粉粒。（图3-4～图3-6）

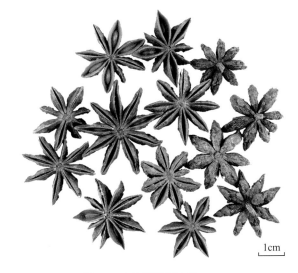

1cm

图3-3　八角茴香药材图

2. 粉末特征　粉末红棕色。内果皮栅状细胞长柱形，长200～546μm，壁稍厚，纹孔口十字状或人字状；种皮石细胞黄色，表面观类多角形，壁极厚，波状弯曲，胞腔分枝状，内含棕黑色物，断面观长方形，壁不均匀增厚；果皮石细胞类长方形、长圆形或分枝状，壁厚；纤维长，单个散在或成束，直径29～60μm，壁木化，有纹孔；中果皮细胞红棕色，散有油细胞；内胚乳细胞多角形，含脂肪油滴和糊粉粒。（图3-7）

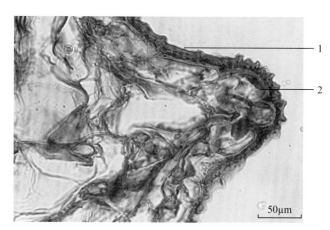

图3-4　八角茴香外果皮横切面图

1. 表皮细胞　2. 厚角细胞

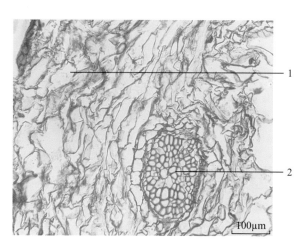

图3-5　八角茴香中果皮横切面图

1. 薄壁细胞　2. 维管束

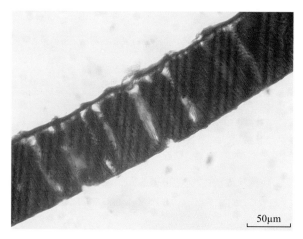

图3-6　八角茴香种皮表皮细胞图

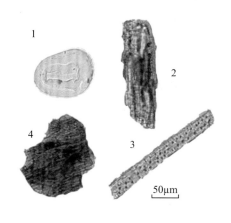

图3-7　八角茴香粉末图

1. 种皮石细胞　2,3. 纤维　4. 中果皮细胞

（三）理化鉴别

薄层色谱　取本品粉末1g，加石油醚（60～90℃）-乙醚（1∶1）混合溶液15ml，密塞，振摇15分钟，滤过，滤液挥干，残渣加无水乙醇2ml使溶解，作为供试品溶液。取八角茴香对照药材1g，同方法制成对照药材溶液。另取茴香醛对照品，加无水乙醇制成每1ml含10μl的溶液，作为对照品溶液。照薄层色谱法试验，吸取供试品溶液、对照药材溶液及对照品溶液各5～10μl，分别点于同一硅胶G薄层板上，以石油醚（30～60℃）-丙酮-乙酸乙酯（19∶1∶1）为展开剂，展开，取出，晾干，喷以间苯三酚盐酸试液。供试品色谱中，在与对照药材色谱相应的位置上，显相同颜色的斑点；在与对照品色谱相应的位置上，显相同的橙色至橙红色斑点。

【质量评价】以个大、色红、油性大、香气浓者为佳。照挥发油测定法测定，本品挥发油含量不得少于4.0%（ml/g）。采用气相色谱法测定，本品含反式茴香脑（$C_{10}H_{12}O$）不得少于4.0%。

【化学成分】八角茴香主要有效成分为挥发油类、黄酮类、有机酸类等。

1. 挥发油类　草蒿脑（estragole）、顺式茴香脑（cis-p-propenylanisole）、大茴香醛（p-anisaldehyde）、大茴香脑（trans-p-propenylanisole）等[1]。

2. 黄酮类　槲皮素（quercetin）、槲皮素-5-*O*-*β*-D-吡喃葡萄糖苷（quercetin-5-*O*-*β*-D-glucopyranoside）[2]，木犀草素（luteolin）、木犀草素-7-*O*-*β*-D-葡萄糖苷（luteolin-7-*O*-*β*-D-glucoside）[3]等。

3. 有机酸类　莽草酸（shikimic acid）、莽草酸甲酯（shikimic acid methyl ester）、原儿茶酸（protocatechuic acid）[2]、（+）-儿茶素（catechin）、gallocatechin、香草酸、3,4-二甲氧基苯甲酸（3,4-dimethoxy-benzoic acid）、4-羟基苯甲酸（4-hydroxy-benzoic acid）[3]等。

4. 其他　厚朴酚[2]、胡萝卜苷[3]等。

【性味归经】辛，温。归肝、肾、脾、胃经。

【功能主治】温阳散寒，理气止痛。用于寒疝腹痛，肾虚腰痛，胃寒呕吐，脘腹冷痛。

【药理作用】

1. 抑菌作用　八角茴香精油对细菌、真菌均有一定的抑制作用[4]。八角茴香水溶性挥发成分具有广谱抗菌性，而且其抗菌性明显强于八角茴香挥发性成分的油溶性部分[1]。

2. 温阳散寒作用　八角茴香水提物可改善实寒证大鼠的一般体征，改善物质及能量代谢，调节甲状腺轴功能，起到温阳散寒的作用[5]。

3. 抗疲劳作用　八角茴香提取液可增加小鼠力竭游泳时间、爬杆时间及运动后肝糖原含量，提高运动后小鼠血乳酸脱氢酶活力，同时降低小鼠运动后血乳酸及尿素氮水平，对小鼠具有抗疲劳作用[6]。

4. 渗透作用　不同浓度的八角茴香油和布洛芬对人皮肤均具有良好的渗透性，且呈浓度依赖性，但八角油对布洛芬未表现出促透作用，甚至抑制布洛芬经皮渗透[7]。

5. 镇痛作用　八角茴香提取物对扭体法致小鼠疼痛具有镇痛作用[8]。

【分子生药】

遗传标记　筛选获得的RAPD引物具有扩增效果好、多态性高、条带清晰的优点，可将23个云南八角品种完全区分开[9]。

主要参考文献

[1] 王同禹，田玉红，周小柳. 八角茴香水溶性挥发成分的抑菌活性研究[J]. 中国调味品，2010，35(6)：46-49.

[2] 阳小勇，刘红星，黄初升. 八角茴香化学成分的研究[J]. 化工技术与开发，2009，38(10)：1-3.

[3] 杨金，闵勇，刘卫，等. 八角茴香的化学成分研究[J]. 安徽农业科学，2010，38(23)：12453-12454.

[4] 权美平. 八角茴香精油的成分分析及生物活性研究进展[J]. 中国调味品，2017，42(1)：164-166.

[5] 黄丽贞，杨玲玲，邓家刚，等. 八角茴香水提物对实寒证大鼠的影响[J]. 世界科学技术-中医药现代化，2015，17(5)：971-975.

[6] 何敬和，姚丽，常震. 八角茴香提取液的抗疲劳效应[J]. 中国组织工程研究，2011，15(20)：3719-3722.

[7] 刘梅，王庆伟，刘雪英，等. 八角茴香挥发油经皮渗透性及对布洛芬透皮吸收的影响[J]. 医药导报，2011，30(3)：294-297.

[8] 林洁，兰琪欣，韦应芳，等. 八角茴香药用成分的提取及其镇痛作用的实验研究[J]. 右江民族医学院学报，2008，30(2)：195-196.

[9] 陈海云，陈少瑜，宁德鲁，等. 23个云南八角品种的指纹图谱构建[J]. 广东农业科学，2012，39(21)：157-159.

（广西壮族自治区药用植物园　潘春柳　黄雪彦）

4. 九里香

Jiulixiang

MURRAYAE FOLIUM ET CACUMEN

【别名】千里香、满山香、过山香、月橘。

【来源】为芸香科植物九里香*Murraya exotica* L.和千里香*Murraya paniculata*（L.）Jack的干燥叶和带叶嫩枝。

【本草考证】历代本草未记载，始见于《岭南采药录》。

【原植物】

1. 九里香　小乔木，高可达8m。枝白灰色或淡黄灰色，当年生枝绿色。叶有小叶3～7片，新生小叶浅绿色，老叶墨绿色，倒卵形或倒卵状椭圆形，两侧常不对称，最宽处在中部以上，长1～6cm，宽0.5～3cm，顶端圆或钝，基部短尖，一侧略偏斜，边全缘，平展；小叶柄甚短。花序通常顶生，或顶生兼腋生，花多朵聚成伞状，为短缩的圆锥状聚伞花序；花白色，芳香；萼片卵形；花瓣5片，长椭圆形；雄蕊10枚，花丝白色，花药背部有细油点2颗；花柱棒状，柱头黄色，粗大。果橙黄色至朱红色，阔卵形或椭圆形，果肉有黏胶质液，种子有短的棉质毛。花期4～8月，果期9～12月。（图4-1）

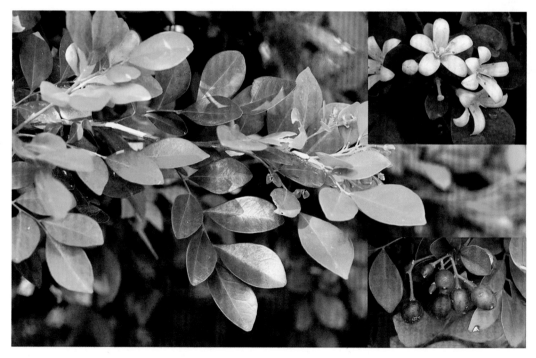

图4-1　九里香

常见于离海岸不远的平地、缓坡、小丘的灌木丛中，喜生于砂壤土、向阳地方。现作为观赏和绿篱植物大量栽培。主要分布于台湾、福建、广东、海南、广西。

2. 千里香　与九里香的区别：叶有小叶3～5、稀7片；小叶深绿色，卵形或卵状披针形，最宽处在中部以下，长3～9cm，宽1.5～4cm，顶部狭长渐尖，稀短尖，基部短尖，两侧对称或一侧偏斜，边波浪状起伏。果狭长椭圆形，稀卵形，有甚多干后凸起但中央窝点状下陷的油点。（图4-2）

生于低丘陵或海拔高的山地疏林或密林中，石灰岩地区较常见。主要分布于台湾、福建、广东、海南及湖南、广西、贵州、云南四省区的南部。

【主产地】主产于福建、台湾、湖南、广东、海南、广西、贵州、云南等地。

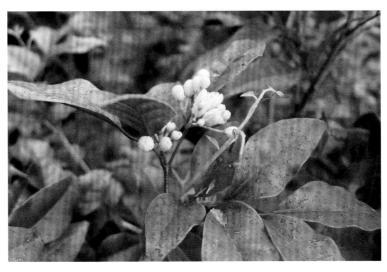

图4-2　千里香

【栽培要点】

1.生物学特性　喜温暖湿润气候，耐旱，不耐寒。最适年平均温度15~18℃，能耐极端最低温度-7℃，年降雨量1000~1600mm为宜。以选阳光充足，土层深厚、疏松肥沃的微碱性土壤栽培为宜。

2.栽培技术　用种子、扦插、压条繁殖，以扦插繁殖为主。

3.病虫害　病害：九里香枯叶病；虫害：蚜虫、红蜘蛛等。

【采收与加工】全年均可采收，除去老枝，阴干。鲜品随采随用。

【药材鉴别】

（一）性状特征

1.九里香　嫩枝呈圆柱形，直径1~5mm。表面灰褐色，具纵皱纹。质坚韧，不易折断，断面不平坦。羽状复叶有小叶3~9片，多已脱落；小叶片呈倒卵形或近菱形，最宽处在中部以上，长约3cm，宽约1.5cm；先端钝，急尖或凹入，基部略偏斜，全缘；黄绿色，薄革质，上表面有透明腺点，小叶柄短或近无柄，下部有时被柔毛。气香，味苦、辛，有麻舌感。（图4-3）

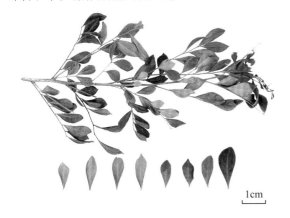

图4-3　九里香药材图

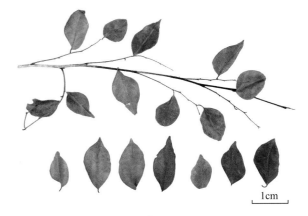

图4-4　千里香药材图

2.千里香　小叶片呈卵形或椭圆形，最宽处在中部或中部以下，长2~8cm，宽1~3cm，先端渐尖或短尖。（图4-4）

（二）显微鉴别

粉末特征　粉末绿黄色或绿褐色。表皮细胞多角形或不规则形，有的垂周壁略波状弯曲；气孔多数不定式；非腺毛单细胞，壁厚，长30~100μm；叶肉组织由圆形薄壁细胞组成，内含众多草酸钙簇晶，直径9~25μm；纤维成束，周围薄壁细胞内含草酸钙方晶，形成晶纤维；栅栏组织细胞含草酸钙方晶，排列成行；油室圆形，直径60～120μm，有的内含黄色油滴。（图4-5）

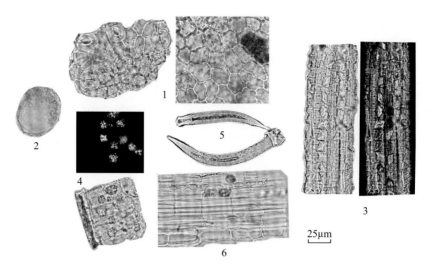

图4-5　九里香粉末图

1.表皮细胞　2.油室　3.纤维　4.草酸钙簇晶　5.非腺毛　6.草酸钙方晶

（三）理化鉴别

薄层色谱

1.**九里香**　取本品粉末0.5g，加入80%甲醇20ml，超声处理30分钟，过滤，滤液蒸干，残渣加入甲醇1ml使溶解，作为供试品溶液。取九里香对照药材粉末0.5g，同法制成对照药材溶液。称取橙皮内酯和3,5,6,7,3',4',5'-七甲氧基黄酮对照品适量，加甲醇制成每1ml各含0.2mg的溶液，作为对照品溶液。取橙皮内酯、3,5,6,7,3',4',5'-七甲氧基黄酮对照品溶液、九里香对照药材溶液和九里香供试品溶液各2μl，分别点于同一硅胶G薄层板上，照薄层色谱法试验，以甲苯–乙酸乙酯–丙酮–甲酸（4∶6∶1∶0.1）为展开剂，展开，取出，晾干。再喷以2%香草醛浓硫酸溶液，加热，置紫外光灯（365nm）下检视。供试品色谱中，在与对照药材色谱和对照品色谱相应的位置上，显相同颜色的荧光斑点。（图4-6）

2.**千里香**　取本品粉末0.2g，加入80%甲醇20ml，超声处理30分钟，过滤，滤液蒸干，加入甲醇1ml使溶解，作为供试品溶液。取千里香对照药材粉末0.2g，同法制成对照药材溶液。称取5,7,3',4',5'-五甲氧基黄酮和5,6,7,3',4',5'-六甲氧基黄酮对照品，分别加甲醇制成每1ml各含0.3mg的溶液，作为对照品溶液。取5,7,3',4',5'-五甲氧基黄酮、5,6,7,3',4',5'-六甲氧基黄酮对照品溶液、千里香对照药材溶液及千里香供试品溶液各2μl，分别点于同一硅胶G薄层板，照薄层色谱法试验，以二氯甲烷–甲醇（25∶1）为展开剂，展开缸中预饱和30分钟，展开，取出，晾干。在紫外光（365nm）下检视。再喷以2%香草醛浓硫酸溶液，加热，置紫外光灯（365nm）下检视。供试品色谱中，在与对照药材及对照品色谱相应的位置上，显相同颜色的荧光斑点。（图4-7）

【质量评价】以叶多、色绿、气香浓者为佳。采用高效液相色谱法测定，九里香M. exotica按干燥品计算，含橙皮内酯（$C_{15}H_{16}O_4$）不得少于0.20%，含3,5,6,7,3',4',5'-七甲氧基黄酮（$C_{22}H_{24}O_9$）不得少于0.20%[1]；千里香M. paniculata按干燥品计算，含5,7,3',4',5'-五甲氧基黄酮（$C_{20}H_{20}O_7$），5,6,7,3',4',5'-六甲氧基黄酮（$C_{21}H_{22}O_8$），5-羟基-6,7,3',4'-四甲氧基黄酮（$C_{20}H_{20}O_8$）和5-去甲基川陈皮素（$C_{20}H_{20}O_8$）的总量，不得少于1.80%。

【化学成分】主要成分为香豆素类（coumarins）、黄酮类（flavonoids）、挥发油类（volatile oils）及生物碱类（alkaloids）等，其中香豆素和黄酮类化合物是其特征成分。

1.**香豆素类**　九里香素（murrayatin），九里香乙素（murpanidin），九里香丙素（murpanicin），新九里香素（murrangatin），海南九里香内酯（hainanmurpanin），水合橙皮内酯（meranzin hydrate），橙皮内酯（meranzin），异

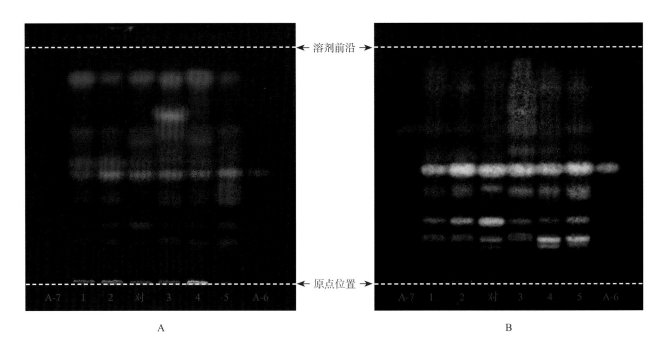

图4-6　九里香薄层色谱图

A. 硅胶G板显色前（365nm观察荧光）　B. 硅胶G板显色后（365nm观察荧光）

A-7. 橙皮内酯　A-6. 3,5,6,7,3',4',5'-七甲氧基黄酮　对. 九里香对照药材

1-5. 九里香5批不同产地的药材（1. 广东梅州市平远县　2. 广东平远南台药业　3. 广东惠州博罗县

4. 广西龙虎山　5. 广西扬州融安县泗顶镇）

（$R_{\text{f 橙皮内酯}}$=0.63，$R_{\text{f 3,5,6,7,3',4',5'-七甲氧基黄酮}}$=0.50）

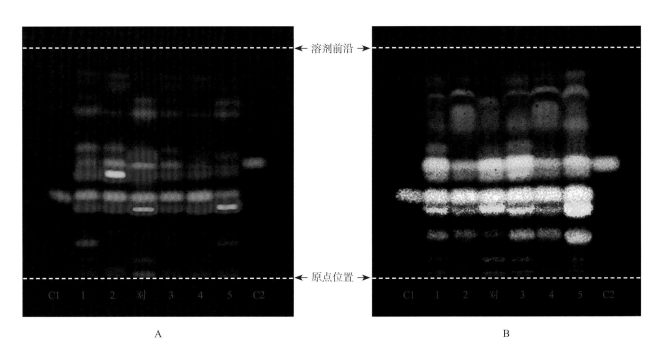

图4-7　千里香薄层色谱图

A. 硅胶G板显色前（365nm观察荧光）　B. 硅胶G板显色后（365nm观察荧光）

C1. 5,7,3',4',5'-五甲氧基黄酮　C2. 5,6,7,3',4',5'-六甲氧基黄酮　对. 千里香对照药材

1-5. 千里香五批不同产地的药材（1. 中越边境南凉山　2. 中越边境南凉山　3. 广西龙州上降乡

4. 广西天峨县　5. 广西凭祥市）

（$R_{\text{f 5,7,3',4',5'-五甲氧基黄酮}}$=0.41，$R_{\text{f 5,6,7,3',4',5'-六甲氧基黄酮}}$=0.50）

橙皮内酯（isomeranzin），九里香醇（murraol），欧芹酚甲醚（osthole），小芸木香豆素（minumicrolin）等[2]。

2. 黄酮类　栀子黄素A，C，E（gardenins A，C，E），5-去甲基川陈皮素（5-demethylnobiletin），5-羟基-6,7,3′,4′-四甲氧基黄酮（5-hydroxy-6,7,3′,4′-tetramethoxyflavone），5,7,3′,4′,5′-五甲氧基黄酮（5,7,3′,4′,5′-pentamethoxyflavone），5,6,7,3′,4′,5′-六甲氧基黄酮（5,6,7,3′,4′,5′-hexamethoxyflavone），3,5,6,7,3′,4′,5′-七甲氧基黄酮（3,5,6,7,3′,4′,5′-heptamethoxyflavone），5,6,7,3′,4′-五甲氧基二氢黄酮（5,6,7,3′,4′-pentamethoxyflavonone）等[3-4]。

3. 挥发油类　α-甜没药烯（α-bisabolene），β-榄香烯（β-elemene），E-石竹烯（E-caryophyllene），匙叶桉油烯醇（spathulenol），α-姜烯（α-zingiberene），叶绿醇（phytol）等。

4. 生物碱类　月橘烯碱（yuehchukene），panlculidines A，B，C等。月橘烯碱是千里香中有效的抗生育成分。

【性味归经】辛、微苦，温；有小毒。归肝、胃经。

【功能主治】行气止痛，活血散瘀。用于胃痛，风湿痹痛；外治牙痛，跌扑肿痛，虫蛇咬伤。

【药理作用】

1. 抗炎镇痛作用　九里香70%乙醇提取物能显著降低实验小鼠的醋酸扭体反应，延长热板疼痛的潜伏期，并能有效抑制卡拉胶和二甲苯两种药物所引起的足肿胀和耳肿胀[5]。

2. 抗菌作用　千里香提取物对水稻稻瘟病菌、芒果炭疽病菌、香蕉枯萎病菌等6种病原菌菌丝生长抑制率在90%以上，与化学农药0.5mg/ml咪鲜胺锰络合物的抑菌效果相当[6]。

3. 局部麻醉作用　九里香药材的茎叶煎剂有局部麻醉及表面麻醉的作用。

4. 其他作用　千里香叶总黄酮可明显降低肾上腺素所致的小鼠试验性高血糖，显著提高胰岛β细胞的分泌功能[7]。千里香中的月橘烯碱和蛋白多糖具有抗生育和终止妊娠的作用[8]。

【分子生药】

遗传标记　通过DNA条形码技术对芸香科九里香属的8个物种进行分子鉴定，序列分析结果表明千里香M. paniculata与九里香M. exotica、翼叶九里香M. alata的种间变异位点较少，而千里香种内变异较大；UPGMA树结果显示，九里香属不同物种均显示出单系性，九里香、千里香和翼叶九里香分别聚为不同支；同时利用中药材DNA条形码鉴定系统进行BLAST分析的结果显示ITS2序列可准确鉴定九里香属不同物种。此外，通过分析九里香属植物的ITS2序列，并进行SNP位点的初步查找，可以发现九里香的ITS2序列中存在3个稳定的SNP标记，即第75位的核苷酸T、第109位的核苷酸T和第173位的核苷酸A，这3个SNP位点可用于药用植物九里香的快速分子鉴定[9]。

主要参考文献

[1] Liu BY, Zhang C, Jiang Y, et al. Simultaneous determination of three main analytes of *Murraya exotica* by HPLC [J]. *J Chin Pharm Sci*, 2015, 24(2): 88-94.

[2] Ito C, Furukawa H. Constituents of *Murraya exotica* L. Structure elucidation of new coumarins [J]. *Chem Pharm Bull*, 1987, 35(10): 4277-4285.

[3] Kinoshita T, Firman K. Highly oxygenated flavonoids from *Murraya paniculata* [J]. *Phytochemistry*, 1996, 42(4): 1207-1210.

[4] Zhang JY, Lu JQ, Zhang Q, et al. Simultaneous screening and identifying four categories of particular flavonoids in the leaves of *Murraya exotica* L. by HPLC–DAD–ESI-MS-MS [J]. *J Chromatogr Sci*, 2014, 52: 103-114.

[5] 吴龙火, 刘昭文, 许瑞安. 九里香叶的抗炎镇痛作用研究[J]. 湖北农业科学, 2011, 50(21): 4435-4437.

[6] 骆焱平, 郑服丛, 杨叶. 128种南药植物提取物对6种病原菌的生长抑制作用[J]. 热带作物学报, 2005, 25(4): 106-111.

[7] 樊秋菊. 九里香叶总黄酮降血糖作用的研究[D]. 长春: 吉林大学, 2008.

[8] 王淑如, 吴梧桐, 陈琼华. 九里香皮抗生育物质的分离、效价与毒性[J]. 中国药科大学学报, 1987, 18(3): 183-186.

[9] 周红. 中成药原料药材DNA条形码分子鉴定——以岗梅、九里香及血藤类药材为例[D]. 北京: 北京协和医学院, 2016.

（北京大学药学院　姜勇　梁海珍）

5. 了哥王

Liaogewang

WIKSTROEMIAE INDICAE RADIX

【别名】南岭荛花、桐皮子、地棉皮、山棉皮、石棉皮。

【来源】为瑞香科植物了哥王 *Wikstroemia indica*（Linn.）C. A. Mey的干燥根或根皮。

【本草考证】了哥王以九信菜之名始载于《生草药性备要》。《岭南采药录》始有了哥王之称，载："灌木类。叶披针形。其子红色。八哥、雀爱食之。"本草记载与现今所用了哥王基本一致。

【原植物】半常绿小灌木，高0.5～2m；茎直立，多分枝，小枝红褐色，全体光滑无毛。根皮和茎皮富含棉状纤维，不易折断。单叶对生，叶片纸质至近革质，倒卵形、椭圆状长圆形或披针形，长2～5cm，宽0.5～1.5cm，先端钝或急尖，基部阔楔形或窄楔形，干时棕红色，侧脉细密，极倾斜；叶柄长约1mm。总状花序头状，顶生，有花数朵，花序梗长5～10mm，花梗长1～2mm。花黄绿色，两性，无苞片；花萼长7～12mm，近无毛，萼筒管状，裂片4，伸张，宽卵形至长圆形，长约3mm，顶端尖或钝；无花瓣；雄蕊8，2列，着生于花萼管中部以上，花丝极短；子房倒卵形或椭圆形，无毛或在顶端被疏柔毛，1室，具1胚珠，花柱极短或近无，柱头头状，花盘鳞片通常2或4枚。核果椭圆形，长约7～8mm，成熟时橙红色至暗紫色。花果期夏、秋季。（图5-1）

主要为野生，生于海拔1500m以下的路旁、田边、旷野灌丛中、开旷林下或石山上。主要分布于广东、海南、广西、福建、台湾、湖南、四川、贵州、云南、江西、浙江等地。

【主产地】主产于广东、广西、福建、江西、浙江等地。江西遂川县有了哥王种植基地[2]。

【栽培要点】

1. 生物学特性　了哥王喜温暖湿润气候，不耐严寒，以通气性好的砂质壤土栽培为宜，忌土壤积水。

2. 栽培技术　用种子繁殖，直播或育苗移栽。直播时间以3月中旬前后为宜。育苗移栽播种时间春、秋两季均可，最好采用营养袋育苗，因为了哥王根的韧皮部与木质部极易分离，裸苗移栽成活率很低，移栽时间以落叶后萌芽前较好。

3. 虫害　卷叶蛾。

【采收与加工】秋季至春初采根，最佳采收期为叶片开始脱落或已全部脱落后的秋末至仲冬。洗净，切片，晒干；或剥取根皮后晒干。

【药材鉴别】

（一）性状特征

根长圆柱形，弯曲，常有分枝，直径0.5～3cm。表面黄棕色或暗棕色，有微突起的支根痕、不规则的纵沟纹及少数横裂纹，有的可见横长皮孔状突起。质坚韧，断面皮部类白色，

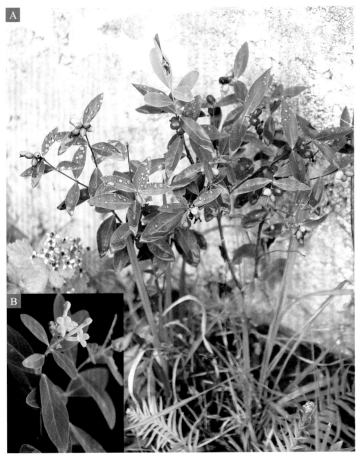

图5-1　了哥王

A. 植株　B. 花

易剥离，木部淡黄色。根皮呈扭曲的条带状，厚1.5～4mm。栓皮或有剥落，强纤维性，纤维绒毛状。气微，味微苦、甘，嚼后有持久的灼热不适感。（图5-2）

（二）显微鉴别

1. 根横切面　木栓层为10～20列细胞，有的充满黄棕色或红棕色物；皮层较窄，纤维多，成束或单个散在，类圆形，直径7～22μm，壁厚，非木化至微木化；韧皮部宽广，射线宽1～3列细胞；纤维甚多，与薄壁细胞交互排列；形成层成环；木质部发达，射线细胞壁稍厚，纹孔明显，导管多单个散在，类圆形，直径26～85μm，木纤维多；薄壁细胞含淀粉粒[1]。（图5-3）

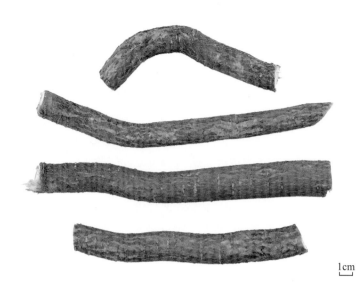

图5-2　了哥王药材图

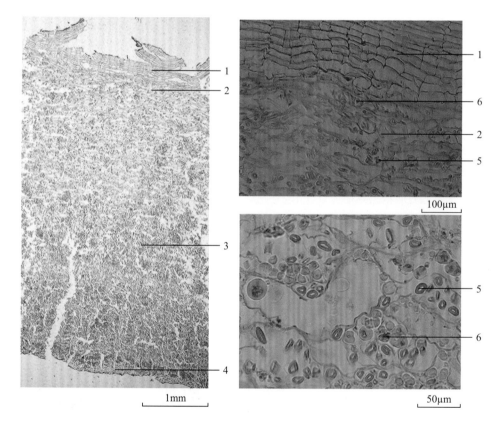

图5-3　了哥王根皮横切面图
1. 木栓层　2. 皮层　3. 韧皮部　4. 形成层　5. 纤维　6. 淀粉粒

2. 粉末特征　粉末黄白色。淀粉粒众多，常为单粒，少复粒，圆形或类圆形，直径15～20μm；韧皮纤维众多，长短不一，一般长860～980μm，直径10～25μm，非木质化；木栓细胞长方形，壁厚，木栓化；导管为网纹或梯纹导管，直径30～85μm。（图5-4）

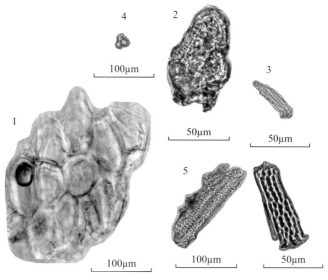

图5-4　了哥王粉末图

1. 木栓细胞　2. 石细胞　3. 韧皮纤维　4. 淀粉粒　5. 导管

（三）理化鉴别

薄层色谱　取本品粗粉1g，加乙醇20ml，加热回流30分钟，滤过，滤液蒸干，残渣加甲醇2ml使之溶解，作为供试品溶液。另取了哥王对照药材1g，同法制成对照药材溶液。照薄层色谱法试验，吸取上述两种溶液各2μl，分别点于同一聚酰胺薄层板上，以甲醇–水（4∶1）为展开剂，展开，取出，晾干，置紫外光灯（365nm）下检视。供试品色谱中，在与对照药材色谱相应的位置上，显相同颜色的荧光斑点[2]。

【质量评价】以条粗、皮厚者为佳。

【化学成分】主要成分为香豆素类、黄酮类和木脂素类。此外，还含有挥发油类、甾体类等化合物。其中，香豆素类、黄酮类、木脂素类是其特征性成分和有效成分。

1. 香豆素类　西瑞香素、西瑞香素-7-O-β-D-葡萄糖苷、伞形花内酯、6'-羟基,7-O-7'-双香豆素、edgeworin、daphnogitin、wikstrosin等[4-9]。

2. 黄酮类　南荛素、芫花素、槲皮苷、芫花苷、芦丁、wikstroflavone A、wikstaiwanone A，B、5,7,4'-三羟基-3',5'-二甲氧基黄酮、山奈酚-3-O-β-D-葡萄糖苷、5-羟基-7,4'-二甲氧基黄酮、麦黄酮等[4-9]。

3. 木脂素类　单环氧木脂素如罗汉松脂酚、南荛酚、牛蒡酚、右旋落叶松脂醇等，双环氧木脂素如松脂酚、杜仲树脂醇、irioresinol B等，以及bis-5,5-nortrachelogenin、bis-5,5'-nortrachelogenin等新型木脂素[4-6, 9]。

4. 挥发油类　十六烷酸、9-十六碳烯酸、9-十八碳烯酸、9,12-十八碳二烯酸、十五烷酸、十二烷酸、癸酸等[5]。

5. 甾体类　β-谷甾醇、胡萝卜苷、7-酮-β-谷甾醇、豆甾醇等[4-6]。

【性味归经】苦、辛，寒；有毒。归肺、脾经。

【功能主治】清热解毒，散瘀逐水。用于支气管炎，肺炎，腮腺炎，淋巴结炎，风湿痹痛，晚期血吸虫病腹水，疮疖痈疽。

【药理作用】

1. 抗菌作用　了哥王对乙型溶血性链球菌、肺炎双球菌、藤黄八叠球菌、枯草芽孢杆菌、金黄色葡萄球菌、伤寒杆菌、卡他球菌、白喉杆菌、铜绿假单胞菌、大肠埃希菌均有抑制作用[4-6]。

2. 抗炎、镇痛作用　南荛素对大鼠5-HT、蛋清、角叉菜胶、甲醛引起的足肿胀和二甲苯所致的耳部炎症以及巴豆油气囊肿肉芽组织增生、琼脂肉芽肿有明显的抑制作用；南荛素能抑制醋酸引起的小鼠扭体反应，表明了哥王有镇痛作用[4-6]。

3. 抗病毒作用　了哥王对流感病毒、乙型肝炎病毒、艾滋病病毒等均有明显的抑制作用；了哥王提取物有抗甲型流感病毒作用；西瑞香素能抑制乙型肝炎病毒在人类肝细胞内的基因表达；了哥王所含的牛蒡苷元有抗艾滋病病毒作用[5-6]。

4. 抗癌作用　了哥王水煎剂对小鼠艾氏腹水瘤、宫颈癌、淋巴肉瘤-1号腹水型、P388淋巴细胞性白血病有明显抑制作用[5]。了哥王多糖体-1（WIP-1）对小鼠辐射损伤显示明显的保护作用，对正常及荷瘤小鼠的造血组织有显著的刺激作用[5]。了哥王所含的双黄酮化合物wikstroflavone A，wikstaiwanone A、B对抗癌细胞系HCT116、SW480、U87和T98G具有中等细胞毒活性[8]。

5. 其他作用　西瑞香素有改善小鼠心肌营养性血流量的作用，使心肌对^{80}铷的摄取率明显增加；了哥王根的石油醚提取物有引产作用；南荛素有利尿作用；羟基荛花素有祛痰、止咳作用；其所含树脂有强烈泻下作用[6]。

【用药警戒或禁忌】本品有毒，体质虚弱者慎服，孕妇忌用。加工粉碎或煎煮时应避免吸入和长时间接触皮肤，内服时需久煎（4小时以上）。

【附注】

1. 了哥王有毒，应注意防范。中毒解救方法：洗胃、后饮浓茶、服活性炭或鞣质蛋白；大量饮盐水或静脉滴注5%葡萄糖盐水；针刺上脘、中脘、足三里等穴位；喝米汤或冷白粥止泻；用桂皮3g，或甘草、防风各6g，水煎服；或蕃稔干、石榴皮、土炒白术各10g水煎服[10]。

2. 了哥王的茎叶和果实均可供药用。茎叶具有清热解毒，消肿止痛功效。用于疮痈肿毒，瘰疬痰核，风湿痹痛，跌打损伤，蛇虫咬伤。果实具有解毒散结功效。用于痈疽，瘰疬，疣瘊。

主要参考文献

[1] 广西壮族自治区食品药品监督管理局. 广西壮族自治区壮药质量标准（第一卷）（2008年版）[S]. 南宁：广西科学技术出版社，2008：15.

[2] 湖南省食品药品监督管理局. 湖南省中药材标准（2009年版）[S]. 长沙：湖南科学技术出版社，2010：170.

[3] 肖军平，聂垚，余宝平. 了哥王及其栽培技术[J]. 现代园艺，2010，(2)：27.

[4] 尹震花，张娟娟，陈林，等. 了哥王化学成分与生物活性研究进展[J]. 中草药，2018，49(8)：1964-1976.

[5] 李雨田，顾雪竹，张村. 了哥王的化学成分和药理作用研究进展[J]. 中国实验方剂学杂志，2011，17(24)：252-255.

[6] 陈扬，孙立新. 中药了哥王研究进展[J]. 沈阳药科大学学报，2009，(7)：587-590.

[7] 佟立今，孙立新，孙丽霞，等. 了哥王化学成分的分离与鉴定[J]. 中国药物化学杂志，2015，25(1)：50-53.

[8] Wang Qi-Rui, Jiang Yi-Ping, Luo Cao-Hao, et al. Cytotoxic oligophenols from the rhizome of Wikstroemia indica[J]. Bioorganic & medicinal Chemistry Letters, 2018, 28(4): 626-629.

[9] Fan Qin, Jiang Yi-Ping, Zhu Dao-Qi, et al. Phenols from the rhizome of Wikstroemia indica[J]. Biochemical Systematics and Ecology, 2018, 78: 59-62.

[10] 贝新法，江凤鸣. 有毒中草药的鉴别与中毒救治[M]. 北京：中国中医药出版社，1997：28-29.

（广西壮族自治区药用植物园　吕惠珍　彭玉德）

6. 刀豆

Daodou

CANAVALIAE SEMEN

【别名】挟剑豆、刀豆子、刀鞘豆。

【来源】为豆科植物刀豆*Canavalia gladiata*（Jacq.）DC.的干燥成熟种子。

【本草考证】本品始载于《滇南本草》，名刀豆。《救荒本草》载："苗叶似豇豆，叶肥大，开淡粉红色花，结角如皂角状而长，其形似屠刀样，故以名之。味甜，微淡。"《本草纲目》列为谷部菽豆类，载："刀豆人多种之，三月下种，蔓生引一二丈，叶如豇豆叶而稍长大，五六七月开紫花如蛾形，结荚，长者近尺，微似皂荚、扁而剑脊，三棱宛然。嫩时煮食、酱食、蜜煎皆佳。老则收子，子大如拇指头，淡红色。"本草记载与现今所用刀豆基本一致。

【原植物】缠绕草本。羽状复叶具3小叶，小叶卵形，先端渐尖或具急尖的尖头，基部宽楔形，两面薄被微柔毛或近无毛，侧生小叶偏斜。总状花序具长总花梗，数朵花生于总轴中部以上；花梗极短，生于花序轴隆起的节上；小苞片卵形，早落；花萼长15～16mm，稍被毛，上唇约为萼管长的1/3，具2枚阔而圆的裂齿，下唇3裂，齿小，长约2～3mm，急尖；花冠白色或粉红，旗瓣宽椭圆形，顶端凹入，基部具不明显的耳及阔瓣柄，翼瓣和龙骨瓣均弯曲，具向下的耳；子房线形，被毛。荚果带状，略弯曲，离缝线约5mm处有棱。种子椭圆形或长椭圆形，种皮红色或褐色，种脐约为种子周长的3/4。花期7～9月，果期10月。（图6-1）

我国长江以南各省区均有栽培。热带亚热带及非洲广布。

【主产地】主产于江苏、湖北、安徽、浙江、四川、广西等地。

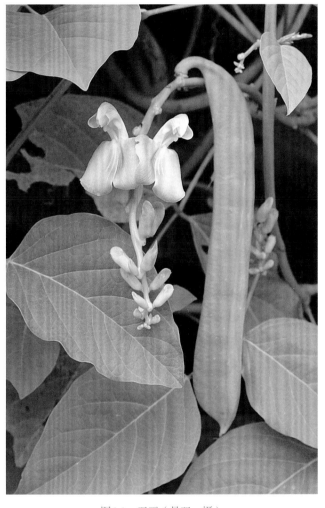

图6-1 刀豆（吴双 摄）

【栽培要点】

1. 生物学特性 喜温暖，不耐寒霜。对土壤要求不严，但以排水良好而疏松的砂壤土栽培为佳。

2. 栽培技术 用种子繁殖。于4月上旬清明前后播种，由于种皮坚硬，吸水慢，要先用水浸泡一昼夜后再播。每穴播种3～4颗，施腐熟有机肥后，盖细土约厚4cm。苗高5～6cm时间苗、补苗，每穴留壮苗2株，并进行中耕除草，追肥一次。在5月下旬，设支柱引藤上架，再除草、追肥一次。刀豆开花前不宜多浇水，要注意中耕保墒，以防落花落荚。开花结荚还应适当摘除侧蔓或进行摘心、疏叶，以利提高结荚率。

3. 病虫害 病害：锈病、煤霉病、炭疽病、斑枯病。虫害：蚜虫、斑蝥、豆荚螟等。

【采收与加工】秋季摘取成熟荚果，晒干，剥取种子。

【药材鉴别】

（一）性状特征

种子呈扁卵形或扁肾形，长2～3.5cm，宽1～2cm，厚约0.5～1.2cm。表面淡红色、红紫色或紫黑色，微皱缩，略有光泽。边缘具眉状黑色种脐，长约2cm，上有白色细纹3条。质硬，难破碎。种皮革质，内表面棕绿色而光亮；子叶2，黄白，油润。气微，味淡，嚼之有豆腥味。（图6-2）

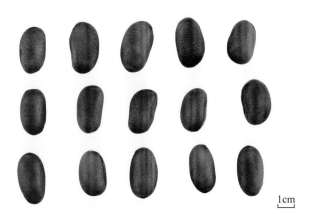

1cm

图6-2 刀豆药材图

（二）显微鉴别

1. 种子横切面　表皮1列栅状细胞，种脐处2列，外被角质层，光辉带明显。支持细胞2～6列，呈哑铃状。营养层由十多列切向延长的薄壁细胞组成，内侧细胞呈颓废状；有维管束，种皮下方为数列多角形胚乳细胞。子叶细胞含众多淀粉粒。管胞岛椭圆形，壁网状增厚，具缘纹孔少见。周围有4～5层薄壁细胞，其两侧为星状组织，细胞呈星芒状，有大型的细胞间隙。

2. 粉末特征　粉末类白色。淀粉粒甚多，主为单粒，类圆形、长圆形或不规则形，直径15～42μm，长约至54μm，脐点点状、星状、十字状、裂缝状，有的可见少数层纹；种皮栅状细胞成片，无色，横断面观细胞1列，较细长，径向160～240μm，切向12～20μm，外壁极厚，有较多纵沟纹，侧壁上部增厚，中下部稍厚，内壁薄；种皮支持细胞数个成群或单个散在，无色，侧断面观呈哑铃形，长60～100μm，宽28～52μm，隘缩部宽12～26μm，外壁和内壁稍厚，侧壁中部较厚[1]。（图6-3）

（三）理化鉴别

薄层色谱　取本品粗粉0.5g，加70%乙醇7ml，沸水浴上加热20分钟，放冷滤过，滤液浓缩至0.2ml，吸取20μl点样于硅胶G薄层板上，以正丁醇–醋酸–水（3∶1∶1）为第1向，酚–水（75∶25）为第2向，作双向展开，展开各10cm，取出，晾干，喷1%茚三酮丙酮溶液，于105℃加热5分钟，显紫红色斑点（检查氨基酸）。

【质量评价】以粒大、饱满、色淡红者为佳。本品所含水分的高低，直接影响到药材贮存过程中的质量；为了控制刀豆的纯度，因而对其进行总灰分限度的检查[2]，总灰分限度为4.0%。

【化学成分】含刀豆球蛋白A（concanavalin A）和凝集素（agglutinin）、刀豆胍氨酸（canavanine）、尿酸（urease）、没食子酸（gallic acid）、没食子酸甲酯（methyl gallate）、1,6-二没食子酰基-β-D-吡喃葡萄糖苷（1,6-di-O-galloyl-β-D-glucopyranoside）、β-谷甾醇（β-sitosterol）、羽扇豆醇（lupeol）、δ-生育酚（δ-tocopherol）等[3]。

【性味归经】甘，温。归胃、肾经。

【功能主治】温中，下气，止呃。用于虚寒呃逆，呕吐。

【药理作用】

1. 抗肿瘤作用　刀豆蛋白A（Con A）联合外周淋巴细胞可显著改变人卵巢癌细胞株（SKOV3）细胞形态，降

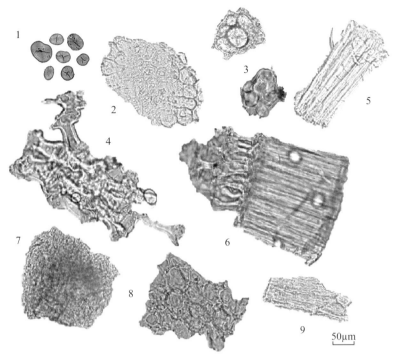

图6-3 刀豆粉末图

1. 淀粉粒　2. 营养层细胞　3. 含淀粉粒的子叶细胞　4. 支持细胞　5. 维管束　6. 带支持细胞的栅栏细胞
7. 薄壁细胞　8. 营养层细胞　9. 颓废层细胞

低细胞活力，促进细胞凋亡，并提高细胞对化疗药物顺铂的敏感性，体现出较强的体外抗肿瘤活性[4]；Con A能增强机体的免疫功能对抗肿瘤，而且还能直接杀伤肿瘤细胞，显著抑制人乳腺癌细胞（MCF-7）细胞的增殖，并诱导其发生自噬性死亡[5]。

2. 抗炎作用　小鼠经尾静脉注射刀豆蛋白A建立急性肝损伤模型，同时给予特异性抗组蛋白中和抗体进行干预，结果表明，抗组蛋白中和抗体能有效降低小鼠血炎症因子水平，从而发挥抗炎作用[6]。

3. 调节机体免疫作用　刀豆球蛋白A能够刺激静止的T淋巴细胞增殖活化，活化的T细胞可参与相关的细胞免疫过程，在调节机体免疫反应中起到非常重要的作用，且在20μg/ml时刺激增殖效果最好[7]。

主要参考文献

[1] 杨来秀，温爱平，潘乐鸳，等.蒙药材刀豆的鉴别研究[J].中药材，2014，37(1)：52-54.

[2] 杨来秀，杨九艳，田景民，等.蒙药材刀豆的实验研究[J].内蒙古医学院学报，2008，30(2)：118-119.

[3] 李宁，李铣，冯志国，等.刀豆的化学成分[J].沈阳药科大学学报，2007，24(11)：676-677.

[4] 胥琴，刘川桥，郭恩松.刀豆蛋白A联合淋巴细胞对卵巢癌细SKOV3影响观察[J].中华肿瘤防治杂志，2014，21(14)：1068-1072.

[5] 陈弘磊，姜凯.刀豆素A诱导人乳腺癌细胞自噬性死亡及其机制[J].浙江中西医结合杂志，2014，24(10)：865-867.

[6] 温韬，刘焱，任锋.刀豆蛋白A诱导的急性肝损伤小鼠血浆细胞外组蛋白的变化及意义[J].实用肝脏病杂志，2015，18(3)：278-281.

[7] 张娜，封颖璐.刀豆球蛋白A刺激对人外周血T淋巴细胞的增殖作用[J].临床医学工程，2016，23(2)：155-157.

（广西壮族自治区药用植物园　李林轩　余丽莹）

7. 三尖杉

Sanjianshan

CEPHALOTAXI RAMULUS ET FOLIUM

【别名】榧子、石榧、狗尾松、桃松、山榧树。

【来源】为三尖杉科植物三尖杉*Cephalotaxus fortunei* Hook. f.的小枝叶。

【本草考证】历代本草未见记载。《中华本草》记载的三尖杉出处《天目山药用植物志》（1965年）。《湖南药物志》（1972年）："（全株）酸、涩，无毒。止痛破血。"《全国中草药汇编》（1978年）："苦、涩、寒，抗癌，主治恶性肿瘤。"《福建药物志》（1979年）："甘、温，有毒。杀虫、散肿，主治瘰疬、白血病、淋巴肉瘤、淋巴网状细胞瘤、食管癌、胃癌、直肠癌、肺癌。"《中华本草》（苗药卷）（1999年）记载："味苦，性寒。收敛止血，驱虫，消积，清热解毒，抗癌。"

【原植物】乔木，高达20m，胸径达40cm。树皮褐色或红褐色，裂成片状脱落；小枝对生，近对生或轮生，基部具宿存芽鳞。叶螺旋状着生，披针状条形，长4～13cm，宽3.5～4.5cm，交叉对生，在侧枝上基部扭转成2列，两面中脉均隆起，背面2条白色较宽气孔带。球花单性，雌雄异株，稀同株。雄球花6～11个聚生成头状花序，有梗或几无梗，单生叶腋，基部及总花梗上部有18～24枚螺旋排布的苞片，雌球花有长梗，通常生于小枝基部的苞片腋部，花梗上具数对交叉对生的苞片，每苞片腋部有2枚直立胚珠着生于珠托上。种子4～8个，呈椭圆状卵形，顶端凸起有小尖头，基部有宿存的苞片，假种皮成熟时紫色或红紫色，外种皮质硬，内种皮薄膜质，有胚乳。子叶2枚。花期4月，种子翌年8～10月成熟。（图7-1）

为我国特有树种，在我国东部各省生于海拔200～1000m地带，在西南各省区生于海拔2700～3000m地带。生于阔叶树、针叶树混交林中。主要分布于广东、广西、浙江、安徽南部、福建、江西、湖南、湖北、河南南部、陕西南部、甘肃南部、四川、云南及贵州等地。

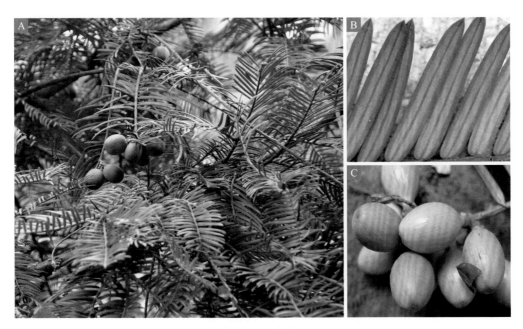

图7-1　三尖杉

A. 植株　B. 叶背　C. 果实

【主产地】主产于广东、广西、浙江、安徽南部、福建、江西、湖南、湖北、河南南部、陕西南部、甘肃南部、四川、云南及贵州等地。

【栽培要点】

1. 生物学特性　为我国亚热带特有植物。喜温暖湿润气候，生长慢，寿命长。

2. 栽培技术　选用地质平坦、土层深厚、结构疏松、含腐殖质多、排水良好的土壤栽培，也可选择林地针叶或阔叶混交林套种。可种子繁殖，催芽方法一般为新种催芽播种法，隔年埋藏催芽法，越冬埋藏催芽法。为缩短繁育周期，生产上多用扦插繁殖。多在夏季扦插，可采用全光照喷雾扦插育苗。

3. 病虫害　抗虫性强，病虫害少，偶有蜘蛛或蚜虫发生。

【采收与加工】枝叶全年可采，以秋季有效成分含量最高，一般6～10月采收。除去杂质，切片晒干。

【药材鉴别】

（一）性状特征

幼茎下部棕褐色，上部灰棕色，具纵纹及螺旋状排列的叶柄痕；质硬脆，易折断，皮部菲薄，木部黄白色，中空。老茎树皮褐色或深褐色，常呈大薄片脱落，脱落后内部呈现浅色花纹。叶线形，长2.5～8cm，宽0.3～0.4cm，叶面深绿色，微具光泽，背面灰绿色，主脉明显。气微，味微苦涩。（图7-2）

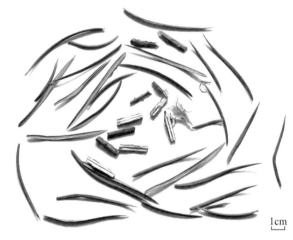

1cm

图7-2　三尖杉药材图

（二）显微鉴别

1. 茎横切面　表皮细胞外侧有一层角质层。表皮细胞类长方形，紧密排列；皮层较宽广，中间有树脂道，纤维束与树脂道间隔分布；纤维束多角形，宽窄不等；木栓层在皮层内侧，为多角形细胞；其外层有两列细胞，细胞壁相邻面加厚，构成加厚环状细胞层；木栓层内层为石细胞环带；两边各有一纤维束，近对称；韧皮部狭窄，细胞排列紧密。木质部主要由管胞构成，多列管胞之间常有一射线分开，射线细胞直达加厚环状细胞层；髓部发达，髓中部为薄壁细胞，颜色较深，围绕在中央深褐色细胞周围，构成髓心树脂道。（图7-3）

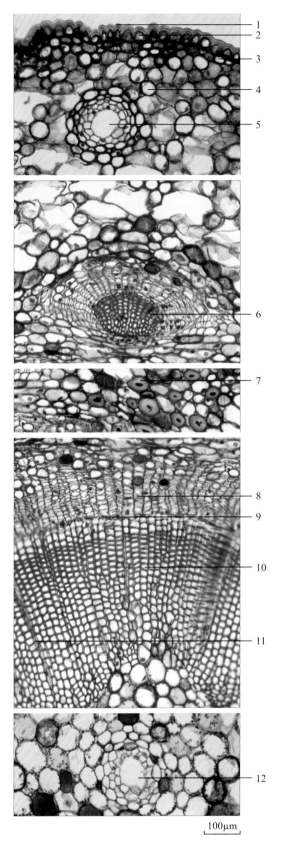

100μm

图7-3　三尖杉茎横切面图

1.角质层　2.表皮　3.厚角组织　4.皮层　5.树脂道
6.侧枝维管束　7.石细胞　8.次生韧皮部
9.形成层　10.木质部　11.射线细胞　12.髓

2．**叶横切面**　角质层发达。上下表皮均1层排列紧密的类方形细胞构成，上表皮弧度较平滑，下表皮呈波浪状凸起；下表皮主脉两侧各有1列气孔，位于表皮细胞内陷而成的气孔窝内形成整齐的气孔带。栅栏组织与海绵组织分化明显。栅栏组织由1～2层细胞构成，细胞长圆形，排列紧密整齐；海绵组织由大小不等的椭圆形、类圆形、长圆形细胞组成，细胞间隙大，排列疏松；中脉维管束下方具树脂道。（图7-4）

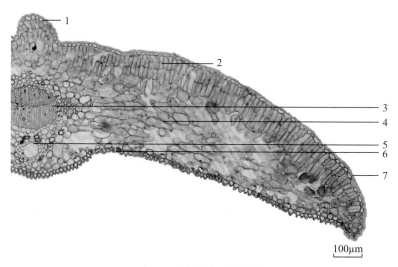

图7-4　三尖杉叶横切面图

1.表皮细胞　2.栅栏组织　3.中脉维管束　4.海绵组织　5.树脂道　6.气孔窝　7.角质层

3．**粉末特征**　茎粉末浅棕色，叶粉末淡绿色。叶表皮细胞多角形或类长方形，气孔直轴式；螺纹管胞明显可见，长梭形，壁较厚，木化较深。薄壁细胞圆形或类圆形，排列紧密；纤维内可见方晶。色素块黄褐色，形状不定。淀粉粒在水装片中常见，多点状脐，少叉状脐，均为单粒；树脂道为黄褐色圆形构造，周围细胞中可见分泌细胞或管状构造；石细胞多呈分枝状，也可见类方形。（图7-5）

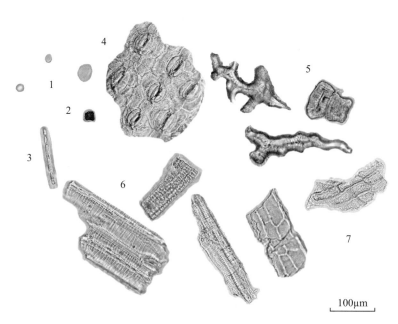

图7-5　三尖杉粉末图

1.淀粉粒　2.色素块　3.纤维　4.气孔　5.石细胞　6.管胞　7.表皮细胞

（三）理化鉴别

薄层色谱 取本品细粉（40目）5g，置100ml具塞三角瓶中，加14%氢氧化铵溶液3.5ml润湿，然后加三氯甲烷50ml，振摇后浸泡过夜，用脱脂棉过滤，滤液置水浴上蒸干，冷却后残渣加甲醇1ml溶解。吸取此溶液10～20μl，点在硅胶G薄层板上，同时点三尖杉碱对照品溶液，以三氯甲烷–甲醇（7：0.5），乙醚–丙酮（2：1）和乙酸乙酯–丙酮（6：2.5）展开后，喷碘化铋钾–碘化钾试剂（1：1）显色。如样品中出现的斑点在以上三种溶剂系统中的主斑点均与对照品相同，即可确定样品中存在三尖杉碱。

【质量评价】本品以叶片细嫩、色绿、带种子多者为佳。

【化学成分】主要成分为生物碱类、黄酮类、少量萜类、内消旋肌醇和挥发油。其中生物碱类是其活性成分。

1. 生物碱类 三尖杉酯碱（harringtonine）、高三尖杉酯碱（homoharringonine）、脱氧三尖杉酯碱（deoxyharringtonine）、三尖杉碱（cephalotaxine）、三尖杉酮碱（cephalotaxinone）、异三尖杉酯碱（isoharringtonine）、脱水三尖杉酯碱（anhydroharringtonine）和新三尖杉酯碱（neoharringtonine）等[1]。三尖杉酯碱含量最高，占总生物碱的50%～54%。[2]三尖杉酯碱、高三尖杉酯碱、脱氧三尖杉酯碱和异三尖杉酯碱对白血病具有一定的疗效，高三尖杉酯碱、三尖杉酯碱是三尖杉属植物中具有抗癌功效的活性成分[3]。

2. 黄酮类 taiwanhomoflavone-A，taiwanhomoflavone-B[5]。

3. 挥发油 β-石竹烯、α-荜草烯、δ-荜澄茄烯、1,2-苯二羧酸丁基-2-甲基丙基二酯、1,2-苯二羧酸二异辛酯、8,11,15-松香三烯、α-松油烯、角鲨烯等[3]。种仁挥发油中主要含有棕榈酸、肉豆蔻酸、亚油酸，可抑制肉制品中的金黄色葡萄球菌[4]。

【性味归经】枝、叶：苦、涩，寒。

【功能主治】抗癌，用于恶性肿瘤。

【药理作用】

1. 抗肿瘤作用 三尖杉酯碱、异三尖杉酯碱、高三尖杉酯碱、脱氧三尖杉酯碱对小鼠淋巴白血病P388和L1210疗效显著。三尖杉酯碱和高三尖杉酯碱已被开发成抗癌药物，对急性非淋巴细胞性白血病和慢性粒细胞性白血病有较好疗效。三尖杉酯碱对于治疗乳腺癌、脑部和颈部的鳞状细胞癌、黑素瘤、脑内肿瘤等都有一定的疗效。三尖杉总生物碱对淋巴肉瘤、肺癌等有较好的疗效。

2. 抗疟作用 三尖杉碱类生物碱中，构效关系表明C-3位带有酯链的生物碱具有较强的抗疟活性。

3. 抗病毒作用 高三尖杉酯碱在体外对乙肝病毒有较为明显的抑制作用[6]。

【用药警戒或禁忌】三尖杉一般提取其生物碱制成注射剂。其毒性反应主要是对造血系统的抑制作用，还有食欲减退、恶心、呕吐等消化道反应。临床使用时，应定期检查血常规。此外，在使用时不宜迅速静注，以防冠脉收缩，引起心肌缺血，对冠心病患者应慎用[7]。

【分子生药】

遗传标记 基于RAPD-PCR分子标记：可以评价高双酯碱种质资源，可以确定三尖杉品种的真实性[4]。应用ITS2序列可以实现对三尖杉及其易混物种的鉴别[6]。

【附注】

1. 三尖杉现存自然资源稀少，加之其为雌雄异株，结实量少，如被过度利用，资源数量将急剧减少，很大可能陷入濒危状态，应加强植被保护和人工栽培产业。

2. 三尖杉的根、茎、皮、叶内含多种生物碱，对治疗白血病和淋巴肉瘤有特殊的疗效，在医学界备受关注。此外，三尖杉的种子、果实、根皮亦可入药，种子驱虫、消积，用于蛔虫病、钩虫病、食积；果实可润肺止咳、消积；根皮用于石淋。具有良好的开发利用前景，可适当扩增其药用部位。

3. 三尖杉是治疗白血病的新药源，三尖杉属具有抗癌作用的还有海南粗榧*Cephalotaxus hainanensis* Li、粗榧*Cephalotaxus sinensis*（Rehd. et Wils.）Li和篦子三尖杉*Cephalotaxus oliveri* Mast。

4. 三尖杉的变种绿背三尖杉*Cephalotaxus fortunei* Hook. f. var. *concolor* Franch. 与三尖杉的区别在于叶下面淡绿色，无白粉，药用与三尖杉一致。

主要参考文献

[1] 冯庆梅，陈刚，裴月湖. 三尖杉化学成分的分离与鉴定[J]. 沈阳药科大学学报，2018，35(2)：89-91+97.

[2] 印万芬. 三尖的化学成分及其利用[J]. 林产化学与工业，1986(1)：36-38.

[3] 郑志雷. 濒危植物三尖杉分子标记及其遗传多样性分析[D]. 福州：福建农林大学，2007.

[4] 解修超，陈文强，邓百万，等. 三尖杉种仁挥发油的化学成分及生物活性研究[J]. 中国实验方剂学杂志，2013，19(10)：76-80.

[5] 何毅仁. 贡山三尖杉化学成分及生物活性研究[D]. 上海：第二军医大学，2012.

[6] 黄宇航，曾卓尔，成航，等. 药用植物三尖杉及其同属易混物种的DNA条形码鉴定研究[J]. 世界科学技术-中医药现代化，2018，20(2)：247-252.

[7] 张耕，马威，徐宏峰，等. 常用中药毒性研究进展及应用[M]. 武汉：湖北科学技术出版社，2013：23-24.

（广州中医药大学　吴婕　潘超美）

8. 土荆芥

Tujingjie

CHENOPODII AMBROSIOIDIS HERBA

【别名】臭草、臭藜藿、杀虫芥、钩虫草、鹅脚草。

【来源】为藜科植物土荆芥*Chenopodium ambrosioides* Linn. 的干燥地上部分。

【本草考证】本品始载于《生草药性备要》。《岭南采药录》载："茎柔，高可一二尺，色淡绿，而有线棱，叶互生，披针状，夏日，每叶腋簇细碎之花，绿色，茎叶皆有香，味辛，性温，祛风止痛，宜煎水洗，小儿麻痘脱靥后，洗此胜过蚬水。"其本草记载与现今所用土荆芥基本一致。

【原植物】一年生或多年生草本，高50～80cm，有强烈香味。茎直立，多分枝，有色条及钝条棱；枝通常细瘦，有短柔毛和兼有具节的长柔毛，有时近于无毛。单叶互生，叶片矩圆状披针形至披针形，先端急尖或渐尖，边缘具稀疏不整齐的大锯齿，基部渐狭具短柄，上面平滑无毛，下面有散生油点并沿叶脉稍有毛，下部的叶长达15cm，宽达5cm，上部叶逐渐狭小而近全缘。花两性，兼有雌性，不具苞片和小苞片，通常3～5个聚集成团伞花序，生于上部叶腋；花被绿色，裂片5，较少为3，果时通常闭合；雄蕊5；花柱不明显，柱头通常3，较少为4，丝形，伸出花被外。胞果扁球形，完全包于花被内。种子黑色或暗红色，平滑，有光泽，直径约0.7mm。花果期夏、秋季。（图8-1）

野生于村旁、路边、河岸和溪边等处。主要分布于广西、广东、福建、台湾、江苏、浙江、江西、湖南、四川等地，北方各地常有栽培。

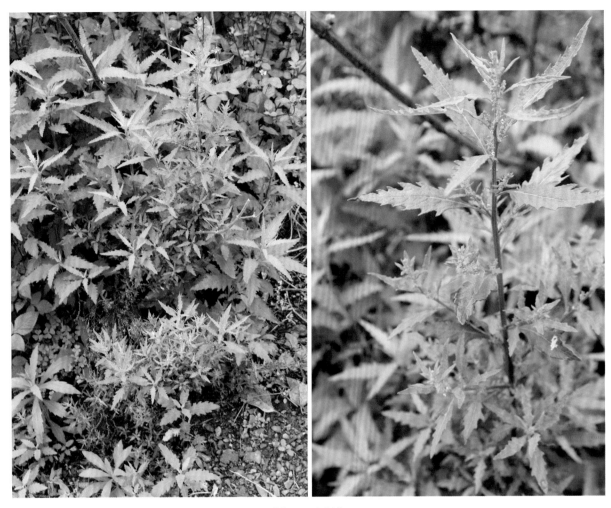

图8-1　土荆芥

【主产地】主产于广西、广东以及西南各地。

【栽培要点】

1. 生物学特性　喜温暖干燥气候，在高温高湿地方，药材质量较差，挥发油含量较低。对土壤要求以肥沃疏松、排水良好的砂质壤土为佳。宜选向阳干燥地区栽培。

2. 栽培技术　用种子繁殖，直播或育苗移栽。于3月中旬至4月上旬播种。直播：按行距30cm在畦上开条沟，将种子均匀撒入沟内，薄覆细土，以盖没种子为度。约10～15天即可发芽。苗齐后按株距30～36cm进行间苗。育苗移栽：在苗床内按行距10cm开条沟，将种子均匀撒入，盖细土一层，浇水湿润。当幼苗高12～16cm时，即可移植，按株、行距各30～36cm开穴，每穴栽植1～2株，覆土镇压后，浇水。

3. 病虫害　病害：褐斑病。

【采收与加工】夏、秋季果实完全成熟时采割，除去杂质，阴干。

【药材鉴别】

（一）性状特征

茎灰白色至灰绿色，下部呈圆柱形，粗壮，光滑；上部呈方形，有纵沟，具柔毛。单叶互生，浅灰绿色，多皱缩破碎，完整者展平后呈线状披针形，边缘具稀疏不整齐的锯齿，基部渐狭，具短柄；下部茎叶多脱落，仅茎梢留有线状披针形的苞片。果穗簇生于枝腋及茎梢，触之即落，浅绿色或黄绿色，剥除宿萼，内含有一粒种子；种子黑色或棕黑色，平滑，直径约0.7mm；具强烈而特殊的香气，味辛、微苦。（图8-2）

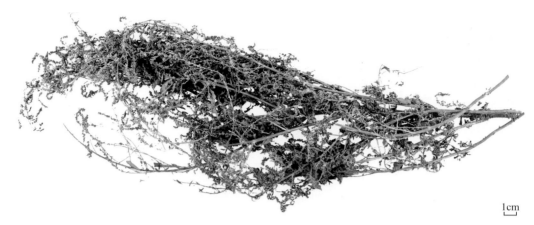

1cm

图8-2　土荆芥药材图

（二）显微鉴别

1. **叶表面观**　上、下表皮均有囊状腺毛，头部单细胞，略呈矩圆形，长100～140μm，直径40～56μm，柄1～4细胞；气孔甚密，不定式，副卫细胞3～4个；非腺毛1～7个细胞，顶端细胞长而钝圆，壁薄多扭曲，基部细胞膨大，有纵向角质纹理；叶肉组织中有草酸钙砂晶、簇晶及方晶。

2. **茎横切面**　腺毛头部单细胞，柄1～4细胞；表皮不明显；皮层薄壁细胞类多角形，条棱处10多列，纵沟处3～4列；内皮层明显，细胞小，1～4列；韧皮部较窄；木质部导管大小不一；髓部发达；有些薄壁细胞中有草酸钙结晶。（图8-3）

3. **粉末特征**　粉末浅棕黄色。草酸钙结晶甚多。气孔不等式。具缘纹孔导管和螺纹导管，直径20～60μm。淀粉粒单粒或复粒，单粒圆形或椭圆形，脐点点状或人字状，层纹不明显，直径4～25μm，复粒由2～5粒组成。花粉粒圆球形，表面具冠状突起，直径约20～40μm。（图8-4）

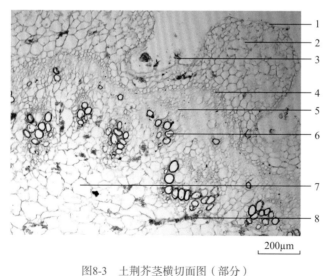

200μm

图8-3　土荆芥茎横切面图（部分）

1. 表皮　2. 皮层　3. 腺毛　4. 内皮层　5. 韧皮部　6. 导管
7. 髓　8. 草酸钙结晶

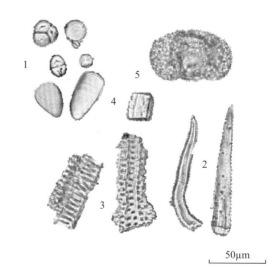

50μm

图8-4　土荆芥粉末图

1. 淀粉粒　2. 腺毛　3. 导管　4. 草酸钙方晶　5. 花粉粒

（三）理化鉴别

薄层色谱　取本品粉末1g，加甲醇50ml，超声处理30分钟，滤过，滤液蒸干，残渣加甲醇1ml使之溶解，作为供试品溶液。另取土荆芥对照药材1g，同法制成对照药材溶液。照薄层色谱法试验，吸取上述两种溶液各5μl，分别点于同一硅胶G薄层板上，以环己烷–乙酸乙酯–甲酸（4∶1.5∶0.2）为展开剂，展开，取出，晾干，喷以10%硫酸乙醇溶液，在105℃加热至斑点显色清晰。供试品色谱中，在与对照药材色谱相应的位置上，至少显两个紫红色主斑点；置紫外光灯（365nm）下检视。供试品色谱中，在与对照药材色谱相应的位置上，显相同颜色的荧光斑点。

【质量评价】以果穗多、香气浓烈者为佳。照醇溶性浸出物测定法热浸法测定，用60%乙醇作溶剂，本品醇溶性浸出物含量不得少于10.0%；照挥发油测定法测定，按干燥品计算，本品含挥发油不得少于0.50%（ml/g）；照总黄酮含量测定法测定，本品按干燥品计算，含总黄酮以槲皮素（$C_{15}H_{10}O_7$）计，不得少于0.50%[1]。

【化学成分】主要成分为挥发油，其余主要有黄酮、生物碱和皂苷等。其中驱蛔素是驱虫有效成分。

1. 挥发油类　驱蛔素、异驱蛔素、α-松油烯、α-萜品烯、对-异丙基甲苯、甲酸松油酯、对聚伞花素、冰片烯、吉马烯D、β-石竹烯、吉马烯B、β-榄香烯、莪术烯、β-侧柏烯、α-杜松醇、薄荷醇、香芹蓋烯醇、柠檬烯、松香芹酮、土荆芥酮等[2-8]。

2. 黄酮类　槲皮素[5]、山柰素[5]、山柰酚-7-O-α-L-鼠李糖苷、山柰酚-3,7-O-α-L-二鼠李糖苷、万寿菊素、槲皮素-7-O-α-L-鼠李糖苷[9]。

3. 其他　还含蚱蜢酮、丁香脂素、苄基-β-D-葡萄糖苷、dendranthemoside B、反式阿魏酸酰对羟基苯乙胺、N-3-羟基-4-甲氧基苯乙基反式阿魏酸酰胺、N-p-香豆酰酪胺等成分[9]。

【性味归经】辛、苦，微温；有小毒。归肝、胃经。

【功能主治】祛风除湿，杀虫止痒，活血消肿。用于蛔虫病，钩虫病，蛲虫病，头虱，皮肤湿疹，疥癣，风湿痹痛，痛经，经闭，口舌生疮，咽喉肿痛，跌打损伤，蛇虫咬伤，皮肤湿疹。

【药理作用】

1. 驱虫、杀虫作用　土荆芥挥发油具有抗蛔虫、钩虫、阿米巴原虫等肠道寄生虫活性[2]；从土荆芥提取出的驱蛔素对恶性疟疾原虫有很强的抑制作用[11]。土荆芥醇水提取物可以有效治疗被利什曼原虫感染的大鼠，且注射用药效果优于口服用药[5]。

2. 抗菌作用　土荆芥对鸟型结核杆菌在体内有轻度的抑制作用，有显著的抗溃疡及抑制幽门螺杆菌的作用[10]；土荆芥挥发油对枯草芽孢杆菌、普通变形杆菌、大肠埃希菌、尖孢炭疽菌、多主棒孢霉、尖孢镰刀菌、腐皮镰刀菌、可可葡萄座腔菌、金黄色葡萄球菌、表皮葡萄球菌、卡他布朗汉姆菌、甲型溶血性链球菌、乙型溶血性链球菌、肺炎克雷伯菌、肺炎链球菌、伤寒沙门菌、福氏志贺菌、变形杆菌、炭疽芽孢杆菌、白假丝酵母菌有抑制活性[3, 6]；土荆芥精油对常见的3种皮肤真菌羊毛状小孢子菌、絮状表皮癣菌、红色毛癣菌均有较强的抑制作用，土荆芥叶精油对脚癣菌表现抗菌活性[5]。

3. 抗癌作用　小剂量的土荆芥叶醇水提取物能够有效预防和控制小白鼠体内腹水和肿瘤形态的艾氏瘤，具有良好的抗肿瘤作用[5]；土荆芥挥发油及其主要成分对聚伞花素、α-萜品烯可直接杀死人乳腺癌MCF-7细胞，可抑制人肝癌细胞SMMC-7721生长，土荆芥挥发油还可抑制非小细胞肺癌A549细胞的增殖[2]。

4. 其他作用　土荆芥油还具有止痛、调经作用，可用于堕胎和治疗痛经等[2]。

【用药警戒或禁忌】孕妇忌服，有心、肝、肾疾病者禁用；虚弱、营养不良者慎用或减量；小儿较成年人敏感。土荆芥有剧烈的刺激性，且在肠内易吸收，大剂量可致恶心、呕吐、便秘、耳鸣和视觉障碍，甚至产生昏迷、呼吸迟缓，偶发惊厥，对肝、肾也有毒性。此外，土荆芥在体内有一定蓄积性，连续使用也可引起中毒，2～3周内不宜重复使用；服药时不宜空腹。中毒急救：可用泻剂、兴奋剂解救。

【附注】《植物名实图考》和《岭南草药志》记载的土荆芥与现今所用土荆芥不是同一种植物，应注意区别。

主要参考文献

[1] 陕西省食品药品监督管理局.陕西省药材标准（2015年版）[J].西安：陕西科学技术出版社，2017：155-156.

[2] 邓寒霜，李筱玲.土荆芥挥发油成分及其活性研究进展[J].陕西农业科学，2018，64(8)：93-96.

[3] 梁倩，刘蔚漪，张琦，等.云南野生土荆芥挥发油的化学成分及其抑菌活性的研究[J].时珍国医国药，2018，29(8)：1800-1803.

[4] 丁莹，洪文秀，左胜鹏.外来植物土荆芥入侵的化学基础探讨[J].中国农学通报，2017，(31)：127-131.

[5] 廖颖，李元，马丹炜.入侵植物土荆芥化学成分及其功效研究进展[J].安徽农业科学，2011，39(6)：3532-3534.

[6] 聂小妮，梁宗锁，段琦梅，等.土荆芥挥发油的化学成分及抗菌活性研究[J].西北农林科技大学学报（自然科学版），2010，38(11)：151-155.

[7] 聂小妮，梁宗锁，段琦梅.不同产地土荆芥挥发油GC指纹图谱研究[J].西北植物学报，2010，30(11)：2334-2339.

[8] 魏辉，李兵，田厚军，等.福建省不同产地及不同生育期土荆芥精油化学成分的比较[J].植物资源与环境学报，2010，19(3)：62-67.

[9] 宋坤，王洪庆，刘超，等.土荆芥化学成分的研究[J].中国中药杂志，2014，39(2)：254-257.

[10] 梅全喜.广东地产药材研究[M].广州：广东科技出版社，2011：77-82.

（广西壮族自治区药用植物园　吕惠珍　彭玉德）

9. 大叶金不换

Dayejinbuhuan

POLYGALAE CHINENSIS HERBA

【别名】紫背金牛、大金牛草、疳积草、大金不换。

【来源】为远志科植物华南远志 *Polygala chinensis* Linnaeus 的干燥全草。

【本草考证】未见历代本草对大叶金不换植株特征、分布等描述，只有记载其性味、功效。据《广西壮族自治区壮药质量标准》[1]记载："本品长6~40cm，茎被柔毛，多数有分枝。叶片皱缩，完整叶呈椭圆形、长圆状披针形或卵圆形，长1~6cm，宽0.5~1.5cm，灰绿色或黄褐色，叶端常有一小突尖，叶柄短，有柔毛。气微，味淡。"记载与现今所用大叶金不换一致。

【原植物】一年生直立草本；主根橘黄色，茎基部木质化，分枝圆柱形，被卷曲短柔毛。叶互生，倒卵形、椭圆形或披针形，全缘微反卷，叶柄常具短尖头，主脉上面凹入，背面隆起。总状花序腋上生，稀腋生，长1cm，花少而密；花梗长约1.5mm，花大，长约4.5mm；萼片5，绿色，宿存；花瓣3，淡黄色或白带淡红色，龙骨瓣长约4mm，顶端具2束条裂鸡冠状附属物；雄蕊8，花丝中部以下合生成鞘，花药棒状卵形，顶孔开裂。蒴果圆形，径约2mm，具狭翅及缘毛，顶端微凹。种子卵形，黑色，密被白色柔毛。花期4~10月，果期5~11月。（图9-1）

生长于草地灌丛中，主要分布于西南、华南、华中等地。

【主产地】主产于广东、广西、福建等地。

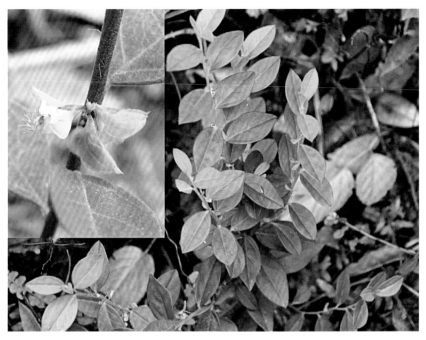

图9-1　华南远志（彭泽通　摄）

【采收与加工】 夏、秋季采收全草，洗净，鲜用或晒干。

【药材鉴别】

（一）性状特征

茎被柔毛，靠根部分枝多，叶片展平呈倒卵形、椭圆形或披针形，灰绿色，两面被柔毛，顶端常具短尖头。叶柄短。蒴果顶端内凹，萼片宿存。种子顶端有3短裂的假种皮。气无，味淡。（图9-2）

（二）显微鉴别

1. 根横切面　木栓层为数列细胞；皮层窄，细胞排列疏松；韧皮部较窄；形成层明显；木质部宽广，导管多单个散在排列，木射线多为1~2列细胞，呈放射状。（图9-3）

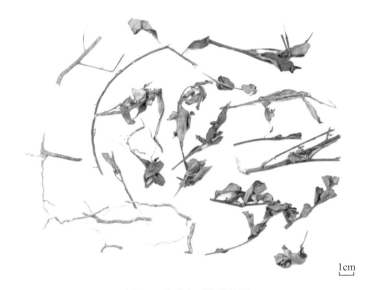

图9-2　大叶金不换药材图

2. 茎横切面　表皮为一列类长方形细胞，排列紧密，外被角质层；皮层较窄，由数层长卵形细胞组成；韧皮部窄；形成层明显；木质部导管多数个径向排列，木射线宽广，呈放射状。髓部由排列疏松的薄壁细胞组成。（图9-4）

3. 叶中脉横切面　上、下表皮均由1列类圆形细胞组成，下表皮细胞较上表皮细胞小，附着有非腺毛；栅栏组织由1列柱状细胞组成，排列紧密，通过主脉上方；海绵组织排列疏松；主脉部位下方有厚角组织分布；主脉维管束外韧型，木质部导管放射状排列；叶肉细胞内可见草酸钙簇晶或方晶。（图9-5）

4. 粉末特征　粉末灰绿色。叶上表皮细胞表面观类多角形或长方形，稍大，垂周壁具不明显的结节状，具角质纹理，非腺毛多留残基；叶下表皮细胞表面观细胞不规则形，壁薄，弯曲，气孔不定式。非腺毛单细胞，壁厚，直径约10~25μm；草酸钙簇晶较多，直径为30~50μm；导管为螺纹导管、具缘孔纹导管，直径为13~130μm。（图9-6）

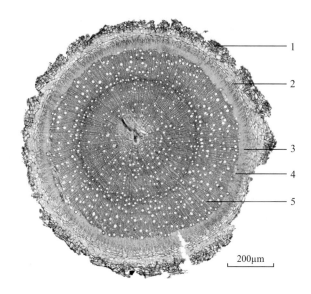

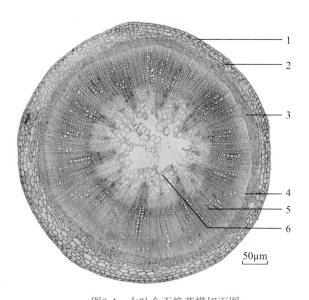

图9-3　大叶金不换根横切面图

1. 木栓层　2. 皮层　3. 韧皮部　4. 形成层　5. 木质部

图9-4　大叶金不换茎横切面图

1. 表皮　2. 皮层　3. 韧皮部　4. 形成层　5. 木质部　6. 髓部

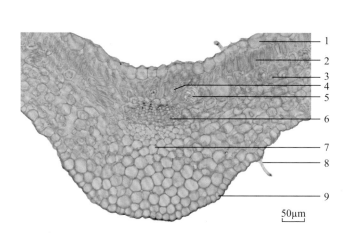

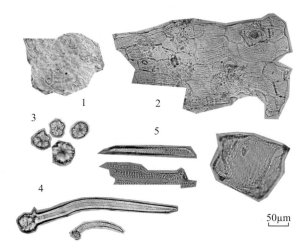

图9-5　大叶金不换叶中脉横切面图

1. 上表皮　2. 栅栏组织　3. 海绵组织　4. 草酸钙方晶
5. 草酸钙簇晶　6. 维管束　7. 厚角组织　8. 非腺毛　9. 下表皮

图9-6　大叶金不换粉末图

1. 气孔　2. 叶上表皮细胞　3. 草酸钙簇晶　4. 非腺毛　5. 导管

（三）理化鉴别

薄层色谱　取本品粉末3g，加乙醇50ml，加热回流60分钟，滤过，滤液蒸干，残渣加水20ml使溶解，加乙醚萃取2次，每次20ml，合并乙醚液，挥干，残渣加甲醇1ml溶解，作为供试品溶液。另取大叶金不换对照药材，同法制得对照药材溶液。照薄层色谱法试验，吸取上述两种溶液各5μl，分别点于同一硅胶G薄层板上，以二氯甲烷–甲酸乙酯（9∶1）为展开剂，展开，取出，晾干，于紫外光灯（365nm）下检视。供试品色谱中，在与对照药材色谱相应的位置上，显示相同颜色的荧光斑点。喷5%香草醛硫酸溶液，在105℃下加热至斑点清晰，在供试品色谱中，与对照药材色谱相应的位置上，显相同颜色的斑点[1]。

【化学成分】主要成分为金不换内酯（suchilactone，2-piperonylidene-3-veratroyl-3S-γ-butyrolactone）、赛菊芋黄素（helioxanthin）、金不换新内酯（chisulactone）、华远志内酯（chinesin）、羟基华远志内酯（chinensinaphthol）及羟基华远志内酯甲醚（chinensinaphthol methyl ether）、3,6'-二芥子酰基蔗糖（3,6'-erucanoyl sucrose）[2]等。

【性味归经】辛、甘，平。归肺、脾经。

【功能主治】祛痰止咳，活血散瘀，清热解毒。用于胸痛咳嗽，百日咳，支气管炎，小儿麻痹后遗症；外用治痈疽，疖肿，跌打损伤，毒蛇咬伤。

【药理作用】大叶金不换的乙醇提取物具有神经营养作用，也具有潜在保肝活性[3]。

主要参考文献

[1] 广西壮族自治区食品药品监督管理局.广西壮族自治区壮药质量标准.第二卷[M].南宁：广西科学技术出版社，2011：21-22.

[2] 巫柳岑，林俏雁，谭志滨，等.华南远志和远志HPLC指纹图谱研究[J].时珍国医国药，2018，29(09)：2049-2052.

[3] 李创军.远志和华南远志的化学成分及其生物活性研究[D].北京：中国协和医科大学，2008：1-2.

（广东药科大学　刘泽德　刘基柱）

10. 大叶紫珠

Dayezizhu

CALLICARPAE MACROPHYLLAE FOLIUM

【别名】羊耳朵、止血草、赶风柴、贼子叶、紫珠草。

【来源】为马鞭草科植物大叶紫珠*Callicarpa macrophylla* Vahl. 的干燥叶或带叶嫩枝。

【原植物】灌木，稀小乔木，高3～5m；小枝近四方形，密生灰白色粗糠状分枝茸毛，稍有臭味。叶片长椭圆形、卵状椭圆形或长椭圆状披针形，长10～23cm，宽5～11cm，顶端短渐尖，基部钝圆或宽楔形，边缘具细锯齿，表面被短毛，脉上较密，背面密生灰白色分枝茸毛，腺点隐于毛中，侧脉8～14对，细脉在表面稍下陷；叶柄粗壮，长1～3cm，密生灰白色分枝的茸毛。聚伞花序宽4～8cm，5～7次分歧，被毛与小枝同，花序梗粗壮，长2～3cm；苞片线形；萼杯状，长约1mm，被灰白色星状毛和黄色腺点，萼齿不明显或钝三角形；花冠紫色，长约2.5mm，疏生星状毛；花丝长约5mm，花药卵形，药隔有黄色腺点，药室纵裂；子房被微柔毛，花柱长约6mm。果实球形，径约1.5mm，有腺点和微毛。花期4～7月，果期7～12月。（图10-1）

主要为野生，生于海拔100～2000m的疏林下和灌丛中。主要分布于广东、广西、贵州、云南等地。

【主产地】主产于广东、广西、贵州、云南等地。

【栽培要点】

1. 生物学特性　对土地要求不严，一般山坡地均可生长，也可栽培于房前屋后。以水分和阳光充足、土地肥沃的地方生长良好。

2. 栽培技术　常规情况下用扦插和播种繁殖，同时可采用组织培养的方法，快速获得大量种苗[1]。

【采收与加工】夏、秋季采收，晒干或鲜用。

【药材鉴别】

（一）性状特征

多皱缩、卷曲，有的破碎。完整叶片展平后呈长椭圆形至椭圆状披针形，长10～30cm，宽5～11cm。上表面灰绿色或棕绿色，被短柔毛，较粗糙；下表面淡绿色或淡棕绿色，密被灰白色绒毛，主脉和侧脉突起，小脉伸入齿端，两面可见腺点。先端渐尖，基部楔形或钝圆，边缘有锯齿。叶柄长0.8～2cm。纸质。气微，味辛微苦。（图10-2）

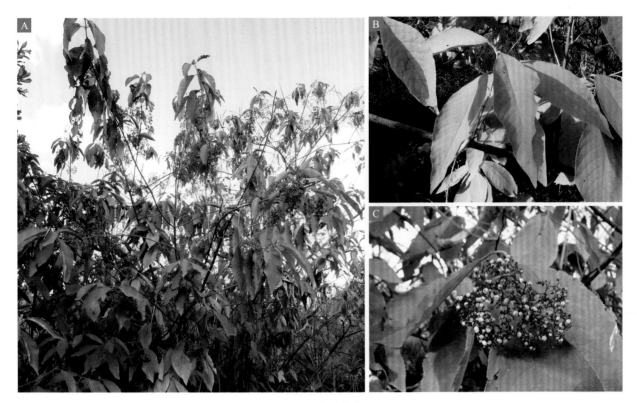

图10-1 大叶紫珠

A.植株 B.枝叶 C.果实

（二）显微鉴别

1. 叶横切面 上表皮为1列类圆形细胞，具乳头状突起，可见小腺毛、腺鳞、1到多个细胞组成的非腺毛多；下表皮为1列类长方形、类长椭圆形、类圆形细胞，较小，可见分枝状非腺毛、腺鳞、1至多个细胞组成的非腺毛、腺毛；栅栏细胞2列，海绵组织排列疏松；主脉维管束外韧型，排列成槽型，导管2～5个排列成行，木射线细胞1～2列，主脉叶肉薄壁组织可见草酸钙簇晶；髓部明显。（图10-3）

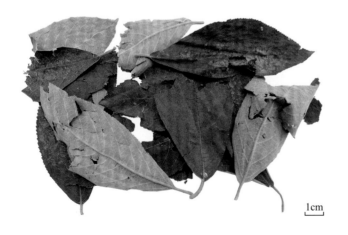

图10-2 大叶紫珠药材图

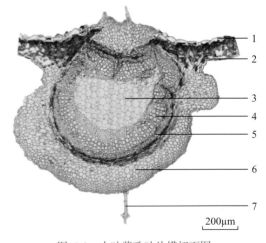

图10-3 大叶紫珠叶片横切面图

1.上表皮 2.下表皮 3.髓 4.木质部 5.韧皮部
6.薄壁细胞 7.非腺毛

2. 粉末特征　粉末灰黄色至棕褐色。具非腺毛，且有两种类型：一种为分枝状毛，大多碎断，木化；另一种非腺毛1～3细胞，直径20～33μm，壁较厚；腺鳞头部8～11细胞，扁球形，柄极短；腺毛头部2～4细胞，柄1～2细胞；草酸钙簇晶细小，散布于叶肉细胞中；具纤维束；气孔不定式。（图10-4）

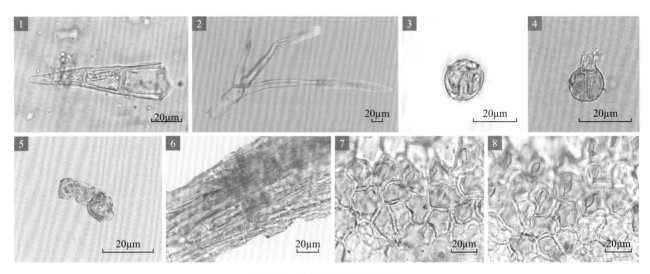

图10-4　大叶紫珠药材粉末图

1. 非腺毛　2. 分枝毛　3. 腺鳞　4. 腺毛　5. 簇晶　6. 纤维　7,8. 气孔

（三）理化鉴别

薄层色谱　取本品粉末1g，加乙醚30ml，加热回流30分钟，滤过，滤液蒸干，残渣加甲醇2ml使溶解，取上清液作为供试品溶液。另取熊果酸对照品，加甲醇制成每1ml含1mg的溶液，作为对照品溶液。照薄层色谱法试验，吸取供试品溶液和对照品溶液3～5μl，分别点于同一硅胶G薄层板上，以环己烷–三氯甲烷–乙酸乙酯–冰醋酸（20：5：8：0.1）为展开剂，展开，取出，晾干，喷以10%硫酸乙醇溶液，在105℃加热至斑点显色清晰。供试品色谱中，在与对照品色谱相应的位置上，显相同颜色的斑点。

【质量评价】以叶片完整、不破碎、质嫩者为佳。采用高效液相色谱法测定，本品按干燥品计算，含毛蕊花糖苷（$C_{29}H_{36}O_{15}$）不得少于0.15%。

【化学成分】主要成分为萜类、苯丙素类、黄酮类和挥发油等[2、3]。其中，毛蕊花糖苷、木犀草素和木犀草苷为其有效成分。

1. 萜类　dendrolasin、cendrolasin、calliterpenone、calliterpenone monoacetate、calliterpenone-17-acetate、异丙叉大叶紫珠萜酮、calliphyllin、3α,16β,17-trihydroxyl-phyllocladane、大叶紫珠萜酮双乙酸酯、2α,3α,19α-三羟基-12-烯-28-乌苏酸、ursolic acid、β-amyrin、α-香树脂醇、紫珠萜酮、悬钩子皂苷R1、3-oic acid callicarpeno、2α,3α,19α,23-四羟基-12-烯-28-乌苏酸、2α,3β,23,29-四羟基-12-烯-28-齐墩果酸、阿江榄仁树葡糖苷Ⅱ、2α,3β,23,29-四羟基-12-烯-齐墩果酸-28-O-β-D-葡萄糖苷。

2. 苯丙素类　蛇菰宁、连翘苷B、alyssonoside、天人草甙B、阿克苷、马蒂罗苷、异阿克苷、车前草苷C、异马蒂罗苷、（7R,8S）-脱氢松柏醇-8,5-脱氢松柏醛-9-O-β-D-吡喃葡萄糖苷。

3. 黄酮类　kumatakenin、5,4′-dihydroxy-3,7,3′-trimethoxyflavone、槲皮素-7-O-芸香糖苷、异槲皮苷、木犀草苷、木犀草素-7-O-新橙皮糖苷、反式草木樨苷、5-羟基-3,7,4′-三甲氧基黄酮、5-羟基-3,6,7,4′-四甲氧基黄酮、5-羟基-3,7,3′,4′-四甲氧基黄酮、（−）-乔松素、（−）-球松素。

4. 挥发油　β-细辛醚、γ-细辛脑、α-细辛醚。

【性味归经】辛、苦、平。归肝、肺、胃经。

【功能主治】散瘀止血，消肿止痛。用于衄血，吐血，便血，外伤出血，跌扑肿痛。

【药理作用】

1. 抗菌作用　大叶紫珠茎的乙醇提取物对细菌和真菌具有抑制作用，同时茎的水提取物对鼠伤寒沙门菌*Salmonella typhimurium*具有抑制作用[4, 5]。

2. 降血糖作用　大叶紫珠花的提取物对地塞米松所致实验性小鼠糖尿病具有降低血糖的作用[6]。

3. 解热镇痛作用　大叶紫珠花和根的水提取物均具有解热镇痛作用，且水提取物的作用效果较乙醇提取物的好[7, 8]。

4. 抗炎作用　大叶紫珠叶的乙醇提取物具有抗炎作用；同时花的乙醇提取物具有抗关节炎的作用[9]。

5. 止血作用　大叶紫珠叶的水煎液具有止血作用[10]。

主要参考文献

[1] 姚宏，刘南祥，吴华芬，等.大叶紫珠的组织培养与快速繁殖[J].植物生理学通讯，2008，44(1)：135.

[2] Soni RK, Dixit V, Irchhaiya R, et al. *Callicarpa macrophylla*: a review update on its botany, ethnobotany, phytochemistry and pharmacology[J]. International Journal of Pharmacognosy, 2014, 1(2): 87-94.

[3] 许慧，牛莉鑫，姜洁，等.大叶紫珠化学成分研究[J].中国医药工业杂志，2017，48(9)：1315-1317.

[4] Yadav V, Jayalakshmi S, Singla RK, et al. Evaluation of antibacterial activity of *Callicarpa macrophylla* Vahl stem extracts[J]. WebmedCentral Ayurvedic Medicine, 2012, 3(8): WMC003651.

[5] Yadav V, Jayalakshmi S, Singla RK, et al. Ex vivo screening of stem extracts of *Callicarpa macrophylla* Vahl for antifungal activity[J]. Indo Global Journal of Pharmaceutical Sciences, 2012, 2(2): 103-107.

[6] Patel SR, Puranik DS, Nagaraju B, et al. Antidiabetic activity of *Callicarpa macrophylla* flower extract by dexamethasone induced insulin resistance[J]. Int Pharma Sciencia, 2013, 3(1): 70-83.

[7] Yadav V, Jayalakshmi S, Patra A, et al. Investigation of analgesic & anti pyretic potentials of *Callicarpa macrophylla* Vahl leaves extracts[J]. Webmed Central: International Journal of Medicine and Molecular Medicine, 2012, 3(6): WMC003447.

[8] Yadav V, Jayalakshmi S, Singla RK, et al. Assessment of anti-inflammatory and analgesic activities of *Callicarpa macrophylla* Vahl roots extracts[J]. Webmed Central Pharmacology, 2012, 3(5): WMC003366.

[9] Gupta SK, Gupta A, Gupta AK, et al. In vitro anti-arthritic activity of ethanolic extract of *Callicarpa macrophylla* flower[J]. International Research Journal of Pharmacy, 2013, 4(3): 160-162.

[10] 鲁合军.大叶紫珠对大鼠凝血功能及TXB2、6-keto-PGF1α表达的影响[J].中医学报，2017，32(6)：989-991.

（海南医学院　曾念开　薛柔）

11. 大腹皮

Dafupi

ARECAE PERICARPIUM

【别名】槟榔皮、大腹毛、茯毛。

【来源】为棕榈科植物槟榔*Areca catechu* L. 的干燥果皮。

【本草考证】本品始载于《日华子本草》，又名槟榔皮;《外台》称之为槟榔壳;《医林纂要·药性》称为大腹毛;《会约医镜》称之为茯毛;《药材资料汇编》称之为槟榔衣;《汉药考》腹皮草东床;《会约医镜》记为茶毛《药材学》称腹绒等。《开宝草本》记载为大腹子，并注明其药性"微温，无毒"。马志谓:"大腹子出岭表、滇南，即槟榔中……种腹大形扁而味涩者……收其皮入药，皮外黑色，皮内皆筋丝如椰子皮"。《本草纲目》载:"大腹以形名，所以别鸡心槟榔也";现代本草《中华本草》释名:其皮多毛，故名大腹皮。历代本草记载与现今所用大腹皮基本一致。

【原植物】茎直立，乔木状，高10m以上，最高可达30m，有明显的环状叶痕。叶簇生于茎顶，长1.3~2m，羽片多数，两面无毛，狭长披针形，长30~60cm，宽2.5~4cm，上部羽片合生，顶端有不规则齿裂。雌雄同株，花序多分枝，花序轴粗壮压扁，分枝曲折，长25~30cm，上部纤细，着生1列或2列雄花，而雌花单生于分枝的基部;雄花小，无梗，通常单生，很少成对着生，萼片卵形，长不到1mm，花瓣长圆形，长4~6mm，雄蕊6枚，花丝短，退化雌蕊3枚，线形;雌花较大，萼片卵形，花瓣近圆形，长1.2~1.5cm，退化雄蕊6枚，合生;子房长圆形。果实长圆形或卵球形，长3~5cm，橙黄色，中果皮厚，纤维质。种子卵形，基部截平，胚乳嚼烂状，胚基生。花果期5-10月。（图11-1）

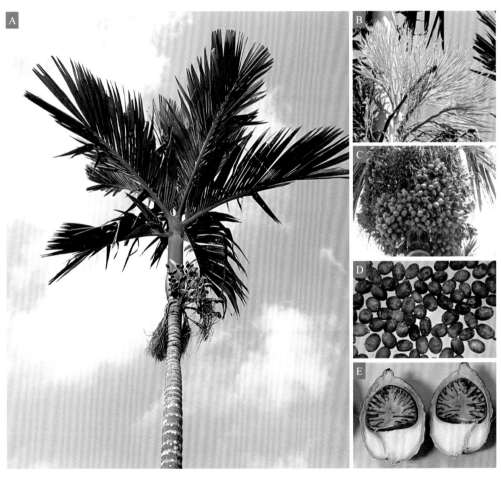

图11-1　槟榔

A.槟榔　B.花　C.未成熟果　D.成熟果　E.果实剖面

我国福建、台湾、广东、海南、广西、云南等地有栽培。

【主产地】海南和台湾等热带地区。

【栽培要点】

1. 生物学特性　槟榔适应性较强，喜生长于高温、湿润、肥沃、疏松的砂壤土，底土为红壤、黄壤且土层深厚50～70cm以上为宜。

2. 栽培技术　多用成熟果实繁殖，以健康老树（20～25年生）进行留种繁殖。

3. 病虫害　病害：黄化病、炭疽病、细菌性条斑病等。虫害：红脉穗螟、椰心叶甲等。

【采收与加工】冬季至次春采收未成熟的果实，煮后干燥，纵剖两瓣，剥取果皮，习称"大腹皮"；春末至秋初采收成熟果实，煮后干燥，剥取果皮，打松，晒干，习称"大腹毛"。

【药材鉴别】

（一）性状鉴别

外果皮表面灰黄色，有棕色斑点及纵裂纹，内果皮凹陷，黄棕色，平滑坚硬，中果皮纤维性。体轻，质柔韧，易纵向撕裂。气微，味涩。（图11-2）

（二）显微鉴别

粉末特征　粉末黄白色或黄棕色。中果皮纤维成束，细长，直径8～15μm，微木化，纹孔明显，周围细胞中含有圆簇状硅质块，直径约为8μm；内果皮细胞呈不规则多角形、类圆形或椭圆形，直径48～88μm，纹孔明显。（图11-3）

（三）理化鉴别

薄层色谱　取本品粉末1g，加乙醚50ml，再加碳酸盐缓冲液（取碳酸钠1.91g和碳酸氢钠0.56g，加水使溶解成100ml，即得）5ml，放置30分钟，时时振摇，加热回流30分钟，分取乙醚液，挥干，残渣加甲醇1ml使溶解，置具塞离心管中，静置1小时，离心，取上清液作为供试品溶液。另取大腹皮对照药材1g，同法制成对照药材溶液。再取氢溴酸槟榔碱对照品，加甲醇制成每1ml含1.5mg的溶液，作为对照品溶液。照薄层色谱法试验，吸取上述三种溶液各5μl，分别点于同一硅胶G薄层板上，以环己烷-乙酸乙酯-浓氨试液（7.5：7.5：0.2）为展开剂，置氨蒸气预饱和的展开缸内，展开，取出，晾干，置碘蒸气中熏至斑点清晰。供试品色谱中，在与对照药材色谱和对照品色谱相应的位置上，显相同颜色的斑点。

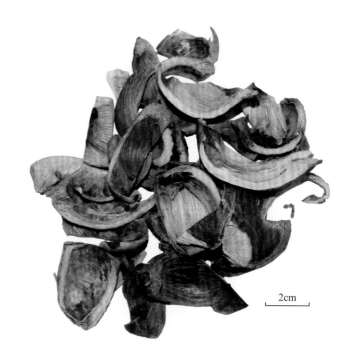

图11-2　大腹皮药材图

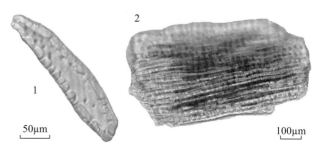

图11-3　大腹皮粉末图

1. 内果皮细胞　2. 中果皮细胞

【质量评价】以色黄白，质柔韧，无杂质为佳。

【化学成分】主要成分为儿茶精（catechin）、槟榔次碱和去甲槟榔次碱[1]，芳香族化合物，酮羰基化合物，有机酸类等[2]。其中槟榔碱类是其特征性成分和有效成分。

【性味归经】辛，微温。归脾、胃、大肠、小肠经。

【功能主治】行气宽中，行水消肿。用于湿阻气滞，脘腹胀闷，大便不爽，水肿胀满，脚气浮肿，小便不利。

【药理作用】有兴奋胃肠道平滑肌、促进胃肠动力、促进纤维蛋白溶解等作用，还可以抑制肠道内毒素移位中诱导型一氧化氮合酶、乙醛胆碱的作用[3, 4]。

【用药警戒与禁忌】气虚体弱者慎服。

【附注】同属植物大腹槟榔*Areca dicksonii* Roxb. 及其同属植物的纤维状果皮，亦可作大腹皮用。

主要参考文献

[1] 田莲超，秦少荣，易红，等. 同源中药大腹皮与槟榔中4种生物碱的含量比较研究. 中国中药杂志，2018，43(14)，2850-2856.

[2] 卢金清，李肖爽，梁欢，等. SPME-GC-MS联用分析大腹皮中挥发性成分[J]. 北方药学，2012，9(10)：8-9.

[3] 朱金照，张捷，许其增，等. 中药大腹皮抑制肠道内毒素移位中iNOS、SP的作用[J]. 世界华人消化杂志，2002，10(6)：659-662.

[4] 韩腾飞，高昂，巩江，等. 大腹皮药学研究概况[J]. 安徽农业科学，2011，39(14)：8382-8382.

（中国医学科学院药用植物研究所海南分所　周亚奎）

12. 山芝麻

Shanzhima

HELICTERIS RADIX

【别名】岗油麻、岗脂麻、山油麻、田油麻、仙桃草。

【来源】为梧桐科植物山芝麻*Helicteres angustifolia* L. 的干燥根。

【本草考证】本品始载于《生草药性备要》。《岭南采药录》载："岗脂麻敷疮去毒，止血生肌，又能润大肠，多食必便快。根为凉茶主要原料，亦治骨鲠口喉。根煎水饮可治疟"。

【原植物】多年生小灌木，高达1m。茎直立，有分枝，茎皮坚韧似麻，小枝被灰绿色短柔毛。单叶互生，叶狭矩圆形或条状披针形，长3.5～5cm，宽1.5～2.5cm顶端钝或急尖，基部圆形，上面无毛或几无毛，下面被灰白色或淡黄色星状茸毛，间或混生刚毛；叶柄长5～7mm。聚伞花序有2至数朵花；花梗通常有锥尖状的小苞片4枚；萼管状，长6mm，被星状短柔毛，5裂，裂片三角形；花瓣5片，不等大，淡红色或紫红色，比萼略长，基部有2个耳状附属体；雄蕊10枚，退化雄蕊5枚，线形；子房5室，被毛，较花柱略短。蒴果卵状矩圆形，长12～20mm，宽7～8mm，顶端急尖，密被星状毛及混生长绒毛；种子小，褐色，有椭圆形小斑点。花期几乎全年。

常野生于我国南部的荒地、山地和丘陵，海滨、草丛和路边。

【主产地】主产于广东、广西、湖南等地。

【采收与加工】全年均可采挖，以秋冬采收最佳，除去杂质，洗净，切成段或厚片，晒干。

【药材鉴别】

（一）性状特征

根呈圆柱形，略扭曲，多切成2～3cm的段块。根头部常有结节状的茎基；直径0.5～2.5cm。表面灰黄色、灰褐色或棕褐色，稍粗糙，有不规则纵向或斜向裂纹，偶见坚韧的侧根或点状突起皮孔样的侧根痕；老根栓皮易片状剥

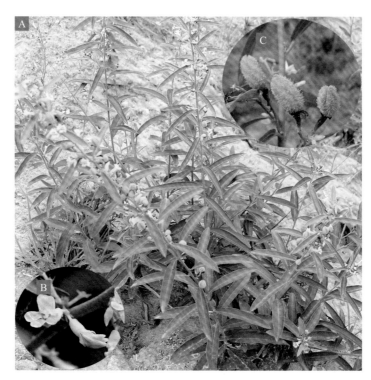

图12-1　山芝麻（蔡岳文 摄）

A.植株　B.花　C.果实

落。质坚硬，不易折断，断面皮部较厚，浅棕色、灰黄色或暗棕色，纤维性，易与木部撕离。切面木部黄白色，具细密放射状纹理。（图12-2）

（二）显微鉴别

1.根横切面　木栓层10余列细胞，排列整齐，含有红棕色物。皮层窄。韧皮部宽广，纤维成束，黄色或棕黄色，呈断续层状排列，纤维壁厚，木化；纤维束与薄壁细胞呈明显的间隔排列，断续成环；分泌细胞多见，内含黄棕色分泌物。韧皮射线明显。薄壁细胞含淀粉粒、草酸钙方晶或簇晶。（图12-3）

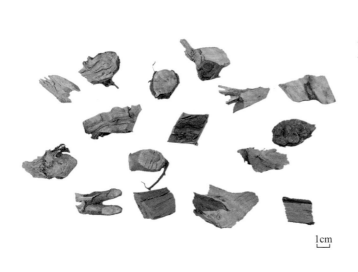

1cm

图12-2　山芝麻药材图

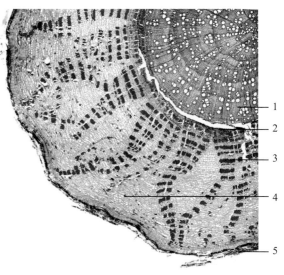

图12-3　山芝麻根横切面图

1.木质部　2.韧皮部　3.韧皮纤维　4.草酸钙簇晶　5.木栓层

2. **粉末特征** 粉末灰白色。木栓细胞浅棕色，表面观多角形或不规则形，内含红棕色物。韧皮纤维众多，单个或成束，壁极厚。木纤维壁稍厚，直径12～30μm；具缘纹孔导管较大，直径20～90μm。薄壁细胞内含草酸钙方晶或簇晶。可见棕色块状物散在。淀粉粒多为单粒，偶见由2～4分粒组成的复粒，直径4～8μm，脐点短缝状形。（图12-4）

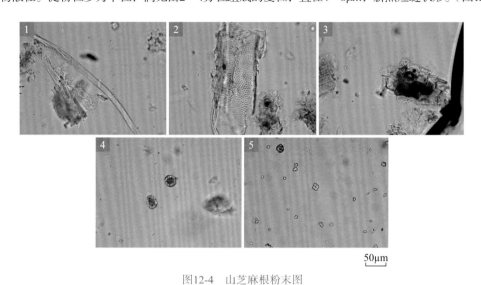

50μm

图12-4 山芝麻根粉末图

1. 韧皮纤维 2. 具缘纹孔导管 3. 木栓细胞 4. 草酸钙簇晶 5. 淀粉粒

（三）理化鉴别

薄层色谱 取本品粉末2g，加甲醇20ml，超声处理30分钟，放冷，滤过，滤液蒸干，残渣加甲醇1ml使之溶解，作为供试品溶液。取山芝麻对照药材2g，同法制成对照药材溶液。再取β-谷甾醇对照品，加甲醇制成每1ml含0.5mg的溶液，作为对照品溶液。照薄层色谱法试验，吸取上述三种溶液各5μl，分别点于同一硅胶G薄层板上，以石油醚（60～90℃）-乙酸乙酯（7∶1）为展开剂，展开，取出，晾干，喷以10%硫酸乙醇溶液，在105℃加热至斑点显色清晰。供试品色谱中，在与对照药材色谱和对照品色谱相应的位置上，显相同的亮蓝色荧光斑点。

【质量评价】山芝麻以根粗长、断面棕色者为佳。

【化学成分】主要成分为三萜、黄酮、倍半萜醌、生物碱及香豆素、木脂素、酚苷、1,3-苯并三噁茂类等化合物[1-8]。

1. **三萜类** 山芝麻宁酸（helicteric acid），山芝麻酸甲酯（methyl helicterilate），山芝麻宁酸甲酯（methyl helicterilate），白桦脂酸（betulic acid），齐墩果酸（oleanolic acid），β-谷甾醇（β-sitosterol），白桦脂醇-3-乙酸酯，熊果酸（pyracrenic acid），3β-acetoxy-27-（phydroxyl）benzoyloxylup-20（29）-en-28-oic acid methyl ester，3β-acetoxy-27-benzoyloxylup-20（29）-en-28-oic acid，3β-acetoxybetulinic acid，3β-acetoxy-27-［（4-hydroxybenzoyl）oxy］olean-12-en-28-oic acid methyl ester，2α,7β,20α-tri-hydroxy-3β,21-dimethoxy-5-pregnene，胡萝卜苷（carotenoids），麦角甾醇（ergosterol），葫芦素（cucurlbitacin）B、D、E、J和异葫芦素D，硫酸葫芦素（cubitaein B₂-sulfate），葫芦素苷（cucurbitacin G₂-O-beta-D-glucopyranoside），3β-羟基-27-苯甲酰氧基齐墩果酸甲酯，3β-O-对羟基反-肉桂酰-齐墩果酸等。

2. **香豆素类** 山芝麻内醇、山芝麻醌、山芝麻内酯（heliclactone）、4-（3,4-二羟基）肉桂酸等。

3. **黄酮类** 7,4-二-O-甲基报春花毒（7,4-di-O-methvlisosc utellarein），山柰酚-3-O-半乳糖苷（kaanpfeml-3-O-galactopyranoside）等。

4. **倍半萜醌类** 曼家酮（mansonone）E、F、H、M等。

5. **其他** 十六烷酸（palmitic acid），山芝麻碱（helicterine）E和Z异构体，山芝麻素（helicterilin）、奎尼酸、绿原酸、枸橼酸、肉桂酸、异绿原酸、隐绿原酸、迷迭香酸（rosmarinic acid）等。

【性味归经】苦，寒；有小毒。归肺、大肠经。

【功能主治】清热解毒。用于感冒高热、扁桃体炎，咽喉炎，腮腺炎，皮肤湿疹[1, 3]。

【药理作用】 山芝麻具有护肝、抗病毒、抗乙及丙型肝炎病毒、抗炎镇痛、抗纤维化及抗脂质过氧化等药理作用[2，7-9]。

1. **解热、抗炎镇痛作用**　对金黄色葡萄球菌具有杀灭作用，对铜绿假单胞菌具有抑制作用。其乙酸乙酯提取物具有抗炎作用，其正丁醇提取物具有抗炎、镇痛及止血作用。

2. **抗肿瘤作用**　山芝麻中所含葫芦素D和葫芦素J对肝癌细胞BEL-7402和恶性黑色素细胞瘤SK-MEL-28有明显抑制作用，而白桦脂酸和pyracrenic acid对人类结肠癌细胞（COLO 205）和人类胃癌细胞（AGS）有明显的细胞毒作用。

3. **抗补体活性测试**　以山芝麻素、（7S,8R）二氢脱氢松柏醇和4-（3,4-二羟基）肉桂酸的活性最强。作用靶点：山芝麻素作用于C1q、C2、C3、C4和C9组分；（7S,8R）二氢脱氢二松柏醇作用于C1q、C2、C3和C9组分；4-（3,4-二羟基）肉桂酸作用于C1q、C3、C4和C9组分。

4. **抗乙肝病毒（HBV）、抗纤维化和脂质过氧化作用**　山芝麻水提液在体外有显著的抗HBV及抑制鸭乙型肝炎病毒DNA的作用，且毒性较低，还具有抗脂质过氧化及抗纤维化作用。山芝麻甲酯、山芝麻宁酸甲酯、山芝麻宁酸具有降低转氨酶的作用。

【用药警戒或禁忌】 山芝麻有小毒。中毒时可见恶心，腹泻，头晕等反应。具有导致肾损害、中毒性休克、急性肾功能衰竭及肝、消化道、心脏及中枢神经系统等副作用，尤以急性肾功能严重损害为突出，表现为浮肿，少尿，BUN及Scr明显升高，电解质紊乱，酸碱平衡失调等。

虚寒证者忌服。孕妇及体弱者忌服。

【附注】

1. 山芝麻为岭南抗感染经典中成药莲芝消炎片（胶囊）及王老吉凉茶中的主要原料，还是广东凉茶颗粒、外感平安颗粒、复方感冒颗粒、复方岗梅冲剂、复方土牛膝颗粒、喉乐冲剂、快应茶等27种中成药的原料，具有一定的开发及发展前景。

2. 山芝麻主要是两广和湖南地区习惯使用，根为主要药用部位，广西和湖南民间亦用全株。广东省内一些大型中药成产企业使用的山芝麻主要是根。《中国药材学》（1996年）中收录的山芝麻入药部位为根，与1977年版《中国药典》相同。现行各省药材标准中，《广东中药材标准》第一册（2004年）和第三册（2019年）收载的入药部位亦为根，但《广西中药材标准》（1990年版）、湖南省中药材标准（2009年版）中记载的入药部位均为根或全株。结合市场调研和企业实际使用，综合考虑新版标准及根中含主要成分山芝麻宁酸甲酯含量较高，地上部分则含量较低，编者沿用原《中国药材学》的来源，有利于药材质量标准化。

主要参考文献

[1] 郭新东，安林坤，徐迪，等. 山芝麻中的新三萜化合物[J]. 高等学校化学学报，2003，24(11)：2022-2023.

[2] 何燕，李翼鹏，杨威，等. 中药山芝麻有效部位的筛选研究[J]. 海峡药学，2009，21(11)：28-30.

[3] GUO X, HUANG Z, BAO Y, et al. Two new sequiterpenoids from helicteres angustifolia [J]. 中国化学快报：英文版，2005，16(1)：49-52.

[4] 苏丹，高玉桥，黄增芳，等. 山芝麻挥发油成分的GC-MS分析[J]. 中国药房，2011，22(23)：2173-2174.

[5] 宋伟峰，罗淑媛，李瑞明，等. 高效液相色谱串联质谱法鉴定山芝麻水提取液的化学成分[J]. 中国医药导报，2012，9(34)：108-109.

[6] 魏映柔，王国才，张晓琦，等. 山芝麻化学成分[J]. 中国中药杂志，2011，36(9)：1193-1197.

[7] 金孝勤，庞素秋. 山芝麻中化学成分与抗肿瘤活性研究[J]. 安徽医药，2016，20(1)：34-37.

[8] 苏丹，高玉桥，梁耀光，等. 高速逆流色谱法分离制备山芝麻中的三萜类成分[J]. 中药材，2016(5)：1053-1056.

[9] Chen W, Tang W, Lou L, et al. Pregnane, coumarin and lupane derivatives and cytotoxic constituents from Helicteres angustifolia[J]. Phytochem, 2006, 67: 1041-1047.

（广东省中药研究所　邓乔华　　广州白云山和记黄埔中药有限公司　夏静）

13. 山豆根

Shandougen

SOPHORAE TONKINENSIS RADIX ET RHIZOMA

【别名】广豆根。

【来源】为豆科植物越南槐*Sophora tonkinensis* Gagnep. 的干燥根和根茎。

【本草考证】本品始载于《开宝本草》。《图经本草》载："生剑南（今四川一带）山谷，今广西亦有，以忠（今重庆忠县一带和广西扶绥一带均称为忠州）、万州（今重庆万县一带）者佳。苗蔓如豆根，以此为名。广南（今广西一带）者如小槐，高尺余。"《本草品汇精要》载："蔓生。其叶青色，经冬不凋，苗蔓如豆根，以此为名。广南者如小槐，高尺余。生剑南山谷，今广西亦有。［道地］宜州（今广西宜州一带）、果州（今四川南充一带），以忠、万州者佳。"《本草纲目》载："生剑南及宜州、果州山谷，今广西亦有，以忠州、万州者为佳。苗蔓如豆，叶青，经冬不凋，八月采根。广南者如小槐，高尺余。"本草记载与现今所用山豆根基本一致。

【原植物】灌木，茎纤细，有时攀援状。根粗壮。枝绿色，无毛，圆柱形，分枝多，小枝被灰色柔毛或短柔毛。羽状复叶长10～15cm；小叶5～9对，革质或近革质，对生或近互生，椭圆形、长圆形或卵状长圆形，顶生小叶大，基部圆形或微凹成浅心形，上面无毛或散生短柔毛，下面被紧贴的灰褐色柔毛，中脉上面微凹，下面明显隆起。总状花序顶生，长10～30cm；花梗长约5mm；花萼杯状，萼齿小，尖齿状，被灰褐色丝质毛；花冠黄色，旗瓣近圆形，先端凹缺，翼瓣比旗瓣稍长，基部具1三角形尖耳；雄蕊10，基部稍连合；子房被丝质柔毛，胚珠4粒，花柱直，无毛，柱头被画笔状绢质疏长毛。荚果串珠状，长3～5cm，沿缝线开裂成2瓣，有种子1～3粒；种子卵形，黑色。花期5～7月，果期8～12月。（图13-1）

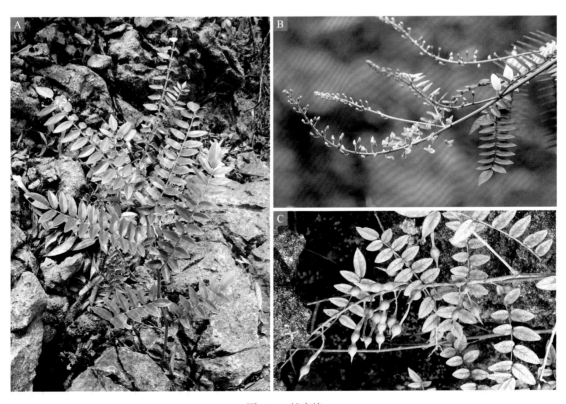

图13-1 越南槐

A. 植株　B. 花　C. 果实

生于海拔340～2000m亚热带或温带的石灰岩山地的灌丛中。分布于广西、贵州、云南。

【主产地】主产于广西、贵州、云南。道地产区为广西百色、河池、南宁等地。

【栽培要点】

1. 生物学特性　喜温暖的环境，25～30℃最适宜生长。

2. 栽培技术　种子繁殖或扦插繁殖。

3. 病虫害　病害：根腐病、白绢病等；虫害：蛀茎螟、豆荚螟、蚧壳虫、红蜘蛛等。

【采收与加工】秋季采挖，除去杂质，洗净，干燥。

【商品规格】分为统货和选货两个等级。统货：根及根茎直径0.7～1.5cm，长20～50cm。选货：根及根茎直径1.0～1.5cm，长38～50cm。

【药材鉴别】

（一）性状特征

根茎呈不规则的结节状，顶端常残存茎基，其下着生根数条。根呈长圆柱形，常有分枝，长短不等，直径0.7～1.5cm。表面棕色至棕褐色，有不规则的纵皱纹及横长皮孔样突起。质坚硬，难折断，断面皮部浅棕色，木部淡黄色。有豆腥气，味极苦。（图13-2，图13-3）

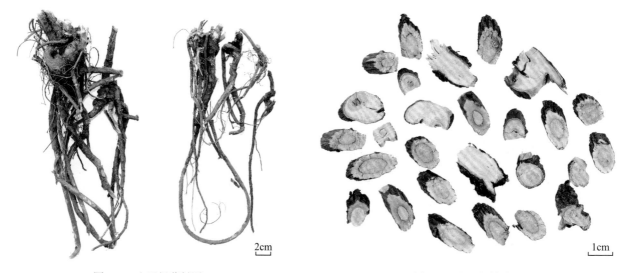

图13-2　山豆根药材图　　　　　　　　　　　图13-3　山豆根饮片图

（二）显微鉴别

1. 根横切面　木栓层为数列至10数列细胞；栓内层外侧的1～2列细胞含草酸钙方晶，断续形成含晶细胞环，含晶细胞的壁木化增厚；栓内层与韧皮部均散有纤维束；形成层成环；木质部发达，射线宽1～8列细胞；导管类圆形，大多单个散在，或2至数个相聚，有的含黄棕色物；木纤维成束散在；薄壁细胞含淀粉粒，少数含方晶。（图13-4）

2. 粉末特征　粉末淡黄色或黄棕色。纤维及晶纤维成松散的束或单个散在，无色或黄棕色；纤维细长，末端钝圆，直径11～31μm，壁极厚，非木化，初生壁明显，表面有不规则纵裂纹，断端纵裂略成帚状，胞腔微细，纤维束周围细胞有草酸钙方晶，形成晶纤维；含晶体厚壁细胞成群存在于薄壁组织间或单个散在，无色或淡黄色，纵断面观细胞纵向排列成行，呈类圆形、类长方形或稍不规则形，壁极厚，木化，内含草酸钙方晶；草酸钙方晶众多，散在或存在于厚壁细胞中，呈双锥形、类方形、菱形、多面形或不规则块状，直径9～33μm，长18～37μm；导管淡黄色或金黄色，主要为网纹及具缘纹孔导管，有的含淡黄色或金黄色物；具缘纹孔导管分子粗大，圆桶状，末端常平截，直径30～91μm，壁厚至18μm，有的具缘纹孔数个并列，纹孔口连接成线；淀粉粒稍糊化，未糊化单粒圆形或类圆形；木栓细胞淡棕色或黄棕色，表面观呈多角形，垂周壁薄或稍厚，有的具纹孔呈断续状；木薄壁细胞长条形，壁稍厚，微木化，有细小纹孔。（图13-5）

（三）理化鉴别

薄层色谱　取本品粗粉约0.5g，加三氯甲烷10ml，浓氨试液0.2ml，振摇15分钟，滤过，滤液蒸干，残渣加三氯甲烷0.5ml使溶解，作为供试品溶液。另取山豆根药材0.5g，同法制成对照药材溶液。再取苦参碱对照品、氧化苦参碱对照品，加三氯甲烷制成每1ml各含1mg的混合溶液，作为对照品溶液。照薄层色谱法试验，吸取供试品溶液和对照药材溶液各1～2μl、对照品溶液4～6μl，分别点于同一硅胶G薄层板上，以三氯甲烷–甲醇–浓氨试液（9∶1∶0.1）为展开剂，展开，取出，晾干，喷以稀碘化铋钾试液。供试品色谱中，在与对照品色谱相应的位置上，显相同的橙黄色斑点。

【质量评价】以条粗、质坚、外色棕褐、味苦者佳。照高效液相色谱法测定，本品按干燥品计算，含苦参碱（$C_{15}H_{24}N_2O$）和氧化苦参碱（$C_{15}H_{24}N_2O_2$）的总量不得少于0.70%。

【化学成分】主要成分为生物碱类、黄酮类、三萜类和多糖等成分。其中生物碱类为其主要有效成分。

1. 生物碱类　以苦参碱（matrine）、氧化苦参碱（oxymatrine）为主，还含有5α,9α-二羟基苦参碱（5α,9α-dihydroxymatrine）、氧化槐醇（sophoranol N-oxide）、羟基化苦参碱（hydroxymatrine）、N-甲基金雀花碱（N-methylcytisine）、氧化槐果碱（oxysophocarpine）、槐果碱（sophocarpine）、槐醇（sophoranol）等[1]。

2. 黄酮类　山豆根色满二氢黄酮 I（tonkinochromane I）、光甘草酚（glabrol）、lupinifolin、tonkinensisol、8-C-prenylkaempferol、7,2′-dihydroxy-4′-methoxyisoflavanol、芒柄花素（formononetin）、金雀异黄素（genistein）等[2]。

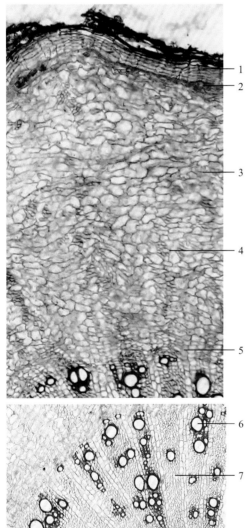

图13-4　山豆根根横切面图

1.木栓层　2.含晶细胞　3.韧皮部　4.纤维束
5.形成层　6.木质部　7.木纤维

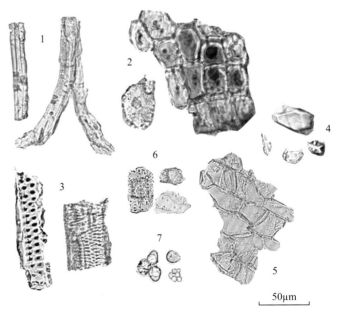

图13-5　山豆根粉末图

1.纤维及晶纤维　2.含晶体厚壁细胞　3.导管　4.草酸钙方晶
5.木栓细胞　6.木薄壁细胞　7.淀粉粒

3. 三萜类 多为齐墩果烯型（oleanene），个别为羽扇豆烷型（lupinane），主要是相思子皂醇C～E和H、I（abrisapogenol C～E、H、I）、melilotigenin、wistariasapogenol A、cantoniensistriol、 大豆皂醇甲酯（kudzusapogenol A）、sohoradiol、subprogenin A～D、大豆皂醇A、B（soyasapogenolA、B）等[3]。

4. 多糖类 主要为淀粉类多糖、阿拉伯半乳葡聚糖、木葡聚糖、异木聚糖和果胶酸类多糖[4]。

【性味归经】苦，寒；有毒。归肺、胃经。

【功能主治】清热解毒，消肿利咽。用于火毒蕴结，乳蛾喉痹，咽喉肿痛，齿龈肿痛，口舌生疮。

【药理作用】

1. 抗炎作用 山豆根水提物通过下调咽喉实热证小鼠血中PGE2含量、MDA水平及上调SOD水平来发挥抗炎作用[5]。

2. 抗菌、抗病毒作用 山豆根总生物碱对金黄色葡萄球菌、铜绿假单胞菌、产碱假单胞菌、恶臭假单胞菌、肺炎链球菌、甲型溶血性链球菌、乙型溶血性链球菌均有抑制作用[6]。山豆根能直接控制乙型肝炎病毒的复制和基因的表达[7]。

3. 免疫调节作用 山豆根多糖具有抑制机体免疫器官过氧化损伤，拮抗地塞米松所致的免疫抑制现象，增强机体免疫功能的作用[8]。

4. 抗肿瘤作用 山豆根多糖对Lewis肺癌小鼠的肿瘤生长具有抑制作用[9]。

5. 抗氧化作用 山豆根的乙醇提取物、乙酸乙酯提取物、丙酮提取物、水提取物均有抗氧化作用，除乙醇提取物外，其活性强弱与黄酮含量成正相关[10]。

【用药警戒或禁忌】山豆根中毒主要累及神经系统、消化系统和呼吸系统，且呼吸衰竭可能是其直接致死原因。主要症状为：头痛、头晕、呕吐、恶心、腹痛、四肢无力、心悸、胸闷；重者表现为面色苍白、四肢颤抖、抽搐、发冷、心跳加快、血压下降、休克、呼吸衰竭而死亡。若患者大量、长时间服用，会造成严重的脑损害，尤其是儿童[11]。

【分子生药】基于DNA条形码序列的分子鉴定：山豆根基原植物越南槐ITS2序列长度为220bp，与多叶越南槐的系统发育树枝长不同，其ITS2序列间具有一个稳定的T-C颠换变异位点及一个稳定的缺失变异位点，ITS2序列可区分山豆根基原植物越南槐及其同属其他植物[12]。

主要参考文献

[1] 曾祖平，郭智，彭冰，等.山豆根和苦参生物碱类成分UPLC/Q-TOF MS～E比较研究[J].天然产物研究与开发，2015，27(5)：804-808.

[2] 李行诺，闫海霞，庞晓雁，等.山豆根中黄酮化学成分研究[J].中国中药杂志，2009，34(3)：282-285.

[3] Takeshita T, Yokoyama K, Ding Y, et al. Four new and twelve known sapogenols from *Sophorae Subprostratae* Radix[J]. Chem Pharm Bull, 1991, 39(7): 1908.

[4] 董群，方积年.山豆根多糖的性质和化学组成[J].中国药学杂志，2001，36(2)：13-15.

[5] 孙蓉，冯群，谢元璋，等.山豆根对实热证小鼠抗炎作用的效-毒-证关联评价[J].中国中药杂志，2015，40(14)：2760.

[6] 戴五好，钱利武，杨士友，等.苦参、山豆根生物碱及其总碱的抑菌活性研究[J].中国实验方剂学杂志，2012，18(3)：177-180.

[7] 柴煊，孟雅坤，柏兆方，等.基于生物靶标网络分析的山豆根抗乙肝病毒的作用机制初步研究[J].药学学报，2018，53(3)：396-402.

[8] 帅学宏，胡庭俊，曾芸，等.山豆根多糖对免疫抑制模型小鼠免疫器官指数和自由基相关酶活性的影响[J].南京农业大学学报，2009，32(2)：170-172.

[9] 路海滨，高洋，禹珊珊，等.山豆根多糖对Lewis肺癌小鼠抑瘤作用及免疫功能影响的实验研究[J].中药材，2018，41(6)：1460-1463.

[10] 王凯，张业，义祥辉，等.广豆根不同溶剂提取物清除自由基活性研究[J].食品研究与开发，2011，32(12)：23.

[11] 陈丹，高学敏，张力，等.山豆根的安全性评价与风险控制措施的探讨[J].中国中药杂志，2017，42(21)：4086-4092.

[12] 徐晓兰，石林春，宋经元，等.基于ITS2条形码序列的山豆根基原植物及其混伪品的DNA分子鉴定[J].世界科学技术-中医药现代化，2012，14(1)：1147-1152.

（广西壮族自治区药用植物园　余丽莹　王春丽）

14. 山奈

Shannai

KAEMPFERIAE RHIZOMA

【别名】三赖、沙姜、三奈、山辣。

【来源】为姜科植物山奈*Kaempferia galanga* L. 的干燥根茎。

【本草考证】本品始载于《本草品汇精要》："其根分蒔，春月抽芽，直上生一叶似车前而卷，至秋旁生一茎，开碎花红白色，不结子。其本旁生小根，作丛，每根发芽亦生一叶，至冬则凋。土人取根作段，市之，其香清馥，逼人可爱，今合香多用之。"又云："出广东及福建皆有之"。《本草纲目》载："山奈生广中，人家栽之。根叶皆如生姜，作樟木香气。土人食其根如食姜，切断暴干，则皮赤黄色，肉白色"，又载："奈只出拂林国，长三四尺，很大如鸭卵，叶似蒜，中心抽条甚长，茎端有花六出，红白色，花心黄赤，不结子，其草冬生夏死。取花压油，涂身去风气"。本草记载与今所用山奈基本一致。

【原植物】多年生草本。根茎块状，单生或数枚连接，淡绿色或绿白色，芳香。叶通常2片贴近地面生长，近圆形，长7～13cm，宽4～9cm，无毛或于叶背被稀疏的长柔毛，干时于叶面可见红色小点，几无柄；叶鞘长2～3cm。花4～12朵顶生，半藏于叶鞘中；苞片披针形，长2.5cm；花白色，有香味，易凋谢；花萼约与苞片等长；花冠管长2～2.5cm，裂片线形，长1.2cm；侧生退化雄蕊倒卵状楔形，长1.2cm；唇瓣白色，基部具紫斑，长2.5cm，宽2cm，深2裂至中部以下；雄蕊无花丝，药隔附属体正方形，2裂。果为蒴果。花期8～9月。（图14-1）

生于山坡、林下、草丛中。台湾、广东、广西、云南等地有栽培。

【主产地】主产于广西、广东、云南等地。

【栽培要点】

1.生物学特性　喜高温湿润气候和阳光充足的环境，较耐旱，不耐寒，7、8月气温在30～36℃时生长旺盛。对土壤要求不严，但以富含有机质、疏松的砂质壤土栽培为宜。

2.栽培技术　用种子和根茎繁殖。种子繁殖：春季3月中、下旬播种，条播或点播，行距10～15cm，株距5～6cm。根茎繁殖：在收获时选留皮色鲜艳光亮、个子饱满而分芽多的根茎，贮于沙中越冬，翌年3～4月份折取根芽播种。按株行距20cm×20cm开穴，每穴种3段根茎。

3.病虫害　病害：山奈瘟、炭疽病、软腐病等[1]；虫害：斜纹夜蛾等[2]。

【采收与加工】冬季采挖，洗净，除去须根，切片，晒干。

【药材鉴别】

（一）性状特征

多为圆形或近圆形的横切片，直径1～2cm，厚0.3～0.5cm。外皮浅褐色或黄褐色，皱缩，有的有根痕或残存须根；

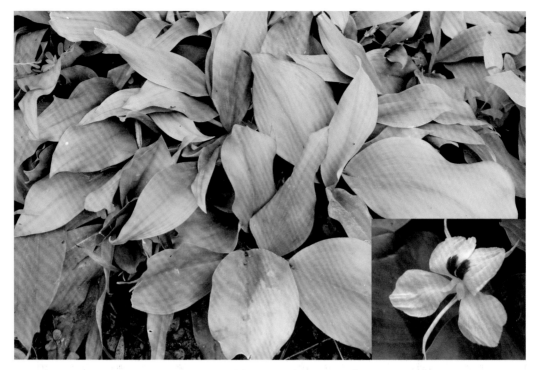

图14-1　山柰

切面类白色，粉性，常鼓凸。质脆，易折断。气香特异，味辛辣。（图14-2）

（二）显微鉴别

1. 根状茎横切面　木栓细胞约10层。皮层由薄壁细胞组成，皮层中油细胞多见，并散在根迹维管束。内皮层明显，维管柱占根状茎的大部分，维管束散在，其中散有油细胞。薄壁组织中具淀粉粒。（图14-3）

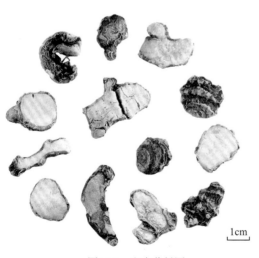

图14-2　山柰药材图

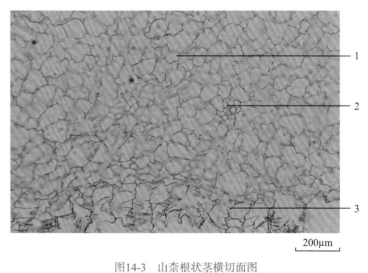

图14-3　山柰根状茎横切面图

1. 薄壁细胞　2. 根迹维管束　3. 木栓细胞

2. 粉末特征　粉末类黄白色。淀粉粒众多，主要为单粒，圆形、椭圆形或类三角形，多数扁平，直径5～30μm，脐点、层纹均不明显。油细胞类圆形或椭圆形，直径40～130μm，壁较薄，胞腔内含浅黄色或浅紫红色油滴。螺纹导管直径18～37μm，色素块不规则形，黄色或黄棕色。（图14-4）

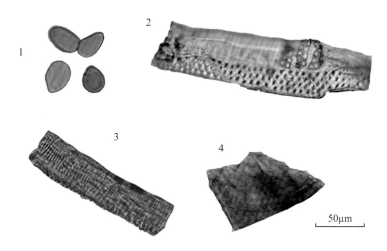

图14-4 山奈粉末图

1.淀粉粒 2.具缘纹孔导管 3.梯纹导管 4.色素块

（三）理化鉴别

薄层色谱　取本品粉末0.25g，加甲醇5ml，超声处理10分钟，滤过，取滤液作为供试品溶液。另取对甲氧基肉桂酸乙酯对照品，加甲醇制成每1ml含5mg的溶液，作为对照品溶液。照薄层色谱法试验，吸取上述两种溶液各2μl，分别点于同一硅胶GF$_{254}$薄层板上，以正己烷–乙酸乙酯（18∶1）为展开剂，展开，取出，晾干，置紫外光灯（254nm）下检视。供试品色谱中，在与对照品色谱相应的位置上，显相同颜色的斑点。

【质量评价】以质脆、易折断、味辛辣、色白、粉性足、饱满、气浓芳香者为佳。照挥发油测定法测定，本品挥发油含量不得少于4.5%（ml/g）。

【化学成分】主要成分为黄酮类和挥发油类。其中对甲氧基肉桂酸乙酯是其抗癌有效成分[3]。

1.黄酮类　山奈素（kaempferol）、木犀草素（luteolin）等[4, 5]。

2.挥发油类　对甲氧基桂皮酸乙酯（ethyl-p-methoxycinnamate）、十五烷（pentadecane）、桂皮酸乙酯（ethyl-cin-namat）、3-蒈烯（3-carene）、莎草烯（cyperene）、桉油精（eucalyptol）、龙脑（borneol）等，其中十五烷（20.88%），桂皮酸乙酯（25.60%）和对甲氧基桂皮酸乙酯（28.69%）为主要成分[6]。

【性味归经】辛，温。归胃经。

【功能主治】行气温中，消食，止痛。用于胸膈胀满，脘腹冷痛，饮食不消。

【药理作用】

1.镇痛作用　山奈提取物能显著抑制二甲苯所致小鼠耳廓肿胀度，能不同程度地提高小鼠的痛阈值[7]。

2.抗肿瘤作用　山奈挥发油对裸鼠原位移植人胃癌MKN-45细胞具有较好的抑制增值作用，且呈剂量依赖效应，其机制可能与调节胃癌细胞周期、诱导细胞凋亡有关[8]。

主要参考文献

[1] 郭文场，周淑荣，刘佳贺.山奈的栽培管理与利用[J].特种经济动植物，2019，22(2)：38-41.

[2] 韦刚，陈锦秀.沙姜高产栽培和病虫防治[J].广西农学报，1994(3)：43-46.

[3] 薛颖，村上明，小清水弘一，等.沙姜中抗促癌有效成分的分离鉴定[J].中国中药杂志，2002，27(7)：522-524.

[4] 吴华东.山奈化学成分的研究[D].武汉：华中科技大学，2016.

[5] 李刚，封传华，张静，等.HPLC法测定山奈药材中山奈素的含量[J].中国药房，2016，27(18)：2558-2559.

[6] 张桂芝.山奈与苦山奈挥发油的气相色谱-质谱联用分析[J].时珍国医国药，2008，19(5)：1124-1126.

[7] 吴艳婷，陈桂添，时军，等.山柰醋炙前后对甲氧基肉桂酸乙酯含量与抗感染镇痛作用变化研究[J].广东药科大学学报，2016，32(6)：679-682.

[8] 肖艳，魏品康，李峻，等.山柰挥发油对裸鼠原位移植人胃癌生长和细胞周期的影响[J].中西医结合学报，2006，4(4)：60-63.

（广西壮族自治区药用植物园　潘春柳　黄雪彦）

15. 千斤拔

Qianjinba

FLEMINGIA RADIX

【别名】单根守、土黄鸡、土黄芪、老鼠尾、一条根。

【来源】为豆科植物蔓性千斤拔Flemingia philippinensis Merr. et Rolfe [Moghania philippinensis（Merr. et Rolfe）Li]和大叶千斤拔Flemingia macrophylla（Willd.）Prain [Moghania macrophylla（Willd.）O. Kuntze]的干燥根。

【本草考证】本品始载于《植物名实图考》，名山豆："产宁都（现江西宁都），赭茎小科，茎短而劲，一枝三叶，如豆叶而小，面青，背微白。秋结小角，长3、4分，4、5成簇，有豆两粒。赭根如树根，长四、五寸。"[1]本草记载与现今所用蔓性千斤拔基本一致。

【原植物】

1. 蔓性千斤拔　蔓性亚灌木，高1～2m。根单一，入地深，上粗下细，鼠尾状。茎多分枝，幼枝有棱角，被短柔毛。三出复叶互生，厚纸质，叶柄长2～2.5cm；顶生小叶长椭圆形或卵状披针形，长4～9cm，宽2～3cm，先端钝，或有小短尖，基部圆形，上面被疏短柔毛，背面密被灰褐色柔毛，基出脉3；侧生小叶略小，叶基部偏斜；托叶条状披针形。总状花序腋生，长2～2.5cm，苞片狭卵状披针形；花密集，萼齿5，披针形，被灰白色长伏毛；花冠紫红色，约与花萼等长，旗瓣长圆形，基部具极短瓣柄，两侧具不明显的耳，翼瓣镰状，基部具瓣柄及一侧具微耳，龙骨瓣椭圆状，略弯，基部具瓣柄，一侧具1尖耳；雄蕊10，二体；子房被毛。荚果椭圆状，长7～8mm，被短柔毛；种子2，近圆球形，黑色。花、果期夏秋季。（图15-1）

常生于海拔50～300m的平地旷野或山坡路旁草地上。主要分布于云南、四川、贵州、湖北、湖南、广西、广东、海南、江西、福建和台湾等地。

2. 大叶千斤拔　直立灌木，高0.8～2.5m。根粗壮，常有分枝。小叶纸质或薄革质，顶生小叶宽披针形至椭圆形，长8～15cm，宽4～7cm，先端渐尖，基部楔形，侧生小叶稍小，偏斜，基部一侧圆形，另一侧楔形；基出脉2～3；托叶大，披针形，长可达2cm，常早落。总状花序长3～8cm，荚果椭圆形，长1～1.6cm；种子1～2粒。花期6～9月，果期10～12月。（图15-2）

常生长于旷野草地上或灌丛中，山谷路旁和疏林阳处亦有生长，海拔200～1500m。主要分布于云南、贵州、四川、江西、福建、台湾、广东、海南、广西等地。

【主产地】主产于广东、广西、四川等地。

【栽培要点】

1. 生物学特性　喜温暖气候，较耐寒，宜选择阳光充足、土层深厚、肥沃疏松、富含腐殖质、排水良好的壤土或砂质壤土进行栽培，可利用山区荒坡地、平原旱地、高抗稻田种植，也可选用幼林坡地、果园等地套种[2，3]。

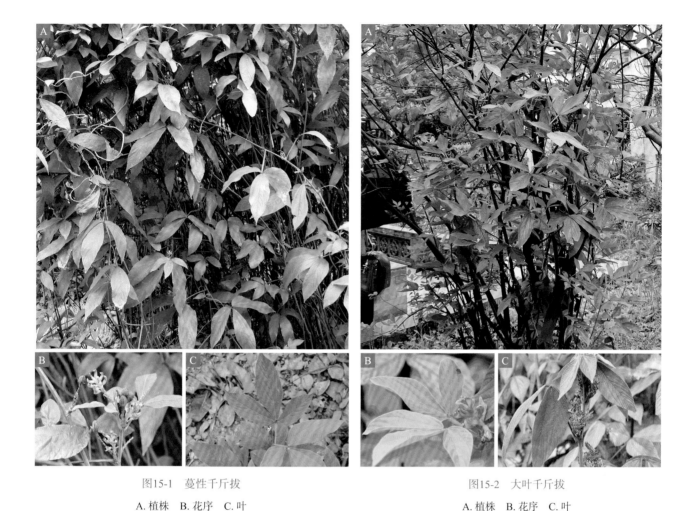

图15-1 蔓性千斤拔
A. 植株　B. 花序　C. 叶

图15-2 大叶千斤拔
A. 植株　B. 花序　C. 叶

2. 栽培技术　主要通过种子繁殖，播前须进行晒种、细砂揉搓种皮、浸泡催芽等处理提高发芽率。苗期加强除草和水肥管理，疏除花蕾可促高产[2, 3]。

3. 虫害　菜青虫、蚜虫、豆荚螟[2, 3]。

【采收与加工】全年均可采挖，除去泥土及须根，洗净，晒干。

人工栽培千斤拔一般生长2～3年，于秋冬采种后采收[2, 3]。

【药材鉴别】

（一）性状特征

1. 蔓性千斤拔　呈长圆锥形，不分枝或少分枝，形似牛尾，长10～60cm，直径0.5～1.5cm。表面灰棕色或红棕色，有细纵纹及横长皮孔样斑痕；顶端有圆形瘢痕和茎残基，下部渐细。质硬，断面纤维性，皮部薄，棕红色；木部黄白色或浅黄色，靠近根头部或较粗者有的带有深浅不均的灰蓝色，具放射状纹理。微具豆腥气，味微甘、涩。（图15-3）

2. 大叶千斤拔　呈长圆锥形，有多数分枝，头部常呈结节状膨大。长15～70cm，直径0.5～5cm。表面灰棕色或红棕色，有细纵纹及横长皮孔样斑痕。质硬，不易折断。切面皮部薄，棕红色；木部淡红色或红棕色，靠近根头部或较粗者有的带有深浅不均的灰蓝色，具放射状纹理。质坚硬，切面皮部薄，棕红色；木部黄白色，具放射状纹理。微具豆腥气，味微甘、涩。（图15-4）

（二）显微鉴别

1. 根横切面　木栓层由数列至十数列切向延长的类长方形细胞构成，排列整齐，壁略增厚，常含棕红色至暗

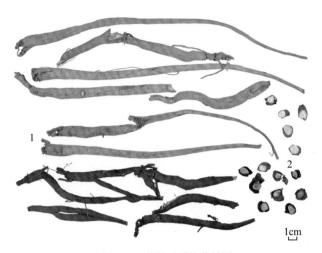

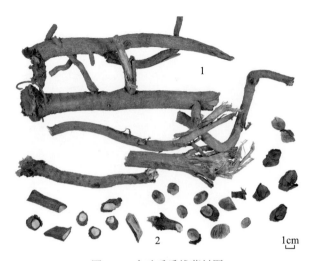

图15-3　蔓性千斤拔药材图　　　　　　　　　图15-4　大叶千斤拔药材图

1. 完整药材　2. 切片示断面　　　　　　　　　1. 完整药材　2. 切片示断面

棕红色物。皮层狭窄，由数列类椭圆形薄壁细胞构成。韧皮部纤维成束或散在，壁厚；分泌细胞内含黄棕色至红棕色物，单个散在或数个成群，断续排列成数环，有时可与韧皮射线相间成"井"字形；薄壁细胞类椭圆形或类圆形，散有草酸钙方晶。形成层明显。木质部导管单个散在或数个相连，略呈径向排列，外侧较稀疏，向内渐密；木纤维成片，壁厚，木化；木射线宽1～10列细胞；有草酸钙方晶散在；有的薄壁细胞或导管内含黄棕色至红棕色分泌物（蔓性千斤拔与大叶千斤拔横切面显微特征无明显区别）[4]。（图15-5）

2. 粉末特征　粉末灰黄色。淀粉粒众多，单粒类圆形，直径5～26μm，层纹不明显，脐点点状或线状，复粒由2～5分粒组成，半复粒少数，脐点2～3个；纤维成束或单个，胞腔明显或呈线形，有的可见方晶，形成晶鞘纤维，直径13～37μm；木栓细胞黄棕色，类方形或多角形；具缘纹孔导管较大型，多碎断，直径25～110μm，网纹导管偶见；草酸钙方晶呈方形或多面形，长20～46μm，宽13～21μm；分泌物呈不规则块状，红棕色。（图15-6）

（三）理化鉴别

薄层色谱　取本品粉末1g，加浓氨溶液1ml使润湿，再加水30ml，超声处理30分钟，离心，分取上清液，加稀盐酸调节pH至3～4，用乙酸乙酯振摇提取2次，每次30ml，合并乙酸乙酯提取液，蒸干，加甲醇1ml使溶解，作为供试品溶液。另取千斤拔对照药材1g，同法制成对照药材溶液。再取染料木素对照品和染料木苷对照品适量，加甲醇制成每1ml各含0.5mg的混合对照品溶液。照薄层色谱法试验，吸取上述3种溶液各5μl，分别点于同一聚酰胺薄层板上，以乙酸乙酯–甲醇（8∶2）为展开剂，展开，取出，晾干，喷以三氯化铝试液，在105℃加热约3分钟，置紫外光灯（365nm）下检视。供试品色谱中，在与对照药材色谱和对照品色谱相应的位置上，显相同颜色的荧光斑点[4]。（图15-7）

【质量评价】以根条粗长、均匀，除净芦茎及须根，香味者为佳。

【化学成分】主要成分为黄酮类、甾体、萜类、蒽醌类、有机酸及其酯类、挥发油类等，其中黄酮类成分，尤其是异戊烯基取代黄酮类成分是千斤拔属植物的主要活性成分和特征性成分[5, 6]。

1. 黄酮类　蔓性千斤拔、大叶千斤拔含有染料木黄酮（染料木素，genistein）、染料木苷（genistin）、千斤拔素D（flemichin D）、蔓性千斤拔素A～F（flemiphilippinin A～F）、槐属苷（sophororicoside）、lupinifolin、eriosematin、auriculasin、dorsmanins 1、osajin、lupinalbin A、isoferreirin、（2S）-naringenin、（2S）-liquiritigenin、erythrinin B、5,7,2′,3′,4′-五羟基异黄酮、8-（1,1-二甲基烯丙基）-染料木黄酮、3′-O-甲基香豌豆苷元、5,7,3′,4′-四羟基-6,8-二异戊烯基异黄酮、5,7,3′-三羟基-2′-（3-甲基丁-2-烯基）-4′,5′-（3,3-二甲基吡喃并）异黄酮，2′-羟基染料木黄酮等。

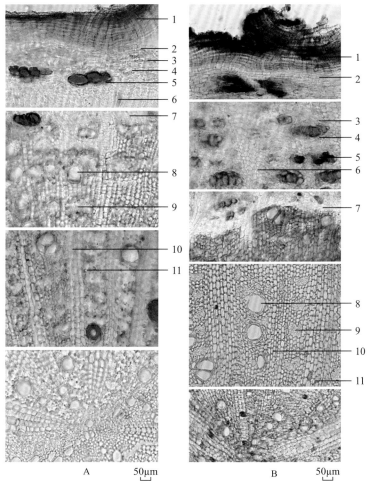

图15-5 千斤拔根横切面图

A.蔓性千斤拔 B.大叶千斤拔

1.木栓层 2.皮层 3.草酸钙方晶（位于韧皮部） 4.韧皮纤维 5.分泌细胞
6.韧皮射线 7.形成层 8.导管 9.木纤维 10.木射线 11.草酸钙方晶

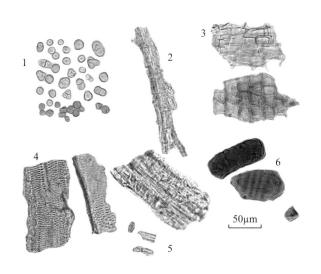

图15-6 蔓性千斤拔粉末图

1.淀粉粒 2.晶纤维 3.木栓细胞 4.具缘纹孔导管
5.草酸方晶 6.分泌物

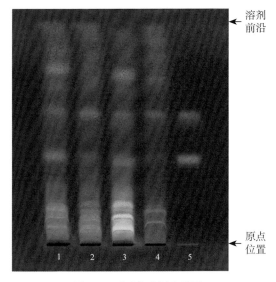

图15-7 千斤拔薄层色谱图

1.样品1（蔓性千斤拔） 2.样品2（蔓性千斤拔）
3.样品3（大叶千斤拔） 4.蔓性千斤拔对照药材
5.混合对照品（上：染料木素；下：染料木苷）

2. 挥发油类 italicene、α-雪松烯、β-雪松烯、γ-雪松烯、β-愈创烯、β-蛇床烯醇、α-桉叶油醇、δ-杜松萜烯、β-石竹烯、长叶烯、halicene、cubenol、longicyclene、farnesol isomer、3-bromomethyl-1,1-dimethyl-1H-indene和dihydroac-tinidiolide等。

3. 蒽醌类 大黄酚（chrysophanol）、大黄素甲醚（physcion）、大黄素（emodin）、岛青霉（islandicin）和1-羟基-3,7-二甲氧基-6-羧基蒽醌等少量的蒽醌类化合物。

4. 甾体与萜类 β-谷甾醇、胡萝卜苷、豆甾醇和sitosteron等，萜类以及羽扇豆醇、齐墩果酸、α-香树脂醇等。

5. 有机酸及其酯类 有水杨酸（sahcyli-cacid）、对甲氧基苯丙酸（p-methoxy- phenylpropionic acid）、白桦酸、棕榈酸、正二十四烷酸、正三十三烷、咖啡酸二十八烷（3′,4′-dihydroy-trans-cinamic acid octacosyl ester）、对羟基苯甲酸酯、单棕榈酸甘油酯等。

6. 其他成分 香豆素类物质滨蒿内酯（scoparone）、莒蓿内酯、Flemichapparin C，和4-羟基邻茴香醛（4-hy-droxyo-anisaldehyde）、戊内酰胺等化合物。

【性味归经】甘、微涩，平。归肝、肾经。

【功能主治】祛风利湿，舒筋壮骨，补脾益肾，敛肺清咽。用于腰肌劳损、偏瘫痿痹、风湿痛；气虚脚肿、肺虚久咳；咽喉肿痛。

【药理作用】

1. 镇痛与抗炎作用 蔓性千斤拔的醇提物具有一定的镇痛作用与抗炎作用，大叶千斤拔根的水提物也有一定的镇痛与抗炎作用[5]。

2. 抗病原微生物作用 蔓性千斤拔70%乙醇提取物对大肠埃希菌、铜绿假单胞菌、金黄色葡萄球菌、白色念珠菌等均有很好的抑制效果，大叶千斤拔中缩合鞣质对厌氧瘤胃真菌中的纤维溶解酶和黑曲霉的重组阿魏酸酯酶（FAE）有较强的还原作用，对血矛线虫属Haemonchus的幼虫有杀灭活性[6]。

3. 抗氧化、抗血栓作用 蔓性千斤拔具有较强的抗氧化作用和抑制血栓形成的作用，大叶千斤拔提取物对大鼠血栓形成具有较好的预防与治疗作用[5]。

4. 保护神经及脑组织作用 千斤拔能促进被切断的周围神经再生，能促进Wistar大鼠坐骨神经损伤后有髓神经再生，能促进感觉、运动纤维的恢复，推测有类神经营养因子作用，从而保护脑组织[7, 8]。大叶千斤拔中的几个活性类黄酮化合物具有明显的神经细胞修复作用，其地上部分中提取出的成分能显著的保护神经细胞免受淀粉状β蛋白质（阿尔茨海默发病机理的关键因子）的诱导损伤[5, 6]。

5. 类雌激素样作用 蔓性千斤拔的甲醇提取物对人乳腺癌细胞（MCF-7）的增殖具有显著的抑制活性，对卵巢切除大鼠的子宫具有明显的增重作用[7]。大叶千斤拔根茎的75%乙醇提取物能显著降低模型大鼠骨量以及骨矿物质流失程度，显示大叶千斤拔对I型骨质疏松症有一定的疗效[5]。

【分子生药】

遗传标记 对4种14份千斤拔属药用植物的ITS2、rbcL、psbA-trnH序列进行扩增和测序，可知ITS2序列能准确鉴别千斤拔属药用植物，可作为千斤拔药材基原植物鉴定的条形码序列[9]；对蔓性千斤拔及大叶千斤拔的22份样本进行ITS2序列扩增、测序，建立了基于ITS2序列的蔓性千斤拔与大叶千斤拔的DNA条形码，能将植株形态非常相似的蔓性千斤拔与大叶千斤拔从分子水平上准确鉴别[10]。

【附注】由于长期大量采挖，野生蔓性千斤拔和大叶千斤拔资源日益匮乏。对千斤拔属14种植物亲缘关系及其初步质量评价结果表明[7]：云南千斤拔Flemingia wallichii与蔓性千斤拔亲缘关系最近，资源丰富、总黄酮含量较高；勐捧千斤拔Flemingia mengpengensis总黄酮含量最高但资源分布少。可进行深入的活性成分及药理作用研究，以期作为新的替代药源或品种选育的候选种质资源。

主要参考文献

[1] 徐攀，李全清，邵树立，等.《植物名实图考》中过坛龙等的考证[J]. 湖南中医药大学学报，2007，27(8)：77-79.

[2] 吴文星. 开发野生蔓性千斤拔的前景及人工栽培技术要点[J]. 中国农村小康科技，2005，(9)：51-52.

[3] 熊熙灵. 千斤拔人工高产栽培与采收加工技术[J]. 产业与科技论坛，2013，12(15)：86-87.

[4] 林锦锋，李清明，朱玉芳，等. 千斤拔药材的质量标准研究[J]. 中国药房，2016，27(24)：3400-3403.

[5] 李莉，秦民坚，张丽霞，等. 千斤拔属植物的化学成分与生物活性研究进展[J]. 现代药物与临床，2009，24(4)：203-211.

[6] 李华. 蔓性千斤拔化学成分与质量控制研究[D]. 北京：中国协和医科大学，2009.

[7] 张忠廉，张丽霞，宋美芳，等. 千斤拔属植物亲缘关系分析及其初步质量评价[J]. 中草药，2011，42(9)：1817-1821.

[8] 王桂娟，肖文祥，唐寿贤. 云南南部野生大叶千斤拔资源遗传多样性的ISSR分析[J]. 广西植物，2016，36(7)：812-817.

[9] 张忠廉，宋美芳，李海涛，等. 千斤拔属药用植物DNA条形码鉴定研究[J]. 中草药，2015，46(1)：118-122.

[10] 林丽珍，刘梦楚，马鸿雁，等. 蔓性千斤拔与大叶千斤拔的鉴别研究[J]. 中药材，2015，38(7)：1417-1421.

（广东省药品检验所　林锦锋）

16. 千年健

Qiannianjian

HOMALOMENAE RHIZOMA

【别名】一包针、千年见、千颗针、丝棱线。

【来源】为天南星科植物千年健*Homalomena occulta*（Lour.）Schott的干燥根茎。

【本草考证】本品始载于《本草纲目拾遗》，《本草纲目拾遗》引《柑园小识》云："千年健出交趾，近产于广西诸上郡，形如藤，长数尺，气极香烈。"历代本草均未见对千年健的植株形态及分布进行描述，现代本草收载的千年健与《中国药典》收载的基原相符。

【原植物】多年生草本。根茎匍匐，粗1.5cm，肉质根圆柱形，粗约3～4mm，密被淡褐色短绒毛，须根稀少，纤维状。常具高30～50cm的直立的地上茎。鳞叶线状披针形，长15～16cm，基部宽2.5cm，向上渐狭，锐尖。叶柄长25～40cm，下部具宽3～5mm的鞘；叶片膜质至纸质，箭状心形至心形，长15～30cm，宽（8～）15～28cm，有时更大，先端骤狭渐尖；Ⅰ级侧脉7对，其中3～4对基出，向后裂片下倾而后弧曲上升，上部的斜伸，Ⅱ、Ⅲ级侧脉极多数，近平行，细弱。花序1～3，生鳞叶之腋，序柄短于叶柄，长10～15cm。佛焰苞绿白色，长圆形至椭圆形，长5～6.5cm，花前席卷成纺锤形，粗3～3.2cm，盛花时上部略展开成短舟状，人为展平宽5～6cm，具长约1cm的喙。肉穗花序具短梗或否，长3～5cm；雌花序长1～1.5cm，粗4～5mm；雄花序长2～3cm，粗3～4mm。子房长圆形，基部一侧具假雄蕊1枚，柱头盘状；子房3室，胚珠多数，着生于中轴胎座上。种子褐色，长圆形。花期7～9月。（图16-1，图16-2）

生长于海拔80～1100m沟谷密林下、竹林和山坡灌丛中。主要分布于广东、海南、广西西南部至东部、云南南部至东南部。

【主产地】主产于广西、云南等地。

【栽培要点】

1. 生物学特性　喜温暖阴湿气候，不耐寒，忌强光。宜选择肥沃、疏松的砂质壤土栽培。

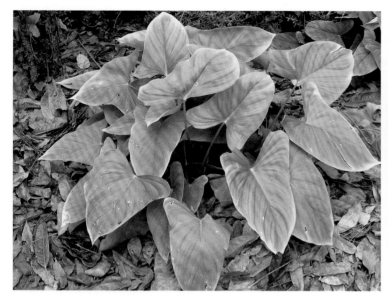

图16-1　千年健（潘超美　摄）

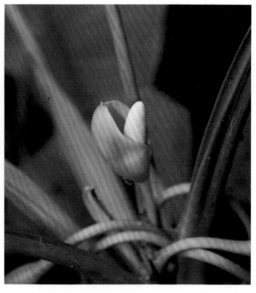

图16-2　千年健（示佛焰苞花序部位）

2. 栽培技术　繁殖方式：用扦插繁殖法。扦插育苗移栽，于春、夏季，选择健壮根茎或茎段，剪成小段，埋植，培育2～3个月，插条长出数条须根，苗高10～15cm时开穴定植。

3. 田间管理　定植成活后，每年中耕除草3～4次，追肥2～3次。干旱时及时浇水保湿，无荫蔽条件时须搭架遮荫，调节荫蔽度至70%～80%。

4. 病虫害　叶斑病，7～8月高温多雨季节易发生，为害叶片。可用退菌特1000倍液喷洒叶面防治。

【采收与加工】春、秋二季采挖，洗净，除去外皮，晒干。

【药材鉴别】

（一）性状特征

呈圆柱形，稍弯曲，有的略扁，长15～40cm，直径0.8～1.5cm。表面黄棕色或红棕色，粗糙，可见多数扭曲的纵沟纹、圆形根痕及黄色针状纤维束。质硬而脆，断面红褐色，黄色针状纤维束多而明显，相对另一断面呈多数针眼状小孔及有少数黄色针状纤维束，可见深褐色具光泽的油点。（图16-3）

（二）显微鉴别

1. 根茎横切面　木栓细胞有的残存，棕色。基本组织中散有大的分泌腔，由数层木栓细胞组成；分泌细胞靠外侧较多，内含黄色至棕色分泌物；黏液细胞较大，内含草酸钙针晶束；草酸钙簇晶散在；维管束外韧型及周木型，散生，外韧型维管束外侧常伴有纤维束，单一纤维束少见，纤维壁较厚，木化。（图16-4）

2. 粉末特征　粉末棕红色。草酸钙针晶束散在或存在于黏液细胞中，长约至145μm；分泌细胞长椭圆形，内含黄色至棕色分泌物；棕色块状物甚多，大小颜色深浅不一；草酸钙簇晶散在，直径约为28～52μm；网纹导管和螺纹导管，直径约为26～65μm；纤维成束或散在，直径约至55μm，壁厚，木化，孔沟明显。（图16-5）

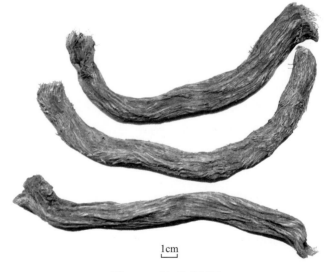

1cm

图16-3　千年健药材图

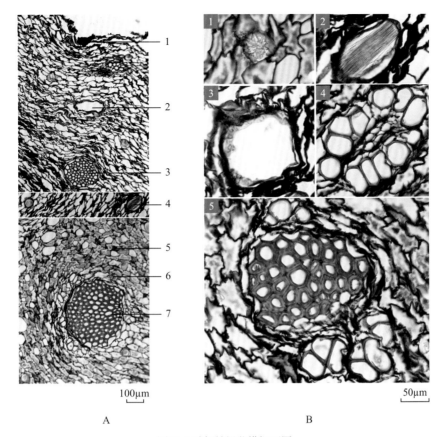

图16-4 千年健根茎横切面图

A. 千年健根茎横切面 　B. 局部组织放大图

A：1. 木栓层　2. 分泌腔　3. 纤维束　4. 黏液细胞　5. 分泌细胞　6. 草酸钙结晶　7. 维管束

B：1. 草酸钙结晶　2. 黏液细胞含草酸钙针晶　3. 分泌腔　4. 周木型维管束　5. 外韧型维管束

（三）理化鉴别

薄层色谱　取本品粉末1g，加石油醚（60～90℃）20ml，超声处理20分钟，放冷，滤过，滤液挥干，残渣加甲醇1ml使溶解，作为供试品溶液。另取千年健对照药材1g，同法制成对照药材溶液。照薄层色谱法试验，吸取上述两种溶液各5μl，分别点于同一硅胶G薄层板上，以环己烷–乙酸乙酯（8：2）为展开剂，展开，取出，晾干，喷以硫酸乙醇溶液（1→10），在105℃加热至斑点显色清晰。供试品色谱中，在与对照药材色谱相应的位置上，显相同颜色的斑点。（图16-6）

【质量评价】以质硬、色红棕、香味浓者为佳。采用气相色谱法测定，本品按干燥品计算，含芳樟醇（$C_{10}H_{18}O$）不得少于0.20%。

【化学成分】主要成分为挥发油类。千年健含约0.69%的挥发油。

1. 挥发油类　α-蒎烯（α-pinene），β-蒎烯（β- pinene），柠檬烯（limonene），芳樟醇（linalool），α-松油醇（α-terpineol），橙花醇（nerol），香叶醇（geraniol），丁香油酚（eugenol），香叶醛（geranial），β-松油醇（β-terpineol），异龙脑（isoborneol），松油烯-4-醇（terpinen-4-ol），广藿香醇（patchouli alcohol）。

2. 其他成分　千年健中还含有倍半萜类化合物、生物碱类化合物。

【性味归经】苦、辛，温。归肝、肾经。

【功能主治】祛风湿，壮筋骨。用于风寒湿痹，腰膝冷痛，拘挛麻木，筋骨痿软。

【药理作用】

1. 抗炎镇痛作用　千年健水提物和醇提物具有良好的抗炎镇痛作用[1]。

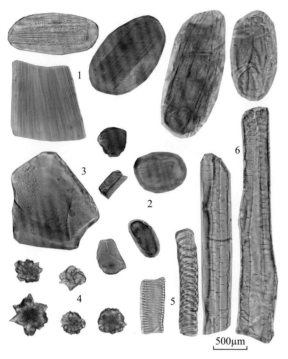

500μm

图16-5　千年健粉末图

1. 黏液细胞含草酸钙针晶　2. 分泌细胞　3. 棕色块
4. 草酸钙簇晶　5. 导管　6. 纤维

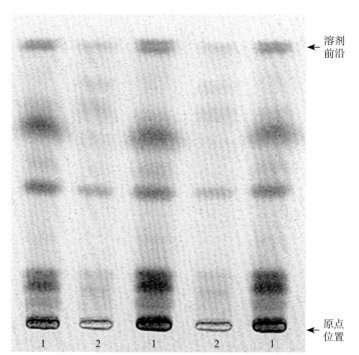

溶剂前沿

原点位置

1　2　1　2　1

图16-6　千年健薄层色谱图（10cm×10cm）

1. 千年健样品　2. 对照药材

2. 抗老年痴呆作用　从千年健中分离得到4个酚酸类成分对β-分泌酶有抑制活性。为进一步开发抗老年痴呆先导化合物提供了参考[1]。

3. 抗骨质疏松作用　千年健既能抑制骨吸收，同时又能抑制骨形成，具有促进成骨细胞增殖、分化作用和促进成骨细胞的矿化节形成活性。从而达到治疗骨质疏松症的目的[1]。

4. 抗病原微生物、杀虫作用　千年健挥发油对红色毛癣菌、白色念珠菌、粉小孢子菌、白吉利毛孢子菌、石膏样小孢子菌、须毛癣菌、布氏杆菌（牛544型、羊16型、猪1330型）具有很高的抗菌活性。千年健水提取物对Ⅰ型单纯性疱疹病毒（HSV-1）有一定的抑制作用[1]。

5. 其他作用　千年健提取物体外对基质金属蛋白酶MMP-16活性具有较强的抑制作用，且存在量效关系，推测千年健治疗胃癌可能与其抑制体内基质金属蛋白酶过度表达有关。千年健中分离得到一个新的倍半萜类成分euadesma-4-ene-1β，15-diol以及4个已知化合物，对肺腺癌细胞株A549具有中等强度的细胞毒作用。千年健中挥发油和提取物含有的酚类物质和总黄酮具有抗氧化活性。千年健挥发油中的芳樟醇具有祛痰解痉功效，还对正常的人体的心脏和呼吸功能也有明显的改善效果，而且有益于改善高血压患者症状；挥发油中4-松油醇具有天然防腐剂作用和杀虫活性，柠檬烯具有很强的溶解胆石作用[1]。

主要参考文献

[1] 赵鹏，叶静. 千年健药理活性研究进展[J]. 海峡药学，2016，28(4)：107-109.

（广州今典精方药业有限公司　黄昌杰）

17. 及己

Jiji

CHLORANTHUS SERRATUS RADIX

【别名】四叶对、四皮风、獐耳细辛、四角金、对叶四块瓦。

【来源】为金栗兰科植物及己*Chloranthus serratus*（Thunb.）Roem. et Schult. 的干燥根。

【本草考证】本品始载于《名医别录》，列为上品，主"诸恶疮疥痱瘘蚀。"《新修本草》载："及己生山谷阴虚软地，其草一茎，茎头四叶，隙着白花，根似细辛而黑，有毒。"《本草纲目》称獐耳细辛。《植物名实图考》载："及己（别录）下品，《唐本草》注，此草一茎四叶，今湖南、江西亦呼四叶细辛，俗名四大金刚，外科用药。"[1, 2]

【原植物】多年生草本，高15～50cm；根茎粗短，横生，细根密集；茎直立，单生或数个丛生，节明显，节间长2～3cm，无毛。叶对生，4～6片生于茎上部，叶片椭圆形或卵状披针形，偶有倒卵形或长圆形，长7～15cm，宽3～6cm，先端长尖，基部楔形，边缘具锐而密的锯齿，齿端有腺点。穗状花序单一或2～3分枝；总花梗长1～3.5cm；苞片三角形或近半圆形，顶端有数齿；花白色；雄蕊3枚，药隔矩圆形，下部合生，着生于子房上部外侧，中央药隔有1个2室的花药，两侧药隔各有1个1室的花药；子房卵形，核果梨形。花期4～5月，果期6～8月。（图17-1）

生于海拔280～1800m林下阴湿处和山谷溪边草丛中。主要分布于江苏、安徽、湖北、福建、广东、广西、贵州等地[3]。

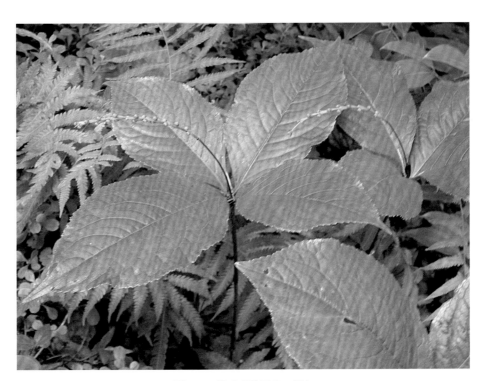

图17-1 及己（潘超美 摄）

【主产地】主产于安徽、江苏、浙江、江西、福建、广东、广西、湖南、湖北、四川等地。

【栽培要点】

1. 生物学特性 生于林下、溪边潮湿地上，喜半阴半阳和空气湿润的环境，忌阳光直射；适生于肥沃、疏松、透水性好、有机质丰富、微酸性的砂质壤土。

2. **栽培技术** 需在荫蔽条件下栽培。土壤以腐殖壤土生长较好。种子繁殖，春季育苗，撒播或条播，覆土2～3分。出苗后应注意浇水，保持土壤经常湿润。当苗2～3寸时移栽。

3. **病害** 菌核病。即由核盘菌属（*Sclerotinia*）、链核盘菌属（*Monilinia*）、丝核属（*Rhizoctonia*）和小菌核属（*Sclerotium*）等真菌引起的植物病害。

【采收与加工】夏、秋季采挖全草，洗净，晒干；或将根部砍下，分别晒干。

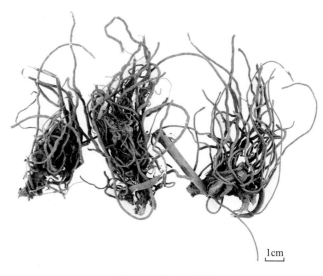

图17-2 及己药材图

【药材鉴别】

（一）性状特征

根茎较短，直径约3mm；上端有残留茎基，下侧着生多数须状根。根细长圆柱形，长约10cm，直径0.5～2mm；表面土灰色，有支根痕。质脆，断面较平整，皮部灰黄色，木部淡黄色。气微，味淡。（图17-2）

（二）显微鉴别

1. **根横切面** 表皮细胞1列；皮层宽广；石细胞众多，直径43～78μm，孔沟极明显，并可见层纹；油细胞较多，散在于薄壁组织中；内皮层细胞凯氏点不明显；中柱鞘细胞1列；初生木质部4～8束，与初生韧皮部间隔排列[4]。（图17-3）

2. **粉末特征** 粉末棕褐色。油细胞类圆形；草酸钙棱晶，多呈菱形；石细胞较多，散在或多个相连，壁厚，类方形；木化纤维长条形。（图17-4）

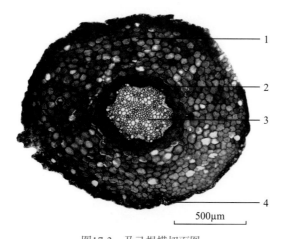

图17-3 及己根横切面图

1. 石细胞 2. 韧皮部 3. 木质部 4. 表皮细胞

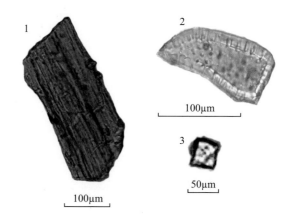

图17-4 及己粉末图

1. 纤维 2. 石细胞 3. 草酸钙棱晶

【化学成分】全草含焦莪术酮（pyrocurzerenone）、左旋二氢焦莪术酮。

【性味归经】辛，温；有毒。归肝经。

【功能主治】舒筋活络，祛风止痛，消肿解毒。用于跌打损伤，风湿腰腿痛，疔疮肿毒，毒蛇咬伤。

【药理作用】

抗菌作用 及己根水煎剂，对金黄色葡萄球菌、变形杆菌、史密斯痢疾杆菌均有抑制作用。

【用药警戒或禁忌】及己不宜长期服用，一般研末吞服极易中毒，煎剂毒性较弱。凡服药3株以上者，均出现严重中毒现象，甚至死亡[5]。对开放性骨折不作外敷用，以防大量吸收中毒。

【附注】与及己功效类同的同属植物主要有以下几种。

（1）宽叶金粟兰（大叶及己）*C. henryi* Hesml.植株较大，叶大形，2对，节间甚短；穗状花序单个或分枝成圆锥状，连总花梗长达7cm以上，苞片宽卵三角形。分布于浙江、湖北、湖南、四川。

（2）丝穗金粟兰（水晶花）*C. fortunei* (A. Gray) Solms-Laub.植株较小；叶2对，节间较短；穗状花序单个，连总花梗长3～5cm，苞片2～3裂；药隔丝状。分布于华东、中南及四川、台湾。

（3）银线草*C. japonicus* Sieb. 植株与丝穗金粟兰相似。节间甚短，叶似轮生状；苞片肾形或卵形；药隔条形，中央药隔无药室。分布于东北、华北、中南及四川。据报道银线草鲜根捣碎配黄酒服，有引起呕吐、神志不清、手足抽搐、四肢僵直、狂躁，以致昏睡而死的病例；煎剂0.4～0.8g灌胃，可使小鼠于0.5～24小时死亡，死亡前出现四肢抽搐、角弓反张、吸气困难，解剖发现各脏器有充血、子宫出血、肝脏出血，镜检有肝细胞坏死。

主要参考文献

[1] 陈吉炎，王雪芹，李聪，等.及己与类似品的本草考证[J].现代中药研究与实践，2012，26(4)：76-79.

[2] 姚振生，徐攀，陈京.金粟兰属药物的本草考证[J].中华中医药学刊，2011，29(11)：2402-2404.

[3] 吴志瑰，付小梅，葛菲，等.金粟兰属5种植物叶的形态与显微鉴别比较研究[J].中国中药杂志，2013，38(2)：171-173.

[4] 陈吉炎，李聪，王雪芹，等.及己的性状与显微鉴别[J].中药材，2010，7(33)：1080-1082.

[5] 罗永明，李创军，黄璐琦，等.金粟兰科药用植物的研究概况[J].江西中医学院学报，2007，19(1)：64-68.

（广西壮族自治区药用植物园　韦莹　余丽莹　黄宝优）

18. 广东紫珠

Guangdongzizhu

CALLICARPAE CAULIS ET FOLIUM

【别名】金刀菜、万年青、珍珠风、金刀柴、老鸦饭。

【来源】为马鞭草科植物广东紫珠*Callicarpa kwangtungensis* Chun的干燥茎枝和叶。

【本草考证】本品始载于《植物名实图考》："万年青，生长沙山中，丛生长条附茎，对叶，叶长三寸余，似大青，有锯齿，细纹中有赭缕一道，附茎生小实，如青珠数十攒簇。"描述的叶片形状、大小、果实及生境等，与今药用的广东紫珠基本相符[1]。

【原植物】灌木，高约2m；幼枝略被星状毛，常带紫色，老枝黄灰色，无毛。叶片狭椭圆状披针形、披针形或线状披针形，长15～26cm，宽3～5cm，顶端渐尖，基部楔形，两面通常无毛，背面密生显著的细小黄色腺点，侧脉12～15对，边缘上半部有细齿；叶柄长5～8mm。聚伞花序宽2～3cm，3～4次分歧，具稀疏的星状毛，花序梗长5～8mm，花萼在花时稍有星状毛，结果时可无毛，萼齿钝三角形，花冠白色或带紫红色，长约4mm，可稍有星状毛；花丝约与花冠等长或稍短，花药长椭圆形，药室孔裂；子房无毛，而有黄色腺点。果实球形，径约3mm。花期6～7月，果期8～10月。（图18-1）

生于海拔300～1600m的山坡林中或灌丛中。主要分布于浙江、江西、湖南、湖北、贵州、福建、广东、广西、云南等地。

【主产地】主产于湖南、江西等地，贵州、广西等地有栽培。

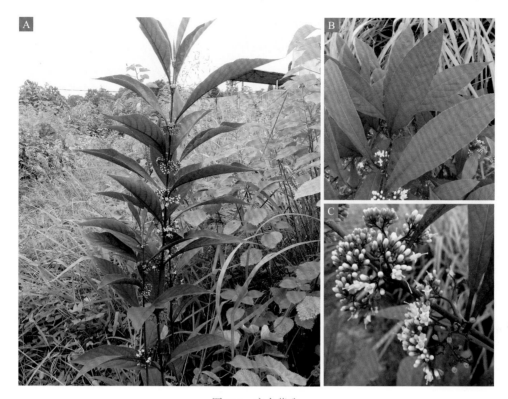

图18-1　广东紫珠

A. 植株　B. 枝叶　C. 花

【栽培要点】

1. 生物学特性　喜温、喜湿、怕风、怕旱。生产要求年平均温度15～25℃，12月平均温度2～10℃，极端最低温度零下10℃，年降水量1000～1800mm，在有霜期2～3个月的地区是广东紫珠最适宜的生长环境。对土壤要求不严，但以疏松、肥沃、排水良好、沙质黄壤为好[2]。

2. 栽培技术　播种：以春播为主，一般在2月下旬至3月上旬开始播种，采取撒播或条播法。一年生苗种植：采用截干栽培法，即栽后留取地上部分10～15cm茎干截枝；截取的枝干可用来进行扦插育苗或直插栽培。芽苗种植：一是取苗要保证根系完整、不受损伤；二是适时种植，尽量选择阴天无风天气进行；三是种植密实；四是及时浇灌定根水。直插栽培：扦插方法与春季扦插育苗相同，区别在于苗床整平后要铺一层地膜，用于保水、保温、保肥与防草[2]。

【采收与加工】　夏、秋二季采收，切成10～20cm的段，干燥；很多栽培区，则直接用鲜品提取干浸膏。

【药材鉴别】

（一）性状特征

茎呈圆柱形，分枝少，长10～20cm，直径0.2～1.5cm；表面灰绿色或灰褐色，有的具灰白色花斑，有细纵皱纹及多数长椭圆形稍突起的黄白色皮孔；嫩枝可见对生的类三角形叶柄痕，腋芽明显。质硬，切面皮部呈纤维状，中部具较大类白色髓。叶片多已脱落或皱缩、破碎，完整者呈狭椭圆状披针形，顶端渐尖，基部楔形，边缘具锯齿，下表面有黄色腺点；叶柄长0.5～1.2cm。气微，味微苦涩。（图18-2）

（二）显微鉴别

1. 茎横切面　表皮为2～4列切向延长的类方形细胞，

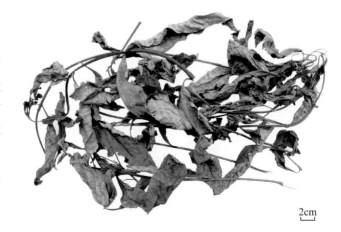

2cm

图18-2　广东紫珠药材图

偶见非腺毛；皮层较宽，细胞内含有棕色物；维管束外韧型，韧皮部狭窄，外侧有纤维单一或2～14个相聚成束，壁厚，排列成环；形成层不明显；木质部导管单一或2～7个相聚成径向排列，导管直径20～50μm，木射线细胞1～3列；髓部宽广，髓细胞类圆形，细胞壁明显增厚，具壁孔。（图18-3）

2. **叶横切面** 上表皮细胞外壁有疣状突起；上下表皮外侧可见非腺毛，腺毛；下表皮外侧可见腺鳞；栅栏细胞2列，于中脉处间断，海绵细胞排列疏松；主脉维管束外韧型，排列成槽形，维管束外侧分布有纤维束，凹槽上方有厚壁组织，与具有纤维束的维管束排列成环状，中央为薄壁组织，主脉靠上下表皮部位均有厚角组织。（图18-4）

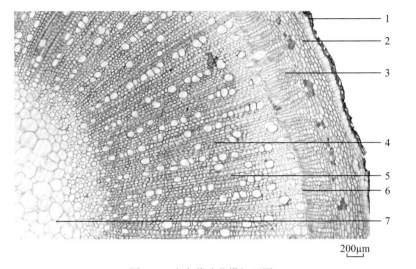

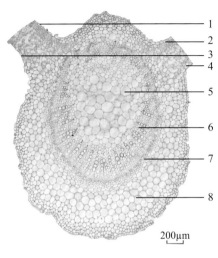

图18-3 广东紫珠茎横切面图

1. 表皮 2. 皮层 3. 韧皮部 4. 木质部 5. 木射线 6. 形成层 7. 髓

图18-4 广东紫珠叶片横切面图

1. 上表皮 2. 栅栏组织 3. 下表皮 4. 海绵组织
5. 髓 6. 木质部 7. 韧皮部 8. 薄壁细胞

3. **粉末特征** 粉末淡绿色至淡棕色。非腺毛为多细胞组成的层叠式及3～6细胞平面着生的星状毛，或1～3细胞组成的锥形叉状毛；腺鳞由多细胞组成；腺毛头部多细胞，类圆球形，柄单细胞，稍长；纤维狭长梭形或长条形，直径6～30μm，单一或成束，有的有壁孔，或周围有含方晶的薄壁细胞；气孔直轴式或不定式。（图18-5）

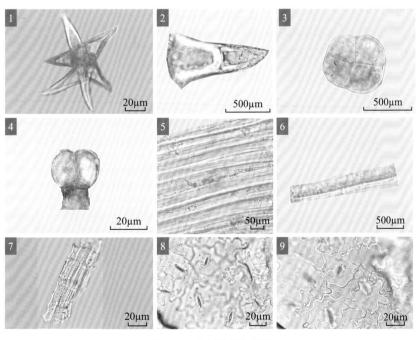

图18-5 广东紫珠粉末图

1. 星状毛 2. 非腺毛 3. 腺鳞 4. 腺毛 5. 纤维 6. 方晶 7. 导管 8、9. 气孔

（三）理化鉴别

薄层色谱　取本品粉末2g，加甲醇50ml，加热回流30分钟，滤过，滤液蒸干，残渣加水20ml加热使溶解，用三氯甲烷振摇提取2次，每次20ml，弃去三氯甲烷液，水液用水饱和的正丁醇振摇提取2次，每次20ml，合并正丁醇液，蒸干，残渣加甲醇1ml使溶解，作为供试品溶液。另取广东紫珠对照药材2g，同法制成对照药材溶液。照薄层色谱法试验，吸取上述两种溶液各5～10μl，分别点于同一用0.5%氢氧化钠溶液制备的硅胶G薄层板上，使成条状，以正丁醇-冰醋酸-水（7：1：2）为展开剂，展开，取出，晾干，喷以5%三氯化铁乙醇溶液，晾干。供试品色谱中，在与对照药材色谱相应的位置上，显相同颜色的斑点。

【质量评价】采用高效液相色谱法测定，本品按干燥品计算，含连翘酯苷B（$C_{34}H_{44}O_{19}$）和金石蚕苷（$C_{35}H_{46}O_{19}$）的总量不得少于0.50%。

【化学成分】主要成分为萜类、黄酮类、苯乙醇苷类及酚酸类等。

1. 萜类化合物　callipene A～C、2α,3β,6β,19α-tetrahydroxy-oleanolic acid 28-O-β-D-glucopyranoside、2-O-β-D-gluco-pyranosyloxy-3α,19α-di-hydroxyoleanolic acid[3-5]等。

2. 黄酮类　5,4′-二羟基-3,7,3′甲氧基黄酮、芦丁、槲皮素、槲皮素-3-O-β-D-葡萄糖-α-L-鼠李糖苷、鼠李秦素、华良姜素、岳桦素、芹菜素葡萄糖醛酸苷、木犀草素-7-O-β-D-吡喃葡萄糖醛酸苷、木犀草素、velutin。

3. 苯乙醇苷类　连翘酯苷B、金石蚕苷、异毛蕊花糖苷、毛蕊花糖苷、江藤苷、2′-乙酰基连翘酯苷B、2′-乙酰基毛蕊花糖苷、6′-β-D-apiofuranosyl cistanoside C、管花苷E、管花苷B、alyssonoside、callicarposide A。

4. 酚酸类　水杨酸、丁香酸、异香草酸、没食子酸、咖啡酸、阿魏酸。

【性味归经】苦、涩、凉。归肝、肺、胃经。

【功能主治】收敛止血，散瘀，清热解毒。用于衄血，咯血，吐血，便血，崩漏，外伤出血，肺热咳嗽，咽喉肿痛，热毒疮疡，水火烫伤。

【药理作用】

1. 止血作用　广东紫珠乙醇提取物可明显缩短小鼠出血时间，止血效果显著[3, 10]。

2. 镇痛作用　对于醋酸注射于小鼠腹腔造成的疼痛模型，广东紫珠总黄酮大、中、小3个剂量均可不同程度地抑制小鼠扭体反应，表现为延长扭体反应潜伏期，减少单位时间内动物扭体次数[3, 10]。

3. 抑菌作用　广东紫珠提取物对金黄色葡萄球菌、伤寒沙门菌和肺炎双球菌等均有不同程度的抑菌作用，其中以金黄色葡萄球菌、伤寒沙门菌的抑菌作用最强[3, 10]。

4. 抗炎作用　对于二甲苯涂擦小鼠耳廓造成急性炎症模型，广东紫珠总黄酮小、中、大各剂量组均可明显抑制小鼠耳廓肿胀率，呈剂量效应相关关系，表明广东紫珠总黄酮可以对抗二甲苯引起的小鼠耳廓肿胀，有较明显的抗炎作用[3, 10]。

主要参考文献

[1] 姚振生，龚千峰，刘勇. 紫珠属药物的本草考证[J]. 中药材，1996，(11)：577-580.

[2] 欧阳贵明，杨笑萍，喻晓林，等. 广东紫珠的栽培技术[J]. 中药材，1991，14(3)：12-13.

[3] Yuan MM, Zhong RJ, Chen G, et al. Two new triterpenoids from Callicarpa kwangtungensis[J]. Journal of Asian Natural Products Research, 2015, 17: 138-142.

[4] Zhou GP, Yu Y, Yuan MM, et al. Four New Triterpenoids from Callicarpa kwangtungensis[J]. Molecules，2015，20: 9071-9083.

[5] Xu J, Li S, Sun X, et al. Diterpenoids from Callicarpa kwangtungensis and their NO inhibitory effects[J]. Fitoterapia, 2016, 113: 151-157.

[6] 聂韡，朱培林，黄丽莉，等. 广东紫珠药材的研究进展[J]. 中国现代中药，2011，13(9)：37-39，44.

[7] 张珊珊，张立，陈怀远，等. 江西省药用紫珠属植物化学成分研究进展[J]. 中南药学，2016，14(9)：976-982.

[8] 胡晓，李丽，杨义芳，等. 广东紫珠中咖啡酰基苯乙醇苷类化合物[J]. 中国中药杂志，2014，39(9)：1630-1634.

[9] 袁铭铭，钟瑞建，付辉政，等. 广东紫珠乙酸乙酯部位化学成分研究[J]. 中药材，2014，37(11)：2005-2007.

[10] 周伯庭，李新中，钟广蓉，等.广东紫珠地上部位主要药效学试验[J].中国现代医学杂志，2006，16(2)：204-206.

[11] 周伯庭，李新中，徐平声，等.广东紫珠地上部位化学成分研究（Ⅰ）[J].中南药学，2004，2(4)：238-239.

[12] 周伯庭，李新中，徐平声，等.广东紫珠地上部位化学成分研究（Ⅱ）[J].湖南中医学院学报，2005，25(1)：20-22.

（海南医学院　曾念开　薛柔）

19. 广枣

Guangzao

CHOEROSPONDIATIS FRUCTUS

【别名】南酸枣、五眼果、酸枣、鼻涕果。

【来源】为漆树科植物南酸枣*Choerospondias axillaris*（Roxb.）Burtt et Hill的干燥成熟果实。

【本草考证】本品始载于《月王药诊》，云："广枣形似心，功效治心病"，《四部医典》也有记载[1]。《蒙医金匮》《晶珠本草》《认药白晶鉴》《蒙药图鉴》（《蒙药正典》）《蒙医传统验方》（《观者之喜》）等蒙医本草中均有收载，本草记载与现今所用广枣基本一致[2]。

【原植物】落叶大乔木。树皮灰褐色，片状剥落，小枝暗紫褐色，具皮孔。奇数羽状复叶，互生，常集生于小枝顶端，叶长25～40cm，小叶对生，叶柄基部略膨大；小叶膜质至纸质，卵形或卵状披针形或卵状长圆形，长4～12cm，宽2～4.5cm，先端长渐尖，基部多少偏斜，阔楔形或近圆形，全缘或幼株叶边缘具粗锯齿，两面无毛或稀叶背脉腋被毛，侧脉8～10对，两面突起，网脉不显；小叶柄长2～5mm。雄花常单生于上部叶腋，长4～10cm，被微柔毛或近无毛；苞片小；花萼外面疏被白色微柔毛或近无毛，5裂，裂片三角状卵形或阔三角形，先端钝圆，长约1mm，边缘具紫红色腺状睫毛，里面被白色微柔毛；花瓣5，长圆形，长2.5～3mm，无毛，具褐色脉纹，开花时外卷；雄蕊10，与花瓣近等长，花丝线形，长约1.5mm，无毛，花药长圆形，长约1mm，花盘无毛；雄花无不育雌蕊；雌花单生于上部叶腋，较大；子房卵圆形，长约1.5mm，无毛，5室，花柱5，长约0.5mm。核果椭圆形或倒卵状椭圆形，成熟时黄色，长2.5～3cm，径约2cm，果核长2～2.5cm，径1.2～1.5cm，顶端具5个小孔。（图19-1）

生于海拔300～2000m的山坡、丘陵或沟谷林中。主要分布于西藏、云南、贵州、四川、广西、广东、湖南、湖北、江西、福建、浙江、安徽等地。

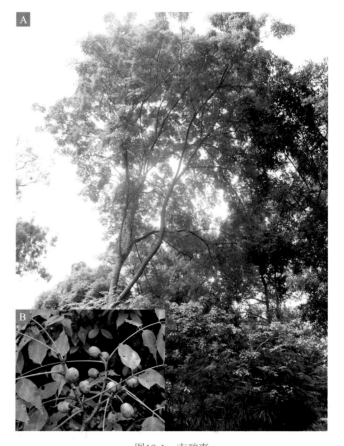

图19-1　南酸枣

A.植株　B.果枝（彭玉德　摄）

【主产地】主产于福建、浙江、广东、广西、湖南、湖北、云南、贵州、四川等地。

【栽培要点】

1. 生物学特性　喜温暖湿润的气候，适应性强，生长迅速。但不耐寒，要求阳光充足。对土壤要求不严，除过酸过碱的土壤外，一般土壤均能种植[2]。

2. 栽培技术　用种子繁殖。9月～10月中旬果实成熟期采种干藏或沙藏，翌年2月中旬～3月上旬播种育苗，待苗高20～30cm以上时，1～2月阴雨天气选土层深厚、肥力中等的山坡地栽植，初植密度每亩为80～120株适宜。造林后1～2年每年抚育2次，郁闭成林后间伐1～2次，间伐后保留株数为30～40株/亩[3、4]。

3. 虫害　缀叶丛螟、卷叶蛾、金龟子、绿鳞象等[3、4]。

【采收与加工】秋季果实成熟时采收，除去杂质，干燥。

【药材鉴别】

（一）性状特征

果实呈椭圆形或近卵形，长2～3cm，直径1.4～2cm。表面黑褐色或棕褐色，稍有光泽，具不规则的皱褶，基部有果梗痕。果肉薄，棕褐色，质硬而脆。核近卵形，黄棕色，顶端有5个（偶有4个或6个）明显的小孔，每孔内各含种子1枚。气微，味酸。（图19-2）

（二）显微鉴别

1. 果实横切面　外果皮由表皮细胞和数列厚角细胞组成，表皮细胞外壁被较厚角质层，细胞内含有黄棕色色素块。中果皮宽广，最外方的数列细胞长圆形，排列整齐，从外向内细胞形状逐渐变大，细胞内含多数黄棕色的颗粒状物质，偶可见草酸钙簇晶，直径约为10～25μm；内侧有分泌腔和压缩的中果皮颓废组织。（图19-3）

2. 粉末特征　粉末棕色。内果皮石细胞呈类圆形、椭圆形、梭形、长方形或不规则形，有的延长呈纤维状或有分枝，直径14～72μm，壁厚，孔沟明显，胞腔内含淡黄棕色或黄褐色物。内果皮纤维木化，多上下层纵横交错排列，壁厚或稍厚，有的胞腔内含黄棕色物。外果皮细胞表面观呈类多角形，胞腔内含棕色物；断面观细胞呈类长方形，径向延长，外壁及径向壁角质化增厚。中果皮薄壁细胞含草酸钙簇晶，直径17～42μm，稀有晶鞘纤维散在，浅棕色，胞腔线形狭窄。导管主要为螺纹状导管。（图19-4）

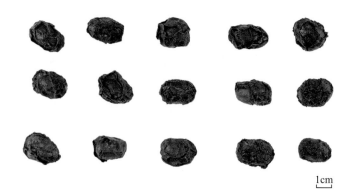

1cm

图19-2　广枣药材图

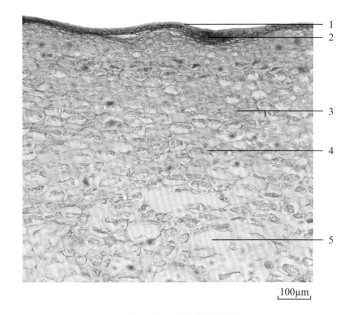

100μm

图19-3　广枣横切面图

1. 角质层　2. 外果皮　3. 中果皮　4. 颓废组织　5. 分泌腔

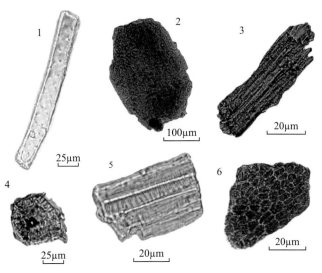

图19-4　广枣粉末图

1. 晶鞘纤维　2. 棕色块　3. 纤维束　4. 石细胞　5. 导管　6. 外果皮细胞

（三）理化鉴别

薄层色谱 取本品粉末5g，加70%乙醇30ml，加热回流30分钟，滤过，滤液蒸至约2ml，加水5ml使溶解，用乙醚振摇提取2次，每次15ml，合并乙醚液，蒸干，残渣加乙酸乙酯1ml使溶解，作为供试品溶液。另取没食子酸对照品，加无水乙醇制成每1ml含1mg的溶液，作为对照品溶液。照薄层色谱法试验，吸取供试品溶液10μl、对照品溶液5μl，分别点于同一硅胶G薄层板上，以三氯甲烷–丙酮–甲酸（7∶2∶1）为展开剂，展开，展距15cm，取出，晾干，置氨蒸气中熏至斑点显色清晰。供试品色谱中，在与对照品色谱相应的位置上，显相同颜色的斑点。

【质量评价】 以个大，肉厚，色黑褐色者为佳。采用高效液相色谱法测定，本品去核后按干燥品计算，含没食子酸（$C_7H_6O_5$）不得少于0.060%。

【化学成分】 主要成分为黄酮类和酚酸类，还含有甾醇、脂肪酸等成分[5-10]。

1. 黄酮类 双氢槲皮素（dihydroquercetin）、槲皮素（quercetin）、山柰酚（kaempferol）、金丝桃苷（hyperin）、（+）-儿茶素［（+）-catechin］等。

2. 酚酸类 原儿茶酸（protocatechuic acid）、没食子酸（gallic acid）、水杨酸（salicylic acid）、3,3′-二甲氧基鞣花酸（3,3′-dimethoxylellagic acid）、鞣花酸（ellagic acid）、对氢醌（hydroquinone）、香草酸（vanillic acid）、丁香醛（syringaldehyde）、邻苯二甲酸二（2-乙基-己基）酯［bis（2-ethylhexyl）phthalate］等。

3. 其他化合物 β-谷甾醇（β-sitosterol）、胡萝卜苷（daucosterol）、5-甲基-3′,5′-二氧-（对氯苯甲酰基）-2′-脱氧尿苷［5-methyl-3′,5′-di-O-（p-chlorobenzoyl）-2′-deoxyuridine］、柠檬酸（citric acid）、2-羟基-1,2,3-丙烷三羧酸-2-甲酯（2-hydroxy-1,2,3-propane tricarboxylic acid-2-me ester）、2-羟基-1,2,3-丙烷三羧酸-2-乙酯（2-hydroxy-1,2,3-propane tricarboxylic acid-2-etester）、十六烷酸（棕榈酸，palmitic acid）、十八烷酸（硬脂酸，stearic acid）、二十烷酸（arachidic acid）、二十八烷醇（octacosanol）、三十烷酸（triacontanoic acid）等。

【性味归经】 甘、酸，平。归脾、肝经。

【功能主治】 行气活血，养心，安神。用于气滞血瘀，胸痹作痛，心悸气短，心神不安。

【药理作用】

1. 抗心律失常作用 广枣总黄酮（total flavones of Choerospondias axillaris，TFC）能拮抗多种实验性心律失常，可使因心肌缺血而发生的心律失常和心率减慢现象得以改善。复方广枣注射液临床对心律不齐和心绞痛有较好疗效，动物实验证实其能明显提高小鼠耐缺氧能力，对垂体后叶素诱发的心肌缺血具有明显的保护作用[11]。

2. 对血液流变学的影响 广枣总黄酮具有显著的抑制血小板聚集作用。一次静脉给药后出现抗血小板聚集作用较快，持续时间较长。TFC能显著降低血液流变学各项指标，改变血液流变性，加快流速，改善血液循环和微循环[11]。

3. 增强免疫作用 TFC能增强小鼠细胞免疫和体液免疫功能。TFC可以显著增加正常和环磷酰胺所致免疫功能抑制小鼠免疫器官脾和胸腺的质量，增加小鼠血清溶菌酶的含量，提高小鼠血清抗体水平，小剂量TFC可明显促进小鼠血清半数溶血值的形成。

4. 抗肿瘤作用 广枣中的黄酮类成分槲皮素及山柰酚均可诱导白血病细胞系K562和K562/A02细胞凋亡，且主要发生在凋亡早期。两者作用效果无显著差异，联合应用亦有协同作用[11]。

5. 抗病毒作用 广枣总黄酮对柯萨奇CVB3病毒感染后的HeLa细胞及心肌细胞具有保护作用。广枣总黄酮能使中心肌酶LDH、同工酶的释放较病毒组显著降低（$P < 0.05$），可抑制被病毒感染的心肌细胞TNF-α的分泌；还可明显抑制CVB3相关因子c-Myc、TNF-α、Fas的表达[11]。

【附注】

1. 南酸枣果实营养丰富，可以加工成糕、果酒、果茶、果醋等系列产品，产业发展前景广阔。

2. 南酸枣树皮具有清热解毒，祛湿，杀虫功效。用于疮疡，烫火伤，阴囊湿疹，痢疾，白带，疥癣。

3. 同属植物还有毛脉南酸枣 C. axillaris var. pubinervia（Rehd. et Wils.）Burtt et Hill，其小叶背面脉上以及小叶柄、叶轴及幼枝被灰白色微柔毛，可与原变种相区别。

主要参考文献

[1] 禾雯雯，屈爱桃，刘爽. 蒙药广枣的研究概况[J]. 中国民族医药杂志，2015，(7)：47-49.

[2] 樊海燕，赛音，宋一亭. 蒙药广枣的研究进展[J]. 中草药，2004，35(3)：353-355.

[3] 陈应彪，李光友，徐建民，等. 南酸枣育苗及栽培技术[J]. 安徽农业科学，2014，42(10)：2975-2976，2979.

[4] 涂振伟. 南酸枣苗木培育及造林技术[J]. 中国林副特产，2018，(4)：45-46.

[5] 连珠，张承忠，李冲，等. 蒙药广枣化学成分的研究[J]. 中药材，2003，26(1)：23-24.

[6] 唐丽，李国玉，杨柄友，等. 广枣化学成分的研究[J]. 中草药，2009，40(4)：541-543.

[7] 张浩楠，杨玉梅，邬国栋，等. 蒙药广枣抗心律失常作用有效成分的分离[J]. 包头医学院学报，2013，29(3)：1-4.

[8] 申旭霁，格日力，王金辉. 广枣的化学成分[J]. 河南大学学报：医学版，2009，28(3)：196-199.

[9] 王乃利，倪艳，陈英杰，等. 广枣（南酸枣）活血有效成分的研究[J]. 中草药，1987，18(11)：2-4.

[10] Zhao X F, Zhang W J, Kong S S, et al. A valid assay for thepharmacokinetic study of gallic acid from Choerospondiatis Fructusinrabbit plasma by LC/MS/MS[J]. Journal of Liquid Chromatography &Related Technologies, 2007, 30(2): 235-244.

[11] 王晓琴，王力伟，赵岩，等. 广枣的化学成分和药理活性研究进展[J]. 食品科学，2014，(13)：281-285.

（广西壮族自治区药用植物园　黄宝优）

20. 广金钱草

Guangjinqiancao

DESMODII STYRACIFOLII HERBA

【别名】马蹄金、金钱草、落地金钱、铜钱草。

【来源】为豆科植物广金钱草*Desmodium styracifolium*（Osb.）Merr. 的干燥地上部分。

【本草考证】本品始载于《岭南采药录》，以龙鳞草收载，后经庄兆祥增订该品种为广金钱草。统一药用名称源于《岭南草药志》："系蝶形花科山绿豆属中的一种直立亚灌木"。本草记载与现今所用广金钱草基本一致。

【原植物】草本，长30～100cm。多分枝，幼枝密被白色或淡黄色毛。单叶或三出复叶；叶柄密被贴伏或开展的丝状毛；托叶披针形，先端尖，基部偏斜，被毛；小叶厚纸质至近革质，圆形或近圆形至宽倒卵形，侧生小叶较顶生小叶小，先端圆或微凹，基部圆或心形，上面无毛，下面密被贴伏、白色丝状毛，全缘；总状花序顶生或腋生，总花梗密被绢毛；花密生；花萼4裂；花冠紫红色，蝶形；二体雄蕊；子房上位，1心皮1室。荚果，有荚节3～6。花、果期6～9月。（图20-1）

主要为栽培，野生于海拔1000m以下的山坡、草地或丘陵灌木丛中。主要分布于广东、海南、广西南部和西南部、云南南部、福建、湖南[1]。

【主产地】主产于广东、广西、海南[2]。海南主要以庭院栽培为主。道地产区为广东梅州、云浮、饶平，广西玉林、桂林等地[3-4]。

【栽培要点】

1. 生物学特性　喜温暖气候，不耐寒，全光照下生长良好，土壤适应性较强，以透水性良好的砂质壤土栽培为宜。

2. 栽培技术　种子繁殖为主。

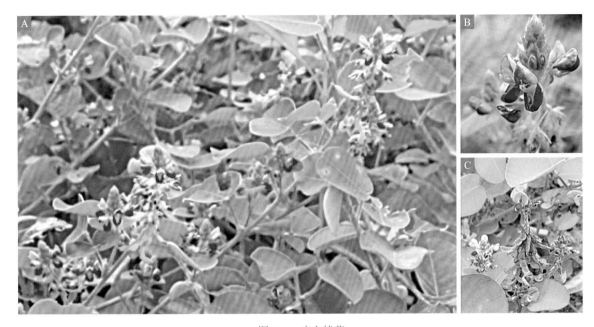

图20-1 广金钱草

A. 植株　B. 花序　C. 果序

3. 病虫害　病害：根腐病、霉病、立枯病等。虫害：粘虫、毛虫等[5]。

【采收与加工】多在9月底至10月初采收。采割地上部分，去杂，切段，晒干（不宜暴晒）或烘干。注意翻晒，防止霉变。

【商品规格】市场上商品规格均为统货[6]。

【药材鉴别】

（一）性状特征

茎呈圆柱形，密被黄色柔毛，断面中央有白色髓。叶圆形或矩圆形，先端微凹，基部心形或钝圆，全缘；上表面黄绿色或灰绿色，无毛，下表面具灰白色紧贴绒毛，侧脉羽状。气微香，味微甘。（图20-2）

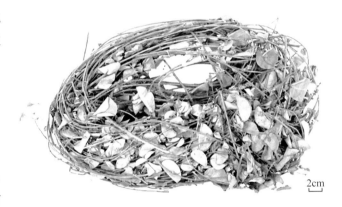

2cm

图20-2 广金钱草药材图

（二）显微鉴别

1. 茎横切面　表皮细胞1列，表面着生非腺毛；皮层较窄；中柱鞘纤维发达，排列成断续的环带；形成层连接成环；髓部宽广；薄壁细胞中含有棕色物质或草酸钙方晶。（图20-3）

2. 叶片横切面　上、下表皮各由1层细胞组成，下表皮着生大量非腺毛；叶肉组织明显分化为栅栏组织和海绵组织，草酸钙方晶散在；主脉处大型维管束为外韧型，小型维管束为周木型，纤维形成维管束鞘，周围薄壁细胞具草酸钙方晶形成晶纤维。（图20-4）

3. 粉末特征　粉末黄绿色至淡绿色。非腺毛有两种：一种呈线形，长可达1000μm，顶端渐尖，另一种顶端弯曲成钩状，较短；腺毛有两种：一种头部1～2个细胞，延长，基部膨大，另一种头部6～8个细胞；气孔多为平轴式；晶纤维众多；螺纹导管、具缘纹孔导管多见；色素块红棕色或黄棕色。（图20-5）

（三）理化鉴别

薄层色谱　取本品粉末0.5g，加80%甲醇62.5ml，超声处理20分钟，滤过，滤液挥干甲醇，离心，加入等体积

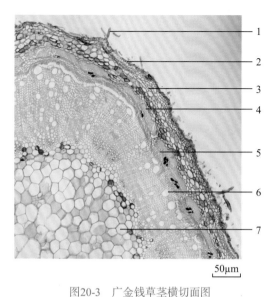

图20-3 广金钱草茎横切面图

1. 非腺毛　2. 表皮　3. 皮层　4. 韧皮纤维　5. 韧皮部
6. 木质部　7. 髓

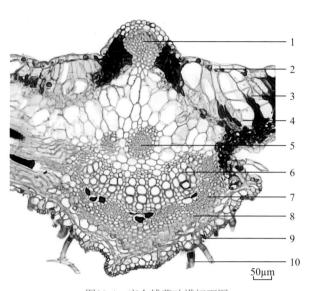

图20-4 广金钱草叶横切面图

1. 厚壁组织　2. 上表皮　3. 栅栏组织　4. 海绵组织　5. 周木维管束
6. 木质部　7. 韧皮部　8. 中柱鞘纤维　9. 下表皮　10. 非腺毛

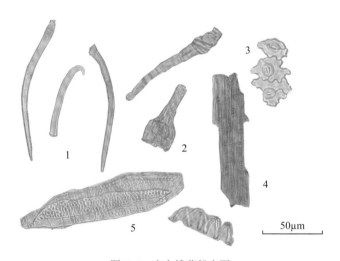

图20-5 广金钱草粉末图

1. 非腺毛　2. 腺毛　3. 气孔　4. 晶纤维　5. 导管

乙酸乙酯–丁酮（1:1），萃取2次，合并萃取液，蒸干，残渣加甲醇2ml使溶解，作为供试品溶液。另取广金钱草对照药材1.0g，同法制成对照药材溶液。另精密称定异牡荆苷对照品、异荭草苷对照品、夏佛塔苷对照品、维采宁2对照品各1.7mg，加甲醇定容至25ml量瓶，作为对照品混合溶液。吸取上述两种溶液各6μl，分别点于GF$_{254}$薄层板上，以乙酸乙酯–丁酮–甲酸–水（5:1:1:1）为展开剂，展开，取出，晾干，喷以1%三氯化铝溶液。供试品色谱中，在与对照品色谱相应的位置上，显相同颜色的斑点。

【质量评价】 以叶多、色绿、气香者为佳。采用高效液相色谱法测定，本品按干燥品计算，含夏佛塔苷（$C_{26}H_{28}O_{14}$）不得少于0.13%。

【化学成分】 主要成分为黄酮类、萜类、生物碱类、多糖、甾醇类、酚酸类、挥发油类等。其中，黄酮类是其特征性成分和有效成分。

1. 黄酮类 夏佛塔苷（schaftoside）、异夏佛塔苷（isoschaftoside）、异荭草苷（isoorientin）、异牡荆苷（isovitexin）、木犀草素（luteolin）、金圣草黄素（chrysoriol）、芹菜素（apigenin）、维采宁（vicenin）1，2，3等[7]。

2. 萜类　大豆皂苷B、大豆皂苷E、22位酮基大豆皂苷B、羽扇豆酮等[7]。

3. 生物碱类　广金钱草碱、广金钱草内酯、（3α，4β，5α）-4,5-二氢-4,5-二甲基-3（1-吡咯基）-呋喃-2（3H）-酮[7]。

【性味归经】甘、淡、凉。归肝、肾、膀胱经。

【功能主治】利湿退黄，利尿通淋。用于黄疸尿赤，热淋，石淋，小便涩痛，水肿尿少。

【药理作用】

1. 抑制结石形成　广金钱草对泌尿系统结石有防治作用。所含多糖能抑制一水草酸钙结晶生长，随浓度增加抑制作用加强；所含黄酮类及三萜皂苷类成分对肾结石的形成有抑制作用；广金钱草水提液灌胃给药可抑制林可霉素诱导的大鼠胆囊胆色素结石的形成。

2. 利尿作用　广金钱草煎剂、黄酮苷配糖体、多糖有明显的利尿作用[7]。

3. 保肝利胆作用　广金钱草提取物对α-异硫氰酸萘酯诱导急性肝内胆汁淤积大鼠具有促进胆汁分泌、保护肝脏的作用[7]。

4. 其他作用　广金钱草总黄酮对大鼠急性心肌缺血有明显保护作用，并能增加犬在体冠状动脉及脑血流量，对二磷酸腺苷诱导的家兔血小板聚集有较强的抑制作用。广金钱草还有抗炎镇痛、抗氧化、益智[7]等作用。

【分子生药】

遗传标记　野生广金钱草遗传多态性丰富，采用AFLP标记技术对18种广金钱草进行遗传多样性分析，得到多态性条带717条[8]，采用ISSR标记技术对15种不同来源的栽培品种进行遗传多样性分析，得到多态性条带41条[9]。

【附注】广金钱草匍匐生长，株长可达2m，能形成种群优势，有效抑制杂草生长，可以作为良好的间作植物，发展生态种植。

主要参考文献

[1] 肖培根. 新编中药志：第3卷[M]. 北京：化学工业出版社，2010：12-15.

[2] 杨全、李书渊、程轩轩、等. 广金钱草资源调查与药材质量评价[J]. 中国实验方剂学杂志，2013，3(3)：147-150，151.

[3] 王强、徐国钧. 道地药材图典：中南卷[M]. 福州：福建科学技术出版社，2003：7-8.

[4] 李丹、唐晓敏、朱寿东、等. 广金钱草分布和品质适宜性区划研究[J]. 中国中药杂志，2017，42(4)：649-656.

[5] 岑丽华、徐良、郑雪花、等. 广金钱草规范化栽培技术[J]. 中国中药杂志，2005，25(5)：29-31.

[6] 陈铁柱、郭俊霞、张美、等. 广金钱草商品规格等级相关文献考证[J]. 安徽农业科学，2017，45(6)：115-117.

[7] 钟鸣、柴玲. 广金钱草化学成分及药理作用研究进展[J]. 广西医学，2018，40(1)：80-82，91.

[8] 杨全、卢挺、桑雪雨、等. 不同种源地广金钱草药材质量变异与遗传多样性分析[J]. 中国中药杂志，2013，38(9)：1344-1348.

[9] 何博、许勇、杨旻、等. 不同地区广金钱草遗传多样性的ISSR分析[J]. 中国药师，2016，19(5)：884-887.

（广东药科大学　唐晓敏　杨全）

21. 广藿香

Guanghuoxiang

POGOSTEMONIS HERBA

【别名】刺蕊草、枝香、大叶薄荷、山茴香、小薄叶。

【**来源**】为唇形科植物广藿香*Pogostemon cablin*（Blanco）Benth. 的干燥地上部分。

【**本草考证**】本品始载于汉代《异物志》[1]："藿香交趾有之。"其后《南方草木状》载："出交趾九真诸国。"指出了广藿香原产于东南亚沿海地区。《图经本草》载："袭香旧附五香条，不著所出州土，今岭南郡多有之，人家亦多种植，二月生苗，茎梗甚密作丛，叶似桑而小薄，六月七月采之，暴干乃芬香，须黄色然后可收。"《本草纲目》载："藿香方茎有节中虚，叶微似茄叶。洁古、东垣惟用其叶，不用枝梗。今人并枝梗用之，因叶多伪故耳。"对广藿香性状进行了简单的描述。《本草备要》载："出交广，方茎有节，叶微似茄汁。古惟用叶，今枝、茎亦用之，因叶多伪也。"《增订伪药条辨》[2]中首次提到"广藿香"之名，且其从产地，形态，功效等方面将广藿香与藿香*Agastache rugosa*（Fisch. et Mey.）O. Ktze区分。本草记载与现今所用广藿香基本一致。

【**原植物**】多年生草本或半灌木，高0.3～1m。茎直立，多分枝，老枝粗壮，近圆形；幼枝四棱形，密被柔毛。叶对生，圆形或宽卵圆形，长2～10.5cm，宽1～8.5cm；先端钝或急尖，基部楔状渐狭，边缘具不规则的齿裂；两面均被绒毛；叶柄长1～6cm，被绒毛。轮伞花序密集成穗状，顶生或腋生；花萼筒状，5齿裂；花冠唇形，紫色，长约1cm，裂片外面均被长毛；雄蕊外伸，具髯毛。花柱先端近相等2浅裂。花盘环状。花期4月。子房上位，柱头两裂；小坚果4，近球形或椭圆形。（图21-1）

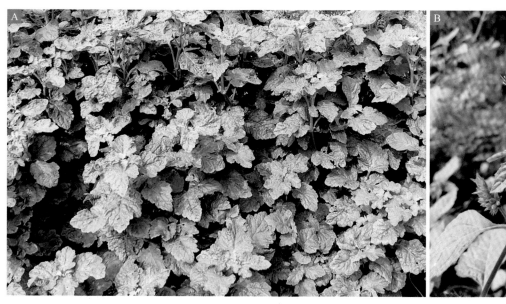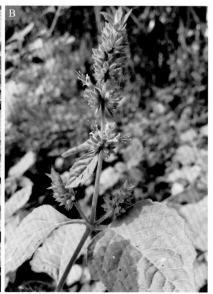

图21-1　广藿香

A. 植株　B. 花序

【**主产地**】主产于广东省、海南及广西少部分地区。道地产区原来在广东省广州市石牌及肇庆市高要区，现为广东的阳春、雷州、遂溪、茂名等地；肇庆地区有少量栽培。

【**栽培要点**】

1. 生物学特性　喜温暖、忌严寒，尤其害怕霜冻，要求年平均气温20～28℃，不耐烈日、强光暴晒，喜欢湿润、忌干旱，喜排水良好、土质肥沃、疏松、土层深厚的砂质壤土，黑沙土最好。忌连作。前作宜选禾本科作物。

2. 栽培技术　以扦插繁殖和组织培养繁殖为主。

3. 病虫害　病害：根腐病、细菌性角斑病等。虫害：地老虎、蝼蛄、红蜘蛛等虫害。

【**采收与加工**】南亚热带地区（肇庆、阳春）立冬前后采收，同时育苗；热带地区（湛江、茂名、海南）一年采收两次，农历3月份第一茬，农历6～7月份第二茬。

采收后，在阳光下摊晒数小时，待叶成皱缩状时即分层重叠堆积，盖上稻草用木板压紧，让其发汗一夜，使枝叶变黄，次日再摊开日晒，然后再堆闷一夜，再摊开曝晒至全干。

【商品规格】

石牌广藿香规格标准　统货。干货。除净根，枝叶相连。老茎多呈圆形，茎节较密；茎嫩略呈方形密被毛茸。断面白色，髓心较小，叶面灰黄色，叶背灰绿色。气纯香、味微苦而凉。散叶不超过10%。无死香、杂质、虫蛀、霉变。

高要广藿香规格标准　统货。干货。全草除净根。枝叶相连。枝干较细，茎节较密；嫩茎方形，密被毛茸。断面白色，髓心较大。叶片灰绿色。气清香，味微苦而凉。散叶不超过15%。无枯死、杂质、虫蛀、霉变。

海南广藿香规格标准　统货。干货。全草除净根。枝叶相连。枝干粗大，近方形，茎节密；嫩茎方形，具稀疏毛茸。断面白色髓心大，叶片灰绿色，较厚。气香浓，叶微苦而凉。散叶不超过20%。无枯死、杂质、虫蛀、霉变。

【药材鉴别】

（一）性状特征

茎略呈方柱形，多分枝，枝条稍曲折，长30～60cm，直径0.2～0.7cm；表面被柔毛；质脆，易折断，断面中部有髓；老茎类圆柱形，直径1～1.2cm，被灰褐色栓皮。叶对生，皱缩成团，展平后叶片呈卵形或椭圆形，长4～9cm，宽3～7cm；两面均被灰白色绒毛；先端短尖或钝圆，基部楔形或钝圆，边缘具大小不规则的钝齿；叶柄细，长2～5cm，被柔毛。气香特异，味微苦。（图21-2）

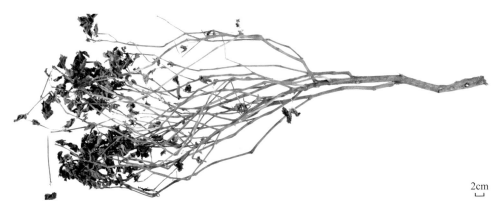

2cm

图21-2　广藿香药材图

（二）显微鉴别

1. 茎横切面　表皮为1列细胞，排列不整齐，有非腺毛，1～5个细胞；表皮下有木栓化细胞3～5列。皮层外缘为4～10列厚角细胞，内缘为薄壁细胞，有大形细胞间隙，内有间隙腺毛；腺头单细胞，长圆形或类圆形，长75～195μm，内含黄色至黄绿色挥发油，柄短，1～2个细胞，多与皮层细胞相连接，薄壁细胞尚含草酸钙针晶，长约15μm。中柱鞘纤维成束。韧皮部狭窄。木质部于四角处较发达，由导管、木薄壁细胞及木纤维组成，均木化。髓部细胞微木化，含草酸钙针晶及片状结晶，稀有淀粉粒。（图21-3）

2. 叶横切面　上表皮细胞较大，切向延长，外壁较厚，内壁黏液化，常膨胀呈半圆形；下表皮细胞较小。栅栏细胞2～3列；海绵细胞类圆形，直径11～40μm。主脉维管束外韧型，上、下表皮内方有厚角细胞2～3列。（图21-4）

3. 粉末特征　叶片粉末淡棕色。叶表皮细胞呈不规则形，气孔直轴式。非腺毛1～6细胞，平直或先端弯曲，长约至590μm，壁具疣状突起，有的胞腔含黄棕色物。腺鳞头部8个以上细胞组成，直径37～70μm；柄单细胞，极短。间隙腺毛存在于叶肉组织细胞、叶脉薄壁细胞的间隙中，头部单细胞，呈不规则囊状，直径13～50μm，长约至113μm；柄短，单细胞。小腺毛头部1或2细胞；柄1～3细胞，甚短。草酸钙针晶细小，散在于叶肉细胞中，长约至27μm。（图21-5）

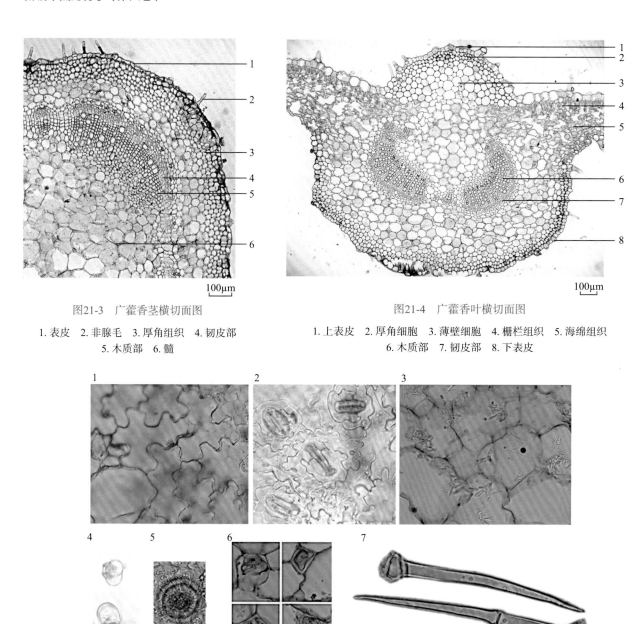

图21-3　广藿香茎横切面图

1. 表皮　2. 非腺毛　3. 厚角组织　4. 韧皮部
5. 木质部　6. 髓

图21-4　广藿香叶横切面图

1. 上表皮　2. 厚角细胞　3. 薄壁细胞　4. 栅栏组织　5. 海绵组织
6. 木质部　7. 韧皮部　8. 下表皮

图21-5　广藿香粉末图

1. 表皮细胞　2. 气孔　3. 草酸钙针晶　4. 小腺毛　5. 腺鳞　6. 间隙腺毛　7. 非腺毛

（三）理化鉴别

薄层色谱　取本品粗粉适量，照挥发油测定法测定，分取挥发油1.0ml，加乙酸乙酯稀释至5ml，作为供试品溶液。另分别取百秋李醇、广藿香酮对照品，加乙酸乙酯制成每1ml含2mg的溶液，作为对照品溶液。照薄层色谱法试验，吸取上述两种溶液各1～2μl，分别点于同一硅胶G薄层板上，以石油醚（30～60℃）-正己烷-乙酸乙酯-冰醋酸（50：50：5：0.5）为展开剂，展开，溶剂上行5cm，晾干，以石油醚（30～60℃）-正己烷-乙酸乙酯-冰醋酸（40：40：2.5：0.16）为展开剂，二次展开，取出，晾干，喷以5%三氯化铁乙醇溶液。供试品色谱中显一黄色斑点；加热至斑点显色清晰，供试品色谱中，在与对照品色谱相应的位置上，显相同的紫蓝色斑点。（图21-6）

指纹图谱　按《中国药典》2020年版一部广藿香的含量测定项下的气相色谱法测定。以广藿香含量测定法下的未加入内标的供试品溶液为母液，稀释1/2作为广藿香指纹图谱/特征图谱的供试品溶液，吸取1μl，注入气相色谱-质谱联

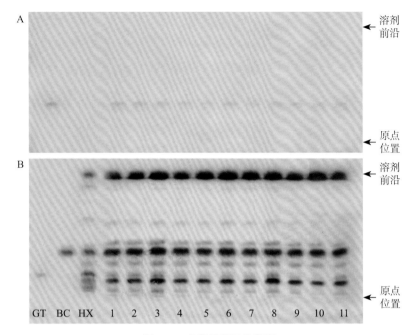

图21-6 广藿香薄层色谱图

A. 显色后不加热 B. 显色后加热
GT. 百秋李醇对照品 BC. 广藿香酮对照品 HX. 易混淆品藿香
1~11. 不同批次广藿香样品

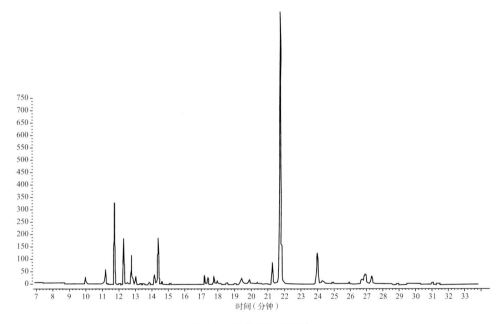

图21-7 广藿香指纹图谱

用仪，测定，即得。（图21-7）

【质量评价】以叶多，气香醇者为佳，叶含量不得少于20%。照醇溶性浸出物测定法测定，用乙醇作溶剂（冷浸法），不得少于2.5%。采用气相色谱法测定，本品按干燥品计算，百秋李醇含量不得少于0.1%。

【化学成分】主要成分为挥发油。

挥发油成分 百秋李醇（patchouli alcohol）、α-广藿香萜烯、β-广藿香萜烯、γ-广藿香萜烯（γ-patchoulene）、α-愈创木烯（α-guaiene）、α-布藜烯（α-bulnesene）、广藿香酮（pogostone）、丁香烯、丁香酚及广藿香吡啶碱（patchoulipyridine）等。其中百秋李醇和广藿香酮为其特征成分和有效成分。

【**性味归经**】辛，微温。归脾、胃、肺经。

【**功能主治**】芳香化浊，和中止呕，发表解暑。用于湿浊中阻，脘痞呕吐，暑湿表证，湿温初起，发热倦怠，胸闷不舒，寒湿闭暑，腹痛吐泻，鼻渊头痛。

【**药理作用**】

1. 抑菌作用　广藿香酮对白色含珠菌、新型隐球菌、黑根霉等真菌有明显的抑制作用，对甲型溶血性链球菌等细菌也有一定的抑制作用[3]。广藿香叶鲜汁对金黄色葡萄球菌、白色葡萄球菌及枯草杆菌的生长也有一定的抑制作用。广藿香水提物和挥发油对沙门菌、大肠埃希菌、志贺菌、金黄色葡萄球菌、枯草杆菌、铜绿假单胞菌、肠炎球菌、产气杆菌等均有一定抑制作用[4]。

2. 抗炎、镇痛作用　广藿香提取物能明显抑制二甲苯所致的小鼠耳廓肿胀和醋酸所致的扭体实验，具有明显抗炎、镇痛作用[5]。

3. 免疫功能调节作用　广藿香叶挥发油可提高小鼠自身免疫功能[6]。

【**分子生药**】

1. 遗传标记　采用RAPD技术以及PCR直接测序技术对不同产地的广藿香ITS1和ITS2基因进行序列分析，结果均表明，其地理型与基因型具有显著的相关性，地域越近的样品基因序列相似程度越高，广藿香的遗传多样性导致其活性成分在不同产地间具有较大差异[7]。采用ISSR和SRAP标记技术对我国"湛香""肇香""牌香"和"南香"等进行研究，明确了广藿香区域性居群的遗传多样性和遗传结构的差异[8]。

2. 功能基因　现已成功克隆广藿香醇合酶（PTS）基因全长cDNA序列[9]，将PTS基因与禽类的法呢基焦磷酸合酶（FPPS）基因共同加入叶绿体转运肽序列，在烟草中实现FPPS和PTS蛋白重定向，并在转化植株中成功检测到广藿香醇[10]，为阐明广藿香萜类生物合成途径的分子机理奠定基础。

【**附注**】

1. 广藿香来源于东南亚沿海地区，因地域气候等因素极少开花结实，故在中国引种栽培均以无性繁殖（组织培养繁殖、扦插繁殖）为主。

2. 广藿香的传统道地产区为广州石牌，但由于城市现代化建设的加强，石牌广藿香栽培地日趋缩减，市场上几无石牌广藿香的流通。

3. 根据广藿香中主要药效成分的含量，将广藿香分为"酮型"与"醇型"，酮型广藿香更贴近传统"牌香"。

4. 广藿香最初仅使用叶，且一般直接晒干，但现今大多采用日晒夜闷的方式进行干燥。实验证明，两种干燥方式对其有效成分有很大影响，可为广藿香的干燥方法对药理药效成分的研究提供思路。

主要参考文献

[1] 杨孚. 异物志（影印本）[M]. 广州：广东科技出版社，2009：24.

[2] 槽炳章. 增订伪药条辨：卷二，芳草部[M]. 福州：福建科学技术出版社，2004：44-45.

[3] 苏镜娱，张广文，李核，等. 广藿香精油化学成分分析与抗菌活性研究（Ⅰ）[J]. 中草药，2001，32(3)：204-205.

[4] 刘晓琥，罗集鹏，赖沛炼. 广东高要与吴川产广藿香提取物对肠道致病菌抗菌作用的比较研究[J]. 中药材，1999(8)：408-411.

[5] 赵书策，贾强，廖富林. 广藿香提取物的抗炎、镇痛药理研究[J]. 中成药，2007，29(2)：285-287.

[6] 齐珊珊，胡丽萍，陈文娜，等. 广藿香叶挥发油对小鼠免疫调节作用的实验研究[J]. 中华中医药学刊，2009，27(4)：774-776.

[7] 张英，陈瑶，张金超，等. 广藿香ITS基因型与地理分布的相关性分析[J]. 药学学报，2007，42(1)：93-97.

[8] Wu Y G, Guo Q S, He J C, et al. Genetic diversity analysis among and within populations of *Pogostemon cablin* from China with ISSR and SRAP markers[J]. Biochemical Systematics and Ecology, 2010, 38(1): 63-72.

[9] Deguerry F, Pastore L, Wu S, et al. The diverse sesquiterpene profile of patchouli, *Pogostemon cablin*, is correlated with a limited number of sesquiterpene synthases [J]. Arch Biochem Biophys, 2006, 454(2): 123-136.

[10] Wu S Q , Schalk M , Clark A , et al. Redirection of cytosolic or plastidic isoprenoid precursors elevates terpene production in plants[J]. Nature Biotechnology, 2006, 24(11): 1441- 1447.

（广东药科大学　胡贞贞　严寒静）

22. 小叶买麻藤

Xiaoyemaimateng

GNETI CAULIS ET RADIX ET FOLIUM

【别名】接骨藤、麻骨风、大节藤、竹节藤、脱节藤。

【来源】为买麻藤科植物小叶买麻藤*Gnetum parvifolium*（Warb.）C. Y. Cheng ex Chun的藤、根和叶。

【本草考证】本品始载于《本草纲目拾遗》，其引《粤志》谓："其茎多水，渴者断而引之，满腹已，余水尚淋漓半日。性柔易治，以制履坚韧如麻，故名，言买藤得麻也。治蛇咬，鲜者干者俱效"，并引《职方典》："出肇庆，缘树而生。有子味苦可食。山行断取其汁饮之，可以止渴。"各项描述与今小叶买麻藤等买麻藤属植物相符。

另据考证，《本草经集注》所载诺藤、《本草拾遗》和《本草纲目》中所载含水藤以及大瓠藤，均为买麻藤属植物。

【原植物】常绿木质缠绕藤本，高4～12m。枝茎圆，皮土棕色或灰褐色，皮孔明显，具明显的关节状节。叶对生，椭圆形、窄长椭圆形或长倒卵形，革质，长4～10cm，宽2.5m，先端钝尖，基部楔形或微圆，边全缘。雌雄同株。雄球花序不分枝或一次分枝，分枝三出或成两对；雄球花穗较短，具5～10轮环状总苞，每轮总苞内具雄花40～70，雄花基部有不显著的棕色短毛。雌球花序多生于老枝上，一次三出分枝；雌球花穗细长，每轮总苞内有雌花5～8。种子无柄或近无柄长椭圆形或倒卵圆形，长1.5～2cm，径约1厘米，先端常有小尖头；成熟假种皮红色，干后表面常有细纵皱纹。花期4～6月，种子9～11月成熟。（图22-1）

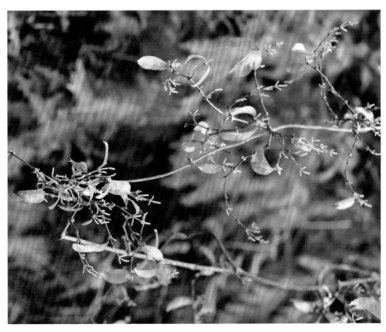

图22-1　小叶买麻藤

生于海拔较低的干燥平地或湿润谷地的森林中，缠绕在大树上。主要分布广东、广西、福建、江西南部及湖南。

【主产地】主产于广东、广西、福建。自产自销。

【栽培要点】

1. 生物学特性　喜温暖湿润气候，不耐寒，适应性强，在荒山和阴湿密林中均可生长[1]。

2. 栽培技术　播种或扦插繁殖。扦插常于春末秋初用当年生的枝条进行，或于早春用去年生的老枝进行。插穗生根最适气温为20～30℃，插后遮阴保湿。亦可压条繁殖[1]。

3. 病虫害　未发现有严重的病虫害。

【采收与加工】全年可采，切段，鲜用或晒干。

【药材鉴别】

（一）性状特征

藤茎圆柱形，长12～20cm，直径2.5～6cm。节部膨大，表面灰褐色，粗糙，有不规则浅沟及纵长皮孔，栓皮常作鳞片状开裂，有时可见灰白色地衣斑块或有苔藓附着，皮部剥落后露出黑褐色木部。质坚硬，断面裂片状或粗纤维状，于木部可见数层黑褐色环圈。气微，味微涩。（图22-2）

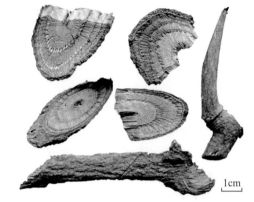

图22-2　小叶买麻藤药材图

（二）显微鉴别

1. 藤茎横切面　木栓层细胞10数列；皮层细胞长圆形、长方形或类方形，胞腔内充满淀粉粒；近木栓层处有1列石细胞组成的不连续石细胞层，近韧皮部处有由2～4列石细胞组成的连续石细胞层，在两个石细胞层之间有众多纤维存在；韧皮部外方有韧皮纤维散在，束与束之间排列成不连续的韧皮纤维层，韧皮部细胞不规则，细胞壁薄且不规则扭曲，韧皮射线中有石细胞群存在，径向延长排列成条状，一直延伸至木质部的射线中；木质部宽广，导管和管胞壁均增厚并木化；射线细胞长方形，径向延长，胞腔内充满淀粉粒；髓部细胞类圆形，壁增厚，有的胞腔内含少许淀粉粒。（图22-3）

2. 粉末特征　粉末浅棕色。石细胞较多，直径20～100μm，层纹大多隐约可见，孔沟明显；淀粉粒众多，直径3～5μm，单粒或复粒，层纹不明显，偶见裂缝状或飞鸟状脐点；薄壁细胞长圆形、类方形、长方形、类圆形，有的胞腔内充满淀粉粒；木栓细胞扁平瓣状，多弯曲折叠；纤维长圆柱形两头尖，直径10～60μm，有的腔内含黄褐色物质；管胞直径10～95μm，长管状，有的边缘呈波状，有的腔内含黄棕色物质，具缘纹孔或类圆形纹孔明显；单纹孔导管直径100～480μm，纹孔尖棱形且排列较疏松。（图22-4）

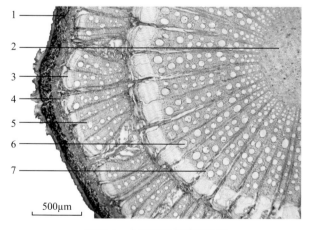

图22-3　小叶买麻藤横切面图
1. 皮层　2. 髓部　3. 韧皮部　4. 石细胞群
5. 木质部　6. 导管　7. 射线

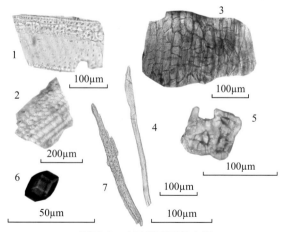

图22-4　小叶买麻藤粉末图
1. 导管　2. 薄壁细胞　3. 木栓组织　4. 纤维　5. 石细胞
6. 晶体　7. 管胞

（三）理化鉴别

薄层色谱　取本品干燥细粉5g，加95%乙醇400ml的加热提取2小时，抽滤后水浴蒸干，再用95%乙醇溶解并定容至10mg/ml，作为供试品溶液。另取异单叶大黄素对照品，加95%乙醇制成每1ml含10mg的溶液，作为对照品溶液。照薄层色谱法试验，吸取上述溶液各5μl，分别点于同一硅胶薄层板上，以石油醚–乙酸乙酯–甲醇（4∶1∶1）为展开剂，展开，取出，晾干，喷以5%香草醛-浓硫酸溶液，在115℃下加热至斑点显色清晰。供试品色谱中，在与对照品色谱相应的位置上，显相同颜色的斑点。

【化学成分】

主要成分为芪类、生物碱类、黄酮类化合物等。其中芪类化合物、生物碱类是其特征性成分和有效成分[2-4]。

1. 芪类　买麻藤素A～F，银松素，白藜芦醇，异单叶大黄素，异单叶大黄素-3-O-β-D吡喃葡萄糖苷，异单叶大黄素-4'-β-D吡喃葡萄糖苷，异单叶大黄素-3,4-二-O-β-D吡喃葡萄糖苷，土大黄苷元，土大黄苷元-4-O-β-D吡喃葡萄糖苷，土大黄苷元-3-O-β-D吡喃葡萄糖苷，买麻藤醇，dihydropinosylvindiol，蛇葡萄素F，gnetuhainin E，gnetuhainin N，小叶买麻藤酚A～D，2b-羟基白蔹素F、(-)ε-viniferin，射干乙素等。

2. 生物碱类　消旋去甲乌药碱，(±)-N-methylhigenamine、(±)-8-（p- hydroxybenzyl）-2,3,10,11-tetrahydroxy-protoberberine pentaaceate，(-)-N-methy higenamine-N-oxide等。

3. 黄酮类物质　千层纸素A，金圣草黄素，芹菜素，5,7,2'-三羟基黄酮，柚皮素，牡荆素-2-O-鼠李糖苷等。

4. 其他类　β-谷甾醇、胡萝卜苷、硬脂酸、丁香酸、对羟基苯甲酸和挥发油等。

【性味归经】苦，微温。入肝、肺经。

【功能主治】祛风活血，消肿止痛，化痰止咳。用于风湿性关节炎，腰肌劳损，筋骨酸软，跌打损伤，支气管炎，溃疡病出血，蛇咬伤；外用治疗骨折。

【药理作用】

1. 抗炎作用　从小叶买麻藤中分离得到的一系列芪类化合物如白藜芦醇、异单叶大黄素、gnetol、ε-viniferin、bisisorhapontigenin等可抑制白三烯的活性，其中异单叶大黄素、白藜芦醇在一定浓度范围内还具有抑制白细胞介素、增强中性粒细胞的作用[5, 6]。

2. 平喘作用　小叶买麻藤中的消旋去甲乌药碱在豚鼠肺溢流实验中能拮抗组胺、酰胆碱和5-羟色胺引起的支气管痉挛。亦有舒张豚鼠离体气管平滑肌的作用，还可拮抗组胺所致的平滑肌收缩[5]。

3. 对心血管系统的作用　小叶买麻藤中的买麻藤总碱、去甲乌药碱等具有兴奋心脏、扩张血管、降压的作用[5]。

4. 保肝作用　小叶买麻藤乙醇提取物能抑制CCl_4、醋氨酚（APAP）和卡介苗加细菌脂多糖（BBC+LPS）所致的肝损伤。

另外，小叶买麻藤还有抗蛇毒、抗过敏、抗菌等作用[5]。

【用药警戒或禁忌】有毒，超量服用可引起中毒。不宜与普萘洛尔同时使用。

【分子生药】

1. 分子进化　买麻藤科植物的系统发育位置特殊，通过对该科植物的叶绿体DNA、小叶买麻藤$GpANTL1$基因在胚珠轴原位杂交研究和被子植物和裸子植物$MADS-box$同源基因的系统发育分析等来研究种子植物谱系之间的系统发育关系。通过对大量裸子植物和被子植物的线粒体、质体和细胞核DNA测序后比对表明，买麻藤类植物与针叶树关系密切，而不是被子植物的姊妹类群[7]。

2. 遗传标记　对小叶买麻藤进行ISSR遗传多样性分析发现小叶买麻藤在物种水平上遗传多样性较高，而在种群水平上较低，表明该物种具有较强的生存、适应、发展潜力，但其种群遗传多样性已经受到生境片段化及人为活动的影响；小叶买麻藤的遗传分化在裸子植物中处于中等水平，选择和基因流对种群遗传分化的作用大于遗传漂变的作用；小叶买麻藤种群退化主要受人类活动影响，影响的时间较短，尚未表现出种群遗传结构的改变[9]。

3. 功能基因　通过对小叶买麻藤的转录组进行测序和注释，发现了多种与黄酮类化合物和芪类化合物的次生代谢有关的基因，其中在叶片和成熟果实中高度表达的功能基因如*PAL*、*C4H*、*4CL*和*STS-like*等基因参与了芪类化合物的生物合成。高温和紫外线可诱导这些基因的表达，增加特定芪类化合物的生物合成，提高芪类化合物的产量[10, 11]。

【附注】同属植物买麻藤*Gnetum montanum* Markgr.，外部形态与小叶买麻藤相似，主要不同点是：①叶较大，长方形或长方状披针形，长10～20cm，宽4.5～11cm。②花雌雄异株，雄球花序一至二次三出分枝，雄花朵数较少，每轮总苞内仅有20～40朵花。③成熟种子具长2～3mm短柄；假种皮黄褐色或红褐色，常被银色鳞斑，该植物生于林缘或林中，在广东各地及海南、广西、云南有分布，与小叶买麻藤同等入药，也有用于治疗急性呼吸道感染、慢性气管炎、急性胰腺炎。据《南方有毒主要植物》记载，买麻藤种皮内的毛有毒。中毒症状：头晕，呕吐。

买麻藤全基因组序列测定已经完成。其基因组特征显著区别于其他已报道的种子植物（针叶树、银杏、被子植物），在某些特定的特征上如内含子、重复序列进化模式和现存最古老被子植物无油樟极为相似[8]。

主要参考文献

[1] 广西壮族自治区林业科学研究院. 广西树木志（第一卷）[M]. 北京：中国林业出版社，2012：70-72.

[2] 周祝，徐婷婷，胡昌奇. 小叶买麻藤藤茎化学成分的研究[J]. 中草药，2002(3)：22-23.

[3] 龚苏晓. 小叶买麻藤中的芪类化合物[J]. 国外医学（中医中药分册），2002(5)：310-311.

[4] 王健伟，梁敬钰，李丽. 小叶买麻藤的化学成分[J]. 中国天然药物，2006(6)：432-434.

[5] 王健伟，梁敬钰. 买麻藤属植物的化学成分及其药理活性研究进展[J]. 海峡药学，2006(2)：15-20.

[6] 杨琴芳，袁红宇，钱雅璐. 买麻藤提取物抑制黄嘌呤氧化酶活性实验研究[J]. 江苏中医药，2009，41(12)：77-78.

[7] 史胜青，刘建锋，江泽平. 买麻藤科植物研究进展[J]. 植物遗传资源报，2011，12(5)：694-699.

[8] Wan, T., A genome for gnetophytes and early evolution of seed plants[J]. Nature Plants, 2018, 4(2): 82-89.

[9] 黄姝博，胡永红，吴冬等. 福建地区小叶买麻藤遗传多样性ISSR分析[J]. 广西植物，2010，30(5)：601-607.

[10] Deng, N., Transcriptome characterization of gnetum parvifolium reveals candidate genes involved in important secondary metabolic pathways of flavonoids and stilbenoids[J]. Frontiers in Plant Science, 2016, 7: 174.

[11] Deng, N., High temperature and UV-C treatments affect stilbenoid accumulation and related gene expression levels in Gnetum parvifolium[J]. Electronic Journal of Biotechnology, 2017, 25: 43-49.

（南方医科大学　晁志　谢雪那）

23. 小驳骨

Xiaobogu

GENDARUSSAE HERBA

【别名】驳骨丹、接骨草、骨碎草、小还魂、小叶金不换。

【来源】为爵床科植物小驳骨*Gendarussa vulgaris* Nees的干燥地上部分。

【本草考证】本品始载于《生草药性备要》。历代本草未见对小驳骨植株形态和分布的描述。"驳骨"者，正骨。续筋接骨，治疗骨折，故名驳骨丹。"接骨草""骨碎草"等同理。现代本草收载的小驳骨均为爵床科植物小驳骨，与《中国药典》收载的小驳骨来源一致。

【原植物】多年生草本或亚灌木、直立、无毛，高约1m；茎圆柱形，节膨大，枝多数，对生，嫩枝常深紫色。叶纸质，狭披针形至披针状线形，长5～10cm，宽5～15mm，顶端渐尖，基部渐狭，全缘；中脉粗大，在上面平坦，在背面呈半柱状凸起，和侧脉每边6～8条，均呈深紫色或有时侧脉半透明；叶柄长在10mm以内，或上部的叶有时近无柄。穗状花序顶生，下部间断，上部密花；苞片对生，在花序下部的1或2对呈叶状，比萼长，上部的小，披针状线形，比萼短，内含花2至数朵；萼裂片披针状线形，长约4mm，无毛或被疏柔毛；花冠白色或粉红色，长1.2～1.4cm，上唇长圆状卵形，下唇浅3裂。蒴果长1.2cm，无毛。花期春季。（图23-1）

见于村旁或路边的灌丛中，有时栽培。主要分布于台湾、福建、广东、香港、海南、广西、云南。

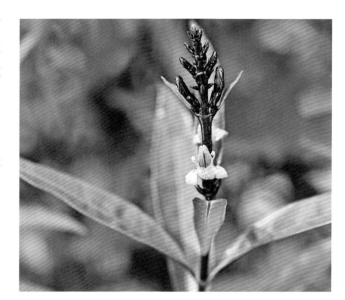

图23-1　小驳骨

【主产地】主产于广东、广西。

【采收与加工】全年均可采收，除去杂质，晒干。

【药材鉴别】

（一）性状特征

茎呈圆柱形，有分枝，长40～90cm，直径0.2～3cm。茎表面黄绿色、淡绿褐色或褐绿色，有稀疏的黄色小皮孔；小枝微具四棱线，节膨大。质脆，易折断，断面黄白色。叶对生，卷缩破碎，展平后呈狭披针形或条状披针形，长4～14cm，宽1～2cm；先端渐尖，基部楔形，全缘，叶脉略带紫色。有的可见穗状花序，顶生或生于上部叶腋，苞片窄细，花冠二唇形。（图23-2）

（二）显微鉴别

1. 叶横切面　上下表皮各为1列细胞。上表皮外被角质层，细胞稍大，类方形或扁方形，靠近主脉处有腺鳞；上表皮较大的细胞中含有钟乳体；下表皮细胞较小，可见气孔；栅栏组织为1～2列细胞，海绵组织为5～6列细胞，细胞间隙大；主脉处上、下表皮内为1至数列厚角细胞。主脉维管束外韧型，木质部导管数列，每列1～3个，形成层明显。（图23-3）

2. 茎横切面　表皮细胞2～3层，类方形或类圆形，外壁加厚，角质化；皮层细胞十数列，外侧表皮下7～9层细胞为厚角组织，厚角组织下方为2～3层的叶绿体细胞，其内侧皮层细胞间有一层石细胞断续成环；韧皮部较窄；形成层成环；木质部发达，导管单行径向排列；髓部宽大，髓部薄壁细胞内可见散在的细小草酸钙方晶。（图23-4）

3. 粉末特征　粉末黄绿色至黄褐色。钟乳体椭圆形或长圆形，常存在于子叶肉细胞中。石细胞众多，黄色，直径20～80μm，层纹明显。腺鳞头部4细胞，柄单细胞。非腺毛2～4细胞。叶下表皮细胞类长方形或类多角形，垂周壁略弯曲，气孔直轴式或不等式。薄壁细胞中含草酸钙方晶，直径2～10μm。（图23-5）

（三）理化鉴别

薄层色谱　取本品粉末2g，加乙醇50ml，超声处理30分钟，滤过，滤液蒸干，残渣加乙醇1ml使溶解，作为供试品溶液。另取小驳骨对照药材2g，同法制成对照药材溶液。照薄层色谱法试验，吸取上述两种溶液各2μl，分别点于同一硅胶G薄层板上，以乙酸乙酯-丁酮-甲醇-水（6：3：1：1）为展开剂，展开，取出，晾干，喷以1%三氯化铝乙醇溶液，在105℃加热数分钟至斑点显色清晰，置紫外灯（365nm）下检视。供试品色谱中，在与对照药材色谱相应的位置上，显相同颜色的荧光斑点。

【质量评价】照水溶性浸出物测定法项下的热浸法测定，浸出物不得少于8.0%。

【化学成分】

1. 生物碱类　原小檗碱类新化合物13-hydroxyl gusanlung A，gusanlung A和gusanlung B。

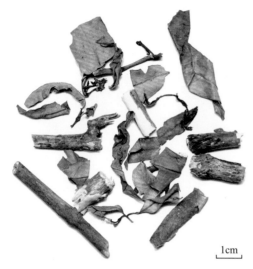

图23-2　小驳骨药材图

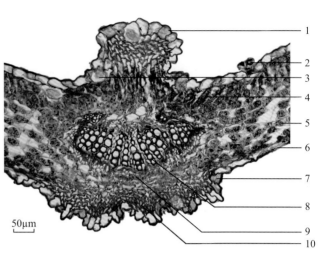

图23-3　小驳骨叶横切面图

1. 上表皮　2. 腺鳞　3. 钟乳体　4. 栅栏组织　5. 海绵组织
6. 下表皮　7. 气孔　8. 木质部　9. 韧皮部　10. 厚角组织

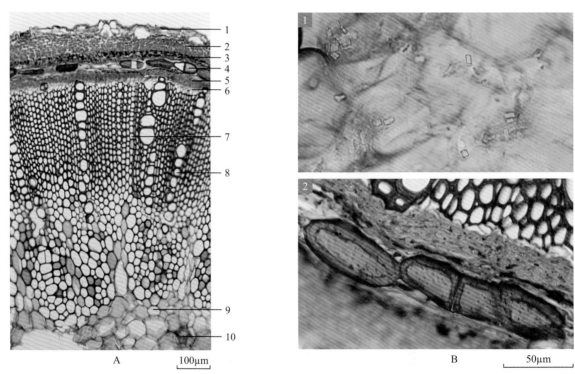

图23-4　小驳骨茎横切面图

A. 小驳骨茎横切面　B. 局部组织放大

A：1. 表皮　2. 皮层　3. 内皮层　4. 石细胞群　5. 韧皮部　6. 形成层　7. 木射线　8. 木质部导管　9. 髓部　10. 草酸钙方晶
B：1. 髓部薄壁细胞含草酸钙方晶　2. 石细胞

2. **挥发油类**　主要含有植物酮（$C_{18}H_{36}O$）、植物醇（$C_{20}H_{40}O$）、α-紫罗兰酮、1-辛烯-3-醇、广藿香醇、α-榄香烯、二十一烷、二十二烷、二十四烷、二十五烷、二十八烷、三十四烷。

3. **黄酮类**　芹菜素、牡荆黄素、华良姜素、芫花素、槲皮素、6″-O-acetylisavitexin。

4. **香豆素类**　岩白菜素。

5. 萜类 羽扇醇、桦木醇、9,10-dihydroxy-4,7-megastigmadien-3-one。

6. 糖苷类 胡萝卜苷、异牡荆黄素-2″-*O*-鼠李糖苷、槲皮素-3-*O*-β-D-葡萄糖醛酸苷、刺五加苷E。

7. 甾体类 β-谷甾醇、22*E*,24*R*-ergosta-7,22-diene-3β,5α,6β,9α-tetraol。

8. 其他成分 小驳骨还含有还原糖、木酚素类、木栓酮、取代型芳族胺、酚二聚体化合物、2-（4-hydroxy-3-methoxyphenyl）-3-（2-hydroxy-5- methoxyphenyl）-3-oxo-1-propanol[1-3]。

【性味归经】辛，温。归肝、肾经。

【功能主治】祛瘀止痛，续筋接骨。用于跌打损伤，筋伤骨折，风湿骨痛，血瘀经闭，产后腹痛。

【药理作用】

1. 抗炎止痛作用 小驳骨乙醇提取物显示剂量依赖的抗炎活性和良好的镇痛作用，可能是由于其所含黄酮类化合物抑制了致炎致痛的内分泌物形成和释放而发挥作用。

2. 保肝抗氧化作用 小驳骨茎提取物的体外抗氧化活性及其甲醇提取部位的体内保肝活性。小驳骨茎提取物的保肝作用较为温和，可能与其总酚类和总黄酮的含量有关。

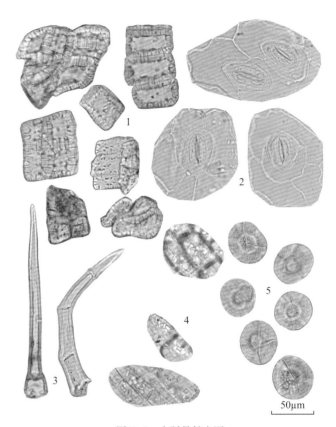

图23-5 小驳骨粉末图

1. 石细胞 2. 气孔 3. 非腺毛 4. 草酸钙方晶 5. 腺鳞

3. 免疫抑制作用 小驳骨甲醇提取物在正己烷、苯、乙酸乙酯、三氯甲烷、丙酮、乙醇及水等溶剂中进行二次提取，在50μg/ml浓度时均能抑制淋巴细胞增殖。

4. 抗血管生成作用 小驳骨叶的水提物和无水乙醇提取物10μg/ml浓度以下时均无抗血管生成作用，50μg/ml乙醇提取物及100μg/ml水提物均显示新生血管形成抑制作用，且呈剂量依赖关系。

5. 抗人获得性免疫缺陷病毒 小驳骨水提取物及80%乙醇提取物200μg/ml浓度时其水提取物显示90.75% HIV-1逆转录抑制能力，而其醇提物显示16.82%的HIV-1逆转录抑制能力[1]。

【附注】

1. 小驳骨树皮有催吐作用；叶为杀虫剂。

2. 小驳骨在未开花时和同科植物翠芦莉（*Aphelandra ruellia*）相似，但后者茎通常呈紫色，叶纸质，可进行区别。

主要参考文献

[1] 唐闻闻，曾佳，王艺纯，等.小驳骨的化学成分与药理作用研究进展[J].医药导报，2014：33(4)，477-480.

[2] 苏玲，蔡毅，朱华，等.小驳骨挥发油化学成分GC-MS分析[J].广西中医学院学报，2009，12(2)：56-58.

[3] 李胜华.小驳骨的化学成分研究[J].中草药，2018，49(17)：3998-4002.

（广州今典精方药业有限公司 黄昌杰）

24. 飞龙掌血

Feilongzhangxue

TODDALIAE ASIATICAE RADIX

【别名】见血飞、血见愁、见血散、散血丹、飞龙斩血。

【来源】为芸香科植物飞龙掌血 *Toddalia asiatica*（L.）Lam. 的干燥根或根皮[1]。

【本草考证】本品始载于《植物名实图考》："飞龙掌血，生滇南，粗蔓巨齿，森如鳞甲，新蔓密刺，叶如橘叶，结圆实如枸橘，微小"。本草记载与现今所用飞龙掌血基本一致[2]。

【原植物】木质藤本，茎枝和叶轴具向下弯钩的皮刺；当年生嫩枝顶部被褐或红锈色短细毛，或密被灰白色短毛；三四年生枝上的皮孔圆形而细小，老茎干皮孔黄灰色、纵向细裂且凸起。三出复叶互生，小叶无柄，密生透明油点，卵形、倒卵形、椭圆形或倒卵状椭圆形，先端尾尖或急尖而钝头，有时微凹缺，叶缘有细锯齿。花单性，淡黄白色，花梗短，基部有极小的鳞片状苞片；雄花序为伞房状圆锥花序。核果近球形，橙红或朱红色，有4～8条纵向浅沟纹；种子褐黑色，有极细小的窝点。花期几乎全年，多春季或夏季；果期多在秋冬季。（图24-1）

生于平地至海拔2000m山地，较常见于灌木、小乔木的次生林中，攀援于它树上，石灰岩山地也常见。分布于秦岭南坡以南各地，最北限见于陕西西乡县，南至海南，东南至台湾，西南至西藏东南部。

【主产地】主产于福建、湖南、广东、云南、贵州和广西等地。

【采收与加工】四季可采挖，切成长约30cm的段，洗净，晾干。

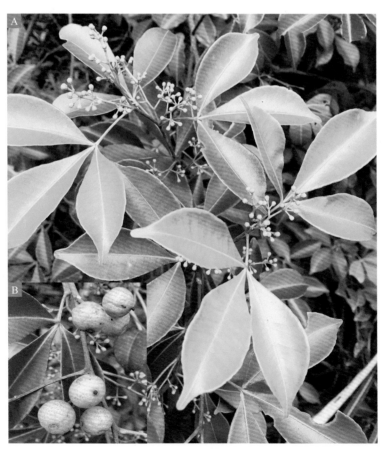

图24-1　飞龙掌血

A. 花枝　B. 果实

【药材鉴别】

（一）性状特征

根呈圆柱形，略弯曲，长约30cm，直径0.5～4cm，有的根头部直径可达8cm。表面灰棕色至深黄棕色，粗糙，有细纵纹及稍凸起的白色类圆形或长椭圆形皮孔。栓皮易脱落，露出棕褐色或浅红棕色的皮部。根皮呈不规则长块状，质坚硬，黄棕色或棕褐色。木部淡黄色，年轮显著[3]。（图24-2）

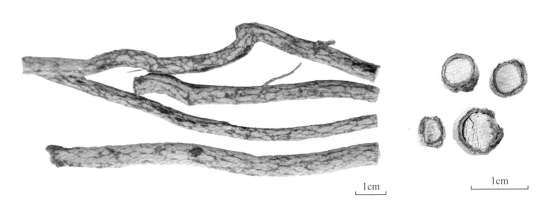

图24-2　飞龙掌血药材图

（二）显微鉴别

1. 根横切面　木栓层由数列至数十列木栓细胞组成，黄棕色；皮层薄，具大型分泌腔，薄壁细胞中含草酸钙方晶；维管束外韧型，韧皮部具有分泌腔，外侧具有石细胞，韧皮射线不明显；形成层明显；木质部发达，可见年轮；木纤维和导管径向排列成行，导管多单个或2～5个径向排列；木射线宽1～4列细胞，有的可见纹孔；薄壁细胞内含淀粉粒，有的含草酸钙方晶[3]。（图24-3）

2. 粉末特征　粉末棕褐色或淡黄绿色。木栓细胞黄棕色，扁平形或多角形，细胞壁较薄；筛管端壁稍斜，多具复筛板，壁薄，筛域呈网状排列，筛孔明显，可见颓废的薄壁组织；石细胞长多角形和长圆形，壁厚，纹孔及层纹明显。网纹导管可见，草酸钙方晶众多；木纤维细长，末端常锐尖，细胞壁较薄；木薄壁细胞多成不规则矩形；石细胞长多角形和长圆形，壁厚，纹孔及层纹明显，网纹导管可见[3]。（图24-4）

（三）理化鉴别

薄层色谱　取本品粉末0.4g（过20目筛），加乙醇10ml置锥形瓶中，静置30分钟，超声处理30分钟，滤过，取续滤液作为供试品溶液。取供试品溶液10μl，点于含0.3%羧甲基纤维素钠为黏合剂的硅胶G薄层板上，分别以环己烷-乙酸乙酯-甲醇-乙胺（19：5：1：1）

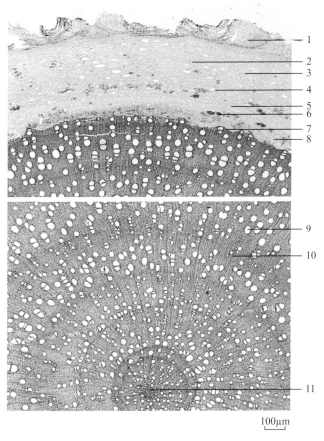

图24-3　飞龙掌血根横切面图

1. 木栓组织　2. 草酸钙方晶　3. 皮层　4. 分泌腔　5. 韧皮射线　6. 石细胞群　7. 形成层　8. 韧皮部　9. 导管　10. 木射线　11. 初生木质部

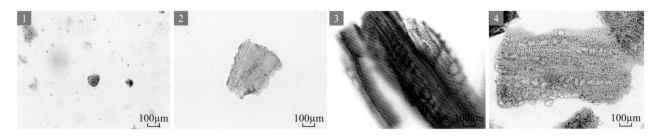

图24-4　飞龙掌血粉末图

1. 石细胞　2. 筛管　3. 导管　4. 草酸钙方晶

和乙酸乙酯-丙酮-甲醇-水（5：3：1：1）为展开剂，展开，取出，晾干，喷以10%硫酸乙醇溶液，晾干，置紫外光灯（365nm）下检视。在供试品色谱中，分别可见4个荧光斑点[3]。

【化学成分】主要成分为生物碱类、香豆素类和萜类。其中生物碱类、香豆素类是其主要特征成分和有效成分。

1. 生物碱类　dictamnine、8-methoxdihydrochelerythrine、chelerythrine、pioglitazone和dicyclohexylurea等[4]。

2. 香豆素类　toddacoumaquinone、toddalosin、pimpinellin、phellopterin、toddaculin和toddalenone等[4]。

【性味归经】辛、苦，微温。归脾、胃经[1]。

【功能主治】祛风止痛，散瘀止血。用于治疗跌打损伤、风湿痹痛、胃痛、腰痛、吐血、痛经、疮痈肿毒等症[1]。

【药理作用】

1. 止血凝血作用　采用小鼠断尾法、毛细玻管法，以出血时间、出血量、凝血时间等指标考察飞龙掌血根皮不同极性部位的止血活性，冷浸浸膏乙酸乙酯部位止血活性较好。乙醇提取物能显著缩短小鼠的出血时间、凝血时间，其止血时间与目前有较佳止血效果的三七粉相近[4, 5]。

2. 抗菌作用　飞龙掌血提取物不同部位对枯草杆菌、痢疾杆菌和啤酒酵母菌具有抑制作用，适宜抑菌的生药浓度为0.5g/ml，中等极性提取物具有明显抑制效果[4, 6]。

3. 抗氧化作用　采用Fenton法和DPPH自由基法测定飞龙掌血不同部位的抗氧化活性，表现出较强的抗脂质过氧化作用[7]。

4. 抗肿瘤作用　飞龙掌血根皮中的二氢光花椒碱具有抗肿瘤作用，能够调节细胞周期相关基因*CDK2*和*CCNE*的表达，上调肿瘤细胞里细胞死亡相关基因的表达[4]。

【用药警戒或禁忌】孕妇禁用。

【附注】飞龙掌血是我国传统民族药，在湖南、贵州和广西等地的少数民族中有着悠久的药用历史。目前对飞龙掌血缺乏系统研究和开发，有必要深入研究飞龙掌血的化学成分和药理作用，进一步明确药理功效，为飞龙掌血的综合开发利用提供科学依据。

主要参考文献

[1] 湖南省食品药品监督管理局.湖南省中药材标准[M].长沙：湖南科学技术出版社，2010：34-35.

[2] 张运发，邱德文.飞龙掌血的化学成分、药理作用及药材鉴定[J].贵阳中医学院学报，2003(11)：203-205.

[3] 夏清，刘圆.民族药飞龙掌血的生药学鉴定[J].西南民族大学学报.2007，33(5)：1101-1104.

[4] 周威，孙文博，曾庆芳，等.飞龙掌血的药学研究进展[J].中华中医药杂志，2018，33(8)：3515-3522.

[5] 赵美雪，张晓燕，刘绍欢，等.飞龙掌血根皮的生药学鉴别与止血活性考察[J].中国实验方剂学杂志，2016，22(24)：32-36.

[6] 丁文，文赤夫，陈建华.飞龙掌血提取物抑菌作用初步研究[J].生物质化学工程，2007，41(5)：33.

[7] 陈小雪，龙盛京.飞龙掌血茎的化学成分及抗氧化活性研究[J].西北药学杂志，2013，28(1)：27-29.

（韶关学院　于白音）

25. 飞扬草

Feiyangcao

EUPHORBIAE HIRTAE HERBA

【别名】大飞扬、大乳汁草、节节花、乳籽草、多奶草。

【来源】为大戟科植物飞扬草 *Euphorbia hirta* L. 的干燥全草。

【本草考证】历代本草没有记载。始见于《岭南采药录》，记作"大飞扬草"，与大戟科千根草全草入药的小飞扬草区别。因其茎中富含白色乳汁，故在江西、福建及两广地区多称为"多奶草"，浙江多称为"催乳草"。1977年版《中国药典》以"飞扬"命名收录，此后历版未有收载，直至2010年版《中国药典》沿袭1977版以"飞扬草"作为正名重新收录[1]。

【原植物】一年生草本。茎单一，自中部向上分枝或不分枝，高30～60cm，被褐色或黄褐色的多细胞粗硬毛。叶对生，披针状长圆形、长椭圆状卵形或卵状披针形，长1～5cm，宽5～13mm，先端极尖或钝，基部略偏斜；边缘于中部以上有细锯齿，中部以下较少或全缘；叶面绿色，叶背灰绿色，有时具紫色斑。花序多数，于叶腋处密集成头状，基部无梗或仅具极短的柄，具柔毛；总苞钟状，被柔毛，边缘5裂，裂片三角状卵形；腺体4，近于杯状，边缘具白色附属物；雄花数枚，微达总苞边缘；雌花1枚，具短梗，伸出总苞之外；子房三棱状，被少许柔毛；花柱3，分离；柱头2浅裂。蒴果三棱状，成熟时分裂为3个分果爿。种子近圆状四棱。花果期6～12月。（图25-1）

生于向阳山坡、山谷、路旁或丛林下，多见于砂质土壤上。主要分布于江西、福建、台湾、湖南、广西、广东、四川、云南等地。

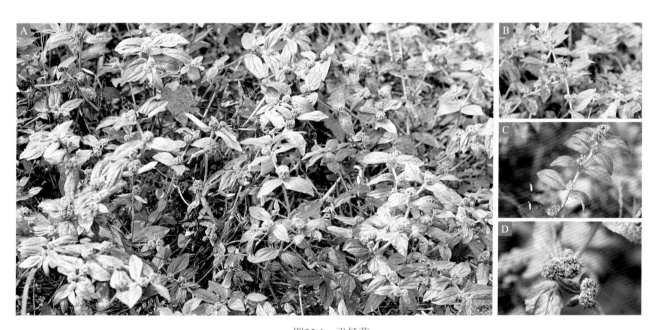

图25-1 飞扬草

A. 植株　B,C. 花枝　D. 花

【主产地】主产于江西、湖南、福建、台湾、广东、广西、海南、四川、贵州和云南。

【采收与加工】夏、秋季采收。挖取全草，洗净，晒干。

【药材鉴别】

（一）性状特征

茎呈近圆柱形，长15～50cm，直径1～3mm。表面黄褐色或浅棕红色；质脆，易折断，断面中空；地上部分被长粗毛。叶对生，皱缩，展平后叶片椭圆状卵形或略近菱形，长1～4cm，宽0.5～1.3cm；绿褐色，先端急尖或钝，基部偏斜，边缘有细锯齿，有3条较明显的叶脉。聚伞花序密集成头状，腋生。蒴果卵状三棱形。气微，味淡、微涩。（图25-2）

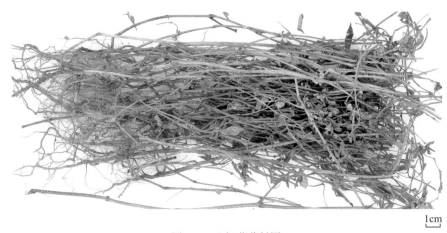

1cm

图25-2　飞扬草药材图

（二）显微鉴别

粉末特征　粉末淡黄色。叶上表皮细胞表面观为多角形或类长方形，垂周壁较平直，气孔多为不等式；叶下表皮细胞垂周壁波状弯曲，气孔多为不定式或不等式；非腺毛2～8细胞，顶端2个细胞特别长，基部细胞宽，表面具疣状突起，有的非腺毛缢缩；花粉粒类球形，表面光滑，直径约15μm；茎表皮细胞多角形，有的含黄色或黄棕色物。导管为螺纹导管、梯纹导管或网纹导管。（图25-3）

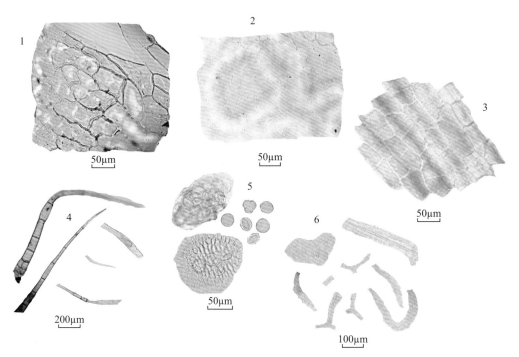

图25-3　飞扬草粉末图

1.上表皮细胞及气孔　2.下表皮细胞及气孔　3.茎表皮细胞　4.非腺毛　5.花粉粒　6.导管

（三）理化鉴别

薄层色谱 取本品粗粉1g，加水50ml，加热回流1小时，滤过，滤液用乙酸乙酯振摇提取2次（40ml，30ml），合并乙酸乙酯液，蒸干，残渣加甲醇2ml使溶解，作为供试品溶液。另取飞扬草对照药材1g，同法制成对照药材溶液。再取槲皮苷对照品、没食子酸对照品，分别加甲醇制成每1ml各含1mg的溶液，作为对照品溶液。照薄层色谱法试验，吸取上述4种溶液各2μl，分别点于同一硅胶G薄层板上，以甲苯–乙酸乙酯–甲酸（6∶10∶1）为展开剂，展开，取出，晾干，喷以5%三氯化铝乙醇溶液，晾干，置紫外光灯（365nm）下检视。供试品色谱中，在与对照药材色谱和对照品色谱相应的位置上，显相同颜色的荧光斑点。

【化学成分】主要成分为酚类、黄酮类、萜类等。

1. 酚类 木犀草素（luteolin）、3'-甲基杨梅黄酮、松脂酸（abietic acid）、4-ketopinoresinol、3,4-二轻基苯甲酸、咖啡酸（caffeic acid）、香草酸（vanillic acid）、丁香酸（syringate）、没食子酸乙酯（ethyl gallate）、橙黄胡椒酰胺乙酸酯、橙黄胡椒酰胺[2]。

2. 黄酮类 槲皮苷（quercitrin）、黄酮苷等（flavone glycosides），以及槲皮素（quercetin）、3,4-di-O-没食子鸡纳酸、2,4,6-三没食子酰-D-葡萄糖和1,2,3,4,6-五没食子酰-β-D-葡萄糖[3]。

3. 萜类 蒲公英萜醇[4]。

【性味归经】辛、酸、凉；有小毒。归肺、膀胱、大肠经。

【功能主治】清热解毒，利湿止痒，通乳。用于肺痈，乳痈，疔疮肿毒，牙疳，痢疾，泄泻，热淋，血尿，湿疹，脚癣，皮肤瘙痒，产后少乳。

【药理作用】

1. 利尿作用 飞扬草水提物和醇提物皆可引起大鼠排尿量增加。水提物中的活性成分与乙酰唑胺对尿液成分的影响相似[5]。

2. 抑制血管紧张素转化酶（ACE）作用 飞扬草提取物具有血管紧张肽转化酶抑制作用[6]。

3. 止泻退热作用 在由蓖麻油、花生四烯酸和前列腺素E$_2$诱发的小鼠腹泻模型中，飞扬草冻干剂具有止泻作用，该冻干剂可延缓蓖麻油加速的肠蠕动[7]。对于酵母诱导的大鼠高热，飞扬草水提物在剂量100mg/kg和400mg/kg时，具有退热作用。

4. 抗炎抑菌作用 飞扬草煎剂对二甲苯引起的小鼠耳廓肿胀有明显抑制作用，并能降低角叉菜胶诱导的大鼠足水肿，飞扬草的水提物明显减少前列腺素I$_2$、E$_2$和D$_2$的释放。其提取液对常见食品腐败菌有较强的抑菌作用，其抑制腐败菌、大肠埃希菌、金黄色葡萄球菌、苏云金芽孢杆菌的最低体积分数为0.156%，抑制根霉菌和青霉菌的体积分数为0.625，抑制枯草芽孢杆菌、曲霉菌、酵母菌的最低体积分数分别为0.078、0.313%、1.25%；在相同时间内，提取液含量越高，抑菌率就越高，同一含量液提取的作用时间越长，抑菌率也就越高，热处理对其抑菌效果有加强作用[8-9]。

5. 其他作用 飞扬草100℃沸水提取的鲜草浸膏对变形阿米巴有细胞毒作用[5]。其水浸膏给小鼠腹腔注射20～400mg/kg，可显著减少扭体反应的扭体数；25mg/kg腹腔注射，可显著延长小鼠热板法痛觉时间。预先注射1mg/kg的纳洛酮可减少飞扬草的镇痛作用。其乳汁能特异性地杀灭体外恶性黑瘤细胞（MM96L）和宫颈癌细胞（HeLa），尤其是对宫颈癌细胞，在极低浓度下（稀释千倍）尚有抑制作用。

主要参考文献

[1] 沈洁，宋捷民.飞扬草的本草考证及其研究进展[J].中国民族民间医药杂志，2010，19(23)：45-46.

[2] 杨光忠，石宽，甘飞，等.飞扬草中酚类成分的分离与鉴定[J].中南民族大学学报（自然科学版），2017，36(1)：43-46.

[3] 陈玲.飞扬草叶中的多酚类成分研究[J].中国中药杂志，1991，18(1)：38-39.

[4] 陈任宏，黄艳萍，唐省三，等.飞扬草化学成分及药理作用的研究进展[J].今日药学，2011，21(7)：393-395.

[5] 章佩芬，罗焕敏.飞扬草药理作用研究概况[J].中药材，2005，28(5)：437-439.

[6] 杜海燕摘译.飞扬草提取物的血管紧张肽转化酶抑制作用和止渴作用[J].国外医学中医中药分册，1998，20(4)：44.

[7] 蔡幼清摘译.飞扬草提取物的止泻作用和一种活性黄酮类成分的分离[J].国外医学中医中药分册，1994，16(3)：38.

[8] 陆志科，黎深，谭军.飞扬草提取物的抗菌性能研究[J].西北林学院学报，2009，24(5)：110-113.

[9] 张煜，王彦峰.广西常用中草药-壮药抗幽门螺杆菌作用的筛选研究[J].中国民族民间医药杂志，2008，17(10)：19-20，44.

（广东药科大学　郑希龙　　韶关学院　李冬琳）

26. 马屎花

Mashihua

SEDI BULBIFERI HERBA

【别名】小箭草、零余子佛甲草、珠芽石板菜。

【来源】为景天科植物珠芽景天 *Sedum bulbiferum* Makino 的干燥全草。

【本草考证】《百草镜》记载各种半支，有72种，其中不少为景天科景天属植物，本种可能为其中之一。有学者认为《植物名实图考》十三卷第三四五页无名种（一）为本种[1]。

【原植物】多年生肉质草本，根须状。茎高7～22cm，茎基部分枝，直立或倾斜，不生须根。叶腋常有圆球形、肉质、小形珠芽着生，落地后能生成新的植株。基部叶常对生，上部叶互生，下部叶卵状匙形，上部叶匙状倒披针形，长10～15mm，宽2～4mm，先端钝，基部渐狭。花序聚伞状，分枝3，每分枝再二歧分枝；萼片5，披针形至倒披针形，长3～4mm，宽达1mm，有短距，先端钝；花瓣5，黄色，披针形，长4～5mm，宽1.25mm，先端有短尖；雄蕊10，较花瓣短；心皮5，略叉开，基部1mm合生。种子长圆形，有乳头状突起，无翅。花期4～5月，果期6～7月。（图26-1）

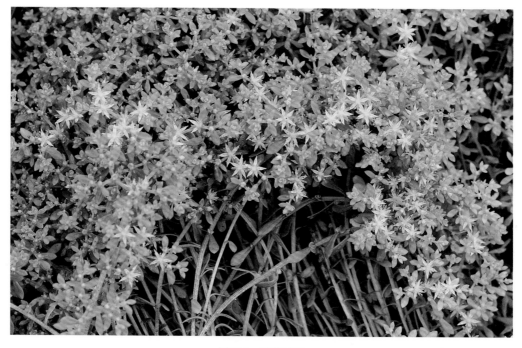

图26-1　珠芽景天

生于海拔1000m以下低山、平地、田野阴湿处。主要分布于江苏、安徽、浙江、广西、广东、福建、湖北、湖南、江西、四川、云南等地[2, 3]。

【主产地】主产于四川、江苏等地。

【采收与加工】3～11月采收全草，洗净，鲜用或晒干，也可用沸水撩过后晒干。

【药材鉴别】

（一）性状特征

常皱缩成团。茎肉质，上部叶互生，匙状倒披针形，长10～15mm，宽2～4mm；叶腋常有小形珠芽着生。（图26-2）

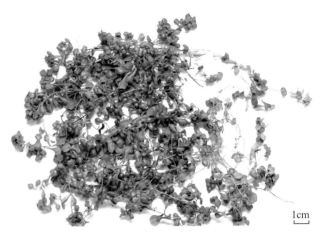

图26-2　马屎花药材图

（二）显微鉴别

1.茎横切面　横切面呈不规则圆形或类方形。表皮为1列呈切向延长的扁圆形或类长方形细胞，外壁略角质化增厚。皮层宽，占横切面半径的2/3以上，由4～9列薄壁细胞组成，细胞多呈类圆形，最外侧1（2）列细胞较小，排列紧密；内皮层有时较明显。中柱小，直径约占横切面的1/5至1/4。维管束外韧型，形成层不明显。韧皮部窄，木质部有时略排列成2～5群，导管类圆形或椭圆形。髓部极小，略呈类圆形，细胞较小，呈类圆形或圆多角形，壁不增厚。皮层外侧及中柱薄壁组织散布有紫红色细胞（透化后颜色消失），尤其皮层外侧较多，常排列成断续的环状。薄壁细胞含淀粉粒[2, 3]。（图26-3）

2.叶表面　上表皮叶片两侧的表皮细胞呈不规则形或不规则长方形，壁呈波状弯曲，气孔不等式，多散在分布，也有2个相距较近；下表皮表皮细胞壁呈强烈的波状弯曲，气孔密布，常可见两两（有时3）相聚较近[7]。（图26-4）

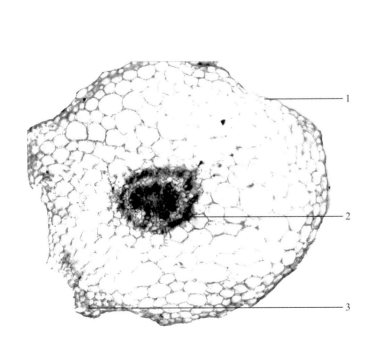

图26-3　马屎花茎横切面图

1.表皮　2.中柱　3.紫红色细胞

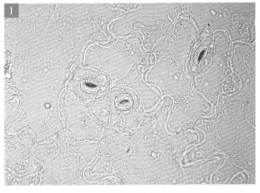

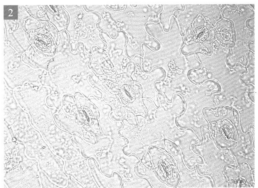

图26-4　马屎花叶表面图

1.上表皮气孔　2.下表皮气孔

3. **粉末特征** 粉末暗黄色或灰黄色。叶上、下表皮细胞表面观呈不规则形，壁呈显著的波状弯曲，气孔不等式，分布较密，常可见2个（下表皮有时3个）相距较近；茎表皮细胞表面观呈类长方形或长方形，排列整齐；纤维多成束，有时与导管相连，单个纤维细长，壁平直或稍弯曲，直径5～15μm，末端较钝、钝圆、较平或倾斜，孔沟多明显；导管主要为螺纹导管，偶见网纹导管和环纹导管，直径5～40μm；淀粉粒多单个散在，类圆形、椭圆形或卵形，直径2～15μm，脐点多明显，呈点状、裂缝状、弧形或人字形，层纹不明显；复粒较少，由2～4分粒组成；不规则黄棕色块状物大小不等[4]。（图26-5）

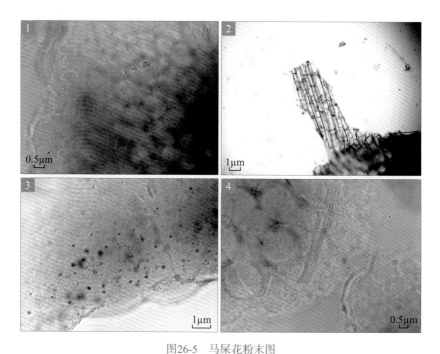

图26-5 马屎花粉末图

1. 下表皮气孔　2. 茎表皮细胞　3. 黄棕色块　4. 螺纹导管

【**化学成分**】主要成分为黄酮类、酚酸类等。

1. **黄酮类** 槲皮素、山奈素、山奈酚-7-O-α-L-鼠李糖苷等[5, 6]。

2. **酚酸类** 对羟基苯甲酸、反式对羟基肉桂酸、原儿茶醛、3-甲氧基没食子酸等[6]。

3. **其他** 七叶内酯、腺嘌呤、胸腺嘧啶脱氧核糖核苷、环橄榄树脂素、胡萝卜苷等[6]。

【**性味归经**】性凉，味涩，无毒。

【**功能主治**】清热解毒，凉血止血，截疟。用于热毒痈肿，牙龈肿痛，毒蛇咬伤，血热出血，外伤出血，疟疾。

【**药理作用**】

抗肿瘤作用　珠芽景天的乙酸乙酯提取部位及总黄酮提取物对人肝癌细胞株HepG2、人食管癌细胞株EC109、人结肠癌细胞株SW480具有明显抑制作用[7]。

【**附注**】珠芽景天常野生于低山、平地、田野阴湿处，采样时发现植物形态差别非常大，冬天珠芽景天植株矮小柔弱，叶近对生，多为宽卵圆形，珠芽不明显；春天生于水沟边的珠芽景天明显垫状丛生，茎柔弱，叶匙形；夏秋季节，茎变粗，下部叶明显互生，叶腋处珠芽明显，易掉落，因此鉴别时要尤其注意其形态变化。市场上极少有珠芽景天药材流通，偶见以八宝景天*Hylotelephium erythrostictum*等景天科植物冒充混淆使用。

主要参考文献

[1] 陈建国.《植物名实图考》无名种植物辨别[J]. 中药材，1990，13(9)：41-43.

[2] 郑艳，巩劼，刘登义，等.景天属（Sedum）8种植物茎的解剖学研究[J].安徽师范大学学报（自然科学版），2001，24(3)：239-242.

[3] 杨俊蒋，南天宝.垂盆草及同属五种植物的鉴定研究[J].中国药科大学学报，1996，26(6)：15-19.

[4] 胡婧，陈雨洁，李聪，等.珠芽景天的显微与薄层色谱鉴定[J].植物科学学报，2011，29(4)：519-523.

[5] Warashina T, Miyase T. Flavonoid glycosides from *Sedum bulbiferum*[J]. Chem Pharm Bull, 2017, 65(12): 1199-1204.

[6] 姚成芬，汪洋，蒋礼，等.珠芽景天的化学成分研究[J].中药材，2018，41(6)：1369-1371.

[7] 胡婧，王璐瑶，万定荣，等.珠芽景天抗肿瘤活性研究及槲皮素和山柰素的含量测定[J].中国实验方剂学杂志，2013，19(24)：139-142.

（广州白云山和记黄埔中药有限公司　夏静）

27. 天竺黄

Tianzhuhuang

BAMBUSAE CONCRETIO SILICEA

【别名】竹黄、竹膏、天竹黄、竹糖。

【来源】为禾本科植物青皮竹*Bambusa textilis* McClure或华思劳竹*Schizostachyum chinense* Rendle等杆内的分泌液干燥后的块状物。

【本草考证】本品以"竹黄"之名始载于《蜀本草》，载："竹节间黄白者，味甘，名竹黄。"而本品正名，各本草著作并无统一。《开宝本草》以"天竺黄"作为正名，并载："按《临海志》云：生天竺国（今印度），今诸竹内，往往得之"可能系以其原产地"天竺"结合药的颜色特征而命名。《本草衍义》载："天竹黄，此是竹内所生，如黄土着竹成片者"。《本草纲目》引"吴僧赞宁"云："竹黄生南海镛竹中，此竹极大，又名天竹，其内有黄，可以疗疾，本草作天竺者，非矣。"《日华子本草》载："天竹黄治中风痰壅，卒失音不语，小儿客忤及痫痰，此是南海边竹内尘沙结成者耳。"《本草乘雅半偈》载：【核】曰：竹黄，生天竺国，及南海镛竹中。一名天竹，其内有黄，如黄土着竹成片。荨竹亦有之，今大竹内往往亦得之矣。【参】曰竹具奇偶候节，已言乎董竹矣。六年而成疃，周甲而再易。若天以六为节，因名曰天竹。天竹者，巨竹也。"以上所述"竹黄""天竺黄""天竹黄"的来源及其药用疗效均与今所用之天竺黄相同。

【原植物】

1. **青皮竹** 竿高8～10m，直径3～5cm，尾梢弯垂，下部挺直；节间长40～70cm，绿色，幼时被白蜡粉，并贴生或疏或密的淡棕色刺毛，以后变为无毛，竿壁薄（2～5mm）；节处平坦，无毛；分枝常自竿中下部第七节至第十一节开始，以数枝乃至多枝簇生，中央1枝略微较粗长。箨鞘早落；革质，硬而脆，稍有光泽，背面近基部贴生暗棕色刺毛，先端稍向外缘倾斜而呈不对称的宽拱形，箨耳较小，不相等，其末端不外延，边缘具细弱波曲状繸毛，大耳狭长圆形至披针形，稍微向下倾斜，长约1.5cm，宽4～5mm，小耳长圆形，不倾斜，其大小约为大耳的一半；箨舌高2mm，边缘齿裂，或有条裂，被短纤毛；箨片直立，易脱落，卵状狭三角形，其长度约为箨鞘长的2/3或过之，背面近基部处疏生暗棕色刺毛，腹面在脉间被短刺毛或有时近于无毛而粗糙，先端的边缘内卷而成一钻状锐利硬尖头，基部稍作心形收窄，且其宽度约为箨鞘先端宽的2/3。叶鞘无毛，背部具脊，纵肋隆起；叶耳发达，通常呈镰刀形，边缘具弯曲而呈放射状的繸毛；叶舌极低矮，边缘啮蚀状，无毛；叶片线状披针形至狭披针形，一般长9～17cm，宽1～2cm，上表面无毛，下表面密生短柔毛，先端渐尖具钻状细尖头，基部近圆形或楔形。（图27-1）

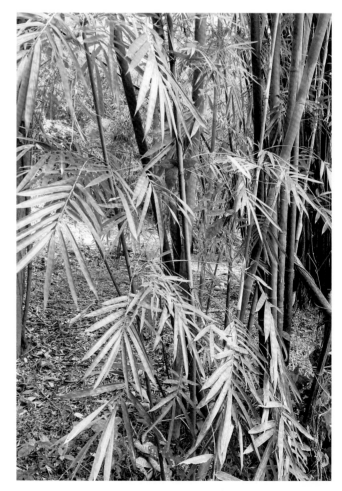

图27-1 青皮竹

常生于低海拔地的山地、丘陵、河边、村落。主要分布于广东、广西、云南等省区，现西南、华中、华东各地均有引种栽培。

2. 华思劳竹[①] 竿高5～8m，直径2～3cm；节间通直，长30～45cm，上半部于幼嫩时被白色柔毛，老时毛落，并具硅质而使表面糙涩；分枝常于竿基部第三节上开始，近水平伸展。竿箨幼时紫红色，老时变枯黄色，其长度常为其节间的一半；箨鞘近呈梯形，背部初时被白色小刺毛，老时毛落具硅质而稍变糙涩，先端近截形或两侧向中央倾斜下凹；箨耳呈极狭的线形；箨舌高约1mm，近全缘；箨片窄三角形，先端长渐尖，基底宽约为箨鞘先端宽的1/3，边缘在近先端部分内卷。叶鞘无毛，先端带紫红色；叶耳和鞘口继毛俱缺；叶舌近截形，高约1mm，近全缘；叶片披针形至长圆状披针形，长15～26cm，宽3～4.5cm，上表面无毛，下表面粗糙，次脉7～9对，小横脉明显，先端长渐尖，呈扭曲状而粗糙的尖头，基部近圆形或宽楔形；叶柄带紫红色，无毛，长约5mm。（图27-2）

常生于海拔1500～2500m的山地常绿阔叶灌木林中。分布于我国广东、台湾、广西、云南等地。

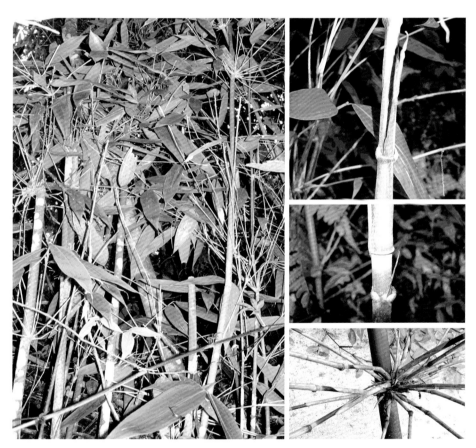

图27-2 华思劳竹（薄竹）（张玉霄 摄）

【主产地】主产于广东广宁、四会、怀集、高要等县以及广西和云南等地。

【栽培要点】

1. 生物学特性 青皮竹性喜温暖、湿润的气候环境。常栽培于肥沃、湿润的山谷、河边、山坡或低丘[1]。

2. 栽培技术 冬至至立春期间，选取2～3年生的健壮青皮竹，先在竹秆基部2～3节处砍断，然后挖取竹头种植（其基部两侧的芽眼要尚未萌发且完整无损）；亦可采用健壮的新鲜竹节（2～3节），直接斜插定植或扦插育苗成活后移植。成活后加强管理，2～3年可成林[1]。

———————————

① 《中国植物志》名：薄竹 *Leptocanna chinensis* （Rendle）Chia et H. L. Fung。

结黄技术　青皮竹成林后，让在竹筒内营巢的竹黄蜂咬穿竹节间的茎秆或模拟竹黄蜂人工钻孔，使伤口分泌液不断积聚于竹筒内，干涸凝结而成天竺黄。

3. 病虫害　病害：竹煤污病、竹秆锈病等。虫害：竹直锥大象虫、竹横锥大象虫、一字竹象甲、黄脊竹蝗、竹螟、卷叶虫等[2]。

【采收与加工】全年有产，多在加工竹器破竹时进行收集，或于秋、冬季砍取被蜂钻过洞的枯竹或已开花的老竹，剖取片状或颗粒状凝块，晾干或晒干。

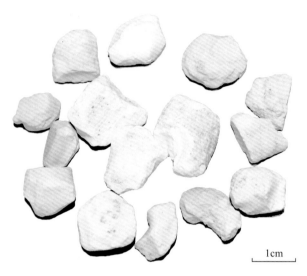

图27-3　天竺黄药材图

【药材鉴别】

（一）性状特征

为不规则的片块或颗粒，大小不一。表面灰蓝色、灰黄色或灰白色，有的洁白色，半透明，略带光泽。体轻，质硬而脆，易破碎，吸湿性强。气微，味淡。以干燥、片块大、淡黄白色、质脆、体轻、光亮、吸湿性强者为佳。（图27-3）

（二）理化鉴别

1. 化学反应　取本品适量，炽灼灰化后，残渣加醋酸2滴使湿润，滴加钼酸铵试液1滴与硫酸亚铁试液1滴，残渣即显蓝色。

取本品粉末2g，加盐酸10ml，振摇2分钟，滤过，取滤液备用。取滤纸1片，加亚铁氰化钾试液1滴，待干后，同一斑点上滴加滤液1滴，再缓缓滴加水10滴、0.1%茜素红的乙醇溶液1滴，置氨蒸气中熏后，滤纸上可见紫色或蓝紫色环，环中显红色。

2. 红外光谱　将本品压制成KBr片，用IR测定。测试条件：透过率1%，横坐标扩展4000～400cm^{-1}，纵坐标扩展0～100%，增益1，狭缝程序常规，扫描时间6分钟。结果表明其主要特征峰谱带频率为1115、925、800、475cm^{-1}[3]。（图27-4）

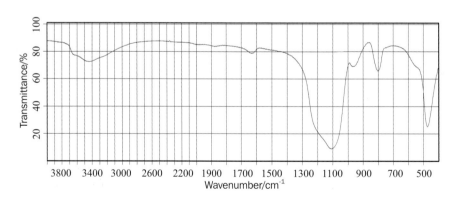

图27-4　天竺黄红外光谱图

3. 薄层色谱　取本品粉末1g，置20ml气相顶空进样瓶或其他耐压容器中，加6mol/L盐酸溶液10ml，加盖密封，置水浴中加热2小时，取出，放冷，离心，取上清液，蒸干，残渣加稀乙醇2ml使溶解，作为供试品溶液。另取天竺黄对照药材1g，同法制成对照药材溶液。再取亮氨酸对照品、丙氨酸对照品，分别加稀乙醇制成每1ml各含0.5mg的溶液，作为对照品溶液。吸取上述四种溶液各2μl，分别点于同一硅胶G薄层板上，以正丁醇-冰醋酸-水（19：5：5）为展开剂，展开，取出，晾干，喷以茚三酮试液，在105℃加热至斑点显色清晰，置可见光下检视。供试品色谱中，

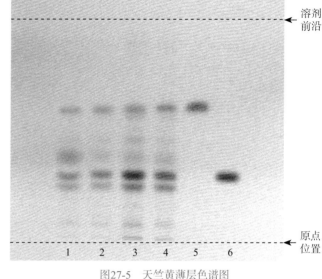

在与对照药材色谱及对照品色谱相应的位置上，显相同颜色的斑点。（图27-5）

图27-5 右侧标注：溶剂前沿、原点位置

图27-5　天竺黄薄层色谱图

1.天竺黄样品1　2.天竺黄样品2　3.天竺黄样品3
4.对照药材　5.亮氨酸　6.丙氨酸

【质量评价】以干燥、片块大、淡黄白色、质脆、体轻、光亮、吸湿性强者为佳。体积比：取本品中粉10g，轻轻装入量筒内，体积不得少于24ml。吸水量：取本品5g，加水50ml，放置片刻，用湿润后的滤纸滤过，所得滤液不得过44ml。

【化学成分】主要成分为无机物、氨基酸、有机酸和生物碱等。

1. 无机物　主要为硅酸盐，含有Na、Mg、Al、Si、K、Ca、Ti、Mn、Ni、Fe、Ba、S、Cu、Pb等14种无机元素[3]。

2. 氨基酸　天门冬氨酸、苏氨酸、丝氨酸、谷氨酸、甘氨酸、丙氨酸、缬氨酸、蛋氨酸、亮氨酸、苯丙氨酸、赖氨酸、组氨酸、精氨酸、脯氨酸等[3]。

3. 有机酸和生物碱　薄层色谱和纸色谱结果表明含有多种有机酸和1～2种生物碱[4]。

【性味归经】甘，寒。归心、肝经。

【功能主治】清热化痰，凉心定惊。用于热病神昏，中风痰迷，小儿痰热惊痫、抽搐、夜啼。

【药理作用】

抑菌作用　天竺黄对常见化脓性球菌和肠道致病菌均有较强的抑制作用[1]。

【分子生药】

遗传标记　基于DNA条形码序列的分子鉴定：采用*psbA-trn*H序列可以准确地鉴定多基原药材竹茹、天竺黄及其近缘物种[5]。

【附注】

1. 天然天竺黄形成原因与竹黄蜂有关。竹黄蜂产卵于青皮竹的笋或幼竹内，卵经幼虫、蛹、成蜂等阶段后从竹筒内咬洞而出，竹子受伤，竹节间积累大量伤流液，伤流液逐渐干涸而凝结成天竺黄。人工打洞也可结成竹黄，且物理性状和化学成分与天然品相同，亦可供药用[4]。

2. 竹黄为肉座菌科真菌竹黄菌*Shiraia bambusicola* P. Henn. 寄生于特定竹类上形成的子实体[6]，别名淡竹黄、竹三七、血三七、竹参、赤团子、竹赤团子、竹赤斑菌、淡菊花、天竹花、淡竹花、竹花、竹茧[7]。在一些药材市场及文献资料中，对竹黄和天竺黄这2味药的混淆现象较为严重，其化学成分及药理作用等记载有误，二者在性状、显微及理化鉴别上均有明显差异[8]，应注意辨别。

3. 由于天竺黄产量有限，在市场上有人工合成竹黄代替天竺黄使用的情况，有的地方药材标准还予以收载。人工合成竹黄是以蛋白石为基质加入有机成分制成，其颜色、质地、吸湿性等均与天然天竺黄有区别，其无机成分的含量基本与天然天竺黄相当，但氨基酸含量仅为天然天竺黄的1%[3]。

主要参考文献

[1] 广东中药志编辑委员会.广东中药志[M].广州：广东科技出版社，1996：685-686.

[2] 杨淑敏，江泽慧，任海青.青皮竹研究进展及展望[J].竹子研究汇刊，2007，26(1)：15-19，26.

[3] 封秀娥.天竺黄与人工合成竹黄的比较[J].西北药学杂志，1990，5(1)：34-36.

[4] 黄茂先，刘鸿先，粟舜英，等.天竹黄形成原因及人工结天竹黄试验初步研究[J].科学通报，1973，(5)：233-237.

[5] 樊佳佳，张婉冰，向丽，等.探索psbA-trnH序列对竹茹、天竺黄及其近缘物种的鉴定[J].世界科学技术-中医药现代化，2014，16(11)：2349-2354.

[6] 钟树荣，赵海，李安明，等.一种尚待开发的中药——竹黄[J].中草药，2002，33(4)：372-374.

[7] 肖林榕，林莉，杨瑞英，等.菌类本草[M].北京：中国医药科技出版社，2003：85-87.

[8] 马伟才，邓建新，包海鹰.菌物药竹黄与植物药天竺黄的鉴别方法研究[J].菌物研究.2007，5(1)：59-62.

（广东省药品检验所　林锦锋）

28. 无根藤

Wugenteng

CASSYTHAE FILIFORMIS HERBA

【别名】过天藤、无爷藤、罗网藤、雾水藤。

【来源】为樟科植物无根藤*Cassytha filiformis* L. 的全草[1]。

【本草考证】本品始载于《生草药性备要》："治一切疥癞，煎水洗，或为末开油"，《本草求原》及《岭南采药录》均转述，但未见原植物形态的记载。《中药大辞典》记载其形态为"缠绕草本，借盘状吸根攀附于其他植物上，幼嫩部分被柔毛。茎线状，极长，绿色或绿褐色，无毛或稍被毛，叶退化成细小的鳞片状。"[1]

【原植物】寄生缠绕草本，借盘状吸根攀附于寄主植物上。茎线形，绿色或绿褐色，稍木质，幼嫩部分被锈色短柔毛，老时毛被稀疏或变无毛。叶退化为微小的鳞片。穗状花序长2～5cm，密被锈色短柔毛；花小，白色，长不及2mm，无梗；花被裂片6，排成2轮；能育雄蕊9，3轮，退化雄蕊3，位于最内轮。果小，卵球形，包藏于肉质果托内。花、果期5～12月。（图28-1）

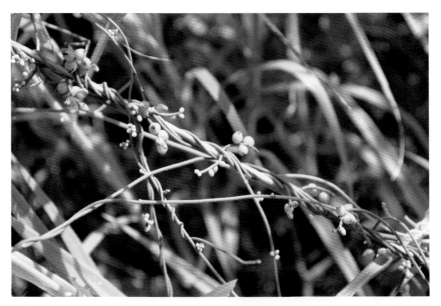

图28-1　无根藤

生于海拔980~1600m。主要分布于云南、贵州、广西、广东、湖南、江西、浙江、福建及台湾等地[2]。

【主产地】主产于广东、广西、福建等地。为南方民间用药[1]。

【采收与加工】全年可采，洗净，切段，晒干或阴干，也可鲜用[1]。禁采寄生于钩吻、颠茄、羊角拗等有毒植物上的无根藤入药。

【商品规格】通常为统货。

【药材鉴别】

（一）性状特征

茎纤细，深绿色或黄褐色，直径1~2mm，细长而弯曲，相互缠绕成团，偶有未去除干净寄主残留。不易折断，断面粗糙，纤维性，常中空。叶为极小的鳞片状。果实卵球形，黑褐色，包藏于花后增大的肉质花被内。气微，味微苦。（图28-2）

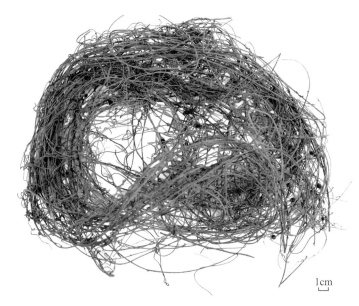

1cm

图28-2　无根藤药材图

（二）显微鉴别

1. 茎横切面　类圆形，表皮细胞1列，排列紧密，外切向壁角质增厚，可见单细胞构成的非腺毛。下皮层由3层细胞组成，最内一层径向延长，内含草酸钙柱晶及叶绿体。皮层分布分泌腔，类椭圆形，排列成环，分泌腔之间存在维管束。木质部导管孔径大，呈不规则多边形，紧密排列成环。髓部薄壁细胞类圆形。（图28-3）

2. 粉末特征　粉末灰绿色。线状非腺毛众多，长约20~150μm，黄棕色或黄褐色，单细胞构成，基部常弯曲。草酸钙柱晶众多，暗灰色，长约10~20μm，宽约4~6μm，存在于下皮层细胞内或散在。螺纹和具缘纹孔导管多见，螺纹导管直径约为20μm，具缘纹孔导管直径约为29~40μm。气孔平轴式，排列整齐。皮层细胞呈类长方形或多边形。纤维多成束。（图28-4）

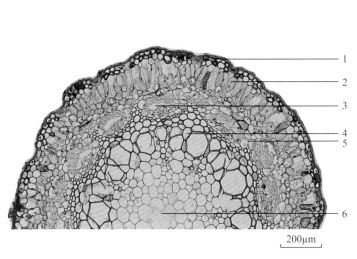

200μm

图28-3　无根藤茎横切面图

1. 表皮　2. 下皮层　3. 分泌腔　4. 木质部　5. 韧皮部　6. 髓

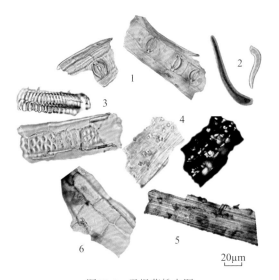

20μm

图28-4　无根藤粉末图

1. 气孔　2. 非腺毛　3. 导管　4. 草酸钙柱晶
5. 纤维束　6. 皮层细胞

（三）理化鉴别

薄层色谱　取本品干燥细粉2g，加浓氨4ml使润湿，再加三氯甲烷29ml，加热回流1小时，放冷，滤过，滤液蒸干，残渣加甲醇2ml使溶解，滤过，取滤液，作为供试品溶液。另取无根藤对照药材2g，同法制成对照药材溶液。照薄层色谱法试验，分别吸取供试溶液和对照药材溶液各4μl和10μl，分别点于同一硅胶G薄层版上，以乙酸乙酯–甲醇–浓氨（17∶1.5∶0.8）为展开剂，展开，取出，晾干，依次喷以稀碘化铁钾试液和亚硝酸钠乙醇试液，日光下检视。供试品色谱中，在与对照品色谱相应的位置上，显相同颜色的斑点。（图28-5）

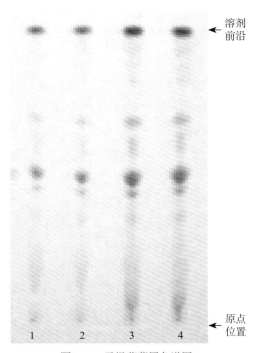

图28-5　无根藤薄层色谱图

1. 供试品4μl　2. 对照药材4μl
3. 供试品10μl　4. 对照药材10μl

【化学成分】主要成分为生物碱、氨基酸、木脂素、黄酮类、芳香族醛类和异香草醛等[3]。其中生物碱类是其特征性成分和有效成分。

1. 阿朴啡类生物碱　樟碱（actinodaphnine）、无根藤碱（cassythine cathafiline）、N-甲基樟碱（N-methyl actinodaphnine）、无根藤胺（cathaformine）、荷包牡丹碱（dicentrine）、异波尔定碱（isoboldine）、小唐松草碱（ocoteine）、新木姜子素（neolitsine）等。

2. 氧化阿朴啡类生物碱　无根藤米里丁（cassameridine）、无根藤米丁（cassamedine）、观音莲明碱（lysicamine）、小唐松草宁碱（thalicminine）等。

3. 原阿朴啡类生物碱　光千金藤碱（stepharine）、原荷叶碱（pronuciferine）、原荷包牡丹碱（predicentrine）等。

4. 吗啡烷类生物碱　O-甲基淡黄巴豆亭碱（O-methylflavinantine）。

【性味归经】甘、苦，寒。归肝、肾二经。

【功能主治】清热利湿、凉血解毒。用于肝热消瘦，肺热咳嗽，黄疸，痢疾，鼻衄，血淋，痈肿，疥疮，烫伤。[1]

【药理作用】

1. 抗肿瘤作用　无根藤生物碱具有抗肿瘤作用，其中的新木姜子素、荷包牡丹碱、无根藤碱和樟碱在体外对Hela、Mel-5、HL-60肿瘤细胞具有良好的抑效果。另有研究表明，樟碱对食管癌、淋巴癌、肝癌、白血病等体外癌细胞系有显著抑制作用，对体内白血病细胞K562也有明显的抑制作用[3]。

2. 抗血小板凝集作用　无根藤生物碱（樟碱、N-甲基樟碱、无根藤碱、原荷包牡丹碱、无根藤胺、小唐松草碱）对由ADP、花生四烯酸、胶原蛋白及血小板活化因子所诱发的兔血小板凝集效应有完全的抑制效应。

3. 抗寄生虫作用　无根藤在非洲民间常用来治疗锥虫病。体外培养研究表明无根藤甲醇粗提物对锥形虫活性有高效的抑制效果，其有效成分分别是：樟碱、荷包牡丹碱、无根藤碱等。

4. 抑制血管收缩作用　樟碱和N-甲基樟碱具有明显的抗血管收缩活性[3]。

【用药警戒或禁忌】孕妇慎服[1]。所含生物碱可致惊厥，大量可致死，使用应严格控制剂量。

【附注】本品为寄生植物，其所含成分一定程度上受寄主的影响，尤其寄生于钩吻、颠茄、羊角拗等有毒植物上的无根藤，采收时应注意拒收。

主要参考文献

[1] 程涛，张福华，何珊. 无根藤的药学研究概况[J]. 海峡药学，2011，23(5)：36-38.

[2] 苏丽飞，吴鲁东，李书渊. 无根藤的生药学研究[C].//海峡两岸暨CSNR全国第10届中药及天然药物资源学术研讨会论文集. 广东药学院，2012：672-673.

[3] 弓明钦.无根藤生物学特性及其危害的初步研究[J].热带林业科技，1986，2：7-13.

[4] 李清标，姚东瑞，蔡健和，等.无根藤寄主范围调查[J].广西植保，1992，4：21-24.

（揭阳职业技术学院　黄崇才　广州中医药大学　潘超美）

29. 无患子

Wuhuanzi

SAPINDI SEMEN

【别名】木患子、肥珠子、油珠子、洗手果。

【来源】为无患子科植物无患子*Sapindus mukorossi* Gaerth. 干燥成熟的种子。

【本草考证】本品始载于《本草拾遗》："子黑如漆珠子，深山大树"。并引《博物志》："桓木似柳，子核坚正黑，可作香缨用。"《纂文》："实好去垢，今憎家贯之为念珠。"《开宝本草》记载了无患子的植物形态："生山谷大树，其子如漆珠。"《本草纲目》收载于木部："生高山中。树甚高大，枝叶皆如椿，特其叶对生。五六月开白花。结实大如弹丸，状如银杏及苦楝子，生青熟黄，老则文皱。黄时肥如油炸之形。其蒂下有二小子，相粘承之。实中一核，坚黑似肥皂荚之核，而正圆如珠。壳中有仁，榛子仁……"，并附图。《植物名实图考》亦附图。《岭南采药录》载："木高二十余尺。叶互生。偶数羽状复叶。小叶长卵形。夏月开花。花小带黄色。雄花八雄蕊。雌花子房三室。圆锥花序。果实类似球形，径六七多。果皮坚硬。熟时茶黄色。皱襞甚多，内含一种子。圆形色黑。质亦坚硬"。本草记载与现今所用无患子基本一致[1]。

【原植物】落叶乔木，树皮灰褐色或黑褐色；嫩枝无毛。偶数羽状复叶，互生，叶连柄长25～45cm或更长，叶轴稍扁，上面两侧有直槽，无毛或被微柔毛；小叶5～8对，通常近对生，叶片薄纸质，长椭圆状披针形或稍呈镰形，长7～15cm或更长，宽2～5cm，顶端短尖或短渐尖，基部楔形，稍不对称，腹面有光泽，两面无毛或背面被微柔毛；侧脉纤细而密，约15～17对，近平行；小叶柄长约5mm。花序顶生，圆锥形；花小，辐射对称，花梗常很短；萼片卵形或长圆状卵形，大的长约2mm，外面基部被疏柔毛；花瓣5，披针形，有长爪，长约2.5mm，外面基部被长柔毛或近无毛，内面基部有2个耳状小鳞片；花盘碟状，无毛；雄蕊8，伸出，花丝长约3.5mm，中部以下密被长柔毛；子房无毛。果的发育分果爿近球形，直径2～2.5cm，橙黄色，干时变黑。花期春季，果期夏秋。（图29-1）

喜生于温暖、土壤松而稍湿润山坡疏林或较肥沃的向阳地区。主要分布于我国东部、南部至西南部。

【主产地】主产于广东、广西。

【栽培要点】

1. 生物学特性　无患子喜光稍耐荫，喜温暖湿润气候，耐寒和抗旱能力强，不耐涝。对土壤要求不严，一般土壤均能种植[2]。

2. 栽培技术　种子繁殖。选择成熟、饱满的果实，去掉果皮，洗净晾干或晒干。春季播种，由于种子的种皮骨质、坚硬，可用粗砂擦破种皮，浸种后开沟点播，行距35cm，种子粒距10cm，覆土3cm，浇水保湿。当苗高40cm左右移栽，按行株距400cm×400cm开穴，每穴1株，定植[2]。

3. 病虫害　病害：枯萎病、溃疡病、煤污病等。虫害：天牛、扁蛾、小蠹等。

【采收与加工】10～11月采摘成熟果实，除去果皮和果肉，取种子晒干。

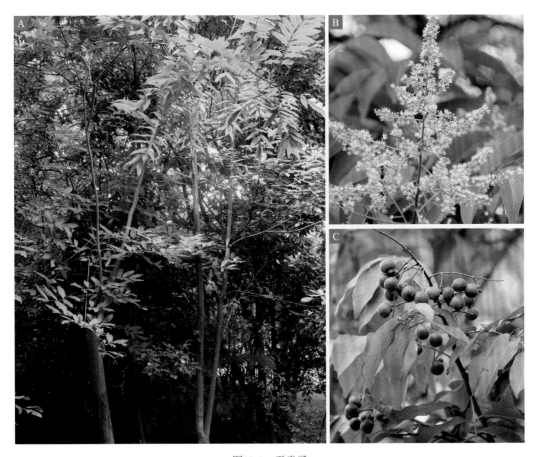

图29-1 无患子

A.植株 B.花枝（林青青 摄） C.果枝（樊利勇 摄）

【药材鉴别】

（一）性状特征

种子呈球形，径长14mm。外表黑色，光滑。种脐线形，周围附有白色绒毛。种皮骨质，坚硬。无胚乳，子叶肥厚，黄色，胚粗壮稍弯曲。（图29-2）

（二）显微鉴别

1. 果实横切面 种皮表皮细胞为1列小的类圆细胞紧密排列而成，内有数层稍大的薄壁细胞一起构成外种皮，细胞大小由内到外按小——大——小规律变化，细胞内含红褐色色素。内种皮宽广，为多列薄壁细胞组成，细胞较外种皮细胞大，其内为数层色素细胞层，最内侧为1层长的栅状细胞紧密排列。胚乳细胞多边形，充满糊粉粒和淀粉粒。（图29-3，图29-4）

2. 粉末特征 粉末棕色。外果皮细胞表面呈不规则圆形，含棕色物质，细胞壁厚；内果皮细胞狭长，壁厚，宽约10μm，以长轴方向在不同细胞层嵌列；种皮纤维束细胞较细长，成片，淡棕色；草酸钙簇晶散在，直径12～35μm；有棕色块和非腺毛存

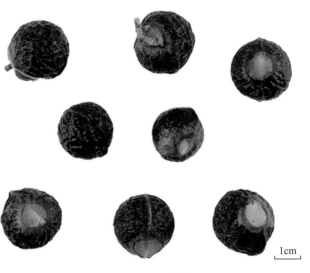

1cm

图29-2 无患子药材图

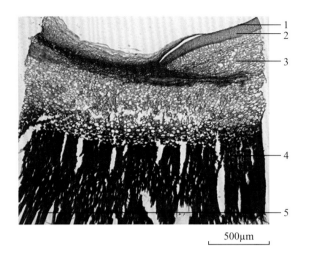

图29-3 无患子种皮横切面图

1. 表皮　2. 外种皮　3. 内种皮　4. 色素细胞
5. 栅状细胞

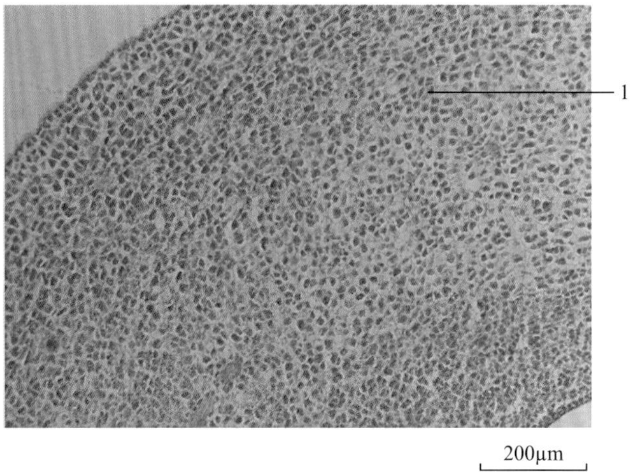

图29-4 无患子种仁横切面图

1. 胚乳细胞

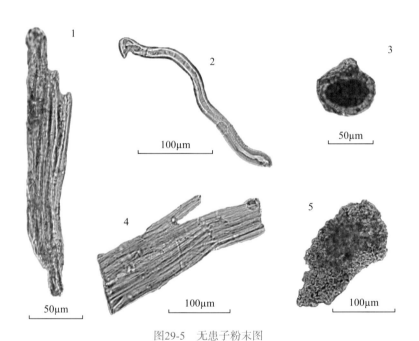

图29-5 无患子粉末图

1. 晶鞘纤维　2. 内果皮细胞　3. 石细胞　4. 种皮栅状细胞　5. 棕色块

在；石细胞呈类圆形或不规则形，直径10～15μm；多为梯纹和螺纹导管。（图29-5）

（三）理化鉴别

薄层色谱　取本品粉末1g，加乙醇10ml，超声提取30分钟，滤过，滤液蒸干，残渣加乙醇2ml使溶解，作为供试品溶液。取无患子果实对照药材1g，同法制成对照药材溶液。照薄层色谱法试验，吸取上述两种溶液各2～5μl，分别点于同一硅胶G薄层板上，以三氯甲烷–甲酸乙酯–甲醇–水（15：40：22：10）10℃以下放置的下层溶液为展开剂，展开，取出，晾干，喷以10%硫酸乙醇溶液，在105℃加热至斑点清晰。供试品色谱中，在与对照品色谱相应的位置上，显相同颜色的斑点。

【化学成分】无患子果皮含无患子皂苷、五环三萜类齐墩果烷型皂苷、四环三萜类大戟烷型（tirucallane-type）皂苷、达玛烷型（dammarane-type）皂苷、倍半萜皂苷等；种仁含氨基酸（amino acid）、蛋白质（protein）、维生素

（vitamin）、油酸（oleic acid）、油脂（oil）等[3, 4]。

【性味归经】苦，辛，寒；有小毒。归心、肺经。

【功能主治】清热祛痰，消积杀虫。用于喉痹肿痛，肺热咳喘，音哑，食滞，疳积，蛔虫腹痛，滴虫性阴道炎，癣疾，肿毒。

【药理作用】

1. 抗肿瘤作用　无患子果皮的甲醇提取物对B16F10（小鼠黑素瘤）、HeLa、MK-1（人胃癌）细胞增殖具有抑制作用，活性部分集中在单皂苷组分中，双皂苷组分完全无活性[4-5]。

2. 降压作用　无患子皂苷对肾性高血压大鼠有降压效果，并能降低血管紧张肽Ⅱ、内皮素，升高一氧化氮[4, 5]。

3. 抗菌作用　70%和85%甲醇洗脱液混合后的皂苷混合物（包括单链和双链苷，SP-mix）具有显著抗皮肤真菌作用，其中以单链苷抑制作用较强。无患子70%乙醇洗脱液中也富集了抑菌活性部位[4-5]。

4. 抗炎抗溃疡作用　无患子提取物有抗炎和抗溃疡的作用。无患子乙醇提取物在体内外均对幽门螺杆菌有明显的抑制效果，且不会产生抗药性[4, 5]。

5. 其他作用　无患子皂苷还具有保肝、保护心肌缺血、防血栓、杀精等作用[4, 5]。

【用药警戒或禁忌】脾胃虚寒者慎用。一定剂量的无患子提取液对皮肤无刺激性，无变态反应，但对眼有轻度刺激性，经口有一定毒性，可引起动物胀气死亡[6]。

【分子生药】

遗传标记　利用正交设计对无患子ISSR-PCR反应体系中的dNTP浓度、引物浓度和DNA聚合酶进行了优化，优化好的体系具有扩增后条带清晰、多态性良好、反应体系稳定的优点，可为进一步研究无患子种质资源遗传多样性和品种鉴定奠定基础[7, 8]。

【附注】

1. 无患子叶、树皮、根也可入药。叶可解毒，镇咳；用于毒蛇咬伤，百日咳。树皮可解毒，利咽，祛风杀虫；用于白喉，疥癞，痔疮。根可宣肺止咳，解毒化湿；用于外感发热，咳喘，白浊，带下，咽喉肿痛，毒蛇咬伤。

2. 无患子种仁含油率高达42%，是极具开发前景的木本生物柴油原料，也可用于制作高级润肤剂和润滑油。另外，无患子的木材含有天然皂素，可自然防虫，亦可用于制作木梳、雕刻、工艺品等[9]。

主要参考文献

[1] 曾庆钱，郑良豹，黄意成，等.无患子的本草考证及研究进展[J].林业与环境科学，2018，34(4)：515-158.

[2] 姜翠翠，卢新坤，叶新福，等.无患子的特征特性与栽培技术[J].东南园艺，2014，(6)：118-121.

[3] 杨志斌，杨柳，李晖.无患子有效化学成分的分析研究[J].湖北林业科技，2010，(5)：32-34.

[4] 张勤，彭求贤，蔡红兵，等.无患子的研究进展[J].医药导报，2012，31(9)：515-158.

[5] 郭英，谢建平，柳爱华，等.无患子药理作用概述[J].中国病原生物学杂志，2011，6(11)：873-874.

[6] 田辉，樊柏林，王旌涛，等.无患子提取液安全性实验研究[J].公共卫生与预防医学，2009，20(3)：84-85.

[7] 刘宝，范辉华，彭朱清.无患子总DNA提取方法研究[J].福建林业科技，2013，40(2)：28-31.

[8] 姜翠翠，卢新坤，方智振，等.无患子基因组DNA提取及ISSR-PCR反应体系的建立与优化[J].东南园艺，2013，(1)：19-23.

[9] 张敏杰，刘佩茹，赵俊滋，等.无患子的开发利用[J].天然产物研究与开发，1993，5(4)：76-79.

（广西壮族自治区药用植物园　黄宝优）

30. 木棉花

Mumianhua

GOSSAMPINI FLOS

【**别名**】红棉、英雄树、攀枝花。

【**来源**】为木棉科植物木棉*Gossampinus malabarica*（DC.）Merr. 的干燥花。

【**本草考证**】本品始载于《本草纲目》："交广木棉，树大如抱，其枝似桐，其叶大，如胡桃叶，入秋开花，红如山茶花，黄蕊，花片极厚……结实大如拳，中有白棉，棉中有子，今人谓之斑枝花，讹为攀枝花。"古书所载的木棉，常与锦葵科棉属植物混淆不分。《本草纲目》木棉条集解中即包括锦葵科棉属植物在内，而所述"交广木棉"，乃为木棉科植物。本草记载与现今所用木棉花基本一致。

【**原植物**】落叶大乔木，高可达25m，树皮灰白色，幼树的树干通常有圆锥状的粗刺；分枝平展。掌状复叶，小叶5～7片，长圆形至长圆状披针形，长10～16cm，宽3.5～5.5cm，顶端渐尖，基部阔或渐狭，全缘，两面无毛，羽状侧脉15～17对；叶柄长10～20cm；小叶柄长1.5～4cm；托叶小。花单生枝顶叶腋，通常红色，有时橙红色，直径约10cm；萼杯状，长2～3cm，外面无毛，内面密被淡黄色短绢毛，萼齿3～5，半圆形，高1.5cm，宽2.3cm，花瓣肉质，倒卵状长圆形，长8～10cm，宽3～4cm，二面被星状柔毛，但内面较疏；雄蕊管短，花丝较粗，基部粗，向上渐细，内轮部分花丝上部分2叉，中间10枚雄蕊较短，不分叉，外轮雄蕊多数，集成5束，每束花丝10枚以上，较长；花柱长于雄蕊。蒴果长圆形，钝，长10～15cm，粗4.5～5cm，密被灰白色长柔毛和星状柔毛；种子多数，倒卵形，光滑。花期3～4月，果夏季成熟。（图30-1）

生于海拔1400～1700m以下的干热河谷及稀树草原，或在沟谷季雨林内，南方城市常用作绿化行道树。主要分布于云南、四川、贵州、广西、江西、广东、福建、台湾等地。

【**主产地**】主产于海南、广西、四川、云南等地。

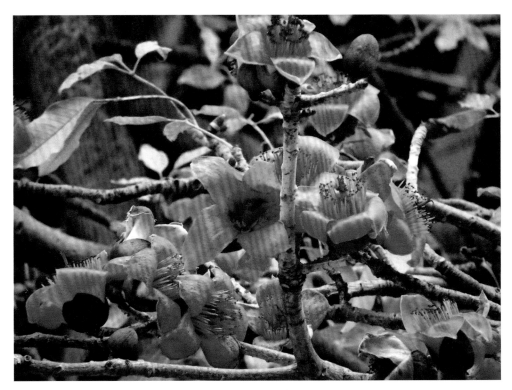

图30-1 木棉

【栽培要点】

1. 生物学特性　喜温暖气候，为热带季雨林的代表树种，不耐寒，喜光，耐旱，生长迅速，萌蘖性强，深根性，抗风力强。在土层深厚肥沃的酸性、中性土壤中生长最好。

2. 栽培技术　用播种、扦插和分株繁殖。蒴果未开裂前采集，种子发芽力保存期短，故多随采随播，也可用湿沙短期贮藏，条播，覆土2cm，平均气温20℃以上，一般4～5天可出齐苗；扦插多在2～3月或雨季进行，用长80～100cm，横径1～2cm的大枝，插入苗床10～15cm深，经常保持床上湿润；分株是自母株根部萌蘖处，连一段母根和须根截断分栽更易成活。

3. 病虫害　病害：斑枯病、枯萎病、角斑病、轮纹病等。虫害：棉红蜘蛛、蛱蝶、大豆胞囊线虫等。

【采收与加工】春季花盛开时采收，除去杂质，晒干[1]。

【商品规格】为统货。

【药材鉴别】

（一）性状特征

常皱缩成团。花萼杯状，厚革质，长2～4cm，直径1.5～3cm，顶端3或5裂，裂片钝圆形，反曲；外表面棕褐色，有纵皱纹，内表面被棕黄色短绒毛。花瓣5片，椭圆状倒卵形或披针状椭圆形，长3～8cm，宽1.5～3.5cm；外表面浅棕黄色或浅棕褐色，密被星状毛，内表面紫棕色，有疏毛。雄蕊多数，基部合生呈筒状，最外轮集生成5束，柱头5裂。气微，味淡、微甘、涩。（图30-2）

（二）显微鉴别

粉末特征　粉末淡棕红色。星状非腺毛众多，由多个呈长披针形的细胞组成，为4～14分叉，每分叉为一个单细胞，长135～474μm，胞腔线形，有的胞腔内含棕色物。花粉粒类三角形，直径50～60μm，表面有网状纹理，具3个萌发孔。草酸钙簇晶散在或成片存在于花萼薄壁细胞中，直径15～60μm。（图30-3）

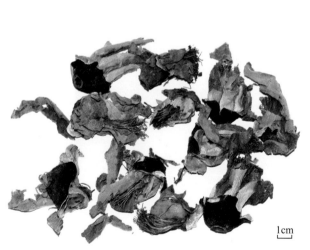

图30-2　木棉花药材图

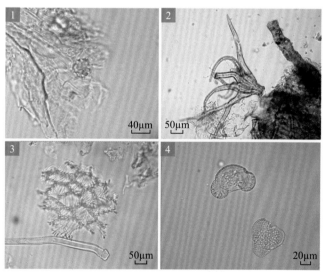

图30-3　木棉花粉末图

1. 簇晶　2. 非腺毛　3. 分泌细胞　4. 花粉粒

（三）理化鉴别

薄层色谱　取本品粉末2g，加乙酸乙酯25ml，浸泡2小时，超声处理15分钟，滤过，滤液浓缩至干，残渣加甲醇1ml使溶解，作为供试品溶液。另取木棉花对照药材2g，同法制成对照药材溶液。照薄层色谱法试验，吸取上述两种溶液各5μl，分别点于同一硅胶G薄层板上，以二氯甲烷-丙酮-甲酸（20∶4∶0.2）为展开剂，展开，取出，晾干，喷以10%硫酸乙醇溶液，分别置日光和紫外光灯（365nm）下检视。供试品色谱中，在与对照药材色谱相应的位置上，

日光下显相同颜色的斑点，紫外光下显相同颜色的荧光斑点。（图30-4）

【质量评价】采用水溶性浸出物测定法项下的热浸法测定，浸出物不得少于15.0%。

【化学成分】木棉花的主要成分为黄酮类、有机酸类、三萜类、香豆素类、类固醇、糖类以及氨基酸等，其中黄酮类成分较为丰富。另外还有β-谷甾醇（β-sitosterol）、胡萝卜苷（daucosterol）、芒果苷（mangiferin）、muraxanthone、木犀草素-6-C-葡萄糖苷（luteolin-6-C-glucoside）、橙黄胡椒酰胺（aurantiamide）和莨菪亭（scopoletin）等[1-3]。

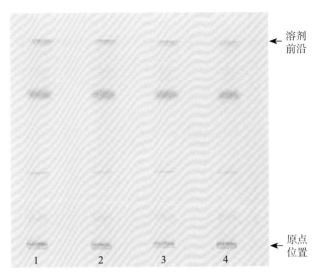

图30-4　木棉花薄层色谱图

1. 对照药材　2. 木棉花（广东180301）　3. 木棉花（海南180401）
4. 木棉花（海南180801）

1. 黄酮类　槲皮素（quercetin）、异槲皮素（isoquercetin）、querceta-getin-3-O-D-glucofuranoside、芦丁（rutin）、柽柳苷（tamarixin）、quercetin-3-O-β-D-glucopyranoside、apigenin-7-O-β-D-glucopyranoside、quercetin-3-O-β-D-galactouronopyranoside、5,4'-dimethoxy- 8-methyl-7-O-β-D-glucopyranoside-5'-β-D-glucopyranoside、（2R,3R,4R,5S）-5-[6-（2,3-dimethylbutyl）-7-hydroxy-2-（4-hydroxyphenyl）-2H-chromen-5-yloxy]-6-methyl-tetrahydro-2H-pyran-2,3,4-triol、异牡荆素（isovitexin）、vicenin、kaempferol-3-O-β- D-glucuronopyranoside、kaempferol-3-O-rutinoside和sexangulare-tin-3-O- sophoroside。

2. 有机酸类　十六烷酸、十六烷酸乙酯、油酸乙酯、亚油酸乙酯、香草酸、异香草酸、原儿茶酸（protocate-chuic acid）、N-顺式对香豆酰酪氨酸［N-（Z）-p-coumaroyltyrosinella］、N-反式对香豆酰酪氨酸［N-（E）-p-coumaroyltyrosinellb］。

【性味归经】甘、淡，凉。归大肠经。

【功能主治】清热利湿，解毒。用于泄泻，痢疾，痔疮出血。

【药理作用】

1. 抗氧化作用　木棉花具有抗氧化活性，能清除DPPH、抑制髓过氧化物酶，并对由抗坏血酸自由基和过氧硝酸盐诱导的脂质过氧化（肝微粒体脂质体和大豆磷脂酰胆碱脂质体）有一定的抵抗作用[2-4]。

2. 抗菌、抗炎作用　木棉花提取物具有抗菌作用，对革兰阳性菌（金黄色酿脓葡萄球菌，粪链球菌及枯草芽孢杆菌），革兰阴性菌（大肠埃希菌，淋病奈瑟菌和铜绿假单胞菌）以及白色念珠菌都具有较强的抗菌活性，并且对丝状真菌（黄曲霉和黑曲霉）也有一定的抗性[4-5]。木棉花的乙酸乙酯可溶部分可以明显抑制小鼠角叉菜胶致足跖肿胀和小鼠二甲苯耳壳肿胀炎症[6]。

3. 保肝作用　木棉花总黄酮能明显改善肝组织的病理损伤程度，降低损伤小鼠血清谷丙转氨酶（ALT）、谷草转氨酶（AST）、乳酸脱氢酶（LDH）活性、肝细胞匀浆丙二醛（MDA）含量和肝微粒体NO含量，增加肝组织超氧化物歧化酶（SOD）、谷胱甘肽过氧化物酶（GSH-PX）的活性和还原性谷胱甘肽（GSH）含量，并且呈现剂量依赖性，可能是黄酮的抗氧化活化使其具有保肝作用[6]。

4. 抗肿瘤作用　木棉花对小鼠肉瘤S-180、KB、SGC7901、FGC等瘤株有明显的抑瘤作用[2-4]。

5. 降糖作用　木棉花能够改善糖尿病大鼠消瘦、精神不振、多饮、多食和多尿等症状；显著降低空腹血糖水平，改善糖耐量及胰岛素耐量异常，维持体内葡萄糖稳定，增加机体对外源胰岛素的敏感性；改善脂代谢紊乱[7-9]。

【分子生药】基于DNA条形码序列的分子鉴定：ITS2序列能够有效鉴别植物海桐皮、木棉花与其混淆品，也能够准确、有效地鉴定原药材、超微饮片和破壁饮片[10]。

【附注】

1. 木棉树体高大挺拔，枝繁叶茂，花大而美，可作为庭园观赏树和行道树。但采摘路边绿化带的木棉花做药材使用存在重金属含量超标等质量安全风险。

2. 木棉的根或根皮也可入药，称木棉根，能清热利湿、收敛止血，含有具抗乙肝病毒活性的pinoresinol、5,6-dihydroxymatairesinol和罗汉松脂素（matairesinol）；树皮入药，称广海桐皮，能清热利湿、活血、消肿，有止血和降血压的功效。木棉叶也具有较高的药用价值，从中分离得到的羽扇豆醇和芒果苷分别有抗血管生成和抗氧化的作用。

主要参考文献

[1] 齐一萍，郭舜民，夏志林，等.木棉化学成分的研究（Ⅱ）[J].中国中药杂志，1996，(4)：234-235+256.

[2] 王雅丽.木棉花和紫花地丁中活性成分的结构和含量及抗α-葡萄糖苷酶和抗氧化活性研究[D].内蒙古大学，2018.

[3] 苏秀芳，黄长军.木棉的化学成分及药理作用的研究进展[J].广西民族师范学院学报，2010，27(5)：13-15.

[4] 孟凡燕，肖颖梅，夏星.木棉药理活性研究进展[J].海峡药学.2015，27(12)：4-6.

[5] 卢秋玉，陈晓宇，唐爱存，等.木棉花提取物对H_2O_2诱导血管内皮细胞氧化应激损伤的保护作用[J].中药药理与临床，2017，33(6)：69-72.

[6] 伍小燕，唐爱存，卢秋玉.木棉花总黄酮对小鼠免疫性肝损伤的影响[J].中国医院药学杂志，2012，31(15)：1175-1178.

[7] 刘金泳，邱素君，陈芳超，等.木棉花水提取物抗炎镇痛作用的实验研究[J].广州医药，2018，49(1)：5-8.

[8] 卢秋玉，陈晓宇，申庆荣，等.木棉花总黄酮降血脂作用及其机制研究[J].中药药理与临床.2016，31(01)：88-90.

[9] 马琼.木棉花化学成分研究及活性部位的抗糖尿病作用[D].呼和浩特：内蒙古大学，2016.

[10] 黄娟，徐文，谭瑞湘，等.基于DNA条形码的岭南特色药材广东海桐皮、木棉花与其混淆品的分子鉴定[J].世界科学技术-中医药现代化，2016，18(8)：1408-1412.

（广州白云山和记黄埔中药有限公司　王德勤　夏静）

31. 木鳖子

Mubiezi

MOMORDICAE SEMEN

【别名】漏苓子、木必子、木别子、藤桐。

【来源】为葫芦科植物木鳖*Momordica cochinchinensis*（Lour.）Spreng.的干燥成熟种子。

【本草考证】本品始载于《开宝本草》："其核似鳖、蟹状，故以为名。"《嘉祐本草》载："藤生，叶有五桠，状如山药叶，青色面光。花黄，其子似栝楼而极大。生青熟红，肉上有刺。其核似鳖，故以为名。"《图经本草》载："春生苗，作蔓叶，有五花，状如山药，青色面光，四月生黄花，六月结实……每一实有核三四十枚，八九月采。"《本草衍义》载："木鳖子蔓生，岁一枯。叶如蒲桃，实大如栝楼，熟则红黄色，微有刺，不能刺人……九月、十月熟食之。子曰木鳖子。但根不死，春旋生苗。"《本草纲目》载："木鳖子核形扁，大如围棋子，其仁青绿色。"本草记载与现今所用木鳖子基本一致。

【原植物】多年生草质藤本，具块状根；全株近无毛或稍被短柔毛。卷须较粗壮，不分歧。单叶互生，叶片卵状心形或宽卵状圆形，质稍硬，长、宽均10～20cm，3～5中裂至深裂或不分裂，先端急尖或渐尖，有短尖头，边缘有波状小齿或稀近全缘，基部心形，叶脉掌状；叶柄粗壮，长5～10cm，基部或中部有2～4个腺体。雌雄异株。雄花：

单生于叶腋或有时3～4朵着生在极短的总状花序轴上，花梗顶端生一大型苞片；苞片无梗，兜状，圆肾形；花萼筒漏斗状，裂片宽披针形或长圆形；花冠黄色、白色稍带黄色，基部有黑斑，裂片卵形长圆形，长5～6cm，宽2～3cm，基部有齿状黄色腺体，腺体密被长柔毛；雄蕊3。雌花：单生于叶腋，花梗近中部生一苞片；苞片兜状；花萼、花冠同雄花；子房卵状长圆形，密生刺状毛。果实卵球形，顶端有1短喙，基部近圆形，长达12～15cm，成熟时红色，肉质，密生刺状突起。种子多数，卵形或方形，干后黑褐色，长26～28mm，宽18～20mm，厚5～6mm，边缘有齿，两面稍拱起，具雕纹。花期6～8月，果期8～10月。（图31-1）

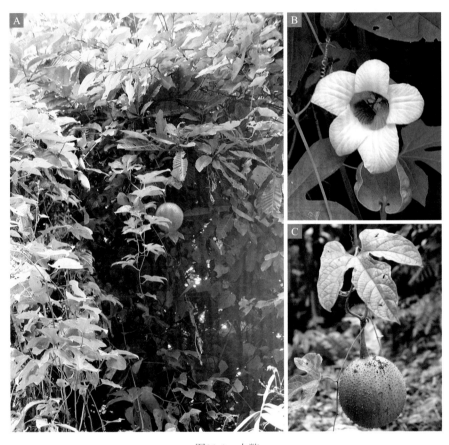

图31-1　木鳖
A. 植株　B. 花　C. 果

常生于海拔450～1100m的山沟、林缘及路旁。主要分布于江苏、安徽、江西、福建、台湾、广东、广西、湖北、湖南、四川、贵州、云南和西藏等地。

【主产地】主产于广西、四川、湖北。

【栽培要点】

1. 生物学特性　喜温暖潮湿和向阳的环境，吸收水肥能力强，耐旱，耐湿，对土壤要求不严，一般土壤均可种植，但怕水涝，排水不良的低洼地不宜栽种，以排水良好、肥沃深厚的砂质壤土为佳。

2. 栽培技术　用种子和根头繁殖。种子繁殖直播法：3～4月播种。木鳖子外种皮质硬而脆，吸水性差，发芽迟缓，播种前最好进行种子处理。播种前浸种24小时，以促进种皮软化。按行株距2m×1.5m开穴下种，每穴3～5粒，覆土2～3cm，播后浇水保湿。根头繁殖法：在木鳖开花时，选择生长健壮、无病虫害的优良雌株及雄株，做好标记。11月至翌年2月，将雌株、雄株根头分别挖起，切块，每块带芽1～2个，切口用新鲜草木灰涂抹，按雌、雄株20～30：1比例穴栽，每穴种1～2块。苗高60～80cm时，及时搭棚架，插竹枝引蔓上棚。用种子繁殖的植株，丁开花时按雌、雄株20～30：1的比例去除过多的雄株。

3.病虫害　病害：白粉病。虫害：黄守瓜、瓜实蝇。

【采收与加工】冬季采收成熟果实，剖开，晒至半干，除去果肉，取出种子，干燥。

【药材鉴别】

（一）性状特征

种子呈扁平圆板状，中间稍隆起或微凹陷，边缘有两列不整齐钝齿状突起，直径2～4cm，厚约0.5cm。表面灰棕色至黑褐色，有网状花纹，在边缘较大的一个齿状突起上有浅黄色种脐。外种皮质硬而脆，内种皮灰绿色，绒毛样。种仁扁圆形或扁椭圆形，一端微尖。子叶2片，肥厚，黄白色，富油性。有特殊的油腻气，味苦。（图31-2）

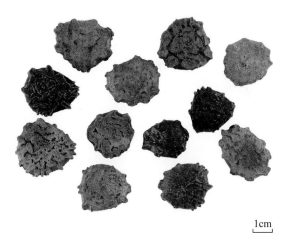

1cm

图31-2　木鳖子药材图

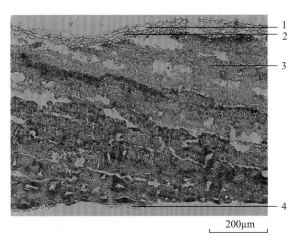

200μm

图31-3　木鳖子种皮横切面图

1.表皮　2.下皮细胞　3.星状厚壁细胞　4.内表皮

（二）显微鉴别

1. 种子横切面　横切面呈长扁圆形，两片子叶之间间隙明显。种皮的表皮细胞1列，近长方形，常径向延长，外被角质层；表皮下为薄壁细胞，3～4列，近方形或矩圆形，较小，排列整齐，内侧为厚壁细胞，10余列，近圆形或形状不规则，壁极厚，边缘波状，层纹较明显；其内为薄壁细胞，3～4列，长方形或长圆形，壁常呈波状。种子两端细胞壁增厚成纵向延长的石细胞，横切面呈类圆形。胚乳薄壁细胞2至多列，其中有的部分已颓废。子叶薄壁组织中充满糊粉粒和类圆形脂肪油滴。（图31-3～图31-6）

2. 粉末特征　粉末黄灰色。外种皮表皮细胞断面观略呈栅状，外被角质层，细胞长短不一，侧壁微弯曲或波状弯曲；表面观多角形或类方形，垂周壁较平直或稍弯曲。种皮下皮细胞较小，壁厚，胞腔内含灰棕色物。星状厚壁细胞不规则分枝似星状，相互连结成团，界限不甚分明，分枝端较平截，直径51～117μm，木化，胞腔不规则，有孔沟。外种皮内表皮石细胞形大，形状不规则，多延长，界限不甚分明，壁波状弯曲，层纹清晰，孔沟不明显。内种皮星状薄壁细胞不规则分枝似星状，壁薄或稍厚，微木化，孔沟不明显，有的具类方形纹孔。

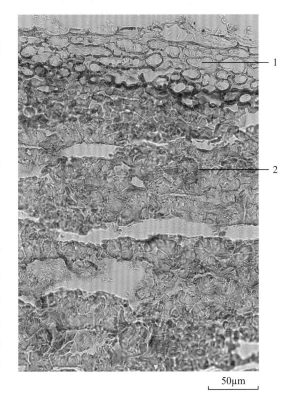

50μm

图31-4　木鳖子种皮横切面图（局部）

1.下皮细胞　2.星状厚壁细胞

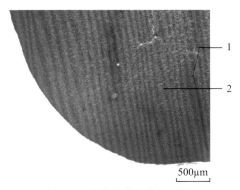

图31-5　木鳖子种仁横切面图

1. 两片子叶之间间隙　2. 子叶细胞

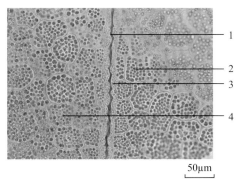

图31-6　木鳖子种仁横切面图（部分子叶细胞）

1. 两片子叶之间间隙　2. 子叶细胞
3. 子叶表皮细胞　4. 糊粉粒、脂肪油滴

子叶薄壁细胞多角形，内含脂肪油滴和糊粉粒；脂肪油块类圆形，直径27～73μm，表面可见网状纹理。导管螺纹状。（图31-7）

（三）理化鉴别

薄层色谱　取木鳖子仁粗粉约1.5g，精密称定，置索氏提取器中，加石油醚（60～90℃）–三氯甲烷（1∶1）混合溶液60ml，加热回流1～2小时，弃去石油醚-三氯甲烷混合溶液，滤纸筒挥尽溶剂，置圆底烧瓶中，加60%甲醇100ml，加热回流4小时，提取液蒸干。残渣加水10ml使溶解并转移至具塞试管中，加硫酸0.6ml，摇匀，塞紧。置沸水浴中加热2小时，取出，放冷，滤过，弃去滤液，残渣加甲醇8ml溶解，转移至10ml量瓶中，加硫酸1滴使溶液pH值至2，摇匀，50℃水浴中放置4小时，取出，放冷，加甲醇补至刻度，摇匀，滤过，取续滤液，作为供试品溶液。另取丝石竹

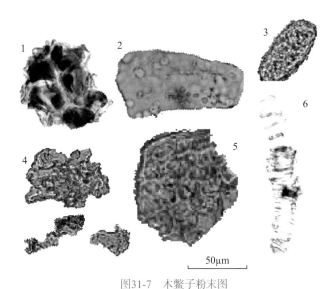

图31-7　木鳖子粉末图

1. 种皮下皮细胞　2. 子叶细胞　3. 石细胞　4. 星状厚壁细胞
5. 脂肪油块　6. 导管

皂苷元3-O-β-D-葡萄糖醛酸甲酯对照品适量，精密称定，加甲醇制成每1ml含0.5mg的溶液，作为对照品溶液。照薄层色谱法试验，吸取上述两种溶液各5μl，分别点于同一硅胶G薄层板上，以三氯甲烷–甲醇–水（8∶2∶1）为展开剂，展开，取出，晾干，喷以10%硫酸乙醇溶液，在105℃加热至斑点显色清晰。供试品色谱中，在与对照品色谱相应的位置上，显相同颜色的斑点。

【质量评价】以籽粒饱满、外壳坚硬、质重、无破裂、种仁黄白色、不泛油者为佳。采用高效液相色谱法测定，本品按干燥品计算，木鳖子仁含丝石竹皂苷元3-O-β-D-葡萄糖醛酸甲酯（$C_{37}H_{56}O_{10}$）不得少于0.25%。

【化学成分】木鳖子的主要成分为蛋白质类、皂苷类、木脂素类、脂肪酸类等化合物，其中皂苷和木脂素是木鳖子抗肿瘤活性的主要成分。

1. 皂苷类　木鳖子皂苷（momordic saponin）Ⅰ、木鳖子皂苷Ⅱ[2, 3]、丝石竹皂苷元3-O-β-D-葡萄糖醛酸甲酯（3-O-6′-O-甲基-β-D-吡喃葡萄糖醛酸丝石竹苷）、3-O-β-D-吡喃葡萄糖醛酸丝石竹苷、丝石竹苷元-3-O-β-D-吡喃半乳糖基（1→2)-[α-L-吡喃鼠李糖基（1→3)]-β-D-葡萄糖醛酸吡喃糖苷[3-5]、皂树酸3-O-β-D-吡喃半乳糖基（1→2)-[α-L-吡喃鼠李糖基（1→3)]-β-D-葡糖醛酸吡喃糖苷[4]、3-O-β-D-葡萄糖呋喃糖苷-6,3-内酯-丝石竹苷、3-O-α-L-鼠李糖基-（1→3)-6′-O-甲基-β-D-葡糖醛酸吡喃糖基-丝石竹苷等[6]。

2. 木脂素类　mubezhisol A、mubezhisal、尼艾酚（nyasol）、carayensin C、prunustosanan A$_{Ⅱ}$、蛇菰宁（balanophonin）[3]。

3. 蛋白质类　木鳖子素（cochinchinin）、木鳖糖蛋白（momorcochin）S[3]。

4. 脂肪酸类　饱和脂肪酸有癸酸、十五酸、十六酸、十七酸、十八酸、十九酸、花生酸即二十酸和二十二酸，不饱和脂肪酸有11-十六碳烯酸、10,13-亚油酸、油酸等[7, 8]。

另含木鳖子酸（momordic acid）、2,3-环氧-2,3-二氢-1,4-萘[3]、对羟基肉桂醛（trans p-coumaraldehyde）等[9]。

【性味归经】苦、微甘，凉；有毒。归肝、脾、胃经。

【功能主治】散结消肿，攻毒疗疮。用于疮疡肿毒，乳痈，瘰疬，痔瘘，干癣，秃疮。

【药理作用】

1. 降血糖作用　木鳖子皂苷Ⅰ和Ⅱ可抑制葡萄糖从胃向小肠运输，即通过抑制小肠刷状缘葡萄糖转运系统来抑制葡萄糖吸收，木鳖子皂苷可显著抑制1.5%羧甲基纤维素钠、葡萄糖、牛奶和60%乙醇的胃排空，因此，木鳖子皂苷抑制胃排空的作用与血糖有关[7]。

2. 抗癌作用　木鳖子的醇提取物对人肺癌细胞A549、乳腺癌细胞MDA-MB-231、食管癌细胞TE-13、黑色素瘤B16的生长有显著的抑制作用[10]；木鳖子中对羟基桂皮醛能抑制黑素瘤B16细胞增殖。木鳖子四种皂苷、六种木脂素和一种萘醌显示出显著的细胞毒性[3]。木鳖子水煎液具有一定的抗肿瘤作用，可提高荷瘤小鼠的生存质量。

3. 抗菌作用　木鳖子总皂苷对白色念珠菌具有很好的抑菌活性。体外抑菌实验表明木鳖子及木鳖子霜的醇提物对白色念珠菌均有显著的抑制作用，对金黄色葡萄球菌的生长也具有一定的抑制作用[7]。木鳖子中的三萜皂苷在RAW 264.7细胞中显示出抗炎活性[5]。

4. 对心血管系统的作用　木鳖子水浸出液、乙醇-水浸出液、乙醇浸出液对兔、狗以及猫等麻醉动物有降压作用。但毒性较大，不论静脉注射或者肌肉注射，动物均于数日内死亡。大鼠静脉注射木鳖子皂苷，血压下降，呼吸短暂兴奋，心搏加快。注射于狗股动脉，可暂时增加后肢血流量，其作用强度约为罂粟碱的1/8，对离体蛙心则呈抑制作用。

5. 其他作用　体外研究表明，木鳖子素5～40mg/ml有轻度到明显抗乙型肝炎病毒作用，对HBsAg或HBeAg的治疗指数分别达到2.6和5.9；对离体蛙心及离体兔十二指肠均具有抑制作用，而对豚鼠回肠则能加强乙酰胆碱作用，拮抗罂粟碱作用，高浓度时引起不可逆收缩；大鼠口服或皮下注射木鳖子皂苷，能显著抑制角叉菜胶引起的足踝浮肿，对兔红细胞有溶血作用。

【用药警戒或禁忌】本品有毒，外用为主，内服宜少量，孕妇和体虚者忌服。服用过量会出现恶心、呕吐、头痛、头晕、耳鸣、腹痛腹泻、四肢乏力、便血、烦躁不安，甚至休克。急救措施：催吐、洗胃、导泻、补液、抗休克。

【附注】在药材市场上有番木鳖、木鳖子两种药材，由于二者在名称、形态及功用上有相似之处，使用中易发生混淆现象。番木鳖是马钱科植物马钱Strychnos nuxvomica的成熟种子，它与木鳖子是不同科属的两种植物，功用、主治也不相同，临床使用时应注意鉴别，不能混淆。

主要参考文献

[1] 林慧彬，彭相君，路俊仙，等. 木鳖子的本草考证[J]. 四川中医杂志，2009，27(2)：54-56.

[2] 林慧彬，安芸，路俊仙，等. 中药木鳖子的研究进展[J]. 时珍国医国药杂志，2009，(4)：785-787.

[3] Wang Meng-Yue, ZhanZhi-Bin, XiongYing, etal.New cytotoxic constituents in the water-soluble fraction from Momordicae Semen[J]. Natural product research, 2018，(17): 1-7.

[4] Yu JaeSik, Roh Hyun-Soo, Lee Seul, et al. Antiproliferative effect of *Momordica cochinchinensis*seeds on human lung cancer cells and isolation of the major constituents[J].RevistaBrasileira de Farmacognosia, 2017, 27(3): 329-333

[5] JungKiwon, Chin Young-Won, Yoon Kee Dong, et al.Anti-inflammatory properties of a triterpenoidal glycoside from *Momordica cochinchinensis* in LPS-stimulated macrophages[J]. ImmunopharmacolImmunotoxicol, 2013, 35(1): 8-14.

[6] Fan Rong, Cheng Rong-Rong, Zhu Hong-Tao, et al. Two New Oleanane-type Triterpenoids from Methanolyzed Saponins of

Momordica cochinchinensis[J]. Natural Product Communications, 2016, 11(6): 725-728.

[7] 王秀琴，白宗利，贾天柱.木鳖子研究进展[J].辽宁中医药大学学报，2007，9(2)：56-58.

[8] 张丹，蒋海强，张久严，等.木鳖子中脂肪油的提取及GC-MS联用分析[J].中成药杂志，2010，32(2)：314-315.

[9] 王梦月，詹志斌，熊英，等.木鳖子脂溶性成分研究[J].中国中药杂志，2018，43(6)：1175-1181.

[10] 赵连梅，韩丽娜，单保恩等.木鳖子提取物体外抗肿瘤活性的初步研究[J].癌变.畸变.突变，2010，(1)：19-23.

（广西壮族自治区药用植物园　吕惠珍　彭玉德）

32. 五色梅根

Wusemeigen

LANTANAE CAMARAE RADIX

【别名】臭金凤、毛神花、臭冷风、红花刺。

【来源】为马鞭草科植物马缨丹*Lantana camara* L.的干燥根。

【本草考证】历代本草未见记载。始见于《南越笔记》，载："马缨丹一名山大丹，花大如盘，蕊时凡数十百朵，每朵攒集成球……黄红相间……有以大红绣球名之者。"或因花色多变，盛开时红若丹砂、形似马缨（马颈装饰）而得名。花五彩，形若梅，多称五色梅。且植株有异味，故又以"臭"为名。

【原植物】直立或藤状灌木，高1～4m。茎呈四方形，有短柔毛及倒钩状刺。单叶对生；叶片揉烂后有强烈的气味，卵形至卵状长圆形，长3～8.5cm，宽1.5～5cm，基部心形或楔形，边缘有钝齿，表面具短柔毛。头状花序，直径1.5～2.5cm，花冠初开时黄色或橙黄色，后转为深红色。果圆球形，直径约4mm，熟时紫黑色。全年开花。（图32-1）

常生于海拔80～1500m的海边沙滩和空旷地区。主要分布于广东、海南、广西、福建、台湾。

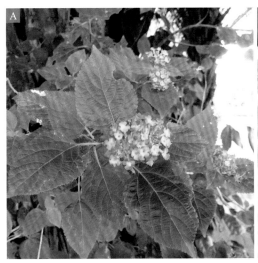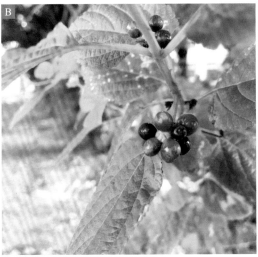

图32-1　马缨丹

A. 带花枝条　B. 带果枝条

【主产地】主产于广东、海南、广西、福建。

【栽培要点】

1.生物学特性　喜温暖湿润，喜光，耐旱，不耐寒，喜肥沃且排水良好的砂壤土。

2.栽培技术　可采用播种、扦插、压条等方法繁殖，以扦插繁殖为主。种子宜采取随采随播，或混沙贮藏至翌年春季播种。扦插全年均可进行，但以4～5月进行为最佳[1]。

3.病虫害　病害：灰霉病。虫害：叶枯线虫。

【采收与加工】全年均可采收，以夏、秋季采集为佳，鲜用或切片晒干。

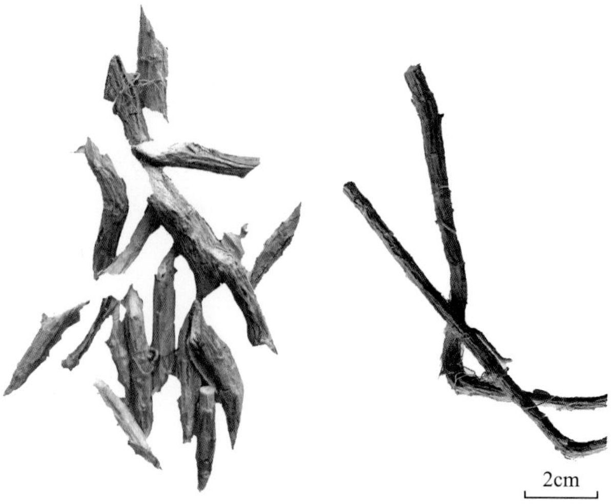

【药材鉴别】

（一）性状特征

干燥根呈圆柱形，有分枝，长25～65cm，直径1.5～9mm。表面黄棕色，有纵皱纹及根痕。质坚韧，断面皮部厚，木部黄白色。气微，味甘辛[2]。（图32-2）

（二）显微鉴别

1.根横切面　木栓层由3～5列细胞组成；皮层较宽，由薄壁细胞组成；韧皮部较窄，具石细胞。形成层明显，环状；木质部具大型导管，多单个散在，射线明显，由4～6列细胞组成；中央无髓部分化。（图32-3）

2.粉末特征　粉末棕黄色。石细胞单个或成群，黄绿色；纤维常成束；方晶较多，形状不规则；分泌细胞多见，类圆形，内含橙黄色油滴。（图32-4）

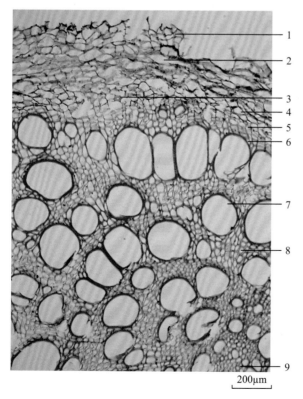

图32-2　五色梅根药材图

2cm

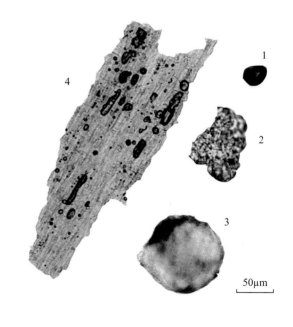

图32-3　五色梅根横切面图

1.木栓层　2.皮层　3.石细胞　4.韧皮部　5.形成层　6.木质部
7.导管　8.射线　9.髓

200μm

图32-4　五色梅根粉末图

1.石细胞　2.方晶　3.分泌细胞　4.纤维束

50μm

（三）理化鉴别

显色反应 取五色梅根粉末2g，加乙醚10ml，振摇浸渍15分钟，滤过。分取滤液两份，每份2.5ml，分别置于蒸发皿中，待乙醚挥发后，于一蒸发皿中加浓硫酸2滴，显深棕色；于另一蒸发皿中加浓盐酸两滴，显淡红色[2]。

【化学成分】 主要成分为三萜类、寡糖类、黄酮类等。其中，三萜类为其特征性成分和有效成分。

1. 三萜类 马缨丹酸（lantanolic acid）、齐墩果酸（oleanolic acid）、马缨丹熊果酸（lantaiursolic acid）等[3]。

2. 寡糖类 水苏糖（stachyose）、毛蕊花糖（verbascose）、筋骨草糖（ajugose）、马缨丹糖（lantanose）[4]。

3. 黄酮类 3-甲氧基槲皮素（3-methoxyquercetin）[5]、牛膝叶马缨丹二酮（diodantunezone）、异牛膝叶马缨丹二酮（isodiodantunezone）等。

【性味归经】 苦，寒。归膀胱、肝、肾经。

【功能主治】 清热泻火，解毒散结。用于感冒发热，伤暑头痛，胃火牙痛，咽喉炎，疖腮，风湿痹痛，瘰疬痰核。

【药理作用】

1. 抗炎作用 五色梅根粗粉水煮液可能通过调节促炎因子及抗炎因子的平衡而有效治疗大鼠溃疡性结肠炎[6]。五色梅根粗粉醇提物能有效治疗大鼠类风湿性关节炎[7]。

2. 镇痛作用 五色梅根粗粉水煮液中的三萜类物质对醋酸致痛的小鼠具有明显的镇痛作用[8]。

3. 解毒作用 五色梅根清除眼镜蛇毒有效[9]。

【用药警戒或禁忌】 本品有毒，内服有头晕、恶心，呕吐等反应，必须掌握用量，防止不良反应。孕妇及体弱者忌用。

【附注】 马缨丹的叶、花也可入药。叶苦，凉；入大肠经。清热解毒，祛风止痒；用于痈疮肿毒、湿疹、疥癣、跌打损伤。主要成分为萜烯类及其衍生物、萜类及黄酮类等，其中萜烯类为挥发性成分[10]。马缨丹花的化学成分与叶类似，但挥发性成分种类较多，有α-水芹烯（α-phellandrene）、芳樟醇（linalool）、桉叶素（cineole）、丁香油酚（eugenol）、柠檬醛（citral）、月桂烯（myrcene）[9]等，止血效果较好。

主要参考文献

[1] 黄真缓，陈少萍. 马缨丹栽培管理[J]. 中国花卉园艺，2013，(10)：44-45.

[2] 韦松基，黄祥远，危丽棉. 软枝黄蝉与马缨丹的生药学研究[J]. 时珍国医国药，2007，18(11)：2808-2809.

[3] 潘文斗，李毓敬，麦浪天，等. 马缨丹根的三萜成分研究[J]. 药学学报，1993，28(1)：40-44.

[4] 潘文斗，李毓敬，麦浪天，等. 马缨丹根的化学成分研究[J]. 药学学报，1992，27(7)：515-521.

[5] 陈柳生，周伟明，王如意，等. 五色梅黄酮类化学成分研究[J]. 中国实验方剂学杂志，2013，19(22)：100-103.

[6] 彭树灵，谭燕萍，黄志远，等. 五色梅对大鼠溃疡性结肠炎的治疗作用[J]. 中国实验方剂学杂志，2015，21(2)：161-164.

[7] 黄祖良，韦启后. 五色梅根不同提取物对类风湿性关节炎的影响[J]. 广西中医药，2002，25(2)：53-55.

[8] 莫云雁，李安，黄祖良. 五色梅根三萜类物质镇痛和抗炎的实验研究[J]. 时珍国医国药，2004，15(8)：477-478.

[9] 王金妮，黄祖良，韦贤. 五色梅化学成分及药理作用研究进展[J]. 广州化工，2015，43(4)：19-21.

[10] 潘文斗，麦浪天，李毓敬，等. 马缨丹叶的化学成分研究[J]. 药学学报，1993，28(1)：35-39.

（海南大学 杨东梅 广东药科大学 郑希龙）

33. 五指毛桃

Wuzhimaotao

FICI RADIX

【别名】五爪龙、五指榕、五指香、土北芪、五指牛奶。

【来源】为桑科植物粗叶榕*Ficus hirta* Vahl的干燥根。

【本草考证】本品始载于《生草药性备要》："五爪龙……一名五龙根，其叶五指，为真的，世人多以山槟榔乱之，但五爪龙气味清香，山槟榔无味，可以别之"。《植物名实图考》载："江西处处有之，绿茎有节，密刺如毛，色如虎不挨，长叶微似梧桐叶，横纹糙涩。进贤县作鸦枫，俚医以治风气，去红肿"，并有附图。《岭南采药录》载："五爪龙，别名五龙根，火龙叶，木本，其叶五歧，有毛，而气清香"。本草记载与现今所用五指毛桃基本一致。

【原植物】多年生灌木或小乔木。高1.5～3m，全株被锈色或黄色刚毛和贴伏硬毛；嫩枝圆柱状，常中空。单叶互生，纸质，长圆状披针形或卵状椭圆形，有时为广卵形，长8～34cm，宽4～30cm；顶端短尖或渐尖，基部钝圆或心形，常具3～5深裂或浅裂，间有不规则分裂，很少浅波状或不裂，叶缘和裂片边缘有锯齿。两面粗糙；基出脉3～5条，偶有7条，中脉每边有侧脉4～7条；叶柄长达17cm；基部苞片卵状披针形，长0.8～2cm。花黄绿色；雄花生于花序内壁近顶部，具梗；雄蕊2或1；子房球形或卵形；花柱侧生，柱头漏斗形；雄花和雌花生在不同的花序托中；具梗或近无梗；瘦果椭圆形，有小瘤状突起。（图33-1）

主要为野生，野生于山坡、山谷灌丛中或密林及旷地上，少量栽培。主要分布于广西、广东、云南、贵州、福建、海南、湖南、江西等地。

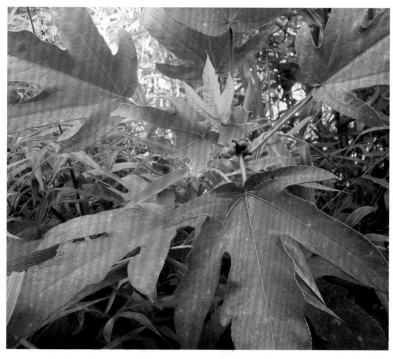

图33-1 粗叶榕

【主产地】主产于广西、广东、云南等地。

【栽培要点】

1. 生物学特性 喜温暖湿润的环境，向阳或半向阳，多单株散生，少成片生长。以土层深厚，腐殖质丰富，排水良好，肥沃疏松，保肥、保水能力较强的山地红壤栽培为宜。

2. 栽培技术　种子繁殖为主，扦插繁殖目前应用亦较多。种子最适发芽温度为30℃，其寿命较短，在生产中需随采随播；扦插育苗主要有苗床育苗及营养袋育苗两种方式，其育苗繁殖快，出苗率与成活率接近100%[1]。

3. 病虫害　病害：炭疽病等。虫害：卷叶蛾、黏虫等[1]。

【采收与加工】秋冬季节采挖。挖取根部后，除去泥沙，洗净，再除去细根，趁鲜时切成短段或块片，晒干即成。

【药材鉴别】

（一）性状特征

根略呈圆柱形，有分枝，常切成短段或块片，段长2～4cm，直径1～4cm，片厚0.5～1cm。表面灰黄色或黄棕色，有红棕色斑纹及细密纵皱纹，可见横向皮孔。质坚硬，不易折断。断面皮部薄而韧，易剥离，富纤维性；木部宽广，淡黄白色，有较密的同心性环纹。气微香特异，味微甘。（图33-2）

（二）显微鉴别

1. 根横切面　木栓层为6～10余列扁平细胞；皮层窄，薄壁细胞内含草酸钙方晶，石细胞散在；韧皮部宽广，纤维较多，单个或成束，壁厚，纤维间夹有乳汁管；形成层明显；木质部射线宽1～10余列细胞，导管呈径向排列，单个散在或数个相聚，类圆形，直径30～200μm，木纤维与木薄壁细胞含淀粉粒。（图33-3）

2. 粉末特征　粉末灰黄白色。草酸钙方晶多存在于薄壁细胞中，直径15～18μm；石细胞单个或多个成群，直径16～45μm，孔沟明显。（图33-4）

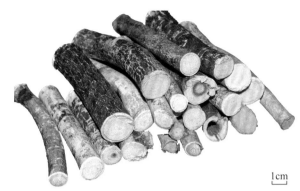

图33-2　五指毛桃药材图

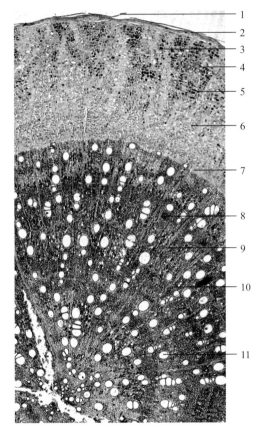

图33-3　五指毛桃根横切面图

1. 木栓层　2. 皮层　3. 草酸钙方晶　4. 石细胞　5. 乳汁管
6. 韧皮部　7. 形成层　8. 木质部　9. 射线　10. 木纤维　11. 导管

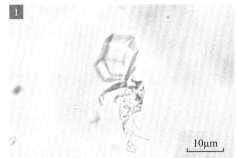
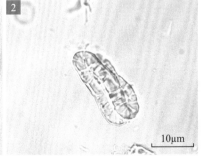

图33-4　五指毛桃粉末图

1. 草酸钙方晶　2. 石细胞

（三）理化鉴别

薄层色谱 取本品10g，加乙醚40ml，密塞，超声处理30分钟，滤过，滤液挥去乙醚，残渣加乙醇0.5ml使溶解，作为供试品溶液。另取五指毛桃对照药材，同法制成对照药材溶液。照薄层色谱法试验，吸取上述两种溶液各10μl，分别点于同一以羧甲基纤维素钠为黏合剂的硅胶G薄层板上，以正己烷–三氯甲烷–乙酸乙酯–甲酸（20∶4∶5∶0.7）为展开剂，展开，取出，晾干，置紫外光灯（365nm）下检视。供试品色谱中，在与对照药材色谱相应的位置上，显相同颜色的荧光斑点；喷以10%硫酸乙醇溶液，置105℃加热至斑点显色清晰，置可见光下检视。供试品色谱中，在与对照药材色谱相应的位置上，显相同颜色的斑点。（图33-5）

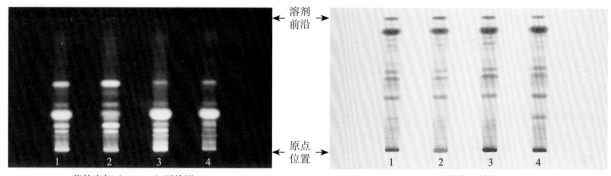

图33-5 五指毛桃薄层色谱图

1. 对照药材 2. 五指毛桃供试品（广西180601）
3. 五指毛桃供试品（广东170601） 4. 五指毛桃供试品（广东180223）

【化学成分】主要成分为香豆素类、黄酮类、挥发油类等。其中，香豆素类为其主要有效成分。

1. 香豆素类 有补骨脂素（psoralen）、异补骨脂内酯（isopsoralen）、佛手柑内酯（bergapten）、伞形花内酯（umbelliferone）、5-甲氧基-4,2-环氧-3-（4,5-二羟基苯基）-角型吡喃香豆素［5-methoxyl-4,2-epoxy-3-（4,5-dihydroxy-phenyl）-linearpyrano coumarin］、花椒醇［(E)-suberenol］、水合橙皮内酯（meranzin hydrate）等。

2. 黄酮及其苷类 芹菜素（apingenin）、橙皮苷（hesperidin）、木犀草素（luteolin）、牡荆苷（vitecin）、山奈酚（kaempferol）、紫云英苷（astragalin）、金合欢素7-O-$β$-D-吡喃葡萄糖苷（acacetin7-O-$β$-D-glucopyranoside）、木犀草素7-O-$β$-D-吡喃葡萄糖苷（luteolin7-O-$β$-D-glucopyranoside）、柚皮素（narigenin）、环桑根皮素（cy-clomorusin）、槲皮素（quercetin）、小麦黄素（tricin）、金合欢素（acacetin）等[2]。

3. 挥发油类 十六酸（palmitic acid）、亚油酸（linoleic acid）、油酸（oleic acid）、十四烷酸（myristic acid）、乙酸乙酯（ethyl acetate）、亚油酸酰胺（linoleic acid amide）、软脂酸酰胺（palmitic acid amide）、硬脂酸酰胺（stearic acid amide）、邻苯二甲酸乙酯（diethyl phthalate）、邻苯二甲酸二丁酯（dibutyl phthalate）、十二烷酸（lauric acid）、壬酸（n-nonanoic acid）等[3]。

【性味归经】甘，微温。归肺、脾、胃、大肠、肝经。

【功能主治】益气健脾，祛痰化湿，舒筋活络。用于肺虚痰喘，脾胃气虚，肢倦无力，食少腹胀，水肿，带下，风湿痹痛，腰腿痛。

【药理作用】

1. 对呼吸系统影响 五指毛桃乙醇提取液有明显的镇咳、祛痰和平喘作用。五指毛桃水提物可减少枸橼酸喷雾引咳小鼠的咳嗽次数、对小鼠气管酚红的排泄有一定的影响，有明显的止咳作用及一定的祛痰作用[4]。

2. 提高免疫功能作用 五指毛桃水提物能够通过调节机体细胞免疫作用提高免疫抑制小鼠的免疫功能[5]。

3. 抗氧化作用 五指毛桃具有抗氧化作用，可以降低氧化应激损伤。五指毛桃中的黄酮、多糖、氨基酸和多酚都具有良好的抗氧化活性[6]。

4. 其他作用　五指毛桃水提液对射线损伤小鼠组织及肺细胞DNA都具有很好的防护作用[7]。五指毛桃水提液具有良好的抗炎、抗菌、镇痛、抗衰老的作用[8]。

【分子生药】ITS2序列条形码可以准确鉴别粗叶榕及其同属的琴叶榕*Ficus pandurata* Hance、对叶榕*Ficus hispida* L.f.和变叶榕*Ficus variolosa* Lindl. ex Benth.，也可用于五指毛桃干燥药材的鉴别[9]。

主要参考文献

[1] 劳景莉，方艺，杜明，等.五指毛桃繁殖技术的研究进展[J].热带农业科学，2017，37(7)：80-84.

[2] 郑蓉蓉，轧霁，王文婧，等.五指毛桃的化学成分研究[J].中国中药杂志，2013，38(21)：3696-3701.

[3] 李京雄，惠静，杨洋溢，等.五指毛桃挥发油的气-质联用分析[J].安徽农业科学，2010，38(14)：7281-7282.

[4] 利红宇，林志云，王成蹊，等.五指毛桃根对呼吸道和消化道的作用[J].中国现代药物应用，2008，2(17)：50-51.

[5] 杨杰，卫东锋，王文潇，等.五指毛桃水提物对免疫抑制小鼠细胞免疫的影响[J].中药药理与临床，2015，31(6)：111-114.

[6] 李南薇，黄燕珍.五指毛桃功能性成分抗氧化活性研究[J].食品工业，2013，34(6)：127-130.

[7] 王晓平，黄翔，段丽菊，等.五指毛桃水提液对辐射致小鼠肺细胞DNA损伤的保护作用研究[J].中国药房，2011，22(3)：201-203.

[8] 叶碧颜，彭小敏，邓广海.五指毛桃水提物的抗衰老实验研究[J].内蒙古中医药，2017，(11)：90-91.

[9] 陈超志，王武静，段元静，等.五指毛桃及其混淆品的鉴别研究[J].中药材，2017，40(4)：797-802.

（广州白云山和记黄埔中药有限公司　张慧晔　伍彩红）

34. 牛大力

Niudali

MILLETTIAE SPECIOSAE RADIX

【别名】金钟根、山莲藕、倒吊金钟、猪仔笠、甜牛力。

【来源】为豆科植物美丽崖豆藤*Millettia speciosa* Champ. 的干燥块根[1]。

【本草考证】本品始载于清代《生草药性备要》，牛大力为正名，大口唇、扮山虎为别名，记载其功效为"壮筋活络，补虚润肺。治腰腿痛、慢性肝炎、肺结核"。1932年萧步丹著《岭南采药录》载大口唇："别名牛大力、扮山虎。从化多出产。味甘，性劫，壮筋骨，解热，理内伤，治跌打。以之浸酒，滋肾。"1959年《陆川本草》以山莲藕为正名，别名坡莲藕，记载其植物形态、生长环境和药用价值，与牛大力一致。现代出版的《中华本草》、《中药大辞典》及《中药炮制大全》等书籍所载牛大力药材均参考上述文献，并确定其基源植物为豆科植物美丽崖豆藤，即牛大力。本草记载与现今所用牛大力基本一致。

【原植物】藤本，皮褐色，长数米。块根圆柱形或多个似纺锤形块根连接在一起呈念珠状。小枝圆柱形，初被褐色绒毛，后渐脱落。羽状复叶，长15～25cm；叶柄长3～4cm，叶轴被毛，上面有沟；托叶披针形；小叶7～17片，硬纸质，长圆状披针形或椭圆状披针形。圆锥花序腋生，常聚集枝梢成带叶的大型花序，长约30cm，密被黄褐色绒毛，花1～2朵并生或单生，密集于花序轴上部呈长尾状；花冠白色、米黄色至淡红色。荚果条形，长10～15cm，宽1～2cm，有种子3～16粒。花期7～8月，果期次年1～2月。（图34-1）

生于海拔1500m以下山谷、灌丛、疏林和旷野。分布于福建、广东、广西、贵州、海南、云南等地。

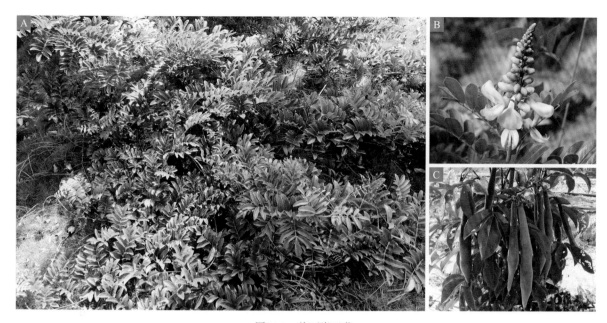

图34-1 美丽崖豆藤

A.植株 B.花 C.果

【主产地】主产于广东、广西、海南等地。

【栽培要点】

1.生物学特性 牛大力为深根植物，喜温暖、水分适宜、阳光充足的环境。忌寒冷，气温低于10℃，植株停止生长，0℃以下低温会造成冻害，致落叶与嫩枝枯萎。忌积水，否则易导致根腐烂，长势变弱，甚至死亡。

2.栽培技术 以种子繁殖为主，偶有组培。定植后少施氮肥，多施磷钾肥。可搭建简易的木架或竹架（图34-2），应及时打顶或疏枝，防止茎蔓过高或过多，抹去茎基部的不定芽，及时摘除花蕾。

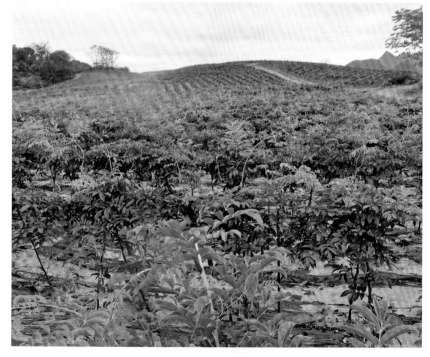

图34-2 牛大力搭架种植模式图

3.病虫害 病害：根腐病、炭疽病等；虫害：蚜虫、茸毒蛾等。

【采收与加工】种植至少5年后采收，于11月至次年3月，去除地上茎叶，挖出根部。清除病根、烂根，清水冲洗干净，按直径差异分别放置块根、根。若需长期存放则将药材切片或块，晒干或烘干，用防潮袋密封保存。

【药材鉴别】

（一）性状特征

块根表面灰黄色至黄褐色，有环状细横纹和不规则的纵向粗皱纹，偶有须根痕，外皮粗糙。体重，质硬，不易折断，断面不平整，皮部灰白色，有裂隙，纤维性，中间灰白色而略松泡。富粉性，气微，味微甜。（图34-3）

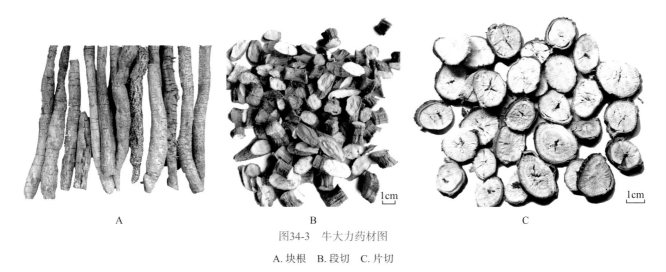

图34-3 牛大力药材图

A.块根 B.段切 C.片切

（二）显微鉴别

1.根横切面 木栓层位于最外层，4～15列，类长方形；皮层外侧有3～6列石细胞环带，皮层内侧含有少量纤维，单个散在或数个成束；韧皮部较宽，部分薄壁细胞内含有棕色物质；形成层不明显；木质部由导管、木纤维和木薄壁细胞组成，导管较大，圆形或椭圆形，多单个散在，木纤维呈束，壁厚，木射线明显，1～9列细胞；薄壁细胞含众多淀粉粒。（图34-4）

2.粉末特征 粉末灰白色。木栓细胞呈长条状，排列紧密；偶见具缘纹孔导管，较大，多破碎；木纤维成束，细胞壁木化增厚；分泌细胞含有棕色物质；薄壁细胞呈多角形，壁薄，有的含有少量棕色物质；可见大量的淀粉粒，多单粒，类圆形，少量复粒由2～6分粒组成。（图34-5）

（三）理化鉴别

薄层色谱 取本品粉末1g，加入浓氨试液0.5ml及三氯甲烷30ml，超声30分钟，过滤，蒸干滤液，残渣加三氯甲烷1ml溶解，作为供试品溶液。另取牛大力对照药材1g，同法制成对照药材溶液。照薄层色谱法试验，吸取上述两种溶液各2μl，分别点于同一硅胶G薄层板上，以环己烷-乙酸乙酯（20∶3）为展开剂，展开，取出，晾干，喷10%硫酸乙醇溶液，于105℃加热15分钟，置紫外光灯（365nm）下检视。供试品色谱中，在与对照药材色谱相应位置上，显相同颜色的荧光斑点[2]。

【质量评价】以粉性，足干，呈片块状，断面类白色或黄白色，外皮棕黄或棕红色，有裂隙，无虫蛀，无霉变，无杂质者为佳。采用高效液相色谱法测定，本品按干燥品计算，含高丽槐素不得少于60μg/g[3]。

【化学成分】主要成分为皂苷类、香豆素类、黄酮类、甾体类、多糖类、生物碱类等。

1.黄酮类 高丽槐素、芒柄花素、查尔酮、紫菀酮、异甘草素等。高丽槐素、芒柄花素等常被作为牛大力质量评价的指标成分。

2.苯丙素类 补骨脂素、丁香脂素等。

3.酯类 亚麻酸乙酯、棕榈酸乙酯、亚麻酸甲酯、亚油酸乙酯等。

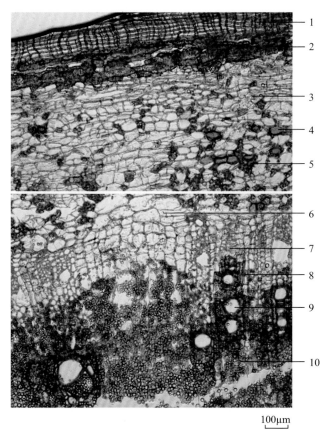

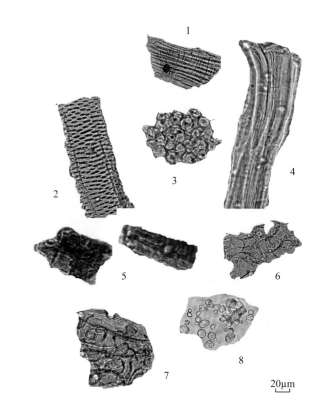

图34-4　牛大力根横切面图

1. 木栓层　2. 石细胞　3. 皮层　4. 含棕色物质的薄壁细胞
5. 纤维束　6. 韧皮部　7. 木纤维　8. 射线　9. 导管　10. 淀粉粒

图34-5　牛大力粉末图

1. 木栓层　2. 导管　3. 木纤维断面观　4. 木纤维纵面观
5. 分泌细胞　6. 薄壁细胞　7. 含棕色物质的薄壁细胞　8. 淀粉粒

4. 甾醇类　豆甾醇、β-谷甾醇、γ-谷甾醇等。

5. 生物碱类　N-甲基金雀花碱、血根碱、刺桐碱等。

6. 其他成分　牛大力还含豆甾醇-3-O-β-D-葡萄糖苷、胡萝卜苷、齐墩果烷型三萜皂苷等成分。此外还含淀粉、蛋白质、纤维素、维生素E、亚油酸等营养成分及Fe、Zn、Cu、Mn、Sr等微量元素。

【性味归经】甘，平。归肺、肾经。

【功能主治】补虚润肺，强筋活络。用于治疗腰肌劳损、风湿性关节炎、肺结核、慢性支气管炎、慢性肝炎与遗精等。

【药理作用】

1. 增强免疫作用　牛大力多糖对小鼠B淋巴细胞分泌特异性抗体及T淋巴细胞产生的白细胞介素-2有免疫调节作用，对小鼠B淋巴细胞的增殖呈双向调节作用，可提高小鼠的免疫能力[4]。牛大力多糖可增强吞噬细胞的吞噬能力，增加抗体形成的细胞数量，促进淋巴细胞转化。

2. 抗疲劳作用　牛大力多糖能延长小鼠爬杆时间，增加小鼠游泳耐力，降低LD、BUN的含量、提高血中LD-H含量，其抗疲劳作用明显[5]。可能是牛大力粗多糖部位能有效清除自由基，从而起到抗疲劳作用。

3. 保肝作用　牛大力水提液能诱导急性肝损伤模型小鼠血清中谷草转氨酶、谷丙转氨酶的活性，减少肝匀浆中丙二醛的含量，降低肝脏指数，提高胸腺指数，有保肝作用[6]。

4. 祛痰、镇咳、平喘作用　牛大力水提取物对组胺-乙酰胆碱诱发的哮喘有抑制作用，通过对抗组胺、乙酰胆碱等过敏介质引起的气管、支气管收缩，延长哮喘潜伏期从而起到平喘作用[7]。

5. 抗氧化、抗炎、抗肿瘤作用　牛大力多糖有一定的抗氧化能力，能明显减轻二甲苯对小鼠耳廓造成的局部炎症，有较好的抗炎作用，其抑制作用随多糖浓度的增加而增强；牛大力对体外宫颈癌细胞的生长有抑制作用，牛大力萃取物对人肺癌细胞、白血病细胞的增殖有较强的抑制作用。

【分子生药】

遗传标记　采用SDS法、CTAB法、改良SDS法和改良CTAB法均可获得没有发生褐变、完整性好的牛大力DNA。且采用改良CTAB法提取的牛大力不同组织或器官的RNA纯度和完整性良好，可满足RT-PCR反应等后续试验要求。

采用SMART技术构建牛大力块根cDNA文库，其原始文库滴度6.17×10^7pfu/ml，重组率90.9%，平均插入片段大小约为1.3kb。用CodonCode Aligner软件聚类拼接，得到1009个独立基因，其中169个独立基因具有分子功能注释，其余均为未知功能基因。169个具有分子功能注释的独立基因中，与蛋白结合活性和催化活性相关的基因分别达到了40%和33.5%；在药用代谢方面和参与根生长相关方面分别获得5个和9个独立基因[8]。

对不同结薯能力的牛大力种苗进行转录组测序，获得64036条unigene，其中与植物根系生长相关的基因213个，与淀粉代谢相关的基因358个，与激素代谢相关的基因383个，有61个基因表达差异显著，如与扩张蛋白、纤维素合酶、淀粉合成的关键酶、细胞分裂素、乙烯、生长素、独角金内酯和油菜素内酯等相关的代谢基因[9]。

【附注】市售牛大力常有混淆品，习称苦牛大力，其基原植物为豆科植物绿花崖豆藤*Millettia championi* Benth.，叶小，花浅绿色，茎较细，薯形状与牛大力相似，但略苦[10]。牛大力和苦牛大力在药材性状、显微结构及化学成分等方面均有较大差异，应加以区分。

主要参考文献

[1] 广东省食品药品监督管理局.广东省中药材标准（第一册）[M].广州：广东科技出版社，2004：40.

[2] 禹建春，李美琴，徐冠，等.牛大力药材的鉴别研究[J].山东中医杂志，2012，31(12)：897-898.

[3] 海南省食品药品监督管理局.海南省中药材标准（第一册）[M].海口：海南出版公司，2011：167-171.

[4] 韦翠萍，刘丹化，唐立海，等.牛大力对小鼠免疫功能的影响[J].广州中医药大学学报，2009，26(6)：539-542.

[5] 罗轩，林翠梧，陈洁晶，等.牛大力多糖对小鼠抗疲劳作用的研究[J].天然产物研究与开发，2014，26(3)：324-328.

[6] 周添浓，刘丹丹，唐立海，等.牛大力对四氯化碳及酒精所致小鼠急性肝损伤的保护作用[J].时珍国医国药，2009，20(10)：2585-2587.

[7] 刘丹丹，唐立海，王艳，等.牛大力祛痰、镇咳和平喘作用的实验研究[J].广州中医药大学学报，2009，26(3)：266-269.

[8] 徐立，郝宏刚，李志英.牛大力块根CDNA文库的构建及EST分析[J].基因组学与应用生物学，2013，32(03)：404-408.

[9] 谭冬秀.基于转录组测序的牛大力根系膨大基因表达分析[D].广西大学，2018.

[10] 陈黄保.甜牛大力和苦牛大力的生药研究[J].中草药，2001，32(9)：78-80.

（中国医学科学院药用植物研究所海南分所　王德立　　贵州省生物技术研究所　李标）

35. 毛冬青

Maodongqing

ILICIS PUBESCENTIS RADIX

【别名】毛披树、乌尾丁、茶叶冬青、细叶冬青、火烙木。

【来源】为冬青科植物毛冬青*Ilex pubescens* Hook. et Arn.的干燥根。

【本草考证】本品历代本草未见收载。本品为南方民间常用药，1965年广东省五华县曾用本品治愈脉管炎。《中药大辞典》、《全国中草药汇编》、《中国药典》1977年版等均有收载。

【原植物】常绿灌木或小乔木，高可达3m，小枝具棱，被粗毛，干后黑褐色。单叶互生，纸质或膜质，椭圆形或卵状椭圆形，长2～5.5cm，宽1～2.5cm，先端尖，通常具小凸尖，基部阔楔形或略钝，下面被疏毛，近全缘或具芒齿；叶柄长3～4mm。夏季开花；花雌雄异株，淡紫色或白色，花序簇生；雄花序的花单生或3朵花排成聚伞花序，花梗长1～2mm；小苞片2枚；萼5～6裂，裂片卵状三角形；花瓣4～6片，倒卵状长椭圆形，长约2mm；雌花序由1～3朵花组成，萼6～7深裂，花瓣5～8片，长椭圆形，长约2mm，花柱短。果为浆果状核果，卵状圆球形，直径约4mm，成熟时红色，宿存的柱头头状或厚盘状，种子5～7枚，内果皮近木质。花期4～5月，果期8～12月。

生于山坡、丘陵的灌木丛中。主要分布于华南、华东及台湾。（图35-1）

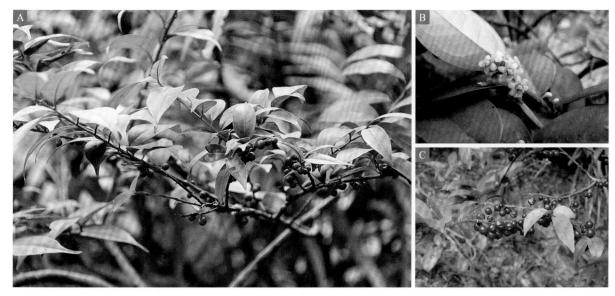

图35-1　毛冬青

A.植株（潘超美　摄）　B.花　C.果（夏静　摄）

【主产地】主产于广东、广西、福建、江西、四川等地。

【栽培要点】

1. 生物学特性　毛冬青适应性广，其较耐干旱、贫瘠，能适应我国南方广泛分布的红、黄壤等山地土壤类型，同时还较耐荫。萌芽能力强，耐修剪，劈砍后能快速萌芽更新。

2. 栽培技术　育苗有种子繁育和扦插繁育。苗期管理有遮荫、水肥、除草等。造林宜春季雨后栽植。抚育管理以砍杂、除草、松土、扩穴施肥为主。

3. 病虫害　病害：叶斑病、烟煤病等。虫害：介壳虫、蚜虫等[1]。

【采收与加工】全年均可采挖，除去泥土及须根，洗净，切块片，干燥[2]。

【药材鉴别】

（一）性状特征

根呈不规则块状或片状，大小不等，直径1～8cm。外皮灰褐色或棕褐色，稍粗糙，有细纵皱纹和细小横向皮孔，根头部有茎枝或茎残基，切面皮部薄，有时脱落，老根皮稍厚；木部幼结，黄白色或淡黄棕色，间有灰蓝色，可见类白色致密的放射状纹（射线）及环纹（年轮）。质坚实，不易折断；气微，味苦、涩而后甘[2]。（图35-2）

（二）显微鉴别

1. 根横切面　木栓层为8～10列细胞。皮层较窄，石细胞多数成群，偶见单个散在，有的含棕色物；薄壁细胞内含油滴。形成层不明显。木质部射线宽1～8列细胞，向外渐变宽；导管多单个散在，直径20～55μm，也有2～4个相聚；木纤维发达。薄壁细胞含淀粉粒[2]。（图35-3，图35-4）

2. 粉末特征　粉末黄白色。淀粉粒单粒较多，类圆形，直径5～10μm；脐点点状、短缝状或星状，有的层纹隐约可见；复粒由2～3分粒组成；石细胞单个散在或数个成群，无色，类三角形、类方形、类圆形或不规则形，具明显的孔沟，有的胞腔中含棕色物；木纤维及纤维管胞多见，直径10～20μm，具缘纹孔，胞腔明显，次生内壁有细小的环状或螺旋状三生增厚；草酸钙方晶类长方形或不规则方形，长15～45μm；木射线薄壁细胞孔沟明显；具缘纹孔导管可见。（图35-5）

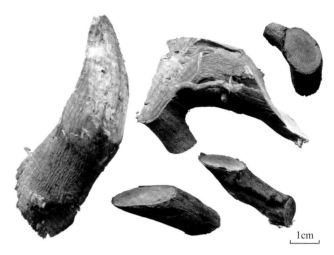

1cm

图35-2　毛冬青药材图

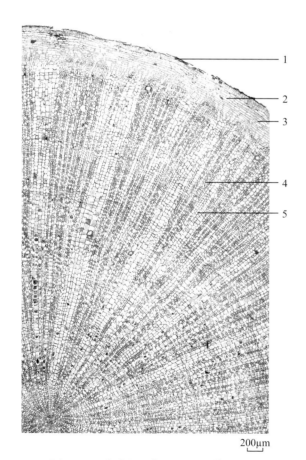

200μm

图35-3　毛冬青根（直径约1cm）横切面图

1. 木栓层　2. 石细胞　3. 韧皮部　4. 木质部　5. 射线

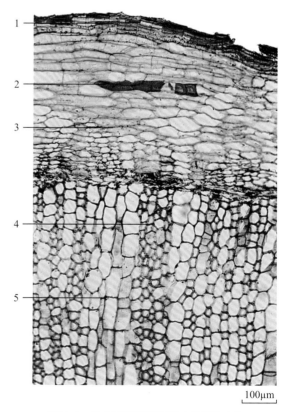

100μm

图35-4　毛冬青根横切面图（局部放大）

1. 木栓层　2. 石细胞　3. 韧皮部　4. 木质部　5. 射线

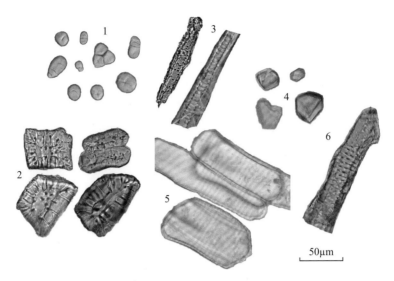

图35-5　毛冬青粉末图

1. 淀粉粒　2. 石细胞　3. 木纤维及纤维管胞　4. 草酸钙方晶　5. 木射线薄壁细胞　6. 具缘纹孔导管

（三）理化鉴别

薄层色谱　取本品粉末约1g，加甲醇20ml，超声处理30分钟，滤过，滤液浓缩至2ml，作为供试品溶液。另取毛冬青对照药材1g，同法制成对照药材溶液。照薄层色谱法试验，吸取上述两种溶液各1μl，分别点于同一硅胶G薄层板上，以三氯甲烷–乙酸乙酯–甲醇–水–甲酸（3∶22∶5∶2∶0.2）为展开剂，展开，取出，晾干，喷以10%硫酸乙醇溶液，在105℃加热至斑点显色清晰。分别置日光和紫外光灯（365nm）下检视。供试品色谱中，在与对照药材色谱相应的位置上，显相同颜色的斑点或荧光斑点[3]。（图35-6）

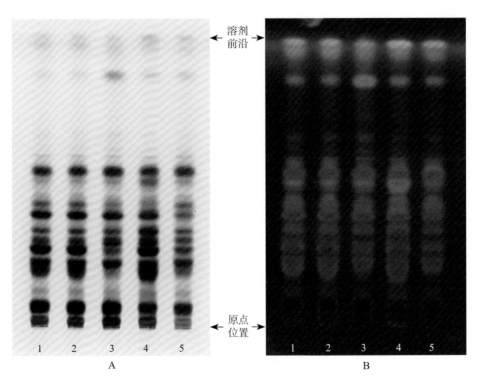

图35-6　毛冬青薄层色谱图

A. 日光下检视　B. 紫外光灯（365nm）下检视

1, 2, 4. 样品（根）　3. 对照药材（中国食品药品检定研究院，121140-201004）　5. 样品（4号药材的茎）

【质量评价】以片块大小均匀、质致密结实、皮厚、切面黄白色或灰黄色，味苦、涩而后甘者为佳。本品按干燥品计算，含总黄酮以无水芦丁计，不得少于0.6%[2]。

【化学成分】主要成分为三萜及其苷类、黄酮类、酚酸类、木脂素类、环烯醚萜及其苷类、甾体、氨基酸、鞣质和还原糖等。其中，三萜类、黄酮类是其特征性成分和有效成分[4, 5]。

1. 三萜及其苷类　毛冬青酸（ilexolic acid）、毛冬青苷甲（ilexolide A）、毛冬青皂苷D、ilexgenin A、ilexgenin A_1、ilexsaponin A_1、ilexsaponinB_1、ilexsaponin B_2、ilexsaponin B_3、ilexsaponin B等。

2. 黄酮类　大豆苷元、染料木苷、山奈酚-3-O-β-龙胆二糖苷、山奈酚-3-O-β-刺槐双糖苷、山奈酚-3-O-β-半乳糖苷和槲皮素-3-O-β-龙胆二糖苷等。

3. 酚酸类　pubescenodides A和B、丁香苷（syringin）、ilexpubside A、ilexpubside B、sinapic aldehyde-4-O-β-D-glucopyranoside、对羟基苯乙醇、对苯二酚、丁二酸、咖啡酸、毛冬青L_2、毛冬青L_3、毛冬青L_4、毛冬青L_5等。

4. 木脂素类　liriodendrin、（+）-环合橄榄树脂素、毛冬青L_1、毛冬青L_6等。

5. 环烯醚萜及其苷类　橄榄苦苷、木犀榄苷-11-甲酯、oleoacteoside、（R）-β-羟基橄榄苦苷、（$8E$）-女贞子苷、（$8Z$）-ligstroside等。

【性味归经】苦、涩，寒（平）。归肺、心经。

【功能主治】清热解毒，活血通脉，消肿止痛，止咳平喘。用于风热感冒，肺热咳喘，咽喉肿痛，乳蛾，牙龈肿痛，丹毒，胸痹心痛，中风偏瘫，炭疽，水火烫伤[2]。

【药理作用】

1. 对心脑血管系统作用　毛冬青提取物有保护心脏、加强心脏收缩力和降压作用。有增加冠脉流量、抗血栓、抗凝作用。对脑血管和脑组织有保护作用。

2. 对肾脏的作用　毛冬青甲素能减轻肾小球纤维化，对糖尿病肾病大鼠肾小球有保护作用。毛冬青黄酮苷增加肾小球毛细血管血运，改善肾组织缺血，增加肾小球滤过率，延缓慢性肾衰竭。

3. 抗炎、抗菌作用　研究证明毛冬青口服液具有明显的抗炎作用。毛冬青甲素也具有明显的抗炎效果，通过抑制兔颈总动脉球囊损伤术后炎症因子IL-6、M-CSF水平，抑制血小板聚集、抑制血管平滑肌细胞增生，进而阻碍了动脉损伤后管腔再狭窄的形成。毛冬青70%乙醇提取物、毛冬青三萜总皂苷、毛冬青皂苷B_1、毛冬青皂苷B_2和冬青素对2种主要口腔致病菌变黑普菌（Pn）和变形链球菌（$Streptococcus\ mutans$ ATCC 25175，Sm）有较强的抑制作用[4, 5]。

【分子生药】

遗传标记　取毛冬青干燥植物样本叶片约30mg，进行DNA提取和序列扩增，其ITS2序列特征为，5条毛冬青ITS2序列比对后长度为243bp，没有变异位点，序列的GC含量为59.67%[6]。

【附注】

1. 毛冬青药材　目前主要来源于野生资源，其生长缓慢。近年来随着毛冬青饮片及制剂原料需求量的增长，毛冬青市场缺口较大，有必要扩大药用资源。

（1）药用部位方面　药品流通市场上根与茎混用的情况非常普遍，有文献报道对两者成分做了比较，结果两者共同成分较多[3]。《广东省中药材标准》（第二册）收载药用部位为根及茎[2]。

（2）栽培种植方面　毛冬青种子萌发率低，扦插繁殖生根较困难。有必要加快栽培种植技术研究，规范化种植，形成规模，扩大产量。

（3）寻找新的替代品种　同属变种植物秃毛冬青$Ilex\ pubesces$ Hook. et Arn. var. $glabra$ H. T. Chang，其植物特征、自然界分布、药材性状、均与毛冬青相似，唯小枝、叶柄、叶背及主脉均无毛或近无毛，有记载功用与毛冬青相同。有必要对秃毛冬青从化学成分和药理药效等方面深入研究，视研究情况把秃毛冬青作为毛冬青药材的一个资源补充。

2. 毛冬青的叶子（毛冬青叶）　亦可药用，具有清热解毒凉血，止痛消炎功能，用于治疗烧烫伤、牙周炎、带状疱疹、脓疱疮等。

3.毛冬青制剂　有毛冬青注射液、毛冬青颗粒、毛冬青片、毛冬青胶囊等。

主要参考文献

[1] 林春生，陈新强，张冬生，等.粤东野生毛冬青驯化栽培技术[J].森林经营与经理，2018，(4)：9-11.

[2] 广东省食品药品监督管理局编.广东省中药材标准(第二册)[M].广州：广东科技出版社，2010：77-78.

[3] 应鸽，代蕾，曹斯琼，等.毛冬青及其同属药用植物高效薄层色谱指纹图谱研究[J].中国药学杂志，2012，47(16)：1276-1279.

[4] 焦爱军，王捷，张宏亮.中药毛冬青的研究[J].广西医科大学学报，2015，32(2)：322-325.

[5] 梅丽，牛瑞娟，蒋玲，等.毛冬青化学成分及药理活性研究进展[J].生物化工，2018，4(2)：129-131.

[6] 黄志海.岭南中草药DNA条形码序列[M].北京：中国医药科技出版社，2017：181.

（广州市药品检验所　熊颖　侯惠婵）

36. 毛蒟

Maoju

PIPER PUBERULUM HERBA

【别名】毛蒌、石蒌、小毛蒌、小墙风。

【来源】为胡椒科植物毛蒟*Piper puberulum*(Benth.)Maxim.的干燥全草。

【本草考证】本品为广西、海南、贵州、福建等地方中草药，历代本草未见记载。毛蒟植物名称始见于《海南植物志》第一卷（1964年），作为新拟种，其拉丁名为*Piper puberulum*(Benth.)Maxim.。毛蒟作为药材品名见于《广西中草药》第二册（1970年），收载于"止痛药"类别中，《广西本草选编》下册（1974年）以及《福建药物志》第一册（1979年）中，三者对于毛蒟的植物的外观描述大致相同，记载毛蒟的性味功用均为"味辛，性温。祛风活血，行气止痛"，仅在叶的大小及叶柄的长度上有较大差异。

以毛蒌作为毛蒟这种中草药的药用品名亦较为常见，《广西实用中草药新选》（1969年）记载"毛蒌"，其外观描述："常绿纤弱小藤，长可达3m，节节生根，全株被毛，具有香气。叶互生，心脏形。花生于叶腋或枝顶，淡绿色。果椭圆形，似胡椒，密集成穗。"并附有彩图。与《广西中草药》第二册中的描述及植物图较为一致。《中华本草》第三册、《中药大辞典》（第2版）均以毛蒌作为毛蒟的药材品名。

【原植物】攀援藤本，全株有浓烈香气[1]，长达数米；幼枝被柔软的短毛，老时脱落。叶硬纸质，卵状披针形或卵形，长5～11cm，宽2～6cm，顶端短尖或渐尖，基部浅心形或半心形，两侧常不对称，两面被柔软的短毛，毛少部分分枝，老时腹面近无毛；叶脉5～7条，最上1对互生，离基1.5～3cm从中脉发出，余者均自基部或近基部发出；叶柄长5～10mm，密被短柔毛，仅基部具鞘。花单性，雌雄异株，聚集成与叶对生的穗状花序。雄花序纤细，长约7cm，直径约3mm；总花梗比叶柄稍长，其与花序轴同被疏柔毛；苞片圆形，有时基部略狭，盾状，无毛；雄蕊通常3枚，花药肾形，2裂，花丝极短。雌花序长4～6cm；苞片、总花梗和花序轴与雄花序的无异；子房近球形，柱头4。浆果球形，直径约2mm。花期3～5月。（图36-1）

生于疏林或密林中，攀援于树上或石上。主要分布于广西、广东及其南部沿海各岛屿。

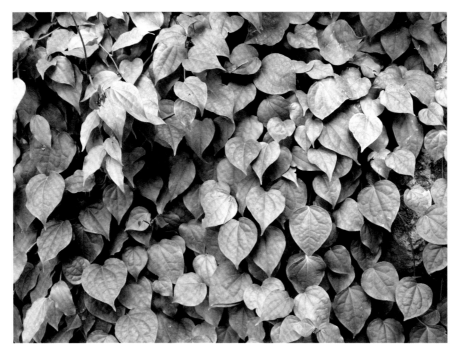

图36-1　毛蒟（潘超美　摄）

【**主产地**】主产于广东、广西、云南、贵州等地[1]。

【**采收与加工**】全年均可采，洗净阴干。

【**商品规格**】为民间用药，市场上多以药材捆扎销售。

【**药材鉴别**】

（一）性状鉴别

茎枝常扭曲，扁圆柱形，直径1～3mm，长约30cm，表面灰褐色或灰棕色。节膨大，节间长7～9cm，质轻而脆，断面皮部窄，维管束与射线相同呈放射状排列，木部有多数小孔，中心有灰褐色的髓部，叶片灰绿色，多皱缩，展平后卵状披针形或卵形，长4～10cm，宽2～5cm，基部浅心形而常不对称，两面有毛茸，背面较稀疏，叶脉5～7条，最上1对离基从中脉发出；叶柄密生短毛，基部鞘状。有时可见与叶对生的穗状花序。气清香，味辛辣[1]。

（二）显微鉴别

1. 茎横切面　表皮细胞呈方形或长方形，多细胞非腺毛多数，6～13个细胞，长225～420μm，表面有条状纹理。皮层窄，为2～5列切向延长的薄壁细胞，含棕色物，外侧有2～3列厚角细胞，纤维成束与石细胞群相间断续连成环。维管束22～42个排列成环，韧皮部外侧有纤维束及石细胞群排列呈半月形，韧皮部射线处可见单个或数个散在的石细胞。木射线为3～15列。细茎髓大，维管束6～13个，髓薄壁细胞类圆形，具单纹孔。皮层、射线及髓中均含砂晶[2, 3]。

2. 粉末特征　粉末呈暗绿色。淀粉粒众多，单粒或复粒，可见层纹，脐点呈点状、飞鸟状或星状。笋状非腺毛多由7～18层细胞组成，每层1～4个细胞，内含大量草酸钙砂晶或小方晶，外壁有明显纵向角质纹理；叶脉处非腺毛由2～9个细胞组成。另可见众多1～2细胞组成的小非腺毛。纤维束直径5～25μm。油细胞类圆形，直径15～30μm。导管多为具缘纹孔导管，纹孔排列整齐。可见螺纹导管和网纹导管[3]。

（三）理化鉴别

薄层色谱　取本品粉末5g，置索氏提取器中，加甲醇25ml浸泡过夜，80℃水浴加热提取3小时，回收甲醇至干，残渣加适量水溶解，再用三氯甲烷提取，提取液过滤至25ml量瓶中，加三氯甲烷至刻度，作为供试品溶液。另取胡椒碱对照品，置棕色量瓶中，加无水乙醇制成每1ml含4mg的溶液，作为对照品溶液。照薄层色谱法试验，吸取上述两种溶液各10μl，分别点于同一硅胶G薄层板上，以石油醚（60～90℃）–丙酮（3：1）为展开剂，展开，取出，晾干，置碘缸中约3分钟后取出，挥尽板上吸附的碘后检视。供试品色谱中，在与对照品色谱相应的位置上，显相同颜色的斑点[2]。

【质量评价】以枝条均匀、色灰褐、叶片完整者为佳。

【化学成分】主要成分含新木脂素类（neolignan）、生物碱类和挥发油类等成分。

1. 新木脂素类　毛蒟素（puberulin）A、B、C。

2. 生物碱类　胡椒内酰胺（piperolactam）S、胡椒碱（piperine）S、玉兰脂素（denudatin）B、蔚瑞昆森（ver-aguensin）、布尔乞灵（burchellin）、盖尔格拉文（galgravin）。

3. 挥发油类　左旋十五碳烯（l-pentadecene）、反-石竹烯（trans-caryophyllene）、葎草烯（humulene）、δ-榄香烯（δ-elemene）、苯甲酸苄酯（benzyl benzoate）等54种[2, 3]。

【性味归经】辛，温。归肝经。

【功能主治】祛风散寒除湿，行气活血止痛。用于风湿痹痛，风寒头痛，脘腹疼痛，疝痛，痛经，跌打肿痛。

【药理作用】

1. 抗炎作用　在对二甲苯致小鼠耳廓肿胀实验中，毛蒟挥发油中、高浓度组与模型对照组相比能有效抑制小鼠耳廓肿胀。与模型组相比，挥发油高浓度组、阿司匹林组能有效降低毛细血管通透性，挥发油低浓度组无显著差异。结果显示黔产毛蒟挥发油具有较好的抗炎作用[4]。

2. 镇痛作用　小鼠腹腔注射毛蒟针剂50g/kg，20分钟后发挥显著镇痛效果（热板法），并持续1.5小时。扭体法致痛实验结果表明，毛蒟挥发油能显著抑制小鼠扭体次数（$P<0.05$）。在热板法实验中，毛蒟挥发油高浓度组与模型组相比能延长小鼠舔足时间，结果说明挥发油高浓度组对于小鼠的急、慢性疼痛的改善均起到一定作用[4]。

3. 保肝作用　毛蒟水提物（PTE）对CCl_4诱导的急性肝损伤具有保护作用，其机制与抗氧化，抑制TNF-α产生有关[5]。

【附注】毛蒟常与同属植物混淆，在浙江、福建、湖南尚有以山蒟Piper hancei Maxim、毛蒟Piper puberulum（Benth.）Maxim、石南藤Piper wallichi（Miq.）Hand.-Mazz.的藤茎作为海风藤入药，但毛蒟毒性明显，不宜作海风藤的替代品，对毛蒟的使用应慎重[2]。另与毛蒟极近似植物小叶爬崖香Piper arboricola C.DC.，但其幼枝被柔软的短柔毛，叶较厚，硬纸质，生于茎上部和下部的大小无显著差异，卵状披针形或卵形，长5～11cm，宽2～6cm，两面被柔软的短柔毛，毛少部分分枝，但不向上弯曲而易于区别。

根据相关文献以毛蒟作为药材品名较为普遍，故以毛蒟作为药材品名。《广西中草药》第二册及《广西本草选编》下册对毛蒟药用植物的记载与《海南植物志》等其他资料记载的不一致，有两种可能，一是胡椒科叶型变异较常见，广西地区生长的毛蒟可能存在叶型变异的现象；二是这两部专著在编写时收集的样品可能鉴别有误，故有待进一步核实比对。

主要参考文献

[1] 南京药学院《中草药学》编写组. 中草药学（中册）[M]. 南京：江苏人民出版社，1976：9697.

[2] 蔡少青，王璇. 常用中药材品种整理和质量研究：第六册[M]. 北京：北京医科大学出版社，2003：455-521.

[3] 朱华，高雅，蔡毅，等.毛蒌的显微鉴别研究[J]. 中药材，2008，31(5)：668-670.

[4] 杨艳，韦余，王玉和，等.黔产毛蒟挥发油抗炎镇痛活性研究[J]. 中国药师，2016，19(10)：1837-1840.

[5] 杨艳，吴芹，龚其海，等.黔产毛蒟水提物对急性肝损伤小鼠的保护作用[J]. 天然产物研究与开发，2016，28：771-774.

（广东省药品检验所　杨志业）

37. 长春花

Changchunhua

CATHARANTHI ROSEI HERBA

【别名】雁来红、日日新、五色梅、四时花。

【来源】为夹竹桃科植物长春花*Catharanthus roseus*（L.）G. Don的干燥全株。

【本草考证】本品始载于《植物名实图考》群芳类："长春花，柔茎，叶如指，颇光滑。六月中开五瓣小紫花，背白。逐叶发小茎，开花极繁。结长角，有细黑子。自秋至冬，开放不辍，不经霜雪不萎，故名。"其记载与现今所用长春花基本一致。

【原植物】半灌木，略有分枝，全株无毛或仅有微毛；茎近方形，有条纹，灰绿色。叶倒卵状长圆形，长3～4cm，宽1.5～2.5cm，先端浑圆，有短尖头，基部渐狭而成叶柄；聚伞花序腋生或顶生，有花2～3朵；花萼5深裂，内面无腺体或腺体不明显，萼片披针形或钻状渐尖，长约3mm；花冠红色，高脚碟状，花冠筒圆筒状，长约2.6cm；花冠裂片宽倒卵形。蓇葖双生，长约2.5cm，直径3mm；外果皮厚纸质，有条纹，被柔毛；种子黑色，长圆筒形，两端截形，具有颗粒状小瘤。花、果期几乎全年。（图37-1）

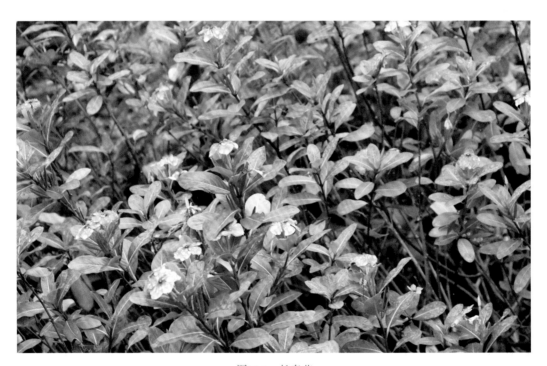

图37-1　长春花

原产于热带非洲东部，现我国广东、广西、云南等地有野生，长江流域以南有栽培。

【主产地】主产于广东、广西、云南等地。

【栽培要点】

1. 生物学特性　喜温暖和稍干燥的气候，适应性较强，耐贫瘠、耐旱，不耐涝。

2. 栽培技术　生产上以种子繁殖为主，也可扦插繁殖。

3. 病虫害　病害：有腐烂病、灰霉病。虫害：蓟虫、蚜虫。

【采收与加工】当年9月下旬至10月上旬采收，切成长6cm小段，晒干。

【药材鉴别】

（一）性状特征

主根圆锥形。茎枝绿色或红褐色，类圆柱形，有棱，折断面纤维性，老茎髓部中空。叶对生，易皱缩，倒卵形或长圆形，先端具短尖，基部楔形，深绿色或绿褐色，羽状脉明显。花紫色或紫红色。气微，味微甘、苦。（图37-2）

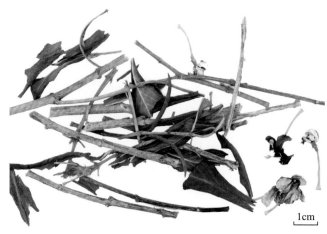

图37-2　长春花药材图

（二）显微鉴别

1. 根横切面　木栓层为数列细胞；皮层薄壁细胞不规则类圆形，排列疏松；韧皮部宽广；形成层呈环状，木质部导管多单个或数个径向排列，木射线放射状，多为单列细胞。（图37-3）

2. 嫩茎横切面　呈类圆形，有4个较大棱脊凸起，表皮为一列细胞，外壁微增厚，有锥形单细胞非腺毛；皮层宽广，中柱鞘纤维呈不连续环列，壁微木化；维管束双韧型；形成层成环；木质部导管单个或数个径向排列，木射线呈放射状，多为单列细胞。髓部大。（图37-4）

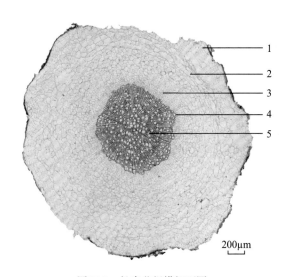

图37-3　长春花根横切面图

1. 木栓层　2. 皮层　3. 韧皮部　4. 形成层　5. 木质部

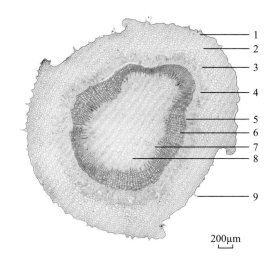

图37-4　长春花茎横切面图

1. 表皮　2. 皮层　3. 中柱鞘纤维束　4. 外韧皮部　5. 形成层
6. 木质部　7. 内韧皮部　8. 髓部　9. 非腺毛

3. 叶片横切面　表皮为一列细胞，有非腺毛，主脉部位的上、下表皮细胞呈乳突状；栅栏组织由1列细胞组成，不通过主脉；海绵组织由6～9列细胞组成，排列疏松；维管束双韧型；主脉上下方均有厚角组织分布。（图37-5）

4. 粉末特征　粉末淡绿色。气孔多为不定式、不等式；腺毛、非腺毛多断裂；导管多为具缘纹孔及螺纹导管，直径10～45μm；花粉粒球形或类球形，黄色，直径20～70μm，具3个萌发孔，有的花粉粒外壁具有细刺状突起；纤维众多，呈束或单个散在分布，直径为8～15μm。（图37-6）

（三）理化鉴别

薄层色谱　取本品粉末1g，加浓氨水2ml，浸润30分钟，再加30ml三氯甲烷，超声提取1小时，滤过，蒸干，残

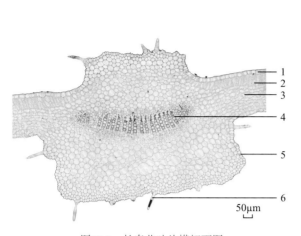

图37-5　长春花叶片横切面图

1.上表皮　2.栅栏组织　3.海绵组织　4.维管束
5.下表皮　6.非腺毛

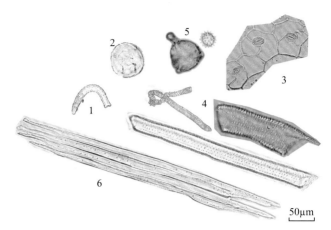

图37-6　长春花粉末图

1.非腺毛　2.腺毛　3.气孔　4.导管　5.花粉粒　6.纤维

渣用1ml甲醇溶解，作为供试品溶液。另取文多灵对照品，加甲醇制成每1ml含0.5mg的溶液，作为对照品溶液。照薄层色谱法试验，吸取上述两种溶液各5μl，分别点于同一硅胶GF$_{254}$薄层板上，以石油醚–丙酮（6∶3）为展开剂，展开，取出，晾干，碘显色，于紫外光灯（254nm）下检视。供试品色谱中，在与对照品色谱相应的位置上，显相同颜色的斑点。

【化学成分】主要成分为生物碱类、环烯醚萜类、紫罗兰酮类、苯乙醇苷类、糖类等。其中，生物碱类是其特征性成分和有效成分[1-3]。从长春花中分离出130种以上的生物碱，多数具抗肿瘤活性。

1. 二聚吲哚生物碱　长春碱（vincaleukoblastine/vinblastine/VLB）、长春新碱（leurocristine/vincristine）、去甲长春碱（*N*-demethyl VLB）、异长春碱（vinrosidine/ leurosidine）等。

2. 单吲哚生物碱　文多灵（vindoline）、长春质碱（catharanthine）、长春文碱（vinervine）、鸭脚木碱（alstonine）、狗牙花定碱（coronaridine）等。

3. 其他类生物碱　高马灵碱（gomaline）、维卡罗定碱（vincorodine）、它波宁（tabersonine）、高马哉碱（gomezine）等。

【性味归经】苦，寒；有毒。归肝、肾经。

【功能主治】解毒抗癌，清热平肝，降血压。主治急性淋巴细胞性白血病，淋巴肉瘤，巨滤泡性淋巴瘤，高血压。

【药理作用】

1. 抗肿瘤作用　采用MTT法发现长春花正己烷、氯仿及甲醇提取部对HCT116结肠癌细胞有细胞毒活性。长春花碱存在的情况下培养MOLT-4细胞发现，长春花碱诱导急性淋巴细胞性白血病细胞株的细胞周期阻滞程度增加，但细胞凋亡率无显著改变[4]。

2. 降压作用　长春花叶提取物有降血压作用[5]。

3. 其他作用　长春花还有降血糖、降血脂、预防脑梗死、促进伤口愈合等作用。

【用药警戒或禁忌】长春花及其各种生物碱对人及实验动物均有一定毒性。长春碱过量使用时，可使白细胞减少，导致骨髓损耗、恶心，引起脱发、腹泻、便秘、手脚麻痹、头痛等，严重时甚至可引起局部肿瘤疼痛[6]。

【附注】除本种外尚有一栽培品种白长春花*Catharanthus roseus*（L.）G. Don 'Albus'，与原种主要区别为花白色，有香气。也常有种植，亦可入药。

主要参考文献

[1] Uniyal G C，Bala S，Mathur A K，et al. Symmetry C18 column：A better choice for the analysis of indole alkaloids of *Catharanthus roseus*[J]. Phytochemical Analysis, 2001, 12(3)：206-210.

[2] 祖元刚，罗猛，牟璠松，等. 长春花生物碱成分及其药理作用研究进展[J]. 天然产物研究与开发，2006，18(2)：325-329.

[3] Siddiqui M J，Ismail Z，Aisha A F A，et al. Cytotoxic activity of *Catharanthus roseus* (Apocynaceae) crude extracts and pure compounds against human colorectal carcinoma cell line. [J]. International Journal of Pharmacology，2010，6(1)：43-47.

[4] 钟以胜，潘长穿，金昌男，等. 长春花碱诱导MOLT-4细胞产生M期细胞阻滞的初步研究[J]. 中国实验血液学杂志，2009，17(2)：358-362.

[5] Ara N，Rashid M，Amran M S. Comparison of hypotensive and hypolipidemic effects of *Catharanthus roseus* leaves extract with atenolol on adrenaline induced hypertensive rats[J]. Pakistan Journal of Pharmaceutical Sciences，2008，8(6)：267-271.

[6] 杨莹莹，张广晶，张舒媛，等. 长春花药理作用研究进展[J]. 西部中医药，2014，27(10)：170-172.

（广东药科大学　刘泽德　刘基柱）

38. 化橘红

Huajuhong

CITRI GRANDIS EXOCARPIUM

【别名】化州橘红、橘红、柚皮橘红、化红。

【来源】为芸香科植物化州柚*Citrus grandis* 'Tomentosa'的干燥幼果[1]、未成熟或近成熟干燥外层果皮，和柚*Citrus grandis*（L.）Osbeck的未成熟或近成熟干燥外层果皮。前者习称"毛橘红"，后者习称"光橘红"。

【本草考证】本品正式立目于《本草纲目拾遗》："广东高州府化州出陈皮，去白者名橘红……纹细，色红润而皮薄，多有筋脉，味苦辛，入口芳香者，乃真化州橘红也"。《植物名实图考》载："橘红产广东化州，大如柚，肉甜，刮制其皮为橘红。以城内产者为佳"。《增订伪药条辨》载："化橘红皮，皮薄，色黯黄，微有毛孔，气香味甘"。本草记载与现今所用化橘红基本一致。

【原植物】

1. 化州柚　常绿乔木。小枝扁，被柔毛，有微小针刺。单身复叶互生，宽卵形至椭圆状卵形，长8～20cm，有钝锯齿；叶柄有倒心形宽翅。花单生或簇生于叶腋；花萼长约1cm；花瓣反曲；雄蕊20～25；子房圆球形。果大，球形至扁球形或梨形，直径10～25cm；幼果密被绒毛；瓢囊16瓣。（图38-1）

2. 柚　幼果绒毛极少，熟时无毛。（图38-2）

主要为栽培，长江以南各地广泛栽培，主要分布于广东、广西、福建、台湾、江西、湖南、湖北、浙江、贵州、云南、四川等地。

【主产地】化州柚道地产区为广东省化州市，邻县吴川近年有规模种植，另广西陆川、博白等地也有少量出产。柚主产于广西浦北、陆川、博白、北流，广东电白、遂溪等地，湖南亦产[2]。

【栽培要点】

1. 生物学特性　喜温暖湿润气候，不耐干旱，抗寒性差，较喜阴，尤喜散射光。宜选土层深厚、富含腐殖质、疏松肥沃的中性或微酸性土壤栽培，冲积土壤或红壤、黄壤、紫色土壤均可。

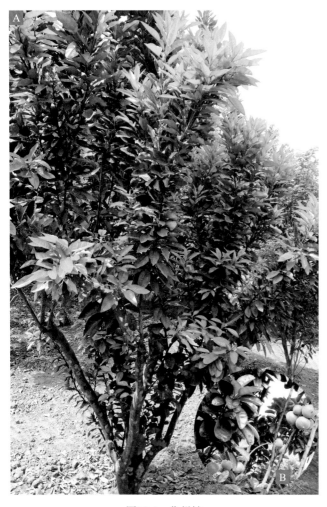

图38-1 化州柚

A. 植株　B. 果

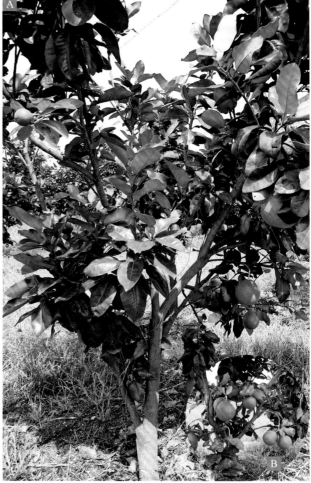

图38-2 柚

A. 植株　B. 果

2. 栽培技术　用种子、圈枝、嫁接繁殖，以嫁接繁殖为主。苗木有嫁接苗、圈枝苗两种，圈枝苗较好地保证母树品质，但根系生长较浅，高山或迎风的地方容易遭风害，多选择嫁接苗。

3. 病虫害　病害：炭疽病、溃疡病、疮痂病、流胶病等；虫害：潜叶蛾、红蜘蛛、锈蜘蛛、蟓蟟、天牛、蚜虫、蚧壳虫等。

【采收与加工】开花后初夏时节采收化州柚幼果干燥，或夏季果实未成熟时采收，置沸水中略烫后，将果皮割成5或7瓣，除去果瓤和部分中果皮，压制成形，干燥。

【商品规格】由于基原不同，将化橘红药材分为"毛橘红"、"光橘红"。因加工方法不同，传统的化橘红药材规格分为毛七爪、毛五爪、光七爪与光五爪，但自2000年起，五爪及七爪逐渐少用，市面上广泛流通的药材商品规格为毛橘红胎果，即化州柚幼果加工成圆果或长果，称橘红胎，而《中国药典》所规定的化橘红五爪、七爪反而难以购买到。

【药材鉴别】

（一）性状特征

1. 化州柚　呈对折的七角或展平的五角星状，单片呈柳叶形，完整者展开后直径15~28cm，厚0.2~0.5cm，质脆，易折断，内表面黄白色或淡黄棕色，有脉络纹，内侧稍柔而有弹性。外表面黄绿色或深褐色，密被茸毛，有皱纹及小油室。气芳香，味苦。

2. 橘红胎　呈类球形，直径1～8cm，质坚硬，不易折断，断面不整齐，无或小部分干燥髓部呈空囊状，外缘有一列不整齐的下凹油室。

3. 柚　外表面淡黄色至黄棕色，光滑无茸毛，油室较毛橘红大。气芳香，味微苦、微辛。（图38-3）

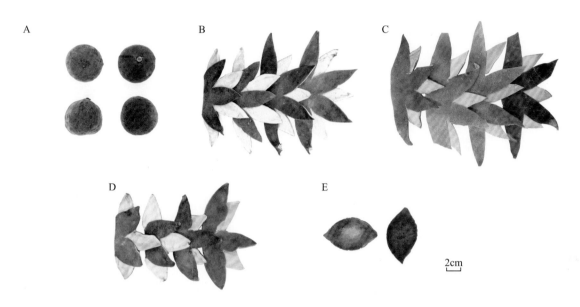

图38-3　化橘红药材图

A. 橘红胎　B. 毛橘红七爪　C. 光橘红七爪　D. 毛橘红五爪　E. 毛橘红柳叶片

（二）显微鉴别

1. 果皮横切面　化州柚（毛橘红）：表皮细胞1列，外被角质层，有时可见1～5个细胞组成的非腺毛，长至110μm。中果皮细胞类圆形，排列疏松，散有维管束，外侧有长圆形油室，径向长90～365μm，切向长490～980μm；薄壁细胞中含草酸钙方晶。（图38-4）

柚（光橘红）：与化州柚的区别为：表皮少见非腺毛；油室径向长380～1220μm，切向长285～810μm。（图38-5）

2. 粉末特征　化州柚（毛橘红）　粉末暗绿色至棕色。中果皮薄壁细胞形状不规则，壁不均匀增厚，有的作连珠状或在角隅处特厚；果皮表皮细胞表面观多角形、类方形或长方形，垂周壁增厚，气孔类圆形，直径18～31μm，副卫细胞5～7个，侧面观外被角质层，靠外方的径向壁增厚；草酸钙方晶成片或成行存在于中果皮薄壁细胞中，呈多面形、菱形、棱柱形、长方形或形状不规则，直径1～32μm，长5～40μm；导管为螺纹导管和网纹导管；偶见石细胞及纤维。常见完整或碎断的

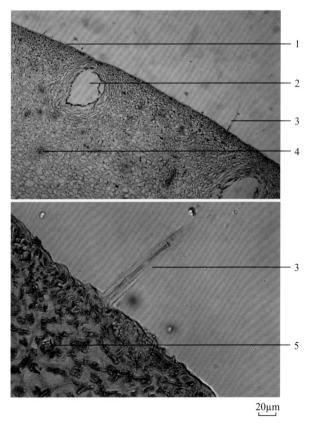

图38-4　毛橘红横切面图

1. 表皮　2. 油室　3. 非腺毛　4. 维管束　5. 草酸钙方晶

非腺毛，非腺毛碎段细胞多至十数个，最宽处直径约33μm，具壁疣或外壁光滑、内壁粗糙，胞腔内含淡黄色或棕色颗粒状物。

柚（光橘红） 与化州柚的区别为：偶见碎断的非腺毛。（图38-6）

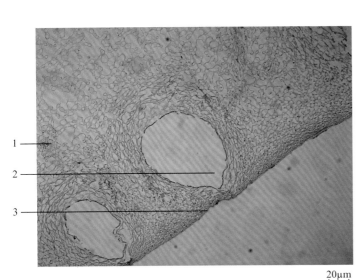

图38-5 光橘红横切面图

1. 维管束　2. 油室　3. 表皮

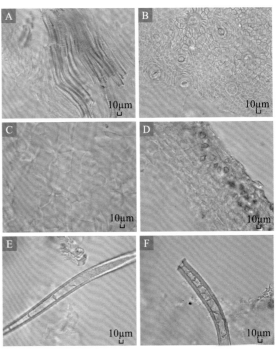

图38-6 化橘红粉末图

A. 导管　B. 表皮细胞与气孔　C. 薄壁细胞　D. 草酸钙方晶
E. 毛橘红非腺毛　F. 光橘红非腺毛

（三）理化鉴别

薄层色谱　取本品粉末0.5g，加入石油醚30ml，超声处理15分钟后，抽滤，弃去滤液，滤渣挥干后，加入甲醇约30ml，超声处理15分钟后滤过，将滤液浓缩至5ml，作为供试品溶液。另取柚皮苷对照品、野漆树苷对照品，加甲醇分别制成每1ml含1mg、2mg的溶液，作为对照品溶液。照薄层色谱法试验，吸取上述两种溶液各2μl，分别点于同一硅胶G薄层板上，以乙酸乙酯–丙酮–冰醋酸–水（8：4：0.3：1）为展开剂，展开，取出，晾干，喷以5%三氯化铝-乙醇溶液，在105℃加热1分钟，置紫外光灯（365nm）下检视。供试品色谱中，在与对照品色谱相应的位置上，显相同颜色的荧光斑点。（图38-7）

【质量评价】以茸毛多、气味浓者为佳。采用高效液相色谱法测定，本品按干燥品计算，含柚皮苷（$C_{27}H_{32}O_{14}$）不得少于3.5%。

【化学成分】主要成分为黄酮类、挥发油、多糖、

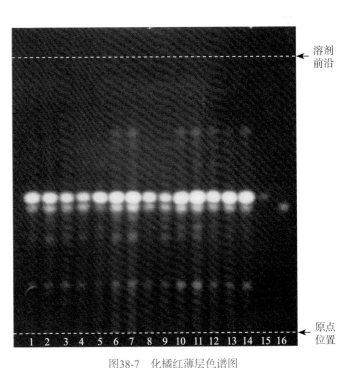

图38-7 化橘红薄层色谱图

1-7. 毛橘红样品　8-14. 光橘红样品　15. 柚皮苷对照品
16. 野漆树苷对照品

香豆素类等。其中，黄酮类是其特征性成分和有效成分。

1. 黄酮类　柚皮苷（naringin）、新橙皮苷（neohesperidin）、枳属苷（poncirin）、福橘素（tan-geretin）、川陈皮素（nobiletin）、5,7,4′-三甲氧基黄酮（5,7,4′-trimethoxy flavone）、5,6,7,3′,4′-五甲氧基黄酮（5,6,7,3′,4′-pentamethoxy flavone）、5,7,8,3′,4′-五甲氧基黄酮（5,7,8,3′,4′-pentamethoxy flavone）、5,7,8,4′-四甲氧基黄酮（5,7,8,4′-te-tramethoxy flavone）等。

2. 挥发油类　柠檬醛（citral）、柠檬烯（limonene）、牻牛儿醇（geraniol）、芳樟醇（linalool）、邻氨基本甲酸甲酯（methyl anthranilate）、丁香烯氧化物（caryophyllene oxide）、芳樟醇单氧化物（linaloolmonoxide）、顺式-3-己烯醇（cos-3-hexenol）、荜澄茄烯（cadinene）、二戊烯（dipentene）、α-蒎烯等。

3. 香豆素类　佛手内酯、香豆素、呋喃香豆素、佛手酚、异欧前胡素、6′,7′-二羟基香柠檬素、马尔敏、橙皮内酯和异橙皮内酯。

【性味归经】辛、苦，温。归肺、脾经。

【功能主治】理气宽中，燥湿化痰。用于咳嗽痰多，食积伤酒，呕恶痞闷。

【药理作用】

1. 化痰止咳作用　化橘红对慢性支气管炎和肺气肿有良好的治疗效果。化橘红多糖对二甲苯引起的小鼠耳廓肿胀有不同程度的抑制作用。柚皮素能显著抑制脂多糖诱导的体外大鼠气管组织黏蛋白的分泌[3]。

2. 抗炎作用　柚皮苷能显著抑制LPS诱导的小鼠和Beagle犬急性肺部炎症及百草枯诱导的小鼠急性肺损伤[4]。野漆树苷可以抑制LPS所致的RAW264.7细胞炎症反应，减少炎症因子分泌与合成[5]。

3. 保肝作用　毛橘红总黄酮能抑制酒精性肝损伤大鼠肝细胞凋亡，可降低炎性细胞因子含量，对酒精肝具有一定的保护作用[6]。

4. 其他作用　化橘红还具有免疫调节、抗氧化、防治糖尿病心肌功能损伤等作用。

【分子生药】

1. 遗传标记　利用SSR分子标记技术，对化州橘红及其相关种质的遗传多样性进行了研究，发现化州橘红不同种质间有较大的遗传差异[7]。利用20条ISSR引物，筛选出有2条ISSR引物扩增出较为明显的多态性特征条带，可单独或联合应用鉴别化橘红[8]。

2. 功能基因　现已克隆获得广东道地药材化橘红资源化州柚的查尔酮合成酶基因，与同属植物相同基因具有高度序列同源性[9]。

主要参考文献

[1] 化州市地方志编纂委员会.化州市志[M].广州：广东人民出版社，2014.

[2] 金世元.金世元中药材传统鉴别经验[M].北京：中国中医药出版社，2010：765-773.

[3] 侯秀娟，沈勇根，徐明生，等.化州橘红多糖对小鼠消炎、止咳及化痰功效的影响研究[J].现代食品科技，2013，29(6)：1227-1229.

[4] Chen Y，Wu H，Nie Y C，et al. Macoactive effects of naringin in lipopolysaccharide- induced acute lung injury mice and beagle[J]. EnvironToxicol Pharmacol，2014，38(1)：279-287.

[5] 宋小欣，韩凌，李宇邦，等.野漆树苷对LPS诱导的RAW264.7细胞的抗炎作用及机制探究[J].河南师范大学学报（自然科学版），2018，46(2)：84-88，94.

[6] 肖凤霞，邓超明，邓少东，等.毛橘红总黄酮对酒精性肝损伤大鼠的保肝作用[J].现代中药研究与实践，2012，26(3)：42-45.

[7] 谭婉菁，郑锦铃，简嘉棋，等.化州橘红种质资源的SSR标记分析[J].福建果树，2011(1)：7-10.

[8] 邓锋，莫结丽，陈浩桉.采用ISSR分子标记法鉴别道地药材化橘红[J].广东药学院学报，2009，25(5)：455-458.

[9] 文海涛，赵红英，肖凤霞，等.化州柚查尔酮合成酶基因克隆与序列分析[J].生物学杂志，2011，28(1)：39-41.

（广州中医药大学　肖凤霞　方家祺）

39. 巴豆

Badou

CROTONIS FRUCTUS

【别名】毒鱼子、巴仁、銮豆、八百力。

【来源】为大戟科植物巴豆 *Croton tiglium* L.的干燥成熟果实。

【本草考证】本品始载于《神农本草经》，列为下品。《名医别录》载："巴豆生巴蜀川谷，八月采，阴干用之，去心皮。"《图经本草》载："木高一、二丈，叶如樱桃而厚大，初生青色，后渐黄赤，至十二月叶渐凋，二月复渐生，四月旧叶落尽，新叶齐生，即花称穗，微黄色，五、六月结实，作房，生青，至八月熟而黄，类白豆蔻，渐渐自落，乃收之。一房有三瓣，一瓣一子，或三子。"《本草纲目》载："巴豆房似大风子壳而脆薄，子及仁皆似海松子；云似白豆蔻者，殊不类；此物出巴蜀，而形如菽豆，故以名之。"本草记载与现今所用巴豆基本一致。

【原植物】灌木或小乔木，高2～7m，树皮深灰色，平滑，稍有细浅纵裂，嫩枝绿色，被稀疏星状柔毛，枝条无毛。叶互生，卵形或圆状卵形，长5～13cm，宽2.5～6cm，顶端渐尖，基部阔楔形或近圆形，稍微心形，边缘有细齿，近基部有2腺体，两面被稀疏的星状毛，基出3脉。花小，单性，雌雄同株，顶生总状花序，长8～14cm，雌花在下，雄花在上；萼片5，雄花无退化子房；雄蕊多数，花丝在牙内弯曲；花盘腺体与萼片对生；雌花无花瓣，子房3室，密被星状毛，每室1胚珠。蒴果椭圆形，长约2cm，宽1～1.5cm，有3钝棱，密被星状毛。种子长卵形，3粒，淡褐黄色。花期3～5月，果期7～9月。（图39-1）

生于山谷、林缘、溪旁或密林中。主要分布于福建、台湾、湖南、湖北、广东、广西、云南、贵州、四川等地。此外，浙江、江苏等省亦有栽培。

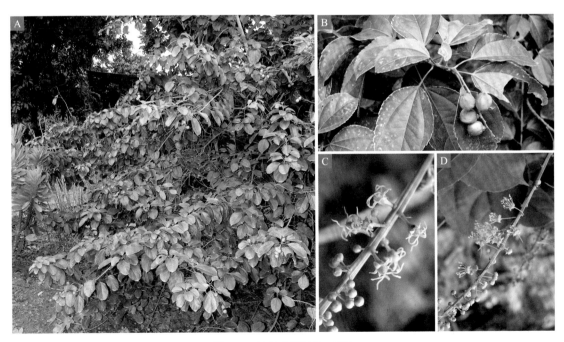

图39-1 巴豆（潘超美 摄）

A.植株 B.果实 C.雌花 D.雄花

【主产地】主产于四川、云南、广东、广西、福建等省区，多为栽培，以四川产量最大，称"川巴豆"，为较常见的川产道地药材。

【栽培要点】

1. 生物学特性　喜温暖湿润气候，不耐寒，怕霜冻，喜阳光。以阳光充足、土层深厚、疏松肥沃、排水良好的砂质壤土栽培为宜。在气温17～19℃、年雨量1000mm、全年日照1000小时、无霜期300天以上的地区适宜栽培，当温度低于3℃时幼苗叶全部枯死。

2. 栽培技术　用种子繁殖，直播或育苗移栽。

3. 病虫害　病害：根腐病。虫害：尺蠖。

【采收与加工】栽种5～6年后即可结果，8～11月果实成熟，可分批采收，除去残枝落叶，摊放2～3天，晒干或烘干，去果壳，将种子扬净。

【商品规格】商品分巴豆（带壳者）与巴豆米（去壳者）两种规格。带壳者巴豆分为两个等级。

巴豆米统货。

巴豆一等，破开后种子占果实重量的80%以上，无杂质，无霉变。二等，破开后种子占果实重量的70%以上，余同一等。

【药材鉴别】

（一）性状特征

果实呈卵圆形，一般具三棱，长1.8～2.2cm，直径1.4～2cm。表面灰黄色或稍深，粗糙，有纵线6条，顶端平截，基部有果梗痕，破开果壳，可见3室，每室含种子1粒。种子呈略扁的椭圆形，长1.2～1.5cm，直径0.7～0.9cm，表面棕色或灰棕色，一端有小点状的种脐和种阜的疤痕，另端有微凹的合点，其间有隆起的种脊；外种皮薄而脆，内种皮呈白色薄膜；种仁黄白色，油质。气微，味辛辣。（图39-2）

（二）显微鉴别

1. 果实及种子横切面　外果皮1列表皮细胞，有气孔及厚壁性多细胞的星状毛；中果皮外侧为10余列薄壁细胞，石细胞单个散在或成群，维管束周围细胞有时含草酸钙方晶或簇晶，中部有4～6列维状石细胞，呈带状环列，内侧有6～8列径向延长的长圆形薄壁细胞，壁孔少；内果皮为3～5层纤维状厚壁细胞交叠排列。种皮表皮细胞为1列径向延长的长方形细胞，径向壁呈不规则锯齿状弯曲；其下为1列厚壁性栅状细胞，胞腔线性，外端略膨大；向内为数层切向延长的不规则形薄壁细胞，其间散有螺纹导管；内表皮细胞颓废状。胚乳细胞类圆形，充满糊粉粒和脂肪油滴，另含草酸钙簇晶。子叶细胞多角形。（图39-3，图39-4）

2. 粉末特征　粉末浅黄棕色。厚壁型多细胞星状毛，直径129～210～525μm，由6～15个厚壁型细胞排列成放射状，细胞层纹明层，胞腔线形，近基部略膨大，并具孔沟，基部细胞5～8个，胞壁厚；石细胞类圆形、长

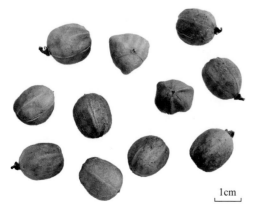

图39-2　巴豆药材图

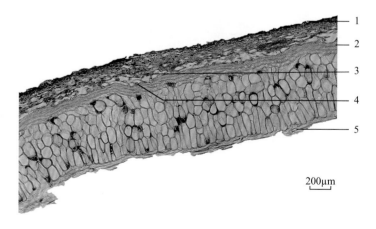

图39-3　巴豆果皮横切面图

1. 表皮　2. 石细胞　3. 维管束　4. 草酸钙簇晶　5. 纤维层

方形或纤维性，壁孔、层纹均明显，类圆形石细胞直径25～63μm，长方形及纤维状石细胞长约77μm，宽17～45μm；种皮细胞碎片表面观多角形，内含黄棕色物质；栅状细胞棕红色，长约225μm，直径约21μm，壁厚，胞腔线性，一端略膨大；纤维状厚壁细胞直径约20μm，壁孔和层纹均明显；纤维状厚壁细胞类圆形，内含多数糊粉粒和脂肪油滴及草酸钙簇晶。（图39-5）

（三）理化鉴别

取巴豆1粒或巴豆霜少许于滤纸上，包裹压碎，使油留渍于纸上，在荧光灯下观察紫蓝色荧光。纯巴豆油无紫蓝色荧光。

1. 薄层色谱　取本品种仁，研碎，取0.1g，加石油醚（30～60℃）10ml，超声处理20分钟，滤过，滤液作为供试品溶液。另取巴豆对照药材0.1g，同法制成对照药材溶液。照薄层色谱法试验，吸取供试品溶液10μl、对照药材溶液4μl，分别点于同一硅胶G薄层板上，以石油醚（60～90℃）–乙酸乙酯–甲酸（10：1：0.5）为展开剂，展开，取出，晾干，喷以10%硫酸乙醇溶液，在

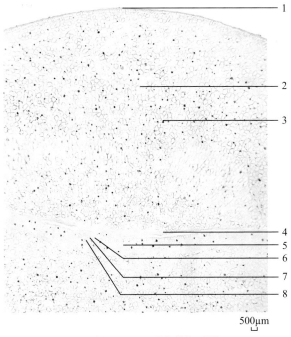

图39-4　巴豆种仁横切面图

1. 种皮表皮细胞　2. 胚乳　3. 草酸钙簇晶　4. 胚乳颓废细胞
5. 叶脉　6. 子叶表皮细胞　7. 栅栏组织细胞　8. 海绵组织细胞

105℃加热至斑点显色清晰。供试品色谱中，在与对照药材色谱相应的位置上，显相同颜色的斑点。（图39-6）

2. 检查脂类　取本品粉末0.5g，研碎，加乙醚10ml，浸泡2小时，并时时振摇，滤过。滤液置试管中挥干后，加盐酸羟胺的甲醇饱和溶液0.5ml及麝香草酚酞指示液1滴，再加氢氧化钾饱和的甲醇溶液至显蓝色后，再多加4滴，加热至沸腾，冷却，加稀盐酸调节pH至2～3，加三氯化铁试液3滴及三氯甲烷1ml，振摇，下层溶液显紫红色。

【质量评价】以个大、饱满、种仁色黄白者为佳。采用高效液相色谱法测定，本品按干燥品计算，含巴豆苷（$C_{10}H_{13}N_5O_5$）不得少于0.80%。

【化学成分】巴豆的种仁含脂肪油34%～57%，蛋白质约18%。主要成分为二萜及其脂类、生物碱及植物毒蛋白类。

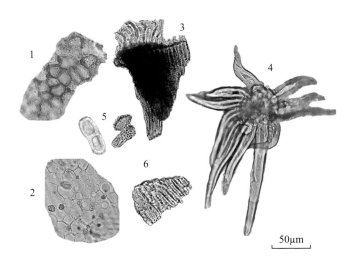

图39-5　巴豆粉末图

1. 种皮表皮细胞　2. 胚乳细胞　3. 栅状细胞　4. 果皮星腺毛
5. 果皮石细胞　6. 果皮内层纤维状厚壁细胞

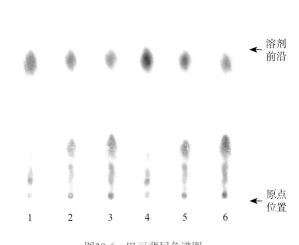

图39-6　巴豆薄层色谱图

1,4. 巴豆样品　2,3,5,6. 巴豆对照药材

1. 脂肪油类　巴豆油是由棕榈酸、硬脂酸、油酸、巴豆油酸（crotonic acid）、巴豆酸（tiglic acid）等组成的甘油酯；巴豆醇（phorbol）及巴豆醇双酯化合物中巴豆醇-12,13-二酯的含量约占巴豆油的4%；巴豆醇三酯的含量约占巴豆油的4%。

2. 二萜及其酯类　巴豆仁含几十种萜类及其内酯，主要为labdane和pimarane型[1]。巴豆中的二萜酯类是由佛波醇与甲酸、丁酸等结合生成的，包括12-O-（α-甲基丁酰基）佛波醇-13-癸酸酯、12-O-（α-甲基巴豆酰基）佛波醇-13-癸酸酯等。

3. 生物碱类　巴豆苷（crotonoside），异鸟嘌呤（isoguanine），木兰花碱。

4. 植物毒蛋白类　巴豆毒素（crotin），巴豆毒素Ⅰ、Ⅱ（crotin Ⅰ、Ⅱ），其相对分子质量分别为40kD和15kD，等电点分别为8.0和6.7。

5. 其他成分　辅致癌剂C-3（cocarcinogen C-3），β-谷甾醇（β-sitosterol），氨基酸及酶等[2]。

【性味归经】辛，热；有大毒。归胃、大肠经。

【功能主治】巴豆：外用蚀疮。用于恶疮疥癣，疣痣；巴豆霜：峻下冷积，逐水退肿，豁痰利咽；外用蚀疮。用于寒积便秘，乳食停滞，腹水臌胀，二便不通，喉风，喉痹；外治痈肿脓不溃，疥癣恶疮，疣痣。

【药理作用】

1. 致泻作用　口服巴豆油0.5～1滴，即能产生口腔、咽及胃部灼烧感，并有催吐作用。至肠内遇碱性肠液水解后释出巴豆油酸，刺激肠黏膜使之发炎，分泌增加，促进蠕动，产生剧烈腹泻。巴豆油或巴豆水解液能促进小鼠炭末的肠推进。离体家兔回肠实验，可显著增加回肠的收缩幅度[3]。

2. 抗肿瘤作用　巴豆水提液可使白血病HL-60细胞向正常方向分化。巴豆生物碱注射剂使红细胞膜和牛血清白蛋白α螺旋量增加，改变膜蛋白二级结构，其抗肿瘤作用可能与之相关。巴豆生物碱可以通过时间依赖性和剂量依赖性方式，促使细胞G2/M期阻滞和抑制细胞有丝分裂，从而诱导人卵巢癌细胞HO-8910细胞凋亡。

3. 促肿瘤发生作用　巴豆油、巴豆树脂和巴豆醇酯类有弱致癌性，并能增强某些致癌物质的致癌作用。巴豆油接种于小鼠宫颈部，发现巴豆油对由人巨细胞病毒接种诱发的小鼠宫颈癌有促进作用。给大鼠腹腔注射巴豆油，使大鼠肝a_1抑制因子水平下降，并诱导癌基因ODC和c-fosRNA增加[4]。发现巴豆提取物体外高剂量可使正常人肠上皮细胞株生长延缓或死亡，长期使用递增剂巴豆提取物可诱导细胞增殖加快，异倍体DNA含量增加，促使细胞发生恶性转化。

4. 抗病原微生物作用　巴豆煎剂在体外对金黄色葡萄球菌、流感杆菌、白喉杆菌、铜绿假单胞菌均有一定的抑菌作用。巴豆种子的水提物、甲醇提取物可以显著抑制HIV-1传染性和HIV-1诱导的MT-4细胞的细胞病理性改变。

5. 抗炎及对免疫功能的作用　巴豆霜对小鼠耳廓肿胀、腹腔毛细血管通透性及大鼠白细胞游走、对热疼痛反应均有显著的抑制作用；能明显减少小鼠胸腺和脾指数及腹腔巨噬细胞的吞噬功能[5]。

【用药警戒或禁忌】巴豆有大毒，孕妇禁用，不宜与牵牛子同用。巴豆油毒性较大，内服巴豆油一滴立即出现中毒症状，20滴巴豆油可致死。巴豆油主要含有毒性球蛋白，能溶解红细胞，使局部细胞坏死。内服使消化道腐蚀出血，并损坏肾脏，出现尿血。外用过量能引起急性皮炎[4]。

巴豆水提液诱发的胚胎小鼠肝细胞微核率明显高于成年小鼠骨髓细胞微核率。巴豆能通过胎盘屏障，其致遗传物质损伤作用对胚胎小鼠更明显[6]。

【分子生药】

1. 遗传标记　巴豆是一个大型多样性植物群，用三个基因组的DNA序列数据系统分析了巴豆种类的infrageneric分类。通过将核EMB2765和线粒体rps3基因添加到分子取样中，进一步解决了先前通过核和叶绿体数据置于相互冲突位置的物种的关系，例如C. cupreatus，C. poecilanthus和C. setiger。使用AFLP分子标记评估巴豆中天然C. antisyphiliticus种群的遗传变异性，发现群体内的变异性大于他们之间的变异性[7]。

2. 功能基因　通过分析三个DNA区域、一个核内转录间隔区（ITS）和两个叶绿体trnL-F基因间隔区和trnK内含子区域，研究了一种泰国药用植物巴豆（Plaot-noi），它30个叶子样品的ITS测序结果显示，有两种主要的C.stellatopilosus基因型被命名为STEL A型和B型。研究还发现了可能由这两组产生的核苷酸添加序列[8]。

【附注】

1. 巴豆的毒性较大，2020年版《中国药典》记载的功效为外用蚀疮，不作内服。并且与巴豆霜分开收录，为了减少毒性，一般多制成霜使用，即巴豆霜，入丸散剂。巴豆霜有促进小鼠炭末肠推进和肠套叠的还纳作用。

2. 人工栽培巴豆时需根据巴豆的生物学特性，提供适宜的生长环境，并做好防虫、防冻的措施。

3. 建议加大其毒性研究，尽量使巴豆发挥药效的同时最大程度避免不良反应的发生。

主要参考文献

[1] Kupchan SM, Uchlda I, Branfman AR, et al. Antileukemic pfindples isolated from euphorbicaeae[J]. Science, 1976, 191: 571-572.

[2] 金锋，张振凌，任玉珍，等.巴豆的化学成分和药理活性研究进展[J].中国现代中药，2013，15(5)：372-375.

[3] 孙颂三，赵燕洁，周佩卿，等.巴豆霜对泻下和免疫功能的影响[J].中草药，1993，24(5)：251.

[4] 万莉，周振海.巴豆的药理研究进展[J].江苏中医药，2003，11(24)：60-61.

[5] 孙颂三，赵燕洁，袁士琴.巴豆霜对抗炎、免疫、镇痛及致突变的影响[J].中药药理与临床，1993，9(3)：36-38.

[6] 李啸红，李娟，张艳，等.巴豆对小鼠骨髓及胚胎肝细胞微核率的影响[J].中国优生与遗传杂志，2002，10(3)：43-47，49.

[7] Oliveira TG, Pereira AM, Coppede JS, et al. Genetic diversity analysis of Croton antisyphiliticus Mart. using AFLP molecular markers.[J]. Genet Mol Res, 2016, 15(1): 1-8.

[8] Prasob-orn Rinthong, Shu Zhu, Katsuko Komatsu, et al. Genetic variation of Croton stellatopilosus Ohba based on non-coding DNA sequences of ITS, trnK and trnL-F regions[J]. Journal of Natural Medicines, 2011, 65(3): 641-645.

（深圳市宝安纯中医治疗医院　梅全喜　　中山市中医院　曾聪彦　　广东药科大学　田素英）

40. 巴戟天

Bajitian

MORINDAE OFFICINALIS RADIX

【别名】巴戟、三蔓草、不凋草、黑藤钻、鸡肠风。

【来源】为茜草科植物巴戟天*Morinda officinalis* How的干燥根。

【本草考证】本品始载于《神农本草经》，列为上品。《别录》载："生巴郡（今四川重庆一带）及下邳（今江苏邳县）山谷。二月、八月采根阴干".《本草经集注》载："今亦用建平、宜都者。状如牡丹而细，外赤内黑，用之打去心"。《新修本草》载："巴戟天苗，俗方名三蔓草，叶似茗，经冬不枯，根如连珠多者良"。宿根青色，嫩根白紫，用之亦同。连珠肉厚者为胜"。《图经本草》中绘有"滁州巴戟天"和"归州巴戟天"，其形态完全不同。综上所述，古代所用巴戟天不是一种原植物。1958年侯宽昭教授通过对当时市售商品巴戟天的来源进行了调查，发现现代所用巴戟天的主要来源为茜草科的一个新种，定名为*Morinda officinalis* How。此后《中国药典》将此种作为巴戟天的正品收载[1]。

【原植物】为多年生藤本；肉质根不定位肠状缢缩，根肉略紫红色，干后紫蓝色。叶薄或稍厚，纸质，干后棕色，长圆形、卵状长圆形或倒卵状长圆形，长6~13cm，宽3~6cm，顶端急尖或具小短尖，基部纯、圆或楔形，边全缘，有时具稀疏短缘毛，中脉线状隆起，多少被刺状硬毛或弯毛，下面无毛或中脉处被疏短粗毛；叶柄长4~11mm，下面密被短粗毛；托叶长3~5mm，顶部截平，干膜质，易碎落。头状花序具花4~10朵；花（2~）3（~4）基数，无花梗；聚花核果由多花或单花发育而成，熟时红色，扁球形或近球形，直径5～11mm；种子熟时黑色，略呈三棱形，无毛。花期5～7月，果熟期10～11月。（图40-1）

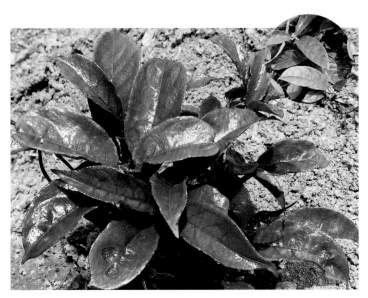

图40-1　巴戟天

生于山地疏密林下和灌丛中，常攀于灌木或树干上，已有人工栽培。主要分布于福建、广东、海南、广西等省区的热带和亚热带地区。

【主产地】主产于广东、福建、广西、海南等地。据《药物出产辨》："巴戟天产广东清远、三坑、罗定为好，下四府，南乡等均次之，西江德庆系种山货，质味颇佳，广西南宁有出"。说明历史上广东为巴戟天的道地产区，现今道地产区为广东德庆、高要、郁南。

【栽培要点】

1. 生物学特性　巴戟天属热带、亚热带植物，喜温暖湿润，耐高温、怕严寒，最适生长温度为20～25℃，适合生长在阳光充足、雨量充沛、土壤肥沃疏松且呈弱酸性的黄土壤或者砂质土壤中，如坡地、丘陵。

2. 栽培技术　主要以扦插繁殖为主，地下根育苗法一般在种苗不易解决时使用。以种子繁殖的幼苗，生长苗壮，抗病力强，植株根系发达，产量高，品质好，但不易得。

3. 病虫害　病害：茎基腐病、轮纹病、煤烟病、根结线虫病等；虫害：蚜虫、蚧壳虫等[2]。

【采收与加工】巴戟天全年均可采挖，洗净，除去须根，晒至六、七成干，轻轻锤扁，晒干。

【商品规格】商品巴戟天根据长度和中部围径分为四个等级，其他为统货。

一等　直径1.6～2.0cm；长度6～10cm。

二等　直径1.1～1.5cm；长度5～9cm。

三等　直径0.7～1.0cm；长度4～8cm。

四等　直径0.5～0.6cm；长度3～6cm。

【药材鉴别】

（一）性状特征

根为扁圆柱形，略弯曲，长短不等，直径0.5～2cm。表面灰黄色或暗灰色，具纵纹及横裂纹，有的

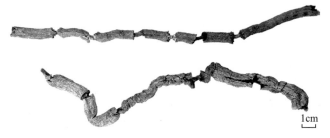

图40-2　巴戟天药材图

皮部横向断裂露出木部；质韧，断面皮部厚，紫色或淡紫色，易与木部剥离；木部坚硬，黄棕色或黄白色，直径1～5mm。气微，味甘而微涩。（图40-2）

（二）显微鉴别

1. 根横切面　木栓层为数列细胞；栓内层外侧石细胞单个或数个成群，断续排列成环；薄壁细胞含有草酸钙针晶束，切向排列。韧皮部宽广，内侧薄壁细胞含草酸钙针晶束，轴向排列；形成层明显；木质部导管单个散在或2～3个相聚，呈放射状排列，直径至105μm；木纤维较发达；木射线宽1～3列细胞；偶见非木化的木薄壁细胞群[3]。（图40-3）

2. 粉末特征　粉末淡紫色或紫褐色。石细胞淡黄色，类圆形、类方形、类长方形、长条形或不规则形，有的一端尖，直径21～96μm，壁厚至39μm，有的层纹明显，纹孔和孔沟明显，有的石细胞形大，壁稍厚；草酸钙针晶多成束存在于薄壁细胞中，针晶长184μm；具缘纹孔导管淡黄色，直径至105μm，具缘纹孔细密；纤维管胞长梭形，具缘纹孔较大，纹孔口斜缝状或相交成人字形、十字形[3]。（图40-4）

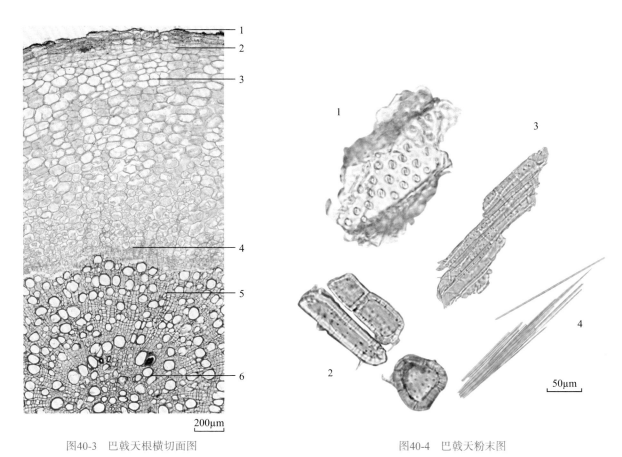

图40-3　巴戟天根横切面图　　　　　　　　　　　　　图40-4　巴戟天粉末图

1. 木栓层　2. 皮层　3. 韧皮部　4. 形成层　5. 木射线　6. 木质部　　　　1. 具缘纹孔导管　2. 石细胞　3. 纤维管胞　4. 草酸钙针晶

（三）理化鉴别

1. 薄层色谱　取本品粉末0.5g，加50%乙醇溶液50ml，超声处理30分钟，滤过，取滤液作为供试品溶液。另取D-果糖对照品、蔗糖对照品、1-蔗果三糖对照品、耐斯糖对照品、1F-果呋喃糖基耐斯糖对照品，加50%乙醇溶液分别制成每ml各含1mg的溶液，作为对照品溶液。照薄层色谱法试验，吸取对照品溶液3μl及供试品溶液5μl，分别点于同一硅胶GF$_{254}$薄层板上。以乙酸乙酯-甲醇-水-乙酸（8：3：2：3）为展开剂，一次展开，取出，晾干；以乙酸乙酯-甲醇-水-乙酸（12：3：2：3）为展开剂，二次展开，取出，晾干，喷以α-萘酚试液，在105℃加热至斑点显色清晰，置日光下检视，在与对照品色谱相应的位置上，显相同颜色的斑点。（图40-5）

2. HPLC特征图谱　照高效液相色谱法测定。

色谱条件　色谱柱（Waters XBridge^{TM} Amide）；流动相：0.2%三乙胺乙腈（A）-0.2%三乙胺水（B），梯度洗脱（0～10分钟，75%～70% A；10～20分钟，70% A；20～45分钟：70%～60% A；45～60分钟：60% A；60～63分钟：

60%～75% A）；流量0.8ml/min；柱温：35℃；ELSD漂移管温度：75℃；氮气流量：2.5L/min。

  供试品溶液的制备 精密称取巴戟天粉末0.5g，加入50%乙醇50ml，称重，静置20分钟，超声20分钟，补重，过滤。

  对照品溶液的制备 加流动相制成浓度分别为D-果糖、葡萄糖、蔗糖、1-蔗果三糖、耐斯糖和1^F-果呋喃糖基耐斯糖1.378、0.828、1.210、0.832、1.280、1.658mg/ml的混合溶液。

  测定法 分别精密吸取各溶液20μl，注入液相色谱仪，测定，即得。

  供试品特征图谱中应呈现12个特征峰，其中峰1～6应与对照品参照物峰保留时间相一致。（图40-6）

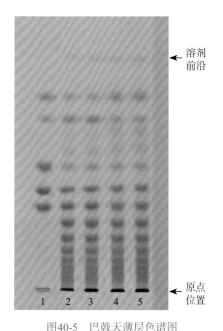

图40-5 巴戟天薄层色谱图

1. 对照品（从上至下为寡糖对照品，D-果糖、蔗糖、1-蔗果三糖、耐斯糖、1^F-果呋喃糖基耐斯糖） 2-5. 巴戟天药材

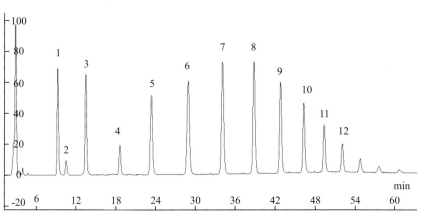

图40-6 巴戟天HPLC色谱图（12个特征峰）

1.D-果糖 2.D（+）-无水葡萄糖 3.蔗糖 4.1-蔗果三糖 5.耐斯糖 6.1F-果呋喃糖基耐斯糖

【质量评价】

  1. 生巴戟天 以条粗壮、连珠状、肉厚、色紫者为佳。照高效液相色谱法测定，本品按干燥品计算，含耐斯糖（$C_{24}H_{41}O_{21}$）不得少于2.0%。

  2. 巴戟肉 以条粗壮、肉厚、色浅褐者为佳。照高效液相色谱法测定，本品按干燥品计算，含耐斯糖（$C_{24}H_{41}O_{21}$）不得少于2.0%。

  【化学成分】 主要化学成分为蒽醌类、环烯醚萜、糖类等。

  1. 蒽醌类 大黄素甲醚、甲基异茜草素-1-甲醚、甲基异茜草素、2-羟基-1-甲氧基蒽醌等。

  2. 环烯醚萜类 水晶兰苷、车叶草苷、车叶草苷酸、去乙酰车叶草苷等。

  3. 糖类 单糖、低聚糖和多糖，单糖主要有葡萄糖及果糖；寡糖是巴戟天主要的药理活性成分，主要有耐斯糖、1F-果呋喃糖基耐斯糖、菊淀粉型六聚糖和七聚糖等；多糖有MOHP-Ⅰ、MOHP-Ⅱ、MOHP-Ⅲ和MOHP-Ⅳ等[6]。

  【性味归经】 甘、辛，微温。归肾、肝经。

  【功能主治】 补肾阳，强筋骨，祛风湿。用于阳痿遗精，宫冷不孕，月经不调，少腹冷痛，风湿痹痛，筋骨痿软。

  【药理作用】

  1. 抗骨质疏松作用 巴戟天乙醚提取物、巴戟天正丁醇提取物均能促进成骨细胞增殖，且巴戟天多糖含药血清也可以明显增加成骨细胞的增殖和分化能力。不同浓度的巴戟天含药血清对CAⅡ、NFAT2mRNA均有抑制作用，且其抑制作用表现出一定的浓度依赖性，提示巴戟天含药血清有抑制共育体系中破骨细胞成熟及其发挥骨吸收功能作用[7]。

2. 抗抑郁作用　巴戟天低聚糖能够拮抗慢性应激所引起的抑郁样行为。巴戟天低聚糖的抗抑郁作用主要是通过调控前额叶皮层的BDNF-GSK-3β-β-Catenin通路而产生的。由巴戟天寡糖提取物制成的胶囊能有效改善抑郁症的临床症状，疗效与盐酸氟西汀片相当，并且不良反应轻微，安全性好，可用于轻、中度抑郁症的治疗[8]。

3. 增强机体免疫及延缓衰老　巴戟天多糖可缓解因力竭运动导致的脑组织SOD和GSH-Px活性降低以及MDA升高，同时延长大鼠力竭游泳的时间，提示巴戟天多糖具有抑制脑组织氧化损伤与延缓疲劳作用。巴戟天多糖还可增加CD4$^+$T细胞并降低CD8$^+$T细胞的比例，提示巴戟天多糖具有改善免疫功能的药理活性。巴戟天水提液能提高自然衰老小鼠脑组织中多巴胺、肾上腺素和去甲肾上腺素的含量，降低脑组织中5-羟色胺的含量，从而延缓大脑衰老。

4. 其他作用　巴戟天寡糖能够促进海马神经细胞的增殖，同时可以促进海马神经元树突及其分支的形成，起到保护神经的作用。巴戟天寡糖具有促进生精的功效。有研究表明巴戟天中的寡糖可通过改善组织的抗氧化能力和能量代谢从而对子宫缺血再灌注损伤发挥良好的保护作用。此外，巴戟天寡糖还具有保护心肌的作用。

【分子生药】基于DNA条形码序列的分子鉴定：基于ITS2和psbA-trnH序列能成功鉴别巴戟天及其3种近缘植物[4]。应用ITS基因序列对巴戟天群体的遗传变异和群体结构进行系统分析，结果显示该基因序列突变位点分布均匀，共有17个单倍型，且各单倍型呈高水平的树状演化。认为巴戟天的祖先群体可能来自广东或福建南靖，但由于h1单倍型在广东分布数量较多，且广东所有单倍型变异小，均只经由一步突变，故祖先群体更有可能在广东，与本草记载的巴戟天道地产区相吻合。通过基因流与地理距离的相关性分析，结合家系网络图推测进化过程可能为广东地区的祖先群体由于当地环境、气候等较适合巴戟天的生长，故其在当地繁殖较快，其后扩散至福建、海南、广西，逐渐形成了现在的地理分布格局，为广东作为巴戟天的道地产区提供了科学依据[5]。

主要参考文献

[1] 肖培根，李大鹏，杨世林. 新编中药志[M]. 北京：化学工业出版社，2001：236-237.

[2] 丁平，徐鸿华. 巴戟天规范化栽培技术[M]. 广州：广东科技出版社，2003：55-56.

[3] 姜大成. 中药鉴定学[M]. 中国农业大学出版社，2016：126-128.

[4] 卫滢，詹若挺，梁红玲，等. 基于ITS2和psbA-trnH序列鉴别巴戟天及其3种近缘植物[J]. 作物杂志，2017(5)：55-60.

[5] 丁平，刘瑾，邱金英，等. 基于核糖体rDNA ITS序列变异探讨巴戟天道地性[J]. 药学学报，2012，47(4)：535-540.

[6] 陈红，陈敏，黄泽豪，等. 巴戟天的化学成分研究[J]. 中国实验方剂学杂志，2013，19(21)：69-71.

[7] 郑素玉，陈健，何剑全，等. 巴戟天含药血清对成骨-破骨细胞共育体系CAⅡ、NFAT2mRNA表达的影响[J]. 中国骨质疏松杂志，2013，19(2)：120-124.

[8] 徐德峰，宓为峰，张素贞，等. 巴戟天寡糖抗抑郁作用机制研究[J]. 中国临床药理学杂志，2015，31(15)：1539-1541.

（广州中医药大学　丁平　杨丽　冯冲）

41. 水田七

Shuitianqi

LOBEDFRUIT TACCA RHIZOME

【别名】水三七、土三七、水鸡仔。

【来源】为蒟蒻薯科植物裂果薯*Schizocapsa plantaginea* Hance的干燥根状茎。

【本草考证】以水田七之名收载于《广西中药志》："民间用作止血，跌打损伤，止咳化痰，各种痛症及调经药。"

【原植物】多年生草本，高20～30cm。根状茎粗短，常弯曲。叶片狭椭圆形或狭椭圆状披针形，长10～20cm，宽4～8cm，顶端渐尖，基部下延，沿叶柄两侧成狭翅；叶柄基部有鞘。花葶长6～13cm；总苞片4，卵形或三角状卵形，内轮2枚常较小；小苞片线形；伞形花序有花8～20朵；花被裂片6，淡绿色、青绿色、淡紫色、暗色，外轮3片披针形，内轮3片卵圆形，较外轮短而宽，顶端具小尖头；雄蕊6，花丝极短，顶端兜状，两侧向下突出呈耳状；柱头3裂，每裂又2浅裂。蒴果近倒卵形，3瓣裂；种子多数，半月形、长圆形或为不规则长圆形，长约2cm，有条纹。叶的上表皮细胞无气孔。花果期4～11月。（图41-1）

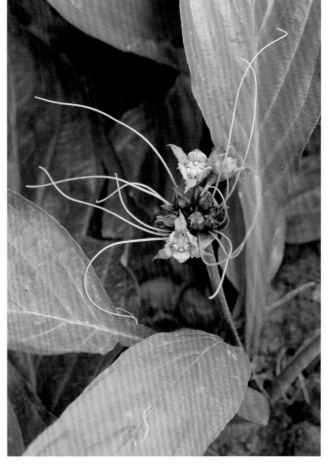

图41-1 裂果薯（花）

生于海拔200～600m的水边、沟边、山谷、林下、路边、田边潮湿地。主要分布于湖南南部、江西南部、广东、广西、贵州、云南。

【主产地】主产于广西。

【栽培要点】

1. 生物学特性 喜冷凉气候，耐寒，忌高温。

2. 栽培技术 适于在光照强度较弱的郁闭环境或林下栽培。

【采收与加工】春、夏季采挖，洗净，鲜用或切片晒干。

【药材鉴别】

（一）性状特征

根状茎呈球形或长圆形，有时略带连珠状，长2～4cm，直径约1.5cm。先端下陷，叶着生处常倒曲，有残存的膜质叶基，表面浅灰棕色，有粗皱纹，须根痕多数。质稍硬，折断面较平，颗粒性，横切面暗褐黄色，微有蜡样光泽，散布有点状纤维管束，内皮层环明显。（图41-2）

（二）显微鉴别

1. 根状茎横切面 表皮由一列长方形的细胞组成，壁稍加厚并栓化；皮层较厚，约占整个横切面的2/3，主要由较大的多边形薄壁细胞组成，细胞排列紧密，间隙很小，叶迹和根迹维管束少数散在；内皮层明显，细胞长方形，两径向壁全部加厚；中柱散列周木型维管束，以靠近内皮层处较多；本品皮层和中柱均分布有黏液细胞，内含草酸

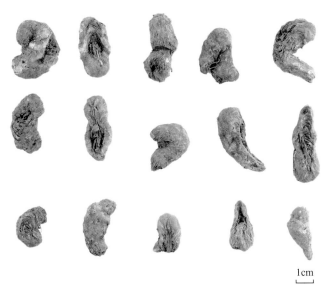

图41-2 水田七药材图

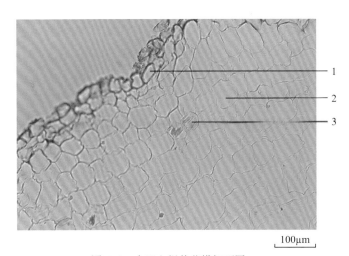

100μm

图41-3 水田七根状茎横切面图

1.表皮 2.皮层 3.草酸钙针晶束

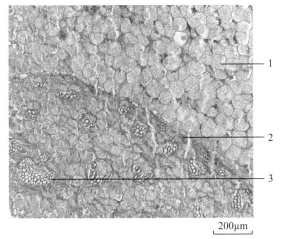

200μm

图41-4 水田七根状茎横切面图

1.薄壁细胞 2.皮层 3.维管束

钙针晶束；薄壁细胞含淀粉粒[1]。（图41-3，图41-4）

2. 粉末特征 粉末淡黄白色。淀粉粒极多，直径4.7～23.5μm，单粒呈类球形或卵圆形，大粒者可见隐隐层纹；复粒较多，通常由2～4个分粒组成，脐点短缝状、星状、人字形或不明显；导管为螺纹、梯纹导管，偶见网纹、孔纹导管；螺纹导管其加厚的螺带较密；导管多破碎，直径9.4～18.8μm，以12～16μm为多见；草酸钙针晶成束或散在，针晶长24～87μm，大多为65～85μm[1]。（图41-5）

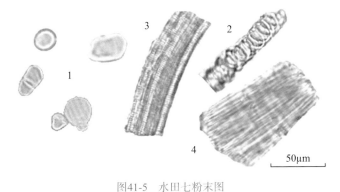

50μm

图41-5 水田七粉末图

1.淀粉粒 2.螺纹导管 3.梯纹导管 4.草酸钙针晶

（三）理化鉴别

薄层色谱 取本品5g，加无水乙醇60ml，加热回流1小时，放冷，10℃以下放置1小时，滤过，滤液蒸干，加甲醇-水（1：1）混合溶液40ml，加热回流1小时，趁热滤过，滤液浓缩至约20ml后，加水10ml，稀硫酸0.5ml，加热回流1小时，用乙酸乙酯振摇提取2次，每次30ml，合并乙酸乙酯液，浓缩至约1ml，作为供试品溶液。取水田七对照药材5g，同法制成对照药材溶液。照薄层色谱法吸取上述两种溶液各6μl，分别点于同一硅胶G薄层板上，以苯–乙酸乙酯–甲醇–异丙醇–浓氨试液（12∶6∶3∶3∶1）为展开剂，展开，取出，晾干，置紫外光灯（365nm）下检视。供试品色谱中，在与对照药材色谱相应的位置上，显相同颜色的荧光斑点[2]。

【化学成分】主要成分为箭根酮内酯（taccalonolide）A、B[3]，C、D[4]，E、F[5]，G、H、I、J、K[6]，另含有裂果薯皂苷（lieguonin）A、B，豆甾醇-3-β-羟基-β-D-吡喃葡萄糖苷（stigmasterol-3-β-O-D-glucopyranoside）[7]。

【性味归经】甘、辛，温。归肺、肝、肾、大肠经。

【功能主治】清热解毒，止咳祛痰，理气止痛，散瘀止血。用于感冒发热，痰热咳嗽，百日咳，脘腹胀痛，泻痢腹痛，消化不良，小儿疳积，肝炎，咽喉肿痛，牙痛，痄腮，瘰疬，疮肿，烫、烧伤，带状疱疹，跌打损伤，外伤出血。

【药理作用】

1. 抑菌作用 水田七煎煮后的提取物对大肠埃希菌具有抑菌作用[8]。

2. 抗肿瘤作用 裂果薯醇提物可抑制SMMC-7721细胞裸鼠移植瘤和瘤组织中血管生长[9]。

【用药警戒或禁忌】孕妇禁服。本品有毒，服用过量易致吐泻，严重者会引起大量出血。

【分子生药】

遗传标记 ITS序列适合于水田七的居群序列分析；水田七的遗传多样性多来自居群，分布于滇、黔、桂地区的水田七遗传结构和纬度的关系较大，但和地理距离无显著联系[10]。

主要参考文献

[1] 彭菲，胡永芳，刘建存. 水田七的生药鉴定[J]. 中草药，2001，32(8)：741-743.

[2] 桑彤，丘明明. 清凉膏的薄层色谱鉴别[J]. 中国药师，2006，9(1)：91-92.

[3] Chen Z L, Wang B D, Chen M Q. Steroidal bitter principles from tacca plantaginea structures of taccalonolide A and B[J]. Tetrahedron Letters, 1987, 28(15): 1673-1675.

[4] Chen Z L, Wang B D, Shen J H. Taccalonolide C and D, two pentacyclic steroids of Tacca plantaginea[J]. Phytochemistry, 1988, 27(9): 2999-3001.

[5] Shen J H, Chen Z L, Gao Y S. The pentacyclic steroidal constituents of Tacca plantaginea: taccalonolide E and F[J]. Chinese Journal of Chemistry, 2010, 9(1): 92-94.

[6] Chen Z L, Shen J H, Gao Y S, et al. Five taccalonolides from Tacca plantaginea.[J]. Planta Medica, 1997, 63(01): 40-43.

[7] 邱芳龙，周俊，濮全龙. 裂果薯的化学成分研究-皂苷甲和乙[J]. 植物分类与资源学报，1985，7(2)：225-231.

[8] 刘坤友. 7种壮药抗耐药性大肠杆菌的抑菌效果[J]. 广西医学，2012，34(11)：1556-1556.

[9] 欧明春，孙悦文，刘布鸣，等. 裂果薯醇提物对人肝癌裸鼠移植瘤生长与血管生成的影响[J]. 中国实验方剂学杂志，2015，21(8)：106-110.

[10] 赵月梅. 水田七群体的ITS基因片段序列研究[J]. 陕西农业科学，2012，58(2)：117-119.

（广西壮族自治区药用植物园　潘春柳　黄雪彦）

42. 玉叶金花

Yuyejinhua

MUSSAENDAE PUBESENTIS RAMULUS ET FOLIUM

【别名】白纸扇、良口茶、山甘草、凉茶藤。

【来源】为茜草科植物玉叶金花*Mussaendae pubesens* Ait. f.的干燥茎叶。

【本草考证】本品始载于《植物名实图考》，称为黐花："黐花生云南。黄花四出如桂叶，在顶上者，独白如雪，盖初生者根可黏物，故名。"所述与现今所用玉叶金花基本相符[1]。

【原植物】藤状灌木。小枝蔓延，初时被柔毛，成长后脱落。单叶互生，有短柄，卵状矩圆形或椭圆状披针形，长5～8cm，宽2～3.5cm；托叶2深裂，裂片条形，被柔毛。聚伞花序顶生，密集多花；1枚萼裂片特化成白色花瓣状，花冠黄色，花冠管外面被贴伏短柔毛，内面喉部密被棒形毛；雄蕊5，着生于花冠喉部，花丝极短；子房2室，胚珠多数。浆果椭圆形，长8～10mm，宽6～7.5mm，聚集一团。花期6～7月。（图42-1）

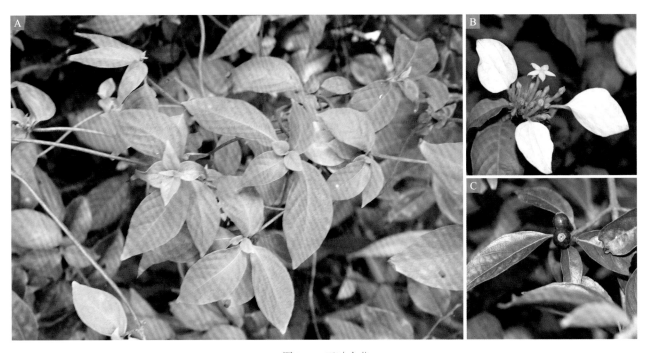

图42-1　玉叶金花

A.植株　B.花　C.果实

生于较阴的山坡、沟谷、溪旁及灌丛中。主要分布于我国东部、南部和西南部。

【主产地】主产于广东、广西、海南、福建、湖南、江西、浙江和台湾。

【采收与加工】全年采收茎叶，鲜用或洗净晒干，切碎。

【药材鉴别】

（一）性状特征

茎呈圆柱形，直径3～7mm。表面棕色或棕褐色，具细纵皱纹、点状皮孔及叶柄痕。质坚硬，不易折断，断面白色或淡黄绿色，髓部明显，白色。气微，味淡。（图42-2）

主要参考文献

[1] 江苏省植物研究所，中国医学科学院药物研究所，等.新华本草纲要（第二册）[M].上海：上海科学技术出版社，1991：449.

[2] 唐德智.玉叶金花研究进展[J].解放军药学学报，2016，32(2)：170-173.

[3] 李娟，赵小芳，谢扬帆，等.玉叶金花化学成分和生物活性的研究进展[J].中国新药杂志，2017，26(05)：542-547.

[4] 潘利明，林励.玉叶金花水提物不同萃取部位的抗炎活性研究[J].广东药学院学报，2013，29(5)：530-532.

[5] 邢文善，李艳华，朱玉花，等.玉叶金花提取液对动物模型抗炎抑菌作用研究[J].中国实验方剂学杂志，2013(19)：267-270.

[6] 曾宪彪，李嘉，韦桂宁，等.玉叶金花皂苷U对M胆碱能神经支配器官的影响[J].中国实验方剂学杂志，2015，21(20)：159-162.

[7] Qin GW, Xu RS. Recent advances on bioactive natural products from Chinese medicinal plants[J]. Med Res Rev, 1998, 18(6): 375-382.

（广东药科大学　潘利明）

43. 艾片

Aipian

l-BORNEOLUM

【别名】左旋龙脑、罗甸冰片、艾脑。

【来源】为菊科植物艾纳香*Blumea balsamifera*（L.）DC的新鲜叶经提取加工制成的结晶。

【本草考证】本品始载于《增订伪药条辨》："广西百色县蒸熬大枫叶，以炼液结晶成粉，为制冰片之原料，曰艾片。亦伪作冰片。"此记载与现今所用艾片基本一致。

【原植物】多年生草本或亚灌木，高1～3m，茎有纵条棱，木质部松软，髓部明显，上部节间较短，被黄褐色密柔毛。下部叶宽椭圆形或长圆状披针形，上部叶长圆状披针形或卵状披针形，叶柄两侧有3～5对线性附属物。头状花序多数，排列成展开具叶的大圆锥花序；花序被黄褐色密柔毛；总苞钟形，稍长于花盘；总苞片约6层，外层长圆形，内层长于外层4倍；花托蜂窝状。花黄色，雌花多数，花冠细管状；两性花较少数，与雌花几等长，花冠管状。瘦果圆柱形，具5条棱，被密柔毛。冠毛红褐色，糙毛状。花期几乎全年。（图43-1）

生于海拔600～1000m的林缘、林下、河床谷地或草地上。主要分布于云南、贵州、广西、广东、福建和台湾。印度、巴基斯坦和东南亚也有分布。

【主产地】主产于云南、贵州、广西、广东、福建和台湾。道地产区为贵州罗甸。

【采收与加工】采收新鲜叶片，经水蒸气蒸馏冷凝，再重结晶成片状即成。

【药材鉴别】

（一）性状特征

为白色半透明片状、块状或颗粒状结晶，质稍硬而脆，手捻不易碎。具清香气，味辛、凉，具挥发性，点燃时有黑烟，火焰呈黄色，无残迹遗留。本品在乙醇、三氯甲烷或乙醚中易溶，在水中几乎不溶，熔点为201～205℃，比旋度−36.5°～−38.5°。（图43-2）

（二）理化鉴别

薄层色谱　取本品5mg，加乙醇2ml使溶解，作为供试品溶液。另取龙脑对照品，加乙醇制成每1ml含2mg的溶液，作为对照品溶液。照薄层色谱法试验，吸取上述两种溶液各5μl，分别点于同一硅胶G薄层板上，以石油醚（60～90℃）-乙酸乙酯（4：1）为展开剂，展开，取出，晾干，喷以1%香草醛硫酸溶液，在105℃加热至斑点显色清晰。供试品色

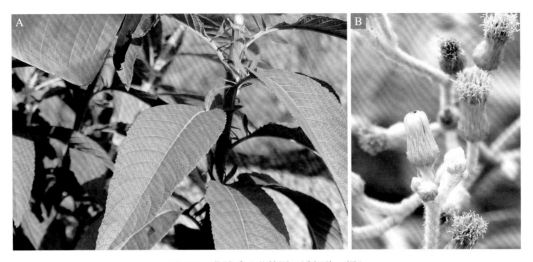

图43-1 艾纳香（花枝图：潘超美 摄）

A. 植株 B. 花枝

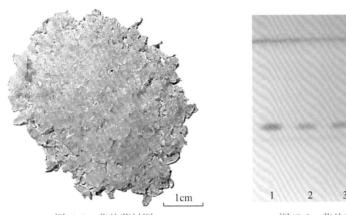

图43-2 艾片药材图

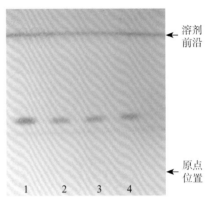

图43-3 艾片药材薄层色谱图

1~3.样品 4.龙脑对照品

谱中，在与对照品色谱相应的位置上，显相同颜色的斑点。（图43-3）

【质量评价】以气味清香纯正、色白半透明、无杂质者为佳。采用气相色谱法测定，本品含左旋龙脑以龙脑（$C_{10}H_{18}O_{10}$）计，不得少于85.0%；含异龙脑（$C_{10}H_{18}O$），不得过5.0%；含樟脑（$C_{10}H_{16}O$）不得过10.0%。

【化学成分】主要成分为左旋龙脑（L-borneolum），为其特征性成分和有效成分。

【性味归经】辛、苦、微寒。归心、脾、肺经。

【功能主治】开窍醒神，清热止痛。用于热病神昏、痉厥，中风痰厥，气郁暴厥，中恶昏迷，目赤，口疮，咽喉肿痛，耳道流脓。

【药理作用】

1. 对中枢神经系统的作用 艾片能抑制脑缺血大鼠模型的体温升高，通过降低脑水肿的发生和钙离子而发挥脑保护作用[1]，且对小鼠急性脑缺血有保护作用[2]。高剂量的左旋龙脑能延迟由戊四唑所致实验性小鼠惊厥，并能防止由电击导致的强制性惊厥[3]。

2. 抑菌作用 左旋龙脑能抑制多种致病菌如金黄色葡萄球菌、草绿色链球菌、肺炎球菌、白喉棒状杆菌、痢疾杆菌和铜绿假单胞菌等的生长[4]。

3. 抗炎作用 艾片可抑制巴豆油所致的小鼠耳肿胀程度，具有抗炎活性[5]。

4. 其他作用 艾片还具有扩张血管、镇静、抗肿瘤等作用[6-8]。

【用药警戒或禁忌】孕妇慎用。

主要参考文献

[1] 周宗元，王建，田徽，等.艾片与合成冰片对脑缺血再灌注损伤大鼠脑保护的比较研究[J].时珍国医国药，2014，25(10)：2349-2351.

[2] 田微，王建，高天，等.艾片与合成冰片对脑缺血缺氧小鼠模型的影响[J].中药药理与临床，2013，29(2)：53-56.

[3] Quintans-Júnior L J, Guimarães A G, Araújo B E S. Carvacrol, (-)-borneol and citral reduce convulsant activity in rodents[J]. Afri. J. Biotechnol. 2010, 9(39): 6566-6572.

[4] 周志彬.几种冰片的区分[J].中国药业，2006，15(9)：57.

[5] 夏忠玉，何庆，李诚秀.天然冰片胶囊的药效学试验分析[J].贵州医药，2006，30(4)：361-362.

[6] Silva-Filho J C, Oliveira N N P M, Arcanjo D D R. Investigation of mechanisms involved in (-)-borneol induced vasorelaxant response on rat thoracic aorta[J]. Basic Clin. Pharmacol. Toxicol. 2012, 110(2): 171-177.

[7] Granger R E, Campbell E L, Johnston G A. (+)-and (-)-borneol: efficacious positive modulators of GABA action at human recombinant $\alpha_1\beta_2\gamma_{2L}$ GABA$_A$ receptors[J]. Biochem. Pharmacol. 2005, 69(7): 1101-1111.

[8] 陈艳明，王宁生.冰片对P-糖蛋白的影响[J].中药新药与临床药理，2003，14(2)：96-99.

（北京大学药学院　尹旭　屠鹏飞）

44. 布渣叶

Buzhaye

MICROCTIS FOLIUM

【别名】破布叶、火布麻、崩补叶、山茶叶、烂布渣。

【来源】为椴树科植物破布叶*Microcos paniculata* L.的干燥叶。

【本草考证】破布叶之名首见于《生草药性备要》。《本草纲目拾遗》载："《广东通志》：从肇庆新桥而上，人烟寥落，山路多歧，乃三县交界之区。舟人及此险地，即燃梦香，客皆醋卧昏迷，遂被启镝，易货财以砾块，封识宛然，若枕间置水一盂，则迷药皆涣散矣，又有药名破布叶，可解。行者歌曰：身无破布叶，莫上梦香船。"《肇庆志》："破布叶出阳江阳春恩平，状如掌而绿，岭南舟人多用香烟及毒水迷闷过客，以此草煎汤服之，立解。"本草记载与现今所用布渣叶相符。

【原植物】灌木或小乔木，高3～12m，树皮粗糙；嫩枝有毛。叶薄革质，卵状长圆形，长8～18cm，宽4～8cm，先端渐尖，基部圆形，两面初时有极稀疏星状柔毛，以后变秃净，三出脉的两侧脉从基部发出，向上行超过叶片中部，边缘有细钝齿；叶柄长1～1.5cm，被毛；托叶线状披针形，长5～7mm。顶生圆锥花序长4～10cm，被星状柔毛；苞片披针形；花柄短小；萼片长圆形，长5～8mm，外面有毛；花瓣长圆形，长3～4mm，下半部有毛；腺体长约2mm；雄蕊多数，比萼片短；子房球形，无毛，柱头锥形。核果近球形或倒卵形，长约1cm；果柄短。花期6～7月。（图44-1）

【主产地】生于山谷、平地、斜坡灌丛中。主产于广东、海南、广西、云南等地。

【栽培要点】

1. 生物学特性　喜湿暖湿润气候，稍耐旱，不耐涝，对土壤要求不严，以排水良好、土层深厚而肥沃的壤土栽培为宜。

2. 栽培技术　用种子繁殖。秋季果实成熟时采种。选大粒饱满者留种。翌年3月，条播，按行距25～30cm开播沟，将种子均匀播入沟里，覆盖细土3cm，播后浇水保湿。当苗高40cm左右，按行距株距300cm×300cm开穴，每穴

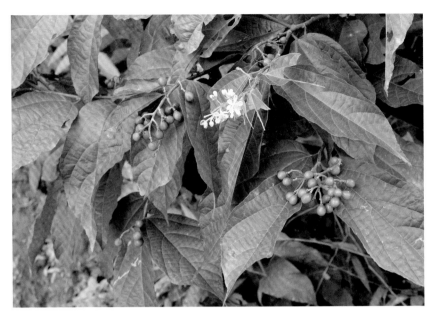

图44-1　破布叶

种1株，紧压，浇足定根水。

3.病虫害　病害：霉斑病、菌核病等。虫害：豹纹木蠹蛾、卷叶蛾、食蚜蛾、桑白蚧、龟背天牛等。

【采收与加工】夏秋季采收带幼枝的叶，晒干。

【药材鉴别】

（一）性状特征

叶多皱缩或破碎。完整叶展平后呈卵状长圆形或卵状矩圆形，长8～18cm，宽4～8cm。表面黄绿色、绿褐色或黄棕色。先端渐尖，基部钝圆，稍偏斜，边缘具细齿。基出脉3条，侧脉羽状，小脉网状。具短柄，叶脉及叶柄被柔毛。纸质，易破碎。气微，味淡，微酸涩。（图44-2）

（二）显微鉴别

1.叶横切面　上下表皮细胞各1列，附有腺毛和非腺毛。栅栏细胞1～2列，细胞短柱形，海绵组织中可见方晶和红棕色分泌腔，中脉明显向下突出，木质部槽状，韧皮部包围木质部的大部分，韧皮薄壁细胞中含草酸钙簇晶，维管束鞘纤维几乎排列呈环状，中脉下方的表皮细胞外壁呈乳头状突起。（图44-3）

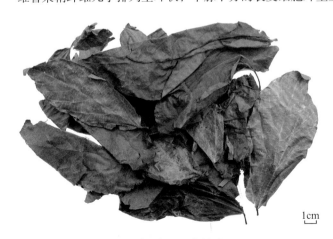

图44-2　布渣叶药材图

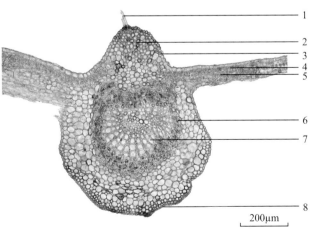

图44-3　布渣叶横切图

1.单细胞非腺毛　2.厚角组织　3.上表皮　4.栅栏组织
5.海绵组织　6.韧皮部　7.木质部　8.下表皮

2. 粉末特征 粉末淡黄绿色。表皮细胞类多角形或类圆形；气孔不定式，副卫细胞3～6个；分泌细胞类圆形，含黄棕色分泌物；腺毛多见，头部多细胞，柄单细胞，多由4～10个细胞组成。非腺毛两种：一种星状毛，分枝多数，每分枝有数个分隔；另一种非腺毛单细胞，壁薄，平直。纤维细长，成束，壁稍厚，纹孔较清晰；导管多为螺纹导管，较为常见；草酸钙方晶多见；草酸钙簇晶直径5～20μm。（图44-4）

（三）理化鉴别

薄层色谱 取本品粉末1g，加水50ml，加热回流2小时，滤过，滤液浓缩至30ml，用乙酸乙酯提取2次（30ml，25ml），合并乙酸乙酯液，蒸干，残渣加无水乙醇1ml使溶解，作为供试品溶液。另取布渣叶对照药材1g，同法制成对照药材溶液。照薄层色谱法试验，吸取上述两种溶液各2μl，分别点于同一硅胶G薄层板

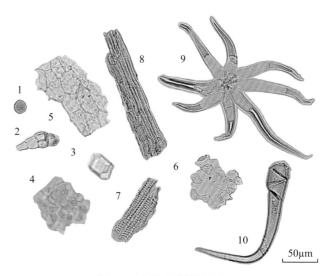

图44-4 布渣叶药材粉末图

1. 分泌细胞 2. 腺毛 3. 方晶 4. 簇晶 5. 表皮细胞 6. 气孔
7. 导管 8. 纤维 9. 星状非腺毛 10. 单细胞非腺毛

上，以二氯甲烷-丁酮-甲酸-水（10∶1∶0.1∶0.1）为展开剂，展开，取出，晾干，置紫外光灯（365nm）下检视。供试品色谱中，在与对照药材色谱相应的位置上，显相同颜色的荧光斑点。

【质量评价】以叶片大而完整，色黄绿，少叶柄者为佳。采用高效液相色谱法测定，本品按干燥品计算，含牡荆苷（$C_{21}H_{20}O_{10}$）不得少于0.040%。

【化学成分】主要成分为黄酮类、生物碱、萜类、甾体类等。其中，黄酮类为其特征性成分和有效成分。

1. 黄酮类 牡荆苷、异牡荆苷、山奈酚-3-O-β-D-葡萄糖苷、异鼠李素3-O-β-D-芸香苷、佛来心苷、异鼠李素3-O-β-D-葡萄糖苷、异佛来心苷、山奈酚-3-O-β-D-[3,6-二-（对羟基桂皮酰）]葡萄糖苷、表儿茶素、山奈酚-3-O-β-D-（6-O-反式对羟基桂皮酰）葡萄糖苷等。

2. 生物碱类 布渣叶碱Ⅰ、布渣叶碱Ⅱ、布渣叶碱Ⅲ、布渣叶碱Ⅳ等。

3. 萜类 无羁萜Ⅰ、阿江榄仁树葡萄糖苷Ⅱ、黑麦草内酯、氢吐叶醇等。

4. 甾体类 豆甾醇、β-谷甾醇等[1]。

【性味归经】微酸，凉。归脾、胃经。

【功能主治】消食化滞，清热利湿。用于饮食积滞，感冒发热，湿热黄疸。

【药理作用】

1. 调血脂作用 布渣叶水提液能降低大鼠小肠对胆固醇的吸收、促进肝合成或分泌HDL增加。布渣叶对非酒精性脂肪肝模型小鼠具有降脂、保肝作用[1, 2]。

2. 解热作用 布渣叶水提物显著降低用干酵母致大鼠发热的体温，并能促使大鼠体温变化维持在正常水平[3]。

3. 退黄作用 布渣叶水提物有较好的退黄和改善肝功能的作用[3]。

4. 其他作用 布渣叶水提物有良好的镇痛效果、可促进小肠蠕动，具有非常明显的促消化作用、具有抗急性炎性反应作用；布渣叶总黄酮对ISO诱导的心肌缺血具有良好的保护作用；布渣叶提取物作为皮肤美容剂、食品及饮料添加剂，可防止皮肤老化[1, 4-7]。

【附注】布渣叶是广东、广西常用的民间药物，是"广东凉茶"、"甘和茶"、"六和茶"和"保儿安颗粒"的主要组成药物。因用量和使用范围不如大宗药材，药材主要来源于野生。

主要参考文献

[1] 孙冬梅，汪梦霞.布渣叶化学成分和药理作用研究进展[J].世界中医药，2015，1(10)：143-147.

[2] 宿世震，项东宇，刘晓庆，等.布渣叶对非酒精性脂肪性肝病小鼠的作用及机制[J].中国实验方剂学杂志，2018，24(1)：130-135.

[3] 曾聪彦，梅全喜，高玉桥，等.布渣叶水提物解热退黄作用的实验研究[J].中国药房，2011，11(21)：973-974.

[4] 曾聪彦，梅全喜，高玉桥，等.布渣叶水提物镇痛药效的实验研究[J].中华中医药学刊，2009，8(27)：1757-1758.

[5] 曾聪彦，钟希文，高玉桥，等.布渣叶水提物对小鼠及大鼠胃肠功能的影响[J].今日药学，2009，8(19)：11-15.

[6] 梅全喜，戴卫波，曾聪彦，等.布渣叶水提物抗炎作用的实验研究[J].国际中医中药杂志，2010，23(1)：16.

[7] 陈艳芬，杨超燕，李坤平，等.布渣叶总黄酮对大鼠急性心肌缺血的保护作用及机制[J].中草药，2013，8(44)：1003-1007.

［天方健（中国）药业有限公司　曾文星　　广州中医药大学　程灿　潘超美］

45. 龙血竭

Longxuejie

DRACONIS RESINA

【别名】国产血竭、广西血竭。

【来源】为百合科植物剑叶龙血树*Dracaena cochinchinensis*（Lour.）S. C. Chen含脂木材经提取得到的树脂。

【本草考证】历代文献没有记载。中华人民共和国建国后挖掘国内血竭资源，于20世纪70年代发现了龙血竭。据谢宗万教授考证，认为明代以前所使用的血竭很有可能就是百合科植物剑叶龙血树的树脂[1]。

【原植物】乔木状，高可达5～15m。茎粗大，分枝多，树皮灰白色，光滑，老干皮部灰褐色，片状剥落，幼枝有环状叶痕。叶聚生在茎、分枝或小枝顶端，互相套迭，剑形，薄革质，长50～100cm，宽2～5cm，向基部略变窄而后扩大，抱茎，无柄。圆锥花序长40cm以上，花序轴密生乳突状短柔毛，幼嫩时更甚；花每2～5朵簇生，乳白色；花梗长3～6mm，关节位于近顶端；花被片长6～8mm，下部约1/4～1/5合生；花丝扁平，宽约0.6mm，上部有红棕色疣点；花药长约1.2mm；花柱细长。浆果直径约8～12mm，橘黄色，具1～3颗种子。花期3月，果期7～8月。（图45-1）

生于海拔950～1700m的石灰岩上，为耐旱、嗜钙的树种，有时可形成优势树种。主要分布于云南南部（孟连、普洱、镇康）和广西南部（窑头圩）。

【主产地】主产于云南南部（孟连、普洱、镇康）和广西南部（窑头圩）。

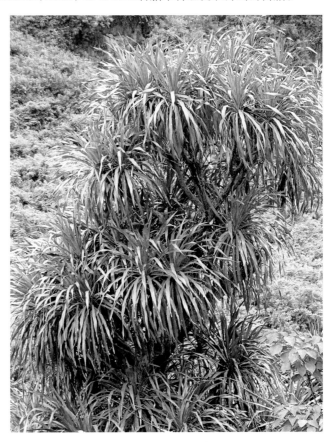

图45-1　剑叶龙血树

【栽培要点】

1. 生物学特性　喜高温多湿气候，冬季临界温度为5℃，不耐寒，耐干旱。以向阳、排水良好的沙质、黏质土壤栽培为宜。

2. 栽培技术　用种子繁殖和扦插繁殖。种子繁殖：采摘成熟果实，洗净后与湿沙混合放入木箱或花盆中，置荫棚下。点播，行株距10cm×8cm，苗床必须搭荫棚，经常保持土壤湿润，25天后种子发芽。扦插繁殖：选择木质化硬枝插条，长约20cm，按行株距3cm×3cm，斜插入沙床上，搭设荫棚，注意淋水，保持湿度，15天左右开始发芽、发根。将幼苗移栽在阳光充足的向阳坡地和坡脊地，加强管理，促进植株健壮生长。

3. 病虫害　病害：叶斑病，炭疽病等。虫害：蔗扁蛾和天牛等蛀干类害虫。

【采收与加工】全年可采，将剑叶龙血树树干带红色的含脂木质部切成碎块，打成粗粉，用乙醇沉浸，回流提取，滤过，收集滤液；药渣再反复利用乙醇回流提取两次，滤过，弃去药渣，浓缩滤液回收乙醇，稠膏经干燥即得。

【药材鉴别】

（一）性状特征

为不规则片状，红棕色至黑棕色，有光泽，有的附有少量红棕色的粉末。质脆，有空隙，气特异，微有清香，味淡微涩。嚼之有炭粒感并微黏齿。（图45-2）

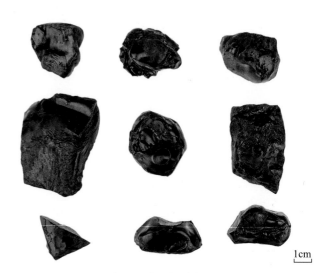

图45-2　龙血竭药材图

（二）理化鉴别

薄层色谱　取本品干燥粉末0.1g，加乙醇10ml溶解完全，作为供试品溶液。另取龙血竭对照药材0.1g，同法制成对照药材溶液。再取龙血素A对照品、龙血素B对照品、紫檀芪对照品，加乙醇配制成每1ml各含0.5mg的混合溶液，作为对照品溶液。照薄层色谱法试验，吸取上述两种溶液各5μl，分别点于同一硅胶GF$_{254}$薄层版上，以石油醚–乙酸乙酯（2∶1）为展开剂，展开，取出，晾干，置紫外光灯（254nm）下检视，再喷以香草醛试液，在105℃加热至斑点显色清晰。供试品色谱中，在与对照品色谱相应的位置上，显相同颜色的斑点。（图45-3）

【质量评价】采用高效液相色谱法测定，本品按干燥品计算，含龙血素B（C$_{18}$H$_{20}$O$_5$）不得少于0.40%。

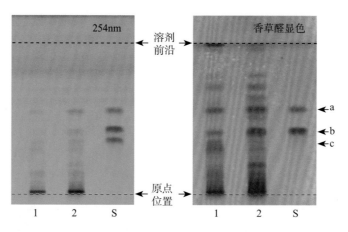

图45-3　龙血竭薄层色谱图（左：紫外光灯下　右：喷香草醛显色）

a.龙血素B　b.龙血素A　c.紫檀芪
1.龙血竭药材（产自广西）2.龙血竭对照药材

【化学成分】 主要成分为酚类（phenols）、甾体皂苷类（steroidal saponins）、木脂素类（lignans）、三萜类（triterpenoids）等。其中，酚类为其特征性成分和有效成分[2, 3]。

1. 酚类　龙血素A～D（loureirin A～D）、7,4′-二羟基黄酮（7,4′-dihydroxyflavone）、黄花夹黄酮（thevetiaflavone）、7,4′-二羟基高异黄烷酮（7,4′-dihydroxyhomoisoflavanone）、loureiriol、剑叶龙血素（cochinchinenin）、cinnabaron、白藜芦醇（resveratrol）、紫檀芪（pterostilbene）等。

2. 甾体皂苷类　dracaenogenin A、B，spirost-5,25(27)-dien-1β,3β-diol、dracaenol C等。

3. 木脂素类　裂环异落叶松质素（secoisolariciresinol）、丁香脂素（syringaresinol）、刺五加苷B（acanthoside B）、pinoresinol、medioresinol等。

4. 三萜类　蛇麻脂醇（lupeol）、环木菠萝烷醇（cycloartanol）、24-亚甲基环木菠萝烷醇（24-methylenecycloartanol）等。

【性味归经】 甘、辛、咸，温。归肺、脾、肾经。

【功能主治】 活血散瘀，定痛止血，敛疮生肌。用于跌打损伤，瘀血作痛，妇女气血凝滞，外伤出血，脓疮久不收口。

【药理作用】

1. 心脑血管保护作用　龙血竭酚类提取物对大鼠局灶性脑缺血损伤、急性心肌缺血具有保护作用，还具有明显的抗动脉粥样硬化作用。龙血素A对大鼠局灶性脑缺血造成的损伤具有较好的保护作用[4]。

2. 影响血液流变学　龙血竭提取物具有抑制血小板聚集、抗凝血酶和抗血栓作用。龙血素B能抑制血栓形成、延长凝血时间和降低急性血瘀模型大鼠全血比黏度及血浆黏度，表现出活血化瘀作用[5]。

3. 镇痛抗炎作用　外擦龙血竭能够明显抑制角叉菜胶性足肿胀、缓解巴豆油引起的小鼠耳壳炎症，口服给药能够减少小鼠扭体反应发热次数，并可对抗己烯雌酚引发的大鼠在位子宫收缩作用。龙血素B和紫檀芪有镇痛抗炎作用[6]。

4. 促进创面愈合作用　龙血竭对皮肤创面愈合具有促进作用，其乙醇提取物能够修复皮肤切除大鼠切口损伤，作用机制可能与促进胎鼠皮肤成长纤维细胞生长及分泌有关[7]。

5. 其他作用　龙血竭还具有抗氧化、抗肿瘤、抗肺纤维化、辐射防护和促进间充质干细胞分化为成骨细胞等作用[8, 9]。

【用药警戒或禁忌】《本草经疏》记载："凡血病无淤积者不必用。"

主要参考文献

[1] 谢宗万. 血竭基原的本草考证[J]. 中草药，1989，12(7)：40-43.

[2] 周志宏，王锦亮，杨崇仁，等. 国产血竭的化学成分研究[J]. 中草药，2001，32(6)：484-486.

[3] Zhu Y, Zhang P, Yu H, et al. Anti-*Helicobacter pylori* and thrombin inhibitory components from Chinese dragon's blood, *Dracaena cochinchinensis*[J]. J Nat Prod, 2007, 70(10): 1570-1577.

[4] Xin N, Yang FJ, Li Y, et al. Dragon's blood dropping pills have protective effects on focal cerebral ischemia rats model[J]. Phytomedicine, 2013, 21(1): 68-74.

[5] Xin N, Li YJ, Li Y, et al. Dragon's blood extract has antithrombotic properties, affecting platelet aggregation functions and anticoagulation activities[J]. J Ethnopharmacol, 2011, 135(2): 510-514.

[6] Li N, Ma Z, Li M, et al. Natural potential therapeutic agents of neurodegenerative diseases from the traditional herbal medicine Chinese dragon's blood[J]. J Ethnopharmacol, 2014, 152(3): 508-521.

[7] Liu H, Lin S, Xiao D, et al. Evaluation of the wound healing potential of Resina Draconis (*Dracaena cochinchinensis*) in animal models[J]. Evid Based Complement Alternat Med, 2013, 2013: 709865.

[8] 周艳林，闵建国，邹准，等. HPLC-DPPH评价剑叶龙血树中抗氧化活性成分及构效关系[J]. 中草药，2015，46(12)：1797-1799.

[9] Xin N, Li YJ, Li X, et al. Dragon's blood may have radioprotective effects in radiation-induced rat brain injury[J]. Radiat Res, 2012, 178(1): 75-85.

（北京中医药大学　庞道然　李军）

46. 龙眼肉

Longyanrou

LONGAN ARILLUS

【别名】荔枝奴、桂圆、贺眼、圆眼、亚荔枝。

【来源】为无患子科植物龙眼*Dimocarpus longan* Lour.的假种皮。

【本草考证】本品始载于《神农本草经》，列为中品。《名医别录》载："龙眼，无毒，除虫去毒。其大者似槟榔，生南海。"《图经本草》载："龙眼生南海山谷，今闽、广、蜀道出荔枝处皆有之。木高二丈许，似荔枝而叶微小，凌冬不凋；春末夏初，生细白花，七月而实成，壳青黄色，纹作鳞甲，形圆如弹丸，核若无患而不坚，肉白有浆，甚甘美；其实极繁，每枝常三二十枚，荔枝才过，龙眼即熟，故南人目为荔枝奴"。《本草纲目》载："龙眼正圆，《别录》苏恭比之槟榔，殊不类也。其木性畏寒，白露后方可采摘，晒焙令干，成朵干者名龙眼锦。"本草记载与现今所用龙眼基本一致。

【原植物】常绿乔木，高通常10余米，有的可高达40m；胸径可达1m，有板状根；小枝表面被微毛，散生苍白色皮孔。叶连柄长15～30cm；小叶多为4～5对，薄革质，长圆状椭圆形至长圆状披针形，两侧常不对称，长6～15cm，宽2.5～5cm，顶端短尖，或稍钝头，基部极不对称，上侧阔楔形至截平，几与叶轴平行，下侧窄楔尖，腹面深绿色，有光泽，背面粉绿色，两面无毛；侧脉12～15对，仅在背面凸起。花序顶生和近枝顶腋生，多分枝，密被星状毛；花梗短；萼片近革质，三角状卵形，长约2.5mm，两面均被褐黄色绒毛和成束的星状毛；花瓣乳白色，披针形，与萼片近等长，仅外面被微柔毛；花丝被短硬毛。果近球形，直径1.2～2.5cm，通常黄褐色或有时灰黄色，外面稍粗糙，或少有微凸的小瘤体；种子茶褐色，光亮，全部被肉质的假种皮包裹。花期春夏间，果期夏季。（图46-1）

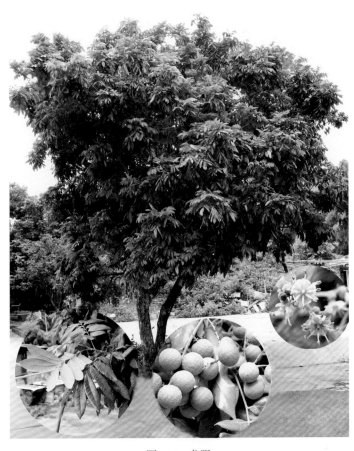

图46-1　龙眼

【主产地】主产于广东、广西、福建、云南等地，以广西产量最大，福建产的品质最佳，道地产区为福建莆田，广西博白。

【采收与加工】夏、秋二季采收成熟果实，干燥，除去壳、核，晒至干爽不黏；或将果实除去壳、核，假种皮直接晒干；亦有地区取果实直接干燥，称为"泡圆"。

【药材鉴别】

（一）性状特征

为纵向破裂的不规则薄片，或呈囊状，长约1.5cm，宽2~4cm，厚约0.1cm。棕黄色至棕褐色，半透明。外表面皱缩不平，内表面光亮而有细纵皱纹。薄片者质柔润，囊状者质稍硬。气微香，味甜。（图46-2）

（二）显微鉴别

假种皮横切面　外表皮细胞1列，呈类方形。内表皮细胞1列，壁稍厚，外被较厚的角质层；内外表皮间为多列大型条状薄壁细胞，直径约148μm；有的细胞中含淡黄色团块及脂肪油滴。（图46-3）

（三）理化鉴别

薄层色谱　取本品粉末1g，加乙酸乙酯20ml，超声处理20分钟，滤过，滤液蒸干，残渣加乙酸乙酯1ml使溶解，作为供试品溶液。另取龙眼肉对照药材1g，同法制成对照药材溶液。照薄层色谱法试验，吸取上述两种溶液各10μl，分别点于同一硅胶G薄层板上，以环己烷-丙酮（4∶1）为展开剂，展开，取出，晾干，喷以5%香草醛硫酸溶液，在105℃加热至斑点显色清晰。供试品色谱中，在与对照药材色谱相应的位置上，显相同颜色的斑点。

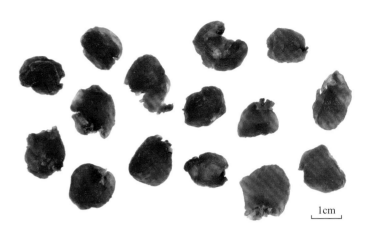

图46-2　龙眼肉药材图

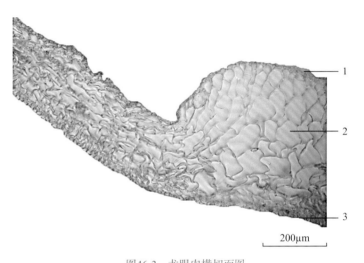

图46-3　龙眼肉横切面图
1. 内表皮细胞　2. 薄壁细胞　3. 外表皮细胞

【质量评价】照水溶性浸出物测定法项下的热浸法测定，浸出物含量不得少于70.0%。

【化学成分】主要成分为糖类、脂类、核苷类、氨基酸类、维生素类以及挥发性物质。

1. 糖类　龙眼干果肉含可溶性物质79.77%，不溶性物质19.39%。主要营养成分为总糖12.38%~22.55%，还原糖3.85%~10.15%。其中，单糖和寡糖主要为果糖、葡萄糖、蔗糖。

2. 脂类　龙眼肉的总磷脂含量为3.95mg/g，包括溶血磷脂酰胆碱（LPC）、磷脂酰胆碱（PC）、磷脂酰肌醇（PI）、磷脂酰丝氨酸（PS）、磷脂酰乙醇胺（PE）、磷脂酸（PA）、磷脂酰甘油（PC）[1]；此外还含有大豆脑苷脂Ⅰ、Ⅱ，龙眼脑苷脂Ⅰ、Ⅱ，苦瓜脑苷脂I以及商陆脑苷脂[2]。

3. 核苷类　尿嘧啶、胞苷、尿苷、胸腺嘧啶、次黄嘌呤核苷、鸟苷、胸苷、腺嘌呤、腺苷[3]。其中，种皮的腺苷含量最高，果皮次之，果核最低[4]。

4. 氨基酸类　龙眼肉中含有除色氨酸（酸解时被破坏）外的所有种类的氨基酸，以谷氨酸、天冬氨酸、丙氨酸、精氨酸、赖氨酸含量较高。

5. 维生素类　胡萝卜素、维生素K、视黄醇、视黄素、维生素C、维生素B$_1$、维生素B$_2$、尼克酸和硫胺素等。

6. 挥发性成分　苯并噻唑（benzothiazole）、1,2-苯并异噻唑（1,2-benzisothiazole）、正十三烷（*n*-tridecane）、2-甲基萘（2-methyl-naphthalene）、新戊酸-6-苧烯脂（limonen-6-ol，pivalate）等[5]。

【性味归经】甘，温。归心、脾经。

【功能主治】补益心脾，养血安神。用于气血不足，心悸怔忡，健忘失眠，血虚萎黄。

【药理作用】

1. 抗应激作用　龙眼肉的提取液，对小鼠遭受低温、高温、缺氧刺激有保护作用[6]。

2. 抗焦虑　龙眼肉的甲醇提取物能明显增加小鼠冲突缓解试验饮水次数，证明具有抗焦虑活性[7]。

3. 对内分泌的影响　龙眼肉的乙醇提取物可明显降低雌性大鼠血清中催乳素的含量，大剂量时显著减少雌二醇和睾酮，明显增加孕酮和促卵胞刺激素的含量，而对促黄体生成素无影响。证明龙眼肉乙醇提取物可影响大鼠垂体-性腺轴的功能[8]。

4. 抗衰老作用　龙眼肉的水提液在试管中在试管内可抑制小鼠肝匀浆过氧化脂质（LPO）的生成；体内试验中，高浓度试验组动物血中谷胱甘肽过氧化物酶（GSH-Px）活力显著提高，胸腺及淋巴结组织切片特殊染色（ANAE测定）显示，该组动物的T细胞检出率显著升高。龙眼多糖有清除活性氧自由基的作用，但抑制LPO的作用呈双相性，在一定剂量范围内，随着龙眼剂量的增加抗脂质过氧化作用增强，当剂量达到一定程度时反而减弱，直至恢复到与对照组没有差别[9]。

5. 增强免疫作用　龙眼多糖口服液能使小鼠的胸腺指数升高，能使小鼠的抗体数明显升高，同时使动物的溶血空斑数明显增加，能增强小鼠迟发型变态反应，能增强ND细胞的活性，能增强细胞的吞噬率及吞噬指数[10]。还可增加小鼠炭粒的廓清速率，增加小鼠脾重，增强网状内皮系统活性[6]。

主要参考文献

[1] 李立，马萍，李芳生. 龙眼肉磷脂组分的分析[J]. 中国中药杂志，1995，20(7)：426-426.

[2] Ryu J, Kim JS, Kang SS. Cerebrosides from LonganArillus[J]. Archives of Pharmacal Research, 2003, 26(2): 138.

[3] 肖维强，赖志勇，戴宏芬，等. 龙眼肉中9种核苷类成分的高效液相色谱分析[J]. 华中农业大学学报，2007，26(5)：722.

[4] 汪惠勤，柯李晶，项雷文，等. 龙眼肉干制过程氨基酸组分分析[J]. 氨基酸和生物资源，2009，31(2)：14.

[5] 杨晓红，侯瑞瑞，赵海霞. 鲜龙眼肉挥发性化学成分的GC/MS分析[J]. 食品科学，2002，23(7)：123.

[6] 农兴旭，李茂. 桂圆肉和蛤蚧提取液的药理作用[J]. 中国中药杂志，1989，14(6)：365.

[7] Okuyama E, Ebihara H, Takeuchi H, et al. Adenosine, the anxiolytic-like principle of the Arillus of Euphorialongana[J]. Planta Medica, 1999, 65(2): 115.

[8] 许兰芝，王洪岗，耿秀芳，等. 龙眼肉乙醇提取物对雌性大鼠垂体-性腺轴的作用[J]. 中医药信息，2002，19(5)：57.

[9] 李雪华，龙盛京，谢云峰. 龙眼多糖、荔枝多糖的分离提取及其抗氧化作用的探讨[J]. 广西医科大学学报，2004，21(4)：342-344.

[10] 陈冠敏，陈润，张荣标. 龙眼多糖口服液增强免疫功能的研究[J]. 毒理学杂志，2005，19(3）增刊：283.

（广东省药品检验所　黄国凯　李华）

47. 龙脷叶

Longliye

SAUROPI FOLIUM

【**别名**】龙舌叶、龙味叶、龙叶。

【**来源**】为大戟科植物龙脷叶*Sauropus spatulifolius* Beille的干燥叶。

【**本草考证**】本品始载于《岭南采药录》："草本。叶长卵形。茎高数寸。"《增订岭南采药录》载："属大戟科之草本样矮小灌木……高仅及尺，一茎独上，密生大形长椭圆叶片，叶长者六七寸，阔一二寸，圆头，全边，质厚柔滑，叶面灰绿色，且有白色斑纹……三四月间，由茎下部着生暗红色细碎五瓣花十余朵，分雌花及雄花，雌花有花梗，雄花有短花梗，花瓣六片，厚肉质大如芝麻。"[1]本草记载与现今所用龙脷叶基本一致。

【**原植物**】常绿小灌木，高10～40cm。茎粗糙；枝条多皱纹；幼时被腺状短柔毛，老渐无毛，节间短。叶通常聚生于小枝上部，常向下弯垂，叶片通常匙形，顶端浑圆，通常无毛，有时下面基部有腺状短柔毛，后变无毛；叶柄初时被腺状短柔毛，老渐无毛；托叶三角状耳形，着生于叶柄基部两侧，宿存。花红色或紫红色，簇生于落叶的枝条中部或下部，或茎花，有时组成短聚伞花序，花序梗着生有许多披针形的苞片。花期2～10月。（图47-1）

福建、广东、广西等地栽培于药圃、公园、村边及屋旁。

【**主产地**】主产于广东、广西。

【**栽培要点**】

1. 生物学特性　喜温暖湿润的气候。以排水良好的砂质壤土或黏质壤土栽培为佳。

2. 栽培技术　繁殖方式主要是通过根部长出的不定芽进行无性繁殖。先将地深耕细耙，按地势和种植要求起畦。南方于3～4月进行扦插，一般在多雨高温季节成活率较高。于第2年3月下旬至4月上旬移栽。

3. 病害　田螺。

【**采收与加工**】夏、秋二季采收，摘取青绿色老叶，晒干。通常每株每次可采4～5片，每隔15天左右采1次。

【**药材鉴别**】

（一）性状特征

叶呈团状或者长条状皱缩，展平后呈长卵状、卵状披针形或倒卵状披针形，表面黄褐色、黄绿色或绿褐色，长5～9cm，宽2.5～3.5cm。先端圆钝稍内凹而有小尖刺，基部楔形或稍圆，全缘或稍皱缩成波状。下表面中脉腹背突出，基部偶见柔毛，侧脉羽状，5～6对，于近外缘处合成边脉；叶柄短。气微，味淡、微甘。（图47-2）

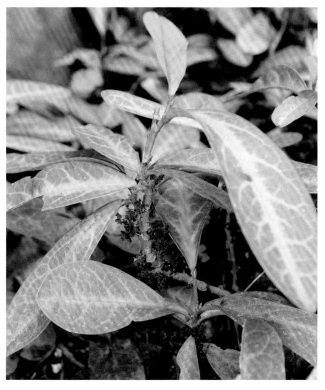

图47-1　龙脷叶

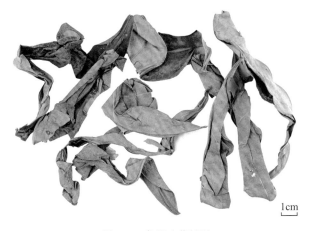

1cm

图47-2　龙脷叶药材图

（二）显微鉴别

1.叶横切面　上、下表皮细胞各一列，长方形或类方形，下表皮细胞较小，气孔仅见于下表面；叶肉栅栏组织一列，柱状，排列整齐，有较多草酸钙簇晶散在；海绵组织疏松；主脉上、下表面均突出，表皮细胞内有2～3列厚角组织；主脉维管束外韧型，木质部导管径向排列成行，呈放射状，韧皮部薄壁细胞内常含草酸钙簇晶；偶见非腺毛。（图47-3，图47-4）

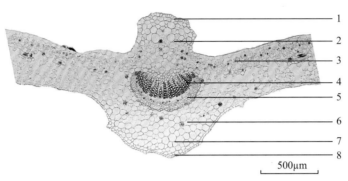

图47-3　龙脷叶叶横切面显微图

1.上表皮　2.薄壁细胞　3.栅栏组织　4.木质部　5.韧皮部
6.分泌腔　7.基本组织　8.下表皮

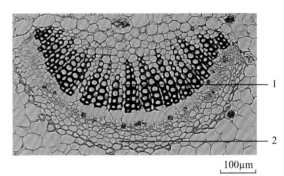

图47-4　龙脷叶叶横切面显微图（主脉维管束）

1.木质部　2.韧皮部（含草酸钙簇晶）

2.粉末特征　粉末淡黄棕色。纤维稀少、细长，壁稍厚，直径在11.5～20μm。有非腺毛，呈乳头状，由1～2个细胞组成，直径26～45μm；含簇晶较多，伴有含草酸钙簇晶的薄壁细胞。草酸钙簇晶散在或成群存在于栅栏组织细胞或海绵组织细胞中，直径15～30μm。偶见草酸钙方晶，直径4.3～10.2μm。表皮细胞垂周壁波状弯曲，含油滴。气孔平轴式，有的副卫细胞大小悬殊。导管为螺纹导管、网纹导管及具缘纹孔导管，直径40～140μm，以螺纹导管为主，螺纹导管直径7.4～12.7μm。（图47-5）

（三）理化鉴别

薄层色谱　取本品粉末1g，加水饱和的正丁醇30ml，超声处理30分钟，滤过，滤液蒸干，残渣加乙醇1ml使溶解，作为供试品溶液。另取龙脷叶对照药材1g，同法制成对照药材溶液。照薄层色谱法试验，吸取上述两种溶液各2μl，分别点于同一硅胶G薄层板上，以环己烷-乙酸乙酯（8∶1.5）为展开剂，展开，取出，晾干，喷以2%香草醛硫酸溶液，再105℃加热至斑点显色清晰。供试品色谱中，在与对照药材色谱相应的位置上，显相同颜色的斑点。（图47-6）

【质量评价】以表面黄褐色、黄绿色或绿褐色，无霉点、霉斑，无虫咬，无杂质者为佳。采用高效液相色谱法测定，龙脷叶按干燥品计算，含山奈酚-3-O-龙胆二糖苷（$C_{27}H_{30}O_{16}$）不得少于0.035%。

【化学成分】主要成分为氨基酸、挥发油、甾醇、黄酮、有机酸、生物碱等化学成分。

1.氨基酸　龙脷叶总氨基酸总量达16.32%，主要为蛋氨酸、缬氨酸、苏氨酸、异亮氨酸、苯丙氨酸、亮氨酸、赖氨酸等7种人体必需氨基酸，组氨酸、胱氨酸、酪氨酸、精氨酸等4种半必需氨基酸[2]。

2.挥发油　油酸酰胺、叶绿醇、金合欢基丙酮、2,6-二叔丁基对甲苯酚、6,10,14-三甲基-2-十五烷酮、棕榈酸、亚麻酸、5-甲基-2-乙基辛烷等[3]。

3.甾醇类　$β$-谷甾醇、$β$-谷甾醇油酸酯、胡萝卜苷、豆甾醇、$β$-谷甾醇醋酸酯等[4, 5]。

4.黄酮类　异槲皮苷、槲皮素、山奈酚、槲皮素-3-O-$β$-D-葡萄糖苷、山奈酚-3-O-$β$-D-葡萄糖苷等[4, 6, 7]。

5.有机酸类　亚油酸、硫代乙酸酐、月桂酸、3-乙酰氧基咖啡酸、咖啡酸、原儿茶酸、对羟基肉桂酸、3-甲氧基-4-羟基苯甲酸等[4, 6, 7]。

6.其他成分　正三十烷醇、东莨菪亭、大黄素、D-半乳糖、烟酰胺和橙黄胡椒酰胺等[6]。

【性味归经】甘、淡，平。归肺、胃经。

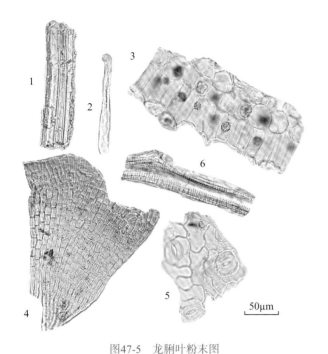

图47-5　龙脷叶粉末图

1.纤维　2.非腺毛　3.含草酸钙簇晶的栅栏组织细胞
4.薄壁细胞　5.含油滴的表皮细胞　6.螺纹导管

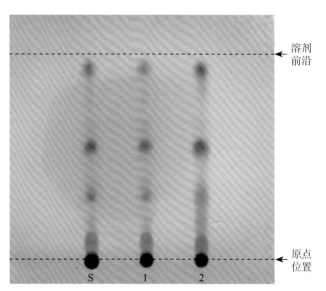

图47-6　龙脷叶薄层色谱图

S.龙脷叶对照药材　1,2.供试品

【功能主治】润肺止咳，通便。用于肺燥咳嗽，咽痛失音，便秘。

【药理作用】

1. 抗炎镇痛作用　龙脷叶水提物不仅对二甲苯致小鼠耳廓肿胀、角叉菜胶诱发大鼠足趾肿胀及小鼠棉球肉芽肿增生有明显的抑制作用，对小鼠扭体反应也有良好的抑制作用，对化学刺激引起的疼痛有明显的抑制作用，但不能延长小鼠热痛反应潜伏期，不能提高痛阈值。表明其对炎症早期的渗出和肿胀效应有拮抗作用，有外周性镇痛作用，但无中枢性镇痛作用[8]。

2. 止咳祛痰作用　龙脷叶中所含山柰酚是一类具止咳作用的黄酮醇类化合物。龙脷叶水提物剂量10g/kg以上处理氨水导致咳嗽小鼠时，能够显著增强其喉管的酚红分泌量，说明其中所含的山柰酚能有效化痰，抑制咳嗽[9]。

3. 抑菌作用　龙脷叶50%乙醇提取液对6种致病菌：金黄色葡萄球菌、金黄色葡萄球菌耐药株、大肠埃希菌、铜绿假单胞菌、伤寒沙门菌和乙型副伤寒沙门菌均有较好的抑制作用[10]。

4. 抗氧化作用　龙脷叶的乙酸乙酯提取物和乙醇提取物不仅对DPPH自由基具有较强的清除作用，同时对Fe^{3+}也有较强的还原能力，而且乙醇提取物的清除能力和还原能力都优于乙酸乙酯提取物，说明龙脷叶具有抗氧化活性[11]。

主要参考文献

[1] 萧步丹原著，莊兆祥增订.增订岭南采药录[M].台北：昭人出版社，中华民国73年：51.

[2] 谭建宁，马雯芳，李耀华.龙脷叶中氨基酸的成分分析[J].广西中医药，2016，39(3)：76-78.

[3] 莫惠雯，曾艳婷，韦建华，等.龙脷叶挥发油化学成分的GC-MS分析[J].广西中医药，2015，38(5)：70-72.

[4] 韦建华，李亚楠，莫惠雯，等.壮药龙脷叶化学成分的研究（Ⅰ）[J].时珍国医国药，2017，28(2)：289-291.

[5] 丘琴，张玲，甄汉深，等.龙脷叶石油醚部位的化学成分研究[J].华西药学杂志，2015，30(3)：269.

[6] 韦建华，莫惠雯，蒙秋艳，等.壮药龙脷叶化学成分研究（Ⅱ）[J].中草药，2016，47(20)：3560-3564.

[7] 李蒙，黄晓雷，王璐，等.龙脷叶化学成分研究[J/OL].中药材，2019(7)：1541-1545.

[8] 刘蓉.龙脷叶质量分析与抗炎镇痛作用研究[D].广西中医学院，2009.

[9] 丁聪，贺勤，柳贤福.龙脷叶水提物的止咳祛痰作用研究[J].华西药学杂志，2015，30(1)：49-50.

[10] 黄燕，谭建宁，马雯芳.龙脷叶提取物体外抑菌活性初步研究[J].大众科技，2014，16(2)：68-70.

[11] 陆秋娜，李兆叠，郑鸿娟，等.龙脷叶提取物的抗氧化活性研究[J].湖北农业科学，2017，56(1)：89-90.

（广西壮族自治区药用植物园　柯芳　谢月英　黄宁）

48. 叶下珠

Yexiazhu

PHYLLANTHI URINARIAE HERBA

【别名】阴阳草、假油柑、真珠草。

【来源】为大戟科植物叶下珠*Phyllanthus urinaria* L.的干燥全草[1]。

【本草考证】本品以"真珠草"之名始载于《本草纲目拾遗》："珍珠草，一名阴阳草，一名假油柑。此草叶背有小珠，昼开夜闭，高三四寸，生人家墙脚下，处处有之。癸亥，予寓西溪（今浙江、安徽、福建一带）看地，见山野间道旁有小草，叶如槐而狭小，叶背生小珠，如凤仙子大，累累直缀，经霜辄红，……始悟此即真珠草也。薄暮取视，其叶果闭。"《植物名实图考》载："叶下珠，江西、湖南砌下墙阴多有之。高四五寸，宛如初出夜合树芽，叶亦昼开夜合。叶下顺茎结子如粟，生黄熟紫。"本草记载与现今所用叶下珠基本一致。

【原植物】一年生草本，高10～60cm，茎通常直立，基部多分枝，枝倾卧而后上升；枝具翅状纵棱。叶片纸质，呈羽状排列，长圆形或倒卵形，顶端圆、钝或急尖而有小尖头，近边缘或边缘有1～3列短粗毛；叶柄极短；托叶卵状披针形。花雌雄同株；萼片6；雄花2～4朵簇生于叶腋；花梗长约0.5mm，基部有苞片1～2枚；雄蕊3；花盘腺体6，分离，与萼片互生；雌花单生于小枝中下部的叶腋内；花盘圆盘状，边全缘；子房卵状，有鳞片状凸起，花柱分离，顶端2裂。蒴果红色，表面具小凸刺，有宿存的花柱和萼片，开裂后轴柱宿存；种子橙黄色。花期4～6月，果期7～11月。（图48-1）

生于海拔500m以下的旷野平地、旱地、山地路旁或林缘。主要分布于河北、山西、陕西、上海、江苏、浙江、山东、安徽、湖北、湖南、河南、江西、广东、广西、海南、福建、四川、重庆、贵州、云南、西藏等地。

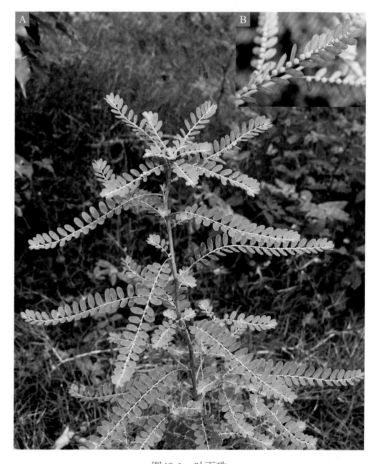

图48-1　叶下珠

A.植株　B.花果枝

【**主产地**】主产于广东、广西、四川等地。

【**栽培要点**】

1. 生物学特性　喜温暖向阳，以深厚、排水良好的黄色夹砂土为佳。

2. 栽培技术　用种子繁殖。于3～4月播种。在畦上开横沟，深约7cm，播幅约100cm。1hm²用种子11.25kg。拌成种子灰，匀撒于沟里，上盖草木灰厚约1cm。出苗后中耕除草、追肥2次，第1次在苗高约7～10cm时，并行匀苗、补苗；第2次在6～7月间，以稀薄农家肥为主，也可施用氮素化肥。

3. 病虫害　叶下珠的病虫害较少，一般不需防治，但应注意在冬季枯苗前采收。

【**采收与加工**】夏、秋两季采收，除去杂质，晒干。

【**药材鉴别**】

（一）性状特征

长短不一，根茎外表浅棕色，主根不发达，须根多数，浅灰棕色。茎粗2～3mm，老茎基部灰褐色。茎枝有纵皱，灰棕色、灰褐色或棕红色，质脆易断，断面中空。分枝有纵皱及不甚明显的膜翅状脊线。叶片薄而小，长椭圆形，尖端有短突尖，基部圆形或偏斜，边缘有白色短毛，灰绿色，皱缩，易脱落。花细小，腋生于叶背之下，多已干缩。有的带有三棱状扁球形或黄棕色果实，其表面有鳞状凸起，常6纵裂。气微香，味微苦[2]。（图48-2）

（二）显微鉴别

1. 茎横切面　呈扁圆形，直径约1.6mm，有一脊状突起。表皮细胞1列，呈切向延长的长方形或长多角形，外被角质层；皮层由5～6层细胞组成，排列较松散；靠近表皮的1～2层细胞较小，切向延长，部分角隅处增厚形成厚角组织，其下1～2层细胞较大，排列不规则，靠近韧皮部的1～2层细胞呈类圆形或多角形；韧皮部较窄，由1～3层细胞组成，其外侧有中柱鞘纤维，断续排列成环，壁较厚，层纹明显；形成层成环；木质部成环，导管径向单列或散在，木纤维排列紧密，成束或径向排列，壁较厚，射线由1～2列细胞组成；髓较大，约占整个断面的1/2，细胞较大，排列疏松[3]。（图48-3）

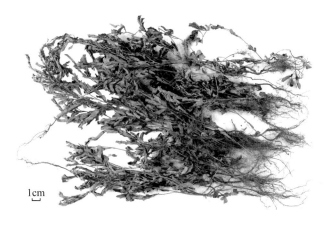

图48-2　叶下珠药材图

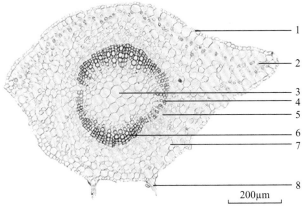

图48-3　叶下珠茎横切面图

1. 表皮　2. 脊状突起　3. 髓　4. 木纤维　5. 韧皮部
6. 木质部　7. 皮层　8. 厚角组织

2. 粉末特征　粉末黄绿色。叶表皮细胞垂周壁波状弯曲，气孔多为平轴式，少数不等式，副卫细胞3个；果皮表皮细胞表面观类圆形或多角形，有的角隅处增厚；中柱鞘纤维成束或散在，长梭形，两端长渐尖，长1600～2800μm，直径16～26μm。壁厚，平直，非木化；木纤维多成束，长530～960μm，直径13～20μm，壁稍厚，木化，具单斜纹孔或短缝状纹孔；导管为螺纹、网纹、孔纹、少数环纹导管，壁木化；叶缘表皮细胞有的分化为单细胞非腺毛，长约65μm，基部直径约30μm，壁具角质纹理；小枝上非腺毛1～5细胞，长40～230cm，直径约28μm，有的具壁疣；草酸钙簇晶众多，直径13～20μm，棱角较钝。（图48-4）

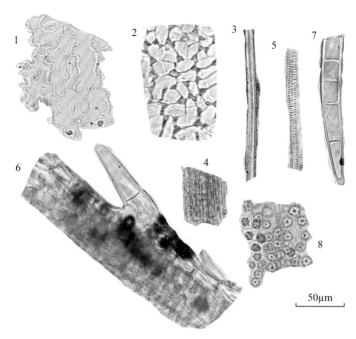

图48-4　叶下珠粉末图

1.叶表皮细胞　2.果皮表皮细胞　3.中柱鞘纤维　4.木纤维　5.螺纹导管　6.小枝非腺毛　7.非腺毛　8.草酸钙簇晶

（三）理化鉴别

薄层色谱　取本品粉末0.25g，加甲醇20ml，超声处理30分钟，滤过，滤液蒸干，残渣加甲醇1ml使溶解，作为供试品溶液。另取没食子酸对照品，加甲醇制成每1ml含1mg的溶液，作为对照品溶液。照薄层色谱法试验，吸取上述供试品溶液10μl、对照品溶液5μl，分别点于同一硅胶G薄层板上，以三氯甲烷-乙酸乙酯-甲酸（6∶4∶1）为展开剂，展开，取出，晾干，喷以2%三氯化铁乙醇溶液。供试品色谱中，在与对照色谱相应的位置上，显相同颜色的斑点[1]。

【化学成分】主要成分为含黄酮类、鞣质类、有机酸类、香豆素类、木脂素、多糖、萜类、甾体类和多酚类等化学成分。鞣质类化合物和没食子酸是叶下珠的主要活性成分[4, 5]。

1.黄酮类　槲皮素、山柰素、芸香苷、山柰酚、木樨草素等。

2.鞣质类　叶下珠素A～C、叶下珠素E～G、老鹳草素和柯里拉京等。

3.酚酸类　阿魏酸、绿原酸、咖啡酸、原儿茶酸、原儿茶醛、没食子酸、没食子酸乙酯等。

4.香豆素类　3,3,4-三甲氧基鞣花酸、短叶苏木酚、短叶苏木酚酸、短叶苏木酚酸乙酯、短叶苏木酚酸甲酯、鞣花酸等。

5.木脂素类　叶下珠次素、叶下珠素、叶下珠新素、珠子草素和珠子草次素等。

【性味归经】微苦、甘、凉。归肝、脾、肾经。

【功能主治】清热解毒，利水消肿，明目，消积。用于肠炎，痢疾，泄泻，热淋，石淋，肾炎消肿，目赤，夜盲，小儿疳积，眼结膜炎，黄疸型肝炎。外用治青竹蛇咬伤。

【药理作用】

1.保肝作用　叶下珠及其复方制剂对四氯化碳引起的小鼠肝损伤有明显降低血清谷丙转氨酶（SGPT）作用，能明显减轻肝细胞病理损害，说明具有明显的保护作用，而且叶下珠甲醇提取物的保肝作用最强[5]。

2.抗病毒作用　通过抗病毒、抗乙肝表面抗原试验，说明叶下珠有明显的抗病毒和抗乙肝病毒的活性，并且有明显的保肝降酶作用[6]。

3.抗氧化作用　叶下珠水提取物1mg/ml对羟基自由基的抑制率为90.9%，对H_2O_2诱导红细胞氧化溶血的抑制率达20.5%，对超氧阴离子的清除率为62.5%，说明叶下珠抗氧化作用的主要活性成分是水溶性成分[7]。

4.抗肿瘤作用　0.5～20μg/ml叶下珠水溶性成分具有杀伤人肝癌细胞SMMC7221和抑制其增殖的作用[8]。

5.抑菌作用　0.5g/ml叶下珠水提取物对产β-内酰胺酶的金黄色葡萄球菌、表皮葡萄球菌、肠球菌及产超光谱酶革兰阴性的大肠埃希菌、铜绿假单胞菌和肺炎克雷伯杆菌均有较好的体外抑菌和杀菌活性[9]。

【分子生药】不同产地叶下珠的遗传多态性较为丰富，采用ISSR标记技术可进行叶下珠遗传多样性分析[10]。

主要参考文献

[1] 湖北省食品药品监督管理局.湖北省中药材标准（2009年版）[S].武汉：湖北科学技术出版社，2009：34-35.

[2] 广西壮族自治区卫生厅.广西中药材标准（1990年版）[S].南宁：广西科学技术出版社，1990：38-39.

[3] 张秀桥，田峦鸾，李胜波.叶下珠的生药鉴定[J].中药材，2005，28(10)：879-881.

[4] 程艳刚，裴妙荣，孔祥鹏，等.叶下珠化学成分和药理作用研究进展[J].辽宁中医药大学学报，2016，18(4)：238-242.

[5] 谢勇平，李清禄.叶下珠化学成分及药理活性的研究进展[J].化学工程装备，2015，(7)：217-218.

[6] 仲英，张琴冈.叶下珠化学成分及其抗乙肝病毒活性的研究[J].中国中药杂志，1998，23(6)：363-364.

[7] 郑秀青.叶下珠提取物体外抗氧化和保肝作用[J].福建畜牧兽医，2008，30(6)：5-7.

[8] 王昌俊，袁德培，陈伟，等.叶下珠对人肝癌细胞的影响[J].时珍国医国药，1997，8(6)：499-500.

[9] 杨映玲，戴卫波.叶下珠提取物体外抗菌活性的实验研究[J].新余学院学报，2014，19(3)：20-22.

[10] 张忠廉，李学兰，张丽霞，等.叶下珠种质资源遗传多样性的ISSR分析[J].中草药，2012，43(1)：159-163.

（广西壮族自治区药用植物园　柯芳　谢月英　黄宁）

49. 白药子

Baiyaozi

STEPHANIAE CEPHARANTHAE RADIX

【别名】白药、白药根、山乌龟。

【来源】为防己科植物头花千斤藤Stephania cepharantha Hayata的干燥块根。

【本草考证】本品始载于《新修本草》。《图经本草》载："江西出者，叶似乌桕，子如绿豆，至八月其子变赤色"。该描述与防己科植物头花千金藤基本相符。《本草纲目》载："蔓及根并似土瓜，叶如钱，根似防己"的陈家白药亦与头花千金藤相似[1]。本草记载与现今所用白药子基本一致。

【原植物】多年生落叶藤本。块根肥厚，椭圆形或块状。叶互生，圆三角形或扁圆形，宽与长近相等或较宽；先端有小突尖，全缘或微呈波状，上面绿色，下面粉白色，掌状脉7～9条，纸质。花雌雄异株；雌雄花序同形，头状聚伞花序，具盘状花托；雄花序总梗长1～2cm，头状聚伞花序排成总状，花萼和花瓣各3～6，淡绿色；雄蕊6，花丝合生成柱状，花药环生呈圆盘状，横裂；雌花序总梗较短，花梗顶端仅一个聚伞花序；花萼及花瓣各3～5。核果紫红色，球形，内果皮坚硬，直径4～5mm，背部有10～12条小横肋状雕纹，胎座通常不穿孔。花期6～7月，果期6～7月。（图49-1）

生于海拔500～1000m肥沃湿润的草丛、山坡路旁阴处或灌木林中，亦生于石灰质石山上。主要分布于江苏、安徽、浙江、江西、福建、台湾、湖南、广东、广西、贵州等地。

【主产地】主产于湖南、浙江；江苏、安徽、江西、福建、广东、广西、贵州等地亦产。

【栽培要点】

1. 生物学特性　喜半阴环境和温暖气候。越冬温度为-5℃以上。适宜生长于肥沃、疏松的土壤中。

2. 栽培技术　种子繁殖，育苗移栽。11～12月采摘浅黄色成熟果实作种，取出，晾干，用湿沙贮藏催芽。翌年2月下旬至3月下旬播种。播后1个月左右出苗，每枚白药子可出苗3～5株。种植培育1年，于冬季或第2年春季发芽前移栽。

【采收与加工】全年可采，以秋末冬初采收为好，除去须根，洗净，切片晒干备用。

【药材鉴别】

（一）性状特征

块根呈不规则团块或短圆柱形，直径2～9cm，其下常有几个略短圆柱形的根相连，稍弯曲，有缢缩的横沟，根的远端有时纤细，其后膨大成椭圆形，并常数个相连成念珠状；根的顶端有根茎残基。切片多为横切或纵切的不规则块片，直径2～7cm，厚0.2～1.5cm，表面棕色或暗褐色，有皱纹及须切片根痕，切面粉性，类白色或灰白色，可见筋脉纹（三生维管束），呈点状或条纹状排列。质硬脆，易折断，断面粉性。气微，味苦。（图49-2）

（二）显微特征

1. 块根横切面　木栓层为8～10余列木栓细胞；皮层外侧有少数单个或2～4个成群的石细胞，长径60～90μm，短径28～52μm；薄壁细胞含草酸钙细小方晶、针晶或棒晶；亦含多数淀粉粒，单粒圆形或椭圆形，直径3～17μm，脐点点状或裂缝状；复粒由2～3个分粒组成；中柱占根的大部分，为三生构造，有多数外韧型维管束，排列成1～4个同心环，中央的木质部束较大，导管旁有多数纤维束及少数管胞；中柱薄壁细胞含少数细小方晶及棒状结晶。（图49-3，图49-4）

2. 粉末特征　粉末黄褐色。淀粉粒众多，单粒呈圆形、椭圆形、半圆形、盔帽形，直径2.2～14.3μm，脐点裂缝状、圆孔状、点状，层纹不明显，复粒淀粉较多，由2～9个单粒组成，也偶见半复粒；网纹导管，直径达45μm，一般以3～10个导管成束；石细胞单一散在，少数为2个群聚，浅黄色，呈长方形或菱形、类圆形，直径6.6～11.2μm，长至132μm，壁厚13.2μm，孔沟明显；木栓细胞呈不规则五角形，黄棕色或棕红色，胞壁厚达4.8μm[2, 3]。（图49-5）

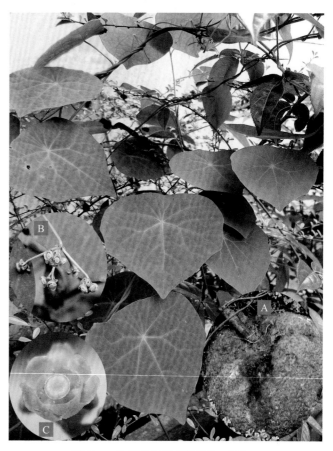

图49-1　头花千金藤（潘超美　摄）

A.块根　B.花序　C.雄花

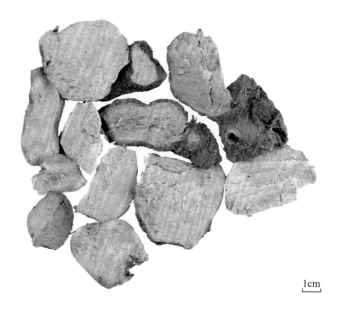

图49-2　白药子药材图

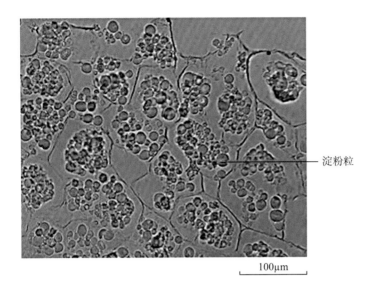

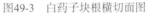

淀粉粒

100μm

图49-3　白药子块根横切面图

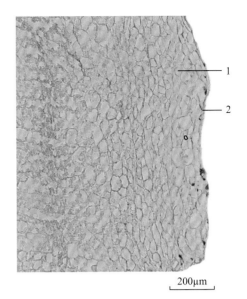

1

2

200μm

图49-4　白药子块根横切面图（局部放大）

1. 薄壁细胞　2. 木栓细胞

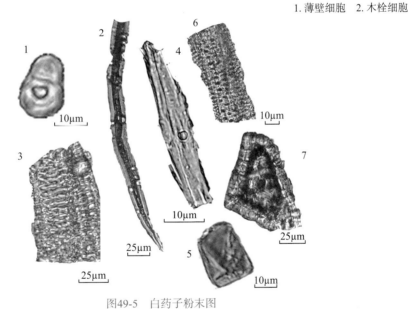

图49-5　白药子粉末图

1. 淀粉粒　2. 非腺毛　3. 网纹导管　4. 纤维　5. 棕色块
6. 具缘纹孔导管　7. 石细胞

（三）理化鉴别

白药子干片的新鲜断面或粉末，置紫外灯（254nm）下观察，显淡蓝紫色荧光[2]。

【化学成分】主要化学成分为生物碱类，其中酚性生物碱约2.5%，非酚性生物碱约1.75%。生物碱为其有效成分。

1. 酚性生物碱类　头花千金藤酚碱（cepharaomoline）等。

2. 非酚性生物碱类　从中分离出头花千金藤（cepharanthine）、异粉防己碱（isoterandrine）、头花千金藤酚碱（cepharaomoline）、头花千金藤胺碱（cepharamine）、小檗胺（berbamine）、高阿莫林碱（homoaromoline）等[4]。

【性味归经】苦、辛、凉。归脾、肺、肾经。

【功能主治】清热解毒，祛风止痛，凉血止血。用于咽喉肿痛，热毒痈肿，风湿痹痛，腹痛，泻痢，吐血，衄血，外伤出血。

【药理作用】

1. 横纹肌松弛作用　白药子提取的脂溶性总碱，动物实验有横纹肌松弛作用。

2. 镇痛解热作用　对大鼠有镇痛和解热作用，并能降低其血中尿酸含量；还能对抗组胺和乙酰胆碱对大鼠离体回肠的收缩作用。

3. 生发作用　临床用白药子对于圆形脱毛症有长发作用（局部外用，内服或静脉注射）。

4. 其他作用　白药子所含头花藤碱对结核杆菌有抑制作用；千金藤素有解毒蛇、抗麻风、抗变态反应作用，具有刺激网状内皮系统、活化造血组织、促进骨髓组织增生的功能。

【附注】白药子在部分地区尚用不同科属植物的地下部分作白药子用。陕西部分地区使用的白药子（汉中称之为红药）为蓼科植物翼蓼*Pteroxygonum giraldii* Damm et Diels的根茎；云南部分地区使用的滇白药子为薯蓣科植物黄山药*Dioscorea panthaica* Prain et Burk.的块根；四川地区有以葫芦科栝楼属*Trichosanthes*一种植物的地下部分作白药子使用者。应注意区别。

主要参考文献

[1] 马志刚，张波. 黄药子、红药子、白药子的品种整理与鉴定[J]. 中草药，2000，31(2)：135.

[2] 李一兵，廖永新. 白药子、粉防己的性状与显微鉴别[J]. 赣南医学院学报，1999，19(4)：346-347.

[3] 李苓. 白药子、红药子和黄药子的鉴别使用[J]. 中国实用医药，2013，8(17)：232-233.

[4] 马养民. 千金藤属植物化学成分研究[J]. 西北林学院学报，2004，19(3)：125-130.

（广西壮族自治区药用植物园　韦莹　黄宝优）

50. 白背叶根

Baibeiyegen

MALLOTI APELTAE RADIX

【别名】白背木、白鹤叶、白面戟、白背桐、野桐根[1]。

【来源】为大戟科植物白背叶*Mallotus apelta*（Lour.）Muell.-Arg.的干燥根及根茎[1]。

【本草考证】本品原名酒药子树，始载于《植物名实图考》："酒药子树生湖南冈阜，高丈余。皮紫微似桃树，叶如初生油桐叶而有长尖，面青背白，皆有柔毛；叶心亦白茸茸如灯芯草。五月间梢开小黄白花，如粟粒成穗，长五六寸。叶微香，土人以制酒曲，故名。"据此描述并观其附图，与现今所用的白背叶品种形态一致。

【原植物】落叶灌木或小乔木；高可达3m。小枝、叶柄、叶背面及花序均密被灰白色星状毛和散生橙黄色颗粒状腺体。单叶互生，卵形或阔卵形，不分裂或3浅裂，长4.5～16cm，宽4～14cm，顶端渐尖，基部略呈心形或近平截，边缘具细齿，基出脉3条，叶基具2腺体。叶柄长5～15cm。花单性，无花瓣，雌雄异株或同株，雄花序为不分枝或分枝的穗状花序，顶生，长15～30cm，被黄褐色绒毛；雄花簇生；具短梗或近无梗；花萼3～6裂，雄蕊多数；雌穗状花序顶生或侧生，不分枝，长约15cm，雌花单生，无柄，花萼钟状，3～5裂，裂片卵形，长3～4mm，外被星状毛；无花瓣；子房有软刺，刺上密生星状柔毛，3～4室，花柱3，基部连合，被软刺及稠密星状毛。果序圆柱形，长2.5～15cm以上，直径2～3cm；蒴果近球形，密被羽状软刺和灰白色或淡黄色星状绒毛，软刺长2～6mm。种子近球形，黑色，有光泽。花期6～9月，果期8～11月。（图50-1）

生于海拔30～1000m的山坡、路旁、山谷灌丛中或林缘。主要分布于云南、广东、广西、海南、湖南、福建、浙江、江西、河南、安徽等地。

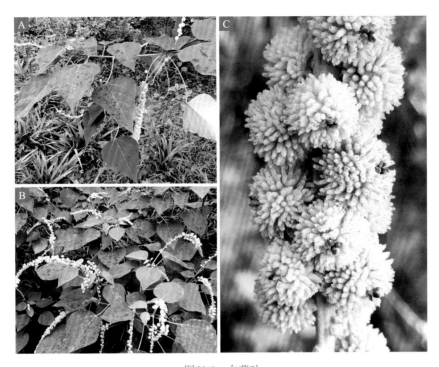

图50-1　白背叶

A.下垂的雌花序　B.顶生的雄花序　C.果序

【**主产地**】主产于云南、广东、广西、海南、湖南、福建、浙江、江西、河南、安徽等地。

【**采收与加工**】全年均可采收，鲜用或晒干。若在冬季落叶期间采收，则需仔细辨认。

【**药材鉴别**】

（一）性状特征

根呈长圆锥形，有小分枝，表面浅棕褐色，具细纵皱纹及细小横向皮孔。若用水湿润，则表面显红棕色。刮去栓皮后显暗红紫色。质坚硬，切面黄白色，木质部致密，纹理不明显；皮部纤维性。气微，味微苦微涩。（图50-2）

（二）显微鉴别

1. 根横切面　木栓层为数至10数列红棕色细胞，切向延长；皮层宽，散有多数纤维群，纤维壁厚，常由数至10数个成束，外侧薄壁细胞常含黄棕色至红棕色分泌物；中柱鞘部位密布切向延伸的纤维群，略呈断续环带；韧皮部射线明显；形成层成环；木质部一直分化到中心，具较浅的年轮，导管单个散布或2～3个成群，年轮处较大，向外渐小，直径31～160μm，木射线细胞1～2列，放射状排列，偶见含棕色分泌物；本品薄壁细胞含细小淀粉粒及草酸钙簇晶和方晶。（图50-3～图50-5）

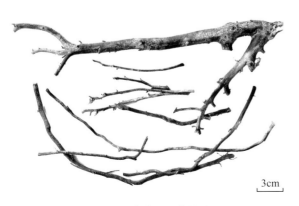

3cm

图50-2　白背叶根药材图

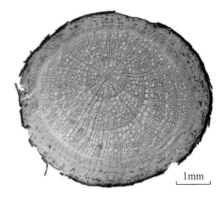

1mm

图50-3　白背叶根横切面图

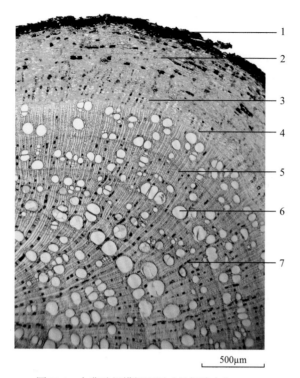

图50-4 白背叶根横切面图（局部放大）

1. 木栓层 2. 皮层 3. 韧皮部 4. 形成层
5. 木质部 6. 导管 7. 木射线

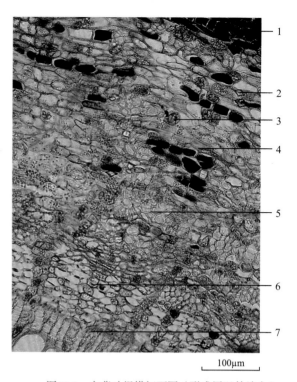

图50-5 白背叶根横切面图（形成层以外放大）

1. 木栓层 2. 草酸钙方晶 3. 草酸钙簇晶 4. 皮层 5. 纤维群
6. 韧皮射线 7. 形成层

2. **茎横切面** 基本结构与根类似，唯皮部纤维群断续成环，木质部导管相对稀疏，中心具髓。（图50-6，图50-7）

3. **粉末特征** 粉末浅红棕色。纤维成束，直径10～25μm，壁厚；晶鞘纤维多见，草酸钙方晶边长10～25μm。导管多为具缘纹孔，直径较大，31～160μm。淀粉粒单粒呈圆球形，细小，直径约5μm，脐点和层纹不明显；复粒多由3～4分粒组成。木栓细胞正方形至多角形，红棕色。木射线细胞多见，细胞壁增厚，直径10～23μm。薄壁细胞含草酸钙簇晶，直径7～42μm。（图50-8）

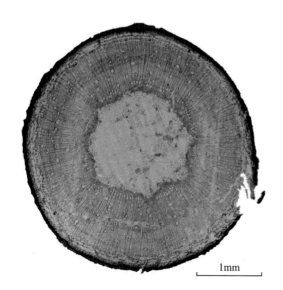

图50-6 白背叶茎横切面图

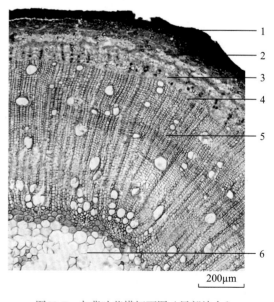

图50-7 白背叶茎横切面图（局部放大）

1. 木栓层 2. 皮层 3. 韧皮部 4. 形成层 5. 木质部 6. 髓

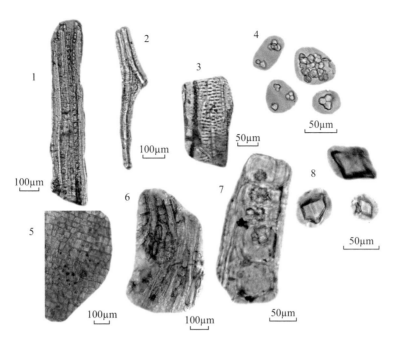

图50-8　白背叶根粉末图

1. 晶鞘纤维　2. 纤维　3. 导管　4. 淀粉粒　5. 木栓细胞　6. 射线细胞　7. 草酸钙簇晶　8. 草酸钙方晶

（三）理化鉴别

薄层色谱　取本品粗粉2g，加乙醇10ml，振摇20分钟，滤过，滤液蒸干，残渣加甲醇2ml使溶解，作为供试品溶液。另取白背叶根对照药材，同法制成对照药材溶液。照薄层色谱法试验，吸取上述两种溶液各5μl，分别点于同一含羧甲基纤维素钠为黏合剂的硅胶G薄层板上，以苯–三氯甲烷–甲醇（8∶2∶2）为展开剂，展开，取出，晾干，喷以10%硫酸乙醇溶液，在105℃加热至斑点显色清晰。供试品色谱中，在与对照药材色谱相应的位置上显相同颜色的斑点[1]。

【化学成分】主要成分为萜类、黄酮类、香豆素类[2]及极少量挥发油[3]。

1. 萜类　乙酸基油桐酸（acetyl aleuritolic acid）、高根二醇-3-醋酸酯（erythordiol-3-acetate）、二羟基羽扇烷、乌索酸乙酸酯、malloapeltene和malloapeltin等[4, 5]。

2. 黄酮类　槲皮素、勾儿茶素、malloapehic acid等[6]。

3. 香豆素类　东莨菪内酯等[2]。

4. 其他成分　胡萝卜苷、β-谷甾醇、白背叶氰碱、没食子酸、1-O-galloyl-6-O-luteoyl-α-glucose、3′-O-甲基鞣花酸-4-O-α-L吡喃鼠李糖苷、5′-demethyl aquillochin等[7, 8]。

【性味归经】味微苦、涩，性平。归肝、脾经。

【功能主治】柔肝活血，健脾化湿，收敛固脱。用于慢性肝炎、脾肿大，肠炎腹泻，脱肛，子宫脱垂，产后风瘫，白带。

【药理作用】

1. 保肝作用　白背叶根具有较好的抗纤维化和抗肝炎作用，其根水煎液能显著降低大鼠血清中白蛋白、丙氨酸转氨酶、透明质酸、层粘蛋白和四型胶原的水平，并能减轻肝脏内炎症和胶原纤维增生程度；对H_2O_2所致的大鼠肝细胞氧化损伤也有保护作用，能提高超氧化物歧化酶活性，降低丙二醛（MDA）含量，减少一氧化氮（NO）的生成和氧化作用，显著降低肝细胞悬浮液中丙氨酸转氨酶的浓度。白背叶根在体外细胞培养中具有直接抗HBV活性，有抑制鸭体内D-HBV复制作用，疗效稳定且用药较为安全[2, 10]。

2. **抗菌作用**　白背叶根水煎剂对金黄色葡萄球菌有抑制作用[13]。根的乙醇提取物对志贺痢疾杆菌有抑制作用；从根中分离出的五种化合物对金黄色葡萄球菌、大肠埃希菌、枯草杆菌、铜绿假单胞菌均有不同程度的抑制作用[5]。

3. **抗氧化作用**　白背叶根可以降低MDA水平，对二苯基苦基苯肼自由基（DPPH·）和羟基自由基（·OH）都具有较强的清除能力，且清除能力与浓度成正相关[2]。

【附注】

1. 白背叶为岭南地区民间常用草药，《全国中草药汇编》（上册）及《中草药学》（中册）记载，其入药部位为根及叶。然而，根据目前相关文献报道，无论其化学成分还是药理作用，根和叶均有所区别[2, 7, 10]。因此《中华本草》和《广西中药材标准》分别以"白背叶根"和"白背叶"两个药材名称记载，其中白背叶根的来源为大戟科植物白背叶的根（及根茎），白背叶的来源为其叶。根据目前市场调查及临床应用情况，白背叶使用的药材以根为主，常带有一段茎的地下部分，该段茎基本无节、芽，也不横走，是和根相连的一小段茎，参照历版《中国药典》，少数来源为根的中药材可带一段残茎，其入药部位仍可视为根，因此，《中国药材学》以"白背叶"为药材名来记载，其来源为大戟科植物白背叶的根。根据白背叶在民间的实际使用情况，参照《广西中药材标准》，将药材名称定为白背叶根，来源为大戟科植物白背叶的根及根茎，建议将来源为白背叶叶的药材称为白背叶。

2. 白背叶为大戟科野桐属（*Mallotus* Lour.）植物。据《中国植物志》第四十四卷第二分册（1996年出版）记载，野桐属植物花雌雄异株或稀同株，我国分布的25种11变种中，仅椴叶野桐［*M. tiliifolius*（Bl.）Muell. Arg］和小果野桐（*M. microcarpus* Pax et Hoffm.）是花雌雄同株或异株，桂野桐（*M. conspurcatus* Croiz.）雌雄花均未见，其余22种（包括白背叶在内）均明确记载花为雌雄异株。然而，笔者在调查中发现，白背叶亦有雌雄同株者，如图50-1A，白背叶植物图中侧生、下垂的花序为雌花序，其余顶生的花序为雄花序。故认为，白背叶应描述为花雌雄异株或同株。

主要参考文献

[1] 广西壮族自治区卫生厅.广西中药材标准：第二册[S]. 1996：90-92.

[2] 张秋奎，王志萍，刘雪梅，等.白背叶根的研究概况[J].中国民族民间医药，2017，26(22)：57-60.

[3] 李吉来，陈飞龙，吕志平.白背叶根挥发性成分的研究[J].中药材，2003，26(10)：723-724.

[4] 徐一新，陈海生，周靖，等.白背叶根化学成分研究[J].解放军药学学报，1999，15(5)：7-10.

[5] 单雪琴，冯廉彬，吴承顺.白背叶根的化学成分[J].植物学报，1985，27(2)：192-195.

[6] 冯子明，李福双，徐建富，等.白背叶根化学成分研究[J].中草药，2012，43(8)：1489-1491.

[7] 冯秋瑜，韦玮，兰太进.白背叶化学成分及药理作用研究进展[J].广西中医学院学报，2008，11(4)：65-66.

[8] 彭妹.白背叶根药材指纹图谱及化学成分研究[D].南宁：广西大学，2013.

[9] 唐秀玲，罗轶，黄清泉，等.白背叶根质量标准的建立[J].中国药师，2015，18(3)：508-511.

[10] 胡坚，王兰英，骆焱平.白背叶研究进展[J].中国现代中药，2009，11(6)：5-8.

（南方医科大学　张宏伟）

51. 兰香草

Lanxiangcao

CARYOPTERIDIS HERBA

【别名】独脚球、石将军、婆绒花、山薄荷。

【来源】为马鞭草科植物兰香草*Caryopteris incana*（Thunb.）Miq.的全草。

【本草考证】本品以石将军之名始载于《本草纲目拾遗》卷五草部下："石将军：一名紫罗球。秋时开花，有紫色圆晕，生高山石上，立夏后生苗，叶类龙芽略小，对节，高不过尺，根本劲细，似六月雪。"秋时开花符合兰香草花期时间、叶对生、细、植株略显紫色均与兰香草特征吻合。《植物名实图考》记载兰香草："丛生，高四五尺，细茎对叶，叶长寸余，本宽末尖，深齿浓纹，稍叶小圆，逐节开花，似丹参，紫菀而作小筒子，尖瓣外出吐细须，淡紫、娇媚、深秋始开，茎叶俱有香气。"本草记载与现今所用兰香草基本一致。

【原植物】多年生小灌木，高25～60cm。嫩枝圆柱形，略带紫色，被有灰白色柔毛，老枝方形，毛渐脱落。叶对生，具短柄。叶片厚纸质，卵形或披针形，有柔毛，长1.5～9cm，基部楔形或近圆形，边缘有粗齿，顶端钝或尖，两面均有黄色腺点，背脉明显。聚伞花序腋生或顶生，排列紧密；花萼杯状，花时长约2mm，果时增长至4～5mm，密被短柔毛；花冠淡紫色，花冠管2裂，下唇裂片较大，边缘流苏状，喉部具毛环；开花时4枚雄蕊与花柱均伸出花冠管外，子房上位，顶端被短毛，柱头2裂。蒴果倒卵状球形，被粗毛，直径约2.5mm，果瓣有宽翅，藏于萼内。初花期9月上旬，9月中旬进入盛花期，10月下旬花量急剧减少；果期10～11月；12月进入落叶休眠期[1]。（图51-1）

　　生于较干旱的山坡、路旁或林边。主要分布于江苏、安徽、浙江、江西、福建、湖北、湖南、广东、广西。

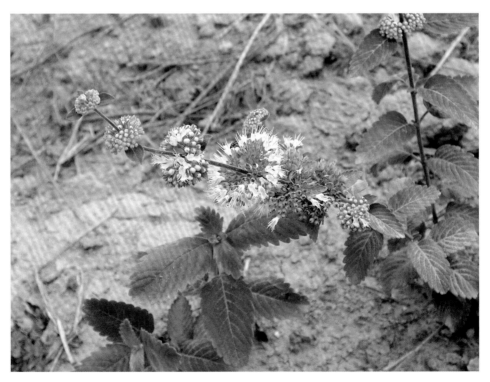

图51-1　兰香草

【主产地】主产于广东、广西、浙江、湖南。

【采收与加工】夏、秋季采集，鲜用或切断晒干。

【药材鉴别】

（一）性状鉴别

根圆柱形，直径0.3～0.8cm，表面黄棕色，有纵向裂纹和皱纹。枝近方形，灰褐色或棕紫色，密被毛茸。叶对生，皱缩，展开后呈卵形或披针形，长2～9cm，宽1～4cm，先端钝，基部圆，边缘具粗锯齿，正面黑褐色，背面灰黄色并有黄色腺点，两面密生短柔毛；纸质，易碎。或有皱缩成团的花序或球形蒴果。有特异香气，味苦。（图51-2）

（二）显微鉴别

1. 根横切面　类圆形。木栓层为10余列细胞，木栓细胞类长方形，排列紧密；皮层薄壁细胞约10列，偶有破碎；皮层内厚壁细胞10余列，偶有间隙，纤维束散在；维管束外韧型，韧皮部较窄，形成层不明显，木质部发达，占横切面的一半，导管呈放射状径向排列，直径10～80μm，木射线宽1～3列细胞。（图51-3）

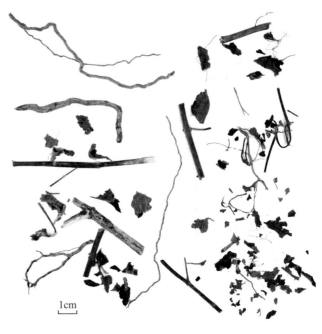

图51-2　兰香草药材图

2. 茎横切面　茎类方形。表皮细胞1列，外被角质层，偶被非腺毛。皮层薄壁细胞约10列，皮层内有厚壁细胞亦约10列。维管束外韧型，韧皮部狭窄，外侧的纤维束断续排列成环带；形成层不明显；木质部较韧皮部宽厚，导管类圆形；髓部宽广，髓薄壁细胞类圆形，排列疏松[2]。（图51-4）

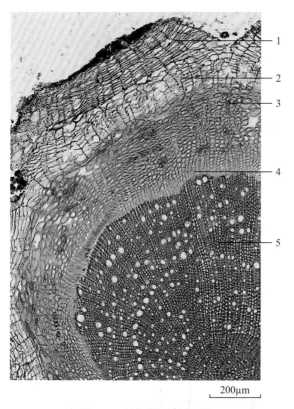

图51-3　兰香草根横切面图

1.栓皮组织　2.皮层　3.纤维束
4.韧皮部　5.木质部

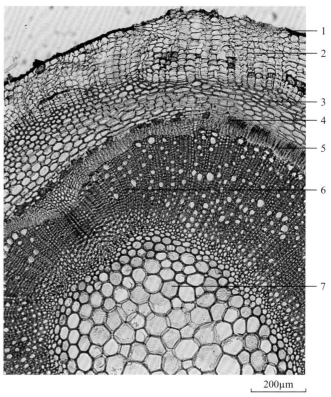

图51-4　兰香草茎横切面图

1.表皮　2.皮层　3.厚角组织　4.纤维束
5.韧皮部　6.木质部　7.髓部

3.**叶横切面**　上下表皮细胞各1列，类方形，排列紧密，密被非腺毛；下表皮具气孔，下表皮细胞中偶见油滴；栅栏组织由2列细胞组成，短柱形，排列整齐，不通过中脉；海绵组织细胞数列，类圆形，排列疏松；中脉维管束外韧型，呈凹槽状，上下表皮内侧各有数列厚角组织[2]。（图51-5）

4.**粉末特征**　粉末灰绿色。非腺毛众多，单细胞或2～4个细胞，长100～800μm，表面具疣状突起；腺毛常见，头部为2～4个细胞，腺柄1～2个细胞，部分腺毛头部可见黄棕色分泌物；腺鳞由6～8个细胞组成；花粉粒灰褐色，圆球形或三角形，直径34～55μm，外表具细小颗粒状突起，萌发孔3个；木纤维长纺锤形或长柱形，壁强烈增厚，孔沟明显，胞腔线形，长10～70μm；纤维成束，多断裂，壁增厚，胞腔较小，直径9～20μm；导管多为螺纹导管，亦可见孔纹导管、网纹导管，导管直径10～80μm；气孔多为不定式，副卫细胞3～4个；石细胞类方形、长椭圆形或多角形，壁较厚，孔沟明显，直径22～55μm；常见草酸钙簇晶和方晶，直径10～40μm，多存在于薄壁细胞中，亦有散在[2]。（图51-6）

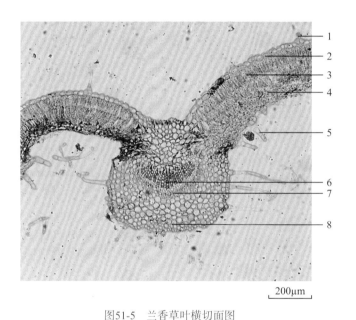

图51-5　兰香草叶横切面图

1.腺毛　2.上表皮　3.栅栏组织　4.海绵组织
5.非腺毛　6.木质部　7.韧皮部　8.厚角组织

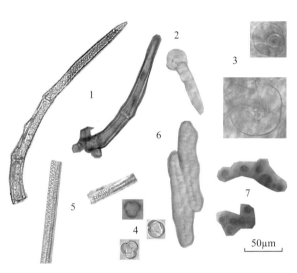

图51-6　兰香草粉末图

1.非腺毛　2.腺毛　3.腺鳞　4.花粉粒　5.导管
6.石细胞　7.簇晶

【化学成分】　主要成分为挥发油、苯乙素苷类、黄酮类、生物碱、酚类、氨基酸、有机酸、鞣质等[3]。其中，苯乙素苷类——兰香草苷C、D、E为其抗氧化有效成分，挥发油为其抗菌有效成分。

1.**挥发油**　芳香醇、紫苏醇、香芹酮、莎芋烯、4-甲基-6-庚烯-3-酮、葎草烯、马鞭草烯酮、左旋松香芹酮等[4]。

2.**苯乙素苷类**　兰香草苷C、D、E和β-D呋喃果糖基-α-D-[6-O-（E）-芥子酰]吡喃葡萄糖苷。

3.**黄酮类**　芦丁、槲皮素[5]。

【药理作用】

1.**抗炎作用**　兰香草提取物可降低小鼠毛细血管通透性，抑制小鼠棉球肉芽增生，对4种经典急慢性炎症小鼠模型的炎症反应均有显著抑制作用，乙酸乙酯部位为兰香草抗炎活性的主要部位[6]。

2.**抗氧化作用**　兰香草全株中分离出强自由基清除剂糙苏苷A（phlinoside A），进一步分离得到3种为新的苯乙素苷，命名为兰香草苷C、D、E。DPPH自由基清除活性和抗氧化活性试验表明：兰香草苷C、D、E的DPPH自由基清除活性高于天然抗氧化剂dl-α-生育酚和维生素C。其抑制活性可能与其自身酚羟基的数目有关[7]。

3. 抗菌作用　兰香草挥发油对金黄色葡萄球菌，大肠埃希菌，铜绿假单胞菌，表皮葡萄球菌均具有较好的抑制作用，最小抑菌浓度分别为2.325mg/g、37.2mg/g、37.2mg/g、2.325mg/g[8]。兰香草素钠（兰素钠）在体外（试管稀释法）对金黄色葡萄球菌和白喉杆菌有明显的抑制作用，对伤寒、甲型和乙型副伤寒、铜绿假单胞菌、大肠埃希菌、痢疾（弗氏）杆菌等以及溶血性链球菌也有一定作用；较高浓度为杀菌，较低浓度为抑菌。体内试验证明对小鼠金黄色葡萄球菌感染有良好的治疗效果，可使大多数动物免于死亡。

【性味归经】辛，温。

【功能主治】疏风解表，祛寒除湿，散瘀止痛。用于风寒感冒，头痛，咳嗽，脘腹冷痛，伤食吐泻，寒瘀痛经，产后瘀滞腹痛，风寒湿痹，跌打瘀肿，服疽不消，湿疹，蛇伤。

【附注】兰香草为华南沿海地区民间草药，多由中医师采集配方内服或外用，尚无地方标准及行业标准。目前来源多为野外采集，未有规模栽培种植的报道。

主要参考文献

[1] 陈翠林. 兰香草生物学特性及优良单株的选育研究[D]. 长沙：湖南农业大学，2009.

[2] 王晓燕. 壮药兰香草的鉴别研究[D]. 南宁：广西中医药大学，2016.

[3] 高建军，王夕红. 兰香草植物生物活性成分的研究[C]. 中国化学会天然有机学术会议. 1997.

[4] 孙凌峰，陈红梅，叶文峰. 兰香草挥发油化学成分的研究[J]. 香料香精化妆品. 2004，(6)：4-7.

[5] 李筱玲. 兰香草总黄酮提取、纯化工艺及其体外抑菌活性研究[D]. 西安：西北大学，2013.

[6] 陈美安，黄健军，贾智若，等. 兰香草不同提取部位抗炎作用及其机制研究[J]. 中药材，2018，41(12)：2921-2924.

[7] 龚苏晓. 兰香草中3种新的苯乙素苷及其抗氧化活性[J]. 国外医学（中医中药分册），2001，(6)：342-343.

[8] 程敏，杨策，刘晓娇，潘婷婷. 兰香草沐浴盐抑菌作用研究[J]. 陕西农业科学，2016，62(11)：60-62.

（广州中医药大学　彭泽通　潘超美）

52. 半枫荷

Banfenghe

PTEROSPERMI RADIX

【别名】枫荷桂、半边枫荷、阴阳叶、白背枫、半梧桐。

【来源】为梧桐科植物翻白叶树*Pterospermum heterophyllum* Hance的干燥根。

【本草考证】历代本草未见对植株形态和分布的描述。本品始载于《岭南采药录》，其中记载"善祛风湿，凡脚气、脚弱、痹痛，以之浸酒服"[1, 2]。

【原植物】乔木，高达20m。树皮灰色或灰褐色，小枝被黄褐色短柔毛。叶二形，生于幼树或萌蘖枝上的叶盾形，直径约15cm，掌状3～5裂，基部截形而略近半圆形，上表面几无毛，下表面密被黄褐色星状短柔毛；叶柄长12cm，被毛；生于成长的树上的叶矩圆形至卵状矩圆形，长7～15cm，宽3～10cm，顶端钝、急尖或渐尖，基部钝、截形或斜心形，下表面密被黄褐色短柔毛；叶柄长1～2cm，被毛。花单生或2～4朵组成腋生的聚伞花序，花青白色；萼片5枚，条形，两面均被柔毛；花瓣5片，倒披针形，与萼片等长。蒴果木质，矩圆状卵形，种子具膜质翅。花期秋季[1]。（图52-1）

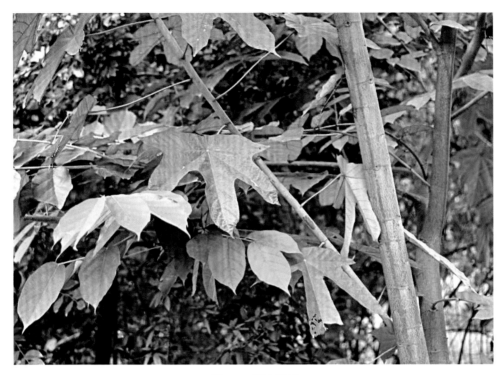

图52-1　翻白叶树

生于山坡林中。有栽培。主要分布于广东、福建、广西。

【主产地】主产于江西南部、广东、海南、广西北部、贵州南部等地。

【栽培要点】

1. 生物学特性　喜温暖湿润的气候。较耐干旱，一般土壤都能种植。以向阳、排水良好而深厚肥沃的砂质壤上栽培为好。

2. 栽培技术　种子繁殖。冬季采下成熟果实，晒干脱粒干藏。第2年3～4月播种育苗。按行距35cm左右开沟，将种子均匀播于沟里，覆土3cm，15～20天出苗。当苗高60cm左右时，按行株距400cm×400cm开穴移栽。

【采收与加工】全年可采，挖取根部，洗净，切成片、段，晒干[1]。

【药材鉴别】

（一）性状特征

呈不规则的片、段。栓皮较薄，表面灰褐色或棕褐色，有纵皱纹及疣状皮孔，质较坚硬。皮部棕色或棕褐色，纤维性，易与木部分离。木部浅棕色或浅红棕色，纹理致密，纵断面纹理较顺直并有裂隙。气微，味淡微涩[1]。（图52-2）

（二）显微鉴别

1. 根横切面　木栓层为4～8列细胞，近无色或淡黄色；栓内层细胞10余列，与皮层界限不清楚，含棕色颗粒状物。皮层纤维散在；韧皮部薄壁细胞及韧皮射线细胞均含棕色、黄棕色或红棕色物及淀粉粒；含晶细胞散在，内含草酸钙方晶或簇晶；纤维束、韧皮薄壁细胞与韧皮射线略呈井字形排列；有的薄壁细胞壁增厚似石细胞状，纹孔较大；木质部射线及木薄壁细胞均含黄棕色、棕色或红棕色物；导管直径15～150μm[1]。（图52-3）

2. 粉末特征　粉末浅棕色或浅红棕色。淀粉粒单粒类圆形，直径约至13μm，复粒由2～8分粒组成；含晶细胞类方形，直径约30μm，壁不均匀增厚，内含草酸钙方晶或簇晶，有的尚含红棕色物质；韧皮纤维近无色或淡黄色，直径13～26μm，壁极厚，胞腔线形，边缘平直或波状；木质部纤维，壁薄，有的纹孔清晰；导管主为

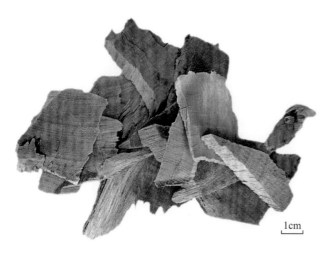

图52-2 半枫荷药材图

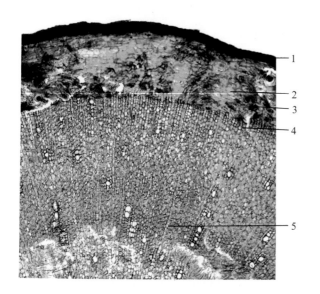

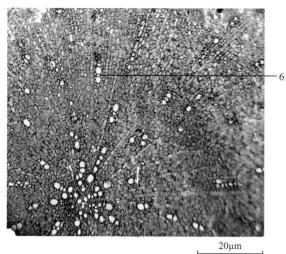

图52-3 半枫荷根横切面图

1. 周皮 2. 皮层 3. 韧皮部 4. 形成层 5. 射线
6. 木质部（导管）

网状具缘纹孔导管，纹孔细小而密集，多为互列；木栓细胞表面观呈多角形，多层重叠，直径约25μm，纹孔可见[1]。（图52-4）

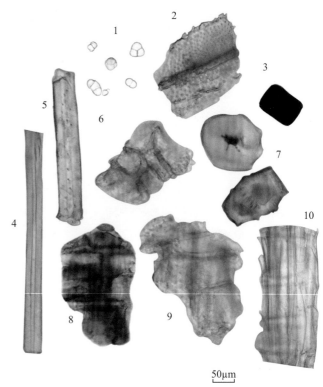

图52-4 半枫荷粉末图

1. 淀粉粒 2. 网纹导管 3. 棕色块 4. 木纤维 5. 韧皮纤维
6. 韧皮部厚壁细胞 7. 石细胞 8. 含晶细胞 9. 木薄壁细胞
10. 木质部射线细胞

（三）理化鉴别

薄层色谱 取本品粉末2g，加乙醇30ml，水浴加热回流30分钟，滤过，滤液置水浴上蒸干，残渣加无水乙醇1ml使溶解，作为供试品溶液。另取原儿茶酸对照品，加无水乙醇制成每1ml含1mg的溶液，作为对照品溶液。照薄层色谱法试验，吸取上述两种溶液各5μl，分别点于同一硅胶GF$_{254}$薄层板上，以三氯甲烷-丙酮-甲酸（8∶1∶1）为展开剂，展开，取出，晾干，置紫外光灯（254nm）下检视。供试品色谱中，在与对照品色谱相应的位置上，显相同颜色的斑点[1]。

【化学成分】主要成分为三萜类、黄酮类、苯丙素类、苯甲酸及苯酚类、脂肪链烃及甾体类等[2-5]。

1. 三萜类 蒲公英萜醇、白桦脂醇、白桦脂酸、3β-羟基-12-烯-28-乌苏酸、2β,3β-二羟基-12-烯-28-齐墩果酸。

2. 黄酮类 （-）-表儿茶素、槲皮素、圣草酚、花旗松素。

3. 苯丙素类 5,5'-二甲氧基-9-β-D-木糖基-（-）-异落叶松脂素、（+）-8,8'-二甲氧基-开环异落叶松树脂酚-1-O-β-D-吡喃葡萄糖苷、（-）-异落叶松树脂酚-6-O-β-D-吡喃葡萄糖苷、（-）-南烛木树脂酚-2α-O-β-D-吡喃葡萄糖苷、（-）-南烛木树脂酚-3α-O-β-D-吡喃葡萄糖苷、（+）-南烛木树脂酚-3α-O-β-D-吡喃葡萄糖苷。

4. 苯甲酸及苯酚类 5,7-二羟基-6,8-二甲基色原酮、香草酸、甲基熊果苷、kelampayoside A、2-甲氧基-5-羟基-1,4-萘醌、3,4-二羟基苯甲酸。

5. 脂肪链烃及甾体类 棕榈酸、α-棕榈精、豆甾-4-烯-3-酮、β-谷甾醇、β-胡萝卜苷。

6. 其他 金色酰胺醇酯、莨菪苷、长寿花糖苷。

【性味归经】甘、微涩，微温。归肝、肾经。

【功能主治】祛风除湿，舒筋活络。用于风湿性关节炎，类风湿性关节炎，腰肌劳损，慢性腰腿痛，半身不遂，跌打损伤，扭挫伤；外用治刀伤出血[3]。

【药理作用】

1. 抗肿瘤作用 从翻白叶树根分离得到的单体化合物5-羟基-2-甲氧基-1,4-萘醌对人肺癌细胞株A549、结肠癌细胞株HCT-8、肝癌细胞株Bel7402、人胃癌细胞株BGC-823和卵巢癌细胞株A2780均有抑制作用，其IC_{50}分别为：0.21、0.55、0.40、0.59和0.34μmol/L；而taraxer-14-ene-lα，3β-diol仅对人肺癌细胞株A549具有抑制作用，IC_{50}为1.22μmol/L[6]。

2. 驱虫作用 翻白叶树根的乙醇提取物对比哈小爪螨的驱避效果高达85.7%以上、对比哈小爪螨的产卵驱避率高达100%[7, 8]。

【附注】

1. 称"半枫荷"的植物尚有多种，除本种梧桐科翻白叶树*Pterospermum heterophyllum* Hance外，尚有金缕梅科半枫荷属植物的金缕半枫*Semiliquidambar cathayensis* H. T. Chang、五加科的变叶树参属植物变叶树参*Dendropanax proteus*（Champ.）Benth.的干燥根（白半枫荷）、桑科植物的白桂木*Artocarpus hypargyreus* Hance（红半枫荷）及樟科植物擦木*Sassafras tsumu* Hemsl.（枫荷桂）等，但华南大多数地区使用的半枫荷为本品[1]。

2. 半枫荷的茎、叶亦供药用，茎枝具祛风除湿、活血止痛之功效，民间常用以浸酒，内服外擦治风湿关节痛，风湿性腰腿痛；叶能收敛止血，民间有用鲜叶捣烂外敷或焙干研末调敷患处[1]。

主要参考文献

[1] 陈元胜，叶永才.广东省中药材标准（第一册）[S].广州：广东科学技术出版社，2004：197-199.

[2] 杨丽，王雅琪，刘升长，等.三种常用半枫荷类药用植物的化学成分与生物活性研究概况[J].中国实验方剂学杂志，2016，22(22)：191-196.

[3] 王蒙蒙，李帅，罗光明，等.翻白叶树根的化学成分研究[J].中草药，2012，43(9)：1699-1703.

[4] 石妍，李帅，李红玉，等.翻白叶树根化学成分的研究[J].中国中药杂志，2008，33(16)：1994-1996.

[5] 韦柳斌，陈金嫚，叶文才，等.翻白叶树根化学成分研究[J].中国中药杂志，2012，37(13)：1981-1984.

[6] Li S, Shi Y, Shang XY, et al. Triterpenoids from the roots of *Pterospermum heterophyllum* Hance[J]. Journal of Asian Natural Products Research, 2009, 11(7): 652-657.

[7] 张方平，刘红芳，罗永强，等.25种热带植物乙醇提取物对比哈小爪螨驱避作用[J].植物保护，2006，32(4)：57-60.

[8] 陈金嫚.青天葵石油醚部位化学成分及青天葵与翻白叶树根指纹图谱研究[D].广州：暨南大学，2013.

（广州中医药大学　郭鹏　潘超美）

53. 母丁香

Mudingxiang

CARYOPHYLLI FRUCTUS

【别名】鸡舌香、亭炅独生、雌丁香。

【来源】为桃金娘科植物丁香*Eugenia caryophyllata* Thunb.的干燥近成熟果实。

【本草考证】本品始载于《药性论》，《齐民要术》载："鸡舌香，俗人以其似丁子，故为之丁子香也"。《本草拾遗》载："鸡舌香与丁香同种，花实丛生，其中心最大者为鸡舌，击破有顺理，而解为两向，为鸡舌，故名，乃是母丁香也"。《开宝本草》载："按广州送丁香图，树高丈余，叶似栎叶，花圆细，黄色，凌冬不凋……子如钉，长三四分，紫色。"《图经本草》载："丁香出交、广、南番，今惟广州有之，木类桂，高丈余，叶似栎，凌冬不凋，花圆细，黄色，其子出枝蕊上如钉子，长三四分，紫色……二八月采子及根。"按上述描述，说明母丁香是一种外来药。本草记载与现今所用母丁香基本一致。

【原植物】【主产地】【栽培要点】参见"丁香"。

【采收与加工】果实将成熟时采收，晒干。

【药材鉴别】

（一）性状特征

干燥近成熟果实呈卵圆形或长椭圆形，长1.5～3cm，直径0.5～1cm。表面黄棕色或褐棕色，有细皱纹；顶端有四个宿存萼片向内弯曲成钩状；基部有果梗痕；果皮与种仁可剥离，种仁由两片子叶合抱而成，棕色或暗棕色，显油性，中央具一明显的纵沟；内有胚，呈细杆状。质较硬，难折断。气香，味麻辣。（图53-1）

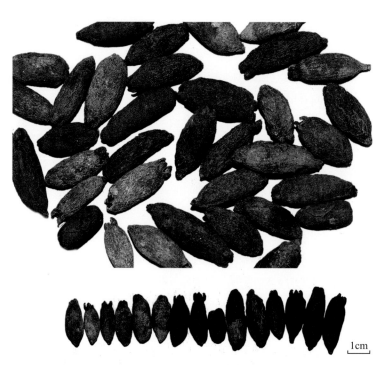

图53-1　母丁香药材图

（二）显微鉴别

粉末特征 粉末棕褐色。淀粉粒众多，单粒长卵形、类贝壳形、类圆形或不规则形，直径14～35μm；纤维较多，成束或单个散在，淡黄棕色，多呈长梭形，直径9～41μm；石细胞单个散在或数个成群，淡黄棕色，呈长条形、类三角形或不规则形，偶有分枝状，直径14～88μm，层纹较密，孔沟明显；草酸钙簇晶存在于薄壁细胞中，直径7～43μm；偶见草酸钙小方晶；油室多破碎。（图53-2）

（三）理化鉴别

薄层色谱 取本品粉末1.5g，加乙醚5ml，振摇数分钟，滤过，取滤液作为供试品溶液。另取母丁香对照药材1.5g，同法制成对照药材溶液。再取丁香酚对照品，加乙醚制成每lml含0.5mg的溶液，作为对照品溶液。照薄层色谱法试验，吸取上述3种溶液各5μl，分别点于同一硅胶G薄层板上，以石油醚（60～90℃）–乙酸乙酯（9∶1）为展开剂，展开，取出，晾干，喷以5%香草醛硫酸溶液，在105℃加热至斑点显色清晰。供试品色谱中，在与对照药材和对照品色谱相应的位置上，显相同颜色的斑点。（图53-3）

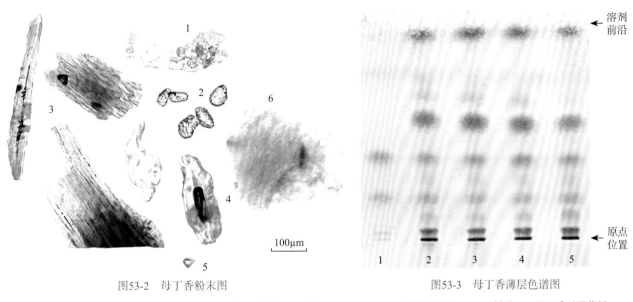

图53-2 母丁香粉末图
1.草酸钙簇晶 2.淀粉粒 3.纤维 4.石细胞 5.方晶 6.油室

图53-3 母丁香薄层色谱图
1.丁香酚对照品 2,3,4.样品 5.母丁香对照药材

【质量评价】照醇溶性浸出物测定法项下的热浸法测定，用乙醇作溶剂，浸出物不得少于15.0%；照高效液相色谱法测定，本品按干燥品计算，含丁香酚（$C_{10}H_{12}O_2$）不得少于0.65%。

【化学成分】母丁香主要含挥发油。其中，丁香酚、1-（3,4,5-三甲氧基苯）-桥亚乙基酮（2,4,6-trimethoxyacetophenone）是母丁香挥发油的特征性成分。

1.**挥发油类** 除丁香酚和2,4,6-trimethoxyacetophenone，还有1-（3',4',5'-三甲氧基苯）-桥亚乙基酮（2',3',4'-trimethoxyacetophenone）；安息香酸乙酯、安息香酸-2-羟基-甲酯、丁子香基乙酸酯等酯类成分；α-石竹烯、δ-杜松烯、贝叶烯等倍半萜烯类成分；表-α-红没药醇、α-杜松醇等萜醇类成分[2, 3]。

2.**非挥发油类** 没食子酸（gallic acid）、5,7,3',4',5'-五甲氧基黄酮、母丁香酚（bancroftione）[4]。

【性味归经】辛，温。归脾、胃、肺、肾经。

【功能主治】温中降逆，补肾助阳。用于脾胃虚寒，呃逆呕吐，食少吐泻，心腹冷痛，肾虚阳痿。

【药理作用】母丁香中的丁香酚有抑制真菌、麻醉、抗氧化、抗肿瘤、促进透皮吸收、祛蚊等作用，此外，小剂量的丁香酚能解热，大剂量则能致低温，对中枢神经有解热作用[5]。

【用药警戒或禁忌】本品不宜与郁金同用。

主要参考文献

[1] 邢福武. 海南植物物种多样性编目[M]. 武汉：华中科技大学出版社，2012：132.

[2] 赵晨曦，梁逸曾. 公丁香与母丁香挥发油化学成分的GC/MS研究[J]. 现代中药研究与实践，2004，18(S1)：92-95.

[3] 姚发业，刘廷礼，邱琴，等. 母丁香挥发油化学成分的GC-MS研究[J]. 中草药，2001，32(3)：13-14.

[4] 高璐. 公丁香和母丁香化学成分的高速逆流色谱分析[D]. 辽宁：辽宁师范大学，2011：1-52.

[5] 彭宅彪，张琼光，代虹健，等. 丁香酚的药理学研究进展[J]. 时珍国医国药，2006，17(10)：2079-2081.

（广东药科大学　郑希龙　李伟杰）

54. 地枫皮

Difengpi

ILLICII CORTEX

【别名】枫榔、矮顶香、追地风、钻地枫。

【来源】为木兰科植物地枫皮*Illicium difengpi* K. I. B. et. K. I. M.的干燥树皮。

【本草考证】本品历代本草未见记载，药用历史很短，始见于《中国药典》1977年版一部，2020年版《中国药典》仍有记载[1]。

【原植物】常绿灌木，高1～3m，全株均具八角的芳香气味，树皮灰褐色，有纵向皱纹，质松脆易折断，折断面颗粒性，气芳香。叶革质或厚革质，倒披针形或长椭圆形，长10～14cm，宽3～5cm。花紫红色或红色，腋生或近顶生，单朵或2～4朵簇生；花被片15～17枚，最大一片宽椭圆形或近圆形，肉质；雄蕊20～23枚，花丝圆柱状；心皮常为13枚，轮状排列与隆起的花托上；花柱短，子房1室，胚珠1颗。蓇葖果木质，单轮排列，腹缝线开裂；聚合果顶端常有向内弯曲的喙，长3～5mm；种子长6～7mm，宽4.5mm，厚1.5～2.5mm。花期4～5月，果期8～10月。（图54-1）

主要为野生，常生于海拔200～500m的石灰岩石山山顶与有土的石缝中或石山疏林下，海拔700～1200m的石山也有分布。主要分布于广西西南部和云南东南部。

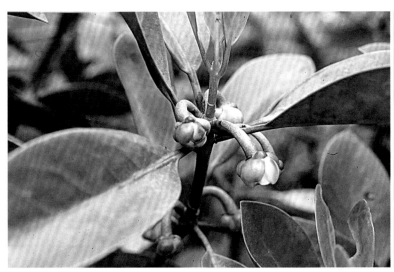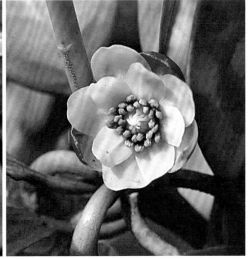

图54-1 地枫皮（刘恩德 摄）

【主产地】主产于广西西南部地区。道地产区为广西都安、马山、德保至龙州等县。

【采收与加工】春、秋季采收，选老树，锯树干一边树皮的两端，用刀直划，将皮剥下，其余树皮保留不剥，以免树死。将剥下的树皮放于通风处阴干备用。

【药材鉴别】

（一）性状特征

干燥树皮呈筒状或半卷筒状，少数双卷筒状，长5～15cm，直径1～4cm，厚2～3mm。外表面灰棕色至深棕色，有不规则细纵皱纹，有的可见灰白色地衣斑，皮孔不明显。栓皮易脱落露出红棕色皮部；内表面红棕色，有明显的细纵皱纹。质松脆，易折断，断面颗粒性。气香。味微涩。水浸泡后无黏液渗出。（图54-2）

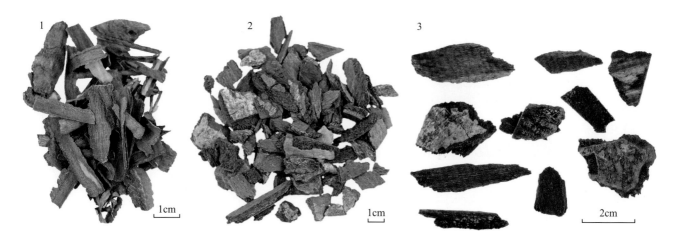

图54-2　地枫皮药材图

1. 筒状树皮　2. 半卷筒状树皮　3. 饮片

（二）显微鉴别

1. 树皮横切面　木栓细胞内壁较厚，含红棕色物。皮层有椭圆形或类圆形分泌细胞，并有石细胞群和少数纤维束。韧皮射线细胞多为单列；韧皮部分泌细胞较小。薄壁细胞含红棕色物和淀粉粒。

2. 粉末特征　粉末棕红色，有芳香气。石细胞较多，大小不一，类长方形、类多角形或类棱形，长100～650μm，壁厚30～55μm，胞腔大小不一，常含黄棕色内含物，可见沟孔及层纹；分泌细胞近圆形或椭圆形，直径50～75μm；纤维长棱形，胞腔窄小；木栓细胞呈长方形或多角形，直径50～75μm，壁较厚，约至8μm；淀粉粒圆形或椭圆形，直径8～22μm，有的具有线状脐点，复粒少见，由2～3粒复合而成。（图54-3）

（三）理化鉴别

1. 薄层色谱　取本品粗粉100g，用挥发油测定器提取挥发油。取一定量挥发油，用乙醚稀释成1：10的溶液作为供试品溶液。另取樟脑对照品、芳樟醇对照品、1,8-桉叶素对照品、黄樟醚对照品、α-蒎烯对照品加甲醚制成每1ml各含0.5ml的混合溶液，作为对照品溶液。吸取上述两种溶液，分别点于同一硅胶G薄层板上，以石油

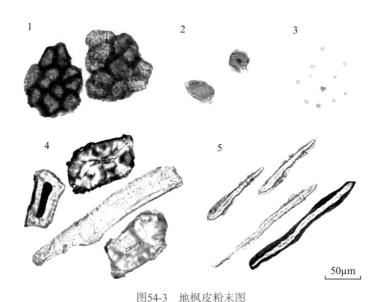

图54-3　地枫皮粉末图

1. 木栓细胞　2. 分泌细胞　3. 淀粉粒　4. 石细胞　5. 纤维

醚（75~120℃）–乙醚–乙酸乙酯（88∶1∶0.2）作为展开剂，展开，取出，晾干，喷以1%香草醛浓硫酸溶液，在105℃加热至斑点显色清晰。供试品色谱中，在与对照药材色谱和对照品色谱相应的位置上，显相同颜色的斑点。

2. 荧光检查　取本品粗粉2g，加三氯甲烷5ml，浸泡30分钟，滤过。取滤液点于滤纸上，干后于紫外光灯（254nm）下观察，显猩红色至淡猩红色荧光。

【质量评价】以质松脆、香气浓烈、油性大者为佳。

【化学成分】主要成分为苯丙素和木脂素类化合物，还含有萜类、芳香苷类、甾醇、黄酮、挥发油类等。其中，苯丙素木脂素及其苷类化合物是地枫皮主要成分和抗炎的有效成分[2]。

1. 苯丙素及苷类　（E）-3,4-次甲氧基肉桂醇，3-（3,5-二甲氧基苯基）-2-丙烯-1-醇，（E）-3,4-次甲氧基肉桂醛[2]，黄樟醚鼠李糖葡萄糖苷，4-O-（1,3-二羟基-2-丙基）-3-甲氧基-9-苯丙醇，4-O-[2-（3-羟基-丙酸丁酯）]-3-甲氧基-9-苯丙醇，4-O-[1-（6′-p-香豆葡萄糖）-3-羟基-2-丙基]-3-甲氧基-9-苯丙醇[3]，4-O-（1-O-β-D-甘露糖-3-羟基-2-丙基）-3-甲氧基-9-苯丙醇[4]，6-methoxy-5-（2-propen-1-yl）-1,3-benzodioxole，（2E）-3-（3,4-dimethoxyphenyl）-2-propenal[2]。

2. 木脂素及其苷类　二氢愈创木脂素酸、菲律宾樟素、去氢双丁香酚、厚朴酚、地枫皮素[2]、地枫皮醇甲、地枫皮醇乙、新地枫皮素[5]、异落叶松脂醇-2α-O-α-D-木糖苷[6]，dunnianol，secoisolariciresinol[2]等化合物。厚朴酚和异红花八角醇具有较好的抗炎活性[7]。

【性味归经】涩、微辛，温；有小毒。归膀胱、肾经。

【功能主治】祛风除湿，行气止痛。用于风湿性关节痛、腰肌劳损。

【药理作用】

1. 抗炎作用　地枫皮水煎液灌胃给药能明显抑制巴豆油所致小鼠耳肿胀，也能抑制大鼠角叉菜胶引起的踝关节肿胀，对醋酸所致小鼠腹腔毛细血管通透性增高也有明显的抑制作用，说明地枫皮有抗炎作用[8]。

2. 镇痛作用　地枫皮水煎液灌胃给药能明显抑制小鼠醋酸所致的扭体反应，并能提高小鼠对光辐射热的痛阈百分率，但作用强度不如阳性对照药阿司匹林和颅痛定[8]。

【附注】广西地区误作地枫皮用的常有下列4种。

1. 假地枫皮　为木兰科植物假地枫皮Illicium jiadi-fengpi B. N. Chang的干燥树皮。树皮不规则块状，大小不一，一般较薄。外表面褐色，有细纵皱纹和稀疏圆点状皮孔，栓皮不易剥落。内表面棕色，也有细纵皱纹。质轻脆，易折断。气微，味淡。其树皮广西称"桂林地皮风"，有毒，不可入药。

2. 大八角　为木兰科植物大八角Illicium majus Hook. f. et Thoms.的干燥树皮。树皮呈不规则块状，大小不一，厚可达5mm，表面灰色至灰棕色，有苔藓和地衣附着，皮孔横向，栓皮不易剥落。剥落后显红棕色。内表面棕色，较光滑。质较硬，不易折断。微香，味苦。

3. 红花八角　为木兰科八角属植物红花八角Illicium dunnianum Tutch. 的干燥树皮。树皮呈不规则块状，大小不一，厚可达3mm。外表面灰棕色，有苔藓和地衣附着，皮孔明显，多数横向，栓皮较易剥落，内表面棕色。质较硬。有樟木气，嚼之有黏感。

4. 大花八角　为木兰科大花八角Illicium macranthum A. C. Smith的树皮，花大，直径约3cm，产广西东北部（全州、兴安）土山及云南南部。

主要参考文献

[1] 广西科学院广西植物研究所.广西植物志（第一卷）[M].南宁：广西科学技术出版社，1991：104-106.

[2] 黎春彤.八角属三种植物的抗炎活性成分研究及其化学分类学探讨[D].第二军医大学，2014.

[3] Kouno I, Yanagida Y, Shimono S, et al. Phenylpropanoids from the barks of Illicium difengpi[J]. Chem Pharm Bull, 1992,40(9): 2461-2464.

[4] Fang L, Wang XJ, Ma SG, et al. A new sesquiterpene lactone and a new aromatic glycoside from *Illicium difengpi*[J]. Acta Pharmaceutical Sinca B, 2011, 1(3): 178-183.

[5] Fang L, Du D, Ding GZ, et al. Neolignans and glycosides from the stem bark of *Illicium difengpi*[J]. J Nat Prod, 2010, 73(5): 818-824.

[6] 郄建坤. 中药地枫皮镇痛活性成分研究[D]. 北京：军事医学科学院，2000.

[7] 宁德生，符毓夏，程玲，等. 壮药地枫皮抗炎活性成分研究. 中国植物学会会议论文集[C]. 2016：129-130.

[8] 刘元，韦焕英，姚树汉，等. 地枫皮类药理作用研究[J]. 湖南中医药导报，1997，3(2-3)：71-74.

（海军军医大学　张凤　　上海中医药大学　孙连娜　陈万生）

55. 地桃花

Ditaohua

URENAE LOBATAE HERBA

【别名】肖梵天花、天下捶、野棉花、羊带归、假桃花。

【来源】为锦葵科植物地桃花*Urena lobata* Linn.的干燥全草。

【本草考证】本品为南方民间习用草药，始载于《生草药性备要》，名为天下捶："味淡，性平。治跌打。正根，煲酒饮，多打不痛。子，似痴头婆而细，色红，又名红痴头婆。"在《广西中药志》《贵州民间药物》《常用中草药手册》等书籍中记载的地桃花均为本品。本草记载与现今所用地桃花基本一致。

【原植物】直立小灌木，多分枝，高约1m。叶形变化较多，常3～5浅裂，少部分深裂达中部，叶缘具不规则锯齿，上面混生星状毛和绵毛，下面密被灰白色星状毛；主脉处有腺体。花多单生于叶腋，小苞片5，近基部合生；花萼5裂；花瓣5，紫红色；子房5室，柱头10分枝。果扁球形，表面有矛状刺和星状柔毛。（图55-1）

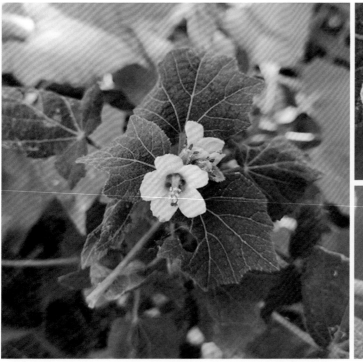
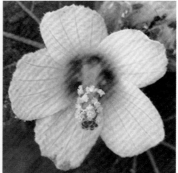
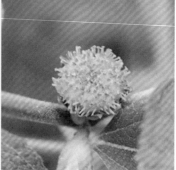

图55-1　地桃花

【主产地】分布于长江以南各省区，喜生于干热的空旷地、草坡或疏林下。主产于广东、广西、福建、湖南。

【采收与加工】全年均可采收，挖取整棵植株，抖去泥沙，洗净，干燥。

【药材鉴别】

（一）性状特征

根圆柱形，略弯曲，支根少数，近根头部有多数须根。表面淡黄色或灰色，有细纵皱纹和点状须根痕。质硬。折断面呈破裂状，皮部淡棕色，木部淡黄色，纤维性，易撕离。茎呈棕黑色至棕黄色，具网纹。质硬。断面皮部纤维性，木部不平坦。叶多破碎，上表面深绿色，下表面粉绿色，密被短柔毛和星状毛，掌状网纹在下面突出。气微，味淡。（图55-2）

（二）显微鉴别

1. 茎横切面　表皮细胞1列，外被角质层，表面有非腺毛和腺毛。非腺毛有两种，一种为单细胞非腺毛，另一种为多细胞的星状非腺毛。腺毛柄极短，头部2~4细胞。皮层薄壁细胞数列，散有草酸钙簇晶。中柱鞘纤维木化，断续成环。韧皮部较窄，木质部稍宽。髓部宽广。（图55-3）

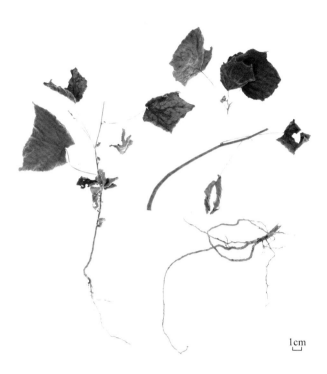

图55-2　地桃花药材图

2. 根横切面　表皮细胞1列，皮层宽广，期间散有维管束；韧皮部较窄，木质部宽广，导管类多角形，直径30~85μm，单个散在或2~3个成群。（图55-4）

3. 粉末特征　粉末浅绿色。棕色块呈棕黄色或棕红色团块，大小形状不一；导管多为网纹导管；木栓细胞淡黄棕色或无色，多见类方形或类长方形、不规则形。纤维众多，成束或单个散离，平直，较长；非腺毛甚多，多为星状非腺毛，基细胞部有5~8成分星状；腺毛长纺锤形，头部细胞6~9个，柄部细胞1~2个；淀粉粒多为单粒，偶见复粒；草酸钙簇晶较多，散在与薄壁细胞中，直径约10~70μm；花粉粒类球形，淡黄色，直径约为50~110μm，外

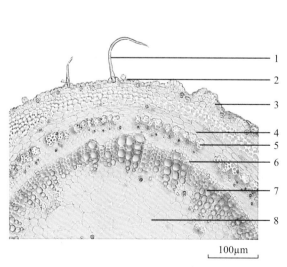

图55-3　地桃花茎横切面图

1. 非腺毛　2. 腺毛　3. 表皮细胞　4. 皮层　5. 中柱鞘纤维
6. 韧皮部　7. 木质部　8. 髓部

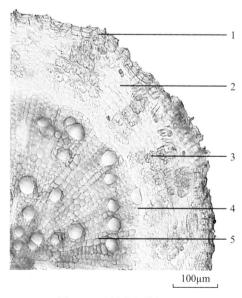

图55-4　地桃花根横切面图

1. 表皮细胞　2. 皮层　3. 纤维束　4. 韧皮部　5. 木质部

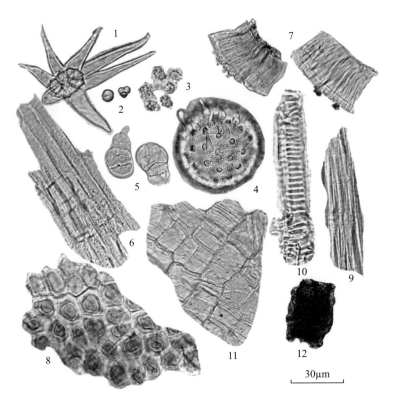

图55-5　地桃花粉末图

1. 星状非腺毛　2. 淀粉粒　3. 草酸钙簇晶　4. 花粉粒　5. 腺毛　6. 内果皮细胞
7. 种皮栅状细胞侧面观　8. 种皮栅状细胞表面观　9. 纤维　10. 导管　11. 木栓细胞　12. 棕色块

壁具多数刺状突起；内果皮细胞成束，短纤维状，长短不一，作镶嵌状排列，壁厚，孔沟明显；种皮栅状细胞多成片，横断面观细胞两列，均为长方形，细胞壁较厚，胞腔线形。种皮支持细胞常与栅状细胞相连，侧面观略呈哑铃状，通常上端较膨大，下端稍小，细胞壁较厚；种皮支持细胞表面观呈类圆形。（图55-5）

（三）理化鉴别

薄层色谱　取本品粉末10g，加乙醇100ml，加热回流1小时，滤过，滤液浓缩至1ml，作为供试品溶液。另取地桃花对照药材10g，同法制成对照药材溶液。照薄层色谱法试验，吸取供试品溶液和对照药材溶液各5μl，点于同一硅胶G薄层板上，以正丁醇-醋酸-水（12∶2∶1）为展开剂，展开，取出，晾干，喷以5%磷钼酸试液，在105℃加热至斑点显色清晰。供试品色谱中，在与对照药材色谱相应的位置上，显相同颜色的斑点。

【化学成分】主要成分为黄酮类，还含有酚酸类、有机酸及有机酸酯类、氨基酸和蛋白质、皂苷等成分。

1. 黄酮及其衍生物类　芒果苷、山柰酚、芦丁、槲皮素、银椴苷、山柰酚-7-O-α-L-鼠李糖苷、山柰酚-7-O-α-L-鼠李糖-4'-O-β-D-吡喃葡萄糖苷、大花红景天苷[1]等黄酮类化合物。

2. 酚酸类　丁香酸、丁香酸葡萄糖苷、水杨酸、原儿茶酸、原儿茶酸甲酯、咖啡酸、马来酸、邻苯二甲酸异丁酯[2]等。

3. 有机酸及其酯类　α-棕榈酸-β-亚油酸-α-亚油酸甘油三酯、α-亚油酸-β-亚麻酸-α'-油酸甘油三酯[3]，及三十六碳酸、十五碳酸、十六碳酸、十七碳酸等成分[2]。

4. 其他成分　东莨菪亭、栲皮素、己内酰胺、邻苯二甲酸异丁酯、苯甲酸、七叶苷、丁香酸葡萄糖苷等。

【药理作用】

1. 抗菌作用　地桃花水提物与抗菌药物联用使金黄色葡萄球菌和粪肠球菌的MIC明显下降，呈现不同程度的体外联合抗菌效果[4]。对金黄色葡萄球菌具有一定的体内抗菌作用；分别与头孢唑林钠、左氧氟沙星联用对金黄色葡萄球菌呈现不同程度的体内联合抗菌作用[5]。

2. 抗炎作用　地桃花水提物对非感染性炎症有一定的抑制作用，可抑制二甲苯致小鼠耳廓肿胀、角叉菜胶致小鼠足趾肿胀[6]。

3. 抗氧化作用　地桃花醇提物对·OH、·O$_2^-$自由基均有一定清除能力[7, 8]，地桃花的甲醇提取物具有较强的抑制巨噬细胞释放一氧化氮的作用和抗氧化活性[9]。

【附注】

1. 地桃花在《中华人民共和国卫生部药品标准 中药成方制剂》第十二册附录中，收载药用部位为干燥全草，在《广西中药材标准》1990年版和《湖南省中药材标准》2009年版收载的药用部位为地上部分，功效为祛风利湿，清热解毒。此外，地桃花的种子含脂肪油13%～14%；鲜叶捣烂外敷，治毒蛇咬伤。

2. 同属植物梵天花*Urena procumbens* Linn.和波叶梵天花*Urena repanda* Roxb.，在民间亦当地桃花使用，功效与地桃花类同。

主要参考文献

[1] 贾陆，敬林林，周胜安，等.地桃花化学成分研究.Ⅰ.黄酮类化学成分[J].中国医药工业杂志，2009，40(09)：662-665.

[2] 贾陆，郭海波，敬林林，等.地桃花化学成分研究.Ⅱ.酚酸类等化学成分[J].中国医药工业杂志，2009，40(10)：746-749.

[3] Carlo F. M, Paola C, Giovanna S. Triglycerides from Urena lobata[J]. Fitoterapia, 2006, (72): 296-299.

[4] 覃巧，邹小琴，杨玉芳，等.广西地桃花水提物与抗菌药物对G$^+$球菌的体外联合抗菌作用[J].中国药师，2013，16(10)：1475-1478.

[5] 黄小理，邹小琴，杨玉芳，等.广西地桃花对金黄色葡萄球菌肺炎小鼠的体内抗菌作用[J].中国实验方剂学杂志，2015，21(11)：116-120.

[6] 蒙小菲，黄振光，杨玉芳，等.广西地桃花水提物的急性毒性和体内抗炎作用的研究[J].广西医科大学学报，2015，32(06)：901-904.

[7] 魏山山，陈琳琳，李德顺.不同产地桃花中黄酮含量测定及抗氧化活性研究[J].中国农业信息，2016(11)：126-127.

[8] 薛井中，刘帅兵，王立升，等.地桃花提取物体外抗氧化活性研究[J].食品工业，2013，34(10)：162-165.

[9] Choi E M, Hwang J K. Screening of Indonesian medicinal plants for inhibitor activity on nitric oxide production of RAW264. 7cells and antioxidant activity[J]. Fitoterapia, 2005, 76(2): 194-203.

（广东省药品检验所　黄国凯　江门市药品检验所　曾志坚）

56. 西瓜霜

Xiguashuang

MIRABILITUM PRAEPARATUM

【别名】西瓜硝。

【来源】为葫芦科植物西瓜*Citrullus lanatus*（Thunb.）Matsumu. et Nakai的成熟新鲜果实与皮硝经加工制成。

【本草考证】本品始载于《疡医大全》："西瓜霜治咽喉口齿双蛾喉痹，命在须臾"。《本草再新》载："西瓜硝味辛、性平，有小毒，入脾肺二经。治喉痹久嗽"。《药材学》"西瓜切碎与皮硝拌匀，放入砂泥罐子内……吊于风口处……待罐子外面生霜时则刮下此霜"即为西瓜霜。本草记载与现今所用西瓜霜基本一致。

【原植物】一年生蔓生藤本。茎被长而密的白色或淡黄褐色长柔毛，卷须2歧。叶柄粗，密被柔毛；叶片纸质，两面被毛，轮廓三角状卵形，长8～20cm，宽5～15cm，两面具短硬毛，3深裂，裂片羽状或二重羽状浅裂或深裂。雌雄同株；雌、雄花均单生于叶腋；花托宽钟状，花萼裂片狭披针形；花冠淡黄色，辐状，裂片卵状矩圆形；雄花：雄蕊3，近离生，1枚1室，2枚2室，花丝短，药室S形折曲。雌花：子房卵形，长0.5～0.8cm，宽0.4cm，密被长柔毛，花柱长4～5mm，柱头3，肾形。果实大型，近于球形或椭圆形，肉质，多汁，果皮光滑，色泽及纹饰因品种而异。种子多数，卵形，两面平滑，色泽因品种而异。花、果期夏季。（图56-1）

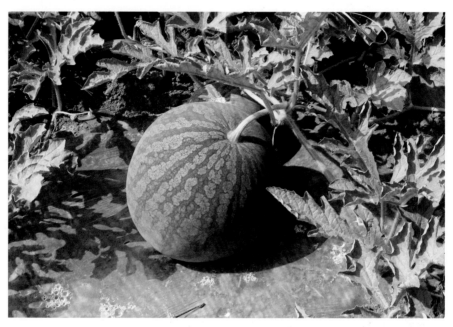

图56-1　西瓜（农东新　摄）

我国各地栽培，是世界上最大的产区，品种甚多，外果皮、果肉及种子形式多样，南方以海南、广西为主要产区，海南依其独特的亚热带气候，一年四季均盛产西瓜；北方以河南、山东为主产区。

【主产地】主产于广西。

【栽培要点】

1. 生物学特性　喜温暖气候，耐旱、耐热、不耐低温、喜光。对土壤适应性较广，宜选河岸冲积土和耕作层深厚的砂质壤土栽培。

2. 栽培技术　西瓜品种甚多，外果皮、果肉及种子形式多样。生产上用种子繁殖，直播或育苗移栽法。不宜在重茬地上种植，也不能在种植过马铃薯或上茬瓜类作物上种植。

3. 病虫害　病害：枯萎病、猝倒病、炭疽病、蔓枯病、病毒病等。虫害：蝇、叶螨、瓜蚜等[1]。

【采收与加工】果实成熟或不成熟皆可采收。传统制法如下：

制法1　取未成熟西瓜，把瓜皮切成小块，每5kg加皮硝7.5kg，拌匀，装入黄沙罐内，罐底先铺一层瓜皮作垫，待拌皮硝的瓜皮装满后，上面再用一层瓜皮铺盖，将罐盖好，置通风处，待黄沙罐外面结成白霜，轻轻扫下，拣去沙屑即得[2]。

制法2　取新鲜西瓜100kg，在果柄端横切1厚片作盖，挖去瓜瓤及种子，另取硝石33kg、芒硝67kg，混匀后，填入瓜内，盖上顶盖，用竹签插牢，放入瓦盆内，盖好，置阴凉通风处。待析出白霜时，将霜刷下，随析随收取，直至无白霜析出为止[3]。

【药材鉴别】

（一）性状特征

类白色至黄白色的结晶性粉末。气微、味咸。（图56-2）

（二）理化鉴别

1. 本品的水溶液显钠盐与硫酸盐的鉴别反应。

2. 薄层色谱 取本品2g，加6mol/L，盐酸溶液15ml，置沸水浴中加热回流2小时，放冷，滤过，滤液蒸干，用70%乙醇20ml分次洗涤残渣及析出的结晶，搅拌，滤过，合并滤液，蒸干，残渣用水20ml使溶解，加在732型强酸性阳离子交换树脂柱（内径为1.5～2cm，柱长为8cm）上，用水200ml洗脱，弃去水液，再用氨溶液（浓氨溶液10ml→100ml）100ml洗脱，收集洗脱液，蒸干，残渣加70%乙醇1ml使溶解，作为供试品溶液。另取谷氨酸对照品、苯丙氨酸对照品，

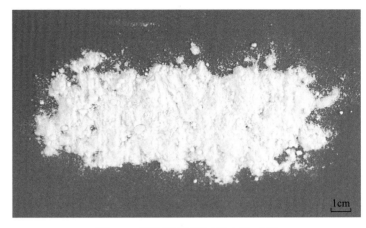

图56-2 西瓜霜药材图（钟小清 摄）

加70%乙醇制成每1ml各含0.5mg的溶液，作为对照品溶液。照薄层色谱法试验，吸取供试品溶液5μl、对照品溶液各1μl，分别点于同一硅胶G薄层板上，以正丁醇–冰醋酸–水（3∶1∶1）为展开剂，展开，取出，晾干，喷以5%茚三酮乙醇溶液，在105℃加热至斑点显色清晰。供试品色谱中，在与对照品色谱相应的位置上，显相同颜色的斑点。

【质量评价】采用重量法测定，本品按干燥品计算，含硫酸钠（Na_2SO_4）不得少于90.0%。

【化学成分】西瓜霜主要成分为硫酸钠、生物碱、酚类、甾体类、氨基酸以及微量元素等[4, 5]。其中，硫酸钠是其特征性成分和有效成分。

1. 生物碱类 （1S, 3S）-1-甲基-1,2,3,4-四氢-β-咔啉-3-羧酸、（3S）-1,2,3,4-四氢-β-咔啉-3-羧酸和（9E）-1,3,4-trihydroxy-2-（2′-hydroxy-tetracosanoylamino）-9-octadecene。

2. 酚类 丁香苷、松柏苷。

3. 甾体类 豆甾-7-烯-3-O-β-D-葡萄糖苷、β-谷甾醇。

4. 氨基酸类 天门冬氨酸、谷氨酸、亮氨酸、丙氨酸等。

5. 微量元素 铁、锰、铜、镁等。

【性味归经】咸，寒。归肺、胃、大肠经。

【功能主治】清热泻火，消肿止痛。用于咽喉肿痛，喉痹，口疮。

【药理作用】

抗菌作用 西瓜霜提取物对口腔致病菌、常见致病菌具有较强的抑菌、杀菌活性[6]。

【分子生药】采用SRAP技术对64份西瓜种质资源的遗传多样性进行了研究，从分子水平上验证了西瓜是遗传基础狭窄的作物，其栽培品种间基因组差异非常小，同源性较高[7]。

主要参考文献

[1] 辛秀华.西瓜病虫害综合防治[J].农民致富之友，2017，(5)：106.

[2] 山东省药品监督管理局.山东省中药材标准（2002年版）[S].济南：山东友谊出版社，2002：77-78.

[3] 北京市卫生局.北京市中药材标准（1998年版）[S].北京：首都师范大学出版社，1998：105.

[4] 邹节明，李昆，祝长青.西瓜霜化学成分分析[J].中成药研究，1988，(6)：30.

[5] 匡海学，杨欣，辛萍，等.西瓜霜抗菌有效部位的化学成分研究[J].中药材，2014，37(4)：621-624.

[6] 王秋红，曹琦，李斌，等.不同发酵时间对西瓜霜抗菌活性的影响及其有效部位筛选[J].中草药，2015，46(13)：1950-1953.

[7] 张爱萍，王晓武，张岳莉，等.西瓜种质资源遗传多样性的SRAP分析[J].植物农学通报，2008，24(4)：115-120.

（广西壮族自治区药用植物园 彭玉德 吕惠珍）

57. 西青果

Xiqingguo

CHEBULAE FRUCTUS IMMATURUS

【别名】藏青果。

【来源】为使君子科植物诃子*Terminalia chebula* Retz.的干燥幼果。

【本草考证】本品始载于《图经本草》，原名随风子。载："诃子未熟时风飘堕者谓之随风子，暴干收之，彼人尤珍贵，益小者益佳"。又曰："株似木梡，花白，子似栀子，青黄色，皮肉相著"。《本草纲目》沿引《图经本草》之记载，明言"颂曰"。此物最早是由尼泊尔进口，经西藏销往我国各地，因其形略似橄榄科青果，故名西青果或藏青果[1]。本草记载与现今所用西青果基本一致。

【原植物】落叶乔木，高达20～30m，树皮灰黑色至灰色，纵裂，幼枝被锈色柔毛。单叶互生或近对生，椭圆形或卵形，长7～14cm，宽4～8.5cm，全缘，两面近无毛或幼时下面有微毛；叶柄长1.8～2.3cm，近顶端有2腺体。腋生或顶生穗状花序组成圆锥花序；花多数，两性，长约8mm；花萼杯状，顶端5齿裂，内面有棕黄色柔毛；无花瓣；雄蕊10；子房下位，1室，有毛或后变无毛。核果卵形或椭圆形，长2.4～4.5cm，径1.9～2.3cm，成熟时黑褐色，有5～6条钝棱。（图57-1）

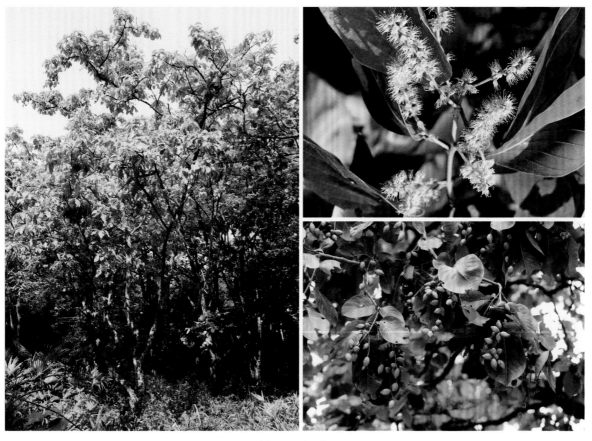

图57-1　诃子

常野生于海拔800～1800m的疏林中。主要分布于云南西部和西南部，广东、广西有栽培。

【主产地】主产于云南临沧、德宏和保山等地。

【栽培要点】

1. 生物学特性　喜温暖湿润的气候，主要分布区内年平均温度为20℃左右，年降雨量1000～1500mm。对土壤要求不严，但以疏松、肥沃、湿润、排水良好的地块生长较好。幼苗期需要一定的荫蔽。5～7月开花结果，10月至次年1月果熟。

2. 栽培技术　种子或嫁接繁殖。3～4月份播种，播前将去壳种仁以湿沙包埋催芽，萌芽后按行株距15～20cm播入苗床。苗高20cm时开始勤施追肥，结合除草适当松土。培育1～2年出圃定植，行株距5～7m。嫁接法用实生苗作砧木，选丰产树上的芽作接穗，于3～4月份嫁接，成活后定植。每年摘心、整枝，追施有机肥，抚育成林。嫁接繁殖可保持母树优良性状，产量高品质优。

3. 病虫害　病害：立枯病。虫害：天牛、诃子瘤蛾等。

【采收与加工】种子繁殖5～7年结果；嫁接繁殖2～3年结果。7～8月采摘或捡拾被风吹落的幼果，蒸煮、晒干。

【药材鉴别】

（一）性状特征

干燥幼果长卵形，略扁，长1.5～3cm，直径0.5～1.2cm。表面黑褐色，具有明显的纵皱纹，一端较大，另一端略小，钝尖，下部有果梗痕。质坚硬。断面褐色，有胶质样光泽，果核不明显，常有空心，小者黑褐色，无空心。气微，味苦涩，微甘。（图57-2）

（二）显微鉴别

1. 果横切面　外果皮为2～3层厚壁细胞组成。在外果皮内侧有4～8层薄壁细胞，薄壁细胞类圆形，细胞间有间隙，有的细胞内有棕色树脂状团块。索状组织由多数具维管的长带状细胞纵横交错构成，多切向延长，细胞壁较厚。基本薄壁细胞类圆形，较大，间隙明显。导管束多为径向伸长，有时分歧。（图57-3）

2. 粉末特征　粉末黄棕色。纤维淡黄色，多成束，纵横交错排列，有时纤维束与石细胞、木化细胞相连结。木化细胞淡黄色或几无色，类圆形、椭圆形、长条形或不规则形，有的一端膨大成靴状，纹孔明显。石细胞方形或类方形，壁较厚，约20～27μm，纹孔明显。果皮表皮细胞表面观呈多角形，壁增厚。中果皮薄壁细胞形状不规则，灰白色，大小17～32μm。（图57-4）

（三）理化鉴别

薄层色谱　取本品（去核）粉末0.5g，加无水乙醇30ml，加热回流30分钟，滤过，滤液蒸干，残渣用甲醇5ml溶解，加在中性氧化铝柱（100～200目，5g，内径为2cm）上，用稀

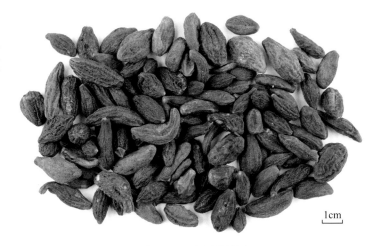

图57-2　西青果药材图

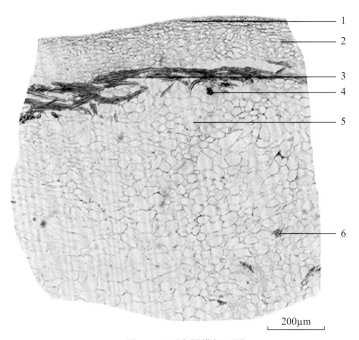

图57-3　西青果横切面图

1. 厚壁细胞（外果皮）　2. 薄壁细胞　3. 索状组织　4. 树脂状团块
5. 基本薄壁细胞　6. 导管

乙醇50ml洗脱，收集洗脱液，蒸干，残渣用水5ml溶解后通过C18固相萃取小柱，以30%甲醇10ml洗脱，弃去30%甲醇溶液，再用甲醇10ml洗脱，收集洗脱液，蒸干，残渣用甲醇1ml使溶解，作为供试品溶液。另取西青果对照药材（去核）0.5g，同法制成对照药材溶液。照薄层色谱法试验，吸取上述两种溶液各4μl，分别点于同一硅胶G薄层板上，以甲苯–冰醋酸–水（12：10：0.4）为展开剂，展开，取出，晾干，喷以10%硫酸乙醇溶液，在105℃加热至斑点显色清晰，置紫外光灯（365nm）下检视。供试品色谱中，在与对照药材色谱相应的位置上，显相同颜色的荧光斑点。（图57-5）

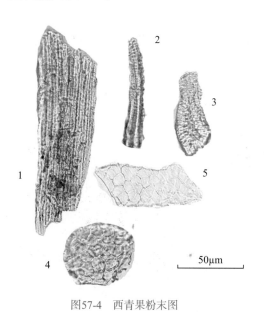

图57-4　西青果粉末图

1. 纤维　2. 木化细胞　3. 石细胞　4. 果皮表皮细胞
5. 中果皮薄壁细胞

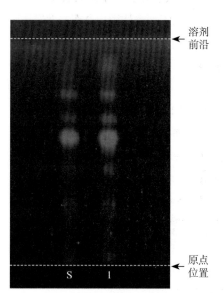

图57-5　西青果薄层色谱图

S. 对照药材　1. 样品

【质量评价】 以个均匀、质坚实、断面无核者为佳[2]。

【化学成分】 含脂肪酸、鞣质、原诃子酸、没食子酸、氨基酸、番泻苷、维生素和分子硫[3]等。

【性味归经】 苦、酸、涩，平。归肺、大肠经。

【功能主治】 清热生津，解毒。用于阴虚白喉。

【药理作用】

1. 抗菌作用　西青果总鞣质对金黄色葡萄球菌的最小抑菌浓度为0.3125g/L，最小杀菌浓度为1.250g/L[4]。

2. 抗氧化作用　西青果醇提物不但对羟自由基有清除作用，而且对羟自由基引发的DNA氧化损伤有保护作用[5]。西青果丙酮提取物及水提取物也具有良好的抗氧化活性[6]。

3. 其他作用　西青果甲醇提取物具有抑制α-葡萄糖苷酶的活性，对2型糖尿病有预防作用[7]。

主要参考文献

[1] 马新玉，邓继华，潘苇芩.西青果药材质量标准的研究[J].新疆医学，2004，34(5)：130-131.

[2] 北京市药品监督管理局.北京市中药饮片炮制规范（2008年版）[S].北京：化学工业出版社，2010：231-232.

[3] 张鑫.西青果化学成分的研究[J].解放军广州医高专学报，1998，21(2)：100-101.

[4] 王奉悦，李汝卓，汪敏，等.西青果总鞣质中没食子酸和没食子酸乙酯含量测定及抗菌作用研究[J].吉林医药学院学报，2017，38(4)：243-246.

[5] 阿不都热依木，阿不都艾尼，哈木拉提，等.五种维吾尔药的清除羟自由基及抗DNA损伤作用的研究[J].中草药，2001，32(3)：236-238.

[6] 赵鸿燕，刘芳，谢永红，等. 西青果丙酮及水提取物体外抗氧化活性初步研究[J]. 第三军医大学学报，2017，39(9)：891-896.

[7] 景赞，曾维才，罗静雯，等.西青果提取物对α-葡萄糖苷酶抑制活性的研究（Ⅲ）[J]. 食品科学，2010，31(7)：284-287.

（广西壮族自治区药用植物园　吴庆华）

58. 过江龙

Guojianglong

ENTADAE CAULIS

【别名】过岗龙、过岗扁龙、扭龙、牛肠麻、过山枫。

【来源】为豆科植物榼藤*Entada phaseoloides*（Linn.）Merr.的新鲜或干燥藤茎。

【本草考证】本品始载于《南方草木状》："榼藤，依树蔓生，如通草藤也。其子紫黑色，一名象豆，三年方熟。其壳贮药，历年不坏。生南海，解诸药毒"。《本草拾遗》载："象豆……生岭南山林，作藤著树，如通草藤，三年一熟，角如弓袋，子若鸡卵，皮紫色，剖中仁用之。一名榼子，一名合子"。《本草纲目》载："子紫黑色，微光，大一二寸，圆而扁"。本草记载与现今所用过江龙基本一致。

【原植物】常绿木质大藤本，茎扁斜扭旋。二回偶数羽状复叶，长10～25cm；通常有羽片2对，顶端1对羽片为卷须所代替；小叶2～4对，革质，长椭圆形，先端钝，微凹，基部略偏斜。花多数密集为穗状花序，单生或排成圆锥状，花序轴被黄色绒毛；花白色或淡黄色；花萼宽钟状，萼齿5；花瓣5，顶端尖，基部稍连合；雄蕊10，分离，稍长于花冠。荚果木质，长达1m，弯曲，扁平，成熟时逐节脱落，每节内有1粒种子；种子近圆形，扁平，浓茶褐色。花期3～6月，果期8～11月。（图58-1）

生于海拔600～1600m的山坡灌木丛中，以及混合林中。主要分布于福建、台湾、广东、海南、广西、云南等地。

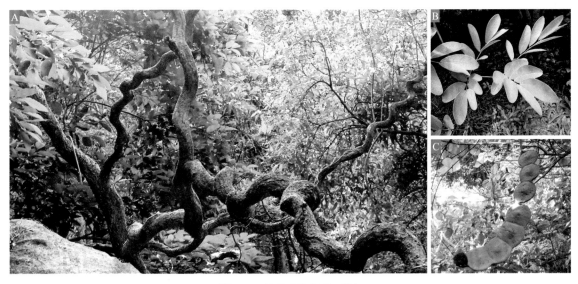

图58-1　榼藤（曾念开　摄）

A. 植株　B. 叶　C. 果

【**主产地**】主产于福建、广东、海南、广西、云南等地。

【**采收与加工**】全年均可采，切片，晒干或鲜用。

【**药材鉴别**】

（一）性状特征

不规则厚片，大小不等，斜而扭曲。外皮棕褐色或灰棕色，粗糙，有地衣斑，具明显纵纹或沟纹，可见侧枝痕和点状皮孔，常有1条棱脊状突起，切面皮部深棕色，有红棕色或棕黑色树脂状物，木部棕色或浅棕色，有多数小孔，可见红棕色树脂状物环绕髓部呈偏心环纹，髓部常呈小空洞状，偏于有棱脊一侧，质坚硬，不易折断。（图58-2）

（二）显微鉴别

1. 茎横切面　木栓层由7~8列细胞组成；皮层具纤维束，环状排列；韧皮部由十几列细胞组成，中间具纤维束；形成层不明显；木质部窄，导管大而少，多单个散在；射线由4~5列细胞组成；髓部宽广[1]。（图58-3）

2. 粉末特征　粉末黄绿色。纤维多见，常一端微尖或两端钝圆，胞腔大，直径16~22μm；晶鞘纤维先端平截或钝圆，直径15~20μm；少数单细胞非腺毛，先端尖，直径8~16μm；导管多为孔纹导管，直径15~35μm；淀粉粒多为单粒，脐点点状，圆形或椭圆形，直径4~8μm；方晶较小而少，类方形，直径5~8μm；棕色块宽12~25μm；石细胞单个散在，孔沟明显，呈类圆形或椭圆形，直径14~25μm[1]。（图58-5）

【**质量评价**】以树脂状物多者为佳。

【**化学成分**】主要成分为三萜皂苷、甾醇类、黄酮类、酰胺类、酚酸类等。其中，三萜皂苷类是其特征性成分和有效成分。

1. 三萜及其苷类　榼藤皂苷Ⅱ~Ⅳ（entada saponin Ⅱ~Ⅳ）、β-香树脂醇等。

2. 甾醇类　β-谷甾醇、胡萝卜苷、α-菠甾醇等[2]。

3. 黄酮类　落新妇苷、木犀草素、甘草苷[2]、槲皮素[3]、3',4',5',5,7-五甲氧基黄酮，5,6,7,3',4',5'-六甲氧基黄酮，5,7,3',4'-四甲氧基黄酮，3',4'-亚甲二氧基-5',5,6,7-四甲氧基黄酮，5,5',7-三甲氧基3',4'-亚甲二氧基黄酮[4]、4'-O-（6″-O-没食子酸-β-D-吡喃葡萄糖基）-2',4-二羟基查耳酮、4'-O-（6″-O-没食子酸-β-D-吡喃葡萄糖基）-2'-羟基-4-甲氧基查耳酮、4'-O-β-D-吡喃葡萄糖基-2'-羟基-4-甲氧基查耳酮[5]、圣草次苷[6]、(-)-香橙素-3-O-β-D-吡喃葡萄糖苷[6]、柚

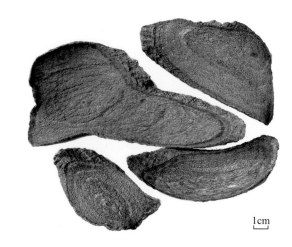

图58-2　过江龙药材图

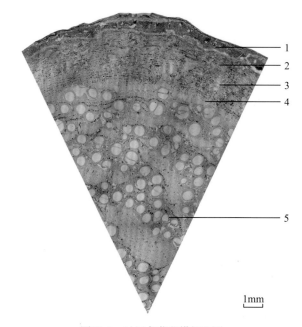

图58-3　过江龙藤茎横切面图

1. 木栓层　2. 皮层　3. 韧皮部　4. 形成层　5. 木质部

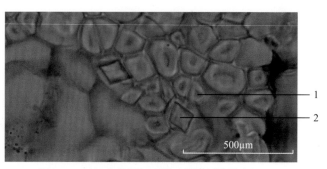

图58-4　过江龙茎横切面图（晶鞘纤维放大）

1. 纤维　2. 草酸钙方晶

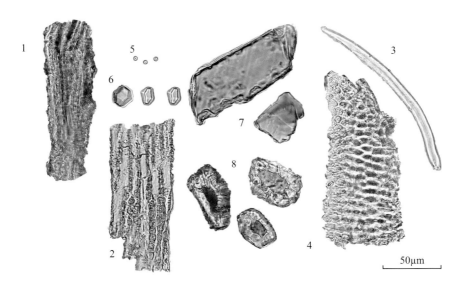

图58-5　过江龙药材粉末图

1.纤维　2.晶鞘纤维　3.单细胞非腺毛　4.孔纹导管　5.淀粉粒　6.方晶　7.棕色块　8.石细胞

皮苷二氢查耳酮[6]、原花青素B1、原花青素B3[6]等。

4.酰胺类　榼藤酰胺（entadamide）A、C。

5.酚酸类　表儿茶素、没食子酸、表儿茶素没食子酸酯[2]、没食子儿茶素[6]、表没食子儿茶素[6]等。

【性味归经】味微苦、涩，性平；有毒。归胃、大肠经。

【功能主治】祛风除湿，活血通络。用于风湿痹痛，跌打损伤，腰肌劳损，四肢麻木。

【药理作用】

1.抗炎镇痛作用　过江龙水提液能减少醋酸所致的小鼠扭体次数，明显提高小鼠热刺激体表的痛阈；还能抑制二甲苯所致小鼠耳廓肿胀和角叉菜胶所致大鼠足趾肿胀，对醋酸所致小鼠腹腔毛细血管的通透性增高也有显著抑制作用[7, 8]。

2.抗氧化作用　过江龙醇提物的乙酸乙酯萃取部位对DPPH、ABTS、超氧阴离子自由基有明显的清除作用，还可抑制脂质过氧化，在铁离子还原、β-胡萝卜素漂白实验中也表现出显著的抗氧化活性[3, 9]。

3.抗菌促增殖作用　过江龙提取物（其中鞣质含量76.18%）能促进大鼠创面愈合，促进伤口闭合速度，对金黄色葡萄球菌有抑制作用[10]。

【用药警戒或禁忌】过江龙茎皮浸液能催吐、泻下，有强烈的刺激性，误入眼中可引起眼结膜炎。误食过量茎皮可引起头晕、呕吐、血压急剧下降，以至呼吸减弱而死亡。

主要参考文献

[1] 韦松基，陈建霞.过江龙及榼树的生药学研究[J].时珍国医国药，2008，19(2)：297-298.

[2] 赵钟祥，金晶，林朝展，等.榼藤藤茎醋酸乙酯部位化学成分的研究[J].现代药物与临床，2012，27(3)：200-203.

[3] 董玉琼.榼藤化学成分与药理活性研究[D].上海：上海交通大学，2011：29-32.

[4] 赵钟祥，金晶，祝晨蔌，等.过岗龙多甲氧基黄酮类成分的研究[J].中药新药与临床药理，2010，21(5)：453-455.

[5] Zhao ZX, Jin J, Lin CZ, et al. Two new chalcone glycosides from the stems of *Entada phaseoloides*[J]. Fitoterapia, 2011, 82(7): 1102-1105.

[6] 熊慧，涂楚月，姜海琴，等.过岗龙化学成分分离鉴定[J].中国实验方剂学杂志，2018，24(8)：49-53.

[7] 张胜男，秦思，万青，等.榼藤不同用药部位的药理活性及化学成分的对比研究[J].时珍国医国药，2016，27(6)：1327-1329.

[8] 韦健全，罗莹，黄健，等.榼藤的镇痛抗炎及急性毒性的实验研究[J]. 华西药学杂志，2012，27(4)：461-463.

[9] Dong YQ, Shi HM, Yang HS, et al. Antioxidant phenolic compounds from the stems of *Entada phaseoloides*[J]. Chemistry & Biodiversity, 2012, 9(1): 68-79.

[10] Su XW, Liu XG, Wang SY, et al. Wound-healing promoting effect of total tannins from *Entada phaseoloides*(L.)Merr. in rats[J]. Burns, 2017, 43(4): 830-838.

（广东药科大学　程轩轩）

59. 肉豆蔻

Roudoukou

MYRISTICAE SEMEN

【别名】肉果、玉果、顶头肉、迦拘勒。

【来源】为肉豆蔻科植物肉豆蔻*Myristica fragrans* Houtt.的干燥种仁。

【本草考证】本品始载于《开宝本草》："其形圆小，皮紫紧薄，中肉辛辣。生胡国，故名迦拘勒。"《本草纲目》载："肉豆蔻，花及实状虽似草豆蔻，而皮肉之颗则不同类，外有皱纹，而肉有斑缬，纹如槟榔纹，最易生蛀，惟烘干密封，则稍可留。"《本草拾遗》载："肉豆蔻生胡国……大舶来即有，中国无之。"本草记载与现今所用肉豆蔻基本一致。

【原植物】小乔木；幼枝细长。叶近革质，椭圆形或椭圆状披针形，先端短渐尖，基部宽楔形或近圆形，两面无毛；侧脉8～10对；叶柄长7～10mm。雄花序长1～3cm，无毛，着花3～20，稀1～2，小花长4～5mm；花被裂片3（～4），三角状卵形，外面密被灰褐色绒毛；花药9～12枚，线形，长约雄蕊柱的一半；雌花序较雄花序为长；总梗粗壮、着花1～2朵；花长6mm，直径约4mm；花被裂片3，外面密被微绒毛；花梗长于雌花；小苞片着生在花被基部，脱落后残存通常为环形的疤痕；子房椭圆形，外面密被锈色绒毛，花柱极短，柱头先端2裂。果通常单生，具短柄，有时具残存的花被片；假种皮红色，至基部撕裂；种子卵珠形；子叶短，蜷曲，基部连合。（图59-1）

热带地区广泛栽培。原产于马鲁古群岛。

【主产地】主产于马来西亚、印度尼西亚、斯里兰卡。我国台湾、广东、云南等地已引种试种。

【栽培要点】

1. 生物学特性　喜热带和亚热带气候。适宜生长的气温为25～30℃，抗寒性弱，在6℃时即受寒害。年降雨量应在1700～2300mm之间，忌积水。幼龄树喜阴，成龄树喜光。以土层深厚、松软、肥沃和排水良好的壤土栽培为宜。

2. 栽培技术　主要采用种子繁殖，随采随播，或用湿沙贮藏。种子失水干燥即丧失发芽力。

3. 病虫害　病害：斑点病、疫病、锈腐病、菌核病、枯病、根腐病；虫害：蛴螬、地老虎、蝼蛄、金针虫等。

【采收与加工】定植后6～7年开花结果，10年后产量增多，25年达盛果期。结果期为60～70年，盛果期每年有两次，即5～7月及10～12月[2]。采摘成熟果实，除去果皮，剥去假种皮，将种仁用45℃低温慢慢烤干，经常翻动，当种仁摇之作响时即可。若高于45℃，脂肪溶解，失去香味，质量下降。

【商品规格】统货。

【药材鉴别】

（一）性状特征

种仁呈卵圆形或椭圆形，长2～3cm，直径1.5～2.5cm。表面灰棕色或灰黄色，有时外被白粉（石灰粉末）。全

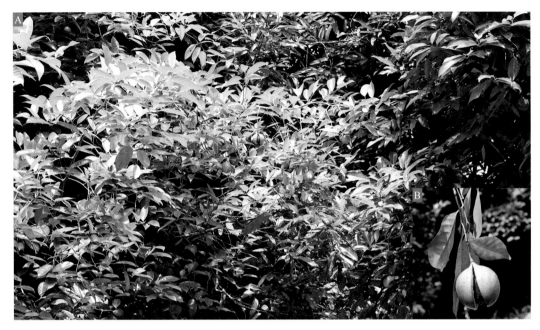

图59-1　肉豆蔻

A. 植株　B. 果枝

体有浅色纵行沟纹和不规则网状沟纹。种脐位于宽端，呈浅色圆形突起，合点呈暗凹陷。种脊呈纵沟状，连接两端。质坚，断面显棕黄色相杂的大理石花纹，宽端可见干燥皱缩的胚，富油性。气香浓烈，味辛。（图59-2）

（二）显微鉴别

种仁横切面　外层外胚乳组织，由10余列扁平皱缩细胞组成，内含棕色物，偶见小方晶，错入组织有小维管束，暗棕色的外胚乳深入于浅黄色的内胚乳中，形成大理石样花纹，内含多数油细胞；内胚乳细胞壁薄，类圆形，充满淀粉粒、脂肪油及糊粉粒，内有疏离的浅黄色细胞；淀粉粒多为单粒，直径10～20μm，少数为2～6分粒组成的复粒，直径25～30μm，脐点明显，以碘液染色，甘油装置立即观察，可见在众多蓝黑色淀粉粒中杂有较大的糊粉粒；以水合氯醛装置观察，可见脂肪油常呈块片状、鳞片状，加热即成油滴状。（图59-3～图59-5）

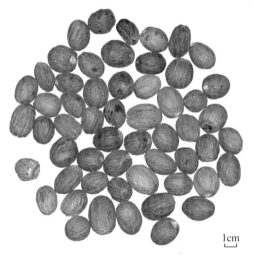

1cm

图59-2　肉豆蔻药材图

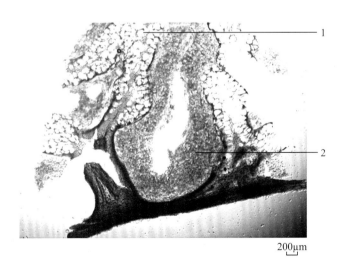

200μm

图59-3　肉豆蔻种仁横切面图

1. 外胚乳　2. 内胚乳

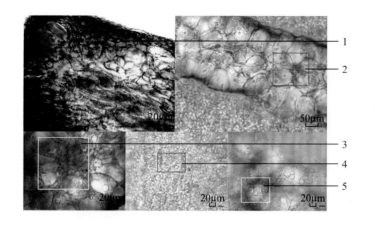

图59-4　肉豆蔻横切面图（局部放大）

1.外胚乳细胞　2.油细胞　3.外胚乳细胞含方晶，油滴
4.内胚乳细胞　5.淀粉粒

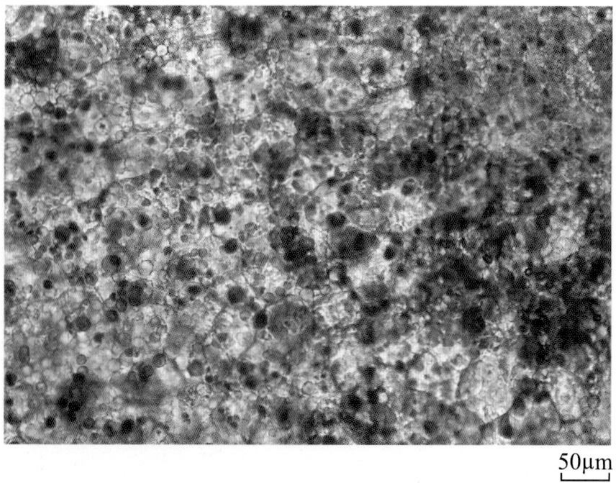

图59-5　肉豆蔻种仁横切面图（碘液染色）

（三）理化鉴别

薄层色谱　取本品粉末2g，加石油醚（60～90℃）10ml，超声处理30分钟，滤过，取滤液作为供试品溶液。另取肉豆蔻对照品药材2g，同法制成对照药材溶液。照薄层色谱法试验，吸取上述两种溶液各5μl，分别点于同一高效硅胶G预制薄层板上，以石油醚（60～90℃）-乙酸乙酯（9∶1）为展开剂，展开缸中预饱和15分钟，展开，晾干，喷以5%香草醛硫酸溶液，在105℃加热至斑点显色清晰。供试品色谱中，在与对照药材色谱相应的位置上，显相同颜色的斑点。

【质量评价】以个大、体重、坚实、破开后香气浓者为佳。照挥发油测定法测定，本品含挥发油不得少于6.0%（ml/g）；照高效液相色谱法测定，本品按干燥品计算，含去氢二异丁香酚（$C_{20}H_{22}O_4$）不得少于0.10%。

【化学成分】主要成分为脂肪油、挥发油和肉豆蔻醚等。挥发油为其活性成分[1]。

1.脂肪油　脂肪油中主含三肉豆蔻酸甘油酯（trimyristin）和少量的三油酸甘油酯（triolein）等。

2.挥发油　含香桧烯（sabinene），α-蒎烯及β-蒎烯（pinene），松油烯-4-醇（terpinen-4-ol），γ-松油烯（γ-terpinene），柠檬烯（limonene），冰片烯（bornylene），β-水芹烯（β-phellandrene），对聚伞花素（p-cymene），α-异松油烯（α-terpinolene）等[2]。

【性味归经】辛，温。归脾、胃、大肠经。

【功能主治】温中行气，涩肠止泻。用于脾胃虚寒，久泻不止，脘腹胀痛，食少呕吐。

【药理作用】

1.抗菌作用　肉豆蔻种子的丙酮、乙醇、甲醇、正丁醇和水提取物都有明显的抗菌活性。

2.抗炎作用　肉豆蔻提取物通过阻止Th2优势免疫应答来改善过敏性皮肤炎症。肉豆蔻木酚素主要通过抑制组胺释放和炎症中介产生治疗Ⅰ型过敏症。

3.抗氧化作用　肉豆蔻丙酮提取物具高抗氧化活性。其挥发油和油性树脂可作为一种天然防腐剂。

4.其他作用　肉豆蔻挥发油具有杀虫作用。其肉豆蔻醚和挥发油具有保肝功能。肉豆蔻提取物有降血糖、防辐射、镇静镇痛、抑制黑色素生成、抗溃疡和抑制乙酰胆碱酯酶等作用[3]。

主要参考文献

[1] 马存，冼少华，相雨，等.肉豆蔻药理作用研究进展[J]. 中国现代中药，2017, 19(8)：1200-1206.

[2] 张爱武，刘乐乐，何学敏，等.肉豆蔻化学成分与药理活性的研究进展[J]. 内蒙古医科大学学报，2014, v. 36；No. 121(01)：85-88.

[3] 张勇，张娟娟，康文艺，等.肉豆蔻属植物化学成分和药理活性研究进展[J]. 中国中药杂志，2014，39(13)：2438-2449.

（广东药科大学　郑希龙　　中国医学科学院药用植物研究所　崔馨云）

60. 肉桂

Rougui

CINNAMOMI CORTEX

【别名】菌桂、牡桂。

【来源】为樟科植物肉桂*Cinnamomum cassia* Presl.的干燥树皮。

【本草考证】本品始载于《神农本草经》，列为上品，载："桂，江南木，百药之长，梫桂也；南山经云：招摇之山多桂；郭璞云：桂，叶似枇杷，长二尺余，广数寸，味辛，白花，丛生山峰，冬夏常青，间无杂木；尔雅云：梫，木桂；郭璞云：今人呼桂皮厚者，为木桂，及单名桂者，是也，一名肉桂，一名桂枝，一名桂心。"《本草经集注》记载："今出广州者好，湘州、始兴、桂阳县即是小桂，亦有而不如广州者。交州、桂州者，形段小，多脂肉，亦好。"《新修本草》载："菌桂，叶似柿叶，中有纵纹三道，表里无毛而光泽。牡桂，叶长尺许。菌桂、牡桂、桂心，已上三种，并同是一物。"《本草品汇精要》载："桂，木高三四丈，其叶如柏叶而泽黑，皮黄心赤，凌冬不凋；牡桂，木高三四丈，皮薄色黄少脂肉，气如木兰，叶狭于菌桂而长数倍，亦似枇杷叶而大，四月生白花，全类茱萸，花不着子；菌桂，叶似柿叶而尖狭光净，中有三道文，花白叶黄，四月开花，五月结实，树皮青黄，肌理紧薄，无骨正圆如竹。桂出湘州、桂州、交州，[道地]桂阳、广州、观州。牡桂，生南海山谷，[道地]融州、桂州、交州、宜州甚良。菌桂，出交州、桂林及蜀都山谷岩崖间，[道地]韶州、宾州。"《本草纲目》载："此桂广州出者好，交州、桂州者，形段小而多脂肉，亦好……其大枝无肉，老皮坚板，不能重卷，味极澹薄，不入药用。小枝薄而卷皮二三重者良。"综上所述，肉桂随着不断的交流和药用的印证，从本草记载到应用逐渐演变为单一基原、多个药用部位、多个药材名称，单一基原即为樟科植物肉桂*Cinnamomum cassia* Presl.。

【原植物】中等大乔木。树皮灰褐色，老树皮厚达13mm。一年生枝条圆柱形，黑褐色，有纵向细条纹，略被短柔毛，当年生枝条多少四棱形，黄褐色，具纵向细条纹，密被灰黄色短绒毛。顶芽小，长约3mm，芽鳞宽卵形，先端渐尖，密被灰黄色短绒毛。叶互生或近对生，长椭圆形至近披针形，长8~34cm，宽4~9.5cm，先端稍急尖，基部急尖，疏被黄色短绒毛，离基三出脉，侧脉与中脉在上面明显凹陷。圆锥花序与各级序轴被黄色绒毛；花白色；能育雄蕊9，第一、二轮雄蕊长约2.3mm，上方1/3处变宽大，第三轮雄蕊上方1/3处有一对圆状肾形腺体；退化雄蕊3，位于最内轮，被柔毛，先端箭头状正三角形；子房无毛。果椭圆形，成熟时黑紫色，无毛。花期6~8月，果期10~12月。（图60-1）

主要为栽培，生于常绿阔叶林中。主要分布于广西、广东、福建、台湾、云南等地的热带及亚热带地区，其中尤以广西居多。

【主产地】主产于广西、广东、福建、云南的湿热地区。道地产区为广西的防城、平南、容县、桂平、藤县、岑溪、钦州、博白、陆川、北流、苍梧和广东的高要、郁南、罗定。

【栽培要点】

1. 生物学特性　适生于热带与亚热带高温、无霜雪、多雾潮湿气候，抗寒性弱，冬季0℃以下易受冻害。为半阴性树种，畏烈日直射，幼树喜阴，成树后需要充足的阳光，怕涝，宜土层深厚、质地疏松、排水良好的酸性土壤

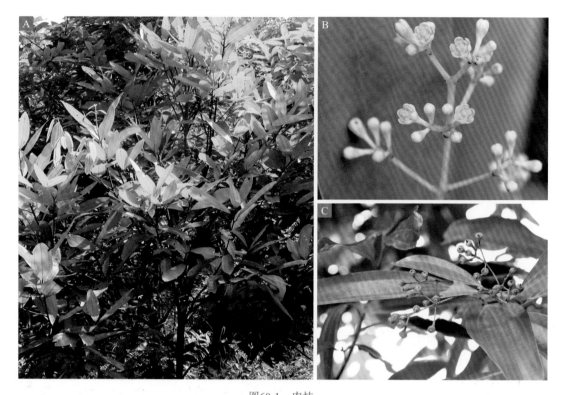

图60-1　肉桂

A.植株　B.花　C.果实

栽培。石砾土和碱性土不宜栽培。

2. 栽培技术　以种子繁殖为主，采用育苗移栽法。2～4月，按行距15cm，株距5～7cm点播，每667m²播种量12～15kg，播后覆盖碎土1～1.5cm，并用稻草覆盖，淋水保湿。幼苗出土后搭阴棚遮阴，透光度30%～40%。幼苗期进行松土除草、病虫害防治和肥水管理。霜冻期过后及时拆除阴棚炼苗。

3. 病虫害　病害：肉桂枝枯病、白粉病、粉实病、根腐病、炭疽病等；虫害：肉桂泡盾盲椿、肉桂木蛾、潜叶甲、双瓣卷蛾、桂实象鼻虫等。

【采收与加工】秋季剥取，阴干。

【商品规格】根据2018年中华中医药学会发布的《中药材商品规格等级肉桂》，将肉桂按取材部位大小和加工方法不同分为2种商品规格：

企边桂　槽状，板边平整有卷起，厚度0.3～0.8cm。

桂通　卷筒状，单筒或双筒，厚度0.2～0.8cm。

【药材鉴别】

（一）性状特征

槽状或卷筒状，长30～40cm，宽或直径3～10cm，厚0.2～0.8cm。外表面灰棕色，稍粗糙，有不规则的细皱纹和横向突起的皮孔，有的可见灰白色的斑纹；内表面红棕色，略平坦，有细纵纹，划之显油痕。质硬而脆，易折断，断面不平坦，外层棕色而较粗糙，内层红棕色而油润，两层间有1条黄棕色的线纹。气香浓烈，味甜、辣。（图60-2）

（二）显微鉴别

1. 树皮横切面　木栓细胞数列，最内层细胞外壁增厚，木化；皮层散有石细胞和分泌细胞；中柱鞘部位有石细胞群，断续排列成环，外侧伴有纤维束，石细胞通常外壁较薄；韧皮部射线宽1～2列细胞，含细小草酸钙针晶；纤维常2～3个成束；油细胞随处可见；薄壁细胞含淀粉粒。（图60-3）

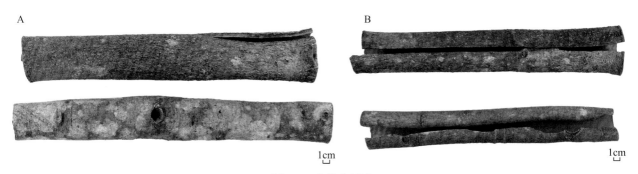

图60-2 肉桂药材图

A. 桂通 B. 企边桂

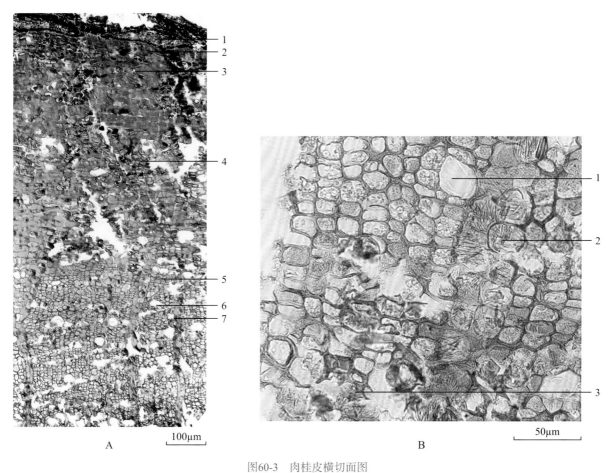

图60-3 肉桂皮横切面图

A. 横切面 1. 木栓层 2. 皮层 3. 分泌细胞 4. 中柱鞘 5. 韧皮部 6. 油细胞 7. 纤维束
B. 韧皮部放大 1. 油细胞 2. 射线细胞含草酸钙针晶 3. 纤维

2. 粉末特征 粉末红棕色。纤维大多单个散在，长梭形，长195～920μm，直径约至50μm，壁厚，木化，纹孔不明显；石细胞类方形或类圆形，直径32～88μm，壁厚，有的一面菲薄；油细胞类圆形或长圆形，直径45～108μm；草酸钙针晶细小，散在于射线细胞中；木栓细胞多角形，含红棕色物。（图60-4）

（三）理化鉴别

薄层色谱 取本品粉末0.5g，加乙醇10ml，冷浸20分钟，时时振摇，滤过，取滤液作为供试品溶液。另取桂皮醛对照品，加乙醇制成每1ml含1μl的溶液，作为对照品溶液。照薄层色谱法试验，吸取供试品溶液2～5μl、对照品溶液2μl，分别点于同一硅胶G薄层板上，以石油醚（60～90℃）–乙酸乙酯（17∶3）为展开剂，展开，取出，晾干，喷以二硝基苯肼乙醇试液。供试品色谱中，在与对照品色谱相应的位置上，显相同颜色的斑点。

【质量评价】以断面红棕色至紫红色、油性大、香气浓厚、味甜辣、嚼之无渣者为佳。照挥发油测定法测定，本品含挥发油不得少于1.2%（ml/g）。采用高效液相色谱法测定，本品按干燥品计算，含桂皮醛（C_9H_8O）不得少于1.5%。

【化学成分】肉桂的主要成分为肉桂挥发油、肉桂多糖、肉桂多酚、萜类等。其中，挥发油是其主要活性成分。

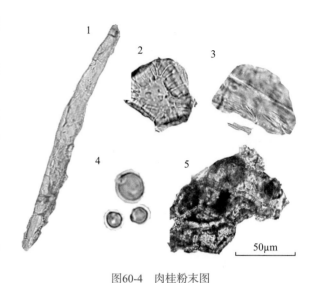

图60-4　肉桂粉末图

1. 纤维　2. 石细胞　3. 草酸钙针晶　4. 油细胞　5. 木栓细胞

1. 挥发油类　以芳香醛类、芳香酯类、脂肪酸类和萜类化合物为主，其中以桂皮醛（cinnamaldehyde）含量最多，并含有少量的反式桂皮醛（trans-cinnamaldehyde）、邻甲氧基桂皮醛（2-methoxycimnamaldehyde）、苯丙醛（benzene-propanal）等[1]。

2. 多糖类　主要以D-呋喃葡萄糖为主，还含有D-木糖、D-核糖、D-阿拉伯糖、半乳糖、α-D-吡喃葡萄糖等成分[2]。

3. 萜类　主要是瑞诺烷类二萜，包括锡兰肉桂素（cinnzeylanine）、脱水锡兰肉桂素（anhydrocinnzeylanine）、脱水锡兰肉桂醇（anhydrocinnzeylanol）、锡兰肉桂醇（cinnzeylanol）等[3]。

【性味归经】辛、甘，大热。归肾、脾、心、肝经。

【功能主治】补火助阳，引火归元，散寒止痛，温通经脉。用于阳痿宫冷，腰膝冷痛，肾虚作喘，虚阳上浮，眩晕目赤，心腹冷痛，虚寒吐泻，寒疝腹痛，痛经经闭。

【药理作用】

1. 降血糖、降血脂作用　肉桂油能有效改善胰岛素抵抗小鼠糖脂代谢[4]。肉桂醛能降低2型糖尿病小鼠db/db小鼠血糖[5]。

2. 抗菌作用　肉桂的乙醇提取物对大肠埃希菌、枯草芽孢杆菌、金黄色葡萄球菌、黑曲霉、青霉菌、啤酒酵母等均有较强的抑制作用[6]。

3. 抗炎作用　肉桂水提物能降低LPS诱导的小鼠血清中TNF-α和IL-6的水平，阻断LPS诱导巨噬细胞的核因子κB抑制蛋白IκBα的降解以及JNK、P38和ERK1/2的活化[7]。

4. 抗氧化作用　肉桂油可提高α-MSH刺激的B16黑色素瘤细胞的GSH活力，具有抗氧化作用[8]。

5. 抗肿瘤作用　肉桂中的肉桂醛能抑制U14荷瘤小鼠瘤体的生长，提高小鼠的生存质量，其作用机制可能与调节PI3K/Akt/mTOR信号通路有关[9]。

【分子生药】基于DNA条形码序列的分子鉴定：NJ树和psbA-trnH序列可以准确鉴别肉桂与同属近缘种[10]。

主要参考文献

[1] 沈群，陈飞龙，罗佳波. 桂枝、肉桂挥发油化学成分GC-MS分析[J]. 中药材，2002，25(4)：257-258.

[2] 李莉，石俊英. 气相色谱-质谱联用分析肉桂多糖及脂肪成分[J]. 中药材，2013，36(4)：578-580.

[3] 赵凯，姜勇，薛培凤，等. 国产肉桂的化学成分研究[J]. 中草药，2013，44(17)：2358.

[4] 陈璠瑛，彭小平，王琳，等. 肉桂油对胰岛素抵抗小鼠糖脂代谢的影响[J]. 世界华人消化杂志，2011，19(33)：3441-3445.

[5] 李旷代，常柏，顾志敏，等. 肉桂醛对db/db小鼠胰腺抗氧化能力的影响[J]. 中国糖尿病杂志，2016，24(8)：738-741.

[6] 南洋，徐鹏，高宁，等.肉桂的化学成分及抑菌作用探索[J].中国调味品，2016，41(3)：158-160.

[7] Hong JW, Yang GE, Kim YB, et al. Anti-inflammatory activity of cinnamon water extract in vivo and in vitro LPS-induced models[J]. BMC complementary and alternative medicine, 2012, 12: 237.

[8] Chou ST, Chang WL, Chang CT, et al. *Cinnamomum cassia* essential oil inhibits α-MSH-induced melanin production and oxidative stress in murine B16melanoma cells[J]. Int J MolSci, 2013, 14(9): 19186-19201.

[9] 尹兴忠，赵冬梅，刘蕾，等.肉桂醛对小鼠U14宫颈癌组织中PI3K表达的影响[J].中成药，2017，39(1)：188-191.

[10] 杨培，周红，马双姣，等.叶绿体psbA-trnH序列鉴定药食同源肉桂类药材[J].中国药学杂志，2015，50(17)：1496-1499.

（广西壮族自治区药用植物园　余丽莹　王春丽）

61. 朱砂根

Zhushagen

ARDISIAE CRENATAE RADIX

【别名】小郎伞、大罗伞、铁雨伞、铁凉伞、圆齿紫金牛。

【来源】为紫金牛科植物朱砂根*Ardisia crenata* Sims的干燥根。

【本草考证】本品始载于《本草纲目》，曰："朱砂根生深山中，今惟太和山人采之（太和山，即今湖北省武当山），苗高尺许，叶似冬青叶，背甚赤，夏月长茂，根大如箸，赤色，此与百两金仿佛。"《植物名图实考》沿引《本草纲目》的记载，云："硃砂根，本草纲目始著录，生太和山，叶似冬青叶，背甚赤，根大如筋，赤色，治咽喉肿痛，磨水或醋嚥之"，所述及附图与现今所用朱砂根相符。

也有学者认为《本草纲目》及《植物名图实考》记载的朱砂根是指叶背红色的变种红凉伞［*A. crenata* Sims var. *bicolor*（Walker）C. Y. Wu et C. Chen］[1-2]。朱砂根与变种红凉伞在植株外形无太大差异，仅有颜色不同，野外采集标本压制不得法时，二者更是无法区别，而活的植株中，颜色的深浅也有过度，二者作为单独的两个种不恰当，故《中国植物志》《全国中草药汇编》《中华本草》《中药大辞典》《新编中药志》等将二者均作为朱砂根的来源，在药用方面的二者性能基本一致，有认为色深者其药效较高。

【原植物】常绿灌木，高0.4～2m，稀达3m；茎粗壮，无毛，除侧生特殊花枝外，无分枝。叶革质或坚纸质，椭圆形、椭圆状披针形至倒披针形，顶端急尖或渐尖，基部楔形，长6～15cm，宽2～4cm，边缘具皱波状或波状齿，具明显的边缘腺点，两面无毛，有时背面具极小的鳞片，侧脉12～18对，构成不规则的边缘脉；叶柄长约1cm。伞形花序或聚伞花序，着生于侧生特殊花枝顶端；花枝近顶端常具2～3片叶或更多，或无叶，长4～16cm；花梗长7～10mm，几无毛；花长4～6mm，花萼仅基部连和，萼片长圆状卵形，顶端圆形或钝，长1.5mm或略短，稀达2.5mm，全缘，两面无毛，具腺点；花瓣白色，稀略带粉红色，盛开时反卷，卵形，顶端急尖，具腺点，外面无毛，里面有时近基部具乳头状突起；雄蕊较花瓣短，花药三角状披针形，背面常具腺点；雌蕊与花瓣近等长或略长，子房卵珠形，无毛，具腺点；胚珠5枚，1轮。果球形，直径约6～8mm，鲜红色，具腺点。花期5～6月（6～7月），果期10～12月，有时延至次年2～4月。（图61-1）

【主产地】生于山坡林下或灌木丛中。分布于陕西、安徽、浙江、江西、福建、湖北、湖南、广西、广东、四川、云南等地。主产于广西、广东、浙江等地。

【栽培要点】

1. 生物学特性　喜温暖、荫蔽和湿润的环境。忌干旱，要求通风及排水良好的肥沃土壤。

2. 栽培技术　用种子或压条繁殖。北方春季播种，南方12月播种，发芽适温18℃，春季压条，秋季即可分割。长江流域可露地栽培，宜选湿润荫蔽林下，或流水溅雾又不直晒之处栽培。

3. 病虫害　常见的病虫害包括茎腐病、根腐病、疫病、根结线虫病、蚜虫和夜蛾等。以农业防治、化学防治为主。

【采收与加工】秋、冬二季采挖，洗净，晒干。

【药材鉴别】

（一）性状特征

根簇生于略膨大的根茎上，呈圆柱形，略弯曲，长5～30cm，直径0.2～1cm。表面灰棕色或棕褐色，可见多数纵皱纹，有横向或环状断裂痕，皮部与木部易分离。质硬而脆，易折断，断面不平坦，皮部厚，约占断面的1/3～1/2，类白色或粉红色，外侧有紫红色斑点散在，习称"朱砂点"；木部黄白色，不平坦。气微，味微苦，有刺舌感。（图61-2）

（二）显微鉴别

1. 根横切面　木栓层由3～10列类方形细胞组成，排列整齐，内侧有石细胞散在。皮层宽广，由10余列类圆形的薄壁细胞组成，有的细胞内含红棕色块状物。内皮层明显，具凯氏点，细胞内含红棕色物。中柱鞘石细胞断续排列成环。韧皮部狭窄。束内形成层明显。木质部发达，导管多径向单列，有的含有黄棕色物；木射线宽2～4列细胞。薄壁细胞含淀粉粒。（图61-3，图61-4）

2. 粉末特征　粉末黄棕色。木栓细胞类方形，壁略厚，排列整齐；具缘纹孔导管较多见，直径为24～95μm；木纤维细长，直径约11μm；石细胞呈类方形或不规则长方形，长径为112～160μm，短径为44～110μm，孔沟明显，有的可见层纹，胞腔较大；可见大量红棕色块状物；淀粉粒众多，呈类圆形、盔帽形或不规则形，直径为4～36μm，脐点明显，呈点状、裂缝状或人字形，层纹不明显；复粒由2～4个分粒组成。（图61-5）

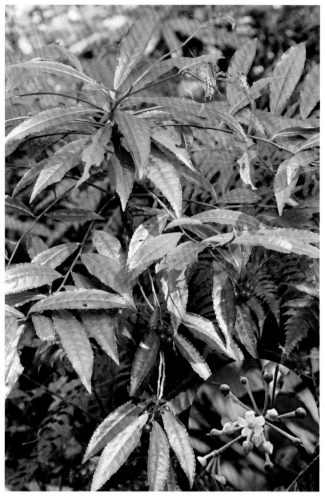

图61-1　朱砂根（曾云宝，夏静　摄）

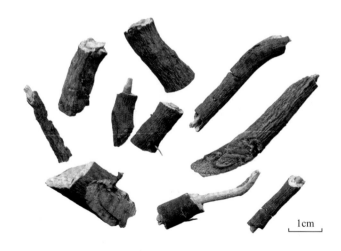

1cm

图61-2　朱砂根药材图

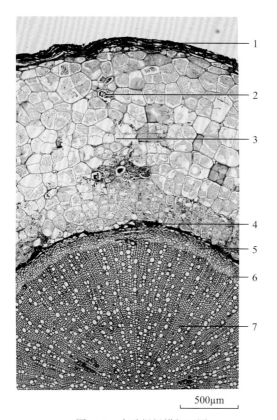

500μm

图61-3 朱砂根根横切面图

1. 木栓层　2. 含红棕色物细胞　3. 皮层
4. 内皮层　5. 韧皮部　6. 形成层　7. 木质部

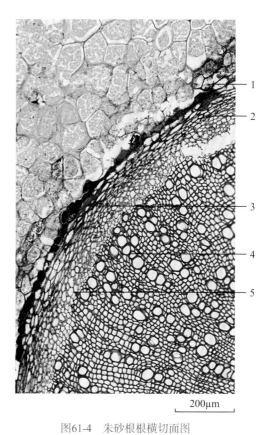

200μm

图61-4　朱砂根根横切面图
（根中柱局部放大）

1. 内皮层　2. 韧皮部　3. 中柱鞘石细胞
4. 木质部　5. 形成层

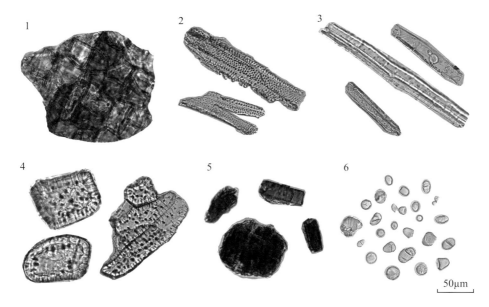

50μm

图61-5　朱砂根粉末图

1. 木栓细胞　2. 导管　3. 木纤维　4. 石细胞　5. 红棕色块状物　6. 淀粉粒

（三）理化鉴别

薄层色谱　取本品粉末0.2g，加甲醇20ml，超声处理30分钟，放冷，滤过，滤液蒸干，残渣加甲醇1ml使溶解，作为供试品溶液。另取岩白菜素对照品，加甲醇制成每1ml含0.5mg的溶液，作为对照品溶液。照薄层色谱法试验，吸取上述两种溶液各3μl，分别点于同一硅胶G薄层板上，以三氯甲烷–乙酸乙酯–甲醇（5∶4∶2）为展开剂，展开，取出，晾干，喷以1%三氯化铁溶液–1%铁氰化钾溶液（1∶1）的混合溶液。供试品色谱中，在与对照品色谱相应的位置上，显相同颜色的斑点。（图61-6）

【质量评价】以根肥壮、粉性足、质坚实者为佳。采用高效液相色谱法测定，本品按干燥品计算，含岩白菜素（$C_{14}H_{16}O_9$）不得少于1.5%。

【化学成分】主要含三萜皂苷类、香豆素类、苯醌类等成分。其中，香豆素类成分为其止咳平喘、抗病毒有效成分，三萜皂苷为其抗肿瘤有效成分。

1. 三萜皂苷及皂苷元类　朱砂根苷（ardicrenin）、西克拉明皂苷A吡喃葡萄糖苷（cyclamiretin A-3-α-L-arabinopyranoside）、百两金皂苷A、B（ardisiacrispinA、B）、朱砂根皂苷A-P（ardisicrenoside A-P）[3]、葛根皂醇-C（kudzusapogenol-C）、2α-羟基乌苏酸（2α-hydroxyursolic）、3β,6β,19α,23-四羟基乌苏-12-烯-28-酸（3β,6β,19α,23-tetrahydroxyurs-12-en-28-oic acid）[4]等。

2. 香豆素类　岩白菜素（又名矮地茶素，bergenin）及其衍生物：11-O-香草酰岩白菜素（11-O-vanilloylbergenin）、11-O-[（3′,4′-二甲基没食子酰基）]-岩白菜素[11-O-（3′,4′-dimethylgalloyl）bergenin]、11-O-丁香酰岩白菜素（11-O-syringylbergenin）、11-O-没食子酰基岩白菜素（11-O-galloylbergenin）和去甲岩白菜素（norbergenin）及11-O-3,5-二甲氧基苯甲酰酰基岩白菜素。

3. 苯醌类　紫金牛醌（rapanone）、恩贝素（embelin）、2-羟基-5-甲氧基-3-十五烯代苯醌（2-hydroxy-5-methoxy-3-pentadecenylbenzoquinone）。

4. 其他成分　胡萝卜苷（daucusin）、无羁萜（friedelin）、β-谷甾醇（β-sitosterol）、环状缩酚酸肽（cyclic depsipeptide）、2,4,6-三羟基苯甲酸（2,4,6-trihydroxybenzoic acid）[3]、含18～30个碳原子的系列脂肪酸、菠菜甾醇（chondrillasterol）、蔗糖等。

【性味归经】微苦、辛，平。归肺、肝经。

【功能主治】解毒消肿，活血止痛，祛风除湿。用于咽喉肿痛，风湿痹痛，跌打损伤。

【药理作用】

1. 止咳平喘作用　朱砂根中所含的岩白菜素止咳作用强度按计量相当于可待因的1/7～1/4。

2. 抗炎抑菌、抗病毒作用　朱砂根的25%煎剂在试管内对金色葡萄球菌、大肠埃希菌、铜绿假单胞菌有轻度抑制作用[5]。朱砂根醇提取液能显著降低小鼠毛细血管通透性，明显抑制大鼠蛋清性足肿胀，并对甲型、乙型溶血性链球菌和金黄色葡萄球菌具有显著抑菌作用[6]。还发现岩白菜素和异岩白菜素有良好的抗HIV病毒作用，其中异岩白菜素效果更显著。

3. 抗生育作用　朱砂根60%乙醇提取物有较好的抗生育作用，药理实验标明三萜皂苷有较好的抗早孕作用。朱砂根三萜皂苷对成年小鼠、豚鼠和离体子宫及家兔在体子宫均有兴奋作用，小剂量使子宫的收缩频率加快、振幅加

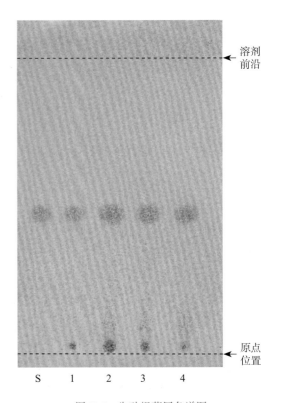

溶剂前沿

原点位置

S　　1　　2　　3　　4

图61-6　朱砂根薄层色谱图

S. 岩白菜素对照品　1. 朱砂根对照药材
2,4. 朱砂根样品（广东）　3. 朱砂根样品（贵州）

大、张力明显升高；大剂量使子宫呈强直性收缩。其作用机制可能与兴奋H$_1$受体以及影响前列腺素合成酶系统相关。

4. **抗氧化作用** 朱砂根具有α-葡萄糖苷酶抑制活性，其甲醇提取物的乙酸乙酯部位的α-葡萄糖苷酶抑制活性和抗氧化活性最好[7]。朱砂根醇提物的乙酸乙酯层和水层部分抗氧化活性效果显著；西克拉明皂苷元A-3β-O-β-D-葡萄吡喃糖基-（1→2）-α-L-阿拉伯吡喃糖苷也有较强的体外抗氧化能力，在浓度达到25μg/ml时自由基的清除率达到47%[4]。

5. **抗肿瘤作用** 朱砂根总皂苷对移植性肺癌和结肠癌以及体外培养的人肺巨细胞PG、人肝癌BEL-7402、人鼻咽癌KB、人结肠癌HCT、人宫颈癌HELA、人白血病HL-60等六种瘤株细胞均有抑制作用，其抑瘤作用机制和对癌细胞直接的杀伤以及通过干扰其细胞生长周期、诱导细胞凋亡有关[5]。朱砂根皂苷A、B、I和J、百两金皂苷A和B等均有一定的体外抗人乳腺癌细胞MCF-7、人非小细胞肺癌NCI-H460和人神经胶质瘤细胞SF-268的作用，其中百两金皂苷A和B的抗肿瘤作用最强，具有很强的诱导细胞凋亡的活性，同时还具有细胞周期抑制作用；朱砂根三萜皂苷类化合物的细胞毒活性与其结构有关，当苷元C-3位连接糖链时，连接在C-30位的基团和16α-OH以及13位和28位的氧桥结构对活性起着至关重要的作用[3]。

【分子生药】DNA条形码序列的分子鉴定：基于ITS2序列可以准确鉴别朱砂根及其混伪品，但无法区分朱砂根与变种红凉伞；采用ISSR、RAPD标记技术可从DNA水平上进行朱砂根遗传多样性分析[8-10]。

主要参考文献

[1] 祁振声.关于朱砂根原植物的考证[J].河北林学院学报，1994，9(3)：221-223.

[2] 童家赟，梁之桃，赵中振，等.本草著作中紫金牛属药物基原考[J].中国中药杂志，2017，42(2)：396-404.

[3] 刘岱琳.朱砂根和密花石豆兰活性成分的研究[D].沈阳：沈阳药科大学大学，2004.

[4] 李苑实.朱砂根抗氧化活性成分研究[D].延吉：延边大学，2012.

[5] 沈欣.朱砂根总皂苷抗痛作用及抗癌作用机理研究[D].北京：北京中医药大学，2003.

[6] 田振华，何燕，骆红梅，等.朱砂根抗炎抗菌作用研究[J].西北药学杂志，1998，13(3)：109-110.

[7] 李园园，李锟，王俊霞，等.朱砂根抑制α-葡萄糖苷酶与抗氧化活性研究[J].天然产物研究与开发，2012，24(9)：1257-1260.

[8] 黄志海.岭南中草药DNA条形码序列[M].北京：中国医药科技出版社，2017，303.

[9] 袁德义，何小勇，莫文娟，等.朱砂根ISSR反应体系的建立与优化[J].浙江林业科技，2008，28(4)：60-61.

[10] 江香梅，温强，叶金山，等.朱砂根群体遗传多样性RAPD分析[J].江西农业大学学报，2006，28(5)：761-765，779.

（广州市药品检验所　粟建明）

62. 血竭

Xuejie

DRACONIS SANGUIS

【别名】麒麟竭、骐骥竭、骐骥血、海蜡、木血竭。

【来源】为棕榈科植物龙血黄藤*Daemonorops draco* Bl.果实渗出的树脂经加工制成。

【本草考证】血竭始载于《雷公炮炙论》。《图经本草》载："骐骥竭旧不载所出州土，今出南蕃诸国及广州，木高数丈，婆娑可爱似樱桃而有三角，其脂液从木中流出，滴下如胶怡状，久而坚凝乃成竭赤作血色，故亦谓之血竭，采无时。"《滇南本草》载："骐骥竭味苦涩微香，性温，出元江界，木高数丈，叶类樱桃，脂液流树中凝红如血，为木血竭。"《本草纲目》载："血竭树略如没药树，其肌赤色。采法亦于树下掘坎，斧伐其树，脂流于坎，旬日取之。多出大食诸国，今人试之，以透指甲者为真。"古代本草记载植物形态与现今所用血竭的原植物出入较大，谢宗万、蔡希陶等专家认为《图经本草》《滇南本草》《本草纲目》等古代本草记载血竭基原应为百合科龙血树属植物。从历史文献来看，我国进口血竭主流品种之一的棕榈科黄藤属麒麟竭可能是在明代由航海家自马来西亚和印度尼西亚的苏门答腊带回。《明史·外国七》记载：我国使节访问祖法儿（今阿拉伯半岛东南），其王遍谕国人尽出乳香，血竭，芦荟、没药、苏合油、安息香与华人交易。以上血竭就很可能除仍有龙血树属血竭外，还同时包括有盛产于印度尼西亚和马来西亚的棕榈科麒麟竭[1]。

【原植物】常绿高大藤本，长达数十米，茎粗2～4cm。羽状复叶互生，近茎基有时近于对生；叶柄长，基部稍扩大略成鞘状，叶柄和叶轴被疏生小刺；小叶片多数，等距排列，无柄，条形至窄披针形，长达30cm，宽约12cm，先端渐窄尖，全缘，主脉平行三出。花呈长大圆锥花序，稍肉质，分枝基部外被长形苞苞；花单性，雌雄异株，花黄色，花被6片，二轮，雄花花被外轮较小，雄蕊6；雌花花被基部合生，外轮稍大，不育雄蕊6，子房圆软状，外面密被鳞片，花柱粗短不明显，柱头三深裂。果实核果状，宽卵形或近球形，直径约2cm，先端有短喙，果皮猩红色，表面密被覆瓦状鳞片，成熟时由鳞片缝中流出红色树脂，子房只1室发育。种子1粒。（图62-1）

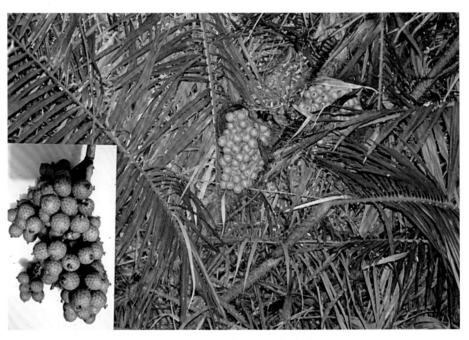

图62-1　龙血黄藤（潘超美　摄）

主要分布在印度尼西亚爪哇岛、苏门答腊岛、婆罗洲岛。我国没有人工栽培龙血黄藤。

【主产地】主产于印度尼西亚爪哇岛、苏门答腊岛、婆罗洲岛等地。

【栽培要点】

1. 生物学特性　大部分种子有休眠现象，少数种子有深休眠现象，发芽时日平均气温须在20℃以上。

2. 栽培技术　可采用种子繁殖和扦插繁殖。种子繁殖：一般2月中、下旬播种，播种后2个月方可发芽，种子发芽的进程较为缓慢，无发芽盛期，从置床之日起，须经8个月发芽才能结束，发芽率可达80%。待种子陆续发芽后，再分批移至圃地或容器内培育。扦插繁殖：用树干或较嫩枝条，于3～6月间，进行扦插育苗。选择生长2年以上的健壮枝条。选取不具叶的较下部的直径约为2cm的枝条作插穗，切取长20～30cm，扦插的基质可用经过高温消毒的沙和椰糠按2：1拌匀而成，可保持较好的透水透气效果，圃地宜加施生石灰作基肥。插穗间的株行距为3cm×3cm，插床上设荫蔽物，扦插床保持一定湿度。40天左右萌发新根，两个月后从苗床移入盆栽。

3. 病虫害　病害：叶斑病，炭疽病等。虫害：棉红蜘蛛等。

【采收与加工】全年采收。采收果实，置蒸笼内蒸煮，使树脂渗出；或取果实捣烂，置布袋内，榨取树脂，然后煎熬成糖浆状，冷却凝固成块状。亦有将树干砍破或钻若干小孔，使树脂自然渗出，凝固而成。割伤采脂，一年一次，宜在冬季进行。主茎直径30cm以上的植株，可以单面剖伤0.5～1m²。单株每年能割取含脂木质约0.6～1.4kg，可供提取150～300g血竭。

【商品规格】按质量好坏依次分为麒麟牌、手牌、皇冠牌、五星牌四种商品规格。

1. 原装血竭　纯用印尼等国进口血竭原料（不加辅料）制成。表面呈铁黑色。

2. 加工血竭　为血竭原料掺入辅料原白树脂加工炼制而成者，表面呈暗红色。

3. 牌号血竭　将血竭按质量优劣依次分为麒麟牌、手牌、皇冠牌、五星牌、AA牌、三A牌、鸡牌、金鱼牌、金星牌、太阳牌等规格。

【药材鉴别】

（一）性状特征

略呈类圆四方形或方砖形，表面暗红，有光泽，附有因摩擦而成的红粉。质硬而脆，破碎面红色，研粉为砖红色。气微，味淡。在水中不溶，在热水中软化。（图62-2）

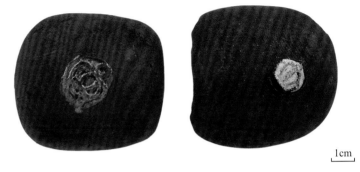

图62-2　血竭药材图

（二）理化鉴别

薄层色谱　取本品干燥粉末0.1g，加二氯甲烷20ml超声10分钟，滤过，作为供试品溶液。另取对照药材0.1g，同法制成对照药材溶液。再取血竭素高氯酸盐对照品，加二氯甲烷制成每1ml含0.5mg的溶液，作为对照品溶液。照薄层色谱法试验，吸取上述三种溶液各5μl，分别点于同一硅胶GF254薄层版上，以三氯甲烷–甲醇（19∶1）为展开剂，展开，取出，晾干，置紫外光灯（254nm和365nm）下检视，喷以香草醛试液，在105℃加热至斑点显色清晰。供试品色谱中，在与对照品色谱相应的位置上，显相同颜色的斑点。（图62-3）

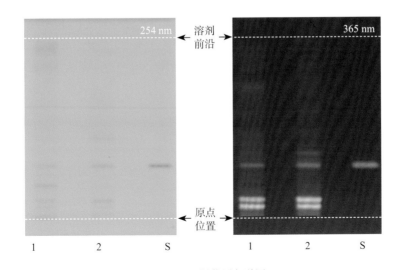

图62-3　血竭薄层色谱图

S. 血竭素高氯酸盐　1. 血竭样品（产自印度尼西亚）　2. 血竭对照药材

（R_f 血竭素高氯酸盐＝0.38）

【质量评价】采用高效液相色谱法测定，本品含血竭素（$C_{17}H_{14}O_3$）不得少于1.0%。

【化学成分】主要成分为黄酮类（flavonoids）、萜类（terpenoids）等。其中，黄酮类是其特征性成分和有效成分。

1. 黄酮类　血竭素（dracorhodin）、血竭红素（dracorubin）、去甲血竭素（nordracorhodin）、去甲血竭红素（nordra-corubin）、（2S）-5-甲氧基-6-甲基黄烷-7-醇（2S-5-methoxy-6-methyflavan-7-ol）、dracoflavan A～D，dragonin A～D[2]。血竭素和血竭红素具有良好的抗金黄色葡萄球菌作用，（2S）-5-甲氧基-6-甲基黄烷-7-醇具有良好的抗血小板聚集作用。

2. 萜类　pterocarpol、dipterocarpol、dammarenolic acid、22-hydroxyhopanone等[3]。

【性味归经】甘、咸，平。归心、肝经。

【功能主治】活血定痛，化瘀止血，生肌敛疮。用于跌打损伤，心腹瘀痛，外伤出血，疮疡不敛。

【药理作用】

1. 保护血管内皮细胞作用　血竭能够减轻高血糖诱导的HUVEC细胞功能紊乱，通过降低氧化应激、细胞凋亡和PARP-1活化水平改善糖尿病引发的血管炎症。

2. 抗炎作用　血竭能够显著抑制脂多糖诱导的RAW264.7巨噬细胞释放NO，具有潜在的抗炎作用。血竭乙酸乙酯部位能够通过降低ROS生成抑制脂多糖诱导的血管平滑肌细胞和吞噬细胞的炎症反应[4]。

3. 降血糖作用　血竭乙醇提取物对链脲霉素诱导的胰岛素B细胞损伤具有修复作用。体内实验表明，链脲佐霉素（链佐星）诱导的糖尿病模型小鼠口服血竭乙醇提取物三周，可使血糖和胰岛素恢复正常水平[5]。

4. 促进创面愈合作用　血竭能够提高兔耳缺血创面愈合速度，改善创面愈合质量，具有显著促进缺血创面愈合的作用。血竭乙酸乙酯提取物能显著促进人的角质形成细胞和成纤维细胞增殖，可能是血竭促进创面愈合的机制之一[6]。

5. 其他作用　血竭可促进受损神经修复和再生，还能够促进促细胞分化形成骨骼。血竭素高氯酸盐能抑制人组织细胞淋巴瘤细胞U937、人乳腺癌细胞MCF-7、宫颈癌细胞Hela等多种肿瘤细胞增殖[7]。

【用药警戒或禁忌】《本草经疏》记载："凡血病无淤积者不必用。"

【分子生药】基于DNA条形码序列的分子鉴定，trnL（UAA）内含子的P6环序列可作为血竭药材的DNA条形码鉴定序列[8]。

【附注】谢宗万、蔡希陶等专家认为古代本草记载血竭基原应为百合科龙血树属植物。谢宗万考证：我国明代航海家郑和从明成祖永乐三年（1405）起，在28年时同中，先后七次航海，历经东亚、非洲，到过30多个国家，如真腊（今柬埔寨）、满刺加（今马来西亚），苏门答腊（今印度尼西亚所属），勃泥国（今文莱一带）等，随船装运有茶叶、麝香等货物，而返国时则带回象牙、犀角、片脑、豆蔻、乌木、大枫子、胡椒、阿魏、血竭、沉香、木香、丁香等药物。谢氏认为，世界不同的地区用于提取血竭的基原植物也有差异，据统计，血竭也是目前世界各地生产的血竭来源于4科4属［棕榈科黄藤属、豆科紫檀属、龙舌兰科（百合科）龙血树属、大戟科巴豆属］约20余种植物提取得到的树脂和汁液的总称。

主要参考文献

[1] 谢宗万. 血竭基原的本草考证[J]. 中药材，1989，12(7)：40-43.

[2] Kuo PC, Hung HY, Hwang TL. Anti-inflammatory flavan-3-ol-dihydroretrochalcones from *Daemonorops draco*[J]. J Nat Prod, 2017, 80: 783-789.

[3] Nasini G, Piozzi F. Pterocarpol and triterpenes from *Daemonorops draco*[J]. Phytochemistry, 1981, 20: 514-516.

[4] Heo SK, Yi HS, Yun HJ, et al. Ethylacetate extract from Draconis Resina inhibits LPS-induced inflammatory responses in vascular smooth muscle cells and macrophages via suppression of ROS production[J]. Food Chem Toxicol, 2010, 48: 1129-1136.

[5] Hu CM, Li JS, Cheah KP, et al. Effect of *Sanguis draconis* (a dragon's blood resin) on streptozotocin and cytokine-induced β-cell damage, in vitro and in vivo[J]. Diabetes Res Clin Pract, 2011, 94: 417-425.

[6] 李丹，郭树忠，王胜春，等.血竭提取物对人成纤维细胞增殖的影响[J].第四军医大学学报，2006，27(16)：1502-1504.

[7] Xia M, Wang D, Wang M, et al. Dracorhodin perchlorate induces apoptosis via activation of caspases and generation of reactive oxygen species[J]. J Pharmacol Sci, 2004, 95: 273-283.

[8] 王俊，刘霞，孙伟，等.名贵中药材血竭的DNA条形码鉴定研究[J].中国药学杂志，2015，50(15)：1261-1265.

（北京中医药大学　庞道然　李军）

63. 羊角拗

Yangjiaoao

STROPHANTHI DIVARICATI RADIX ET CAULIS

【别名】羊角扭、羊角藤、羊角藕、断肠草、鲤鱼橄榄、打破碗花、武靴藤。

【来源】为夹竹桃科植物羊角拗*Strophanthus divaricatus*（Lour.）Hook. et Arn.的根及茎。

【本草考证】本品始载于《本草求原》："苦寒有毒，能杀人，不可入口，治疥癫热毒，其子似羊角，角内有花能止刀伤血"。《岭南采药录》："羊角藤，蔓生。其叶似柳叶，结荚如羊角。"广州部队《常用中草药手册》："强心消肿，止痒杀虫"，"有剧毒，不能内服"。本草记载与现今所用羊角拗基本一致。

【原植物】藤本植物或攀援状灌木，修剪后茎匍匐，高达4.5m，除花冠外全株无毛。乳汁无色或黄色。树干直径4cm；分枝暗褐色，密生白色皮孔。叶薄纸质，椭圆形或稍倒卵形，长3～10cm，宽1.5～5cm，侧脉4～9对；叶柄5～10mm。聚伞花序顶生，3～15朵；花序梗长可达1.5cm；苞片线形或狭卵形，后脱落。花梗长可达1cm；花黄色；花萼狭三角形，长4～11mm；内面基部有腺体；花冠筒0.9～1.6cm，两侧被微柔毛或内部无毛；花冠黄色，漏斗状，5裂，裂片顶端延长成一长尾带，长达10cm；裂片内面具由10枚舌状鳞片组成的副花冠，高出花冠喉部，白黄色，鳞片每2枚基部合生；雄蕊5；心皮2，离生。蓇葖果叉生。种子纺锤形、扁平，长1.5～2cm，宽3～5mm，上部具喙，喙长2cm，轮生白色绢质种毛；种毛具光泽，长2.5～3cm。花期3～7月；果期6月至翌年2月。（图63-1）

生于山坡灌丛或路旁疏林中。主要分布于贵州、云南、广东、广西、福建等地。

【主产地】羊角拗主产于广西等地。

【栽培要点】

1. 生物学特性　喜热带、亚热带气候，不耐霜冻。土壤以微酸性、中性肥沃的砂质壤土、粘壤土生长较好，不宜盐碱土地栽培。

2. 栽培技术　种子或扦插繁殖。春季扦插育苗，5～6月雨季初期定植，行株距2m×2m；种子繁殖，春、秋季播种，条播或穴播，覆土2～3分，如土壤保持湿润，温度在25℃左右，约1周出苗。苗高2～3寸可间苗一次。当苗高1～2尺时可搭架或使攀援于其他树上。

【采收与加工】秋、冬季采挖，除去须根、泥沙，切成段，晒干。

【药材鉴别】

（一）性状特征

根呈圆柱形，稍扭曲，具枝根或枝根痕。栓皮呈黄色，多卷起呈开裂状，表面稍疏松、纵裂痕、如鱼鳞网状。茎呈圆柱状、棕褐色或暗褐色，密生白色皮孔。木质坚硬，不易折断，断面黄色或浅黄白色，气微，味辛。（图63-2）

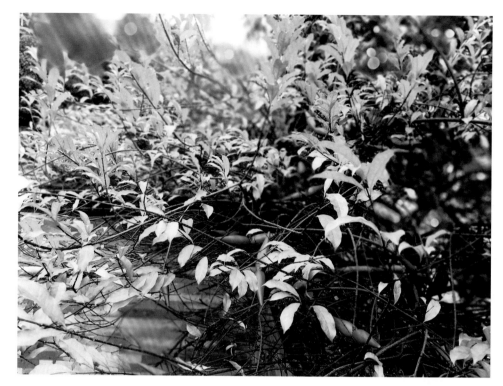

图63-1 羊角拗

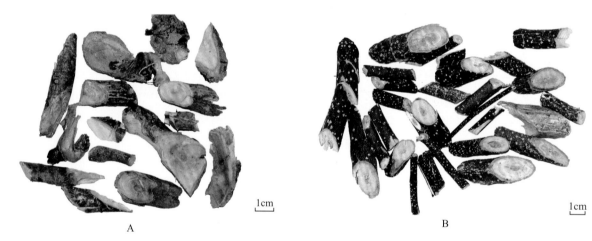

A

B

图63-2 羊角拗药材图

A. 根　B. 茎

（二）显微鉴别

1. 根横切面　呈类圆形。皮层为数列细胞，有时剥落。韧皮部薄壁细胞排列疏松，有乳汁管分布；多见草酸钙簇晶和草酸钙方晶；形成层成环；木质部导管呈放射状排列，木射线明显，射线细胞中多含石细胞。（图63-3）

2. 茎横切面　呈类圆形。外层为木栓层，红棕色，木栓细胞2～6列，排列整齐紧密，切向延长，最外层为残留落皮层，多剥落。皮层较宽，可见石细胞单个或2～3个聚集成群散在，微木化；皮层薄壁组织中有乳汁管分布，多见草酸钙方晶和草酸钙簇晶；维管束双韧型，内外生韧皮部细胞较小，排列紧密；形成层明显，由2～4列细胞组成，扁平，环状排列；内生韧皮部位于木质部下方；木质部发达，由纤维、导管及木薄壁细胞组成，纤维木化，导管单个散在，或多数相聚径向排列，微木化；射线明显，细胞1列，偶见2列，径向延长。髓部宽广，含淀粉粒，可见草酸钙方晶和草酸钙簇晶[1]。（图63-4）

3. 粉末特征　粉末黄棕色。石细胞较多，单个散在或2～4个聚集成群，类圆形、类方形、多角形或不规则形，直径36～58μm，壁厚10.6～18.5μm，纹孔及孔沟明显，微木化。草酸钙簇晶众多，棱角平截或长尖，大小不一，直径21～53μm。草酸钙方晶众多，棱形，直径约16μm，长约24μm。木栓细胞红色，表面观呈类多角形或不规则形，壁稍厚，略弯曲。可见无节乳汁管，呈黄棕色。导管为具缘纹孔导管及螺纹导管，具缘纹孔导管较宽，直径约42μm，螺纹导管直径约11μm。纤维成束或单个离散，细长，稍弯曲，直径约为14μm，壁厚约5μm。淀粉粒为单粒，卵圆形或椭圆形，直径约8～21μm，脐点点状，层纹明显[1]。（图63-5）

（三）理化鉴别

薄层色谱　取本品粉末2g，加乙醇20ml，加热回流30分钟，滤过，滤液浓缩至1ml，作为供试品溶液、另取羊角拗对照药材2g，同法制成对照药材溶液。照薄层色谱法试验，吸取上述两种溶液各10μl，分别点于同一硅胶G薄层板上，以环己烷–三氯甲烷–丙酮（4∶3∶3）为展开剂，展开，取出，晾干，置紫外光灯（365nm）下检视。供试品色谱中，在与对照药材色谱相应的位置上，显相同颜色的荧光斑点。（图63-6，图63-7）

【质量评价】照醇溶性浸出物测定法（热浸法）测定，用乙醇作溶剂，浸出物不得少于7.0%。

【化学成分】主要成分为强心苷类、三萜类、木脂素类、甾醇类等[2-4]，其中强心苷类是其特征成分和有效成分。

1. 强心苷类　羊角拗苷（divaricoside）、羊角拗异苷（divostroside）、西诺苷（sinoside）、西诺异苷（sinostroside）、17βH-羊角拗苷（17βH-divaricoside）、17βH-羊角拗异苷（17βH-divostroside）、caudogenin-3-O-D-glucosyl、考多苷（caudoside）、考多异苷（caudostroside）、伪考多苷（α-caudoside）、异伪考多苷（α-caudostroside）、沙木苷元-3-O-D-葡萄糖基-L-夹竹桃糖苷、羊角拗皂草水解素甲、乙、丙（strophanthiline A，B，C）；羊角拗中分离得到的苷元有沙门苷元（sarmentogenin）、17βH-沙门苷元（17βH-sarmentogenin）、毕平多苷元（bipindogenin）、毒毛旋花子苷元（strophanthene）A，

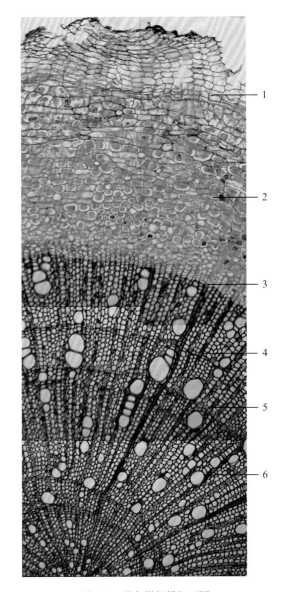

图63-3　羊角拗根横切面图

1. 皮层　2. 乳汁管　3. 形成层　4. 石细胞　5. 木射线　6. 导管

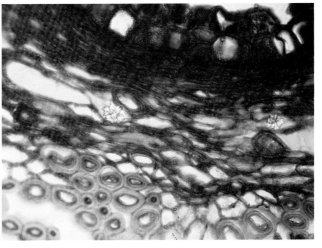

图63-4　羊角拗茎横切面图（簇晶）

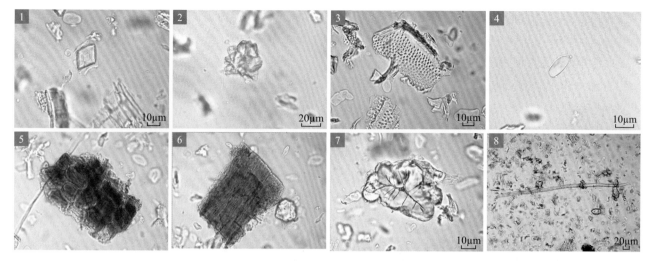

图63-5 羊角拗粉末图

1.方晶 2.簇晶 3.导管 4.淀粉粒 5.木栓细胞 6.乳汁管 7.石细胞 8.纤维

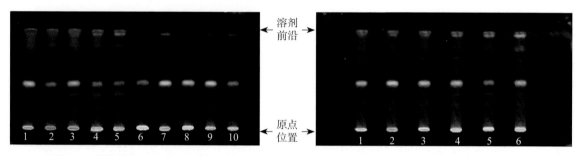

图63-6 羊角拗根、茎薄层色谱图

1.羊角拗茎（广州市犀牛角） 2.羊角拗茎（广州市神农草堂） 3.羊角拗茎（阳春市马水镇）
4.羊角拗茎（广西贺州市） 5.羊角拗茎（阳春市三甲镇）
6.羊角拗根（广州市犀牛角） 7.羊角拗根（神农草堂）
8.羊角拗根（阳春市马水镇） 9.羊角拗根（广西贺州市） 10.羊角拗根（阳春市三甲镇）

图63-7 羊角拗薄层色谱图

1.羊角拗根和茎1∶1混合（广州市犀牛角） 2.羊角拗根和茎1∶1混合（广州市神农草堂） 3.羊角拗根和茎1∶1混合（阳春市马水镇） 4.羊角拗根和茎1∶1混合（广西贺州市） 5.羊角拗根和茎1∶1混合（阳春市三甲镇） 6.羊角拗药材（根茎混合物，市场购买）

B等。其中沙门苷元具有抗氧化活性。

2. 三萜类 齐墩果酸（oleanoic acid）、28-O-β-葡萄糖基齐墩果酸（oleanoic acid 28-O-β-D-glucopyranoside）、蒲公英赛酮等。

3. 木脂素类 （7R,8S,8′R）-4,4′,8′,9-四羟基-3,3′-二甲氧基-7,9′-单环氧木脂素[（7R,8S,8′R）-4,4′,8′,9-tetrahydroxyl-3,3′-dimethyoxyl-7,9′-monoepoxyligan、isolariciresinol、环橄榄树脂素（cycloolivol）、丁香树脂醇（syringaresinol）、dicyclohexanyl orizane、松脂素［（+）-pinoresinol］等。

4. 甾醇类 β-谷甾醇（β-sitosterol）、胡萝卜苷、豆甾醇等。

【性味归经】苦，寒；大毒。归心经。

【功能主治】祛风湿，通经络，解毒杀虫。外用治风湿痹痛，小儿麻痹后遗症，跌打损伤、痈疮，疥癣。

【药理作用】

1. 对心脏作用 少量羊角拗苷对正常心脏功能影响不大，但对衰竭心脏作用极为显著，可使衰竭心脏的收缩增强。对心房纤维性颤动的心脏，可抑制房室传导，使心室保持正常的节律。大量会引起心率过速与心律失常。

2. 抑菌作用 羊角拗的甲醇洗脱物对白色念珠菌、金黄色葡萄球菌、大肠埃希菌、铜绿假单胞菌能起到较好的抑制作用[4]。

3. 抗肿瘤作用　羊角拗根乙醇粗提物和水相部分对人白血病细胞株K562、HL60、人胃癌细胞株BGC823均有不同程度的抑制作用。

4. 杀虫作用　羊角拗苷对钉螺的活动具有抑制作用，杀螺效果极显著[6]；对血吸虫虫卵肉芽肿具有明显抑制作用[7]；对感染雏鸭体内的不同发育阶段毛毕吸虫均有明显的杀灭作用[8]。

【用药警戒或禁忌】羊角拗全株有毒。多作外用，一般不内服。孕妇慎用。

【附注】羊角拗属全世界约60种；中国约2种。羊角拗的叶（羊角拗叶）、种子（羊角拗子）亦可供药用。各部分均含有强心苷，以种子中含量较多、效价最高，果皮次之，叶、枝更次；羊角拗子有大毒，具有活血消肿、止痒杀虫的作用；种子的丝状绒毛入药，名为羊角拗花，能止血、散瘀；羊角拗叶外敷可用于跌打，治疮痈，多鲜用，提取物具有抗氧化作用[9]。《中国药材学》（1996年）中收录了羊角拗子，现行标准中《广东中药材标准》第二册收载了羊角拗的根和茎入药。虽然羊角拗子强心苷含量高，但采收时间较短、采收加工环节较为繁复、产量低，在实际采收加工过程中，采收根茎较为简便、可采收时间长、加工仅需简单晒干即可，且市场上实际流通的羊角拗药材也是以根、茎为主。故此，综合考量后编者主要收集汇总了羊角拗根和茎的研究情况。

在理化鉴别中，因无法购买到羊角拗的对照药材，编者在白云区野外采集了野生羊角拗，经过专业人员的准确鉴定后作为对照，并分别从广东、广西2个主产区收集了药材样品。同时因无法明确市面上售卖的羊角拗药材中的根茎比例，采用了根∶茎（1∶1）的混合比进行实验。

主要参考文献

[1] 罗景斌，刘基柱，王蕴琪，等.羊角拗的显微鉴别[J].中药材，2014，37(12)：2198-2200.

[2] 晏小霞，李晓霞，张新蕊，等.羊角拗根脂溶性成分的GC-MS分析[J].天然产物研究与开发，2012，24(8)：1067-1069+1050.

[3] 程纹，王祝年，王建荣，等.羊角拗根的化学成分研究[J].天然产物研究与开发，2014，26(2)：218-220，288.

[4] 程纹，王嵩，王祝年.羊角拗根的体外抑菌活性研究[J].时珍国医国药，2013，24(10)：2383-2384.

[5] 程纹.羊角拗根的生物活性成分研究[D].海口：海南大学，2013：32.

[6] 祁有朝，赵红梅.羊角拗苷对钉螺活动抑制试验[J].中兽医医药杂志，2013，32(2)：39-40.

[7] 赵强，赵红梅.羊角拗苷不同剂型灭螺活性观察[J].中兽医医药杂志，2012，31(3)：48-50.

[8] 刘江伟，赵红梅.羊角拗甙对日本血吸虫虫卵肉芽肿的影响[J].中兽医医药杂志，2012，31(1)：33-34.

[9] 程纹，王茂媛，晏小霞，等.羊角拗叶脂溶性成分抗氧化活性研究[J].中成药，2013，35(5)：1014-1016.

（广州白云山和记黄埔中药有限公司　林蔚兰　夏静）

64. 灯笼草

Denglongcao

PHYSALIS PERUVIANAE HERBA

【别名】打头泡、爆卜草、打卜草、响铃子。

【来源】为茄科植物灯笼果*Physalis peruviana* L.的全草。

【本草考证】本品始载于《证类本草》："八月采。枝干高三、四尺，有花红色，状若灯笼。内有子。"已与酸浆、苦藏区别使用。《增广和剂局方药性总论》载："所在有之，有花若灯笼，内有红根，八月采。"《本草蒙筌》载："苗高三四尺许，花红而类灯笼。故此为名"历代医书均记载其功效为主上气咳嗽，风热。形态描述和采收期与现代本草《中华本草》记载以及当今所用之灯笼果相符，但古籍上的形态描述不足以与其他酸浆属植物区别。

【原植物】宿根草本。高45～90cm，茎直立，密生短柔毛。叶长卵形或心脏形，长6～15cm，宽4～10cm，顶端短渐尖，基部对称心脏形，全缘或有少数不明显的尖牙齿，两面密生柔毛；叶柄长2～5cm，密生柔毛。花单独腋生，梗长约1.5cm。花萼阔钟状，同花梗一样密生柔毛，裂片披针形，与筒部近等长；花冠阔钟状，长1.2～1.5cm，直径1.5～2cm，黄色，喉部有紫色斑纹，5浅裂，裂片近三角形，外面生短柔毛，边缘有睫毛；花丝及花药蓝紫色，花药长约3mm。果萼卵球状，长2.5～4cm，薄纸质，淡绿色或淡黄色，被柔毛；浆果直径约1～1.5cm，成熟时黄色。种子黄色，圆盘状，直径约2mm。夏季开花秋季结果。（图64-1）

生于海拔1200～2100m的路旁或河谷。我国广东、云南有栽培。

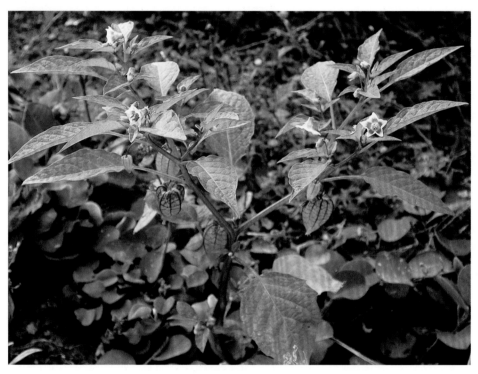

图64-1　灯笼果

【主产地】主产于广东、广西、浙江、云南。

【采收与加工】夏、秋季采集，鲜用或切断晒干。

【药材鉴别】

（一）性状特征

茎方形，表面有长条纵凹陷，被稀柔毛。质脆易折断，断面中部有髓；单叶互生，叶皱缩成团被。果腋生，果萼薄纸质卵球形，内含果实一枚，种子多数。（图64-2）

（二）显微鉴别

粉末特征　粉末暗绿色。可见多数簇晶；导管为环纹导管；非腺毛由2～3个细胞组成；石细胞长方形，排列紧密；腺毛呈短棒状；有星状毛。（图64-3）

【化学成分】灯笼果果实主要成分为类胡萝卜素、酚类、黄酮类、单宁、生物碱、维生素C、维生素B_3、维生素B_6等[1]。

灯笼果根主要成分为有机酸、氨基酸、黄酮苷、酚类及糖类。叶含绿原酸。

灯笼果地上部分主要成分为dunawithanineA和B、（20R,22R）-1α-acetoxy-14α, 20-dihydroxywitha-5,24-dienolide-

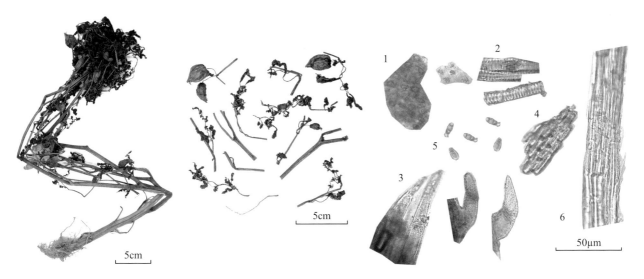

图64-2　灯笼草药材图　　　　　　　　图64-3　灯笼草粉末图

1. 簇晶　2. 导管　3. 非腺毛　4. 石细胞　5. 腺毛　6. 纤维

3β-（O-β-D-glucopyranoside）（1），（20S,22R）-1α-acetoxy-27-hydroxywitha-5,24-dienolide-3β-（O-β-D-glucopyranoside）（2），（20R,22R）-20,27-dihydroxy-1-oxowitha-5,24-dienolide-3β-（O-β-D-glucopyranoside）（3），（20R,22R）-14α,20,27-trihydroxy-1-oxowitha-5,24-dienolide-3β-（O-β-D-glucopyranoside）[2]、灯笼草内酯E～H，睡茄灯笼草素I~K和三种其他睡茄灯笼草素L~N[3]，phyperunolideA~F和peruvianoxide[4]。

【药理作用】

1. 镇痛作用　在大鼠、小鼠多种行为测痛模型上，灯笼草均能明显提高痛阈。在电生理实验中灯笼草能明显抑制中枢神经元的伤害性反应。其对体表痛、内脏痛、炎症性疼痛和神经源性疼痛的急性期和慢性期都有一定的镇痛作用。反复给予灯笼草能产生耐受，但与吗啡镇痛之间不存在交叉耐受[5]。

2. 抗肿瘤作用　高浓度的灯笼果提取（800μg/ml）对肺（A549）细胞表现出显著的抗癌活性，对肠癌细胞（Caco-2）亦有轻微抑制作用[6]。

3. 降血糖作用　灯笼果的果实提取物干粉具有降血糖作用，可作为糖尿病辅助用药[1]。

4. 其他作用　灯笼果提取物具有抗氧化和抗菌作用；高浓度灯笼草果实及宿萼提取物对免疫性肝损伤有明显的保护作用[7]。实验证明灯笼草提取物能减轻大鼠因镉引起的神经中毒[8]和四氯化碳引起的睾丸损伤[9]。

【性味归经】味苦，性凉。

【功能主治】清热解毒，消炎。用于感冒，喉痛，咳嗽，疟腮。

【附注】灯笼草为我国南方习用草药，曾常见于村边田间，现由于除草剂的使用和入侵物种的竞争，使得基原植物灯笼果已不多见。目前灯笼果的成分和药理作用研究较少，多作为蔬果开发研究。灯笼草有清热解表利咽的功效，虽有不少中药可替代，保护灯笼草资源的可持续发展应引起注意。

主要参考文献

[1] Carlos-A. Bernal, Marcela Aragón, Yolima Baena. Dry powder formulation from fruits of *Physalis peruviana* L. standardized extract with hypoglycemic activity[J]. Powder Technology, 2016, 301: 839-847.

[2] Ahmad S, Yasmin R, Malik A. New Withanolide Glycosides from Physalis peruviana L.[J]. Chemical and Pharmaceutical Bulletin, 1999, 47(4): 477-480.

[3] Othman, M. S. Effect of Physalis peruviana L. on cadmium-induced testicular toxicity in rats[J]. Biological trace element research., 2014, 159(1/3): 278-287.

[4] Fang-Rong Chang, Su-Li Chen, Shyh-Shyan Wang, et al. New cytotoxic withanolides from Physalis peruviana[J]. Food Chemistry, 2009, 116(2): 462-469.

[5] 单立冬，郭试瑜，俞光第，等. 灯笼草镇痛作用及其机理的研究[J]. 中药药理与临床，2001，17((1)：12-15.

[6] El-Beltagi, Hossam S. Mohamed, Heba I，et al. Chemical composition and biological activity of *Physalis peruviana* L.[J]. Gesunde Pflanzen, 2019, 71(2): 113-122.

[7] 张昊. 灯笼草对致敏小鼠肝损伤的保护作用[D]. 延边：延边大学，2007.

[8] Bauomy, Amira A, Abdel Moneim, Ahmed E, et al. The protective effect of *Physalis peruviana* L. against cadmium-induced neurotoxicity in rats[J]. Biological trace element research, 2014, 160(3): 392-399.

[9] Moneim, Ahmed E Abdel. Prevention of carbon tetrachloride(CCl$_4$)-induced toxicity in testes of rats treated with *Physalis peruviana* L. fruit[J]. Toxicology and Industrial Health, 2016, 32(6): 1064-1073.

（广州中医药大学　彭泽通　潘超美）

65. 安息香

Anxixiang

BENZOINUM

【别名】白花榔、拙贝罗香。

【来源】为安息香科植物白花树*Styrax tonkinensis*（Pierre）Craib ex Hart.的干燥树脂。

【本草考证】本品始载于《新修本草》："出西戎，似松脂，黄黑色为块，新者亦柔韧。"《酉阳杂俎》云："安息香树，出波斯国，波斯呼为辟邪树。长三丈，皮色黄黑。叶有四角，经冬不调。二月开花，黄色，花心微碧，不结实。刻其树皮，其胶如饴，名安息香。六七月坚凝，乃取之。烧之通神，辟众恶。"《海药本草》引《广州记》云："生南海、波斯国，树中脂也，状若桃胶，以秋月采之。"[1]《本草纲目》载："今安南、三佛齐诸地皆有之。"本草记载与现今所用安息香基本一致。

【原植物】乔木，高6～30m，树冠圆锥形，树皮暗灰色或灰褐色，有不规则纵裂纹。叶互生，纸质至薄革质，椭圆形、椭圆状卵形至卵形，边近全缘，嫩叶有时具2～3个齿裂，上面无毛或嫩叶脉上被星状毛，下面密被灰色至粉绿色星状绒毛，侧脉每边5～6条，第三级小脉近平行。圆锥花序，或渐缩小成总状花序，花序长3～10cm或更长；花白色；花萼杯状。果实近球形，直径10～12mm，顶端急尖或钝；种子卵形，栗褐色，密被小瘤状突起和星状毛。花期4～6月，果熟期8～10月。（图65-1）

【主产地】主产于越南东京湾，我国云南、贵州、广西、广东、湖南、福建和江西等地有野生和栽培。

【栽培要点】

1. 生物学特性　白花树为阳性速生树种。喜温暖湿润、阳光充足的环境，适宜生长在气温高、夏季长、冬季温暖的南亚热带地区。忌水涝，能耐短时期霜冻。适生于土层深厚、疏松肥沃、排水良好、微酸性的砂质壤土。

2. 栽培技术　种子繁殖。白花树单株之间产量差异很大，须选择优良母树采种。丘陵地区种子以随采随播最好。秋播种子发芽率高，在苗床上按行株距20cm×10cm点播，覆土，稍加镇压，盖草保湿，播后经常浇水。约15天出苗。翌春苗高20～30cm时，即可上山造林。造林最合适季节为3～4月，行株距为3.5m×3.5m。

3. 病虫害　病害：枯梢病。虫害：木蠹蛾、钻心虫。

【采收与加工】选择生长10年以上的健壮成龄树，以4～6月割脂为好。割脂前，先进行乙烯利处理，于距离地

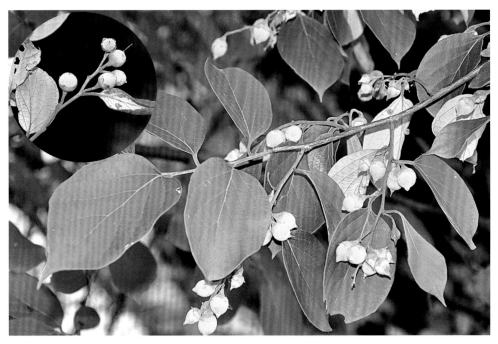

图65-1　白花树（徐永福　摄）

面9～12cm的树干基部，在同一水平线上按等距离用小刀浅刮树皮3处，然后将10%乙烯利油剂薄薄地在刮面上刷1层，刷药要在晴天进行，处理后9～11天，即可开割。收集的液状树脂放阴凉处，自然干燥变白后，用纸包好放木箱内贮藏。树脂受热易融化，切忌阳光暴晒。

【**商品规格**】商品分水安息香、旱安息香等规格[2]。

【**药材鉴别**】

（一）性状特征

不规则的小块，稍扁平，常黏结成团块。表面橙黄色，具蜡样光泽（自然出脂）；或为不规则的圆柱状、扁平块状。表面灰白色至淡黄白色（人工割脂）。质脆，易碎，断面平坦，白色，放置后逐渐变为淡黄棕色至红棕色。加热则软化熔融。气芳香，味微辛，嚼之有沙粒感。（图65-2）

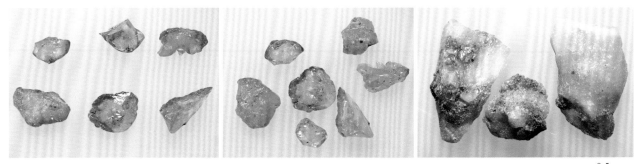

0.5cm

图65-2　安息香药材图

（二）理化鉴别

1. 薄层色谱　取本品粉末0.1g，加甲醇2ml，超声处理5分钟，取上清液作为供试品溶液。另取安息香对照药材0.1g，同法制成对照药材溶液。再取苯甲酸对照品，加甲醇制成每1ml含4mg的溶液，作为对照品溶液。照薄层色谱法试验，吸取上述三种溶液各5μl，分别点于同一硅胶GF$_{254}$薄层板上，以石油醚（60～90℃）–正己烷–乙酸乙酯–冰醋酸（6：4：3：0.5）为展开剂，展开，取出，晾干，置紫外光灯（254nm）下检视。供试品色谱中，在与对照药材色谱和对照品色谱相应的位置上，显相同颜色的斑点。

2. 取本品约0.25g，置干燥试管中，缓缓加热，即发生刺激性香气，并产生多数棱柱状结晶的升华物。

3. 取本品约0.1g，加乙醇5ml，研磨，滤过，滤液加5%三氯化铁乙醇溶液0.5ml，即显亮绿色，后变为黄绿色。

【质量评价】以表面橙黄色、具蜡样光泽、质脆易碎、香气浓郁、嚼之有沙粒感者为佳。照高效液相色谱法测定，本品含总香脂酸，以苯甲酸（C$_7$H$_6$O$_2$）计，不得少于27.0%。

【化学成分】主要含树脂70%～80%，其成分有3-苯甲酰泰国树脂酸酯，松柏醇苯甲酸酯，游离苯甲酸20%，香草醛0.15%～2.3%。

【性味归经】辛、苦，平。归心、脾经。

【功能主治】开窍醒神，行气活血，止痛。用于中风痰厥，气郁暴厥，中恶昏迷，心腹疼痛，产后血晕，小儿惊风。

【药理作用】

1. 脑保护作用　线栓法制备永久性大脑中动脉阻塞脑缺血大鼠模型（p MCAO），实验结果显示，安息香能改善模型大鼠神经功能评分、降低缺血侧脑组织含水量、脑水肿率及脑梗死率[3]。

2. 抗炎解热作用　安息香醇提物对醋酸所致小鼠腹腔毛细血管通透性亢进有抑制作用，可降低2,4-二硝基酚、内毒素所致大鼠体温的升高[4]。

3. 抗肿瘤作用　从安息香中分离得到的三萜类化合物对HL-60细胞具有一定的生长抑制作用，IC$_{50}$值为8.9～99.4μmol/L，其中齐墩果酸活性最强[5]。

4. 其他作用　安息香具有辅佐治疗婴儿脐疝的作用。安息香粉末，温开水冲饮，可活血化瘀，治疗冠心病心绞痛。安息香、麝香各等份粉末，温开水冲饮，可开窍醒神，治疗中风痰厥、目不识人等[6]。

【用药警戒或禁忌】阴虚火旺者慎服。

【分子生药】SRAP-PCR分子鉴别方法能够应用于白花树的分子标记分析，也可应用于安息香基原植物白花树的遗传多样性分析、遗传格局研究和种质鉴别[7]。

【附注】目前作为商品安息香，除《中国药典》收录基原外，还有产自安息香树S. benzoin Dryand.和苏门答腊安息香树S. paralleloneurum Perkins的苏门答腊安息香。大多数苏门答腊安息香色深、等级较低，更低等的甚至嵌有达玛树脂。苏门答腊安息香的主要成分是肉桂酸及肉桂酸酯，通过薄层色谱很容易区分。

主要参考文献

[1] 尚志军.海药本草（辑校本）[M].北京：人民卫生出版社，1997：55.

[2] 卢先明.中药商品学[M].北京：中国中医药出版社，2014：323.

[3] 文静，王建，陈念等.安息香对永久性大脑中动脉栓塞大鼠模型的保护作用及其机制研究[J].中国药理学通报，2016，32(12)：1683-1687.

[4] 雷玲，王强，白筱璐，等.安息香的抗炎解热作用研究[J].中药药理与临床，2012，28(2)：110-111.

[5] 王峰，鄢琼芳，华会明.安息香属植物化学成分及药理作用研究进展[J].广东药学院学报，2009，25(5)：541-545.

[6] 王一波，陈欢，王淑美，等.中药安息香药理作用研究进展[J].亚太传统医药，2015，11(3)：48-49.

[7] 柳新红，李楠，李因刚，等.白花树SRAP—PCR反应体系的建立与优化[J].浙江林业科技，2011，31(6)：30-34.

（中国医学科学院药用植物研究所海南分所　刘洋洋　冯剑）

66. 阴香

Yinxiang

CINNAMOMI BURMANNII CORTEX

【别名】山玉桂、桂秧、连粘树、土肉桂。

【来源】为樟科植物阴香*Cinnamomum burmanii*（Nees et T. Nees）Bl.的干燥树皮[1]。

【本草考证】本品以"坎香草"之名始载于《生草药性备要》："能发散。其皮即香胶。又名阴香"。《岭南采药录》载："常绿乔木，有芳香气，高五丈余，叶广披针形，或长椭圆形，有大脉三条，花小黄色，果实为核果而小，黑色。"《增订岭南采药录》载："阴香又名山肉桂，坎香草。全形颇似樟树，但阴香树干平滑而带灰色，嫩枝粗糙而灰褐色，叶面有三条纵脉明显凸起，正中主脉与支脉分歧处无腺点，叶作辛辣香气，且有胶黏性，此为特异。"本草记载与现今所用阴香基本一致。

【原植物】乔木，高达14m，胸径达30cm。树皮光滑，灰褐色至黑褐色，内皮红色，味似肉桂。枝条纤细，绿色或褐绿色，具纵向细条纹，无毛。叶互生或近对生，卵圆形、长圆形至披针形，具离基三出脉，中脉及侧脉在上面明显，下面十分凸起，横脉及细脉两面微隆起；圆锥花序腋生或近顶生，比叶短，少花，疏散，密被灰白微柔毛，最末分枝为3花的聚伞花序。

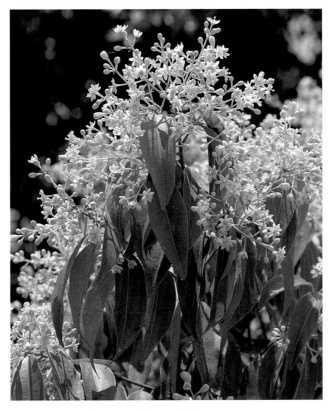

图66-1　阴香

花绿白色；能育雄蕊9，退化雄蕊3。子房近球形，柱头盘状。果卵球形；果托具齿裂，齿顶端截平。花期主要在秋、冬季，果期主要在冬末及春季。（图66-1）

生于疏林、密林或灌丛中，或溪边路旁等处，海拔100～1400m（在云南境内海拔可高达2100m）。主要分布于广东、广西、云南及福建。

【主产地】主产于广西、广东。

【栽培要点】

1. 生物学特性　宜温暖湿润气候。稍耐阴，喜排水良好，深厚肥沃的砂质壤土栽培。

2. 栽培技术　繁殖：用种子繁殖，待果皮黑色成熟时采收，搓去果肉果皮，洗净晾干种子，宜采后即播或沙藏，沙藏一般可贮藏1个月。育苗：种子用40～60℃温水浸泡12～14小时后，撒播于宽100cm、高20cm的苗床上，保持苗床湿润；等幼苗长出2～3对真叶，苗高4～5cm时，即可把幼苗上袋，每袋种植幼苗1株。造林：每年3～4月进行，造林植穴规格为50cm×50cm×40cm，栽植密度为1350～1650株/hm²，定植后1个月进行查苗补苗工作。造林当年11月抚育1次；以后每年6月、11月各抚育1次，直到闭郁成林。结合抚育进行追肥。

3. 病虫害　病害：叶斑病、粉实病、藻斑病等；虫害：樟风蝶、樟管蓟马、阴香木虱、黑刺粉虱、红蜘蛛等。

【采收与加工】种植第4年，或闭郁成林时开始剥采。一般夏季剥取茎皮，晒干[1]。

【药材鉴别】

（一）性状特征

茎皮呈槽状或片状，厚约3mm，外表面棕灰色，粗糙，有圆形突起的皮孔和灰白色地衣斑块，有时外皮部分刮去而现凹下的皮孔痕；内表面暗红棕色，平坦。质坚，断面内层呈裂片状。气香，味微甘、涩。（图66-2）

（二）显微鉴别

1. 茎皮横切面　木栓细胞数列。皮层有草酸钙方晶、分泌细胞和石细胞散在。中柱鞘部位石细胞群断续连成环带状。韧皮部有石细胞群，外侧较多；韧皮部射线宽1～3列细胞，内含草酸钙方晶；韧皮纤维较少，多单个散在；油细胞随处可见。薄壁细胞含淀粉粒[1]。（图66-3，图66-4）。

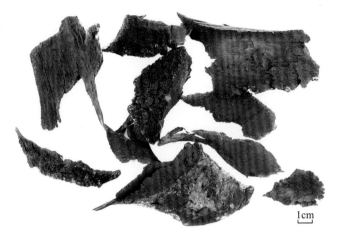

图66-2　阴香药材图

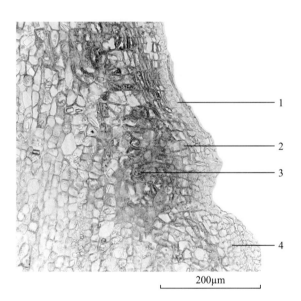

图66-3　阴香茎皮横切面图

1. 木栓层　2. 中柱鞘　3. 韧皮部　4. 皮层

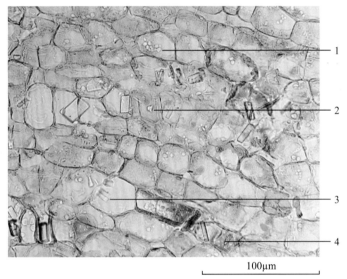

图66-4　阴香皮层局部放大图

1. 油细胞　2. 石细胞　3. 草酸钙方晶　4. 分泌细胞

2. 粉末特征　粉末棕色。纤维单个散在，长105～210μm，直径25～40μm，胞腔较大。油细胞椭圆形，直径达40μm。细小草酸钙方晶散在射线细胞中。木栓细胞类多角形。（图66-5）

（三）理化鉴别

薄层色谱　取本品粉末0.5g，加乙醚15ml，超声处理5min，滤过，滤液挥干，残渣加三氯甲烷1ml使溶解，作为供试品溶液。另取阴香对照药材0.5g，同法制成对照药材溶液。照薄层色谱法试验，吸取上述供试品溶液10μl、对照药材溶液10μl，分别点于同一硅胶G薄层板上，以环己烷-乙酸乙酯（8∶2）为展开剂，展开，取出，晾干，喷以1%香草醛硫酸溶液，在105℃加热至斑点显色清晰。供试品色谱中，在与对照药材和对照品色谱相应的位置上，显相同颜色的斑点[1]。

【质量评价】茎皮呈槽状或片状，内表面暗红棕色，平坦，气香，味微甘、涩。干药材的各指标范围控制在：水分不超过17.0%，总灰分不超过6.5%，挥发油含量不低于0.50%，龙脑含量不低于0.20%[2]。

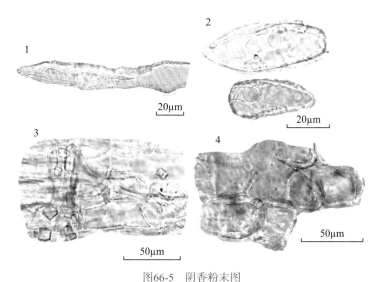

图66-5 阴香粉末图

1. 纤维 2. 油细胞 3. 含草酸钙方晶的射线细胞 4. 木栓细胞

【化学成分】 主要成分为挥发油类。

挥发油 龙脑、桉油精、（R）-（+）-柠檬烯、（+）-4-萜烯、桂皮醛、α-松油醇、乙酸龙脑酯、香豆素、匙叶桉油烯醇、石竹烯氧化物、6,10,14-三甲基-2-十五烷酮、桉树醇、2-茨酮、4-萜品醇、亚油酸甘油酯、松油醇、2-十八烯酸单甘油酯等[3-5]。

【性味归经】 辛、微甘，温。归脾经。

【功能主治】 祛风散寒，温中止痛。用于腹泻，风湿关节痛；外用于跌打肿痛，疮疖肿毒，外伤出血。

【药理作用】

抑菌作用 用体积分数2.5%阴香精油作用30分钟，对培养3天的白色念珠菌生物膜达到完全杀灭；作用90分钟对培养7天的白色念珠菌生物膜达到完全清除；用体积分数2.5%阴香精油作用10分钟，可完全杀灭悬液内白色念珠菌浮游菌。说明阴香精油对白色念珠菌生物膜有清除效应，可抑制生物膜形成，对悬液内浮游菌杀灭效果更好[6]。

主要参考文献

[1] 广西壮族自治区食品药品监督管理局.广西壮族自治区壮药质量标准.第二卷[M].南宁：广西科学技术出版社，2011：136.

[2] 黎小伟，蒋受军，周天祥，等.阴香皮药材质量标准研究[J].中国现代应用药学，2012，29(10)：899-902.

[3] 李海泉.徐荣，郭刚军.等.超临界CO₂萃取阴香叶挥发油及GC-MS分析[J].食品研究与开发，2016，37(12)：135-138.

[4] 蒋华治，王海波，刘锐锋，等.阴香树皮挥发油成分的GC-MS分析[J].中国药房，2014，25(23)：2150-2151.

[5] 黎小伟，陈宇，周天详.壮药阴香皮挥发油成分GC-MS分析[J].中药材，2015，38(3)：548-549.

[6] 黄晓敏，王晨明，管文华，等.阴香植物精油对白色念珠菌生物膜的抑制研究[J].中国消毒学杂志，2012，29(8)：666-669.

（广西壮族自治区药用植物园 柯芳 谢月英 黄宁）

67. 红豆蔻

Hongdoukou

GALANGAE FRUCTUS

【**别名**】大良姜、山姜。

【**来源**】为姜科植物大高良姜*Alpinia galangal* Willd.的干燥成熟果实。

【**本草考证**】本品以高良姜之名始载于《新修本草》："出高良郡。行气与杜若相似，而叶如山姜。生岭南者，形大虚软；江左者细紧，味亦不甚辛，其实一也。今相与呼细者为杜若，大者为高良姜，此非也。"说明当时用作高良姜的植物不止一种。《开宝本草》载："红豆蔻味辛，温，无毒。主肠虚水泻，心腹搅痛，霍乱呕吐酸水，解酒毒。不宜多服，令人舌粗，不思饮食。云是高良姜子，其苗如芦，叶似姜，花作穗，嫩叶卷而生，微带红色。生南海诸谷。"此后本草多认为红豆蔻与高良姜为同一种植物。《桂海虞衡志》对红豆蔻的描述较为详细："花丛生，叶瘦如碧芦，春末发。初开花，先抽一干，有大箨包之。箨解花见，一穗数十蕊，淡红鲜妍，如桃杏花色。蕊重则下垂，如蒲萄，又如火齐缨络，及剪彩鸾枝之状。此花无实，不与草豆蔻相同。每蕊心有两瓣相并。词人托兴如比目连理云"。本草所载与现今所用红豆蔻基本相符。

【**原植物**】株高达2m。根茎块状，稍有香气。叶片长圆形或披针形，顶端短尖或渐尖，基部渐狭，两面均无毛或于叶背被长柔毛，干时边缘褐色；叶柄短，长约6mm；叶舌近圆形。圆锥花序，花序轴被毛，分枝多而短，每一分枝上有花3～6朵；花绿白色，有异味；萼筒状，长6～10mm，果时宿存；花冠管长约6～10mm，裂片长圆形；侧生退化雄蕊细齿状至线形，紫色，长2～10mm；唇瓣倒卵状匙形，长达2cm，白色而有红线条，深2裂。果长圆形，中部稍收缩，熟时棕色或枣红色，平滑或略有皱缩，质薄，不开裂，手捻易破碎，内有种子3～6颗。花期5～8月；果期9～11月。（图67-1）

生于山野沟谷荫湿林下或灌木丛中、草丛中。海拔100~1300m。亚热带地区广布。

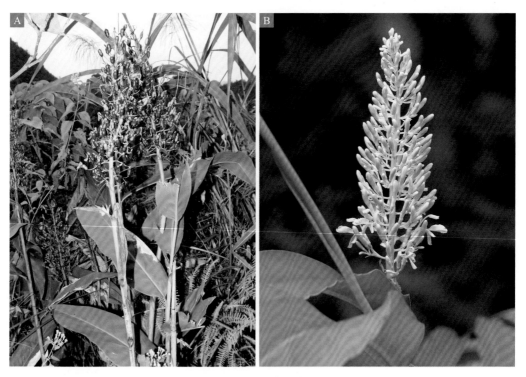

图67-1　大高良姜

A. 植株　B. 花

【**主产地**】主产于广东、广西、云南。

【**栽培要点**】

1. **生物学特性** 红豆蔻适应性强，喜温暖湿润的气候环境，能耐短暂0℃左右的低温，稍耐旱，怕涝。以疏松、肥沃、深厚排水良好的壤土或黏土为佳。

2. **栽培技术** 用种子繁殖或分株繁殖。于11～12月果实成熟后，选取饱满、无病虫害的果实留种。将果实脱粒后进行沙藏，待第2年取出种果进行播种。红豆蔻株丛茂盛，抽茎多，可于每年夏季进行分株繁殖。分株苗需带一段根茎[1]。

【**采收与加工**】秋季果实变红时采收，除去杂质，阴干。

【**药材鉴别**】

（一）性状特征

呈长球形，中部略细，长0.7～1.2cm，直径0.5～0.7cm。表面红棕色或暗红色，略皱缩，顶端有黄白色管状宿萼，基部有果梗痕。果皮薄，易破碎。种子6，扁圆形或三角状多面形，黑棕色或红棕色，外被黄白色膜质假种皮，胚乳灰白色。气香，味辛辣。（图67-2）

（二）显微鉴别

1. **种子横切面** 假种皮细胞4～7列，圆形或切向延长，壁稍厚。种皮的外层为1～5列非木化厚壁纤维，呈圆形或多角形，直径13～45μm，其下为1列扁平的黄棕色或深棕色色素细胞；油细胞1列，方形或长方形，直径16～54μm；色素层细胞3～5列，含红棕色物；内种皮为1列栅状厚壁细胞，长约65μm，宽约30μm，黄棕色或红棕色，内壁及靠内方的侧壁极厚，胞腔偏外侧，内含硅质块。外胚乳细胞充满淀粉粒团，偶见草酸钙小方晶。内胚乳细胞含糊粉粒和脂肪油滴。（图67-3）

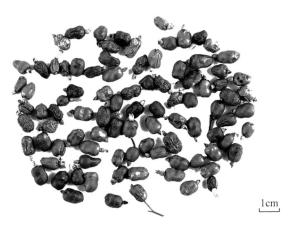

图67-2 红豆蔻药材图

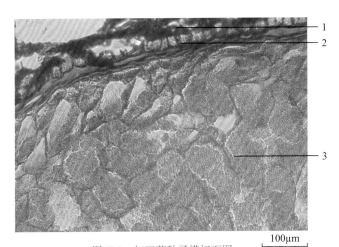

图67-3 红豆蔻种子横切面图

1. 色素层 2. 内种皮细胞 3. 外胚乳细胞

2. **粉末特征** 内种皮厚壁细胞成片，红棕色或黄棕色。表面观多角形或类方形，非木化，胞腔内含硅质块；断面观细胞排列成栅状，胞腔位于一端，内含硅质块。油细胞位于下皮与色素层之间，切面观细胞1列，长方形或方形，内含油滴。纤维大多成束，长梭形，壁厚，非木化，胞腔线形。偏光下黄绿色。外胚乳充满淀粉粒，偶见草酸钙小方晶。（图67-4）

（三）理化鉴别

薄层色谱 取本品粉末1g，加乙醚20ml，超声处理10分钟，滤过，残渣再加乙醚10ml洗涤一次，滤过，合并乙醚液，蒸干，残渣加乙酸乙酯1ml使溶解，作为供试品溶液。另取红豆蔻对照药材1g，同法制成对照药材溶液。照薄层色谱法试验，吸取上述两种溶液各5～10μl，分别点于同一硅胶GF$_{254}$薄层板上，以环己烷-乙酸乙酯（17∶3）为展开剂，展开，

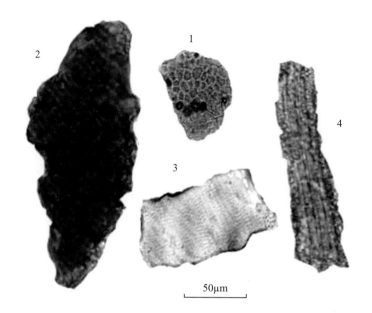

图67-4　红豆蔻粉末图

1,2. 内种皮厚壁细胞　3. 外胚乳　4. 纤维

取出，晾干，置紫外光灯（254nm）下检视。供试品色谱中，在与对照药材色谱相应的位置上，显3个相同颜色的斑点；喷以5%香草醛硫酸溶液，在105℃加热至斑点显色清晰。供试品色谱中，在与对照药材色谱相应的位置上，显三个相同颜色的斑点。（图67-5）

【质量评价】以粒大、饱满、气味浓者为佳。照挥发油测定法测定，本品种子含挥发油不得少于0.40%（ml/g）。

【化学成分】种子主要成分为挥发油、黄酮、皂苷和脂肪酸等。

挥发油　1′-乙酰氧基胡椒酚乙酸酯（1′-acetoxychavicol acetate）、1′-乙酰氧基丁香油酚乙酸酯（1′-acetoxyengenol acetate）[2]、桉油精（eucalyptol）、石竹烯（β-caryophyllene）[3]等。

【性味归经】辛，温。归脾、肺经。

【功能主治】散寒燥湿，醒脾消食。用于脘腹冷痛，食积胀满，呕吐泄泻，饮酒过多。

【药理作用】

1. 抗癌作用　红豆蔻挥发油中的1′-乙酰氧基胡椒酚乙酸酯和1′-乙酰氧基丁香油酚乙酸酯对恶性肿瘤腹水大鼠具有抗肿瘤活性，其中1′-乙酰氧基胡椒酚乙酸酯的抗肿瘤效果更佳，推测其作用机制与亲核攻击有关[4]。

2. 抗胃溃疡作用　红豆蔻乙酸乙酯部位具有治疗胃溃疡寒证的作用，其作用机制与抑制炎症因子表达、降低氧自由基反应、抑制胃肠运动、减少胃酸分泌有关[5]。

3. 抗菌作用　从大高良姜根茎中提取的1′-乙酰氧基胡椒酚乙酸酯具有显著的抗菌活性，抗细菌活性大于抗真菌活性，抗革兰阳性菌活性大于抗革兰阴性菌[6]。

【分子生药】大高良姜的rDNA ITS序列与高良姜（*Alpinia officinarum* Hance）的rDNA ITS序列明显不同，大高

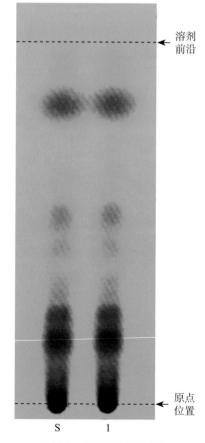

图67-5　红豆蔻薄层色谱图

S. 红豆蔻对照药材

1. 红豆蔻样品（购自广西玉林）

良姜碱基序列中存在较多的片段插入或缺失，而且两者碱基GC含量也有一定的差别，说明大高良姜与高良姜有一定的亲缘关系，但又不属于同一种植物类群[7]；ITS2条形码序列能够准确地将包括红豆蔻在内的豆蔻类药材鉴别开[8]。

主要参考文献

[1] 肖杰易，周正，余明安. 红豆蔻栽培技术[J]. 中国中药杂志，1995，20(04)：208-209.

[2] 蔡明招，张倩芝. 超临界CO_2萃取大高良姜精油的成分分析[J]. 中草药，2003，34(1)：17-18.

[3] 刘晓爽，赵岩，张连学. 红豆蔻挥发油化学成分的比较研究[J]. 安徽农业科学，2009，37(36)：17967-17969，17980.

[4] Itokawa H, Morita H, Sumitomo T, et al. Antitumour principles from *Alpinia galanga*[J]. Planta Medica, 1987, 53(1): 32-33.

[5] 秦华珍，李明芳，丘海冰，等. 红豆蔻、大高良姜乙酸乙酯部位对胃溃疡寒证大鼠胃组织GAS、MOT、EGF、VEGF、6-keto-PGF1α的影响[J]. 中华中医药杂志，2018，33(9)：3886-3889.

[6] 王芳. 大高良姜中1'-乙酰氧基胡椒酚乙酸酯的分离、纯化、结构鉴定和抗菌活性的研究[D]. 南昌大学，2008：82-88.

[7] 牛宪立，姬可平，唐立波，等. 高良姜与混淆品大高良姜的rDNA ITS区序列分析[J]. 广东农业科学，2010，37(3)：199-202.

[8] 王晓玥，陈晓辰，廖保生，等. 基于DNA条形码鉴定豆蔻类中药材[J]. 中国现代中药，2014，16(11)：888-894.

（广西壮族自治区药用植物园　潘春柳　黄雪彦）

68. 苏木

Sumu

SAPPAN LIGNUM

【别名】苏方木、红紫、棕木。

【来源】本品为豆科植物苏木*Caesalpinia sappan* L.的干燥心材。

【本草考证】苏木原名苏枋，始载于《南方草本状》，曰："叶如槐，出九真。"《新修本草》收载苏枋木："自南海昆仑来，而交州、爱州亦有之。树似庵罗，叶若榆叶而无涩，抽条长丈许，花黄，子生青熟黑。其木人用染绛色。"《本草纲目》载："海岛有苏枋国，其地产此木，今人省呼为苏木"。《植物名实图考》载："广西亦有之，染绛用极广，亦为行血要药⋯⋯滇产不出境，培莳者亦少，其叶极细，枝亦柔，微类槐耳。"本草记载与现今所用苏木基本一致。

【原植物】灌木或小乔木，高达6m，其刺疏，二回羽状复叶互生；叶片7～13对，对生；小叶10～17对，密生；小叶片长方形，长15～20mm，宽6～7mm，先端微缺，基部偏斜。圆锥花序顶生或腋生；萼片5，略不整齐；花瓣5，黄色，阔倒卵形，最上一片基部带粉红色，具柄。荚果斜倒卵形，扁平，木质，顶端斜截形，有喙，红棕色，有光泽。花期5～10月，果期7月至次年3月。（图68-1）

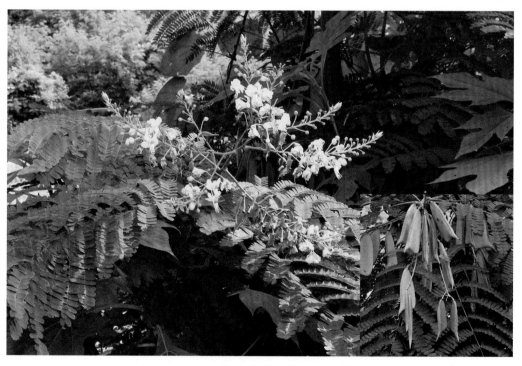

图68-1　苏木（云南省元江县普查队　供图）

生于高温高湿、阳光充足和肥沃的山麓、沟边和村旁。主要分布于云南金沙江河谷及红河河谷，云南其他地区、贵州、广西、海南、福建、台湾等地有栽培。

【主产地】产于广东、海南、广西、云南、贵州及台湾。

【采收与加工】栽后5～6年，多于秋季采伐，削去外皮及白色边材，截成长约60cm的段，粗者对半剖开，阴干。

【药材鉴别】

（一）性状特征

本品呈长圆柱形或对剖半圆柱形，长10～100cm，直径3～12cm。表面黄红色至棕红色，具刀削痕；常见纵向裂鏠。质坚硬。断面略具光泽,年轮明显,有的可见暗棕色、质松、带亮星的髓部。气微,味微涩。
(图68-2,图68-3)

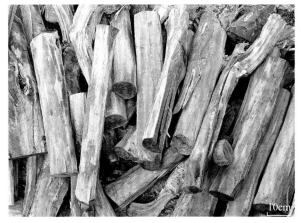

图68-2 苏木药材图

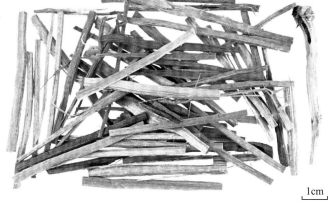

图68-3 苏木饮片图

(二)显微鉴别

1. **心材横切面** 射线宽1～2列细胞。导管直径约至160μm,常含黄棕色或红棕色物。木纤维多角形,壁极厚。木薄壁细胞壁厚,木化,有的含草酸钙方晶。髓部薄壁细胞不规则多角形,大小不一,壁微木化,具纹孔。

2. **粉末特征** 粉末黄红色。木纤维细长,直径9～22μm,壁厚或稍厚,斜纹孔稀疏,胞腔线型或较宽大。有的纤维束周围细胞含草酸钙方晶,形成晶纤维;含晶细胞壁不均匀增厚,木化;方晶直径约至17μm。木射线径向纵断面细胞长方形,壁连珠状增厚,木化,具单纹孔;切向纵断面射线宽1～3列细胞,高约至62个细胞,纹孔显著。具缘纹孔导管大小不一,大者直径约至160μm,导管中常含棕色块状物。木薄壁细胞一般较射线细胞长大,壁稍厚,木化,纹孔明显。此外,可见草酸钙方晶,棕色块等[2]。(图68-4)

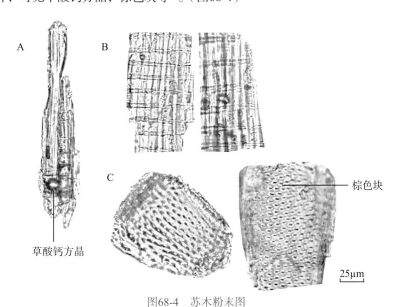

草酸钙方晶

棕色块

25μm

图68-4 苏木粉末图

A.晶纤维 B.木射线细胞 C.导管

(三)理化鉴别

薄层色谱 取本品粉末1g,加甲醇10ml,超声处理30分钟,滤过,取滤液作为供试品溶液。另取苏木对照药材1g,同法制成对照药材溶液,吸取上述两种溶液各2μl,分别点于同一硅胶GF$_{254}$薄层板上,以三氯甲烷–丙酮–甲酸

（8∶4∶1）为展开剂，展开，取出，晾干，置干燥器内放置12小时后置紫外光灯（254nm）下检视。供试品色谱中，在与对照药材色谱相应的位置上，显相同颜色的斑点。（图68-5）

【质量评价】树龄愈长，心材色泽愈深，质量愈好。以茎基质量最佳。照高效液相色谱法测定，本品按干燥品计算，含巴西苏木素（$C_{16}H_{14}O_5$）不得少于0.50%，原苏木素B（$C_{16}H_{16}O_5$）不得少于0.50%。

【化学成分】主要成分为二萜、黄酮、查耳酮、高异黄酮及其衍生物等类型的化合物[1-3]。

1. 高异黄酮及其衍生物　巴西苏木素（brazilin），原苏木素A～E（protosappanins A～E），苏木酮A和B（sappanones A，sappanone B），苏木醇（sappanol）等。

2. 二萜类　以卡山烷型（cassane）为主，主要有phanginins A～N等。

3. 黄酮和查耳酮类　苏木查耳酮（sappanchalcone），3-去氧苏木查耳酮（3-dexosappanchalcone）等。

【性味与归经】甘、咸，平。归心、肝、脾经。

【功能主治】活血祛瘀，消肿止痛。用于跌打损伤，骨折筋伤，瘀滞肿痛，经闭痛经，产后瘀阻，胸腹刺痛，痈疽肿痛。

【药理作用】

1. 抗氧化作用　苏木提取物都具有显著的抗氧化作用，苏木乙酸乙酯、甲醇和水提取物在体外实验中显示出较强的抗氧化活性作用，其抗氧化活性与抗坏血酸和芦丁相当。苏木的甲醇和水提取物在体内试验中也显示了强的抗氧化活性[4]。

2. 对中枢神经系统　苏木提取物能够治疗缺氧再灌注引起的脑神经细胞损伤[5]。

3. 抗炎作用　苏木的乙酸乙酯提取物能够抑制LPS引起的J411.7细胞NO释放，具有一定的抗炎作用[6]。

4. 抗肿瘤作用　苏木乙酸乙酯提取物具有较强的抗癌活性，其中的主要活性成分为苏木查耳酮、紫铆因和巴西苏木素。苏木查耳酮主要在G2/M期阻断了细胞周期，巴西苏木素抑制了TNF-α/NF-κB信号通路，而紫铆因则同时抑制了IL-6/STAT3和TNF-α/NFκB信号通路[7]。

【用药警戒或禁忌】孕妇慎用。

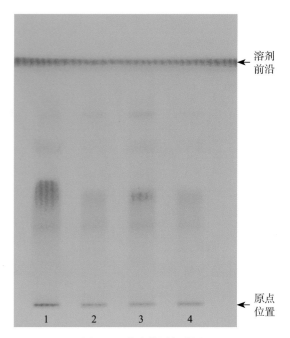

图68-5　苏木薄层色谱图
1. 对照药材　　2-4. 苏木样品

参考文献

[1] 蔡晨秋，赵明波，唐丽，屠鹏飞. 苏木的化学成分研究[J]. 中草药，2012，43(2)：230-233.

[2] 王鑫，赵焕新，牟艳玲，白虹. 苏木的化学成分[J]. 食品与药品，2013(2)：86-88.

[3] 王峥，梁敬钰. 苏木醋酸乙酯部位的化学成分研究[J]. 中草药，2016，47(2)：219-222.

[4] Badami S, Moorkoth S, Rai SR, et al. Antioxidant activity of *Caesalpinia sappan* heartwood[J]. Biol Pharm Bull, 2003, 26: 1534-1537.

[5] Wan YJ, Xu L, Song WT, et al. The ethanolic extract of *Caesalpinia sappan* heartwood inhibits cerebral ischemia/reperfusion injury in a rat model through a multi-targeted pharmacological mechanism[J]. Front Pharmacol, 2019, 10: 29-44.

[6] Shen J, Zhang HY, Lin H, et al. Brazilein protects the brain against focal cerebral ischemia reperfusion injury correlating to inflammatory response suppression[J]. Eur J Pharmacol, 2007, 558: 88-95.

[7] Zhang Q, Liu JL, Qi XM, et al. Inhibitory activities of Lignum Sappan extractives on growth and growth-related signaling of tumor cells[J]. Chin J Nat Med, 2014, 12: 607-61.

（北京大学药学院　廖理曦　屠鹏飞）

69. 苏合香

Suhexiang

STYRAX

【别名】苏合油、流动苏合香。

【来源】为金缕梅科植物苏合香树*Liquidimibar orientalis* Mill.的树干渗出的香树脂经加工精制而成。

【本草考证】本品始载于《名医别录》，列为上品："通神明，久服轻身长年，生中台川谷。"梁书云："中天竺国出苏合……先煎其汁为香膏，乃卖其滓与诸国贾人。"《新修本草》载："此香从西域及昆仑来。紫赤色，与紫、真檀相似，坚实极芳香，惟重如石，烧之灰白者好。"《图经本草》载："药中但用如膏油者，极芬烈。"李时珍在《本草纲目》中引用《寰宇志》的记载："苏合油出安南、三佛齐诸番国。树生膏，可为药，以浓而无滓者为上。"由本草书籍记载可知，古代使用的苏合香均为国外进口，随着贸易和认知的发展，逐渐在宋朝后确定以膏油状，无渣滓的苏合香为优质药用的苏合香，与现今使用的苏合香一致。

【原植物】为高10～15m的大乔木。叶互生，掌状5裂，偶为3或7裂，裂片卵形或长方卵形，先端急尖，基部心形，边缘有锯齿；有长叶柄，托叶小，早落。花黄绿色，单性，雌雄同株，多数成圆头状花序。雄花的花序总状排列；雄花无花被，仅有苞片；雄蕊多数。雌花的花序单生；花柄下垂；花被细小；雄蕊退化；雌蕊多数，基部愈合。果序圆球状，直径约2.5cm，聚生多数蒴果，有宿存刺状花柱；蒴果先端喙状，成熟时顶端开裂。种子1～2枚，狭长圆形，扁平，顶端有翅。（图69-1）

喜生于湿润肥沃的土壤。我国广东、广西有栽培。

【主产地】主产于安纳托利亚半岛南部，自土耳其至埃及、叙利亚地区北部。

【采收与加工】每年的5～8月间采收。对3～4年以上树龄的苏合香树，在夏季时破坏其树皮，使分泌树脂浸润树皮，到秋季削下含有较多树脂的树皮和边材外层，榨取香脂，再将残渣放入水中煎煮，用粗布袋压榨过滤，滤出树脂的乳液与水分离即为天然苏合香；将天然苏合香用乙醇溶解，滤去不溶物，将滤液蒸法浓缩，为精制苏合香。

【药材鉴别】

（一）性状特征

为半流动性的浓稠液体。棕黄色或暗棕色，半透明。质黏稠。气芳香。在90%乙醇、二硫化碳、三氯甲烷或冰醋酸中溶解，在乙醚中微溶。（图69-2）

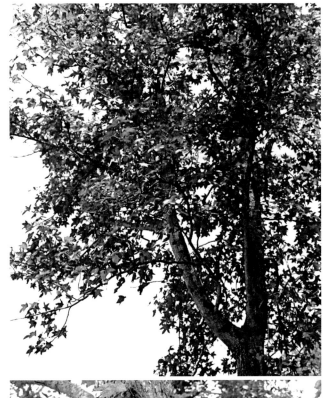

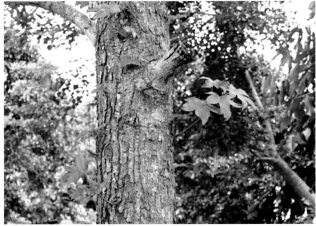

图69-1 苏合香树（潘超美 摄）

（二）理化鉴别

薄层色谱　取本品1g，加乙醚10ml溶解，上清液作为供试品溶液。另取桂皮醛、肉桂酸对照品，加乙醚制成每1ml各含1mg的溶液，作为对照品溶液。照薄层色谱法试验，吸取上述供试品溶液2μl、对照品溶液各1μl，分别点于同一硅胶GF$_{254}$薄层板上，以石油醚（30～60℃）-正己烷-甲酸乙酯-甲酸（10∶30∶15∶1）为展开剂，在10～15℃展开，取出，晾干，置紫外光灯（254nm）下检视。供试品色谱中，在与对照品色谱相应的位置上，显相同颜色的斑点。（图69-3）

【质量评价】以棕黄色、半透明、有香味、无杂质者为佳。照高效液相色谱法测定，按干燥品计算，含肉桂酸（C$_9$H$_8$O$_2$）不得少于5.0%。

【化学成分】含树脂约36%，水分14%～21%，其余为油状液体，主要成分为萜类、挥发油等。

1. 萜类　主要含挥发性的单萜、倍半萜类化合物[1]，三萜类化合物有3-表齐墩果酸，齐墩果酸酮等[2]。

2. 挥发油　苯甲酸苄酯、游离桂皮酸、结合桂皮酸、α-蒎烯、β-蒎烯、芳樟醇、松香油醇-4、α-松香油醇、二氢香豆酮、香叶烯、莰烯、柠檬烯、桉叶素、对伞形花素、异松油烯、桂皮醛、苯甲酸、桂皮醇等60多种成分[3-5]。

【性味归经】辛，温。归心、脾经。

【功能主治】开窍，辟秽，止痛。用于中风痰厥，猝然昏倒，胸痹心痛，胸腹冷痛，惊痫。

【药理作用】

1. 兴奋中枢神经作用　苏合香可以缩短戊巴比妥持续睡眠的时间，表现出醒脑和兴奋的作用；还能对抗苦味酸导致的中枢神经兴奋作用，延长惊厥潜伏期，减少惊厥死亡率[6]。

2. 抗心肌梗死作用　有减慢心率、改善冠脉流量和降低心肌耗氧的作用，能增强耐缺氧能力[7]。

3. 抗血栓作用　能提高血小板内cAMP含量，缩短兔血栓的形成长度，并使血栓重量减轻。此外，还能明显延长血浆复钙时间、凝血酶原时间、白陶土部分凝血活酶时间，降低纤维蛋白原含量和促进纤溶酶活性[8]。

4. 抗菌消炎作用　抗菌作用较弱，祛痰作用明显，可缓解局部炎症，用于治疗各种呼吸道感染；桂皮醛是苏合香抗菌消炎的有效成分之一[9]。

【附注】

1. 苏合香药材主要为国外进口，在国际市场上流通着天然苏合香和精制苏合香两种苏合香商品。唐代之前的本草书籍记载苏合香多为块状固体，系为误用。近代习用的苏合香，多从新加坡或香港中转进口，商品称为苏合油，为深棕色不透明的半固体团块，具臭气，常贮存于水中，加热软化熔融，含有松香等杂质，为历代沿袭的误用。1974年开始不再进口过去习用的苏合油，改按照英国药典的规格进口精制的苏合香。

2. 广东从20世纪80年代初开始引种苏合香树，总桂皮酸含量可达

图69-2　苏合香药材

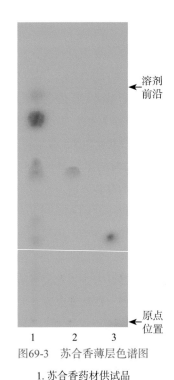

←溶剂前沿

←原点位置

| 1 | 2 | 3 |

图69-3　苏合香薄层色谱图

1. 苏合香药材供试品
2. 桂皮醛对照品
3. 肉桂酸对照品

35.85%，在同等剂量时对心血管方面的作用与进口苏合香相似，基本能达到替代进口苏合香的作用[10]。

主要参考文献

[1] 陈友地，胡志东，顾姻.枫香树植物黄酮类及萜类化合物研究[J].林产化学与工业，1991，2：157-164.

[2] 郑虎占等主编.中药现代研究与应用：第三卷[M].北京：学苑出版社，1998：2268-2272.

[3] 罗光明，龚千峰，刘贤旺.苏合香研究进展[J].江西中药学院学报，1997，9(1)：43-44. .

[4] 姚发业，邱琴，崔兆杰，等.苏合香挥发油的化学成分[J].药物分析杂志，2005，7：859-862.

[5] 苏德民，姚发业，石足.超临界CO_2萃取分析苏合香的化学成分[J].华西药学杂志，2005，20(5)：409-411.

[6] 方永奇，邹衍衍，李翎，等.芳香开窍药和祛痰药对中枢神经系统兴奋性的影响[J].中医药研究，2002，18(3)：40-42.

[7] 江文德，徐端正，胡国钧，等.冠心苏合丸的药理研究及其简化制剂-苏冰滴丸的理论基础[J].药学学报，1979，11(14)：655-661.

[8] 朱亮，冷红文，谭力伟，等.苏合香抗血栓作用[J].中成药，1990，12(9)：31-32.

[9] 周东鹰，齐治实.苏合香成分桂皮酸抗血小板作用的研究（二）[J].北京中医学院学报，1990，13(4)：49-50.

[10] 张宏伟，莫志贤，贺丰.广东产苏合香的质量与药理作用研究[J].中药药理与临床，2006，Z1：114-116.

（广东省药品检验所　黄国凯　李华）

70. 豆蔻

Doukou

AMOMI FRUCTUS ROTUNDUS

【别名】多骨、壳蔻、白蔻、圆豆蔻、扣米。

【来源】本品为姜科植物白豆蔻*Amomum kravanh* Pierre ex Gagnep.或爪哇白豆蔻*Amomum compactum* Soland ex Maton的干燥成熟果实。

【本草考证】本品始载于《新修本草》："豆蔻味辛，温，无毒。主温中，心腹痛，呕吐，去口臭气。生南海。"《本草纲目》集解引马志曰："……出伽古罗国，呼为多骨。其草形如芭蕉，叶似杜若，长八九尺而光滑，冬夏不凋，花浅黄色，子作朵如葡萄，初出微青，熟则变白，七月采之。"《图经本草》载："白豆蔻，出伽古罗国，今广州、宜州亦有之，不及蕃舶者佳。苗类芭蕉，叶似杜若，长八、九尺而光滑，冬夏不凋，花浅黄色，子作朵如葡萄，生青熟白，七月采。"从这段描述可知为姜科植物，且言明出伽古罗国（今柬埔寨、泰国、越南及印度尼西亚），本草记载与现今我国所用进口白豆蔻一致[1, 2]。

【原植物】

1. 白豆蔻　多年生草本，高1.5～3m。根茎粗壮，棕红色。叶近无柄；叶片狭椭圆形或卵状披针形，长约60cm，宽5～12cm，先端尾尖，基部楔形，两面光滑无毛；叶舌圆形，长3～10mm；叶鞘口及叶舌密被长粗毛。穗状花序2～多个，自茎基处抽出，圆柱形或圆锥形；花萼管状，白色微透红；花冠透明黄色，长2cm。裂片钝，长约1cm，唇瓣倒卵形，长1.6cm，先端微呈3裂状，中间厚，被微柔毛，黄色或带赤色条纹；侧生退化雄蕊钻状；雄蕊下弯，药隔附属体3裂；子房下位，被柔毛，具二枚棒状附属体。蒴果近球形，白色或淡黄色，略具钝三棱，易开裂。种子团3瓣，每瓣有种子7～10颗。花期2～5月，果期7～8月。（图70-1）

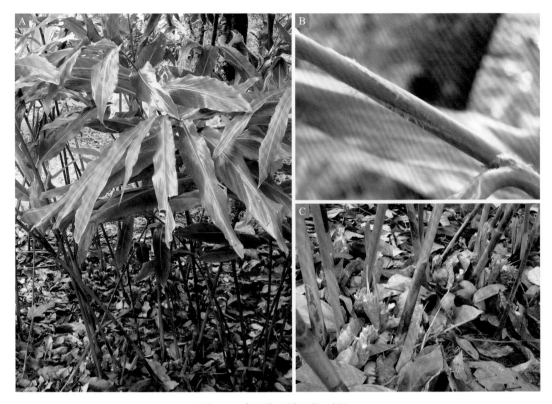

图70-1　白豆蔻（潘超美　摄）

A. 植株　B. 叶鞘口及叶舌　C. 花

　　原产于泰国、越南、柬埔寨等国。我国广东、云南有栽培。

　　2. 爪哇白豆蔻　株高1～1.5m，根茎延长，茎基叶鞘红色。叶片披针形，长25～50cm，宽4～9cm，顶端有长2.5～3cm的尾尖，除具缘毛外，两面无毛，揉之有松节油味，无柄；叶舌二裂，圆形，长5～7mm，初被疏长毛，后脱落而仅被疏缘毛；叶鞘口无毛。穗状花序圆柱形，长约5cm，宽约2.5cm，花后逐渐延长；总花梗长达8cm；苞片卵状长圆形，长2～2.5cm，宽7～10mm，麦秆色，具纵条纹及缘毛，宿存；小苞片管状，顶端三裂，被毛；花萼管与花冠管等长，长1～1.2cm，被毛；花冠白色或稍带淡黄色，裂片长圆形；唇瓣椭圆形，稍凹入，淡黄色，中脉有带紫边的橘红色带，被毛，无侧生退化雄蕊；花丝基部被毛；花药椭圆形，药隔附属体三裂。果扁球形，干时具9条槽，被疏长毛，鲜时淡黄色；种子为不规则多面体，宽约4mm；种沟明显。花期2～5月，果期6～8月。（图70-2）

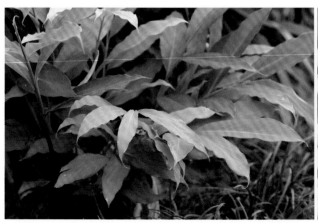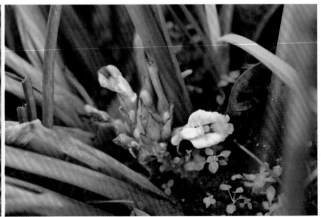

图70-2　爪哇白豆蔻

原产于印度尼西亚（爪哇）。我国海南、云南有栽培。

【主产地】白豆蔻原产于柬埔寨、泰国、越南、缅甸及印度尼西亚等国。我国海南、云南和广西有栽培。

爪哇白豆蔻原产于印度尼西亚。我国海南、云南和广西有栽培。

【栽培要点】

1. 生物学特性　喜温暖、凉爽、湿润气候，成年植株遇0℃时地上部分死亡。宜选向阳、富含有机质的壤土或砂质作壤土栽培，不宜在黏土或砂砾土种植。

2. 栽培技术　种子繁殖或分株繁殖。种子繁殖：采收成熟果实，剥除果壳，搓洗净果肉，将种子摊于室内阴干，播前在露天湿沙催芽两星期。条播，行距12cm。实生苗长叶2～3片时，间苗，移于新的苗畦或营养袋中，畦栽行株距12cm×5cm。经培育1年便可定植于大田。分株繁殖：从大田株丛中，选取茎3～5条相连在一起的壮实幼龄植株，用小刀将与母丛相连的根茎切断后拔出，便可直接定植。种植前先种好荫蔽树。

3. 病虫害　病害：猝倒病、茎枯病、叶枯病、立枯病、青枯病、叶斑病。虫害：鞘翅目害虫[3, 4]。

【采收与加工】夏、秋果实成熟时采收，晒干或低温干燥。

【商品规格】根据市场流通情况，将豆蔻分为"原豆蔻"和"印尼白蔻"两个规格，每个规格有"选货"、"统货"两个等级[5]。

选货　原豆蔻（白豆蔻）：干货。呈类球形，直径1.6～1.8cm，百粒重40～55g。

选货　印尼白蔻（爪哇白豆蔻）：干货。个略小。直径1.4～1.5cm，百粒重25～30g。

统货　原豆蔻（白豆蔻）：干货。呈类球形，直径1.2～1.8cm，百粒重30～45g。瘪子及空壳率＜5%。

统货　印尼白蔻（爪哇白豆蔻）：干货。个略小。直径1.2～1.6cm，百粒重20～25g。瘪子及空壳率＜5%。

【药材鉴别】

（一）性状特征

1. 原豆蔻　呈类球形，直径1.2～1.8cm。表面黄白色至淡黄棕色，有3条较深的纵向槽纹，顶端有突起的柱基，基部有凹下的果柄痕，两端均具浅棕色绒毛。果皮体轻，质脆，易纵向裂开，内分3室，每室含种子约10粒；种子呈不规则多面体，背面略隆起，直径3～4mm，表面暗棕色，有皱纹，并被有残留的假种皮。气芳香，味辛凉略似樟脑。（图70-3）

2. 印尼白蔻　个略小。表面黄白色，有的微显紫棕色。果皮较薄，种子瘦瘪，气味较弱。（图70-4）

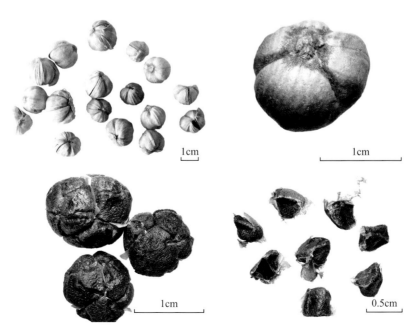

图70-3　原豆蔻药材及种子图

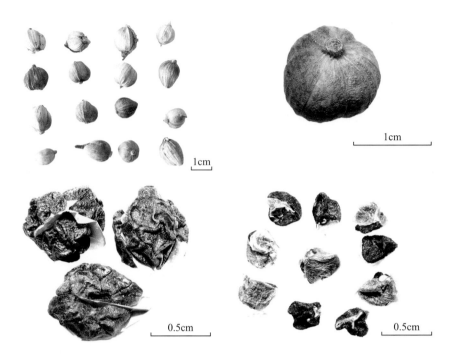

图70-4　爪哇白豆蔻药材及种子图

（二）显微鉴别

粉末特征　粉末灰棕色至棕色。种皮表皮细胞淡黄色，表面观呈长条形，常与下皮细胞上下层垂直排列，下皮细胞含棕色或红棕色物。色素层细胞多皱缩，内含深红棕色物。油细胞类圆形或长圆形，含黄绿色油滴。内种皮厚壁细胞黄棕色、红棕色或深棕色，表面观多角形，壁厚，胞腔内含硅质块；断面观为1列栅状细胞。外胚乳细胞类长方形或不规则形，充满细小淀粉粒集结成的淀粉团，有的含细小草酸钙方晶。（图70-5，图70-6）

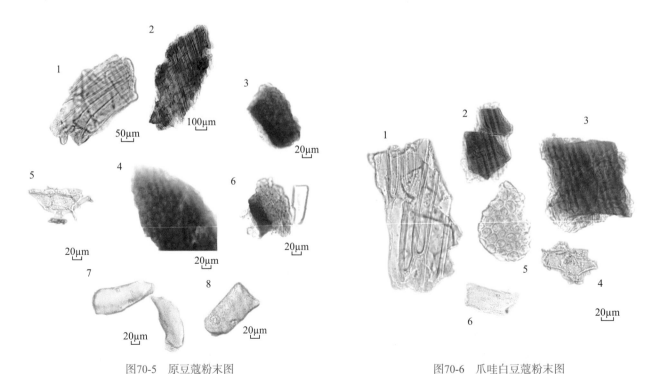

图70-5　原豆蔻粉末图

图70-6　爪哇白豆蔻粉末图

1.种皮表皮细胞　2.下皮细胞　3.色素层细胞　4.内种皮厚壁细胞　　　1.种皮表皮细胞　2.下皮细胞　3.色素层细胞　4.油细胞
5.油细胞　6.内种皮后壁细胞断面观　7,8.外胚乳细胞　　　　　　　5.内种皮厚壁细胞　6.外胚乳细胞

（三）理化鉴别

薄层色谱　取本品粉末约5g，精密称定，置圆底烧瓶中，加水200ml，连接挥发油测定器，自测定器上端加水至刻度3ml，再加正己烷2～3ml，连接回流冷凝管，加热至微沸，并保持2小时，放冷，分取正己烷液，通过铺有无水硫酸钠约1g的漏斗滤过，滤液置5ml量瓶中，挥发油测定器内壁用正己烷少量洗涤，洗液并入同一量瓶中，用正己烷稀释至刻度，摇匀，滤过，取续滤液，即得供试品溶液。取桉油精对照品适量，精密称定，加正己烷制成每1ml含25mg的溶液，即得对照品溶液。吸取供试品溶液和对照品溶

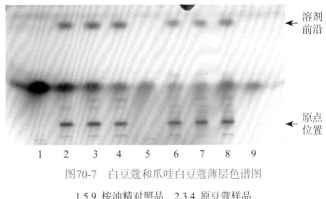

图70-7　白豆蔻和爪哇白豆蔻薄层色谱图

1,5,9. 桉油精对照品　2,3,4. 原豆蔻样品
6,7,8. 爪哇白豆蔻样品

液各10μl，分别点于同一硅胶G薄层板上，以环己烷–二氯甲烷–乙酸乙酯（15∶5∶0.5）为展开剂，展开，取出，晾干，喷以5%香草醛硫酸溶液，在105℃加热至斑点显色清晰，立即检视。供试品色谱中，在与对照品色谱相应的位置上，显相同颜色的斑点。（图70-7）

【质量评价】以个大、饱满、果皮薄、气味浓者为佳[5]。照挥发油测定法测定，原豆蔻仁含挥发油不得少于5.0%（ml/g）；印尼白蔻仁不得少于4.0%（ml/g）。照气相色谱法测定，按干燥品计算，豆蔻仁含桉油精（$C_{10}H_{18}O$）不得少于3.0%。

【化学成分】主要成分为挥发油及少量酯类、酮、酚、有机酸及饱和烷烃类化合物等。

1. 白豆蔻

挥发油　主要有桉油精，莰烯，β-蒎烯，α-蒎烯，α-松油醇，松油醇4，芳樟醇，龙脑乙酸酯，α-水芹烯，丁香烯，α-松油烯，对伞花烯，γ-1,3-萜二烯，4-甲基-1-（1-甲乙基）-3-环己烯-1-醇，1-甲基4-（1-甲乙基）-1,4-环戊二烯，1-甲基-4异丙烯基-环己醇等。

2. 爪哇白豆蔻

挥发油　主要有桉油精，β-蒎烯，α-蒎烯，α-松油烯，对伞花烃，芳樟醇，橙花叔醇，金合欢醇，水芹烯，邻苯二甲酸二乙酯，乙酸松油酯，油酸，油酸乙酯，p-menth-1-en-8-ol，十六酸乙酯，可巴烯，小茴香酮，间-伞花烃，α-松油醇，松油醇-4，α-水芹烯，β-芹子烯，雅槛蓝烯，麝香草酚，樟脑等。

【性味归经】辛，温。归肺、脾、胃经。

【功能主治】化湿行气，温中止呕，开胃消食。用于湿浊中阻，不思饮食，湿温初起，胸闷不饥，寒湿呕逆，胸腹胀痛，食积不消。

【药理作用】

1. 胃肠作用　白豆蔻煎剂可使动物胃黏膜血流量（GMBF）和血清胃泌素有不同程度的提高，能促使胃黏膜组织SOD活性升高，MDA含量降低。促进胃液分泌，加强胃肠蠕动，除胃肠胀气、止呕、止肠内异常发酵等。白豆蔻外敷神阙穴显著缩短术后胃肠功能的恢复时间，降低术后胃肠功能障碍的发生率[6]。白豆蔻汤具有良好的延迟化疗呕吐发生和治疗化疗呕吐的作用[7]。

2. 肾脏作用　白豆蔻挥发油可上调MMP-2、TGF-β1、IGF-2的表达，改善链脲佐菌素所致糖尿病肾病的病理改变[8]。白豆蔻能减轻阿霉素肾病大鼠的肾脏损伤[9]。

3. 其他作用　白豆蔻解酒作用机制是使乙醇脱氢酶活性增高来降低乙醇的浓度。爪哇白豆蔻挥发油能增强小剂量双氢链霉素对豚鼠抗实验性结核作用。

【用药警戒或禁忌】阴虚血燥者禁服。

【分子生药】ITS2序列作为DNA条形码可准确鉴别豆蔻类药材[10]。

【附注】白豆蔻种子横切面：假种皮为长形薄壁细胞，部分已剥落。种皮表皮细胞延长，壁较厚；色素层常为2

列细胞，壁厚，多切向延长；油细胞层细胞1列，类方形，径向长32～104μm，切向长16～96μm，内含油滴；色素层为数列压扁的细胞，内含物质；内种皮为1列石细胞，内壁及侧壁极厚，胞腔偏于外侧。种脊维管束位于凹端外胚乳细胞含淀粉粒及少数草酸钙结晶。内胚乳细胞含糊粉粒。胚位于内胚乳中央。（图70-8）

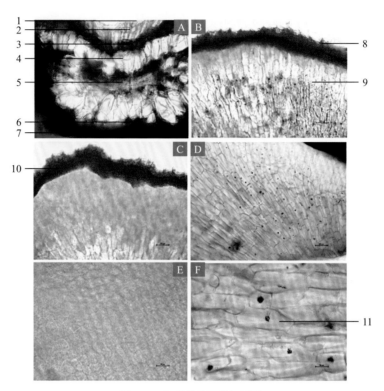

图70-8　白豆蔻种子横切面图

A. 1.假种皮　2.表皮细胞　3.下皮细胞　4.油细胞　5.种脊维管束
6.色素层细胞　7.内种皮细胞　B. 8.内种皮细胞　9.外胚乳细胞
C. 10.内种皮细胞　D.外胚乳细胞　E.内胚乳细胞　F. 11.草酸钙结晶

主要参考文献

[1] 谢宗万.本草纲目药物彩色图鉴[M].北京：人民卫生出版社，1999：74-75.

[2] 南方协作组.常用中药材品种整理和质量研究：第三册[M].福建：福建科学技术出版社，1999：415-448.

[3] 陈伟平，魏建和.中国南药引种栽培学[M].北京：中国农业出版社，2013：110-116.

[4] 李振纪，李崇昌，黄菊梅.白豆蔻苗疫病的调查及防治[J].中药材，1986，9(2)：56.

[5] 刘洋洋，冯剑，陈德力，等.中药材商品规格等级豆蔻（T/CACM 1021. 86-2018）[M].北京：中华中医药学会，2018.

[6] 陈如燕，钱方.白豆蔻外敷神阙穴配合常规护理对妇科手术术后患者胃肠功能的影响[J].新中医，2017，49(1)：176-178.

[7] 于一，杨玉玲，胡孝祯，等.白豆蔻汤和丁香汤对顺铂所致水貂呕吐模型的治疗作用[J].泰山医学院学报，2011，32(1)：26-27.

[8] 陈红梅，靳文杰，王秀兰，等.白豆蔻挥发油对糖尿病肾病大鼠肾脏保护作用[J].中华中医药杂志，2017，32(9)：4227-4230.

[9] 陈红梅，王秀兰，恩和苏，等.白豆蔻对阿霉素肾病模型大鼠肾脏组织TGF-β1、PAI-1表达的影响[J].中药药理与临床，2017，33(3)：105-108.

[10] 王晓玥，陈晓辰，廖保生，等.基于DNA条形码鉴定豆蔻类中药材[J].中国现代中药，2014，16(11)：888-894.

（中国医学科学院药用植物研究所海南分所　刘洋洋　冯剑）

71. 两面针

Liangmianzhen

ZANTHOXYLI RADIX

【别名】入地金牛、光叶花椒、两边针、双面针。

【来源】为芸香科植物两面针*Zanthoxylum nitidum*（Roxb.）DC.的干燥根。

【本草考证】本品以"蔓椒"之名始载于《神农本草经》，列为下品："蔓椒味苦温，主风寒湿痹，病节疼，除四肢厥气，膝痛，一名豕椒。生云中川谷。"《名医别录》载："生云中山谷及丘冢间，采茎根煮酿酒"。《证类本草》载："蔓椒味苦温，无毒。主风寒湿痹，病节疼，除四肢厥气，膝痛。生云中川谷及丘冢间。"《本草纲目》："蔓椒野生林菁间，枝软如蔓，子叶皆似椒"。《岭南采药录》记载别名两边针，因其叶两面均有棘刺，故名"两边针"，萧步丹谓"草本。叶卵形，边有水波纹，茎及叶之背有籤，谓之入地金牛公。功力较胜于叶之一面无籤者，入药用其根"。从名称、别名、植物形态、产地和功能主治等几个方面，考证蔓椒、入地金牛及两面针，可以得出结论其实属一物，与现今所用两面针基本一致。

【原植物】幼龄为直立灌木，成龄为攀援木质藤本或类丛生灌木。茎枝及叶轴均有弯钩锐刺，粗大茎干上部的皮刺基部呈长椭圆形枕状凸起，位于中央的针刺短且纤细。小叶5～11片，小叶对生，硬革质或纸质，阔卵形或近圆形，或狭长椭圆形，长3～12cm，宽1.5～6cm，顶部长或短尾状，顶端有明显凹口，凹口处有油点，边缘有疏浅裂齿，齿缝处有油点，有时全缘。花序腋生。花4基数；花瓣淡黄绿色，卵状椭圆形或长圆形，长约3mm；果皮红褐色，单个分果半径5.5～7mm，顶端有短芒尖；种子圆珠状，腹面稍平坦，横径5～6mm。花期3～5月，果期9～11月。（图71-1）

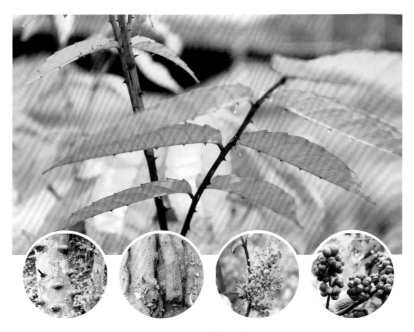

图71-1　两面针

野生多见于海拔800m以下的温热山地、丘陵、平地的疏林、灌丛、荒山草坡。主要分布于台湾、福建、广东、海南、广西、贵州及云南等地。

【主产地】主产于广东、广西、福建等地，其中岭南地区（广东、广西）为道地产区。

【栽培要点】

1. 生物学特性　喜湿怕旱，在干旱季节叶子容易脱落，在高温高湿季节长势最好。对土壤的适应性较广，在酸性土壤地区和石灰岩地区均可生长[1]。

2. 栽培技术　种子繁殖为主，每年9～10月份采集种子，10～12月份播种，种苗生长至茎粗0.5cm、株高50cm即可达到移栽标准，选择适宜的季节、天气移栽至大田，育苗期间注意冬季防冻。移植后保证成活率，及时补苗并做好灌溉、除草、施肥等田间管理工作。

3. 病虫害　病害：立枯病、根腐病，锈病等。虫害：红蜘蛛，蚜虫，吹棉蚧，粉蚧，柑橘凤蝶，尺蠖等。

【采收与加工】移栽后生长年限不得少于3年，全年均可采挖，洗净，切片或段，晒干。为方便干燥，广东、广西产区可于每年10月下旬至第二年4月份采收。

【药材鉴别】

（一）性状特征

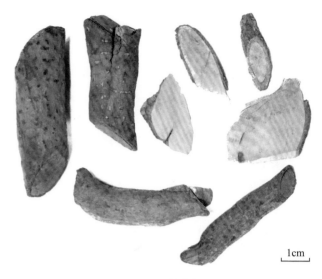

图71-2　两面针药材图

为厚片或圆柱形短段，长2～20cm，厚0.5～10cm。表面淡棕黄色或淡黄色，有鲜黄色或黄褐色类圆形皮孔样斑痕。切面较光滑，皮部淡棕色，木部淡黄色，可见同心性环纹和密集的小孔。质坚硬，气微香，味辛辣麻舌而苦。（图71-2）

（二）显微鉴别

1. 根横切面　木栓层为10～15列木栓细胞；韧皮部有少数草酸钙方晶和油细胞散在，油细胞长径52～122μm，短径28～87μm；韧皮部外缘有木化的纤维，单个或2～5个成群；木质部导管直径35～98μm，周围有纤维束；木射线宽1～3列细胞，有单纹孔；薄壁细胞充满淀粉粒。（图71-3）

2. 粉末特征　粉末浅黄色至黄褐色。淀粉粒单粒近球形，脐点及层纹均不明显，直径5～10μm，复粒较多，由2～10余个分粒组成；草酸钙方晶呈菱形、长方形或双锥形，长15～50μm；油细胞壁薄，纺锤形或长圆形，含黄色油滴；木栓细胞表面观呈多角形，侧面观有的胞壁一面增厚；韧皮纤维两端钝尖，有的边缘呈齿状，具稀疏斜纹孔；木纤维具斜纹孔，长约200μm，宽约20μm。（图71-4）

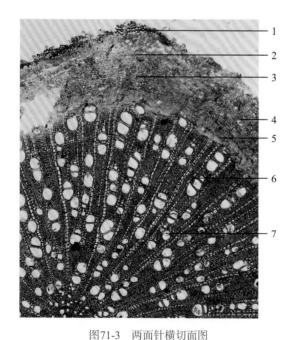

图71-3　两面针横切面图

1. 木栓层　2. 草酸钙方晶　3. 木纤维　4. 油细胞
5. 韧皮部　6. 射线　7. 木质部导管

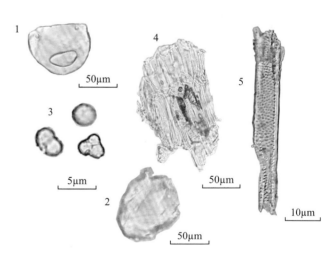

图71-4　两面针粉末图

1. 油细胞　2. 草酸钙方晶　3. 淀粉粒　4. 木栓细胞
5. 木纤维

（三）理化鉴别

薄层色谱　取本品粉末1g，加乙醇40ml，超声处理1小时，滤过，滤液蒸干，残渣加乙醇1ml使溶解，作为供试品溶液。另取两面针对照药材1g，同法制成对照药材溶液。再取氯化两面针碱对照品，加乙醇制成每1ml含1mg的溶液，作为对照品溶液。照薄层色谱法试验，吸取上述三种溶液各2μl，分别点于同一硅胶G薄层板上，以三氯甲烷–甲醇–浓氨试液（30∶1∶0.2）为展开剂，展开，取出，晾干，喷以10%硫酸乙醇溶液，在105℃加热至斑点显色清晰，置紫外光灯（365nm）下检视。供试品色谱中，在与对照药材色谱相应的位置上，显相同颜色的荧光斑点；在与对照品色谱相应的位置上，显相同的浅黄色荧光斑点。（图71-5）

取乙氧基白屈菜红碱对照品，加乙醇制成每1ml含1mg的溶液，作为对照品溶液。照薄层色谱法试验，吸取供试品溶液、对照药材溶液和对照品溶液各2μl，分别点于同一硅胶G薄层板上，以三氯甲烷–甲醇（25∶1）为展开剂，展开，取出，晾干，置紫外光灯（365nm）下检视。供试品色谱中，在与对照药材色谱相应的位置上，显相同颜色的荧光斑点；在与对照品色谱相应的位置上，显相同的浅黄色荧光斑点。（图71-6）

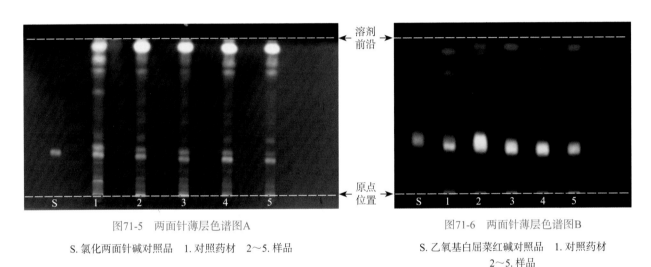

图71-5　两面针薄层色谱图A

S.氯化两面针碱对照品　1.对照药材　2~5.样品

图71-6　两面针薄层色谱图B

S.乙氧基白屈菜红碱对照品　1.对照药材

2~5.样品

【质量评价】照高效液相色谱法测定，本品按干燥品计算，含氯化两面针碱（$C_{21}H_{18}O_4 \cdot Cl$）不得少于0.13%。

【化学成分】主要成分为生物碱、香豆素、木脂素、萜烯、芳香酸等。其中，苯并菲啶类生物碱是其活性成分。

1. 生物碱类　苯并菲啶生物碱如二氢白屈菜红碱（dihydrochelerythrine），白屈菜红碱（chelerythrine），两面针碱（nitidine），二氢两面针碱（dihydronitidine），簕欓碱（avicine）。还包括8-甲氧基血根碱（8-methoxysanguinarine）和血根碱（sanguinarine）等[2]。

2. 香豆素类　5,6,7-三甲氧基香豆素（5,6,7-trimethoxycoumarin），5-茵陈素（5-methoxymarmesin），异茴香素（iso-pimpinellin）等[3]。

3. 木脂素类　包括L-芝麻素（L-sesamin），细辛脂素（D-episesamin），新棒状花椒酰胺（neoherculin）等[4]。

【性味归经】苦、辛，平；有小毒。归肝、胃经。

【功能主治】活血化瘀，行气止痛，祛风通络，解毒消肿。用于跌扑损伤，胃痛，牙痛，风湿痹痛，毒蛇咬伤；外治烧烫伤。

【药理作用】

1. 抗炎作用　两面针传统主要用于治疗各类炎症，如风湿性关节炎、牙周炎等。氯化两面针碱通过减少TNF-α、IL-1β以及IL-6的产生，同时减少RAW 264.7细胞中NF-κB和MAPK的信号通路，发挥抗炎作用[5]。

2. 镇痛作用　从两面针中分离的两面针碱、二氢白屈菜红碱、氧化勒碱、8-甲氧基白屈菜红碱以及8-羟基二氢白屈菜红碱对醋酸扭体法小鼠具有明显的镇痛作用。用小鼠醋酸扭体法、热板法验证了木脂素化合物结晶-8有较显著的镇痛作用。

3. **抗肿瘤作用**　从两面针中分离得到的氯化两面针碱是一种天然的生物活性生物碱，对各种肿瘤具有明显的抑制作用[6]。

4. **抗溃疡作用**　两面针总生物碱能够有效抑制幽门结扎性胃溃疡[7]。

5. **其他作用**　两面针生物碱的混合物对HBsAg具有较高的抑制能力。8-甲氧基二氢白屈菜红碱、8-甲氧基-9-二甲氧基二氢白屈菜红碱、两面针碱、茵芋碱、鹅掌楸碱对金黄色酿脓葡萄球菌具有潜在的抑制作用，其中鹅掌楸碱具有最强的抑菌效果[8]。

【用药警戒或禁忌】不能过量服用；忌与酸味食物同服。

【分子生药】基于DNA条形码序列的分子鉴定：ITS2和*trnH-psbA*序列可作为两面针真伪鉴定的标准条形码[9]。两面针在物种水平上具有较高遗传多样性，采用ISSR标记技术可进行两面针遗传多样性分析[10]。

【附注】经过20多年连续、掠夺性采挖，两面针野生资源逐年减少。本草考证过程中发现古籍记载两面针药用部位不仅是根，还有枝叶、茎等，如《名医别录》云："采茎、根，煮酿酒"；《备急千金方》记载："枝叶治水通身肿"。地方标准如《广西中药材标准》（1996年）、《广东省中药材标准》、《福建药物志》等规定药用部位也不仅限于根部。如果根据现行版《中国药典》使用会造成两面针资源的巨大浪费，建议扩大其药用部位。

主要参考文献

[1] 余丽莹，黄宝优，谭小明，等.广西两面针野生种质资源调查研究[J].广西植物，2009，29(2)：231-235.

[2] 徐磊.两面针中苯并菲啶类生物碱的研究[J].中草药，2009，40(4)：538-540.

[3] 沈建伟，张晓峰，汤子俊，等.两面针中的香豆素成分[J].中草药，2004，35(6)：619-621.

[4] 胡疆，张卫东，柳润辉，等.两面针的化学成分研究[J].中国中药杂志，2006，20(31)：1689-1691.

[5] Wang Z, Jiang W, Zhang Z, et al. Nitidine chloride inhibits LPS-induced inflammatory cytokines production via MAPK and NF-kappaB pathway in RAW 264. 7cells.[J]. Journal of Ethnopharmacology, 2012, 144(1): 145-150.

[6] 黄治勋，李志和.两面针抗肿瘤有效成分的研究[J].化学学报，1980，38(6)：535-542.

[7] 庞辉，何惠，简丽娟，等.两面针总碱抗胃溃疡作用研究[J].中药药理与临床，2007，23(1)：38-39.

[8] 韩建军，宁娜.两面针的药理作用研究进展[J].药学研究，2013，32(8)：473-474.

[9] 马新业，刘锋，詹若挺，等.两面针与混伪品及近缘种DNA条形码鉴定研究[J].南方农业学报，2014，45(1)：12-17.

[10] 张蕾，严萍，韩正洲，等.两面针ISSR-PCR反应体系的建立及优化[J].广州中医药大学学报，2012，29(1)：70-74.

（华润三九医药股份有限公司　韩正洲　王信宏　马庆）

72. 扶桑花

Fusanghua

HIBISCI ROSAE-SINENSIS FLOS

【别名】大红花、佛桑花、大红牡丹花、土红花。

【来源】为锦葵科植物朱槿*Hibiscus rosa-sinensis* L.的干燥花[1]。

【本草考证】本品始载于《南方草木状》："朱槿一名赤槿，一名日及，花、茎、叶皆如桑。其叶光而厚。木高四五尺，而枝叶婆娑。其花深红色，五出，大如蜀葵，重敷柔泽。有蕊一条，长于花叶……一丛之上，日开数百朵，朝开暮落。"《本草纲目》载："扶桑，产高方，乃木槿别种，其枝柯柔弱，叶深绿，微涩如桑，其花有红、黄、白三色，红色者尤贵，呼为朱槿。东海日出处有扶桑树，此花光艳照日，其叶似桑，因以比之，后人讹为佛桑，乃木槿别种，故日及诸名，亦与之同。"《南越笔记》载："佛桑一名福桑，又名扶桑，枝叶类桑，花丹色者名朱槿，白者曰白槿，有黄者，粉红者，淡红者，皆干叶婀娜如芍药而小。一曰花上花，花上复花者，重台也。其朱者可食，白者尤清甜滑，妇女常为蔬，谓可润喀（容）补血。"本草记载与现今所用朱槿基本一致。

【原植物】常绿灌木，小枝疏被星状毛。叶阔卵形或狭卵形，先端渐尖，基部圆形或楔形，边缘具粗齿或缺刻，背面沿脉上有少许疏毛；叶柄上面被长柔毛；托叶线形，被毛。花单生叶腋，花梗长3～7cm，近端有节；小苞片6～7，线形，基部合生，疏被星状毛；花萼钟形，裂片5，卵形至披针形；花冠漏斗形，玫瑰红色或淡红、淡黄等色，花瓣裂片倒卵形，先端圆，外面疏被柔毛；雄蕊柱长于花冠；花柱分枝5。蒴果卵形，无毛，有喙。花期全年。（图72-1）

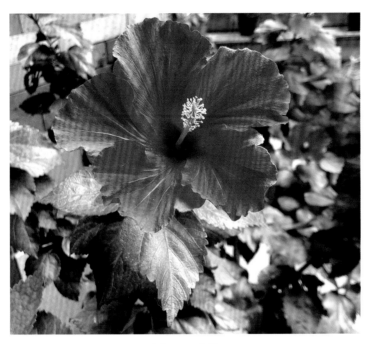

图72-1　朱槿

　　主要为栽培，亦有野生。主要分布于广东、云南、台湾、福建、广西、四川等地。

【主产地】主产于福建、广东、广西等地。

【栽培要点】

　　1. 生物学特性　喜温暖湿润气候，不耐寒霜，耐阴，宜在阳光充足、通风处生长。对土壤要求不严，但在肥沃、疏松的微酸性土壤中生长最好。南方露地栽培，北方适于在中温温室盆栽。

　　2. 栽培技术　扦插或嫁接繁殖。扦插繁殖：插条以一年生半木质化的枝条最好，长10～12cm，剪去下部叶片，留顶端叶片，切口要平，插于沙床，并每天喷水，保持18～25℃，85%左右湿度，20天后即能生根成活。嫁接繁殖：多用于扦插困难或插期长、成活率低的重瓣品种，枝接和芽接均可。

　　3. 病虫害　病害：叶斑病、炭疽病、煤污病、根结线虫病等；虫害：蚜虫、介壳虫、黑斑虫、糠介、吹棉介、螨（俗称红蜘蛛）等。

【采收与加工】夏、秋季及初冬可采，花半开时采摘，随开随采，摊薄晒干[1]。

【药材鉴别】

（一）性状特征

　　皱缩成长条状，长5.5～7cm。小苞片6～7枚，线形，分离，比萼短。花萼黄棕色，长约2.5cm，有星状毛，5裂，裂片披针形或尖三角形；花瓣5，紫色或淡棕红色，有的为重瓣，花瓣顶端圆或具粗圆齿，但不分裂。雄蕊管长，突出于花冠之外，上部有多数具花药的花丝。子房5棱形，被毛，花柱5。体轻，气清香，味淡。（图72-2）

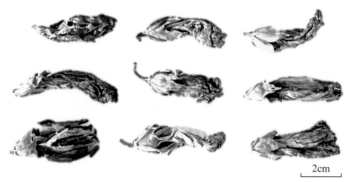

图72-2　扶桑花药材图

（二）显微鉴别

粉末特征　花冠内表面基部表皮细胞垂周壁增厚，外平周壁具略平行横向角质纹理；中上部表皮细胞较小，垂周壁薄，平周壁较光滑；腺毛棒褪状。外表面：气孔较少，不定式；腺毛较多；星状毛体部4～8个细胞，有的特大，分枝长达570μm，基部直径可达60μm，壁厚，木化，表而可见纵向细纹及交错的螺旋状角质纹理，基部大多具孔沟，似石细胞状；簇生毛2～8个分枝，单细胞非腺毛壁亦增厚，木化，角质纹理螺旋状，基部具孔沟。花冠基部两侧簇生毛长达2700μm，壁薄。花萼内表皮：横切面观为2～3列壁增厚的细胞组成的复表皮，表面观细胞垂周壁增厚，最外层表皮细胞外平周壁可见角质纹理，外表皮气孔不定式，簇生毛密生，小型，分枝长15～80μm，顶端钝圆或平截；薄壁组织细胞中含草酸钙簇晶。花粉粒：直径110～140μm，外壁厚3.7～5.1μm，刺长17～280μm，顶端稍钝[2]。（图72-3）

【化学成分】主要成分为类黄酮及其苷类、甾醇类和其他类，其中类黄酮及其苷类是其特征成分和有效成分。

1. 类黄酮及其苷类　槲皮素-3-二葡萄糖苷（quercetin-3-diglucoside），槲皮素-3,7-二葡萄糖苷（quercetin-3,7-diglucoside），矢车菊素-3,5-二葡萄糖苷（cyanidin-3,5-diglucosdie），矢车菊素-3-槐糖苷-5-葡萄糖苷（cyanidin-3-sophoroside-5-glucoside），山奈酚-3-木糖基葡萄糖苷（kaempferol-3-xylosylglucoside），矢车菊双苷（cyanin），槲皮素（quercetin），矢车菊素（cyanidin），矢车菊素-3-槐糖苷（cyanidin-3-sophoroside），山奈醇（kaempferol），棉花素（gossypetin）等[1]。

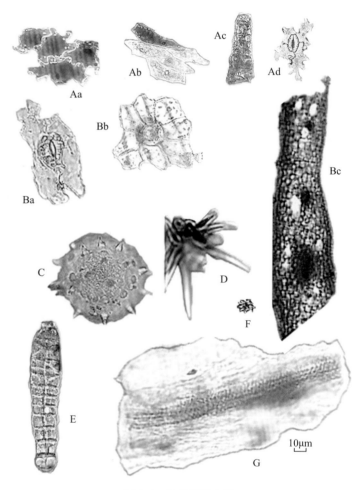

图72-3　扶桑花粉末图

A. 花冠（a 上部内表皮　b 基部内表皮　c 内表皮腺毛
d 表皮不定式气孔）
B. 花萼（a 不定式气孔　b 腺鳞　c 横切面）
C. 花粉粒　D. 星状毛　E. 腺毛　F. 草酸钙簇晶　G. 网纹导管

2. 甾醇类　有β-扶桑甾醇（β-rosasterol）和扶桑甾醇氧化物，其中扶桑甾醇氧化物具有抗早孕作用[3]。

3. 其他　有三十一烷（hentriacontane），三十烷（triacontane），四十二烷（dotetracontane），13-nonacosanone，nonacosan-14-ol-18-one，hentriacontan-4-one-10-ol，环肽生物碱等[4]。

【性味归经】甘、寒。归心、肺、肝、脾经[1]。

【功能主治】清肺，凉血，化湿，解毒。用于肺热咳嗽，咯血，鼻衄，崩漏，白带，痢疾，赤白浊，痈肿毒疮[1]。

【药理作用】

1. 降压作用　扶桑花苷类物质对麻醉犬和脊髓犬有降低血压作用，作用急剧，此降压作用不受阿托品影响。

2. 对平滑肌作用　扶桑花提取物对平滑肌有致痉作用，可被阿托品阻断。扶桑花苷类物质可让小肠平滑肌收缩，并拮抗5-羟色胺、乙酰胆碱、组胺、氯化钡引起的痉挛。

3. 抗生育作用　以扶桑花茎提取物灌服雄鼠，能明显减重其性器官和副性器官；各种细精管成分明显退化，精母细胞消失；各种生精成分缺除，精原细胞和支持细胞例外；副性器官呈无腺性，间质细胞萎缩。灌服妊娠雌鼠，妊娠终止率达92%，此作用与孕激素水平下降有关。

4. 抗氧化作用　扶桑花色素对脂质过氧化有良好的抑制作用，同时能较强的清除·DPPH、超氧阴离子（$O_2^-·$）和羟基（·OH）等自由基，其抗氧化能力随浓度的增大而增强[5]。

5. 其他作用　扶桑花乙酸乙酯部位可使ICR小鼠的常压耐缺氧时间显著延长（$P<0.01$），该作用与普萘洛尔（心得安）无明显差异；扶桑花乙酸乙酯不溶物对小鼠离体子宫有明显的收缩作用；扶桑甾醇氧化物具有抗早孕作用，能明显抑制体外培养的人早期胎盘绒毛组织的生长及HCG和孕酮的分泌；扶桑花苞正丁醇萃取物具有良好的皮肤疖痈溃疡修复作用，其作用机制可能是抗菌和免疫增强作用[3, 6-8]。

【附注】

1. 目前我国扶桑花仅有地方质量标准，且仅对药材的基源和性状进行鉴别，对扶桑花的药材质量没有明确的标准。因此，建立扶桑花药材的质量评价体系至关重要，这是保证扶桑花药材质量的关键[9]。

2. 对扶桑花药材的化学成分研究较少，仍需深入研究，为该药材的临床应用提供物质基础。

主要参考文献

[1] 广西壮族自治区卫生厅. 广西中药材标准[M]. 南宁：广西科学技术出版社，1990，57：212-214.

[2] 刘训红，房克慧，王玉玺. 木槿属三种花的生药鉴定研究[J]. 中草药，1992，23(4)：200-204.

[3] 江燕，赵翠兰，李开源，等. 扶桑花提取物的抗早孕作用研究[J]. 中国民族民间医药杂志，2001，51(4)：226-229.

[4] Siddiqui, A A, Wani, S M, Rajesh, R, et al. Isolation and hypotensive activity of five new phytoconstituents from chloroform extract of flowers of *Hibiscus rosasinensis* Linn[J]. Indian Journal of Chemistry, Section B: Organic Chemistry Including Medicinal Chemistry, 2005, 44B(4): 806-811.

[5] 张福娣，游纪萍，陈新香，等. 扶桑花色素的抗氧化作用研究[J]. 中国食品学报，2010，6(10)：226-229.

[6] 江燕，赵翠兰，李开源，等. 扶桑花乙酸乙酯溶物（HR-3）对心血管活动影响的初探[J]. 云南大学学报（自然科学版），1998，20(6)：468-472.

[7] 江燕，赵翠兰，李开源，等. 扶桑花乙酸乙酯不溶物HR-4的生物学作用研究[J]. 云南大学学报（自然科学版），1998，20(3)：179-181.

[8] 姜霁洋，徐涵，白雪婷，等. 朱槿花苞提取物治疗皮肤疖痈溃疡及其机制研究[J]. 中国药理学通报，2015，31(8)：1085-1091.

[9] 钟宇森，张春荣. HPLC法测定扶桑花中槲皮素的含量[J]. 广东药学院学报，2010，26(1)：45-47.

（暨南大学　张晓琦　张英）

73. 岗梅

Gangmei

ILICIS ASPRELLAE RADIX ET CAULIS

【别名】苦梅、山梅、点秤星、梅叶冬青、土甘草。

【来源】为冬青科植物梅叶冬青*Ilex asprella*（Hook. et Arn.）Champ. ex Benth的干燥根及茎。

【本草考证】本品始载于《生草药性备要》，仅有简单的功效介绍："岗梅根杀蟥，理跌打损伤如神。"《植物名实图考》卷三十三"秦皮"条下有云："湖南呼秤星树，以其皮有白点如秤星，故名"。《岭南采药录》载："岗梅根：别名檀楼星，杀疥虫，理跌打损伤如神。"《本草释名考订》载："经考，所云秤星树者应是冬青科植物梅叶冬青*Ilex asprella*（Hook. et Arn.）Champ. ex Benth."，与现今药用的岗梅相符。

【原植物】落叶灌木，高可达3m。枝条圆柱形，表面散生多数大小似秤星的黄白色点状皮孔。叶互生，卵形或卵状椭圆形，长3～8cm，宽1.5～4.5cm；顶端渐尖或急尖，基部宽楔形或浑圆，边缘有小锯齿。叶面光亮；叶柄长3～8mm。夏季开白色花，雌雄异株。雄花2～3朵簇生或单生于叶腋，萼片和花瓣各有4～5片，间有5～6片，仅在基部合生；雌蕊1，花柱短，柱头浅裂；花梗长1～2mm，果实成熟可达5～7mm。果为浆果状核果，直径约6mm，成熟时黑色，内有分核4～6粒，内果皮骨质。（图73-1）

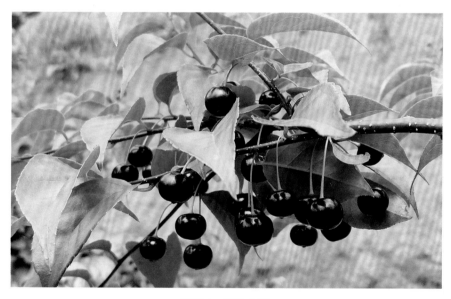

图73-1 梅叶冬青

生于丘陵地的灌木丛中，低山疏林下及村边、路旁的旷地上。主要分布于广东、广西、湖南、江西、福建、台湾等地。近年来广东、广西开始大规模人工栽培。

【主产地】野生岗梅主产于广东、广西、江西、福建、湖南等地。目前广东、广西产区开始大规模人工种植。岭南地区尤其广东、广西为岗梅道地产区。

【栽培要点】

1. 生物学特性　喜温暖气候，较耐寒，生境土壤以偏酸性红壤、黄壤黏质土为宜，在土层深厚、疏松肥沃、富含腐殖质，且排水良好的土壤中生长良好，不易选择长期积水的地块，否则病害严重。

2. 栽培技术　种子繁殖为主，6～8月采收成熟种子，细沙层积约3个月播种。选择茎粗大于0.3cm、株高大于40cm种苗，在适宜的天气移栽至大田。移植后保证成活率，及时补苗并做好灌溉、除草、施肥等田间管理工作。

3. **病虫害**　病害：枯枝病、茎基腐病等。虫害：六星黑点蠹蛾、蚜虫、卷蛾等。

【采收与加工】 采收年限不得低于5年。全年均可采收，除去嫩枝及叶，洗净，趁鲜时切或劈成片、块或段，晒干。由于华南地区多阴雨天气，为方面干燥，栽培基地岗梅采收时间应尽量选择秋冬季节。

【药材鉴别】

（一）性状特征

为类圆柱形或不规则片、段厚0.5～1.2cm，宽1.5～5cm。根表面浅棕褐色、灰黄棕色或灰黄白色，稍粗糙，有的有不规则的纵皱纹或龟裂纹；茎表面灰棕色或棕褐色，散有多数灰白色的类圆形点状皮孔，似秤星。外皮稍薄，可剥落，剥去外皮处显灰白色或灰黄色，可见较密的点状或条状突起。质坚硬，不易折断，断面黄白色或淡黄白色，有的略显淡蓝色，有放射状及不规则纹理。气微，味微苦后甘。（图73-2）

（二）显微鉴别

1. **根横切面**　木栓层为10余列细胞。皮层窄。中柱鞘石细胞断续排列成环。韧皮部狭窄。木质部导管单个或2～3个相聚纵列，木纤维发达；射线细胞2～10列。薄壁细胞含淀粉粒及草酸钙方晶。（图73-3）

2. **粉末特征**　粉末淡灰黄色。纤维近无色，直径8～28μm，壁厚2～8μm，有的纹孔明显，呈人字、十字或斜裂缝状；纤维管胞具缘纹孔，均微木化或非木化，胞腔明显，次生内壁有非木化细小的螺旋状三生增厚，有的胞腔内含无色或淡黄色胶体样物。石细胞单个散在或成群，近无色，少数淡黄棕色，呈类多角形、类长方形或类长圆形，有的呈分枝状，壁极厚，孔沟明显，层纹较清晰，有的可见较大的类圆形纹孔。导管主为具缘纹孔和网纹缘纹孔，有的内壁也有三生螺旋状增厚，非木化或微木化。木薄壁细胞壁较厚，孔沟明显，内含淀粉粒。草酸钙方晶类长方形或不规则方形，直径约为25μm，长至38μm。淀粉粒单粒少数，类圆形，直径6～15μm，脐点点状，层纹隐约可见；复粒较多，由2～6分粒组成。（图73-4）

（三）理化鉴别

薄层色谱　取岗梅药材1g，加甲醇10ml，超声处理30分钟，滤过，滤液蒸干，残渣加甲

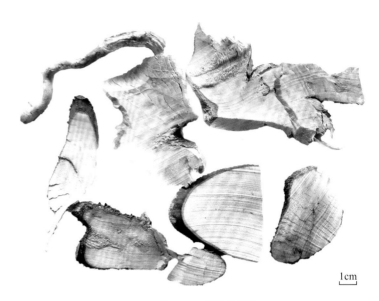

图73-2　岗梅药材图

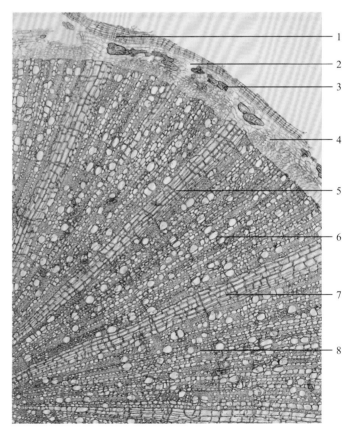

图73-3　岗梅根横切面图

1. 木栓层　2. 皮层　3. 中柱鞘石细胞　4. 韧皮部　5. 射线　6. 木质部导管
7. 壁细胞含淀粉粒和方晶　8. 木纤维

醇1ml使溶解，作为供试品溶液。另取岗梅对照药材1g，加甲醇10ml，超声处理30分钟，滤过，滤液蒸干，残渣加甲醇1ml使溶解。照薄层色谱法试验，吸取上述两种溶液各1μl，分别点于同一硅胶G薄层板上，以乙酸乙酯-甲酸-冰醋酸-水（11∶1∶1.5∶2.5）为展开剂，展开，取出，晾干，喷以10%的硫酸乙醇溶液，在105℃加热至斑点显色清晰，置紫外光（365nm）下检视。供试品色谱中，在与对照药材色谱相应的位置上，显相同颜色的荧光斑点。（图73-5）

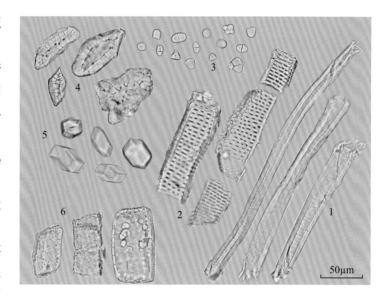

图73-4 岗梅粉末图

1. 纤维 2. 导管 3. 淀粉粒 4. 石细胞
5. 草酸钙方晶 6. 木薄壁细胞

【化学成分】主要成分为三萜皂苷类，尤其是熊果烷型，亦含有绿原酸、黄酮、苯丙素及木脂素，少量甾体等其他类化学成分，其中三萜皂苷类是其特征成分和有效成分[1]。

1. 三萜及其皂苷类 主要为熊果烷型，另有部分齐墩果烷型和其他类型。岗梅皂苷糖链部分包括Xyl、Ara、Glc、GlcA 4种单糖。

2. 酚酸及其酯类 绿原酸、隐绿原酸、3,5-O-二咖啡酰奎宁酸甲酯、咖啡酸、咖啡酸甲酯、山奈酚等。

3. 其他类 包括少数甾体及单萜，主要有赪酮甾醇、β-谷甾醇，胡萝卜苷、3-O-[6'-O-palmitoy-β-D-glu-cosyl]-stigmasta-5,25(27)-diene、3-O-[6'-O-stearoyl-β-D-glucosyl]-stigmasta-5,25(27)-diene等。

【性味归经】苦、微甘，凉。归肺、脾、胃经。

【功能主治】清热解毒，生津止渴，利咽消肿，散瘀止痛。用于感冒发热，肺热咳嗽，热病津伤口渴，咽喉肿痛，跌打瘀痛。

【药理作用】

1. 抗炎作用 岗梅的醇提取物[2]、水提取物[3]均有很好的抗炎作用，对炎症的渗出和增殖过程都有明显抑制作用。

2. 抗菌作用 岗梅根、茎提取液对微生物均有杀灭作用，两者对金黄色葡萄球菌的杀灭作用明显强于大肠埃希菌；茎的杀菌能力略优于根[4]。

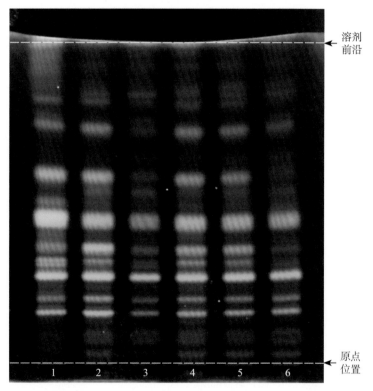

图73-5 岗梅药材薄层色谱图（显色后365nm）

1. 岗梅对照药材 2～6. 岗梅样品

3. 抗病毒作用 岗梅水提取物进行体内外抗病毒试验，表明岗梅水提取物在体内外均具有明显抗流感病毒的作用[5]。

4. 其他作用 岗梅还具有调节脂质代谢、抗肿瘤、镇痛等作用。

【分子生药】基于DNA条形码序列的分子鉴定：ITS2序列可以准确鉴别岗梅与同属近缘种。岗梅及其混伪品

ITS2序列种内最大K2P距离为0.030，种间最小K2P距离为0.086，岗梅及其混伪品的种间最小距离大于岗梅种内最大距离，说明ITS2序列可准确鉴定岗梅药材及其混伪品[6]。

【附注】

1. 岗梅在众多感冒类中成药及凉茶中应用广泛，但目前其资源主要为野生，随着野生资源逐渐枯竭，资源问题将成为制约产业发展的瓶颈。近年来开展了野生转家种的技术研究和产业化推广工作，已具一定规模，家种药材资源替换野生资源是产业发展的必然选择。

2. 目前岗梅药材仅在广东、湖南地方标准中收录。历版《中国药典》仅在1977年版正文中收录。岗梅药材在感冒类中成药及凉茶中应用广泛，且其需求逐年上升，为有效控制岗梅药材质量，有必要提升质量标准。

主要参考文献

[1] 杜冰璺，杨鑫瑶，冯晓，等. 岗梅的化学成分和药理作用研究进展[J]. 中国中药杂志，2017，42(1)：20-28.

[2] 王宗锐. 岗梅根乙醇提取物抗炎作用研究[J]. 湛江医学院报，1984，2(1)：38-40.

[3] 朱伟群，晏桂华，李沛波. 岗梅水提取物抗炎作用的实验研究[J]. 广东药学院学报，2007，23(3)：304-306，311.

[4] 何少璋，张一萍，喻丽元. 岗梅对微生物的作用研究[J]. 现代医院，2008，8(5)：12-13.

[5] 朱伟群，刘汉胜，晏桂华，等. 岗梅水提取物抗流感病毒的实验研究[J]. 热带医学杂志，2007，7(6)：555-557.

[6] 周红. 中成药原料药材DNA条形码分子鉴定--以岗梅、九里香及血藤类药材为例[D]. 北京：北京协和医学院，2016.

（华润三九医药股份有限公司　韩正洲　邢建永　魏伟锋）

74. 岗稔根

Gangrengen

RHODOMYRTI RADIX

【别名】桃金娘根、山稔根、岗稔。

【来源】为桃金娘科植物桃金娘*Rhodomyrtus tomentosa*（Ait.）Hassk.的干燥根。

【本草考证】本品始载于三国时期的《临海水土异物志》，载："多南子，如指大，其色紫，味甘，与梅子相似。出晋安"。宋《苏沈内翰良方》、明《本草品汇精要》和《本草纲目》、清《本草纲目拾遗》和《植物名实图考》中均有记载。本草记载与现今所用岗稔根基本一致[1]。

【原植物】灌木，高1~2m；嫩枝有灰白色柔毛。叶对生，革质，叶片椭圆形或倒卵形，长3~8cm，宽1~4cm，先端圆或钝，常微凹，有时稍尖，基部阔楔形，上面初时有毛，以后变无毛，发亮，下面有灰色茸毛，离基三出脉，直达先端且相结合，边脉离边缘3~4mm，中脉有侧脉4~6对，网脉明显；叶柄长4~7mm。花有长梗，常单生，紫红色，直径2~4cm；萼管倒卵形，长6mm，有灰茸毛，萼裂片5，近圆形，长4~5mm，宿存；花瓣5，倒卵形，长1.3~2cm；雄蕊红色，长7~8mm；子房下位，3室，花柱长1cm。浆果卵状壶形，长1.5~2cm，宽1~1.5cm，熟时紫黑色；种子每室2列。花期4~5月。（图74-1）

主要为野生，生于山地、丘陵、山岗、山坡的灌木丛中。主要分布于台湾、福建、广东、广西、海南、云南、贵州、湖南等地。

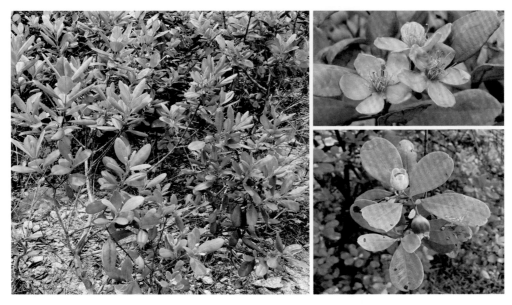

图74-1　桃金娘

【主产地】主产于台湾、福建、广东、广西、海南、云南、贵州、湖南等地。

【栽培要点】

1. 生物学特性　喜高温高湿环境，当环境温度在10℃以下停止生长，在霜冻出现时不能安全越冬；根系喜湿润，但忌植地渍水，渍水易引起根系腐烂；喜酸性土壤，生长地的土壤pH值在4.0～5.0；喜光，能抗炎热，不耐隐蔽[2]。

2. 栽培技术　可采用移植栽培、种子繁育和扦插繁育。采用种子繁育时，可在每年的8月份果实成熟时将采下的果实放入水中搓洗滤出种子，不能晒干，可随采随播；采用条播或撒播法，播后要保湿，秋季播种出苗，翌年春季移植，2年可出圃种植[2]。

3. 病虫害　病害：炭疽病、果腐病、煤烟病等。虫害：蚜虫、粉虱、果蝇、蟋蟀、天牛等[2]。

【采收与加工】秋、冬二季采挖，除去须根，洗净，切成块片或短段，晒干。

【药材鉴别】

（一）性状特征

根呈圆柱形，略弯曲，多为不规则的块片或短段，直径0.5～4cm。表面灰棕色或黑褐色，粗糙，有裂缝及疙瘩状根痕，外皮脱落处显赭红色或棕红色，具纵纹。质硬，不易折断，切面浅棕色，老根可见同心环纹。气微，味涩。（图74-2）

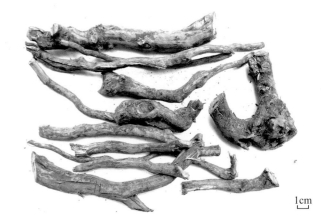

1cm

图74-2　岗稔根药材图

（二）显微鉴别

1. 根横切面　木栓层由3～5列细胞组成；皮层窄，薄壁细胞中分布有大量淀粉粒和少量分泌腔；韧皮部窄，与皮层无明显的界线；形成层不明显；木质部占绝大部分，导管大，常单个散在，木射线1～2列，细胞中分布有淀粉粒；中央无髓部[3]。（图74-3，图74-4）

2. 粉末特征　粉末淡黄棕色。根皮细胞常见，排列紧密；纤维单个散离或数个成群，胞腔狭小，直径20～45μm；导管少而较小，主为具缘纹孔导管，直径25～35μm；鳞毛众多，放射状；石细胞类长方形或长椭圆形，少数不规则，直径25～32μm。（图74-5）

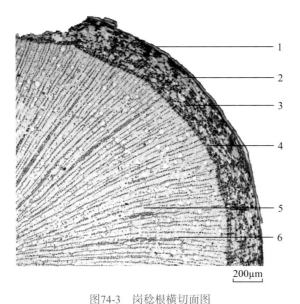

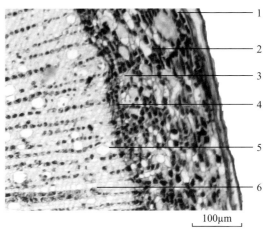

图74-3 岗稔根横切面图

1. 表皮　2. 木栓层　3. 韧皮部　4. 形成层
5. 木质部　6. 射线

图74-4 岗稔根横切面局部放大图

1. 表皮　2. 木栓层　3. 韧皮部　4. 形成层
5. 木质部　6. 射线

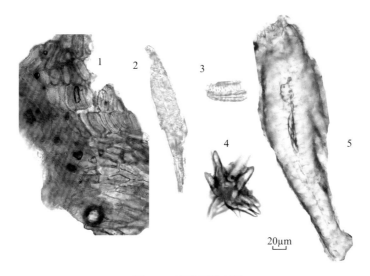

图74-5 岗稔根粉末图

1. 根皮细胞　2. 纤维　3. 导管　4. 鳞毛　5. 石细胞

【化学成分】主要成分为萜类、黄酮类、醌类、可水解鞣质类和酚酸类[4-6]。

1. 萜类　1,8-桉叶素、D-柠檬烯、α-蒎烯、23-O-顺式-对-香豆酰基-2α,3β-二羟基齐墩果烷-12-烯-28-酸、23-O-反式-对-香豆酰基-2α,3β-二羟基齐墩果烷-12-烯-28-酸、3β-O-反式-阿魏酰基-2α,23-二羟基齐墩果烷-12-烯-28-酸、3β-O-反式-对-香豆酰基-2α,23-二羟基齐墩果烷-12-烯-28-酸、3β-O-顺式-对-香豆酰基-2α,23-二羟基齐墩果烷-12-烯-28-酸、山楂酸、阿江榄仁酸、2α,3β-dihydroxytaraxer-20-en-28-oic acid。

2. 黄酮类　杨梅素-3-O-α-L-鼠李糖苷、杨梅素-3-O-α-L-呋喃阿拉伯糖苷、杨梅素-3-O-β-D-葡萄糖苷、四角风草子素、双氢黄酮、查耳酮、黄酮醇。

3. 醌类　1,4,7-三羟基-2-甲氧基-6-甲基蒽-9,10-二酮、2-（1′,3′,5′-三羟基-7-甲基蒽-9,10-二酮）-1′,3′,5′-三羟基-7-甲基蒽-9,10-二酮、rhodomyrtone。

4. 可水解鞣质类　pedunculagin、casuariin、tomentosin、castalagin。

5.酚酸类　rhodomyrtosones A～D、rhodomyrtone，3,3,4-三甲氧基鞣花酸，α-生育酚。

【性味归经】甘、涩，平。归肝、肾经。

【功能主治】舒肝通络，止痛。用于肝气郁滞的胸胁疼痛，风湿骨痛，腰肌劳损[7]。

【药理作用】

1.抗氧化作用　桃金娘中的黄酮类物质具有良好的抗氧化活性[8]。

2.抗菌作用　桃金娘叶中所含的化学成分rhodomyrtone对大肠埃希菌和金黄色葡萄球菌具有显著的抑制活性[6]。

3.降血糖作用　桃金娘油能增强糖酵解、糖异生作用，降低糖原分解以及通过影响超氧化物歧化酶（SOD）和过氧化氢酶的水平来影响肠道对葡萄糖吸收[4, 5]。

4.保肝作用　桃金娘多糖具有保肝降酶和抗氧化功能，对大鼠急性肝损伤有较好的保护作用[4, 5]。

5.改善肺疾病　桃金娘油能改善由吸烟导致的气道炎症[4, 5]。

【用药警戒或禁忌】大便秘结者禁服[7]。

主要参考文献

[1] 戴卫波，梅全喜，曾聪彦.桃金娘的本草考证[J].中药材，2014，37(3)：520-524.

[2] 徐健，邱文武，韦持章，等.桃金娘丰产实用种植技术[J].中国热带农业，2014，(1)：60-62.

[3] 韦松基，黄祥远.桃金娘的生药学研究[J].中国中药杂志，2007，32(6)：538-540.

[4] 肖婷，崔炯谟，李倩，等.桃金娘的化学成分、药理作用和临床应用研究进展[J].现代药物与临床，2013，28(5)：800-805.

[5] 刘伟，赵武，孟菲，等.桃金娘化学成分及生物活性的研究进展[J].中国畜牧兽医，2014，41(3)：241-244.

[6] Salni D, Sargent MV, Skelton BW, et al. Rhodomyrtone，an antibotic from *Rhodomyrtus tomentosa*[J]. Australian Journal of Chemistry, 2002, 55(3): 229-232.

[7] 徐鸿华，刘军民.中草药图谱（一）[M].广州：广东科技出版社，2007：56-57.

[8] Wu P, Ma G, Li N, et al. Investigation of in vitro and in vivo antioxidant activities of flavonoids rich extract from the berries of *Rhodomyrtus tomentosa* (Ait.) Hassk. Food Chemistry. 2015, 173: 194-202.

（海南医学院　曾念开　薛柔）

75. 佛手

Foshou

CITRI SARCODACTYLIS FRUCTUS

【别名】佛手柑、佛手香橼、密罗柑、九爪木。

【来源】为芸香科植物佛手*Citrus medica* L. var. *sarcodactylis* Swingle的干燥果实。

【本草考证】佛手柑名见《本草纲目》，列果部山果类枸橼名下。古代佛手柑常与枸橼、柑枸橼、香橼等名称相混。《本草纲目》载："枸橼产闽广间，木似朱栾而叶尖长，枝间有刺，植之近水乃生，其实状如人手，有指，俗呼为佛手柑……佛手，取象也。"上述产地、形态特征，尤其是果实形态所指的枸橼即现今临床所用之佛手。《本经逢源》[1]认为柑橼包括佛手和香橼两种并记述："柑橼乃佛手、香橼两种：盖柑者，佛手也，专破滞气，橼者，香橼也，兼破痰水。"本草记载与现今所用佛手基本一致。

【**原植物**】常绿灌木或小乔木。新生嫩枝、芽及花蕾暗紫红色，老枝灰绿色，茎枝多刺。单叶互生；叶柄短，长3～6mm，叶片椭圆形或卵状椭圆形，长5～16cm，宽3～7cm，先端钝，有时微凹，基部近圆形或楔形，边缘有浅波状钝锯齿。花单生，簇生或为总状花序；花两性；花萼杯状，5浅裂，裂片三角形；花瓣5片，长1.5～2cm；雄蕊多数；子房椭圆形，上部窄尖。柑果卵形或长圆形先端分裂如拳状，或者张开似手指。表面橙黄色，粗糙，果肉无色或淡黄色。种子多枚，较小，卵形，先端尖，有时不完全发育。花期4～5月，果期10～11月。（图75-1）

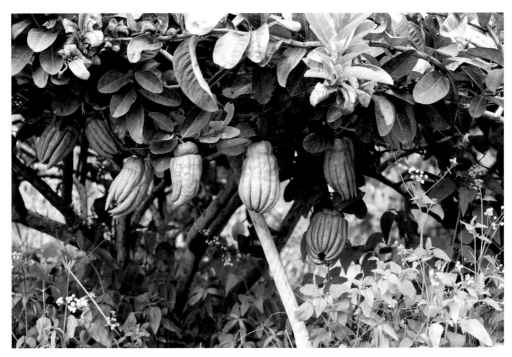

图75-1　佛手

生于热带、亚热带，主要为栽培。主要分布于安徽、福建、广东、广西、四川、云南等长江以南地区。

【**主产地**】主产于广东和四川；福建、浙江、云南、安徽等地亦产。根据产地不同一般分为广佛手和川佛手，广佛手主产于广东省肇庆市高要区、德庆县等地；川佛手主产于四川泸州、合江、宜宾、沐川、犍为、乐山及重庆铜陵等地。道地产区为广东肇庆。

【**栽培要点**】

1. 生物学特性　喜温暖潮湿、阳光充足的环境，不耐严寒，怕冰霜和干旱。以土层深厚、疏松肥沃、富含腐殖质、排水良好的微酸性砂质土壤为宜。

2. 栽培技术　多用扦插法和嫁接法。扦插法操作简单，可批量繁殖，但需栽培3～4年方可开花结果。嫁接法相对复杂，但是植株根系发达，能较早的开花结果。

3. 病虫害　病害：黄龙病、炭疽病、煤烟病、溃疡病等。虫害：潜叶蛾、吹绵介壳虫等。

【**采收与加工**】栽种4～5年开花结果，于秋季果实尚未变黄或变黄时采收，纵切成薄片，晒干或低温干燥。

【**商品规格**】分广佛手片、川佛手片1～3等及统货。均以身干、片大、黄边白瓤（广佛手）或绿边白瓤（川佛手）、香气浓者为佳。

【**药材鉴别**】

（一）性状特征

为类椭圆形或卵圆形的薄片，常皱缩、卷曲，长6～10cm，宽3～7cm。顶端稍宽，常具3～5个指状裂瓣，裂瓣披针形，基部略窄，有的可见果梗痕。外皮黄绿色或橙黄色，有许多凹下的油点。果肉浅黄白色或浅黄色，散有凹凸不平线状或点状维管束。质硬而脆，受潮后柔软。气香，味微甜后苦。（图75-2）

（二）显微鉴别

1. 果皮横切面　外果皮由1列方形或长方形表皮细胞构成，外被角质层，偶见气孔。中果皮为圆形或类圆形薄壁细胞，近外果皮的细胞较小，壁较厚，内含草酸钙方晶；外侧有1～2列椭圆形或圆形大型油室；中果皮内侧有细小的维管束和橙皮苷结晶。内果皮为1层排列整齐的薄壁细胞。（图75-3）

2. 粉末特征　粉末淡棕黄色。果皮表皮细胞呈不规则多角形，偶见类圆形气孔；中果皮薄壁细胞呈不规则形或类圆形，壁不均匀增厚；草酸钙方晶成片存在于多角形的薄壁细胞中，呈多面形、菱形或双锥形；油室碎片较多，橙皮苷结晶呈黄色簇针状。（图75-4）

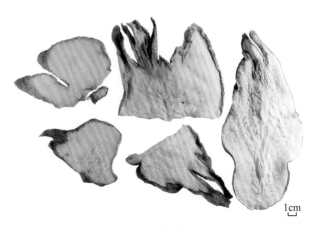

图75-2　广佛手药材图

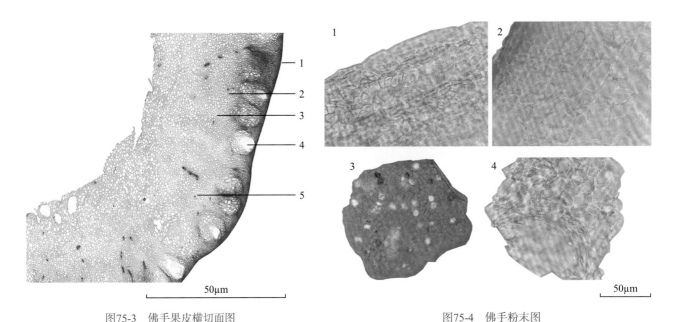

图75-3　佛手果皮横切面图
1. 外果皮　2. 草酸钙方晶　3. 中果皮　4. 油室　5. 维管束

图75-4　佛手粉末图
1. 果皮表皮细胞　2. 中果皮薄壁组织　3. 草酸钙方晶　4. 油室碎片

（三）理化鉴别

薄层色谱　取本品粉末1g，加无水乙醇10ml，超声处理20分钟，滤过，滤液浓缩至干，残渣加无水乙醇0.5ml使溶解，作为供试品溶液。另取佛手对照药材1g，同法制成对照药材溶液。吸取上述两种溶液各2μl，分别点于同一硅胶G薄层板上，以环己烷-乙酸乙酯（3：1）为展开剂，展开，取出，晾干，置紫外光灯（365nm）下检视。供试品色谱中，在与对照药材色谱相应的位置上，显相同颜色的荧光斑点。

【质量评价】以皮黄肉白，香气浓郁者为佳。照高效液相色谱法测定，本品按干燥品计算，含橙皮苷（$C_{28}H_{34}O_{15}$）不得少于0.030%。

【化学成分】主要化学成分为挥发油、黄酮类、多糖、香豆素类、多酚、维生素等。

1. 挥发油类　d-柠檬烯、γ-松油烯、对-伞花烃、α-蒎烯、β-蒎烯、柠檬醛、β-柠檬醛、d-异松油烯、β-反式-罗勒烯和2-甲基-5-（1-甲乙基）-二环[3.1.0]己-2-烯等化合物组成[2]。

2. 黄酮类 香叶木苷、橙皮苷、3,5,6-三羟基-4,7-二甲基黄酮、3,5,6-三羟基-3,4,7-三甲氧基黄酮、3,5,8-三羟基-4,7-二甲氧基黄酮、胡萝卜苷等[3]。

3. 多糖类 不同产地的佛手多糖在多糖种类、单糖组成和结构等方面存在差异，川佛手和广佛手多糖是由鼠李糖、木糖、甘露糖、葡萄糖和半乳糖5种单糖组成的杂多糖[4]。

【性味归经】辛、苦、酸，温。归肝、脾、胃、肺经。

【功能主治】疏肝理气，和胃止痛，燥湿化痰。用于肝胃气滞，胸胁胀痛，胃脘痞满，食少呕吐，咳嗽痰多。

【药理作用】

1. 平喘作用 佛手醇提取液可明显延长由雾化组胺所引起的豚鼠哮喘潜伏期，减轻哮喘症状。佛手挥发油可抑制哮喘小鼠外周血、支气管肺泡灌洗液（BALF）中肺组织中嗜酸性粒细胞（EOS）水平，减少肺组织中EOS浸润，拮抗气道炎性反应而发挥平喘作用，作用强度与给药剂量有关[5, 6]。

2. 抗氧化、抗菌作用 佛手中的挥发油、黄酮和多糖均具有一定程度的抗氧化作用。佛手叶总黄酮表现出较高的抗氧化活性，清除DPPH自由基、羟基自由基及超氧阴离子的能力均随质量浓度的增大而增大。佛手粗提多糖对超氧阴离子自由基有较强的清除作用，对羟基自由基具有抑制和一定的清除能力[7]。

3. 抗肿瘤作用 佛手挥发油具有抑制体外培养的MDA-MB-435癌细胞增殖的作用，低浓度时诱导细胞凋亡，高浓度时引起细胞坏死[8]。

4. 抗抑郁作用 佛手挥发油的抗抑郁作用呈现明显的剂量依赖关系。佛手挥发油对慢性应激性所致抑郁行为的干预作用主要与减弱抑郁模型大鼠HPA轴的亢进程度，上调长期慢性应激导致大鼠海马BDNF表达降低有关[9]。

5. 调节免疫作用 佛手多糖可明显提高环磷酰胺所致免疫功能低下小鼠腹腔巨噬细胞吞噬百分率和吞噬指数，促进溶血素和溶血空斑的形成以及淋巴细胞转化，并明显提高血中T淋巴细胞比率[10]。

主要参考文献

[1] 张璐. 赵小青辑校. 本经逢原[M]. 北京：中国中医药出版社，1996：162.

[2] 魏玉君，邵邻相，麻艳芳，等. 佛手叶挥发油的成分分析及生物活性研究[J]. 浙江师范大学学报（自然科学版），2014，37(3)：329-333.

[3] 张思获，杨海燕，曾俊，等. 佛手的研究进展[J]. 中华中医药杂志，2018，33(8)：3510-3514.

[4] 曹诣斌，朱海玲，王晓艳. 不同产地佛手水溶性多糖的分离纯化及初步分析[J]. 浙江师范大学学报（自然科学版），2008，31(2)：190-194.

[5] 金晓玲，徐丽珊，何新霞. 佛手醇提取液的药理作用研究[J]. 中国中药杂志，2002，17(8)：604-606.

[6] 施长春，王建英，朱婉萍，等. 佛手挥发油对支气管哮喘小鼠外周血肺泡灌洗液肺组织中嗜酸性粒细胞的影响[J]. 中草药，2009，40(1)：99-101.

[7] 蔡丹燕，祁龙凯，林励. 佛手叶总黄酮超声提取工艺优化及其抗氧化活性研究[J]. 广州中医药大学学报，2015，32(2)：308-312.

[8] 麻艳芳，邵邻相，张均平，等. 佛手挥发油对MDA-MB-435人乳腺癌细胞体外增殖的影响[J]. 中国药学杂志，2010，45(22)：1737-1741.

[9] 高洪元，田青. 佛手挥发油的抗抑郁作用机制探讨[J]. 中国实验方剂学杂志，2012，18(7)：231-234.

[10] 黄玲，邝枣园. 佛手多糖对环磷酰胺造模小鼠巨噬细胞的影响[J]. 广州中医药大学学报，2000，17(1)：58-60.

（广东药科大学 周良云 杨全）

76. 佛甲草

Fojiacao

SEDI LINEARIS HERBA

【别名】鼠牙半枝莲、禾雀蜊、铁指甲、尖甲草、马屎花。

【来源】为景天科植物佛甲草*Sedum lineare* Thunb.的全草。

【本草考证】本品始载于《图经本草》："多附石向阳而生，有似马齿苋，细小而长，有花黄色，不结实，四季皆有，采无时。彼土人多用。"《本草纲目》收载于草部石草类，载："二月生苗成丛，高四、五寸，脆茎细叶，柔质如马齿苋，尖长而小。夏开黄花，经霜则枯，人多栽于石山瓦墙上，呼为佛指甲。"《植物名实图考》所载佛甲草之一和本种相似。本草记载与现今所用佛甲草基本一致。

【原植物】多年生肉质草本，高10～20cm。全体无毛。根多分枝，须根状。茎纤细倾卧，长10～15cm，着地部分节节生根。叶3～4片轮生，近无柄，线形至倒披针形，长2～2.5cm，先端近短尖，基部有短矩。聚伞花序顶生，花黄色，细小；萼5片，无距或有时具假距，线状披针形，长1.5～7mm，钝头，通常不相等；花瓣5，矩圆形，长4～6mm，先端短尖，基部渐狭；雄蕊10，心皮5个，成熟时分离，长4～5mm，花柱短。蓇葖果。种子细小，卵圆形，具小乳状突起。花期5～6月，果期7～8月（图76-1）。

生于低山阴处或山坡、山谷岩石缝中。主要分布于中南及陕西、甘肃、江苏、安徽、浙江、江西、福建、台湾、四川、贵州、云南等地[1]。

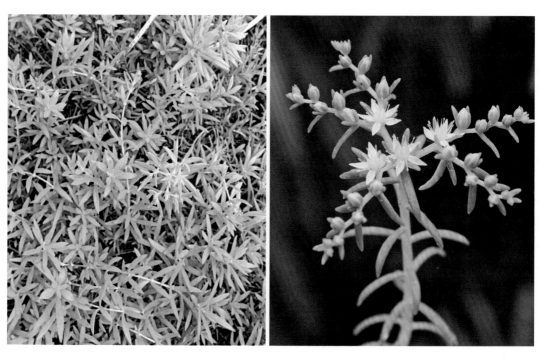

图76-1 佛甲草

【主产地】主产于江苏、浙江、福建、江西、湖北、湖南、广东、广西、四川、云南、贵州等地。

【栽培要点】

1. 生物学特性 喜阴凉、湿润环境，怕严寒。以疏松、肥沃、排水良好的夹沙土较好，过粘或积水的地不宜栽培。

2. 栽培技术　扦插繁殖：4、5月在选好的土地上，开1.3m宽的畦，按行、株距22～26cm开穴，深约3～7cm，栽时，剪取茎枝，长10～14cm，每穴栽3～4根，入土3～7cm，施清淡人畜粪水。分株繁殖：春、夏季将茎叶切成6～7cm长的小段，撒在已耕耙、整平的地面上，使茎节植入土壤并半掩埋状态，喷2次水，保持土壤湿润，1周左右可生根[2-3]。

3. 虫害　蚜虫、斜纹夜蛾成虫（*Prodenia litura* Fabriceus.）、小地老虎（*Agrotis ypsilon* Rottemberg.）。

【采收与加工】夏、秋两季，拔出全株，洗净，置沸水中烫后捞起，晒干或炕干；鲜用随采。

【药材鉴别】

（一）性状鉴别

根细小。茎弯曲，长7～12cm，直径约1mm；表面淡褐色至棕褐色，有明显的节，偶有残留的不定根。叶轮生，无柄；叶片皱缩卷曲，多脱落，展平后呈条形或条状披针形，长1～2cm，宽约1mm。聚伞花序顶生；花小，浅棕色。果为蓇葖果。气微，味淡。以叶多者为佳。（图76-2）

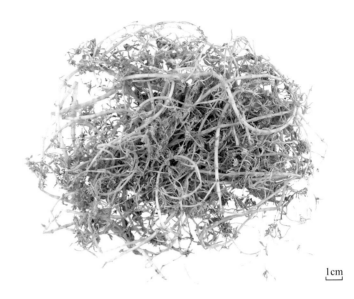

图76-2　佛甲草药材图

（二）显微鉴别

1. 茎横切面　直径约2mm，皮层外侧细胞中色素块较少，内皮层细胞中无色素块环列，且大量淀粉粒。中柱较大，呈圆形，维管束4～10束，环状排列、髓较大，壁薄。（图76-3，图76-4）

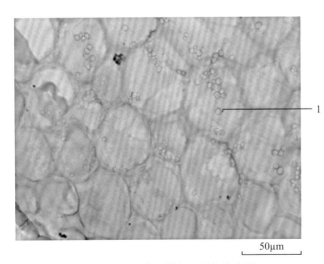

图76-3　佛甲草茎横切面局部放大图

1.淀粉粒

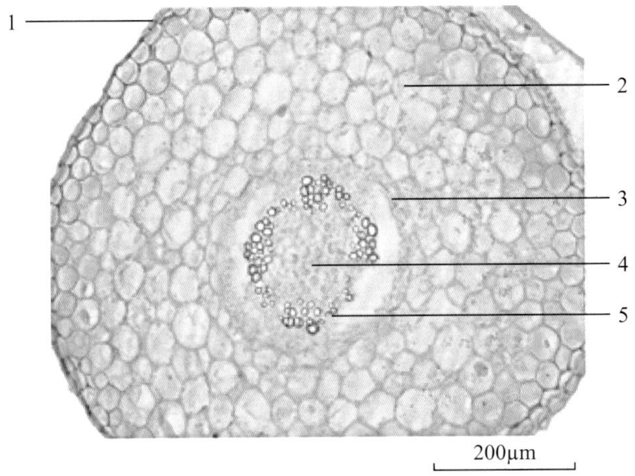

图76-4　佛甲草茎横切面图

1.表皮细胞　2.皮层　3.中柱　4.髓　5.维管束

2. 粉末特征　粉末棕红色。色素块较少；淀粉粒细小，类圆形；花粉粒类圆形，类三角形，有放射状纹理，直径10～41μm[4]。（图76-5）

（三）理化鉴别

薄层色谱　取本品粉末10g，置于索氏提取器中，用丙酮回流提取6h，滤过。滤液减压浓缩至约2ml，加等体积的水溶解，再减压轴尽丙酮，得叶绿素状物。加适量水溶解（少量多次，总共约10ml），滤过。水液减压抽干，加甲醇2ml溶解，再加硅胶1～2g拌和，干燥后装入盛有硅胶10g的层析柱上端（内径约1.5cm），以三氯甲烷–甲醇（5∶1）冲洗，弃去最初洗脱液约35ml，收集以后的洗脱液约80ml，蒸干。

上述洗脱液浓缩后为样品液。用垂盆草甙照品制成对照品溶液，取样品液及对照品液点样于同一硅胶G薄层板上，以三氯甲烷–甲醇（8∶3）展开，展距6cm，喷以30%～50%硫酸液，于110℃下加热5～10分钟显色，样品液色谱在与对照品色谱相应位置处，现相同的黑色斑点[5]。

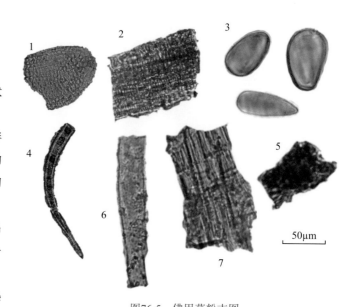

图76-5　佛甲草粉末图

1. 表皮细胞　2. 导管　3. 淀粉粒　4. 非腺毛　5. 色素块
6. 纤维　7. 维管束

【化学成分】金圣草素（chrysoeriol），红车轴草素（pratensein），香豌豆苷（oroboside），香豌豆苷-3′-甲醚（oroboside-3′-methylether），三十三烷（tritriacontane）及δ-谷甾醇（δ-sitosterol）[6-7]。

【性味归经】味甘、淡，性寒。归肺、肝经。

【功能主治】清热解毒，利湿，止血。用于咽喉肿痛，目赤肿痛，热毒痈肿，疔疮，丹毒，缠腰火丹，烫火伤，毒蛇咬伤，黄疸，湿热泻痢，便血，崩漏，外伤出血，扁平疣。

【药理作用】

抗菌作用　佛甲草10%煎剂用平板海绵块法，对金黄色葡萄球菌有抑制作用。

【用药警戒或禁忌】佛甲草性凉，孕妇不宜服用，伤口溃烂者勿用。

主要参考文献

[1] 王爱民. 特种园林绿化草-佛甲草[J]. 特种经济动植物，2011，(11)：34.

[2] 田霞，梁丽，何云核. 佛甲草的研究进展[J]. 农业科技通讯，2009，(5)：87-90.

[3] 张志飞，向左湘，杨知建，等. 佛甲草的栽培管理技术[J]. 四川草原，2005，(2)：60-61.

[4] 万定荣，徐燃，汪玉娟. 近缘种药材垂盆草与佛甲草的比较鉴定[J]. 中华中医药杂志，2008，23(3)：201-204.

[5] 乔舒，梅青，王璐瑶，等. 佛甲草化学药理及鉴定分析研究进展[J]. 亚太传统医药，2014，10(1)：44-47.

[6] 田立文，苏建伟，钟铖，等. 佛甲草的化学成分研究[J]. 中国药房，2016，27(21)：2056-2058.

[7] 季尚晓，左春旭. 佛甲草化学成分研究. 中草药，1991，22(10)：438-440.

（广西壮族自治区药用植物园　韦莹　黄浩　黄宝优）

77. 含羞草

Hanxiucao

MIMOSAE PUDICAE HERBA

【别名】怕丑草、知羞草、感应草。

【来源】为豆科植物含羞草*Mimosa pudica* Linn.的全草。

【草本考证】历代本草无记载。

【原植物】披散、亚灌木状草本，高达1m，枝散生倒刺毛和锐刺。羽片2～4个，掌状排列；小叶10～20，触之即闭合而下垂，线状长圆形，边缘及叶脉有刺毛。头伏花序圆球形，2～3个生于叶腋；花淡红色；萼钟状，有8个微小萼齿；花瓣4，基部合生，外面有短柔毛；雄蕊4，伸出于花瓣之外；子房无毛。荚果长圆形，边缘有刺毛，有3～4荚节，每荚节有一粒种子，成熟时节间脱落，有长刺毛的荚缘宿存。种子卵形，长3.5mm。花期3～10月；果期5～11月。（图77-1）

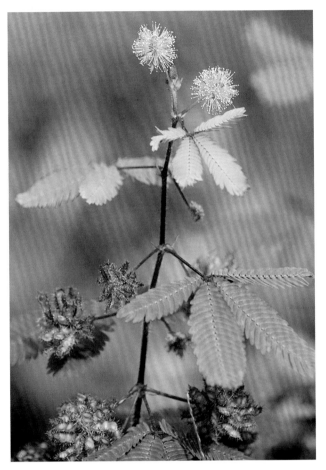

图77-1　含羞草

生于旷野荒地、灌木丛中。主要分布于台湾、福建、广东、广西、云南等地。

【主产地】主产于台湾、福建、广东、广西、海南等地。

【栽培要点】

1. 生物学特性　喜温暖、湿润和阳光充足环境。对土壤要求不甚严格，但喜肥沃疏松之砂质壤土。

2. 栽培技术　用种子繁殖。春播、夏播或秋播，在整好的地上，开1.3m宽的畦，按行株距各约33cm开穴，深约7cm，做到穴大、底平、土松。播时先施人畜粪水，然后把种子匀撒穴里，每穴10～15粒，上盖草木灰约1cm厚。播种后天旱注意浇水，保持土壤湿润。苗高约7cm时间苗、补苗，每穴留苗4～5株，并除草、追肥1次。在5～6月再中耕除草、追肥1次。

3. 病虫害　一般很少有病虫害，幼苗期主要虫害有蛞蝓。

【采收与加工】夏季采收全草，除去泥沙，洗净，鲜用，或扎成把，晒干。

【药材鉴别】

（一）性状鉴别

根呈圆柱形，常带有较多须根，主根弯曲或微扭曲，多切为0.8～3cm，直径为0.6～1.8cm的短段。外皮红棕色或灰棕色，有明显的纵皱纹，皮部与木质部大部分分离，两端切而中央稍凸起。质坚实，断而黄白色，显纤维性。气微，味甘、涩、微苦。（图77-2）

（二）显微鉴别

1. 根横切面　木栓细胞3～7列，外被落皮层；皮层宽窄不一，纤维散在，薄壁细胞中含有淀粉粒或色素块，油细胞偶见，在皮层、韧皮部可见分泌腔，内含有不规则黄色分泌物；韧皮部纤维束较多，周围薄壁细胞中含有草酸钙方晶；形成层呈环状，波状弯曲，细胞2～3列；木质部由导管、木薄壁细胞、纤维构成，纤维具有晶鞘；射线细胞1～3列，内含淀粉粒或色素物质。（图77-3）

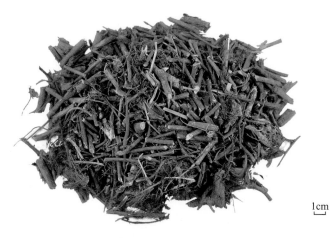

图77-2　含羞草药材图

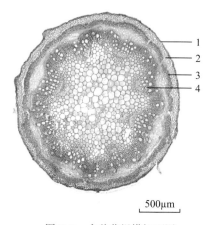

图77-3　含羞草根横切面图

1. 木栓层　2. 皮层　3. 韧皮部　4. 木质部

2. **叶横切面**　含羞草叶片表面上有形状不同的块状隆起，隆起上有细丝状毛样结构，下表皮上的块状隆起较上表皮的多。表皮上的短柄腺毛较少，腺柄单细胞，腺头3～4个细胞，有的腺毛似由小管样毛组成，而且长短不一，下粗上细。（图77-4）

3. **粉末特征**　粉末淡棕黄色。纤维成束，直径7～23μm；壁厚，晶鞘纤维易察见。具缘纹孔导管及网纹导管均见，直径为25～95μm；分泌腔中的分泌物呈不规则条状或节状；色素块多，形状大小不一；淀粉粒多为单粒，类圆形、类椭圆形，长2～24μm；脐点呈点状、星状、裂缝状，复粒略少，为2～7粒组成；草酸钙方晶直径为13～17μm；射线细胞，壁微增厚。（图77-5）

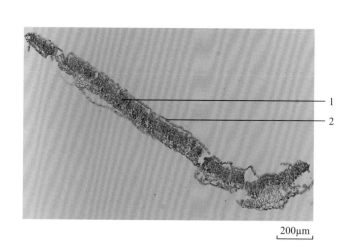

图77-4　含羞草叶横切面图

1. 海绵组织　2. 表皮组织

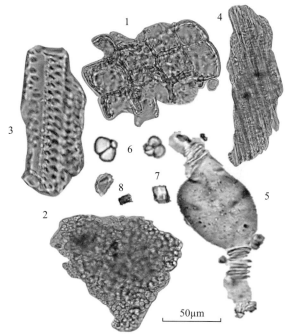

图77-5　含羞草粉末图

1. 木栓细胞　2. 表皮细胞　3. 导管　4. 木纤维
5. 薄壁细胞　6. 淀粉粒　7. 草酸钙方晶　8. 色素块

【化学成分】主要化学成分为酚类、挥发油类、黄酮类、异香豆素类和甾醇类等。

1. 酚类　3,4-二氢-2-（2,5-二羟基苯基）-2-氢-3,5,7-三羟基苯并吡喃，1′-O-香草酰基-β-D-葡萄糖苷，绿原酸，咖啡酸[1]。

2. 挥发油类　N,N-二苯基肼酰胺、邻苯二甲酸二异丁酯、邻苯二甲酸丁基-2-甲基丙基酯、十九烷、1H-吲哚-3-乙醇、二十四烷、2,4-二（1-苯乙基）苯酚、二十六烷、二十七烷等[2]。

3. 黄酮类　5,7,4′-三羟基-6-C-[α-L鼠李糖（1→2）]-β-D-葡萄糖黄酮碳苷[3]、5,7,3′,4′-四羟基-6-C-β-D-葡萄糖黄酮碳苷，5,7,3′,4′-四羟基-8-C-β-D-葡萄糖黄酮碳苷[4]、7,8,3′,4′-四羟基-6-C-[α-L-鼠李糖-（1→2）]-β-D-葡萄糖黄酮碳苷，5,7,4′-三羟基-8-C-[α-L-鼠李糖（1→2）]-β-D-葡萄糖黄酮碳苷，5,7,3′,4′-四羟基-6-C-[α-L-鼠李糖-（1→2）]-β-D-葡萄糖黄酮碳苷，儿茶素[5]。

4. 其他成分　含羞草碱（mimosine）、D-1-O-甲基肌醇[3]、含羞草素（mimosine）、异香豆素类岩白菜素[3]、甾醇类化合物β-谷甾醇和豆甾醇以及丁二酸等[4]。

【性味归经】甘、涩，凉。有小毒。入脾、肾二经。

【功能主治】清热利尿，化痰止咳，安神止痛。用于感冒，小儿高热，急性结膜炎。支气管炎，胃炎，肠炎，泌尿系结石，疟疾，神经衰弱；外用治跌打肿痛，疮疡肿毒。

【药理作用】

1. 抑制癌细胞作用　含羞草水提物（WEMP）能抑制人子宫癌细胞（Hela）的增殖，降低细胞存活率，改变人子宫癌细胞（Hela）的周期，诱导Hela的凋亡[6]；含羞草素对肝癌细胞株QGY-7703具有较好的周期同步化作用，最高同步率为G1期和S期[7]。

2. 保肝作用　含羞草总黄酮（TFM）能明显改善肝组织病理损伤程度，对四氯化碳所致小鼠急性肝损伤具有明显的保护作用[8]。

3. 抑制肿瘤作用　用含羞草碱处理体外培养的多种人类肿瘤细胞，能明显抑制细胞的生长，这种抑制是通过诱导细胞凋亡和促进细胞坏死而实现的，以诱导细胞凋亡作用为主，并且肿瘤细胞的凋亡发生率随着药物浓度增大、作用时间延长而增高[9]。

【用药警戒或禁忌】全品有麻醉作用，内服不宜过量。孕妇禁服。

主要参考文献

[1] 袁珂，贾安，吕洁丽.含羞草中酚性成分的分离及结构鉴定[J].中国中药杂志，2006，31(12)：1029～1030.

[2] 袁珂，殷明文.气相色谱-质谱法分析含羞草挥发油的化学成分[J].质谱学报，2006(27)：50-52.

[3] 袁珂，吕洁丽，殷明文.含羞草水溶性成分的研究[J].中国中药杂志，2006，31(19)：1643-1645.

[4] 袁珂，吕洁丽，贾安.含羞草化学成分的研究[J].中国药学杂志，2006，41(17)：1293-1295.

[5] 袁珂，吕洁丽，殷明文.海南含羞草中黄酮碳苷类化学成分的研究[J].药学学报，2006，41(5)：435-438.

[6] 彭求贤，彭江丽，刘塔斯，等.含羞草水提物对人子宫癌Hela细胞凋亡及mcl-1与bim蛋白表达基因表达的影响[J].时珍国医国药，2015，26(1)：78-79.

[7] 赵雪芹，任磊，王大巾，等.含羞草素对肝癌细胞QGY-7703周期同步化的作用[J].浙江理工大学学报（自然科学版），2016，35(4)：620-624.

[8] 伍小燕，唐爱存.含羞草总黄酮对四氯化碳致小鼠急性肝损伤的保护作用[J].实用临床医药杂志，2010，14(19)：9-11.

[9] 王颖轶.含羞草碱对肿瘤细胞抑制作用机制的研究[D].北京：中国协和医科大学，2003：1-83.

（广西壮族自治区药用植物园　李林轩　余丽莹）

78. 沉香

Chenxiang

AQUILARIAE LIGNUM RESINATUM

【别名】土沉香、女儿香、栈香、海南沉香、莞香。

【来源】为瑞香科植物白木香*Aquilaria sinensis*（Lour.）Gilg含有树脂的木材。

【本草考证】本品始载于《名医别录》，列为上品。《南方草木状》载："蜜香、沉香、鸡骨香、黄熟香、栈香、青桂香、马蹄香、鸡舌香，案此八物，同出于一树也。交趾有蜜香树，斡似柜柳，其花白而繁，其叶如橘。钦取香，伐之经年，其根幹枝节，各有别色也。木心与节坚黑，沉水者为沉香；与水面平者为鸡骨香；其根为黄熟香；其幹为栈香；细枝紧实未烂者，为青桂香；其根节轻而大者为马蹄香；其花不香，成实乃香，为鸡舌香。珍异之木也"。《新修本草》载："叶似桔叶，花白，子似槟榔，大如桑葚，紫色而味辛。树皮青色，木似榉柳"。本草记载与现今所用沉香基本一致。

【原植物】常绿乔木，高5～10m，树皮暗灰色，幼枝被疏柔毛。叶互生，革质，长卵形、倒卵形或椭圆形，长5～11cm，宽3～9cm，先端渐尖而钝，基部楔形，全缘，两面被疏毛，后渐脱落，光滑而亮；叶柄长约5～7mm，被柔毛。伞形花序顶生和腋生；总花梗被灰白色绒毛，小花梗长5～6mm；花黄绿色，有芳香；花萼浅钟状，5裂，卵形，长约4～5mm，先端钝圆，花萼筒喉部有鳞片状花瓣10枚，密被白色绒毛；雄蕊10，排成1轮，花丝长约1mm，花药长圆形，长约4mm；子房卵状，2室，每室胚珠1颗，花柱极短或无，柱头头状。蒴果倒卵形，被灰黄色短柔毛，基部狭，2瓣裂，2室，每室具有1种子，种子褐色，卵球形，长约1cm，宽约5.5mm，疏被柔毛，基部具有附属体，附属体长约1.5cm，上端宽扁，宽约4mm，下端成柄状。花期春夏，果期夏秋。（图78-1）

生于低海拔的山地、丘陵以及路边阳处疏林中。主要分布于广东、海南、广西、福建[1, 2]。

【主产地】主产于广东、广西、海南。据广东省第四次中药资源普查数据显示，全省种植面积近40万亩，主产区域主要分布于湛江、茂名、阳江、江门、惠州、揭阳、汕头、汕尾、中山等地，其中大规模种植基地集中在茂名地区的电白、化州、高州等区域。东莞为道地产区之一。

【栽培要点】

1. 生物学特性　喜暖湿润、雨水均匀的环境；幼苗需有40%的适度荫蔽，成龄树喜阳光充足；对土壤要求不严格，宜在酸性的砂质壤土、黄壤、红壤上生长。白木香幼树生长较快，定植后3年开始开花结果。

2. 栽培技术　用种子繁殖，于7～8月采收成熟种子，及时播种或砂藏，育苗一年至一年半，便可起苗定植，定植后的前3年，可间种套种，可间种玉米、大豆等短期农作物或套种耐阴的药用植物。既可充分利用土地，又为白木香幼树创造较隐蔽的环境条件。

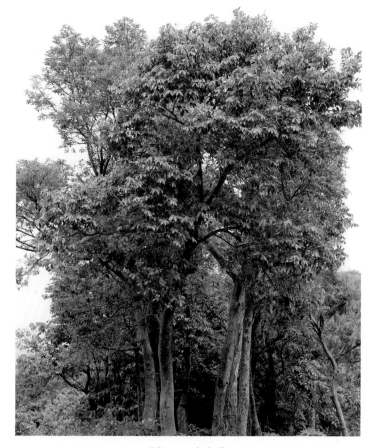

图78-1　白木香

3. **虫害** 卷叶虫等。

【采收与加工】全年均可采收沉香的树干或根，用刀削去黄白色不含树脂部分及腐朽木，阴干[3]。

【商品规格】按品质及表面树脂部分（俗称油格）所占比例分为4等。一等：黑褐色，油润，身重结实，无轻浮枯朽木，油格占整块80%以上。二等：黑棕色或黑褐色，无轻浮枯朽木，油格占整块60%以上。三等：灰棕色或棕红色，油格占整块40%以上。四等：体质较疏松轻浮，油格占整块25%以上。

【药材鉴别】

（一）性状特征

不规则块状，片状或盔帽状。表面凹凸不平，有刀痕和孔洞，可见黑褐色树脂与黄白色木部相间的斑纹，孔洞及凹窝表面多呈朽木状。质较坚实，断面刺状。气芳香，味苦。（图78-2）

（二）显微鉴别

横切面 木射线宽1~2细胞，充满棕色树脂。导管圆多角形，有的含棕色树脂。木纤维多角形，壁稍厚，木化。木间韧皮部扁长椭圆形或条带状，常与射线相交，细胞壁薄，非木化，内含棕色树脂；其间散有少数纤维，有的薄壁细胞含有草酸钙柱晶。（图78-3）

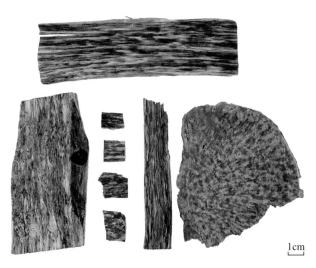

图78-2 沉香药材图

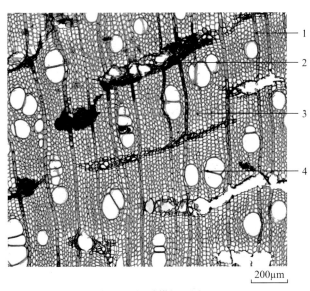

图78-3 沉香横切面图

1. 木射线 2. 内涵韧皮部 3. 木纤维 4. 导管

（三）理化鉴别

薄层色谱 取广东、广西、海南的沉香粉末0.25g，加甲醇15ml，超声提取60分钟，滤过，滤液蒸干，残渣加甲醇1ml使溶解，作为供试品溶液。另取沉香对照药材0.25g，同法制成对照药材溶液。照薄层色谱法试验，吸取上述溶液各8μl，分别点于同一硅胶GF$_{254}$薄层板上，以正己烷-乙酸乙酯（3：2）为展开剂，展开，取出，晾干，置紫外灯（254nm和365nm）下检视。供试品色谱中，在与对照药材色谱相应的位置上，显相同颜色的斑点。（图78-4）

【质量评价】以油色黑润，身重结实，香气浓烈，无杂质为佳；照高效液相色谱法测定，本品按干燥品计算，含沉香四醇（C$_{17}$H$_{18}$O$_6$）不得少于0.10%。

【化学成分】主要成分为倍半萜类（sesquiterpenes）、2-（2-苯乙基）色酮类［2-（2-phenylethyl）chromone］、芳香族类、脂肪酸类等，其中倍半萜和2-（2-苯乙基）色酮类是其特征成分和有效成分。

1. 倍半萜类 白木香酸（baimuxinic acid）、白木香醛（baimuxinal）、沉香螺旋醇（agarospirol）、苍术醇、（5*S*,7*S*,9*S*,10*S*）-（＋）-9-hydroxy-selina-3,11-dien-12-al、β-石竹烯（β-caryophyllene）等[4, 5]。

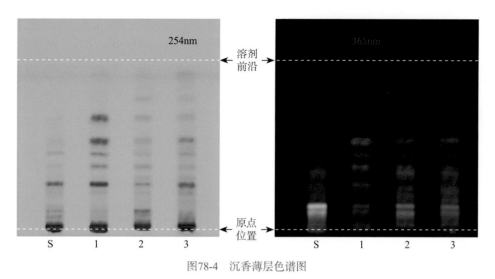

图78-4　沉香薄层色谱图

S.沉香对照药材　1.广东沉香样品　2.广西沉香样品　3.海南沉香样品

2. 2-（2-苯乙基）色酮类　沉香四醇（agarotetrol）、oxidoagarochromone A、8-氯-2-（2-苯乙基）-5,6,7-三羟基-5,6,7,8-四氢色酮［8-chloro-2-（2-phenylethyl）-5,6,7-trihydroxy-5,6,7,8-tetrahydrochromone］、6,4′-二羟基-3′-甲氧基-2-（2-苯乙基）色酮（6-hydroxy-2-[2-（4′-hydroxy-3′-methoxyphenyl）ethenyl]chromone）、rel-（5R,6S,7S,8R）-8-chloro-5,6,7,8-tetrahydro-5,6,7-trihydroxy-2-[2-（4-methoxyphenyl）ethyl]-4H-1-benzopyran-4-one、aquisinenones A～O、AH_{18}、AH_{19a}、AH_{19b}和AH_{20}等[4-6]。

3. 芳香族类　苄基丙酮、2,4-二叔丁基苯酚、4-甲基-2,6-二叔丁基苯酚、苯基丙酸、1-苄氧基-8-萘酚、茴香基丙酮等[5]。

4. 脂肪酸类　棕榈酸、油酸、肉豆蔻酸、硬脂酸和亚油酸等[5]。

【性味归经】辛、苦，微温。归脾、胃、肾经。

【功能主治】行气止痛，温中止呕，纳气平喘。用于胸腹胀闷疼痛，胃寒呕吐呃逆，肾虚气逆喘急。

【药理作用】沉香的药理作用主要集中在对消化系统、循环系统、呼吸系统及中枢神经系统的影响。

1. 对消化系统的作用　沉香能降低新斯的明引起的肠痉挛，且具有抑制组胺和乙酰胆碱对肠管的收缩作用。此外，沉香的水煎液能使新斯的明引起的小鼠推进运动减慢，呈现肠平滑肌解痉作用[4, 5]。

2. 对循环系统的作用　适量的沉香水煎剂给麻醉的猫静脉注射，血压下降的效果作用较明显，数分钟后恢复正常，且不阻断乙酰胆碱的降压作用[4, 5]。

3. 对呼吸系统的作用　沉香醇提取物能促进体外豚鼠气管抗组胺作用，发挥止喘效果[4, 5]。

4. 对中枢系统的作用　沉香苯提取物可降低环戊巴比妥睡眠小鼠直肠温度，能使小鼠睡眠时间延长；沉香螺旋醇也一样具有氯丙嗪样的安定作用。通体沉香对小鼠催眠和自主活动具有抑制作用[4, 5]。

5. 其他作用　沉香在传统中药中被归为行气药，具有行气止痛之效。研究发现，沉香总提物和石油醚部位能延长小鼠的热板痛阈时间，沉香正丁醇部位能显著减少醋酸导致的扭体次数，具有较明显的镇痛活性。沉香还具有抗氧化、抗菌、抗炎、保肝等作用[4, 5]。

【用药警戒或禁忌】阴亏火旺，气虚下陷者慎服。

【分子生药】

1. 遗传标记　基于DNA条形码序列的分子鉴定：ITS2作为DNA条形码序列，可对商品沉香基原植物的DNA进行分子鉴定，可分辨沉香的基原植物，初步评价商品沉香的等级[7]。

2. 功能基因　沉香主要化学成分是倍半萜和苯乙基色酮类衍生物。倍半萜合成酶是合成倍半萜的关键酶之一。现已从白木香中成功分离克隆倍半萜合成酶基因（ASS）[8]，为研究高效稳定的结香技术提供了候选基因和理论依据。

【附注】《中国药典》曾经收载沉香为瑞香科沉香属植物沉香*Aquilaria agallocha* Roxb.和白木香*Aquilaria sinensis*（Lour.）Gilg.含树脂的木材，其中，前者习称"进口沉香"，主产于印度和马来西亚等地；后者习称"国产沉香"，主产于我国海南、广东、广西等地。自1977年版《中国药典》开始，沉香的基原只收载白木香一种。

《中华本草》载："沉香叶片椭圆状披针形、披针形或倒披针形"，主要分布于印度、印度尼西亚、越南、马来西亚等国。我国热带地区有引种。进口沉香以质沉重，香浓油足，味苦为佳。进口沉香一般分成4等。一等：醇浸出物在25%～30%之间。二等：醇浸出物在20%～25%之间。三等：醇浸出物在17%～20%之间。四等：醇浸出物在15%～17%之间。由于产地、植物来源及加工不同，过去商品规格甚为复杂。伽南香质坚油足，锉成碎粉能捻成团块而柔软不散，质最佳。有的按形态命名，形似假山状者名沉香山，盔帽状者名大、中、小盔沉，节段者名大、中、小节沉等。此外还有沉香角、毛香及速香等。现已基本不分规格[3]。

除了药用外，沉香还是名贵香料，位列"沉檀龙麝"四大香料之首，其特殊香味目前仍无法人工合成，因而更显得其稀有珍贵。近几年，沉香及其制品价格持续走高，在利益的驱使下，人为过度砍伐，使沉香自然资源破坏严重，野生资源枯竭，现在药用沉香多为人工结香。目前药用沉香结香方式主要有：①物理伤害结香法，包括砍伤法、半断干法、断枝法、打钉法、凿洞法和火烙法；②接菌结香法，包括真菌接种和细菌输液；③化学伤害结香法，用甲酸、硫酸等化学药物处理香门，可刺激伤口使树脂分泌加快。东莞莞香传统的结香技术已获国家非物质文化遗产保护。

主要参考文献

[1] 中国植物志编委会.中国植物志：第52（2）卷[M].北京：科学出版社，1983：290.

[2] 中国科学院植物研究所.中国高等植物图鉴：第二册[M].北京：科学出版社，1972：948.

[3] 徐国钧.中国药材学[M].北京：中国医药科技出版社，1996：853.

[4] Wang S, Yu ZX, Wang CH, et al. Chemical constituents and pharmacological activity of agarwood and *Aquilaria* plants[J]. Molecules, 2018, 23: 342.

[5] 田燕泽，秘效媛，朴香兰.沉香的化学成分、药理活性与临床应用研究进展[J].中央民族大学学报（自然科学版），2010，19(1)：77-81.

[6] Ibrahim SRM, Mohamed GA. Natural occurring 2-(2-phenylethyl)chromones, structure elucidation and biological activities[J]. Nat Prod Res, 2015, 29(16): 1489-1520.

[7] 丁哲远，张文博，李海潮，等.沉香鉴别方法及特征性成分检测研究进展[J].世界林业研究，2017，30(5)：56-61.

[8] 汪孟曦.珍稀濒危南药白木香沉香倍半萜合成酶基因功能研究[D].哈尔滨：哈尔滨商业大学，2013：55-57.

（北京中医药大学　霍会霞　李军）

79. 诃子

Hezi

CHEBULAE FRUCTUS

【别名】诃黎勒、诃黎、诃梨。

【来源】为使君子科植物诃子*Terminalia chebula* Retz.或绒毛诃子*Terminalia chebula* Retz. var. *tomentella* Kurt.的干燥成熟果实。

【本草考证】本品始载于《金匮要略》，原名诃黎勒。《南方草木状》载："诃黎勒，树似木梡，花白，子形如橄榄，六路，皮肉相着"。《图经本草》载："株似木梡，花白，子似栀子，青黄色，皮肉相著。七月八月实熟时采，六路者佳"。《证类本草》附精致药图，图示其叶椭圆状披针形、近对生，花五数，花序穗状或组成圆锥状，果椭圆形、核一。《本草品汇精要》载："春生叶，七月八月取实，暴干，子肉厚六棱者良，类橄榄而有棱，色青黄，味苦酸，性温，气薄味厚阴中之阳"。本草记载和附图与现今所用诃子基本一致。

【原植物】

1. 诃子　参见"西青果"。

2. 绒毛诃子　与诃子的不同之处在于幼枝、幼叶被铜色平伏长柔毛；苞片长过于花；花萼外无毛；果卵形，长不足2.5cm。

主要分布于云南西部，缅甸也有分布。

【主产地】诃子主产于云南临沧、德宏和保山等地州。道地产区为广东广州[1]。

【栽培要点】参见"西青果"。

【采收与加工】于秋冬季分批采收成熟果实，晒干或烘干。

【药材鉴别】

（一）性状特征

长圆形或卵圆形，长2～4cm，直径2～2.5cm。表面黄棕色或暗棕色，略具光泽，有5～6条纵棱线和不规则的皱纹，基部有圆形果梗痕。质坚实。果肉厚0.2～0.4cm，黄棕色或黄褐色。果核长1.5～2.5cm，直径1～1.5cm，浅黄色，粗糙，坚硬。种子狭长纺锤形，长约1cm，直径0.2～0.4cm，种皮黄棕色，子叶2，白色，相互重叠卷旋。气微，味酸涩后甜。（图79-1）

（二）显微鉴别

1. 果实横切面　外果皮为2～4层木栓细胞及3～5层厚壁细胞组成，细胞内含棕色物。中果皮由薄壁细胞、具维管的索状组织、导管等组成。在外果皮内侧与索状组织之间有2～5层薄壁细胞，薄壁细胞类圆形，直径20～50（～110）μm，色浅黄，壁较厚，内有较大油滴。索状组织由多数具维管的长带状细胞纵横交错构成，多切向延长，细胞长70～130（～356）μm，直径5～20μm。导管束多为径向伸长，有时分歧，近外果皮的导管直径7～20μm，以孔纹较常见；近果核的导管直径可达60μm。散布于近导管的薄壁细胞含草酸钙簇晶，直径30～80μm。（图79-2）

2. 粉末特征　粉末黄白色或黄褐色。纤维淡黄色，成束，纵横交错排列或与石细胞、木化厚壁细胞相连结。石细胞类方形、类多角形或呈纤维状，直径14～40μm，长至130μm，壁厚，孔沟细密；胞腔内偶见草酸钙方晶和砂晶。木化厚壁细胞淡黄色或无色，呈长方形、多角形或不规则形，有的一端膨大成靴状；细胞壁上纹孔密集。可见网纹导管和果皮表皮细胞。（图79-3）

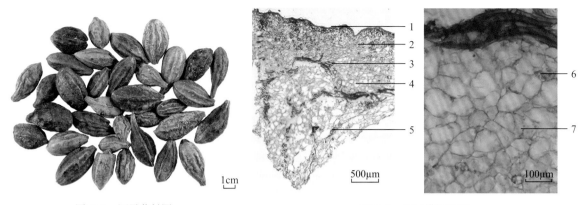

图79-1 诃子药材图

图79-2 诃子横切面图

1.木栓细胞 2.厚壁细胞 3.索状组织 4.薄壁细胞
5.导管 6.草酸钙簇晶 7.油滴

（三）理化鉴别

薄层色谱 取本品（去核）粉末0.5g，加无水乙醇30ml，加热回流30分钟，滤过，滤液蒸干，残渣用甲醇5ml溶解，通过中性氧化铝柱（100～200目，5g，内径为2cm），用稀乙醇50ml洗脱，收集洗脱液，蒸干，残渣用水5ml溶解后通过C18（300mg）固相萃取小柱，用30%甲醇10ml洗脱，弃去30%甲醇液，再用甲醇10ml洗脱，收集洗脱液，回收溶剂至干，残渣加甲醇1ml使溶解，作为供试品溶液。另取诃子对照药材0.5g，同法制成对照药材溶液。照薄层色谱法试验，吸取上述两种溶液各4μl，分别点于同一硅胶G薄层板上，以甲苯–冰醋酸–水（12：10：0.4）为展开剂，展开，取出，晾干，喷以10%硫酸乙醇溶液，在105℃加热至斑点显色清晰，置紫外光灯（365nm）下检视。供试品色谱中，在与对照药材色谱相应的位置上，显相同颜色的荧光斑点。（图79-4）

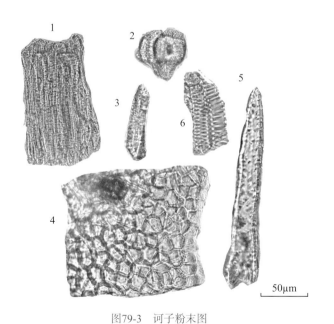

图79-3 诃子粉末图

1.纤维 2.石细胞 3.呈靴状的木化细胞 4.果皮表皮细胞
5.木化厚壁细胞 6.网纹导管

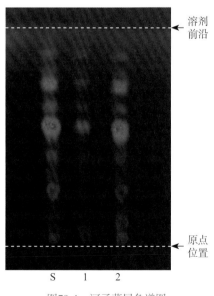

图79-4 诃子薄层色谱图

S.诃子对照药材 1,2.诃子样品

【**质量评价**】以肉厚、质坚、表面黄棕色者为佳。

【**化学成分**】主要成分为鞣质酚酸类、三萜类、黄酮类等，其中鞣质酚酸类是其特征成分和有效成分。

1. 鞣质酚酸类

酚酸 并没食子酸（ellagic acid）、没食子酸（gallic acid）、莽草酸（shikimic acid）、去氢莽草酸（dehydroshikimic acid）、奎宁酸（quinic acid）等。

鞣质 诃子酸（chebulinic acid）、诃黎勒酸（chebulagic acid）、1,3,6-三没食子酰葡萄糖（1,3,6-trigalloyl-β-glucose）、1,2,3,4,6-五没食子酰葡萄糖（1,2,3,4,6-pentagalloyl-β-glucose）、鞣云实精（corilagin）、诃子素（chebulin）、原诃子酸（terchebin）等。

2. 三萜类 榄仁萜酸（terminoic acid）、阿江榄仁酸（arjunolic acid）、阿江榄仁素（arjungenin）、诃五醇（chebupentol）等[2]。

3. 黄酮类 槲皮素（quercetin）、槲皮素-3-O-鼠李糖苷（quercetin-3-O-rhamnoside）等[3]。

4. 其他成分 番泻苷A（sennoside A）、鞣酸酶（tannase）、多酚氧化酶（polyphenol oxidase）、过氧化物酶（peroxidase）、抗坏血酸氧化酶（ascorbic acid oxidase）、维生素P、维生素C、糖类及多种氨基酸。

【**性味归经**】苦、酸、涩，平。归肺、大肠经。

【**功能主治**】涩肠止泻，敛肺止咳，降火利咽。用于久泻久痢，便血脱肛，肺虚喘咳，久嗽不止，咽痛音哑。

【**药理作用**】

1. 抗菌作用 诃子总多酚对胸膜肺炎放线杆菌具有较好的体外抗菌活性，最小抑菌浓度为15.6mg/ml[4]。诃子水提物对泛耐药鲍曼不动杆菌无论在体外或小鼠体内均具抑制作用[5]。

2. 抗氧化作用 诃子醇提物对肝微粒体脂质过氧化有抑制作用，对H_2O_2引起的红细胞溶血和自氧化导致的溶血有保护作用，对DPPH自由基有清除作用[6]。诃子、茜草制诃子、白狼独制诃子水煎剂对小鼠均有明显的抗氧化作用[7]。

3. 其他作用 诃子含有大量的鞣质，所以具有鞣质的一般作用，如收敛、止泻、解痉挛等。诃子甲醇提取物能抑制肿瘤细胞的增殖，促进细胞凋亡，具抗癌作用[8]。从诃子提取物分离得的没食子酸、没食子酰糖类化合物对HIV-1整合酶有抑制活性，具抗艾滋病毒作用[9]。

【**用药警戒或禁忌**】本品含诃子素，诃子素对小鼠LD_{50}为550mg/kg。另含番泻苷A，其分解产物可引起腹泻[10]。

主要参考文献

[1] 陈建南，徐鸿华. 诃子的产地和品种考证[J]. 中药材，1996，19(10)：533-535.

[2] 卢普平，刘星堦，李兴从，等. 诃子三萜成分的研究[J]. 植物学报，1992，34(2)：126-132.

[3] 阳小勇，唐荣平. 诃子化学成分的研究[J]. 西昌学院学报（自然科学版），2012，26(2)：65-66.

[4] 康帅，殷中琼，贾仁勇，等. 乌梅等20种中药对胸膜肺炎放线杆菌的体外抗菌活性研究[J]. 华南农业大学学报，2014，35(3)：13-17.

[5] 郭鑫，瞿娇，栗境铎，等. 诃子水提物对泛耐药鲍曼不动杆菌的抑菌作用[J]. 中国微生态学杂志，2014，26(12)：1384-1388.

[6] 王金华，孙芳云，袁东亚，等. 诃子乙醇提取物的抗氧化作用研究[J]. 中药药理与临床，2012，28(5)：124-126.

[7] 谢金炎，何敏，梁晓霞，等. 诃子及其炮制品对小鼠抗氧化性的研究[J]. 安徽农业科学，2015，43(27)：370-373.

[8] Saleem A, Husheem M, Härkönen P, et a1. Inhibition of cancer cell growth by crude extract and the phenolics of *Terminalia chebula* Retz. fruit [J]. Journal of Ethnopharmacology, 2002, 81(3): 327-336.

[9] Ahn M J, Kim C Y, Lee J S, et a1. Inhibition of HIV-1 integrase by galloyl glucoses from *Terminalia chebula* and flavonol glycoside gallates from Euphorbia pekinensis [J]. Planta Med, 2002, 68(5): 457-459.

[10] 刘咏松. 外来药诃子药性功用的本草研究[J]. 四川中医，2012，30(1)：50-51.

（广西壮族自治区药用植物园　吴庆华）

80. 鸡血藤

Jixueteng

SPATHOLOBI CAULIS

【别名】血龙藤、九层风、血筋藤。

【来源】为豆科植物密花豆*Spatholobus suberectus* Dunn的干燥藤茎。

【本草考证】鸡血藤因剖开汁色红如鸡血而得名，同名异物品种甚多。我国历代本草书中所记述的鸡血藤不止一种，明代《本草备要》虽首次记载了鸡血藤，但无形态学描述，清代《本草纲目拾遗》中引《滇游杂记》："……粗类椿梁，细似芦苇，中空如竹，剖断流汁，色赤如血，故土人名之为鸡血藤"。书中尚对其性状特征进行了描述"其藤皮细洁，作淡黄色，切开中心起六角棱，如菊花样，色红，四围仍白色；干之，其红处辄突出二、三分许，竟成红菊花一朵，亦奇物也"，推断其原植物为木通科植物大血藤*Sargentodoxa cuneata*。《植物名实图考》记述的"昆明鸡血藤"所附之图为蝶形花冠，顶生的圆锥花序，羽状复叶，应是豆科崖豆藤属的植物。《植物名实图考》另记载"鸡血藤，顺宁府志，枝干年久者，周围四、五寸，少者亦二、三寸，叶类桂叶而大，缠附树间，伐其汁，津液滴出，入水煮之，色微红…"根据其附之图及其所述来看，应该是五味子科植物。

综上所述，古本草记载的鸡血藤基原植物与现今《中国药典》所载品种不一致。《全国中草药汇编》、《中药大辞典》、《中华本草》及1977年版之后的历版《中国药典》收录的鸡血藤则均为密花豆的干燥藤茎。

【原植物】攀援藤本，幼时呈灌木状。长达数十余米。老茎扁圆柱形，稍扭转，灰褐色，砍断后有红色汁液流出，横断面呈数个偏心形环；小枝圆柱形，近无毛。叶互生，三出复叶，小叶纸质或近革质，异形，顶生小叶两侧对称，宽椭圆形、宽倒卵形至近圆形，长9～19cm，宽5～14cm，先端骤缩为短尾状，尖头钝，基部宽楔形，侧生小叶两侧不对称，与顶生小叶等大或稍狭，基部宽楔形或圆形，两面近无毛或略被微毛；小叶柄被微毛或无毛；小托叶钻状。大型圆锥花序生枝顶或叶腋，花近无柄，单生或2～3朵簇生与花序轴的节上成穗状，花序轴、花梗被黄褐色短柔毛，苞片和小苞片线形，宿存；花萼短小，长3.5～4mm，外面密被黄褐色短柔毛；花冠白色，旗瓣扁圆形，长4～4.5mm，宽5～5.5mm，先端微凹，基部宽楔形；翼瓣斜楔状长圆形，长3.5～4mm，基部一侧具短尖耳垂；龙骨瓣倒卵形，长约3mm，基部一侧具短尖耳垂；雄蕊10，2束。荚果近镰形，长8～11cm，宽2.5～3cm，密被棕色短绒毛，基部具长4～9mm的果颈；种子1粒，扁长圆形，长约2cm，宽约1cm，种皮紫褐色，薄而脆，光亮。花期6月，果期11～12月。（图80-1）

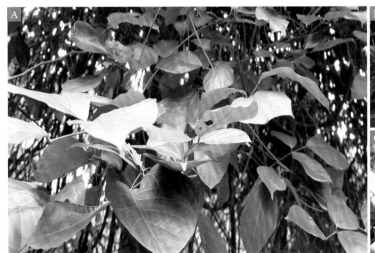
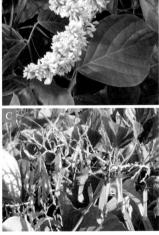

图80-1 密花豆

A. 植株　B. 花　C. 果实

野生于海拔800～1700m的山地疏林或密林沟谷或灌丛中。我国特产，主要野生，亦有栽培。主要分布于云南、广西、广东和福建等地。

【主产地】主产于广西、广东两省区。此外，福建、贵州、云南等地的南部地区亦有少量产出。与我国接壤的越南、老挝、缅甸、泰国野生资源较丰富，产量较大，多进口至我国。

【栽培要点】

1. 生物学特性 生于山谷林间、溪边及山地灌木丛的大树上。在年平均温度20℃以上地区生长良好，喜湿润，耐干旱。幼株喜阴，成株喜阳。抗贫瘠，在疏松、肥沃、湿润的土壤中生长较快。

2. 栽培技术 藤茎扦插繁殖为主。山坡地单作或林下仿野生栽培等。

3. 虫害 蜘蛛、棕麦蛾等。

【采收与加工】于秋、冬两季采收。截取藤茎，除去枝叶，放置3～5天，洗净藤茎表面的泥沙杂质，趁鲜切段或切片晒干。

【药材鉴别】

（一）性状特征

藤茎呈圆柱形或扁圆柱形，稍弯曲，直径2～7cm，表面灰棕色，有时可见灰白色斑点，栓皮脱落处显红棕色，有明显的纵沟及小型点状皮孔。饮片为椭圆形、长矩圆形或不规则的斜切片，厚0.3～1cm。栓皮灰棕色，有的可见灰白色斑，栓皮脱落处显红棕色。质坚硬。切面木部红棕色或棕色，导管孔多数；韧皮部有树脂状分泌物呈红棕色至黑棕色，与木部相间排列呈数个同心性椭圆形环或偏心性半圆形环；髓部偏向一侧。气微，味涩。（图80-2）

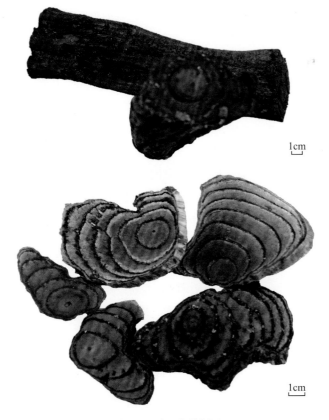

图80-2 鸡血藤药材图

（二）显微鉴别

1. 藤茎横切面 木栓层由数列长方形细胞组成，细胞内含棕红色物。皮层较窄，散有石细胞群，胞腔内充满棕红色物，有的薄壁细胞内含草酸钙方晶。维管束异型，由韧皮部与木质部相间排列成数轮。韧皮部最外侧为石细胞群与纤维束组成的厚壁细胞层，射线多被挤压，分泌细胞甚多，充满棕红色物，常数个至10多个切向排列成带状；纤维束较多，非木化至微木化，周围细胞含草酸钙方晶，形成晶纤维，含晶细胞壁木化增厚；石细胞群散在；木质部射线有的含棕红色物，导管多单个散在，类圆形，直径约至400μm，木纤维束亦均形成晶纤维，木薄壁细胞少数含棕红色物。髓较小，由薄壁细胞组成，有的细胞内含棕红色物。（图80-3）

2. 粉末特征 粉末棕黄色。棕红色块散在，形状、大小及颜色深浅不一；主要为具缘纹孔导管，直径20～400μm，有的含黄棕色物；石细胞单个散在或2～3个成群，淡黄色，呈长方形、类圆形、类三角形或类方形，直径14～75μm，层纹明显；纤维束周围的细胞含草酸钙方晶，形成晶纤维，草酸钙方晶呈类双锥形或不规形。（图80-4）

（三）理化鉴别

薄层色谱　取本品粉末2g，加乙醇40ml，超声处理30分钟，滤过，滤液蒸干，残渣加水10ml使溶解，用乙酸乙酯10ml振摇提取，乙酸乙酯液挥干，残渣加甲醇1ml使溶解，作为供试品溶液。另取鸡血藤对照药材2g，同法制成对照药材溶液。照薄层色谱法试验，吸取供试品溶液及对照药材溶液各7μl，分别点于同一硅胶GF$_{254}$高效薄层板上，以二氯甲烷–丙酮–甲醇–甲酸（8∶1.2∶0.3∶0.5）为展开剂，展开，取出，晾干，置紫外光灯（254nm）下检视（图80-5A）。供试品色谱中，在与对照药材色谱相应的位置上，显相同颜色的斑点；喷以5%香草醛硫酸溶液，在105℃加热至斑点显色清晰。在与对照药材色谱相应位置上，显相同颜色的斑点（图80-5B）。

【质量评价】以条匀、切面红棕色至黑棕色树脂环纹数5圈以上，树脂状分泌物多者为佳。

【化学成分】主要成分为黄酮类、蒽醌类及甾醇类等化合物[1-8]。其中黄酮类是其活性成分。

1. 黄酮类

（1）异黄酮类　刺芒柄花素（formononetin）、芒柄花苷（ononin）、毛蕊异黄酮（calycosin，7,3′ dihydroxy-4′-methoxyisoflavone）、7,4′-二羟基-3′-甲氧基异黄酮（7,4′-dihydroxy-3′-methoxy isoflavone）、伪靛蓝苷元（pseudoba-ptigenin）、大豆苷元（daidzein）、樱黄素（prunetin）、染料木素（genistein）染料木苷（genistin）、阿夫罗摩辛（afrormosin）等；

（2）黄烷醇类　儿茶素（catechin）、表儿茶素（epicatechin）、没食子儿茶素（gallocatechin）、表没食子儿茶素（epigallocatechin）、6-甲氧基圣草酚（6-methoxyeriodictyol）、甘草素（liquiritigenin）、黄苏木素（plathymenin）等；

（3）二氢黄酮类　密花豆素（suberectin）、7-羟基-6-甲氧基二氢黄酮［（2S）-7-hydroxy-6-methoxyflavanone]、3,7-二羟基-6-甲氧基二氢黄酮醇（3,7-dihydroxy-6-methoxy-flavanonol）等；

（4）查耳酮类　新异甘草素（neoisoliquiritigenin）、紫铆因（butein）、异甘草素（isoliquiritigenin）、2′,4′,3,4-四羟基查耳酮（2′,4′,3,4-tetrahydroxy chalcone）、甘草查耳酮A（licochalcon A）、3,4,2′,4′-四羟基查耳酮（3,4,2′,4′-tetrahydroxy chalcone）；

（5）紫檀烷类　（6aR,11aR）-高丽槐素[（6aR,11aR）-maackiain]、3-羟基-9-甲氧基紫檀烷（3-hydroxy-9-methoxyp terocarpane）、（6aR,11aR）-美迪紫檀素[（6aR,11aR）-medicarpin]等。

此外，尚含有异黄烷类、异黄酮醇类成分等。其中，黄酮类成分是鸡血藤主要药效物质基础之一，儿茶素类成分可能是鸡血藤起补血、活血作用的药效组分。鸡血藤中的黄酮类组分尚具有抗肿瘤及抗氧化作用，总黄酮及缩合鞣质均对肿瘤细胞表现出了不同程度的抑制活性。

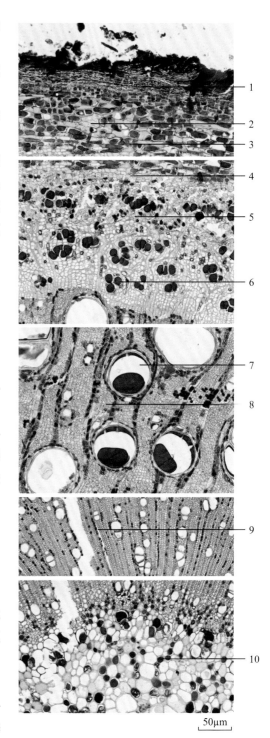

图80-3　鸡血藤横切面图

1. 木栓层　2. 石细胞群　3. 皮层　4. 厚壁细胞层
5. 韧皮部　6. 分泌细胞　7. 导管　8. 木质部
9. 木射线　10. 髓部

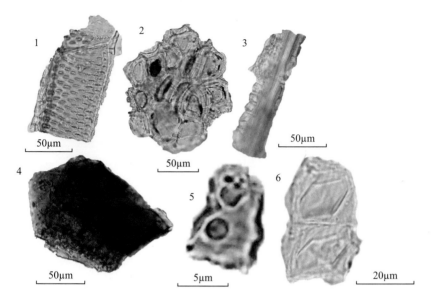

图80-4 鸡血藤粉末图

1.缘纹孔导管 2.石细胞 3.晶纤维 4.棕色块 5.分泌细胞 6.厚壁细胞方晶

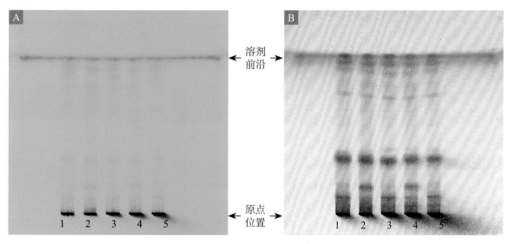

图80-5 鸡血藤薄层色谱图

1,3,5.样品 2,4.对照药材

2. 蒽醌类　有大黄素（emodin）、大黄酸（rhein）、芦荟大黄素（aloe-emodin）、大黄素甲醚（physcion）、大黄酚（chrysophanol）。

3. 萜类　有木栓酮（friedelin）、表木栓醇（epifriedelanol）、白芷内酯（angelicin）。

4. 甾醇类　有β-谷甾醇（β-sitosterol）、胡萝卜苷（daucosterol）、羽扇豆醇（lupeol）、羽扇豆酮（lupeone）、7-酮基谷甾酮等。

【性味归经】苦、甘，温。归肝、肾经。

【功能主治】活血补血，调经止痛，舒筋活络。用于月经不调，痛经，经闭，风湿痹痛，麻木瘫痪，血虚萎黄。

【药理作用】

1. 对血液系统及心血管系统的作用　鸡血藤对造血系统的影响主要集中在粗提物和有效部位，鸡血藤乙醇提取物对小鼠服用环磷酰胺（CTX）和用^{60}Coγ照射后血常规的损伤有明显的缓解作用，可升高白细胞WBC、红细胞

RBC、血红蛋白（HGB）、红细胞容积，且有一定的剂量依赖性，对放、化疗引起的贫血小鼠骨髓有核细胞（BMNC）数与粒系细胞分裂指数下降均有升高作用。鸡血藤的活性成分儿茶素可加速正常小鼠骨髓细胞进入增殖周期，并可促使辐射小鼠的骨髓细胞跳出"G1期阻滞"，进入细胞增殖周期。鸡血藤具有显著抗血栓形成作用，并可降低血浆总胆固醇、延缓动脉粥样硬化。鸡血藤乙醇提取物还具有扩血管作用，对高脂模型大鼠具有降血脂、抗脂质过氧化的双重作用，在心血管疾病方面有很大改善作用[9-12]。

2. 抗肿瘤作用　鸡血藤水煎液及黄酮类组分均具有抗肿瘤活性，且表现出低毒的特点。

3. 其他作用　鸡血藤还有抗氧化、抗辐射、抗病毒、抑制黑色素沉着等多种药理活性。

【附注】鸡血藤同名异物品种甚多，地区习用品以及市场混伪情况屡见不鲜。《中国药典》2015年版将豆科植物密花豆的藤茎收录为鸡血藤，木兰科植物内南五味子Kadsura interior A.C.Smith.的茎用作滇鸡血藤。《湖南省中药材标准》（2009年版）中收录的鸡血藤（白花油麻藤）为豆科植物白花油麻藤Mucuna. birdwoodiana Tutch.的干燥藤茎。《四川省中药材标准》（1987年版）收录的鸡血藤为香花崖豆藤M. dielsiana Harms ex Diels的干燥藤茎，2010年版则改为"山鸡血藤"名收录。《广西壮药质量标准》（第二卷）收录鸡血藤（勾勒给）为豆科植物密花豆的干燥藤茎。学者们对云南、广西、广东、海南、福建、江西、四川及安徽等地的鸡血藤原植物及药材商品进行了调查，发现鸡血藤基原植物主要有15个种和变种，分属豆科和五味子科的6个属，其中主流商品是密花豆的藤茎，约占80%。崖豆藤属植物香花崖豆藤Millettia dielsiana Harms ex Diels.的茎、根及丰城崖豆藤Millettia nitida Benth. var. hirsutissima Z. Wei的根在江西、四川局部地区自产自销；网络鸡血藤Millettia reticulata Benth.的茎、美丽崖豆藤Millettia speciosa Champ的根则在民间作鸡血藤使用；光叶崖豆藤Millettia nitida Bent.两广地区以根作鸡血藤入药。油麻藤属植物常春油麻藤Mucuna sempervirens Hemsl.的藤茎在福建省内流通，白花油麻藤Mucuna birdwoodiana Tutch.其藤广州称血风藤。此外，密花豆属植物光叶密花豆Spatholobus harmandii Gagnep、红血藤Spatholobus sinensis Chun et T. Chen、黎豆属植物褐毛黎豆Mucuna castanea Merr.的藤茎民间亦作鸡血藤用。异型南五味子Kadsura heteroclita（Roxb.）Craib、铁箍散Schisandra propinqua var. sinensis的藤茎、巴豆藤Craspedolobium schochii Harms的根茎和根、黔滇崖豆藤Millettia gentiliana Rehd.的茎及根茎作为熬制鸡血藤膏的原料，无商品流通。大血藤属植物大血藤Sargentodoxa cuneata（Oliv.）Rehd. et Wils.北京地区作鸡血藤使用[13]。

目前，鸡血藤栽培品尚未形成市场流通，商品药材主要为野生品。由于野生种群植株藤茎粗度、生长年限的不一，饮片的大小、树脂环纹数及色泽差异明显，造成商品药材质量参差不齐。建议进一步深入研究栽培鸡血藤次生代谢产物的动态变化过程，制定适宜的采收年限及采收月份以确保药材质量的稳定和可控。

主要参考文献

[1] 崔艳君，刘屏，陈若芸. 鸡血藤的化学成分研究[J]. 药学学报，2002，37(10)：784-787.

[2] 严启新，李萍，胡安民. 鸡血藤化学成分的研究[J]. 中草药，2003，34(10)：876-878.

[3] 崔艳君，刘屏，陈若芸. 鸡血藤有效成分研究[J]. 中国中药杂志，2005，30(2)：121-123.

[4] Zhang SW, Xuan L. J. New phenolic constituents suberectus from the stems of Spatholobus suberectus[J]. Helvelica chimica acta，2006, 89(6): 1241-1245.

[5] 郑岩，刘桦，白焱晶，等. 鸡血藤黄酮类化合物的研究[J]. 中国中药杂志，2008，33(2)：152-154.

[6] 符影，程悦，陈建萍，等. 鸡血藤化学成分及药理作用研究进展[J]. 中草药，2011，42(6)：1229-1234.

[7] 秦双双，朱艳霞，韦坤华，等. 鸡血藤的本草沿革与黄酮类成分及其药理学研究进展[J]. 中国中药杂志，2018，43(11)：2216-2223.

[8] 冯雪娇，任虹，曹学丽，等. 鸡血藤中黄酮成分的高速逆流色谱分离及其抗肿瘤活性研究[J]. 中草药，2011，42(11)：2244-2247.

[9] 王东晓，陈孟莉，殷建芬，等. 8鸡血藤活性成分SS8对骨髓抑制小鼠造血祖细胞增殖的作用[J]. 中国中药杂志，2003，28(2)：152-155.

[10] 陈东辉，罗霞，余梦瑶，等. 鸡血藤煎剂对小鼠骨髓细胞增殖的影响[J]. 中国中药杂志，2004，29(4)：352-355.

[11] 邓家刚，梁宁，林启云. 鸡血藤总黄酮对血虚模型小鼠造血功能的影响[J]. 中草药，2007，38(7)：1055-1056.

[12] 富琦，唐勇，罗晓琴，等.鸡血藤SSCE体内抗肿瘤作用及机制研究[J].中国中药杂志，2009，34(12)：1570-1573.

[13] 陈道峰，徐国钧，徐珞珊，等.中药鸡血藤的原植物调查与商品鉴定[J].中草药，1993，24(1)：34-37.

（广州中医药大学　刘军民）

81. 鸡骨草

Jigucao

ABRI HERBA

【**别名**】黄头草、黄仔蔃、大黄草、红母鸡草、黄食草。

【**来源**】为豆科植物广州相思子*Abrus cantoniensis* Hance的干燥全株。

【**本草考证**】本品始载于《岭南采药录》："鸡骨草别名黄头草、黄仔蔃，叶似铁线，形如冬瓜子，对生。凡黄食证，取其蔃约七八钱……三四次便愈。"[1]其对叶的描述与鸡骨草的羽状复叶，小叶矩圆形且对生一致，并具利湿退黄功效。据此推测鸡骨草古今为同一物。

【**原植物**】多年生攀援灌木，高1～2m。枝细直，平滑，被白色柔毛，老时脱落。羽状复叶互生；小叶6～11对，膜质，长圆形或倒卵状长圆形，长0.5～1.5cm，宽0.3～0.5cm，先端截形或稍凹缺，具细尖，上面被疏毛，下面被糙伏毛，叶脉两面均隆起；小叶柄短。总状花序腋生；花小，长约6mm，聚生于花序总轴的短枝上；花梗短；花冠紫红色或淡紫色。荚果长圆形，扁平，长约3cm，宽约1.3cm，顶端具喙，被稀疏白色糙伏毛，成熟时浅褐色，有种子4～5粒。种子黑褐色，种阜蜡黄色，明显，中间有孔，边具长圆状环。花期8月。（图81-1）

生于疏林、灌丛或山坡，海拔约200m。主要分布于湖南、广东、广西。

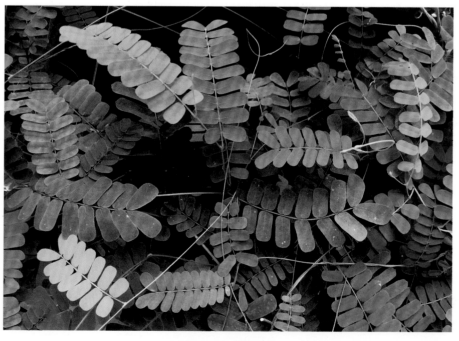

图81-1　广州相思子

【主产地】主产于广东、广西、湖南。其他地区有零星种植，如福建、海南、台湾等。

【栽培要点】

1. 生物学特性　适合低海拔山坡灌木丛或草丛中，土壤类型以酸性土壤为宜。喜高温，但怕强光；要求最冷月平均温度大于10℃，并有少量荫蔽（郁闭度5%～10%）环境下生长良好。

2. 栽培技术　以种子繁殖为主。鸡骨草种子表面有蜡被，选用当年种子，人工处理后播种出芽率高。处理方法有河沙擦皮、温水泡种、砂纸磨种、化学脱蜡等方法。育苗移栽法选择春季气温升至18℃以上（3～5月）进行播种，当苗高10～12cm时移栽到大田种植。直播种植一般在2～5月，当气温升到20℃左右播种，行株距为20cm×30cm，每穴放种子2～3粒。在整个生长期，每月中耕除草1次，保持种植地疏松无杂草。苗高20～30cm时搭木架供其攀援，可提高产量、减少病虫害[2, 3]。

3. 病虫害　病害：根腐病、炭蛆病、叶斑病等。

虫害：毛虫、黏虫等。

【采收与加工】全年可采收，一般在11～12月或清明后连根挖起，除去荚果（种子有毒）去净根部泥土，将茎藤扎成束，晒至八成干发汗再晒足干即成。

【药材鉴别】

（一）性状特征

本品为带根全草，多缠绕成束。根多呈圆锥形，上粗下细，有分枝，长短不一，直径0.5～1.5cm；表面灰棕色，粗糙，有细纵纹，支根极细，有的断落或留有残基；质硬。茎丛生，长50～100cm，直径约0.2cm；灰棕色至紫褐色，小枝纤细，疏被短柔毛。羽状复叶互生，小叶8～11对，多脱落，小叶矩圆形，长0.8～1.2cm；先端平截，有小突尖，下表面被伏毛。气微香，味微苦。（图81-2）

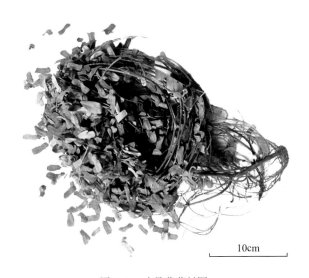

图81-2　鸡骨草药材图

（二）显微鉴别

1. 茎横切面　木栓细胞扁长方形，内含红棕色物，沿径向整齐排列成多层，外部木栓细胞深棕色，细胞界限不清晰；皮层约10余层细胞组成，靠近韧皮部处为石细胞与纤维组成，二者相间排列；韧皮部较窄，近皮层处有少量分泌细胞零散分布；木质部宽广，导管放射状排列，直径15～75μm；髓部较窄，由薄壁细胞组成。（图81-3，图81-4）

2. 粉末特征　粉末灰绿色，非腺毛单细胞，顶端尖或长尖，长60～970μm，直径12～22μm，壁厚3～6μm，层纹明显，有疣状突起，部分内含红棕色物质；气孔平轴式；纤维束周围有大量含有草酸钙方晶的细胞，形成晶纤维；石细胞类圆形、类方形或三角形，直径16～40μm，纹孔明显，单个散在或成群分布；木栓细胞黄棕色；草酸钙方晶直径5～11μm，游离或存在于薄壁细胞中；淀粉粒类圆形；木薄壁细胞长方形，单纹孔；具缘纹孔导管。（图81-5）

（三）理化鉴别

薄层色谱　取本品粉末5g，加甲醇50ml，超声处理1小时，滤过，滤液蒸干，残渣加正丁醇10ml使溶解，用2%盐酸溶液振摇提取，提取3次，每次3ml，提取液用5%氢氧化钠溶液调节至中性，再用正丁醇振摇提取，提取3次，提取液蒸干，残渣加80%甲醇1ml使溶解，作为供试品溶液。另取相思子碱对照品，加80%甲醇制成每1ml含0.1mg的溶液，作为对照品溶液。吸取供试品溶液5～10μl、对照品溶液2μl，分别点于同一硅胶G薄层板上，以正丁醇–醋酸–水（4：1：5）的上层溶液为展开剂，展开，取出，晾干，喷以茚三酮试液，在105℃加热至斑点显色清晰。供试品

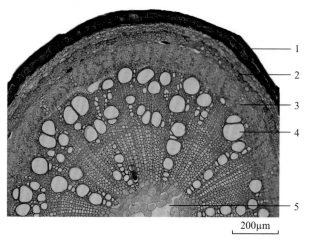
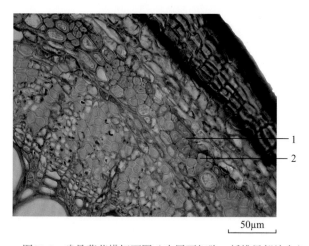

图81-3　鸡骨草茎横切面图

1. 木栓层　2. 皮层　3. 韧皮部　4. 木质部　5. 髓

图81-4　鸡骨草茎横切面图（皮层石细胞、纤维局部放大）

1. 石细胞群　2. 纤维束

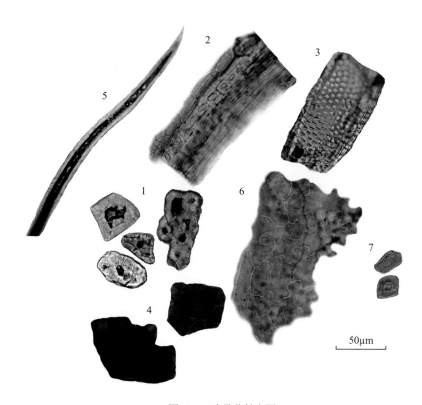

图81-5　鸡骨草粉末图

1. 石细胞　2. 嵌晶纤维　3. 具缘纹孔导管　4. 木栓组织　5. 非腺毛　6. 气孔　7. 方晶

色谱中，在与对照品色谱相应的位置上，显相同颜色的斑点。（图81-6）

【质量评价】以根粗，茎、叶全，茎红褐色、叶青绿色，无豆荚泥杂者为佳。

【化学成分】主要成分为生物碱类、黄酮类、皂苷类、酰胺类等。其中三萜、黄酮、生物碱类物质是鸡骨草的主要有效活性成分[4]。

1. 生物碱类　相思子碱（L-abrine）和下箴刺桐碱（hypaphorine）。

2. 黄酮类　新西兰牡荆苷2、夏佛塔苷及异夏佛塔苷等。

3. 皂苷类　大豆皂苷I和槐花皂苷Ⅲ等。

4. 酰胺类　鸡骨草甲素、鸡骨草乙素等。

【性味归经】甘、微苦，凉。归肝、胃经。

【功能主治】利湿退黄，清热解毒，疏肝止痛。用于湿热黄疸，胁肋不舒，胃脘胀痛，乳痈肿痛。

【药理作用】

1. 保肝作用　能明显减轻四氯化碳引起的肝脏病理损伤程度，减少脂质合成、促进脂质氧化代谢的作用，抑制乙硫氨酸引起的小鼠肝脏脂肪蓄积。显著降低谷丙转氨酶及谷草转氨酶及胆红素含量[5]。

2. 抗炎作用　相思子碱和下帕剌桐碱具有抗炎和免疫调节作用，均能明显抑制二甲苯所致的小鼠耳廓肿胀，增加免疫小鼠胸腺、脾脏重量，提高小鼠血清溶血素水平。相思子碱还具有很强的体外抗氧化和抗癌细胞增殖活性[6]。

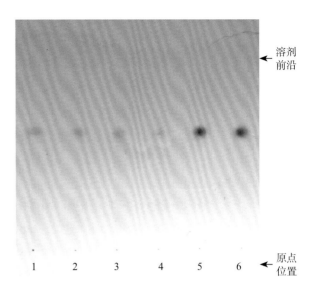

右侧标注：溶剂前沿　原点位置

图81-6　鸡骨草薄层色谱图

1-4. 鸡骨草样品　5,6. 相思子碱对照品

3. 抗菌、抗病毒作用　鸡骨草具有抗菌、抗病毒、抑制病毒复制作用，能够有效抑制铜绿假单胞菌、大肠埃希菌、乙型肝炎病毒表面抗原（HBsAg）、乙型肝炎病毒E抗原（HBeAg）、对呼吸道合胞病毒（RSV）、单纯疱疹病毒（HSV-1）、柯萨奇病毒（COX-B5）和手足口病毒（EV71）的抑制作用等[7]。

【用药警戒或禁忌】鸡骨草性略偏凉，凡脾虚胃寒，常感胃脘冷痛、慢性腹泻的患者，不宜长期服用。鸡骨草种子含毒性成分相思子毒素（Abrin），有剧毒，采收及应用时应把豆荚全部摘除[8]。

主要参考文献

[1] 萧步丹（民国）.岭南采药录[M].广州：广东科技出版社，2009.

[2] 陈蔚文，徐鸿华.岭南道地药材研究[M].广州：广东科技出版社，2007.

[3] 岑丽华，徐良，郑雪花，等.广州相思子GAP栽培技术研究[J].中草药，2005，36(11)：1706-1710.

[4] 史海明，温晶，屠鹏飞.鸡骨草的化学成分研究[J].中草药，2006，37(11)：1610-1613.

[5] 梁耿，韦凯东.鸡骨草醇提物对四氯化碳诱导肝损伤大鼠的保护作用[J].广西医科大学学报，2012，29(6)：852-854.

[6] 周芳，李爱媛.鸡骨草与毛鸡骨草抗炎免疫的实验研究[J].云南中医中药杂志，2005，26(4)：33-35.

[7] 刘相文，侯林，张成华，等.鸡骨草冷浸提取物抗病毒活性研究[J].医学研究杂志，2017，46(6)：60-62.

[8] 李爱媛，周芳，陈坤凤，等.鸡骨草与毛鸡骨草及其种子的急性毒性实验[J].时珍国医国药，2008，19(7)：1720-1721.

（广东医科大学　闫冲）

82. 鸡骨香

Jiguxiang

CROTONIS CRASSIFOLII RADIX

【别名】木沉香、过山香、滚地龙、鸡脚香、透地龙。

【来源】为大戟科植物鸡骨香*Croton crassifolius* Geisel.的根。

【本草考证】历代本草未见对鸡骨香植株形态和分布的描述。《生草药性备要》载："味辛苦，性温。治咽喉肿痛，心气痛"。《本草求原》载："祛风，壮筋骨，消疬"。

【原植物】灌木，高20～50cm；一年生枝、幼叶、成长叶下面、花序和果均密被星状绒毛；老枝近无毛。叶卵形、卵状椭圆形至长圆形，长4～10cm，宽2～6cm，顶端钝至短尖，基部近圆形至微心形，边缘有不明显的细齿，齿间有时具腺，成长叶上面的毛渐脱落，残存的毛基粗糙，干后色暗；基出脉3条，侧脉4～5对；叶柄长1～3cm；叶片基部中脉两侧或叶柄顶端有2枚具柄的杯状腺体；托叶钻状，长2～3mm，早落。总状花序、顶生，长5～10cm；苞片线形，长2～4mm，边缘有线形撕裂齿，齿端有细小头状腺体。果近球形，直径约1cm；种子椭圆状，褐色，长约5mm。花期11月～次年6月。（图82-1）

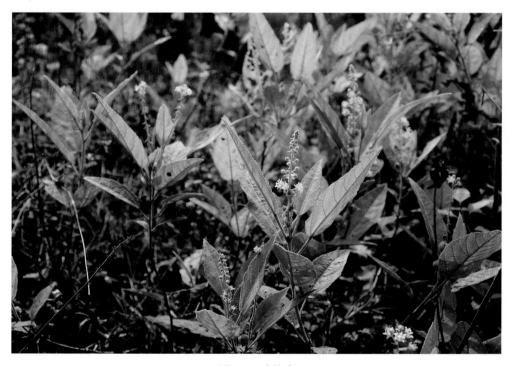

图82-1　鸡骨香

常生于沿海山坡、丘陵等地灌丛中，主要分布于我国南部至西南。

【主产地】主产于广西、广东、福建等地。

【采收与加工】全年可挖根，洗净切片或剥取根皮，晒干。

【药材鉴别】

（一）性状特征

根细长条状，直径2～10mm。表面黄色或淡黄色，可见纵纹及突起，具厚而浮离状的粗糙栓皮，易剥离。

质脆易断，断面不平坦，纤维性。皮部约占半径的1/3～1/4，呈淡黄色。木部黄色。气微香，味苦涩。粉末黄色。（图82-2）

（二）显微鉴别

1. 横切面　木栓层为数列细胞。皮层较宽，有树脂道散在，内含淡黄色至棕红色分泌物，薄壁细胞含草酸钙簇晶。韧皮部较窄，薄壁细胞含草酸钙簇晶。形成层成环。木质部射线宽1列细胞，导管类圆形，多单个散在。（图82-3）

2. 粉末特征　粉末黄色。淀粉粒众多，类圆形、椭圆形、三角状卵形，直径5～20μm，脐点点状、人字状或短缝状。草酸钙簇晶众多，存在于薄壁细胞中或散在，直径10～55μm。木栓细胞表面观类方形或多角形，壁细波状弯曲，层纹明显。树脂道碎片可见，含淡黄色至棕红色分泌物。油细胞及树脂细胞散于薄壁组织中，内含无色或淡黄色至棕红色油滴。薄壁细胞类圆形或卵圆形，常内含草酸钙簇晶。具缘纹孔导管和网纹导管可见，直径20～50μm，多已破碎。（图82-4）

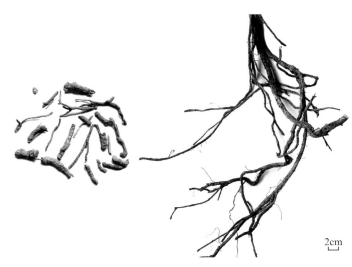

图82-2　鸡骨香药材图

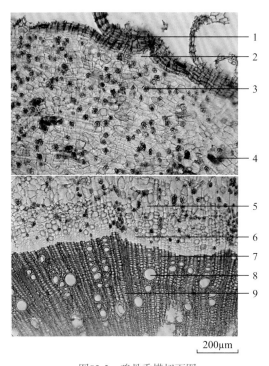

图82-3　鸡骨香横切面图

1. 木栓层　2. 皮层　3. 草酸钙簇晶　4. 树脂道　5. 韧皮部
6. 形成层　7. 木质部　8. 导管　9. 木质部射线

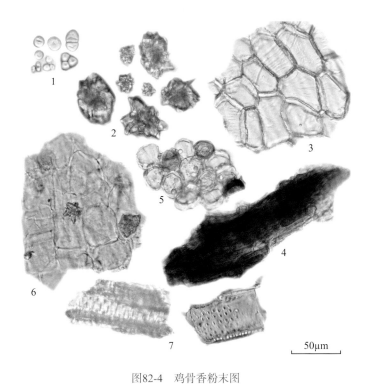

图82-4　鸡骨香粉末图

1. 淀粉粒　2. 草酸钙簇晶　3. 木栓细胞　4. 树脂道
5. 油细胞及树脂细胞　6. 薄壁细胞　7. 导管

（三）理化鉴别

薄层色谱　取本品细粉2g，加石油醚（60～90℃）30ml，超声处理30分钟，滤过，滤液蒸干，残渣加无水乙醇1ml使溶解，作为供试品溶液。另取鸡骨香对照药材2g，同法制成对照药材溶液。照薄层色谱法试验，吸取上述两种溶液各3μl，分别点于同一硅胶G薄层板上，以环己烷–乙酸乙酯（9∶1）为展开剂，展开，取出，晾干，喷以5%香草醛硫酸溶液，105℃加热至斑点显色清晰。供试品色谱中，在与对照药材色谱相应的位置上，应显相同颜色的斑点。（图82-5）

【化学成分】主要成分为倍半萜类、二萜类、三萜类、甾醇类、氨基酸、有机酸等，其中倍半萜类和二萜类成分为其活性成分。

1. 倍半萜类　cypenrenoic acid、cyperenol、ent-spathulenol等[1]，具有广泛的抗菌消炎作用[2]。

2. 二萜类　石岩枫二萜内酯 B（mallotucinB）、chettaphanin Ⅰ、chettaphanin Ⅱ、山藿香定（teucvidin）、penduliflaworosin等，chettaphanin Ⅱ及penduliflaworosin有抗菌活性[3]。

3. 三萜类　羽扇豆醇、epitaraxerol、acetylaleuritolic acid等[4]。

4. 甾醇类　β-谷甾醇（β-sitosterol）和豆甾醇（stigmasterol）等[4]。

5. 其他成分　氨基酸、有机酸等。

【性味归经】辛、苦，温；有小毒。

【功能主治】行气止痛，祛风消肿。用于风湿关节痛，腰腿痛，胃痛，腹痛，疝痛，痛经，跌打肿痛。

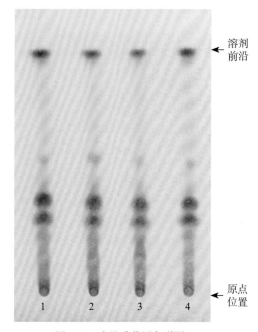

溶剂前沿

原点位置

图82-5　鸡骨香薄层色谱图

1-3.供试品　4.鸡骨香对照药材

【药理作用】

1. 抗炎作用　鸡骨香醇提物、水提取物均能抑制二甲苯致小鼠耳肿胀、醋酸致小鼠毛细血管通透性增加、角叉菜胶致大鼠足肿胀、琼脂致大鼠肉芽肿增生，对动物急性和慢性炎症模型均显示较好的抗炎作用，且醇提物抗炎镇痛作用显著优于水提物[5, 6]。

2. 镇痛作用　鸡骨香醇提物、水提取物均能延长醋酸致小鼠扭体潜伏时间，且醇提物抗炎镇痛作用显著优于水提物[6]。

参考文献

[1] 杨先会，陈尚文，林强，等.鸡骨香的萜类成分研究[J].广西植物，2009，29(2)：272-274.

[2] 赵爱华，魏均娴.倍半萜类化合物生理活性研究进展[J].天然产物研究与开发，1995，7(4)：65-69.

[3] 陈书红，任风芝，李丽红，等.鸡骨香化学成分研究[J].中国药学杂志，2010，45(24)：1907-1909.

[4] 朱耀魁，胡颖，程妮，等.鸡骨香化学成分研究[J].中草药，2013，44(10)：1231-1236.

[5] 赵杰，黄总军，杨金玉，等.鸡骨香醇提物的抗炎作用[J].中药药理与临床，2015，31(2)：57-59

[6] 赵杰，陈慧瑶，肖惠玲，等.鸡骨香提取物抗炎镇痛作用的实验研究[J].中国民族民间医药，2015，12：8-10

（湛江市食品药品检验所　柯春文）

83. 鸡眼草

Jiyancao

KUMMEROWIAE STRIATAE HERBA

【别名】掐不齐、人字草、龙须草、公母草。

【来源】为豆科植物鸡眼草*Kummerowia striata*（Thunb.）Schindl.的全草[1]。

【本草考证】本品始载于《履巉岩本草》，名野鸡尾。《救荒本草》载："鸡眼草，又名掐不齐，以其叶用指甲掐之，做锲不齐，故名。生荒野中，塌地生，叶如鸡眼大，似三叶酸浆叶而圆，又似小虫儿卧草叶而大。结子小如粟粒，黑茶褐色。味微苦，气味与槐相类，性温。"《本草纲目拾遗》载："龙须草，一名叉鸡草、绿袍草、铁线草、铁线筒、人字草。似扁蓄而小，细圆，与《本草纲目》石龙刍别。《百草镜》载："生山泽。谷雨后发苗，与野席草相类，但席草之叶直上，此草横生布地，小满时抽茎，开花青细。"本草记载与现今所用鸡眼草基本一致。

【原植物】一年生草本，高5～45cm。茎直立，分枝多，茎和枝被向下的白色柔毛。叶互生，三出羽状复叶；托叶卵形，2片，长3～4mm，有缘毛；小叶倒卵形或长椭圆形，长5～22mm，宽3～8mm，先端近圆形，下面中脉和叶缘有白色长粗毛，羽状叶脉。花通常1～3朵腋生；花梗无毛；小苞片4，位于萼基部和花梗关节处，通常具5～7条脉；花萼钟形，带紫色，萼齿5；花冠蝶形，淡红紫色，长5～7mm，旗瓣椭圆形，旗瓣较龙骨瓣近等长或稍短，翼瓣较龙骨瓣稍短；雄蕊2体。荚果卵圆形，长3～5mm，较萼长，表面具细毛。种子1粒，黑色具斑点。花期7～8月，果期9～10月。（图83-1）

生于海拔500m以下的路旁、田边、溪旁、砂质地或缓山坡草地等处，有栽培。主要分布于东北、华北、华东、中南、西南等地。

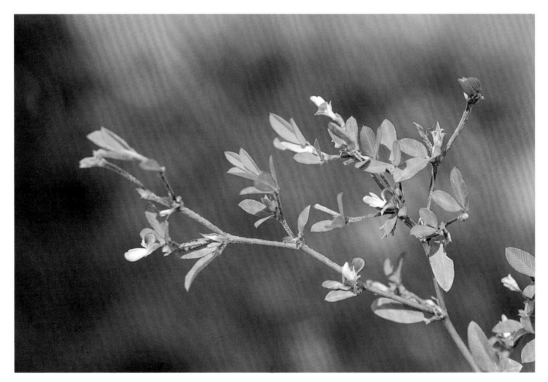

图83-1 鸡眼草

【主产地】主产于东北、河北、山东、江苏、浙江、江西、湖北、湖南、福建、广东、云南、贵州、四川等地。

【栽培要点】

1. 生物学特性　生态适应性强，耐酸、耐旱、耐热、耐荫蔽、耐土地贫瘠，耐水渍性适中，耐寒差。喜温暖气候，以阳光充足、土层深厚、疏松、肥沃、排水良好、通风透光、地势平坦的壤土栽培为宜。

2. 栽培技术　种子繁殖为主。播种期南方在3月中下旬，东北在4月下旬至5月上旬。播前晒种2～3天，以提高发芽率和提早出苗。条播或撒播，条播行距20～30cm。

【采收与加工】夏、秋采收，洗净，切细，晒干。亦可鲜用。

【药材鉴别】

（一）性状特征

呈段状。根段稀少。茎段圆柱形，直径1.5～2mm；表面红棕色，稍有深浅，可见切断的细分枝，腋生花、果或棕褐色膜质托叶，小枝上密被向下反卷的白毛；切断面淡黄白色，老茎有充实髓或中空；质脆，纤维性强。三出复叶，小叶长椭圆形、倒卵状长椭圆形，中央一枚较大，长8～14mm，宽3～5mm，上面棕绿色，下面灰绿色，先端圆，具小短尖头，基部狭楔形，侧面两小叶较小而圆形，具羽状网脉，叶柄、叶缘及叶背主脉上均有细毛；多皱缩、破碎或切断。花蝶形，花萼钟状，花冠较萼长2～3倍。荚果卵状圆形，顶部稍急尖，有小喙，萼宿存。种子一粒，黑色，具不规则的褐色斑点。气微，味淡[2]。（图83-2）

（二）显微鉴别

1. 茎横切面　表皮细胞1列，细胞多为椭圆形，外被角质层，尚有非腺毛或其残基。表皮下可见1～3列细胞组成的厚角组织，常连续成环。韧皮部外侧具帽状纤维束，其周围可见草酸钙方晶，纤维壁微木化。形成层成波状环。木质部纤维众多，其束间形成层内方几全为纤维束，细胞壁木化。髓部宽大。（图83-3）

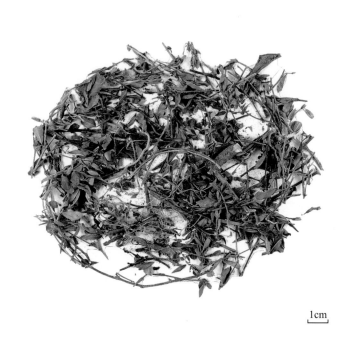

图83-2　鸡眼草药材图

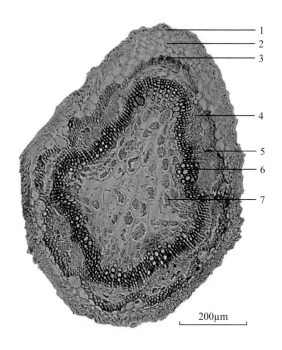

图83-3　鸡眼草茎横切面图

1. 表皮　2. 厚角组织　3. 韧皮纤维　4. 韧皮部
5. 草酸钙方晶　6. 木质部　7. 髓

2. 粉末特征　粉末黄绿色，有微弱刺鼻气味。非腺毛由2个细胞组成，顶端细胞较长，基部细胞扁形稍细；腺毛的腺头由4个细胞组成，腺柄为一个细胞；可见晶鞘纤维束的碎片，每个薄壁细胞含一粒斜方晶体[2]。（图83-4）

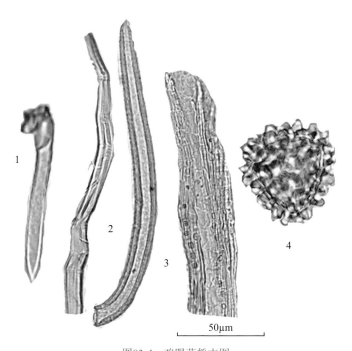

图83-4　鸡眼草粉末图

1.非腺毛　2.腺毛　3.晶鞘纤维　4.草酸钙簇晶

（三）理化鉴别

薄层色谱　取本品粉末1g，加甲醇40ml，超声处理30分钟，滤过，滤液蒸干，残渣加甲醇2ml使溶解，作为供试品溶液。另取鸡眼草对照药材1g，同法制成对照药材溶液。照薄层色谱法试验，吸取供试品溶液和对照药材溶液各2μl，分别点于同一硅胶G薄层板上，以甲苯–乙酸乙酯–甲酸–水（1∶12∶2.5∶3）为展开剂，展开，取出，晾干，喷以2%三氯化铝乙醇溶液，在105℃加热2min，取出，置紫外光灯（365nm）下检视。供试品溶液色谱中，在与对照药材溶液色谱相应位置上显相同颜色的荧光斑点[3]。

【质量评价】以枝幼嫩、叶多、色灰绿者为佳。

【化学成分】主要化学成分为黄酮类、葡萄糖苷类、黎豆胺等，其中黄酮及其苷类是其特征成分和有效成分。

黄酮及其苷类　染料木素（genistein）、异荭草素（isoorientin）、异槲皮苷（isoquercitrin）、异牡荆素（isovitexin）、山柰酚（kaempferol）、槲皮素（quercetin）、芸香苷（rutin）、芹菜素（apigenin）、芹菜素-7-O-新橙皮苷（apigenin-7-O-neohesperidoside）、白杨素（chrysin）。木犀草素-7-O-葡萄糖苷（luteolin-7-O-glucoside）、山柰酚-3-O-β-D-吡喃葡萄糖苷（kaempferol-3-O-β-D-glucopyranoside）、芹菜素-7-O-β-D-吡喃葡萄糖苷（apigenin-7-O-β-D-glucopyranoside）。

【性味归经】甘、辛、微苦，微寒。归肺、胃、肝经[1]。

【功能主治】清热解毒，健脾利湿，化瘀止血。用于感冒发热，暑湿吐泻，热毒泻痢，湿热黄疸，小儿疳积，赤白带下，热淋，血淋，咯血，衄血，跌打损伤[1]。

【药理作用】

1. 抗菌、抗病毒作用　鸡眼草的煎剂抑制金黄色葡萄球菌，白杨素和芹菜素-7-O-β-D-吡喃葡萄糖苷有抗艾滋病病毒的作用。长萼鸡眼草的水浸液体外对志贺痢疾杆菌有一定的抗菌作用。

2. 其他作用　鸡眼草中的木犀草素-4'-O-葡萄糖苷剂量依赖性地抑制白介素-5的生物活性。

【附注】长萼鸡眼草 *K. stipulacea*（Maxim.）Makino. 植株高5～20cm；茎枝被疏生向上的白毛，茎较粗壮，分枝较密；托叶通常无缘毛，小叶倒卵形或倒卵状楔形，先端微凹，叶脉及叶缘有白毛；花萼裂齿浅，边缘无毛；荚果通常较萼长1.5～3倍；种子无褐色斑点。也可药用，功效与鸡眼草类同。

主要参考文献

[1] 广东省食品药品监督管理局. 广东省中药材标准：第二册[S]. 广州：广东科技出版社，2011：12.

[2] 上海市食品药品监督管理局. 上海市中药饮片炮制规范[S]. 上海：上海科学技术出版社，2008：285.

[3] 马临科，吴永江. 小儿肠胃康颗粒质量标准研究[J]. 中国药业，2012，13：24.

（广西壮族自治区药用植物园　熊峥　蓝祖栽）

84. 青果

Qingguo

CANARII FRUCTUS

【别名】黄榄、山榄、白榄、青子、谏果、忠果。

【来源】为橄榄科植物橄榄*Canarium album* Raeusch.的干燥成熟果实。

【本草考证】本品始载于《开宝本草》："一名橄榄，其树似木樨子树而高，端直，其形似生诃子无棱瓣，生岭南，八月、九月采"。《证类本草》载："陈藏器云：树大圆，实长寸许，南方人以为果，生实味酸"。《海药本草》："谨按异物志云：生南海浦屿间，树高丈余，其实如枣，二月有花，生至八月乃熟，甚香。橄榄木高大难采，以盐搽木身，则实自落"。《本草衍义》："橄榄味涩，食久则甘，嚼汁咽，治鱼鲠"。《本草纲目》载："此果虽熟，其色亦青，故俗呼青果"。古时"橄榄"与现在药用"青果"品种一致。

【原植物】常绿乔木，高10m以上，胸径可达150cm。树干常有黏性的芳香树脂溢出。奇数羽状复叶，互生，小叶9～15片，对生，纸质至革质，披针形或椭圆形（至卵形），长6～15cm，宽2～5.5cm，无毛或有毛，背面有极细小疣状突起；先端渐尖；基部楔形至圆形，偏斜，全缘；侧脉12～16对，中脉发达。花序腋生；雄花序为聚伞圆锥花序，多花；雌花序为总状，长3～6cm，具花12朵以下。花小，两性或杂性；萼杯状，在雄花上具3浅齿，在雌花上近截平；花瓣3～5，白色，芳香，长约7mm，宽约5mm，顶端顿；雄蕊6，无毛，着生于花盘边缘，花药箭状，花丝短粗；雌花中环状，略具3波状齿，高1毫米，厚肉质，内面有疏柔毛。雌蕊1，密被短柔毛；在雄花中细小或缺。果序长1.5～15cm，具1～6果。果萼扁平，直径0.5cm，萼齿外弯。果卵圆形至纺锤形，成熟时黄绿色；外果皮厚，干时有皱纹；果核梭形，横切面圆形至六角形，在钝的肋角和核盖之间有浅沟槽，核盖有稍凸起的中肋。种子1～2，不育室稍退化。花期4～5月，果期10～12月。（图84-1）

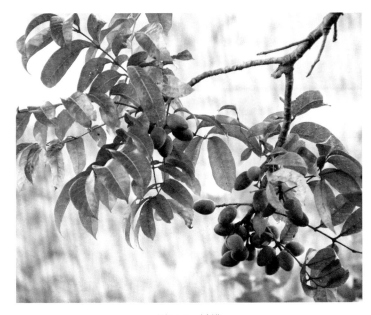

图84-1　橄榄

野生于海拔1300m以下的沟谷和山坡杂木林中，或栽培于庭园、村旁。福建、台湾、广东、广西、云南、四川等地有栽培。

【主产地】主产于广东、福建、四川、广西、海南、台湾、云南等省。目前福建、四川等省均建立了橄榄规范化种植（GAP）生产基地。

【栽培要点】

1. 生物学特性　橄榄是热带亚热带植物，喜温暖和雨量充沛，要求年平均温度约20℃，土层深厚，排水良好的砂土、轻黏土、夹砂土，光照条件好的地区适宜生长。

2. 栽培技术　育苗采用种子繁殖，育苗移栽，或劈接法和嵌接法嫁接繁殖。选择适当的嫁接时间，适宜的施肥、树冠管理、促花保果等技术，可使橄榄果丰产；适时采收，可使橄榄果色泽、口感、品质等较好。

3. 病虫害　病害：炭疽病，溃疡病，煤烟病；虫害：丝虫、金龟子、星虱木虱、叶蝉、蚜虫、天牛幼虫等[1]。

【采收与加工】秋季果实成熟时采收，干燥。

【商品规格】

①大白圆（呈椭圆形）；②大棱子（两端较尖呈棱形）；③丁香果（又名"巴豆圆"，果实细小如巴豆）。

【药材鉴别】

（一）性状特征

呈纺锤形，两端钝尖，长2.5～4cm，直径1～1.5cm，表面棕黄色或黑褐色，有不规则皱纹。果肉灰棕色或棕褐色，质硬。果核棱形，两端锐尖，暗红棕色，具纵棱；内分3室，有种子1～2枚。气微，果肉味微酸、涩，久嚼微甜。（图84-2）

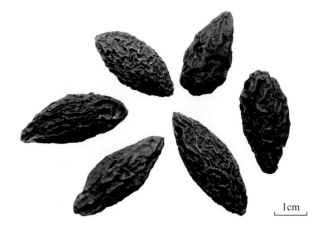

图84-2　青果药材图

（二）显微鉴别

1. 横切面　外果皮为1～3列厚壁细胞，含黄棕色物，外被角质层。中果皮为10余列薄壁细胞，有维管束散在，油室多散列于维管束外侧。内果皮为数列石细胞。薄壁细胞含草酸钙簇晶和方晶。（图84-3～图84-5）

2. 粉末特征　粉末棕黄色至棕褐色。果皮表皮细胞表面观呈不规则形，壁较厚，含黄棕色物。薄壁细胞呈不规则形或类圆形，壁不均匀增厚，内含或散在草酸钙簇晶和方晶。石细胞多见，由数个紧密排列或单个散在，呈纺锤形、类长方形或不规则形，壁厚，孔沟细密，有的纹孔明显。导管多为螺纹。（图84-6）

（三）理化鉴别

薄层色谱　取本品粉末1g，加乙醇10ml超声处理20分钟，滤过，滤液蒸干，残渣加乙醇1ml使溶解，作为供试品溶液。另取青果对照药材1g，同法制成对照药材溶液。再取没食子酸对照品，加乙醇制成每1ml含0.5mg的溶液，作为对照品溶液。再取东莨菪内酯对照品，加乙醇制成每1ml含0.5mg的溶液，作为对照品溶液。照薄层色谱法试验，吸取上述三种溶液各2μl，分别点于同一硅胶GF$_{254}$薄层板上，以环己烷–乙酸乙酯–甲酸（8∶6∶1）为展开剂，展开，取出，晾干，在紫外光灯（254nm）下观察，供试品色谱中，在与青果对照药材和没食子酸对照品色谱相应的位置上，显相同颜色的斑点；再置紫外光灯（365nm）下观察，供试品色谱中与东莨菪内酯对照品色谱相应的位置上，显相同的荧光斑点。（图84-7）

【质量评价】青果以粒大，饱满，果肉厚，为佳。橄榄以粒大，饱满，表皮无疤痕，灰绿至黄绿色，光泽好，果肉厚，先涩后回甘且持久者为佳。

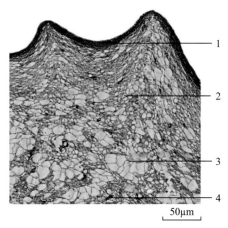

图84-3　青果横切面图

1. 外果皮细胞　2. 维管束　3. 油室　4. 中果皮

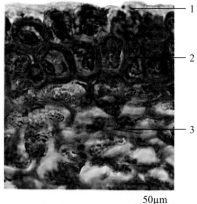

图84-4　青果横切面图（果皮局部放大）

1. 角质层　2. 外果皮细胞　3. 中果皮

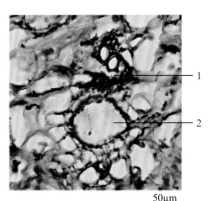

图84-5　青果横切面图（维管束局部放大）

1. 维管束　2. 油室

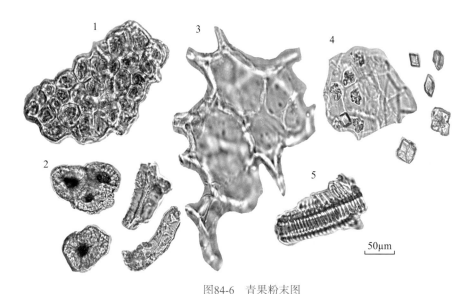

图84-6　青果粉末图

1. 果皮表皮细胞　2. 石细胞　3. 薄壁细胞　4. 草酸钙簇晶及方晶　5. 螺纹导管

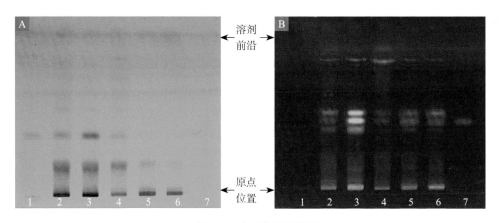

图84-7　青果薄层色谱图

A. 紫外光灯254nm　B. 紫外光灯365nm

1. 没食子酸（中检院110831-201204）　2. 青果（北京同仁堂）　3. 青果（广东潮汕）　4. 青果对照药材（中检院120946-201405）
5. 橄榄（广州从化）　6. 橄榄（广东潮汕）　7. 东莨菪内酯（中检院110768-200504）

【化学成分】主要化学成分为挥发性物质、黄酮类化合物、香豆精与多酚类化合物、三萜类化合物、还含氨基酸、脂肪酸以及钙、磷、铁等矿物质及微量元素。

1. 多酚类　没食子酸、3,4-二羟基苯甲酸乙酯、焦性没食子酸、邻羟基苯甲酸、鞣花酸和没食子酸乙酯等，其中含量最多的为没食子酸。

2. 黄酮类　穗花杉双黄酮、槲皮素等黄酮类和肌醇、β-谷甾醇、柚皮苷和金丝桃苷、栀子苷、芦丁等。

3. 香豆素类　滨蒿内酯、东莨菪内酯等[2-3]。

4. 三萜类　α-香树脂醇、β-香树脂醇、3-表-β-香树脂醇、熊果-12-烯-3α，16β-二醇、熊果-12-烯-3β，16β-二醇和齐墩果-12-烯-3α，16β-二醇等。

5. 氨基酸　包含天冬氨酸、苏氨酸、丝氨酸、谷氨酸、甘氨酸、蛋氨酸，含量最多的是天冬氨酸。

6. 其他类　脂肪油以棕榈酸、油酸和亚油酸的含量较高。另外，青果含丰富矿物质元素，其中以钙元素含量最多[4]。

【功能主治】 清热解毒，利咽，生津。用于咽喉肿痛，咳嗽痰黏，烦热口渴，鱼蟹中毒。

【药理作用】

1. 解酒保肝作用　橄榄解酒饮可明显加快胃排空，促进肠蠕动，减少乙醇在胃肠道的吸收；通过清除自由基、抗脂质过氧化而起到保肝作用，并能明显减轻白酒所致的肝组织病理损伤，可促进肝细胞恢复[5, 6]。

2. 抑菌防腐作用　青果对几种常见细菌、霉菌和酵母菌的抑制效应，且黄酮类物质及没食子酸可能是其抑菌防腐的主要成分；青果多酚有较好的抑菌活性，特别是对口腔颌面感染的常见革兰阳性病原菌的抗菌活性明显优于革兰阴性杆菌；青果总黄酮对金黄色葡萄球菌、枯草杆菌、大肠埃希菌、变形杆菌、痢疾杆菌、黑曲霉和青霉皆有抑制作用[7]。

3. 利咽止咳作用　止咳青果丸对浓氨水诱发的小鼠咳嗽有明显的抑制作用，可增加呼吸道分泌功能，有显著的祛痰作用，对乙酰胆碱和组胺等体积混合液所致豚鼠喘息性抽搐具有保护作用；没食子酸、东莨菪内酯和滨蒿内酯为青果的主要清热利咽成分，东莨菪内酯具有清热祛暑作用，滨蒿内酯具有消炎止痛作用，三者有协同作用[8]。

4. 抗乙肝病毒作用　青果水溶液具有较好的抗乙肝病毒的作用，其抗 HBsAg/HBeAg有效，且效果与没食子酸对照品基本相同[9]。

5. 抗氧化作用　橄榄中黄酮对羟基自由基（·OH）有一定的清除作用，且对超氧阴离子自由基（O_2^-·）有很好的抑制效果[10]。

6. 促消化作用　青果能兴奋唾液腺，增加唾液分泌，起助消化作用。

【评述】 青果可药食两用，青果除用于止咳青果丸等治疗咽喉肿痛、烦渴等疾病的制剂外，民间还用鲜果（橄榄）食疗，或与茶共煮，或与萝卜共煎（青龙白虎汤）等，有利咽、生津、解酒、助消化等功效。橄榄素有"肺胃之果"之称。因保鲜时间有限，多有做成拷扁橄榄、和顺甜榄、香草橄榄等蜜饯凉果。用作食品用量比药品用量大，栽培方面多有在改良口感，提高品相，提高产量等方面研究。鲜果保鲜技术将一定程度制约橄榄产业的发展。

【附注】 西青果，为使君子科植物诃子*Terminalia chebula* Retz.的干燥幼果。有清热生津，解毒功效。名称相近，常有混淆，要注意区别。

主要参考文献

[1] 程建勤，陈广全，冯声海，等.橄榄高产优质栽培管理技术[J].果农之友，2012，4：20.

[2] 常强，苏明华，陈清西，等.橄榄化学成分与药理活性研究进展[J].热带作物学报，2013，34(8)：1610-1616.

[3] 张超洪，赖志勇，谢路斯，等.RP-HPLC法测定青果果肉中的黄酮类物质[J].仲恺农业工程学院学报，2009，22(3)：11-14.

[4] 杜宜涵，李孟雅，李生茂，等.青果化学成分和药理作用研究概述[J].实用中医药杂志，2016，32(2)：190-191.

[5] 彭勃，苗明三，王颖芳，等.橄榄解酒饮对大、小鼠急性酒精性肝损伤模型自由基代谢的影响[J].江苏中医药，2004，25(1)：55-56.

[6] 彭勃，苗明三，王颖芳，等.橄榄解酒饮对大鼠急性酒精性肝损伤肝组织病理形态的影响[J].中国医药学报，2004，19(8)：468 -470.

[7] 袁剑刚，刘昕，汤展球.橄榄的抑菌效应及其药效成分的初步研究[J].食品科学，2001，22(3)：82-84.

[8] 王恒，宋良科，汤昊，等.不同种质青果清热利咽化学组分的研究[J].中国中药杂志，2010，35(6)：669-672.

[9] 孔庚星，张鑫，陈楚城，等.青果中抗 HBsAg/HBeAg成分的研究[J].解放军医学高等专科学校学报，1998，26(2)：5-7.

[10] 李张伟，刘宇辉，张珠珠.橄榄黄酮的提取及其抗氧化作用的研究[J].广东化工，2007，34(12)：37-40，89.

（广州市药品检验所　侯惠婵　陈家仪）

85. 苦木

Kumu

PICRASMAE RAMULUS ET FOLIUM

【别名】熊胆树、苦皮树、苦胆木。

【来源】为苦木科植物苦木*Picrasma quassioides*（D. Don）Benn.的干燥茎枝和叶。

【本草考证】本品为我国南方民间用药。收载于《中国药典》1977年版、《贵州省中药材、民族药材质量标准》2003年版、《湖南省中药材标准》1993年版、2009年版。

【原植物】落叶乔木，高达10余米。树皮紫褐色，具灰色斑纹，全株有苦味。叶互生，奇数羽状复叶，长15～30cm；小叶9～15片，卵状披针形或广卵形，边缘具不整齐的粗锯齿，除顶生叶外，其余小叶基部均不对称，叶背面幼时沿中脉和侧脉有柔毛；落叶后留有半圆形或圆形叶痕；托叶披针形，早落。花雌雄异株，复聚伞花序腋生，花序轴密被黄褐色微柔毛；萼片小，通常5，卵形或长卵形，外面被黄褐色微柔毛，覆瓦状排列；花瓣与萼片同数，卵形或阔卵形，两面中脉附近有微柔毛；雄花中雄蕊长为花瓣的2倍，与萼片对生，雌花中雄蕊短于花瓣；花盘4～5裂；心皮2～5，分离。核果成熟后蓝绿色，长6～8mm，宽5～7mm。种皮薄，萼宿存。花期4～5月，果期6～9月。（图85-1）

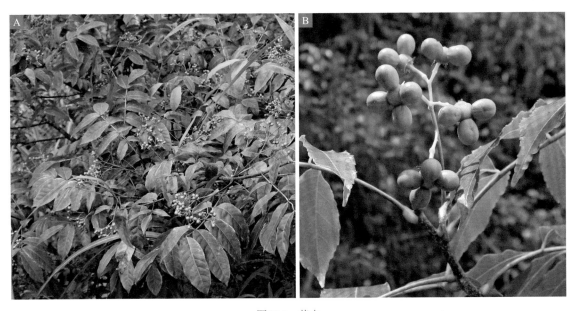

图85-1 苦木
A. 植株 B. 果实

生于海拔2400m以下的山坡、山谷、溪边及路旁等较潮湿的杂木林中。主要分布于黄河流域及其以南各省区。

【主产地】主产于广东（东部、中部、北部），广西（西南部）等地。

【栽培要点】

1. 生物学特性 喜光，耐干旱，忌水涝，在湿润且肥沃的土地中生长较好，应选择向阳、采光好、灌溉方便且排水良好的微酸性、酸性或中性土壤种植[1]。

2. 栽培技术 种子繁殖。每年8～9月份待果实成熟，果皮变软时采种，去掉肉质果皮，洗净、凉干贮藏，于次年春季播种，播种前种子先用温水浸24小时，捞出阴干，采用撒播、条播均可。幼苗期勤追肥，少量多次，能保证根茎快速生长。雨季要做好排水。

3. 虫害　马兜铃凤蝶幼虫、蚜虫等。

【采收与加工】 夏、秋二季采收，切短，晒干。

【药材鉴别】

（一）性状特征

枝呈圆柱形，长短不一，直径0.5～2cm；表面灰绿色或棕绿色，有细密的纵纹和多数点状皮孔；质脆，易折断，断面不平整，淡黄色，嫩枝色较浅且髓部较大。叶为单数羽状复叶，易脱落；小叶卵状长椭圆形或卵状披针形，近无柄，长4～16cm，宽1.5～6cm；先端锐尖，基部偏斜或稍圆，边缘具钝齿；两面通常绿色，有的下表面淡紫红色，沿中脉有柔毛。气微，味极苦。（图85-2）

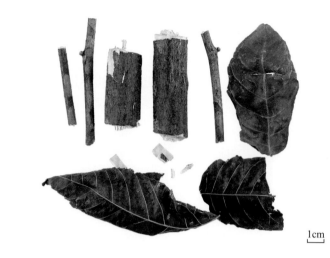

图85-2　苦木药材图

（二）显微鉴别

1. 枝横切面　表皮细胞1～2列。木栓细胞10余列，棕黄色。内为数列厚角组织。皮层较窄。中柱鞘纤维束断续排列成环。韧皮纤维束切向排列成层状分布。形成层不明显。木质部导管单个散在或数个相聚。木射线为1～2列径向延长的细胞组成，壁增厚，木化。髓部发达，薄壁细胞类圆形或多角形。皮层、韧皮部、木质部及髓部薄壁细胞含草酸钙方晶或族晶。（图85-3）

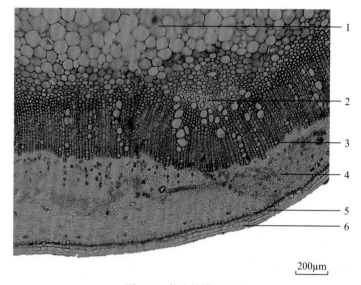

图85-3　苦木枝横切面图

1. 髓部　2. 木质部　3. 韧皮部　4. 皮层　5. 木栓层　6. 表皮

2. 粉末特征　黄绿色。网纹导管和具缘纹孔导管巨大，多破碎。木射线细胞高1～2列，细胞壁稍厚，纹孔较明显。纤维成束，细长，周围薄壁细胞含草酸钙簇晶，偶见方晶。淀粉粒较多，单粒圆形，复粒由2～3粒组成，大小近似。石细胞单个散在，类方形。（图85-4）

（三）理化鉴别

薄层色谱　取本品粉末1g，加甲醇10ml，冷浸过夜，滤过，滤液蒸干，残渣加甲醇1ml使溶解，作为供试品溶液。另取苦木对照药材1g，同法制成对照药材溶液。吸取上述两种溶液各10μl，分别点于同一硅胶G薄层板上，以三氯甲烷-甲醇（17：3）为展开剂，展开，取出，晾干，喷以改良碘化铋钾试液。供试品色谱中，在与对照药材色谱相应的位置上，显相同颜色的斑点。

【化学成分】 主要成分为生物碱类和苦味素类，其次是三萜、挥发油、醌类、香豆素、皂苷、甾醇等[2-5]。苦木生物碱及苦味素是其活性成分，也是苦木及其制剂质量控制的重要指标性成分。

1. 生物碱类　β-咔巴啉型生物碱（β-carboline alkaloids）、铁屎米酮型生物碱（canthin-6-one alkaloids）以及生物碱二聚体（dimeric alkaloids）。

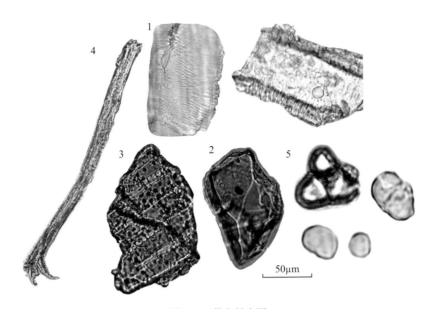

图85-4　苦木粉末图

1.导管　2.草酸钙方晶　3.木射线　4.纤维　5.淀粉粒

2.苦味素类　苦木内酯（nigakilactone）A、B、C、D、E、F、G、H、I、J、K、L、M、N，苦木半缩醛（nigakihemiacetal）A、B、C、E和F，苦木苷（picrasinoside）A、B、C、D、E、F、G和H。

3.三萜类　主要为甘遂烷型四环三萜类，有（24Z）-27-hydroxyl-3-axo-7,24-triucalladien-21-al，（24Z）-7,24-triucalladien-39,27-diol等。

【性味归经】苦，寒。归肺、大肠经。

【功能主治】清热解毒，祛湿。用于风热感冒，咽喉肿痛，湿热泻痢，湿疹，疮疖，蛇虫咬伤。

【药理作用】

1.抗菌抗炎作用　体外抗菌实验表明，苦木水煎液和脂溶性总生物碱对金黄色葡萄球菌、铜绿假单胞菌、大肠埃希菌和乙型副伤寒沙门菌4种实验菌均有抗菌活性；苦木水煎液外用能显著改善2,4-二硝基氟苯诱导的小鼠耳部红斑、肿胀等[6]。

2.抗癌作用　苦木提取物对人肝癌细胞HepG-2的生长抑制作用随着药物浓度的升高和作用时间的延长而增强，且提取物对肿瘤细胞有显著的凋亡效应，能有效抑制人肝癌细胞HepG-2细胞的生长[7]。

3.抗蛇毒　苦木注射液对银环蛇毒中毒小白鼠和狗的保护作用显著[8]。

4.其他作用　苦木的苦木内酯具有抗疟作用，苦木提取物能起到降压作用。此外，苦木能够保护胃黏膜，治疗胃黏膜损伤和胃溃疡[5, 9]。

【用药警戒或禁忌】有小毒，内服不宜过量，孕妇慎用。

【分子生药】应用DNA条形码的ITS2序列和psbA-trnH序列可有效鉴定苦木及其混伪品[10]。

参考文献

[1] 杨彦和.苦木苗的培育方法[J].湖南林业，1995，3：24.

[2] 祝晨蕗、邓贵华、林朝展.苦木化学成分研究[J].天然产物研究与开发，2012，24：476-478.

[3] 焦伟华、李晨阳、高昊，等.苦树属植物化学成分和生物活性研究进展[J].中草药，2007，38(9)：1419-1424.

[4] 陈猛、范华英、戴胜军，等.苦木生物碱的化学研究[J].中草药，2007，38(6)：807.

[5] 赵文娜、张新、谢人明，等.苦木化学成分和药理作用的研究进展[J].中药材，2011，34(7)：1149-1152.

[6] 赵文娜，崔迎，白静，等.苦木提取物的体外抗菌活性和抗炎作用研究[J].西北药学杂志，2019，34(4)：505-508.

[7] 刘岩，张虹，戴玮，等.苦木对HepG-2细胞增殖抑制作用及机制的研究[J].中药材，2010，33(7)：1143-1146.

[8] 梁文法.苦木的抗蛇毒研究[J].中药通报，1987，12(4)：54.

[9] 赵文娜，苏琪，何姣，等.苦木提取物对原发性高血压大鼠的降压作用研究[J].中药药理与临床，2012，28(5)：108-111.

[10] 陈影，张景景，汤欢，等.应用DNA条形码技术对市场苦木药材的检测研究[J].世界科学技术—中医药现代化，2016，18(1)：46-52.

（广西壮族自治区药用植物园　农东新　黄宝优）

86. 罗汉果

Luohanguo

SIRAITIAE FRUCTUS

【别名】拉汗果、假苦瓜、光果木鳖。

【来源】为葫芦科植物罗汉果Siraiti grosvenorii（Swingle）C. Jeffrey ex A. M. Lu et Z. Y. Zhang的干燥果实。

【本草考证】罗汉果始载于清代道光十年的《修仁县志》（1830年），卷一物产果属记载"罗汉果可以入药，清热治嗽，其果每生必十八颗相连，因以为名"，修仁县为广西古县名，1951年8月撤县后所属大部分地区并入荔浦县，1984年设为修仁镇。光绪十一年（1885年）刘汉镇纂修的《永宁州志》卷三物产药石也收载了罗汉果，永宁州为现今广西永福一带。光绪三十一年（1905年）重修的《临桂县志》卷八物产中记载："罗汉果大如柿，椭圆中空，味甜性凉，治劳嗽。"民国十七年（1928年）编修的《昭平县志》卷六物产部药之属记载："罗汉果如桐子大，味甜，润肺，火症用煲猪肺食颇有效。"《药物出产辩》记载："罗汉果产于广西桂林府。主治止咳清热。"

【原植物】多年生草质藤本。根肥大，纺锤形或近球形。茎具棱沟，嫩时被黄褐色柔毛和黑色疣状腺鳞。叶片膜质，两面被毛，卵状心形或三角状卵形，长12～23cm，宽5～17cm，基部心形；卷须2歧。雌雄异株。雄花序总状，6～10朵花生于花序轴上部；花萼裂片5，三角形；花冠黄色，被黑色腺点，裂片5，长圆形，长1～1.5cm，宽0.7～0.8cm；雄蕊5，两两基部靠合，1枚离生。雌花单生或2～5朵生于总梗顶端；花萼和花冠比雄花的大；退化雄蕊5枚，成对基部合生，1枚离生；子房长圆形，密生黄褐色茸毛，花柱粗短，柱头3。果实球形或长圆形，长6～11cm，径4～8cm，嫩时密被黄褐色茸毛和混生黑色腺鳞，老后渐脱落，仅在果梗着生处残存一圈茸毛。种子多数，淡黄色，近圆形或阔卵形，扁压状，边缘有微波状缘檐。花期5～7月，果期7～9月。（图86-1）

生于海拔400～1400m的山坡林下及河边湿地、灌丛；主要分布于广西、贵州、湖南南部、广东和江西等地。

【主产地】主产于广西桂林地区。道地产区古代记载有修仁（今桂林荔浦）、永宁（今桂林永福）、临桂等地，自清朝以后，以永宁、临桂、龙胜为道地产区。

【栽培要点】

1. 生物学特性　罗汉果属短日照植物，要求温暖，昼夜温差大，夏季白天炎热，晚上凉爽；要求每天日照时数7～8小时，喜光但忌强光。不耐高温，怕霜冻、忌水涝。土壤要求排水良好，土层深厚，肥沃，富含腐殖质、红壤或壤土最为适宜。

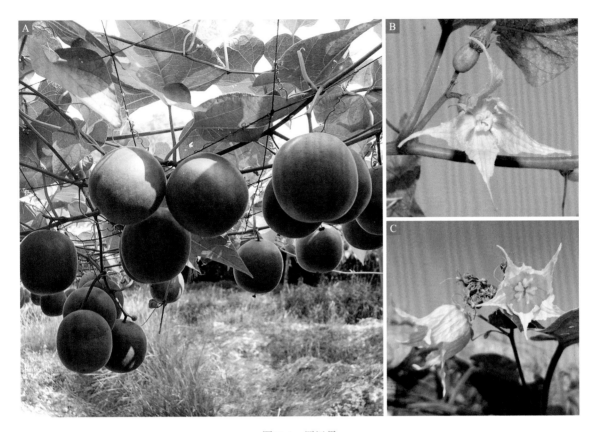

图86-1 罗汉果

A. 植株（余丽莹 摄） B. 雌花 C. 雄花

2. 栽培技术 种苗采用组培苗。当前一般亩栽400株左右，行距1.7～2.0m，穴距1.6～2.0m，每穴种两株。以杉木、杂木条、竹尾、铁丝等材料于出苗前完成搭棚。罗汉果为雌雄异株，需要点花授粉。

3. 病虫害 病害：线虫病、病毒病；虫害：果实蝇、大蟋蟀、蚜虫、叶蝉等。

【采收与加工】 秋季果实由嫩绿色变深绿色时采收，将采回来的鲜果摊放在阴凉通风处3～5天，让其自然后熟，期间每天按翻动果实1次。当果皮大部转为淡黄色时，按大、中、小等级，分别装入烘果箱中，慢慢升温到50～55℃，维持一段时间（8～12小时），使果实内外温度达到一致，然后逐渐使温度升到70℃左右，烘烤2～3天，最高温度不得超过75℃，期间打开气囱，排除水汽。越接近干燥，温度越要降低，降至60℃左右。烘干后，不要马上出炉，待放置冷却后再出炉。

【药材鉴别】

（一）性状特征

果实呈卵形、椭圆形或球形，长4.5～8.5cm，直径3.5～6cm。表面褐色、黄褐色或绿褐色，有深色斑块和黄色柔毛，有的具6～11条纵纹。顶端有花柱残痕，基部有果梗痕。体轻，质脆，果皮薄，易破。果瓤（中、内果皮）海绵状，浅棕色。种子扁圆形，多数，长约1.5cm，宽约1.2cm；浅红色至棕红色，两面中间微凹陷，四周有放射状沟纹，边缘有槽。气微，味甜。（图86-2）

（二）显微鉴别

1. 果皮横切面 外果皮为1列扁小表皮细胞，外被角质层，厚4～12μm，气孔微向外突；有时可见多细胞非腺毛或其残基。中果皮外侧为4～6列圆形或切向延长的薄壁细胞；向内为6～9列石细胞层，细胞呈圆形、长圆形、类方形或不规则多角形。紧贴石细胞层内侧，为数列大形不规则的多角形细胞，壁略厚、具壁孔。其内数列薄壁细胞常皱缩或颓废；维管束双韧型，常两个内外相连稀疏散布。内果皮为1列扁小的薄壁细胞。（图86-3）

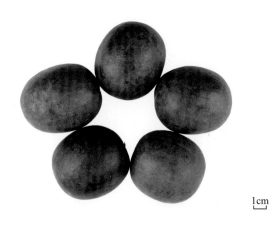

图86-2　罗汉果药材图

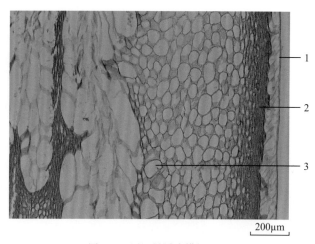

图86-3　罗汉果果皮横切面图

1. 表皮　2. 石细胞　3. 薄壁细胞

2. 种子横切面　表皮在种子扁平向的上下部位，为1列栅状细胞，长205～280μm，宽12～30μm，左右两侧表皮细胞黏液化，其内为数层切向延长的薄壁组织。在栅状细胞下层为数层厚壁纤维和大型石细胞层，近种仁处排列成环。内表皮为1列扁小细胞。胚乳细胞1～2列。子叶细胞含脂肪油滴。（图86-4，图86-5）

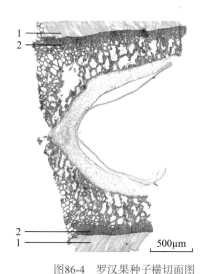

图86-4　罗汉果种子横切面图

1. 栅状细胞　2. 石细胞

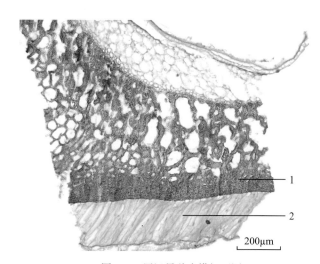

图86-5　罗汉果种皮横切面图

1. 栅状细胞　2. 石细胞

3. 粉末特征　粉末棕褐色。果皮石细胞大多成群，黄色，方形或卵圆形，直径7～38μm，壁厚，孔沟明显。种皮石细胞类长方形或不规则形，壁薄，具纹孔。纤维长梭形，直径16～42μm，胞腔较大，壁孔明显。可见梯纹导管和螺纹导管。薄壁细胞不规则形，具纹孔。（图86-6）

（三）理化鉴别

薄层色谱　取本品粉末1g，加水50ml，超声处理30分钟，滤过，取滤液20ml，加正丁醇振摇提取2次，每次20ml，合并正丁醇液，减压蒸干，残渣加甲醇1ml使溶解，作为供试品溶液。另取罗汉果对照药材1g，同法制成对照药材溶液。再取罗汉果皂苷V对照品，加甲醇制成每1ml含1mg的溶液，作为对照品溶液。照薄层色谱法试验，吸取上述三种溶液各5μl，分别点于同一硅胶G薄层板上，以正丁醇-乙醇-水（8∶2∶3）为展开剂，展开，取出，晾干，喷以2%香草醛的10%硫酸乙醇溶液，加热至斑点显色清晰。供试品色谱中，在与对照药材色谱和对照品色谱相应的位置上，显相同颜色的斑点。

【质量评价】以个大、完整、色褐、手摇不响者为佳。照高效液相色谱法测定，本品按干燥品计算，含罗汉果皂苷V（$C_{60}H_{102}O_{29}$）不得少于0.50%。

【化学成分】主要成分为罗汉果苷类、黄酮类、油脂类、蛋白质和氨基酸、微量元素等。其中葫芦烷型四环三萜类是其特征成分和有效成分。《中国药典》以罗汉果皂苷V（$C_{60}H_{102}O_{29}$）为指标性成分。

1. 罗汉果苷类成分　罗汉果苷Ⅳ（mogroside Ⅳ）、罗汉果苷Ⅴ（mogroside Ⅴ）、罗汉果苷Ⅲ（mogroside Ⅲ）、罗汉果苷ⅡE（mogrosid Ⅱ E）、罗汉果苷Ⅲ E（mogroside Ⅲ E）、罗汉果苷Ⅵ（mogroside Ⅵ）、罗汉果苷A（mogroside A）、罗汉果新苷（neomogroside）、赛门苷Ⅰ（siamenside Ⅰ）、罗汉果二醇苯甲酯（mogroester）、光果木鳖皂苷Ⅰ（grosmomoside I）[1]、11-氧化-罗汉果苷Ⅴ、罗汉果醇-24-O-β-D-吡喃葡萄糖基（1→2）-[β-D-吡喃葡萄糖基（1→6）]-β-D-吡喃葡萄糖苷等[2]，以及在未成熟的罗汉果中分离鉴定出四环三萜结构11位上羟基被氧化的各种苷元11-oxomogroside Ⅲ、11-dehydroxymogroside Ⅲ和11-oxomogroside Ⅳ A等[3]。

2. 黄酮类　槲皮素、山奈酚等。

3. 挥发油类　角鲨烯和法尼醇。

【性味归经】甘，凉。归肺、大肠经。

【功能主治】清热润肺，利咽开音，滑肠通便。用于肺热燥咳，咽痛失音，肠燥便秘。

【药理作用】

1. 祛痰镇咳作用　罗汉果及其提取物可显著减少浓氨水诱发的小鼠咳嗽次数、延长由SO₂诱发的小鼠咳嗽的潜伏期、增加小鼠气管酚红排泌量和增加大鼠排痰量。罗汉果甜苷为其祛痰镇咳活性成分[4]。

2. 抑菌作用　罗汉果浸出液可显著限制菌的生长及产酸能力，说明罗汉果浸出液具有抑制菌的致龋作用[5]。

3. 解痉作用　通过制备健康豚鼠离体回肠和气管，并加入一定浓度的组胺溶液和罗汉果甜苷Ⅴ，研究罗汉果甜苷Ⅴ对胃肠的作用，结果表明，5.00g/L的罗汉果甜苷Ⅴ可显著拮抗组胺引起的回肠收缩，2.50及1.25g/L剂量的罗汉果甜苷Ⅴ对组胺引起的气管痉挛有显著的拮抗作用。0.1～100.0mg/ml罗汉果水提取对兔和狗的离体肠管自发获得具有增强作用，对氯化钡或乙酰胆碱引起的狗、家兔、小鼠离体肠管收缩和肾上腺素引起的肠管松弛具有拮抗作用，并可恢复肠管的自发活动[6]。

4. 降血糖作用　小鼠一次性服用罗汉果甜苷能显著抑制多糖类食物中淀粉和蔗糖的血糖生成，但对葡萄糖导致的血糖升高没有明显影响；对小鼠连续7天灌胃罗汉果甜苷后，淀粉及葡萄糖的血糖生成均受到抑制，血糖峰值或血糖生成指数（GI）显著下降，此外，罗汉果甜苷浓度对α-葡萄糖苷酶活性抑制作用也呈剂量增加现象。故罗汉果甜苷可通过抑制食物葡萄糖转化和提高餐后胰岛素水平来调节机体血糖平衡[7]。

【分子生药】罗汉果早期的分子生物学研究仅见于分子标记技术RFLP、RAPD、ISSR、AFLP、SRAP等研究罗汉果的遗传多样性、亲缘关系、雌雄鉴别、遗传背景、指纹图谱和遗传图谱等。有学者利用第二代高通量Solexa测序技术对罗汉果果实的转录组及授粉后3天、50天和70天表达谱进行高通量测序，转录组和表达谱的破解为罗汉果功能基因组以及甜苷Ⅴ生物合成分子机制研究打下了坚实的基础。

另外，通过比较常用DNA提取试剂盒法和改良的CTAB法，利用psbA-trnH片段鉴定罗汉果药材[8]。

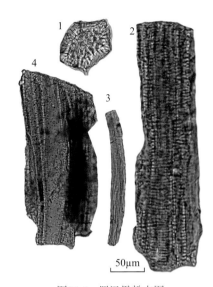

图86-6　罗汉果粉末图

1. 石细胞　2,3. 导管　4. 纤维

主要参考文献

[1] 张维，王斌，周丽，等.罗汉果成分及药理研究进展[J].食品工业科技，2014，35(12)：393-397.

[2] 李春，林丽美，罗明，等.罗汉果中1个新的天然皂苷[J].中国中药杂志，2011(6)：721-724.

[3] Li D, Ikeda T, Nohara T, et al. Cucurbitane glycosides from unripe fruits of Siraitia grosvenori[J]. Chemical & Pharmaceutical Bulletin, 2007, 55(7): 1082-1086.

[4] 王霆，黄志江，蒋毅珉，等.罗汉果甜苷的生物活性研究[J].中草药，1999，30(12)：914-916.

[5] 苏焕群，陈再智.罗汉果的药理及其应用研究[J].中药材，2003，26(10)：771-772.

[6] 刘婷，王旭华，李春，等.罗汉果皂苷V的镇咳、祛痰及解痉作用研究[J].中国药学杂志，2007，42(10)：1534-1537.

[7] 何超文，姚美村，夏星，等.鲜罗汉果皂苷对小鼠血糖的调节作用研究[J].现代食品科技，2012，28(4)：382-386.

[8] 郑夏生，赖智填，成金乐.利用psbA-trnH片段鉴定罗汉果和山药破壁草本[J].安徽农业科学，2016，44(6)：163-166.

（广西壮族自治区药用植物园　彭玉德　吕惠珍）

87. 使君子

Shijunzi

QUISQUALIS FRUCTUS

【别名】留球子、索子果、壳君子、病疳子。

【来源】为使君子科植物使君子*Quisqualis indica* L.的干燥成熟果实。

【本草考证】使君子原产印度，中国最早以"留求子"之名始载于晋代《南方草木状》，《开宝本草》载："俗传始因潘州郭使君疗小儿，多是独用此物，后来医家因号为使君子也。"此后，各本草、医经、方论等文献也均以"使君子"之名记载。《图经本草》载："使君子：叶青，花五瓣，红色成簇，果实类栀子，有五棱，仁白色"。《本草纲目》载："使君子：健脾胃，除虚热。治小儿百病疮癣。此物味甘气温，既能杀虫，又益脾胃，所以能敛虚热而止泻痢，为小儿诸病要药"[1]。本草记载与现今所用使君子基本一致。

【原植物】攀援状灌木，高2～8m，小枝被棕黄色短柔毛。叶对生或近对生，薄纸质；长椭圆状披针形，长5～13cm，宽2～6cm，先端短渐尖，基部圆或略呈心形，全缘，表面无毛，背面有时疏被棕色柔毛；叶柄长5～8mm，被毛。穗状花序顶生，萼筒细管状，长5～9cm，先端5裂，裂片三角形；花瓣5，长圆形或倒卵形，长1.8～2.4cm，由白变红；雄蕊10，2轮；雌蕊1，子房下位，圆柱状纺锤形，略弯曲，有5条纵棱，1室，花柱丝状。果卵形，无毛，长2.7～4cm，直径1.2～2.3cm，具明显的锐棱角5条，黑褐色或深棕色。种子1。花期5～9月，果期6～10月。（图87-1）

生于平地、山坡、路旁等向阳灌木丛中。亦有栽培。主要分布于江西、福建、湖南、广东、广西、云南、贵州、四川、重庆、台湾等地[2]。

【主产地】主产于重庆、广东、广西、江西、福建。传统以福建邵武出品为最佳。据资源调查，使君子传统道地产区如福建邵武等地已面临绝种，其他产区或逸为野生，或难觅踪影，目前仅有重庆铜梁县与合川区相邻地区还有大面积传统种植，其中铜梁县产量全国最大[1]。

【栽培要点】

1. 生物学特性　喜温暖、阳光充足的环境，怕风寒；对土壤选择不严，以中等肥力的砂质壤土为佳；宜栽于向阳背风的地方。

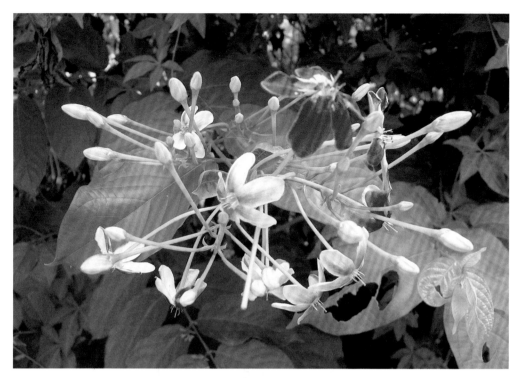

图87-1 使君子

2.栽培技术 使君子采用扦插育苗。茎扦插的根系比较发达,且成本相对比根扦插低,配合使用薄膜和遮阳网,可以明显提高成活率。大田栽植时以株行距200cm×200cm果实产量最高,阳坡栽植的使君子长势明显优于阴坡[3]。苗高80～100cm时,应搭棚架以供藤茎攀援。

3.病虫害 病害:炭疽病、叶斑病、白粉病;虫害:蚜虫,蚧壳虫。

【采收与加工】秋季果皮变紫黑色而未开裂时摘下果实,除去杂质,晒干或微火烘干。

【商品规格】

使君子统货 干货间有瘪仁、油仁,但不得超过20%。无空壳、虫蛀、霉变。

君子仁统货 干货间有瘪仁、 油仁, 但不超过15%。无杂质、虫蛀、霉变。

【药材鉴别】

(一)性状特征

果实呈椭圆形或卵圆形,具5条纵棱,偶有4～9棱,长2.5～4cm,直径约2cm。表面黑褐色至紫黑色,平滑,微具光泽。顶端狭尖,基部钝圆,有明显圆形的果柄痕。质坚硬,横切面多呈五角星形,棱角处壳较厚,中间呈类圆形空腔。种子长椭圆形或纺锤形,长约2cm,直径约1cm;表面棕褐色或黑褐色,有多数纵皱纹;种皮薄,易剥离;子叶2,黄白色,有油性,断面有裂隙。气微香,微味甜。(图87-2)

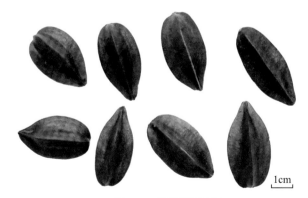

图87-2 使君子药材图

(二)显微鉴别

1.果实横切面 有5条突起的果棱,呈五角星形。外果皮为1列小的扁平细胞,外为角质层。中果皮宽广,外缘为数列薄壁细胞,散有草酸钙簇晶;内侧有数十列纤维层,切向交错镶嵌排列,壁厚或稍厚,有的胞腔内含红棕色物;

紧贴纤维层外侧为小型木化细胞，具纹孔或网纹；纤维层内侧为大型木化细胞，果棱处较多；大型木化细胞中散有维管束，周围伴有纤维群。内果皮为1列薄壁细胞，略切向延长，其内为色素层，为数列红棕色细胞，多皱缩。种皮表皮细胞1列，其下为网纹细胞层，胚乳细胞含脂肪油、糊粉粒及众多细小草酸钙簇晶。（图87-3）

2. 粉末特征 粉末棕色。网纹细胞较多，类圆形、椭圆形或不规则形，壁稍厚，呈孔状或条纹状增厚。果皮木化细胞众多，纺锤状、类椭圆形或不规则形，多破碎，壁稍厚，具密集的纹孔。果皮表皮细胞黄棕色，表面观呈多角形，直径12～30μm，有的胞腔内含红棕色物。纤维直径7～34μm，多成束，有的边缘波状突起，壁厚或稍厚，孔沟细密，有的胞腔含红棕色物。种皮表皮细胞黄色至黄棕色，表面观呈类长方形或类多角形，直径8～50μm，有的内含黄棕色物。草酸钙簇晶，直径5～49μm，散在中果皮薄壁组织或存在于子叶细胞中。（图87-4）

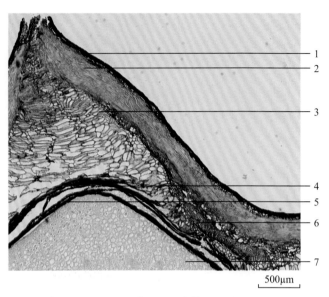

图87-3 使君子果实横切面图

1. 外果皮　2. 纤维层　3. 木化细胞　4. 内果皮
5. 外种皮　6. 维管束　7. 胚乳细胞

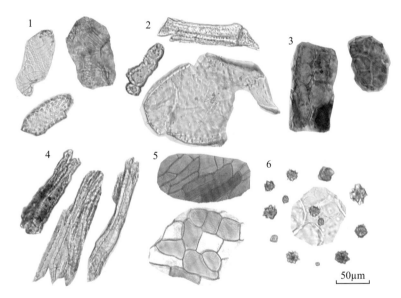

图87-4 使君子果实粉末图

1. 网纹细胞　2. 木化细胞　3. 果皮表皮细胞　4. 纤维　5. 种皮表皮细胞　6. 草酸钙簇晶

（三）理化鉴别

薄层色谱 取本品粉末1g，加乙醚20ml，超声处理10分钟，滤过，滤液挥干，残渣加乙酸乙酯2ml使溶解，作为供试品溶液。另取使君子（使君子仁）对照药材1g，同法制成对照药材溶液。照薄层色谱法试验，吸取上述两种溶液各1～2μl，分别点于同一硅胶G薄层板上，以石油醚（30～60℃）-乙酸乙酯（8∶1）为展开剂，展开，取出，晾干，喷以10%硫酸乙醇溶液，在105℃加热至斑点显色清晰。供试品色谱中，在与对照药材色谱相应的位置上，显相同颜色的斑点。（图87-5）

【质量评价】以个大、饱满、果壳红棕色、种仁黄白色者为佳[4]。照高效液相色谱法测定，按干燥品计算，本品种子含胡芦巴碱（$C_7H_7NO_2$）不得少于0.20%。

【化学成分】主要成分为生物碱、氨基酸、脂肪油、单宁、甾体类成分，其中生物碱、氨基酸为其主要活性成分。

1. 生物碱　葫芦巴碱等多种生物碱。

2. 氨基酸　精氨酸、天门冬氨酸，种子中含的使君子氨酸（quisquali acid）为一种新型氨基酸，是使君子驱蛔虫的有效成分[5]。

3. 脂肪油　单硬脂酸甘油酯、单棕榈酸甘油酯、1-亚油酸-棕榈酸-甘油酯等。

4. 单宁类　3,3′-二甲基鞣花酸（3,3′-di-*O*-methylellagic acid）、3,3′,4′-三甲基鞣花酸（3,3′,4′-tri-*O*-methylellagic acid）、3,3′,4′-三甲基鞣花酸-4-吡喃葡萄糖苷（3,3′,4′-tri-*O*-methylellagic acid-4-*O*-β-D-glucopyrano-side）、3-甲基鞣花酸-4′-吡喃木糖苷（3-*O*-methylellagic acid-4′-*O*-β-D-xylopyroside）、3-甲基鞣花酸-3′-吡喃木糖苷

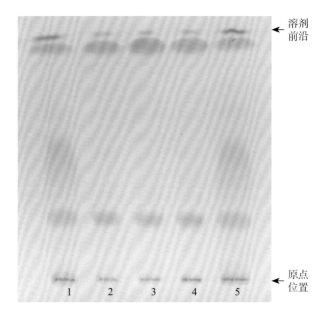

图87-5　使君子薄层色谱图
1,5. 使君子对照药材（中检院121589-201102）
2-4. 使君子样品

（3-*O*-methylellagic acid-3′-*O*-β-D-xylopyrosi-de）、没食子酸乙酯（ethyl gallate）、没食子酸（gallic acid）、短叶苏木酚（brevifolin）等。

5. 甾体类　有赤酮甾醇-3-吡喃葡萄糖苷（clerost-erol-3-*O*-β-D-glucopyranoside）、赤酮甾醇（clerosteorl）等[6, 7]。

【性味归经】甘，温。归脾、胃经。

【功能主治】杀虫消积。用于蛔虫病，蛲虫病，虫积腹痛，小儿疳积。

【药理作用】

1. 驱虫作用　使君子用铁锅文火炒20分钟，干燥变脆后捣碎的粉末对小鼠蛔虫感染有一定的驱治作用[8]。

2. 抑菌作用　使君子的乙酸乙酯提取物对番茄灰霉病菌有显著抑制作用，在供试浓度为0.1g/ml的条件，实验测量抑菌率为100%[9]。

3. 其他作用　使君子种子中含的使君子氨酸对中枢神经系统具有广泛的药理作用[10]。

【用药警戒或禁忌】本品服用量过大会发生毒性反应，引起胃肠刺激及膈肌痉挛，主要表现为呃逆、恶心、呕吐、腹泻和眩晕，还可出现四肢发冷、出冷汗、呼吸困难、血压下降及惊厥[11]。

【附注】使君子在历代应用中，种仁与果实入药并存，且两者均主用炮制品。使君子入药部位及炮制与用法、剂量、患者有关，单味嚼服或研粉、小儿服用，以炒使君子为主；复方入煎剂或丸散，则可连壳使用并主用炮制品[12]。

主要参考文献

[1] 王昌华，刘翔，张植玮.使君子本草考证及道地沿革研究[J].时珍国医药，2015，26(10)：2477-2479.

[2] 肖培根.新编中药志[M].北京：化学工业出版社，2002：390-392.

[3] 陈加红.使君子规模化栽培关键技术研究[J].河南农业科学，2013，42(6)：123-125.

[4] 广东中药志编辑委员会.广东中药志：第一卷[M].广州：广东科技出版社，1994：561.

[5] 潘百川，方圣鼎，蔡俊超.使君子氨酸结构的研究[J].中国科学，1976，11(6)：602-609.

[6] 张悦，徐怀双，范冬立，等.使君子的化学成分[J].沈阳药科大学学报，2015，32(7)：515-518.

[7] 黄文强，施敏峰，宋晓平，等.使君子化学成分研究[J].西北农林科技大学学报（自然科学版），2006，34(4)：79-82.

[8] 马祥洲，苏畅.使君子、香榧子和川楝子对人蛔虫感染小鼠的驱治效果观察[J].中国病原生物学杂志，2010，5(6)：480.

[9] 刘铁秋，孙雪丹，何苗，等.20种川产道地药材对番茄灰霉菌的抑制作用研究[J].食品工业科技，2013，34(24)：114-119.

[10] 张丽慧，张丽善.使君子氨酸及其受体的研究进展[J].中国药理学通报，1994，10(1)：16-17.

[11] 何丽芸.使君子过量致儿童膈肌痉挛2例报道[J].儿科药学杂志，2005，11(4)：61.

[12] 吕文海，田华.使君子古今炮制辨析[J].中国中药杂志，1991，16(2)：87-89.

（广州市药品检验所　顾利红　颜瑞琪）

88. 鱼藤

Yuteng

DERRIDIS TRIFOLIATAE RADIX ET CAULIS

【别名】毒鱼藤、篓藤。

【来源】为豆科植物鱼藤 *Derris trifoliata* Lour.的根或茎。

【本草考证】历代本草没有收载。始见于《福建民间草药》第4集[1]，记载其有散瘀止痛、杀虫止痒的功效。《中华本草》和《全国中草药汇编》以"鱼藤"一名收载，植物描述和资源分布与现今所用的鱼藤基本一致。

【原植物】攀援状灌木。羽状复叶长7～15cm；小叶通常2对，厚纸质或薄革质，卵形或卵状长椭圆形，长5～10cm，宽2～4cm，先端渐尖，钝头，基部圆形或微心形。总状花序腋生，通常长5～10cm；花萼钟状；花冠白色或粉红色，各瓣长约10mm，旗瓣近圆形，翼瓣和龙骨瓣狭长椭圆形，雄蕊单体。荚果斜卵形、圆形或阔长椭圆形，长2.5～4cm，宽2～3cm，扁平，仅于腹缝有狭翅，有种子1～2粒。花期4～8月，果期8～12月。（图88-1）

野生于沿海河岸灌木丛、海边灌木丛或近海岸的红树林中。主要分布于台湾、福建、广东、香港、海南及广西等地[2]。

【主产地】主产于台湾、福建、广东、香港、海南及广西。

【栽培要点】

1.生物学特性　宜热带及亚热带气候，以荫蔽的环境为宜。适合种植于土层深厚、排水良好处。

2.栽培技术　一般用扦插繁殖，四季均可，雨季容易成活。取24～30cm的蔓茎作插条，按1.2m×1.2m的行。株距斜插于穴内，覆土踏实，留1节在地面上。扦插后浇水，并盖树叶，防止太阳曝晒。每隔2～3个月中耕除草1次，追肥2次，结合中耕除草时进行。

【采收与加工】全年可采。洗净晒干。

【药材鉴别】

（一）性状特征

根茎甚短。直径约0.8～2.5cm，表面有纵皱纹、横裂纹及圆形皮孔。须状根长短不一，直径0.5～0.8cm，表面暗棕色，有细纵沟纹。质坚韧，折断面纤维性。气微香，味苦、麻舌[3]。（图88-2）

（二）显微鉴别

1.根横切面　木栓细胞数列；栓内层狭窄，薄壁细胞排列紧密；偶有石细胞。韧皮部较窄，石细胞散在，靠近

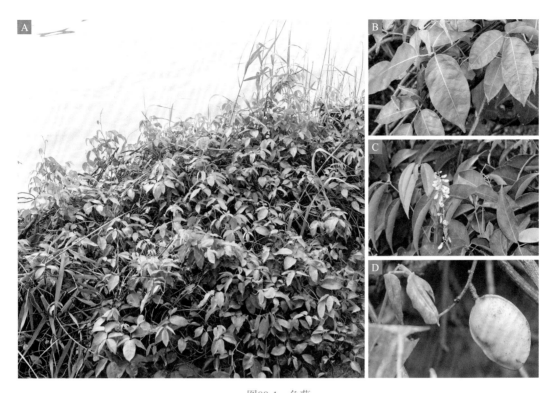

图88-1　鱼藤

A. 植株　B. 叶　C. 花序　D. 果实

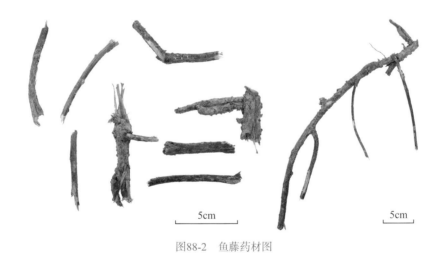

5cm

5cm

图88-2　鱼藤药材图

形成层处石细胞稀疏分布，呈环状；射线明显；木质部射线密集；靠近形成层的导管孔径较大，近中心者孔径逐渐减小，排列成放射状。（图88-3）

2. 茎横切面　木栓细胞数列；栓内层狭窄，薄壁细胞排列紧密；石细胞散在；韧皮部较狭窄，射线明显；木质部射线密集，导管较稀疏；髓部薄壁细胞紧密填充，可见大量淀粉细胞。（图88-4）

3. 粉末特征　粉末红棕色。纤维束丰富，壁厚，部分为晶鞘纤维；木栓细胞众多，具橙色至红棕色非结晶形内含物；石细胞较少，为椭圆形、长方形、多角形或圆形；网纹导管为主要导管类型。（图88-5）

（三）理化鉴别

薄层色谱　取本品粉末2g，加乙醚20ml，超声处理30分钟，滤过，滤液蒸干，丙酮溶解，作为供试品溶液。吸取上述供试品溶液5μl，点于硅胶G薄层板上，以环己烷–丙酮（5∶1）为展开剂，展开，取出，晾干，喷以1%百里

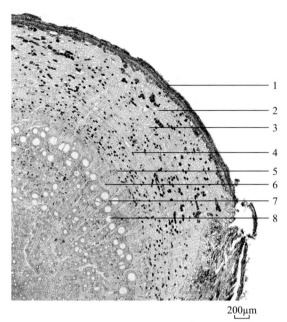

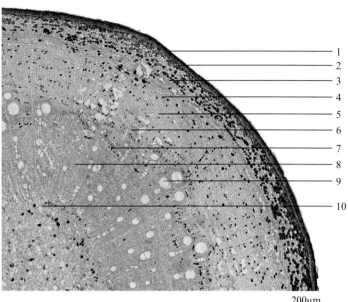

200μm

图88-3　鱼藤根横切面图

1. 周皮　2. 皮层　3. 韧皮部　4. 韧皮射线　5. 形成层
6. 木质部　7. 木射线　8. 导管

200μm

图88-4　鱼藤茎横切面图

1. 表皮　2. 周皮　3. 皮层　4. 韧皮部　5. 韧皮射线
6. 形成层　7. 木质部　8. 木射线　9. 导管　10. 髓

香酚试液，可见R_f=0.1处有棕色/紫红色斑点；另以环己烷–丙酮（4:1）为展开剂，展开，取出，晾干，喷以0.1%氯化钯试液，可见R_f = 0.33处有斑点[4]。

【化学成分】主要成分为黄酮及其苷类、酚类、萜类、生物碱等，其中黄酮类中的鱼藤酮类是其特征成分和有效成分。

1. 黄酮及其苷类　4′,5,7-三羟基-6,8-二-（2-羟基-3-甲基-3-丁烯）-二氢黄酮、4′-羟基-7-甲氧基-二氢黄酮、鼠李素-3-O-β-新橙皮苷、槲皮素-3-O-β-新橙皮苷、毛里求斯排草素（mauritianin）、山柰酚-3-O-α-L-鼠李吡喃糖基-（1→6）-β-D-葡萄吡喃糖基-（1→3）-β-D-葡萄糖苷等。异黄酮有5,7,3′,4′-四羟基-6,8-二异戊烯异黄酮。

2. 鱼藤酮类　鱼藤酮（rotenone）、毛鱼藤酮（elliptone）、7α-O-甲基毛鱼藤酮、去氢鱼藤素等。色酮类有6,7-二甲氧基-4-色酮。

3. 萜类　伊那莫苷（inamoside）、（6S,9R）-玫瑰花苷、（2E,6R）-6-羟基-2,6-二甲基-2,7-辛二烯-1-基-β-D-吡喃葡萄糖苷（betulalbuside A）等。

4. 其他酚类　它乔糖苷（tachioside）、苯甲基-β-D-葡萄吡喃糖苷。

【性味归经】辛，温；有毒。

【功能主治】散瘀止痛，杀虫止痒。用于跌打肿痛，皮肤痒疹、疥疮，关节肿痛。

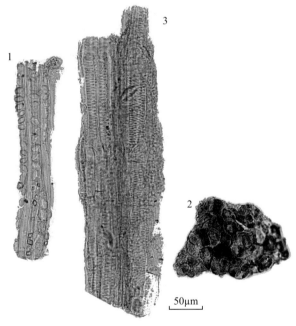

图88-5　鱼藤粉末图

1. 晶鞘纤维　2. 木栓细胞　3. 网纹导管

【药理作用】

1. 抗肿瘤作用 鱼藤中鱼藤素、鱼藤酮、α-灰叶酚等对KB、BC和NCI-H187细胞株具有较强毒性[5]。

2. 其他作用 外用可治疗湿疹、风湿关节肿痛、疥癣等。

【用药警戒或禁忌】本品有毒，禁内服。鱼藤酮对昆虫及鱼之毒性很强，而对哺乳动物则毒性很轻，犬静脉注射致死量为0.5mg/kg，而口服则需加大600倍；一般口服0.2g/kg不致引起死亡。鱼藤口服毒性似较其中所含之鱼藤酮为大。经常接触其尘末，可导致肝损伤（脂肪变）。鱼藤酮中毒能引起呕吐、呼吸抑制、惊厥，最后呼吸麻痹而死。

【附注】因鱼藤的根含有鱼藤酮及其衍生物，有较强的毒性，故常用作广谱的农业杀虫剂。

参考文献

[1] 福建省中医研究所中药研究室.福建民间草药：第四集[M].福州：福建人民出版社，1959：34-35.

[2] 傅立国、陈潭清、郎楷永，等.中国高等植物：第7卷[M].青岛：青岛出版社，2012：119.

[3] 郑宏钧，詹亚华.现代中药材鉴别手册[M].北京：中国医药科技出版社，2001：247.

[4] 中国科学院植物研究所.中国高等植物图鉴：第四册[M].北京：科学出版社.1975：51.

[5] 于维森、高汝钦、靳晓梅.常见化学性食物中毒快速处置技术[M].青岛：中国海洋大学出版社，2009：126-128.

[6] 杨巡纭、马瑞婧、王利勤、李婷.鱼藤属植物的化学成分及药理作用研究进展[J].天然产物研究与开发，2013，25(01)：117-128.

（广州中医药大学 苏家贤 潘超美）

89. 降香

Jiangxiang

DALBERGIAE ODORIFERAE LIGNUM

【别名】降真香、紫降香、降真、花梨母。

【来源】为豆科植物降香檀 *Dalbergia odorifera* T. Chen树干和根的干燥心材。

【本草考证】降香始载于五代李珣《海药本草》。《海药本草》载："其香似苏方木，烧之初不甚香，得诸香和之则特美，入药以番降紫而润者为良。"《本草纲目》载："今广东、广西、云南、汉中、施州、永顺、保靖、及占城、安南、暹罗、渤泥、琉球诸地皆有之。"朱辅所著《溪蛮丛笑》载："鸡骨香即降香，本出海南。今溪峒僻处所出者，似是而非，劲瘦不甚香。"周达观所著《真腊记》载："降香生丛林中，番人颇费砍斫之功，乃树心也。"又曰："俗呼舶上来者为番降，亦名鸡骨，与沉香同名。"在古代降香药材就有进口与国产之别。目前市场所用多为产于海南的降香檀 *Dalbergia odorifera* T. Chen的心材，《中国药典》2015年版、2020年版等也规定降香檀为降香的正品。

【原植物】乔木，高10～15m；除幼嫩部分、花序和子房有较少短柔毛外，全株无毛。树皮呈褐色或淡褐色，粗糙，有纵裂槽纹，小枝上有小而密集的皮孔。羽状复叶长12～25cm，叶柄长1.5～3cm，托叶早落；小叶有9～13枚，稀疏的仅有7枚，卵形或椭圆形，长4～7cm，宽2～3.5cm，先端渐尖，钝头，基部为圆形或阔楔形；小叶柄长3～5mm。圆锥花序腋生，长8～10cm，径6～7cm，分枝呈伞房花序状；总花梗长3～5cm；苞片和小苞片呈阔卵形，长约1mm；花小而多，长约5mm，花初开时密集分布在花序分枝顶端，之后渐渐分开；花梗长约1mm，花萼长约

2mm，下方1枚萼齿较长，披针形，其余的均为阔卵形，急尖。花冠乳白色或淡黄色，各瓣长度近相等，都有长约1mm瓣柄，旗瓣倒心形，连柄长约5mm，上部宽约3mm，先端截平，略微凹缺，翼瓣长圆形，龙骨瓣半月形，背弯拱。雄蕊9枚，单体。子房狭椭圆形，具长柄，柄长约2.5mm，有胚珠1（～2）粒。荚果舌状长圆形，长4.5～8cm，宽1.5～1.8cm，基部略被毛，顶端钝或急尖，基部骤然收窄与纤细的果颈相接，果颈长5～10mm，果瓣革质，对种子的部分明显凸起，状如棋子，厚可达5mm，有种子1（～2）粒。花期3～4月，果期10～11月。（图89-1）

生于山坡疏林、林边或村旁。主要分布于海南，广东、广西、福建、云南等地有栽培。

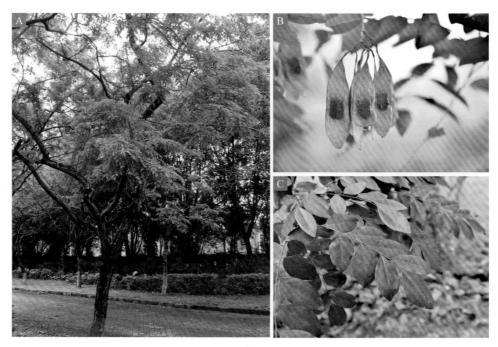

图89-1　降香檀

A.植株　B.果实　C.叶片

【**主产地**】主产于海南，广东、广西、云南等地有引种栽培[1]。

【**栽培要点**】

1. **生物学特性**　降香是热带、南亚热带的树种。适宜生长的环境条件为：年平均气温23～25℃，不宜荫蔽，耐干旱，不耐涝，砖红壤、黄色砖红壤、黄壤等土壤类型。适宜生长的海拔高度为600m以下的低丘陵或平原区域，可选择排水良好的荒山荒地或采伐地的阳坡、半阳坡造林[2]。

2. **栽培技术**　育苗方法主要为种子育苗和扦插育苗。种植时间为春天雨季最佳，密植，适宜株行距为3m×3m，栽种成林后可移植。定植初早晚各浇水一次，直到幼苗成活为止。种植前4年每年锄草、松土、扩穴2～3次，施用农家肥每株2～3kg或复合肥200g。定植第5年后，每年锄草、松土、施肥一次。定植后前1～3年用木棍、竹竿扶直定干，2～3年后修剪影响主干生长的部分侧枝，培育主干[2]。

3. **病虫害**　病害：黑痣病和炭疽病；虫害：尺蠖和瘤胸天牛[2]。

【**采收与加工**】全年均可采收。降香药用部位为心材，因此加工时将树干削去外皮和白色边材得到心材，再锯成段；或将根部挖出，削去外皮和边材，再锯成段。阴干。

【**药材鉴别**】

（一）性状特征

类圆柱形或不规则块状，大小不一。表面紫红色或灰黄褐色，有纵细槽纹和刀削、刀劈的痕迹；木材纹理细腻，质坚，有油性，断面不平。气微香，味微苦。
（图89-2）

（二）显微鉴别

1. 横切面　导管分散，大多为单孔，也有2～4个径列复管孔，鲜见小管孔团；管孔呈卵形或类圆形。纤维中含有晶细胞，晶细胞内含大型草酸钙方晶。射线密集、直射、宽1～2列细胞，径向长方形。（图89-3）

2. 弦切面　导管分子呈短筒状，两端平直，单穿孔，大多为网纹导管，偶见具缘纹孔导管。木纤维众多，均为长梭形。纤维中含有晶细胞，细胞呈方形，多的有十余个连成串，每个细胞内含有1个草酸钙方晶。木射线呈梭形，宽1～2列细胞，高5～8细胞。（图89-4）

3. 径切面　导管多为网纹导管。射线呈横带状，重叠生长，射线细胞中偶见结晶体，同型横卧长方形，高5～8细胞。其余均与弦切面相同。（图89-5）

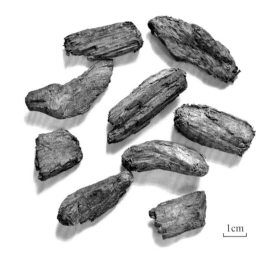

图89-2　降香药材图

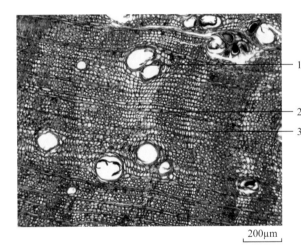

图89-3　降香横切面图

1. 导管　2. 射线　3. 木纤维

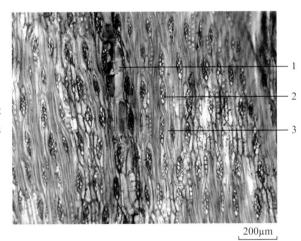

图89-4　降香弦切面图

1. 导管　2. 射线　3. 木纤维

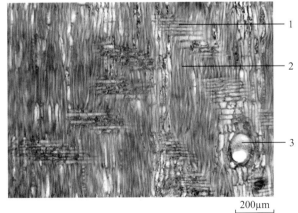
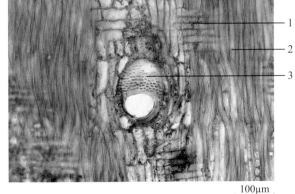

图89-5　降香径切面图

1. 射线　2. 木纤维　3. 导管

以上三切面的导管、木纤维、木薄壁细胞中均有紫红色树脂状内含物，以导管为多[3]。

4. 粉末特征 粉末棕紫色或黄棕色。具缘纹孔导管巨大，完整者其直径可达300μm，多破碎，具缘纹孔大且清晰，管腔内含有红棕色或黄棕色物体。纤维成束，颜色为棕红色，直径8～26μm，壁甚厚，有的纤维束周围细胞含有草酸钙方晶，形成晶鞘纤维，含晶细胞的壁不均匀木化增厚。草酸钙方晶直径为6～22μm。木射线宽1～2列细胞，高5～8细胞。壁稍厚，纹孔较密。色素块颜色为红棕色、黄棕色或淡黄色[4]。（图89-6）

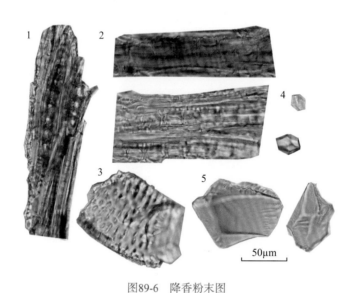

图89-6 降香粉末图

1. 木射线细胞　2. 纤维及晶鞘纤维　3. 导管　4. 草酸钙方晶　5. 色素块

（三）理化鉴别

薄层色谱 取本品粉末1g，加甲醇10ml，超声处理30min，放置，取上清液作为供试品溶液。另取降香对照药材1g，同法制成对照药材溶液。照薄层色谱法试验，吸取上述两种溶液各2μl，分别点于同一硅胶G薄层板上，以甲苯–乙醚–三氯甲烷（7∶2∶1）为展开剂，展开，取出，晾干，喷以1%香草醛硫酸溶液与无水乙醇（1∶9）的混合溶液，在105℃加热至斑点显色清晰。供试品色谱中，在与对照药材色谱相应的位置上，显相同颜色的斑点。（图89-7，图89-8）

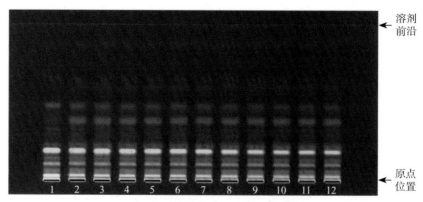

图89-7 降香薄层色谱图（365nm紫外灯下）

1. 降香对照药材　2～12. 降香样品

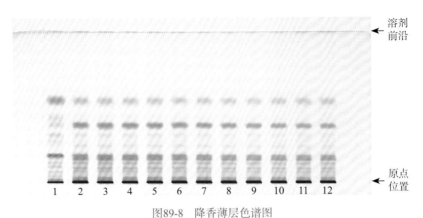

图89-8　降香薄层色谱图

[1%香草醛硫酸溶液与无水乙醇（1∶9）混合液显色后]

1.降香对照药材　2～12.降香样品

取上述供试品溶液和对照药材溶液，照薄层色谱法试验，吸取上述两种溶液各2μl，分别点于同一硅胶G薄层板上，以甲苯-乙酸乙酯（2∶1）为展开剂，展开，取出，晾干，置紫外光灯（365nm）下检视。供试品色谱中，在与对照药材色谱相应的位置上，显相同颜色的荧光斑点。（图89-9）

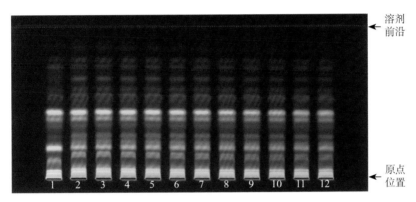

图89-9　降香薄层色谱图（365nm紫外灯下）

1.降香对照药材　2～12.降香样品

【质量评价】以色紫红、质坚实、富油性、香气浓者为佳。照挥发油测定法测定，本品挥发油含量不得少于1.0%（ml/g）。

【化学成分】主要成分为挥发油和黄酮类，分别占总成分的3.6%～3.8%和2.5%～5.8%，不同品种降香中挥发油和黄酮类化合物的种类及含量有所差异[5]。

1.挥发油类　橙花叔醇（nerolidol），2,4-二甲基-2,4-庚二烯醛（2,4-dimethyl-2,4-heptadienal），氧化石竹烯（caryophyllene oxide），2,4-二甲基-2,6-庚二烯醛（2,4-dimethyl-2,6-heptadienal），蒎烯（pinene）等[5]。

2.黄酮类　刺芒柄花素（formononetin），鲍迪木醌（bowdichione），3′-甲氧基大豆素（3′-methoxydaidzein），甘草苷元（liquiritigenin），异甘草苷元（isoliquiritigenin），2′-O-甲基异甘草苷元（2′-O-methylisoliquiritigenin），（3R）-驴食草酚[（3R）-vestitol]，（3R）-环裂豆醌[（3R）-claussequinone]。

【性味归经】辛，温。归肝、脾经。

【功能主治】化瘀止血，理气止痛。用于吐血，衄血，外伤出血，肝郁胁痛，胸痹刺痛，跌扑伤痛，呕吐腹痛。

【药理作用】

1.对中枢神经的作用　使用降香乙醇提取物给小鼠灌胃，可减少小鼠自主活动，延长戊巴比妥钠对小鼠的睡眠时间，提高热板法试验中小鼠痛阈。此外，研究发现，降香化合物具有治疗神经炎症性疾病的药效，能够抑制LPS诱导的小鼠小神经胶质BV2细胞中iNOS蛋白的表达、NO、COX-2、PGE2的释放及TNF-α、IL-1β的合成[6]。

2. 对心血管系统作用　降香可显著改善微循环障碍，促进以下微循环障碍血流的恢复：小鼠肠系膜实验性微循环障碍，微动脉收缩及局部微循环障碍。其抗肾上腺素所致微动脉的收缩作用较强，对推迟血液停流的作用较弱。此外，通过实验研究，从代谢组学的角度证明了降香水提物和挥发油对心肌缺血/再灌注损伤大鼠起到很好的保护作用[7]。

3. 抗肿瘤作用　降香可通过上调凋亡蛋白水平、下调凋亡抑制蛋白水平及抑制JAK2/STAT3通路，发挥体内外抗骨肉瘤增殖、诱导凋亡的作用[8]。

4. 抗菌作用　通过琼脂扩散法进行体外抗菌实验发现，降香对青枯雷尔菌有很好的抗菌效果[9]。

【用药警戒或禁忌】血热妄行、色紫浓厚、脉实便秘者禁用降香。痈疽溃后，诸疮脓多，阴虚火盛等症，也不宜用降香。

【分子生药】实验研究表明，PCR扩增降香ITS2序列并进行双向测序，基于K2P模型计算遗传距离，通过中药材DNA条形码鉴定系统和构建邻接树法均可准确区分降香药材及其混伪品[10]。

【附注】由于降香的价格高，市场需求大，资源短缺，药材市场混伪品较多，如苏木（*Caesalpinia sappan*）、紫檀（*Pterocarpus indicus*）以及同属的多裂黄檀（*Dalbergia rimosa*）、印度黄檀（*D. sissoo*）、秧青（*D. assamica*）、奥氏黄檀（*D. oliveri*）、弯枝黄檀（*D. candenatensis*）和交趾黄檀（*D. cochinchinensis*）等常被用来充当降香，而且这些药材的形态特征等比较相似，难以辨别，严重影响了降香的质量及临床用药安全。

目前国产降香来自降香檀*Dalbergia odorifera* T. Chen的心材，在20世纪60年代植物学家陈德昭正式命名为降香檀之前，它被称为黄花梨、花梨木或花梨母，并非叫降香，在此之后，才成为降香药用的主要来源。目前所用的进口降香并非印度黄檀*Dalbergia sissoo* Roxb.的心材，可能来自小花黄檀*Dalbergia parviflora* Prain.的心材，自古有用，称之为"番降"[11]。

主要参考文献

[1] 范竹鸣，王佑华，谢瑞芳，等.降香化学成分和药理作用研究进展[J].时珍国医国药，2016，27(10)：2478-2480.

[2] DB 46/T200—2010，降香檀栽培技术规程[S].海口：海南省质量技术监督局，2010.

[3] 刘心纯，赖小平，徐鸿华.中药降香品种的组织结构鉴别[J].广州中医药大学学报，1997(1)：48-51.

[4] 国家药典委员会.中华人民共和国药典中药材显微鉴别彩色图鉴[M].北京：人民卫生出版社，2009：281.

[5] 杨志宏，梅超，何雪辉，等.降香化学成分、药理作用及药代特征的研究进展[J].中国中药杂志，2013，38(11)：1679-1683.

[6] Lee DS, Jeong GS. Arylbenzofuran isolated from *Dalbergia odorifera* suppresses lipopolysaccharide-induced mouse BV2microglial cell activation, which protects mouse hippocampal HT22 cells death from neuroinflammation-mediated toxicity[J]. European Journal of Pharmacology, 2014, 728:1-8.

[7] 牟菲，段佳林，边海旭，等.降香水提物和挥发油对心肌缺血/再灌注损伤大鼠预防作用的代谢组学研究[J].中国药理学通报，2016，32(10)：1377-1382.

[8] Park KR, Yun HM, Quang TH, *et al*. 4-Methoxydalbergione suppresses growth and induces apoptosis in human osteosarcoma cells *in vitro* and *in vivo* xenograft model through down-regulation of the JAK2/STAT3 pathway[J]. Oncotarget, 2016, 7(6): 6960-6971.

[9] Zhao X, Mei W, Gong M, *et al*. Antibacterial activity of the flavonoids from *Dalbergia odorifera* on *Ralstonia solanacearum*[J]. Molecules, 2011, 16(12): 9775-9782.

[10] 侯典云，周红，宋经元.基于ITS2序列的降香药材及其混伪品的分子鉴定研究[J].中国药学杂志，2015，50(15)：1273-1276.

[11] 梁肇斌，倪新建，田立文，等.降香的本草新考[J].中药材，2017，40(4)：982-985.

（中山大学　赵志敏　周洋　　广东药科大学　李书渊）

90. 荜澄茄

Bichengqie

LITSEAE FRUCTUS

【别名】山苍子、山鸡椒、山姜子、木姜子。

【来源】为樟科植物山鸡椒*Litsea cubeba*（Lour.）Pers.的干燥成熟果实。

【本草考证】本品以荜澄茄之名始载于《开宝本草》。《本草拾遗》载："其生佛誓国，状似梧桐子及蔓荆子而微大"。《海药本草》谓"生诸海，嫩胡椒也。青时就树采摘造之，有柄粗而蒂圆是也"。《图经本草》载："今广州亦有之，春夏生叶，青滑可爱，结实似梧桐子，微大，八月、九月采之"。本草记载与现今所用荜澄茄基本一致。

【原植物】落叶灌木或乔木，高可达10m，全株光滑。根圆锥形，灰白色。幼树树皮黄绿色，表面光滑，老树树皮呈灰褐色。单叶互生，有香气，矩圆形或披针形，长7～14cm，宽1.4～3.8cm，先端渐尖，基部楔形，全缘，上面深绿色，下面苍白绿色，两面均无毛，羽状脉，侧脉每边6～10条，纤细，中脉和侧脉在两面均凸起。叶柄细弱，长1～2cm；叶芽无鳞片，幼枝细长，被绢毛。花单性异株，花序伞形，总梗纤细，长5～10mm，总苞片4，有花4～6，花小，淡黄色。雄花花被裂片6，倒卵圆形，雄蕊9，3轮，第三轮花蕊基部有2腺体，花药瓣裂。雌花花被片5，退化雄蕊6～12，子房上位，卵圆形，花柱短，柱头头状。果实呈类球形，生青熟黑，直径4～6mm，表面棕褐色至黑褐色，有网状皱纹。基部偶有宿萼和细果梗。花期2～3月，果期7～8月。（图90-1）

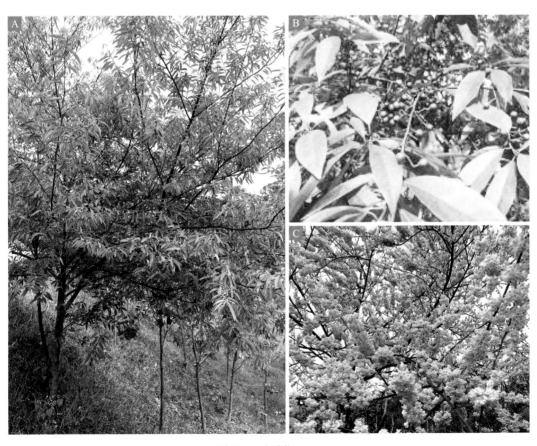

图90-1 山鸡椒

A. 植株　B. 果枝　C. 花枝

生于向阳的山地、灌丛、疏林或林中路旁、水边，海拔300～600m的浅山或丘陵较为常见，高至海拔2000m的山地也有分布。主要分布于长江以南地区。

【主产地】荜澄茄为中国特有的药用与香料植物资源之一，主产于广东、广西、浙江、四川、福建等地，以广东、广西产品质最佳。

【栽培要点】

1. 生物学特性　喜湿润气候，以阳光充足、土层深厚、疏松、肥沃酸性红壤、黄壤以及山地棕壤栽培为宜，忌低洼积水处栽种。

2. 栽培技术　种子繁殖：在8月底至9月初，果皮呈紫黑色，白色种仁较坚硬，种子充分成熟时采种。果实浸泡后，洗净种壳上附有的蜡质层，在室内湿沙层积贮藏。种子过冬贮藏催芽后于2月条播。插条繁殖：取一年生枝条，按株距5cm，行距15cm在春季扦插，一年生苗高50～60cm时可移植。早春2～3月栽植，栽培密度开始可用（1.5～2.0）m×（1.5～2.0）m，每1公顷栽3000～4000株。然后随植物生长逐渐疏伐，5年后保持每公顷1500株左右即可。开花期应分辨雌雄株逐步疏伐。疏伐时需注意隔一定距离保留1株雄株作授粉树，每公顷保留120～150株即可。

3. 虫害　红蜘蛛、卷叶虫。

【采收与加工】本品最佳采收期为7月中下旬至8月中旬，当果实青色布有白色斑点，用手捻碎有强烈生姜味时适宜采收。果实含挥发油，晒时避免强日光，阴干或晾干。

【药材鉴别】

（一）性状特征

干燥成熟果实呈类球形，直径4～6mm，表面棕褐色至黑褐色，有网状皱纹。基部偶有果柄疤痕，偶有细果柄，直径约1mm，呈分叉状或伞状；顶端稍膨大，为盘状宿萼。果皮富油质。种子类球形，直径3～5mm，棕黑色，有一环纹隆起，种子1枚，较坚脆，内有肥厚子叶2枚，富油性，胚根极小，位于一端。气芳香，味稍辣而微苦。（图90-2）

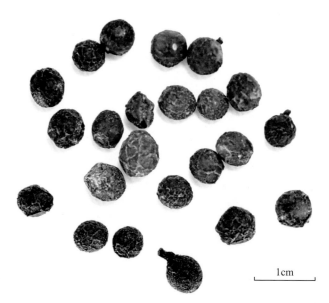

图90-2　荜澄茄药材图

（二）显微鉴别

1. 果实横切面　外果皮为1列细胞，外被厚角质层；中果皮细胞类椭圆形，含微小草酸钙针晶，油细胞散列，以中果皮外侧为多，内果皮为4～6列梭形石细胞，栅状排列，细胞腔偶含草酸钙方晶；种皮为数列薄壁细胞，细胞壁具网状纹理；胚乳呈颓废层；子叶2枚，占横切面的大部分，细胞含糊粉粒和细小草酸钙方晶，胚的少数细胞含大形方晶，直径32～35μm。（图90-3～图90-6）

2. 粉末特征　粉末棕色，香气浓烈，油细胞众多，椭圆形或圆形，直径20～122μm，内含黄棕色油滴；中果皮石细胞单个散在或成群，长方形或类圆形，直径10～112μm，壁厚，胞腔小，纹孔及孔沟明显，也有的壁较薄；内果皮石细胞黄色，侧面观梭形或呈栅状镶嵌排列，胞腔狭细，有的含草酸钙方晶，顶面观细胞多角形，外壁附着多数草酸钙方晶。（图90-7）

（三）理化鉴别

薄层色谱　取本品粉末0.25g，加石油醚（60～90℃）10ml，超声处理15分钟，放冷，滤过，取滤液作为供试品溶液。另取荜澄茄对照药材0.25g，同法制成对照药材溶液。照薄层色谱法试验，吸取上述两种溶液各5μl，分别点于同一高效硅胶G薄层板上，以石油醚（60～90℃）–乙醚（3∶2）为展开剂，展开，取出，晾干，喷以10%硫酸乙

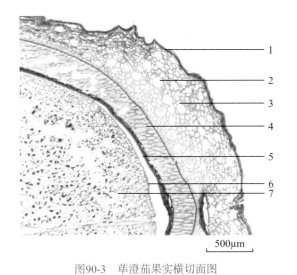

图90-3　荜澄茄果实横切面图

1.外果皮　2.油细胞　3.中果皮　4.内果皮　5.种皮
6.胚乳　7.子叶

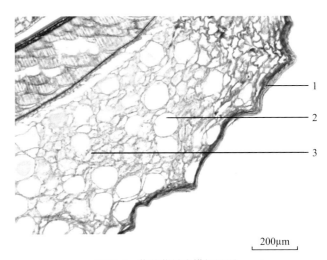

图90-4　荜澄茄果皮横切面图

1.外果皮　2.油细胞　3.中果皮

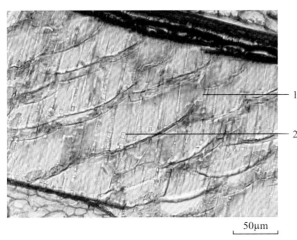

图90-5　荜澄茄内果皮横切面图

1.内果皮　2.草酸钙方晶

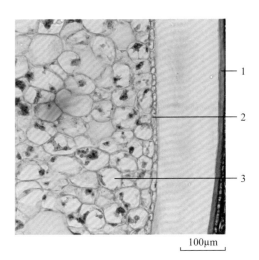

图90-6　荜澄茄种子横切面图

1.种皮　2.胚乳　3.子叶

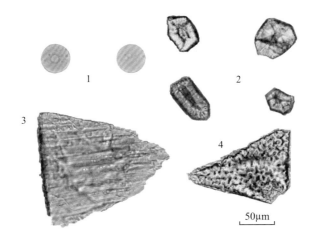

图90-7　荜澄茄粉末图

1.油细胞　2.中果皮石细胞　3.内果皮石细胞（侧面观）　4.内果皮石细胞（顶面观）

醇溶液，在105℃加热至斑点显色清晰，分别置日光和紫外光灯（365nm）下检视。供试品色谱中，在与对照药材色谱相应的位置上，显相同颜色的斑点或荧光斑点。（图90-8，图90-9）

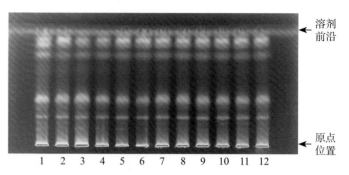

图90-8　荜澄茄薄层色谱图

（10%硫酸乙醇溶液显色加热后，紫外灯下365nm）

1. 荜澄茄对照药材　2～12. 荜澄茄样品

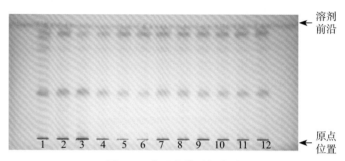

图90-9　荜澄茄薄层色谱图

（10%硫酸乙醇溶液显色加热后，可见光）

1. 荜澄茄对照药材　2～12. 荜澄茄样品

【质量评价】荜澄茄以个大饱满、气味浓厚、有油质者为佳。

【化学成分】主要成分为挥发油、脂肪酸、黄酮类、有机酸、生物碱、酚类、鞣质、香豆素类、蒽醌和甾体类等，其中挥发油与脂肪酸是其主要成分。

1. 挥发油　鲜荜澄茄含挥发油1.6%～3%，其中主成分为柠檬醛（citral），占60%～80%，其次为柠檬烯（limonene）、香叶醛（geranial）、橙花醛（neral）、α-蒎烯（α-pinene）、月桂烯（myrcene）、2-甲氧基-4-（1-丙烯基）苯酚等[1,2]。鲜荜澄茄超临界萃取物主要成分为橙花醛38.45%、香叶醛27.81%、柠檬烯（limonene）14.47%和月桂烯（myrcene）等[1]。

山鸡椒叶挥发油与果或根挥发油的成分差别较大，含量较高的组分有α-顺式罗勒烯（α-cis-ocimene）25.11%、3,7-二甲基-l,6-辛二烯醇-3-醇（3,7-dimethyl-1,6-octadien-3-ol）16.85%、D-柠檬烯（d-limonene）7.82%、3,6,6-三甲基-2-降蒎烯（3,6,6-trimethyl-2-norpiene）7.67%和莰烯（camphene）6.80%等。山鸡椒根挥发油的主要成分是香草醛（vanillin）、香草醇（citronellol）和少量的柠檬烯（limonene）[3]。

2. 脂肪油　种子含油36.4%～52.2%，其中主要成分为月桂酸（lauric acid），含量达56.4%～61.5%（相对含量，以下同），尚含顺式十二碳-4-烯酸（cis-4-dode-cenoic acid）、癸酸（capric acid）、油酸（oleic acid）、顺式癸-4-烯酸（cis-4-decanoic acid）、亚油酸（linoleic acid）、肉豆蔻酸（myristic acid）等。脂肪油的不皂化物中，含谷甾醇（sitosterol）3.5%。

【性味归经】辛，温。归脾、胃、肾、膀胱经。

【功能主治】温中散寒，行气止痛。用于胃寒呕逆，脘腹冷痛，寒疝腹痛，寒湿郁滞，小便浑浊。

【药理作用】

1. 抗溃疡作用　荜澄茄水提物对盐酸灌胃引起的大鼠胃溃疡有明显抑制作用。荜澄茄水提物和醚提物给小鼠灌胃对酸性胃溃疡有效果，能对抗番泻叶或蓖麻油引起的小鼠腹泻和抑制小鼠胆汁在胃肠内的推进运动。而且，将其水提取物和醚提取物给大鼠灌胃，能明显增加胆汁分泌量，有明显利胆作用[4]。荜澄茄醚提物能抑制水浸应激性溃疡和盐酸性溃疡[5]。

2. 平喘、镇咳作用　荜澄茄水提物具有良好的平喘、镇咳和祛痰作用及良好的支气管解痉作用，能明显减少豚鼠咳嗽次数，增加呼吸道酚红排泌量，抑制乙酰胆碱对豚鼠离体气管平滑肌的收缩作用[6]。

3. 抗心肌缺血和心肌梗死作用　荜澄茄提取物对实验性兔急性心肌缺血有保护作用，能增加离体兔心冠脉流量；对正常猪离体冠脉有舒张作用，并能拮抗肾上腺素、去甲肾上腺素引起的冠脉收缩；荜澄茄提取物能明显延长实验性小鼠常压缺氧条件下的生存时间，并对氰化钾和亚硝酸钠中毒有缓解作用。

4. 抗菌作用　荜澄茄水提物中得到的柠檬醛B、水芹烯、β-萜品烯对敏感菌有一定的抗菌性[7]。

5. 镇静、镇痛作用　荜澄茄挥发油可不同程度地延长小鼠睡眠时间，并有较强的止痛和抗焦虑作用[8]。

【用药警戒或禁忌】实热及阴虚火旺者忌用。

【附注】

1. 荜澄茄是中国特有的芳香植物资源之一，由其果实提取得到的山苍子油，富含柠檬醛，是国际香料工业、化妆品行业的主要原料，有较大开发潜力。

2. 荜澄茄在我国南方多见于浅山、丘陵、荒山或荒地中的灌丛或疏林中，以及路边或林沿，该植物喜光，稍耐荫，萌芽性强，是优良的绿化树种与观赏植物。

3. 以下为荜澄茄（果实）混淆品，使用时应加以鉴别。

（1）胡椒科植物荜澄茄*Piper cubeba* L.的果实，果实类球形，直径约3～6mm，下部有假果柄，长可至7mm；表面棕红色至黑色，有网状隆起皱纹，顶端残留有柱基痕。

（2）四川成都荜澄茄为木香子*Litsea veitchiana* Gambie（*L. chenii* H. Lion）及清香木姜子*L. euosma* W. W. Smith的果实。前者叶呈倒卵状或矩圆形，叶下有长柔毛，脉红色，果径长约4mm；后者叶呈卵状披针形或矩圆形，果径约5～7mm，具小尖头，功效类同。

主要参考文献

[1] 程晶，石宝俊，姜洪芳，等. 从山苍子油中提纯高品质柠檬醛工艺的研究[J]. 食品工业科技，2015，36(12)：231-234，238.

[2] 赵雷蕾，张亚峰，吴珺玮，等. 星点设计-响应面法优化超临界CO_2萃取荜澄茄挥发油工艺[J]. 中国药师，2017，20(07)：1177-1181.

[3] 王发松，杨得坡，任三香，等. 山苍子叶挥发油的化学成分与抗真菌活性[J]. 中药材，1999，22(08)：400-402.

[4] 沈雅琴，陈光娟，朱自平，等. 中药荜澄茄"温中止痛"药理研究[J]. 中药药理与临床，1991，7(2)：18-22.

[5] 张明发，沈雅琴. 温里药"温中散寒"药理研究[J]. 中国中医药信息杂志，2000，7(2)：30-32.

[6] 殷志勇，王秋娟，贾莹. 山苍子水提物柠檬醛抗哮喘作用的实验研究[J]. 中国临床药理学和治疗学，2005，11(2)：197-201.

[7] Wang H W, Liu Y Q. Chemical composition and antibacterial activity of essential oils from different parts of *Litsea cubeba* [J]. Chemistry & Biodiversity, 2010, 7(1)：229-235.

[8] Chen C J, TSENG Y H, Chu F H, *et al.* Neuropharmacological activities of fruit essential oil from *Litsea cubeba* Persoon [J]. Journal of Wood Science, 2012, 58(6): 538-543.

（中山大学　杨得坡　梅振英）

91. 草豆蔻

Caodoukou

ALPINIAE KATSUMADAI SEMEN

【别名】大草蔻、偶子、草蔻仁、飞雷子、芒卡。

【来源】为姜科植物草豆蔻*Alpinia katsumadai* Hayata的干燥近成熟种子。

【本草考证】本品原名"豆蔻"，始载于《名医别录》。《新修本草》载："豆蔻，苗似山姜，花黄白，苗根及子亦似杜若"。《图经本草》载："豆蔻，即草豆蔻也。苗似芦，叶似山姜、杜若辈，根似高良姜，微有樟木气。花作穗，嫩叶卷之而生，初如芙蓉，穗头深红色，叶渐展，花渐出，而色渐淡，亦有黄白色。其实若龙眼子而锐，皮无鳞甲，中子若石榴瓣。南人采当果，实尤贵。其嫩者并穗入盐同淹治，叠叠作朵不散落……生南海，今岭南皆有之"。上述本草记载与当今所用之草豆蔻相符[1]。

【原植物】株高达3m。叶片线状披针形，长50～65cm，宽6～9cm，顶端渐尖，并有一短尖头，基部渐狭，两边不对称，边缘被毛，两面均无毛或稀可于叶背被极疏的粗毛；叶柄长1.5～2cm；叶舌长5～8mm，外被粗毛。总状花序顶生，直立，长达20cm，花序轴淡绿色，被粗毛，小花梗长约3mm；小苞片乳白色，阔椭圆形，长约3.5cm，基部被粗毛，向上逐渐减少至无毛；花萼钟状，长2～2.5cm，顶端不规则齿裂，复又一侧开裂，具缘毛或无，外被毛；花冠管长约8mm，花冠裂片边缘稍内卷，具缘毛；无侧生退化雄蕊；唇瓣三角状卵形，长3.5～4cm，顶端微2裂，具自中央向边缘放射的彩色条纹；子房被毛，直径约5mm；腺体长1.5mm；花药室长1.2～1.5cm。果球形，直径约3cm，熟时金黄色。花期4～6月；果期5～8月。（图91-1）

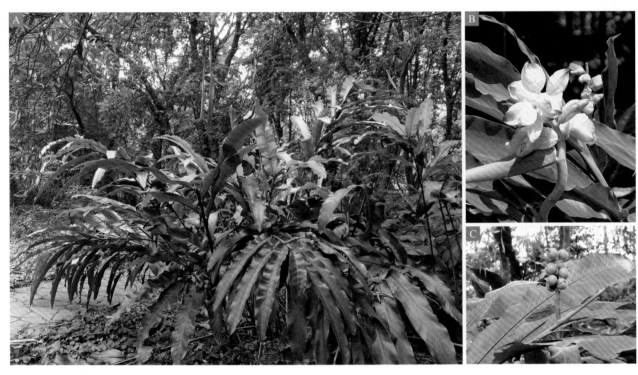

图91-1　草豆蔻

A. 植株　B. 花　C. 果

生于山地疏或密林中。主要分布于广东、广西、海南、云南、福建等省区。

【主产地】主产于广东、海南、云南等地[2]。道地产区为海南、广东雷州半岛及广西玉林与北流等地[2, 3]。

【栽培要点】

1. 生物学特性　喜温暖湿润气候和半荫蔽的环境。以选稀林下土层深厚、肥沃疏松的壤土地栽培为宜。

2. 栽培技术　用种子和分株繁殖。种子繁殖：选有一定荫蔽条件的地块作苗床，6～7月间，按行距20cm开沟条播，覆土2～3cm。出苗后及时除草、追肥。第2年春季，按行株距80cm×80cm定植。分株繁殖：2～3月将母株挖起，选1～2年生健壮而且尚未结果的分蘖株作种移栽。

3. 病虫害　病害：立枯病。虫害：钻心虫。

【采收与加工】7～8月果实由绿变黄时采收。晒至九成干，剥去果皮，将种子团晒至足干；或先将果实用沸水略烫，晒至半干、再剥皮取种子团，晒干。以烫后晒干法为佳，直接晒干不易干燥，且易产生"油子"（又名"糖子"），易于"散子"[2, 3]。

【药材鉴别】

（一）性状特征

类球形的种子团，直径1.5～2.7cm。表面灰褐色，中间有黄白色的隔膜，将种子团分成3瓣，每瓣有种子多数，粘连紧密，种子团略光滑。种子为卵圆状多面体，长3～5mm，直径约3mm，外被淡棕色膜质假种皮，种脊为一条纵沟，一端有种脐；质硬，将种子沿种脊纵剖两瓣，纵断面观呈斜心形，种皮沿种脊向内伸入部分约占整个表面积的1/2；胚乳灰白色。气香，味辛、微苦[4]。（图91-2）

（二）显微鉴别

1. 种子横切面　假种皮有时残存，为多角形薄壁细胞。种皮表皮细胞类圆形，壁较厚；下皮为1～3列薄壁细胞，略切向延长；色素层为数列棕色细胞，其间散有类圆形油细胞1～2列，直径约50μm；内种皮为1列栅状厚壁细胞，棕红色，内壁与侧壁极厚，胞腔小，内含硅质块。外胚乳细胞含淀粉粒和草酸钙方晶及少数细小簇晶。内胚乳细胞含糊粉粒。（图91-3）

2. 粉末特征　粉末黄棕色。种皮表皮细胞表面观呈长条形，直径约30μm，壁稍厚，常与下皮细胞上下层垂直排列；下皮细胞表面观长多角形或类长方形。色素层细胞皱缩，界限不清楚，含红棕色物，易碎裂成不规则色素块。油细胞散生于色素层细胞间，呈类圆形或长圆形，含黄绿色油状物。内种皮厚壁细胞黄棕色或红棕色，表面观多角形，壁厚，非木化，胞腔内含硅质块；断面观细胞1列，栅状，内壁及侧壁极厚，胞腔偏外侧，内含硅质块。外胚乳细胞充满淀粉粒集结成的淀粉团，有的包埋有细小草酸钙方晶。内胚乳细胞含糊粉粒和脂肪油滴。（图91-4）

（三）理化鉴别

薄层色谱　取本品粉末1g，加甲醇5ml，置水浴中加热振摇5分钟，滤过，取滤液作为供试品溶液。另取山姜素对照品、小豆蔻明对照品，加甲醇制成每1ml各含2mg的混合溶液，作为对照品溶液。照薄层色谱法试验，吸取上述两种溶液各5μl，分别点于同一硅胶G薄层板上，以甲苯–乙酸乙酯–甲醇（15：4：1）为展开剂，展开，取出，晾干，在100℃加热至斑点显色清晰，置紫外光灯（365nm）下检视。供试品色谱中，在与山姜素对照品色谱相应的位置上，显相同的浅蓝色荧光斑点；喷以5%三氯化铁乙醇溶液，供试品色谱中，在与小豆蔻明对照品色谱相应的位置上，显相同的褐色斑点。（图91-5）

【质量评价】以类球形、种子饱满、质坚实、气味浓者为佳[7]。照高效液相色谱法测定，本品按干燥品计算，含山

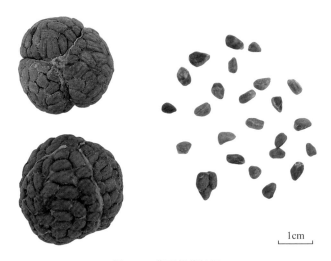

图91-2　草豆蔻药材图

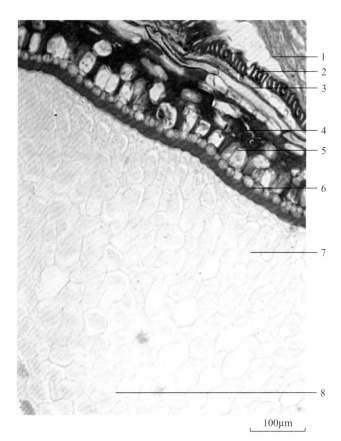

图91-3　草豆蔻种子横切面图

1.假种皮细胞　2.种皮表皮细胞　3.种皮下皮细胞
4.色素层细胞　5.油细胞　6.内种皮厚壁细胞
7.外胚乳细胞　8.内胚乳细胞

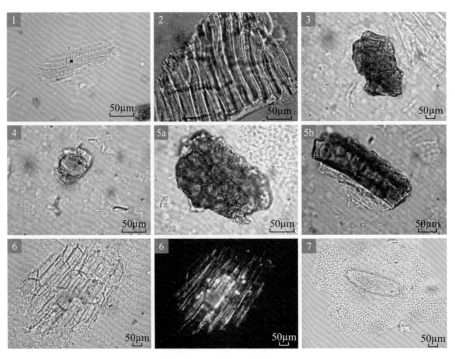

图91-4　草豆蔻粉末图

1. 种皮表皮细胞　2. 种皮下皮细胞　3. 色素层细胞　4. 油细胞
5. 内种皮厚壁细胞（a. 顶面观；b. 侧面观）　6. 外胚乳细胞（偏光示草酸钙方晶）　7. 内胚乳细胞

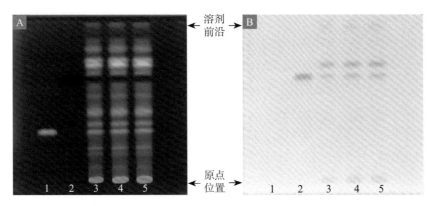

图91-5　草豆蔻薄层色谱图

A. 紫外光灯（365nm）下检视　B. 日光下检视5%三氯化铁乙醇溶液显色
1. 山姜素对照品　2. 小豆蔻明对照品　3～5. 草豆蔻样品

姜素（$C_{16}H_{14}O_4$）、乔松素（$C_{15}H_{12}O_4$）和小豆蔻明（$C_{16}H_{14}O_4$）的总量不得少于1.35%，桤木酮（$C_{19}H_{18}O$）不得少于0.50%。

【化学成分】主要成分为挥发油、黄酮类、二苯庚烷类、多糖等，其中挥发油、黄酮类和二苯庚烷类是其特征成分和有效成分。

1. 挥发油类　法呢醇、1,8-桉叶油素（1,8-cineole）、月桂酸、棕榈酸、肉豆蔻酸、L-芳樟醇、丙酸芳樟酯、胡萝卜醇、α-蒎烯（α-pinene）、β-蒎烯（β-pinene）等。

2. 黄酮类　山姜素（alpinetin）、乔松素（pinocembrin）、乔松素查耳酮（pinocembrin chalcone）、小豆蔻明（cardamonin）、短叶松素（pinobanksin）、高良姜素（galangin）等。

3. 二苯庚烷类　有桤木酮（alnustone）、katsumains A～G、alpinnanin B、ent-alpinnanins A～B等[5]。

【性味归经】辛，温。归脾、胃经。

【功能主治】燥湿行气，温中止呕。用于寒湿内阻，脘腹胀满冷痛，嗳气呕逆，不思饮食[1]。

【药理作用】

1. 保护胃黏膜、抗胃溃疡作用　草豆蔻挥发油能显著提高溃疡抑制率及降低胃液酸度和胃蛋白酶活性，明显升高大鼠血清的SOD活性，亦显著下调MDA的含量。其作用机制可能与清除自由基有关[5]。

2. 促胃肠动力作用　草豆蔻提取物具有显著促进胃肠动力的作用，可能与其促进血液和胃肠道MTL、SP含量的增加有关[5]。

3. 镇吐作用　草豆蔻中的二苯庚烷类化合物为镇吐止呕的有效成分[5]。

4. 抗炎作用　草豆蔻所含的黄酮类成分可抑制促炎性介质如肿瘤坏死因子-α（TNF-α）、白介素-1β（IL-1β）、诱导型一氧化氮合酶（iNOS）的上调，抑制c-Jun氨基端激酶（JNK）、p38丝裂原活化蛋白激酶（MAPK）的活化。小豆蔻明能明显抑制脂多糖（LPS）诱导的小鼠腹腔巨噬细胞产生一氧化氮（NO）和前列腺素E（PGE），有强烈的抗脓毒症作用。小豆蔻明的抗炎机制可能与降低丙二醛（MDA）、环氧合酶-2（cox-2）、核因子-κB（NF-κB）、MAPK的水平，抑制NO、TNF-α、IL-1β、IL-6因子，诱导第一型血基质氧化酶（HO-1）表达，增加过氧化氢酶（CAT）和超氧化物歧化酶（SOD）的活性等因素有关。山姜素能明显抑制体外和体内TNF-α、IL-6和IL-1β的产生。草豆蔻挥发油能降低模型动物局部组织的肿胀度，其作用机制可能是通过抑制炎症早期毛细血管扩张，降低毛细血管通透性，从而减少炎性物质渗出组织[5]。

5. 抗肿瘤作用　草豆蔻乙酸乙酯部位的桤木酮能显著抑制Bel7402和L0-2细胞增殖作用；查耳酮类化合物具有较强的NF-κB激活抑制作用和细胞毒活性；二苯基庚烷成分能抑制NF-κB激活，有效阻止受TNF诱导肺癌A549细胞NF-κB的入核转移。草豆蔻总黄酮对人胃癌细胞株SGC-7901有较强抑制作用；对人肝癌细胞株HepG2和SMMC-7721、人慢性粒细胞白血病细胞株K562也有一定的抑制作用。小豆蔻明能抑制肿瘤细胞RAW 264.7的破骨细胞的形成，与破骨细胞RANKL信号有关；小豆蔻明还能抑制HCT116细胞增殖，机制是影响细胞有丝分裂的G_2/M期，抑制肿瘤蛋白p53形成，使细胞周期停滞，诱导增强自噬能力[5]。

【分子生药】采用PCR直接测序法，测定草豆蔻等山姜属植物的*ITS*序列。结果显示，草豆蔻*ITS1+ITS2*序列长度为403bp，与同属植物益智相比，序列间具有27个变异位点（包括5.8S编码区），可用于DNA分子鉴定[6]。

【附注】草豆蔻市场伪品常见，多来自于同属植物小草蔻*Alpinia henryi* K. Schum.、云南草蔻*Alpinia blepharocalyx* K. Schum.的干燥种子团[7]。从性状来看，可通过种子团大小和每瓣种子数直观快速区分：草豆蔻种子团大，每瓣种子数远多于小草蔻和云南草蔻；从挥发油含量来看，正品草豆蔻通常挥发油含量≥1%，而两种伪品均不足0.3%；从化学成分来看，正品草豆蔻可检出山姜素和小豆蔻明，而混用品不含该两种成分。

主要参考文献

[1] 吴孟华，郭平，陈虎彪，等. 豆蔻类中药的本草新析[J]. 中国中药杂志，2012，37(11)：1686-1692.

[2] 卢赣鹏. 500味常用中药材的经验鉴别[M]. 北京：中国中医药出版社，2002.

[3] 郝近大、黄璐琦. 中国中药材及原植（动）物彩色图谱[M]. 广州：广东科技出版社，2014.

[4] 赵中振、陈虎彪. 中药材鉴定图典[M]. 福州：福建科学技术出版社，2018：345.

[5] 谢鹏，秦华珍，谭喜梅，等. 草豆蔻化学成分和药理作用研究进展[J]. 辽宁中医药大学学报，2017，19(3)：62-65.

[6] 赵志礼，周开亚，王峥涛，等. 山姜属中药草豆蔻和益智nrDNA ITS区序列的测定[J]. 植物资源与环境学报，2000，9(3)：38-40.

[7] 梁建贞、温瑞卿. 草豆蔻及其混用品小草蔻、云南草蔻的鉴别[J]. 首都食品与医药，2011，(1)：43-44.

（暨南大学　吴孟华　广州市药品检验所　张伟）

92. 胡椒

Hujiao

PIPERIS FRUCTUS

【别名】白胡椒、黑胡椒、昧履支、披垒、浮椒。

【来源】为胡椒科植物胡椒*Piper nigrum* L.的干燥近成熟或成熟果实。

【本草考证】本品始载于《新修本草》："胡椒生西戎，形如鼠李子，调实用之，味甚辛辣。"《本草纲目》载："胡椒，今南番诸国及交趾、滇南、海南诸地皆有之。蔓生附树及作棚引之。叶如扁豆、山药辈。正月开黄白花，结椒累累，缠藤而生，状如梧桐子，亦无核，生青熟红，青者更辣。四月熟，五月采收，曝干乃皱。今遍中国食品，为日用之物也。"本草记载与现今所用胡椒基本一致。

【原植物】攀援藤本。茎长达5m、无毛，节膨大，常生小根。叶厚，近革质，阔卵形至卵状长圆形，稀有近圆形，长10～15cm，宽5～9cm，顶端短尖，基部圆，常稍偏斜，两面均无毛；叶脉5～7条，稀有9条，最上1对互生，离基1.5～3.5cm从中脉发出，余者均自基出，最外1对极柔弱，网状脉明显；叶柄长1～2cm，无毛；叶鞘延长，长常为叶柄之半。花杂性，通常雌雄同株；花序与叶对生，短于叶或与叶等长；总花梗与叶柄近等长，无毛；苞片匙状长圆形，长3～3.5cm，中部宽约0.8mm，顶端阔而圆，与花序轴分离，呈浅杯状，狭长处与花序轴合生，仅边缘分离；雄蕊2枚，花药肾形，花丝粗短；子房球形，柱头3～4，稀有5。浆果球形，无柄，直径3～4mm，成熟时红色，未成熟时干后变黑色。花期6～10月。（图92-1）

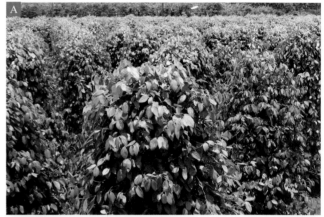
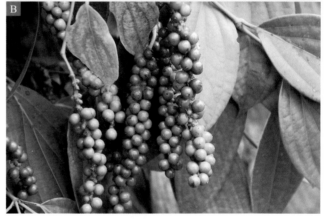

图92-1　胡椒（邓伦栋　摄）

A. 植株　B. 果实

原产于东南亚，现广植于热带地区。我国海南、台湾、福建、广东、广西及云南等省区均有引种栽培。

【主产地】原产于印度，主要分布在热带和亚热带地区，主产国有印度、印度尼西亚、越南、巴西和中国。在我国，主产于海南和云南。

【栽培要点】

1. 生物学特性　属热带温湿型植物，怕霜和怕干旱。适生长于年平均温度21～26℃及年降雨量1800～2800mm的地区。苗期和定植初期需荫蔽，成龄期要阳光充足。蔓攀枝生长，怕大风危害，宜选静风环境栽培。要求土层深厚、肥沃、通气、保水力强、微酸性的砂质壤土，过湿或积水易发生水害和瘟病。

2. 栽培技术　用扦插繁殖。结合整形剪蔓，选优良母株的健壮主蔓，割取长30～40cm具5～7个节的插条，扦插在苗圃中，生根后及时定植。春、秋季选阴天或晴天下午，按行株距1.8m×1.8m或2m×3m开穴栽种。定植初期要遮荫，及时浇水施肥。苗抽新蔓时立枝、绑蔓以助攀援。主蔓生长到一定长度要打顶、摘花、摘叶，加速树型形成和使养分集中。定植后期要整形修剪。

3. 病虫害　病害：胡椒瘟病、细菌性叶斑病、花叶病等；虫害：根结线虫病等。

【采收与加工】通常定植后3～4年，秋末至次春果实呈暗绿色时采收，晒干或烘干，为"黑胡椒"；果实变红时采收，用水浸渍数日，擦去果肉，洗净晒干，为"白胡椒"。

【商品规格】由于加工方法不同，胡椒商品分为黑胡椒和白胡椒等规格。每个规格通常按干品堆积密度、缺陷果、杂质或黑果多少分为三等[2]。

黑胡椒　一等：堆积密度每升不小于520g、缺陷果不大于3.5%、杂质不大于1.0%；二等：堆积密度每升不小于490g、缺陷果不大于4.0%、杂质不大于1.5%；三等：堆积密度每升不小于470g、缺陷果不大于6.0%、杂质不大于2.0%。

白胡椒　在堆积密度每升不小于600g基础上，一等：黑果不大于8.0%、缺陷果不大于2.0%、杂质不大于0.7%；二等：黑果不大于10.0%、缺陷果不大于3.0%、杂质不大于0.8%；三等：黑果不大于12.0%、缺陷果不大于3.5%、杂质不大于0.9%。

【药材鉴别】

（一）性状特征

黑胡椒　呈球形，直径3.5～5mm。表面黑褐色，具隆起网状皱纹，顶端有细小花柱残迹，基部有自果轴脱落的瘢痕。质硬，外果皮可剥离，内果皮灰白色或淡黄色。断面黄白色，粉性，中有小空隙。气芳香，味辛辣。（图92-2）

白胡椒　表面灰白色或淡黄白色，平滑，顶端与基部间有多数浅色线状条纹。（图92-3）

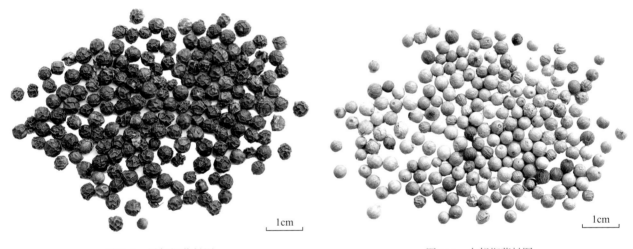

图92-2　黑胡椒药材图　　　　　　　　　　　　图92-3　白胡椒药材图

（二）显微鉴别

1. 黑胡椒

果实横切面　外果皮蜡质化，由1列表皮细胞和2-3列石细胞组成。中果皮由薄壁细胞组成，油细胞和维管束散布其中；内果皮含1列切向内壁高度增厚的石细胞（杯状细胞），有时可见草酸钙结晶嵌镶其中；种皮外层由2-3列棕色至暗棕色颓废细胞组成，内层透明层由1列透明细胞组成；外胚乳由充满细小糊粉的薄壁多角形细胞组成，内胚乳含淀粉粒，油细胞散布。（图92-4）

粉末特征　粉末暗灰色。外果皮石细胞类方形、长方形或形状不规则，直径19～66μm，壁较厚；内果皮石细胞表面观类多角形，直径20～30μm；侧面观方形，壁一面薄；种皮细胞棕色，多角形，壁连珠状增厚；油细胞较少，类圆形，直径51～75μm；淀粉粒细小，常聚集成团块。（图92-5）

2. 白胡椒

果实横切面　缺外果皮。中果皮不完整，含薄壁细胞，油细胞散在，内含油性树脂。（图92-6）

粉末特征　粉末黄白色。种皮细胞、油细胞、淀粉粒同黑胡椒。（图92-7）

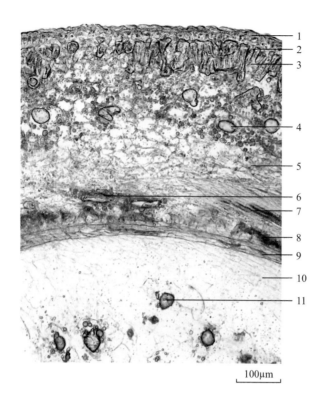

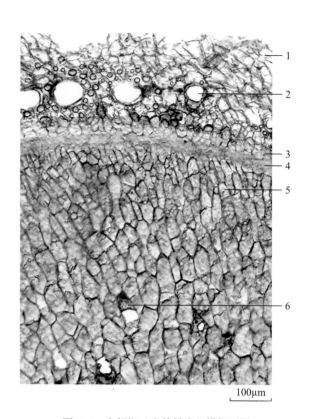

图92-4 黑胡椒（果实）横切面图

1. 表皮　2. 外果皮　3. 下皮石细胞　4. 油树脂
5. 中果皮　6. 油细胞　7. 维管束　8. 杯状细胞
9. 内果皮　10. 外胚乳　11. 油树脂

图92-6 白胡椒（去外果皮）横切面图

1. 中果皮　2. 油细胞　3. 杯状细胞　4. 内果皮　5. 外胚乳
6. 油树脂

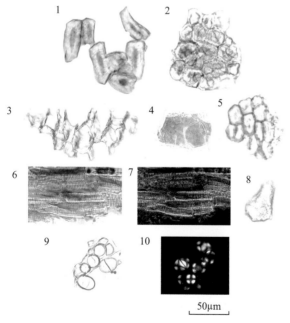

图92-5 黑胡椒粉末图

1. 外果皮石细胞　2. 内果皮石细胞　3. 中果皮薄壁细胞
4. 种皮颓废细胞　5. 透明层细胞　6. 导管
7. 导管（偏光视野）　8. 内胚乳细胞　9. 淀粉粒
10. 淀粉粒（偏光视野）

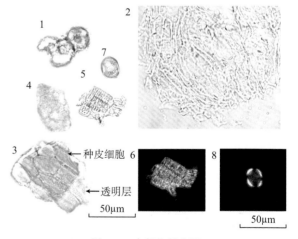

图92-7 白胡椒粉末图

1. 内果皮石细胞　2. 中果皮薄壁细胞　3. 种皮颓废细胞和透明层细胞
4. 外胚乳细胞　5. 导管　6. 导管（偏光视野）
7. 淀粉粒　8. 淀粉粒（偏光视野）

（三）理化鉴别

薄层色谱　取本品粉末0.5g，加无水乙醇5ml，超声处理30分钟，滤过，取滤液作为供试品溶液。另取胡椒碱对照品，置棕色量瓶中，加无水乙醇制成每1ml含4mg的溶液，作为对照品溶液。照薄层色谱法试验，吸取上述两种溶液各2μl，分别点于同一硅胶G薄层板上，以甲苯–乙酸乙酯–丙酮（7∶2∶1）为展开剂，展开，取出，晾干，喷以10%硫酸乙醇溶液，加热至斑点显色清晰，分别置日光和紫外光灯（365nm）下检视。供试品色谱中，在与对照品色谱相应的位置上，显相同颜色的斑点或荧光斑点。

【质量评价】

黑胡椒　以粒大、饱满、色黑、皮皱、气味强烈者为佳。照高效液相色谱法测定，本品按干燥品计算，含胡椒碱（$C_{17}H_{19}NO_3$）不得少于3.3%。

白胡椒　以粒大、个圆、坚实、色白、气味强烈者为佳。照高效液相色谱法测定，本品按干燥品计算，含胡椒碱（$C_{17}H_{19}NO_3$）不得少于3.3%。

【化学成分】主要成分为生物碱、挥发油、有机酸、香豆素、酚类化合物、类黄酮、皂角苷、甾醇等，其中挥发油、生物碱和有机酸是其特征成分和有效成分。

1. 挥发油类　有烯类、醇类、烯类氧化物、烯醛类、酮类化合物，主要是单萜、倍半萜，其成分主要是胡椒醛（piperonal）、二氢香芹醇（dihydrocarreol）。

2. 生物碱类　胡椒碱（Piperine）、胡椒油碱A、B、C（Piperoliene A, B, C）、胡椒林碱（Piperyline）、胡椒新碱、胡椒油酸A等。

3. 有机酸类　癸酸、月桂酸、棕榈酸、肉豆蔻酸、硬脂酸、罂粟酸、油酸、亚油酸、锦葵酸、斑鸠菊酸、苹婆酸等。

【性味归经】辛，热。归胃、大肠经。

【功能主治】温中散寒，下气，消痰。用于胃寒呕吐，腹痛泄泻，食欲不振，癫痫痰多。

【药理作用】

1. 抑菌作用　胡椒具有广谱抑菌性，胡椒果、胡椒叶的提取物对某些植物病原菌和食品中常见微生物均具有较强的抑菌作用。

2. 抗炎镇痛作用　胡椒具有抗炎镇痛作用，胡椒根醇提物、胡椒挥发油均对小鼠引起的耳肿胀具有显著的拮抗作用，能明显延长痛阈值时间。

3. 止泻作用　胡椒水提物对消化系统功能紊乱有积极作用，胡椒碱可剂量相关地抑制多种泻下剂诱发的小鼠腹泻、胃肠传输的改变，能明显延迟硫酸镁诱发腹泻的时间和明显减少稀便的次数。

4. 抗肿瘤作用　胡椒的抗肿瘤活性主要归功于含哌啶的生物碱成分，胡椒碱具有抑制人胃癌SGC-7901细胞、人HePG2肝癌细胞增殖和诱导凋亡的抗肿瘤活性，对人肝癌SMMC-7721细胞具有明显诱导凋亡作用。

5. 其他作用　胡椒还具抗惊厥、抗抑郁等多种生物活性。白胡椒醇提取物能抗MES惊厥。胡椒水提物对消化系统功能紊乱有积极作用，胡椒果实的甲醇提取物具有抗焦虑和抗抑郁作用。

【分子生药】

1. 遗传标记　利用AFLP、RAPD、ISSR、SSR等分子标记对胡椒栽培种质资源遗传多样性的研究已有较多报道，不同标记可对栽培胡椒种质资源进行较好的区分[5]。

2. 功能基因　克隆了与胡椒风味有关的倍半萜合成相关的3个萜烯合酶基因（PnTPS）包括PnCPS、PnCO/CDS、PnGDS[6]。

主要参考文献

[1] 姜太玲，沈绍斌，张林辉，等.胡椒的化学成分生理功能及应用研究进展[J].农产品加工，2018，448(1)：48-51.

[2] Bajad S, Bedi KL, Singla AK, *et al*. Antidiarrhoeal activity of piperine in mice[J]. Planta Med, 2001, 67(3)：284-287.

[3] 伍宝朵，胡丽松，范睿，等.基于EST-SSR标记的胡椒栽培种质遗传多样性研究[J].中国热带农业，2016，68(1)：52-56.

[4] Zhehao Jin, Moonhyuk Kwona, Ah-Reum Lee, *et al*. Molecular cloning and functional characterization of three terpene synthases from unripe fruit of black pepper (Piper nigrum) [J]. *Archives of Biochemistry and Biophysics*, 2018, 638: 35-40.

[5] Bagchi G D, Srivastava G N. SPICES AND FLAVORING (FLAVOURING) CROPS|Fruits and Seeds[M]//Caballero B. Encyclopedia of Food Sciences and Nutrition (Second Edition). Academic Press, 2003: 5465-5477.

[6] 中华人民共和国香港特别行政区卫生署.香港中药材标准（第八卷）[M]//2019：283-295.

（中国热带农业科学院热带作物品种资源研究所　于福来　陈晓鹭　庞玉新）

93. 南板蓝根

Nanbanlangen

BAPHICACANTHIS CUSIAE RHIZOMA ET RADIX

【别名】葴、大叶冬蓝、大蓝、青蓝、板蓝。

【来源】为爵床科植物马蓝*Baphicacanthus cusia*（Nees）Bremek.的干燥根茎和根。

【本草考证】本品始载于《本草纲目》："苏恭以马蓝为木蓝，以菘蓝为马蓝……皆非也"。"板蓝根"一词首次出现在《本草述钩元》中，明确指出板蓝根即马蓝根，其记载的用法、用量均与《本草纲目》中的板蓝即马蓝完全相符，可视为同一物。

本草记载的马蓝根，根据产地、植物形态、药性等判断与现今应用的爵床科马蓝*Baphicacanthus cusia*（Nees）Bremek.相同[1, 2]。

【原植物】多年生草本植物。茎类方状圆柱形，节略膨大，有分枝，高达1m以上，嫩枝被褐色细软毛。茎常倒状，倒状茎生根入土形成根茎；根茎长条形，节间长，须根稀疏簇生节上。叶对生，叶柄长1~2cm，叶片倒卵状长圆形至卵状长圆形，长5~20cm，宽2.5~7cm，先端渐尖，基部渐窄，边缘有浅锯齿，侧脉4~8对，幼时脉上被褐色细软毛。穗状花序，花少数，着生枝顶；苞片叶状，早落；花萼裂片5，其中4片线形，长12~18mm，另外一片较大，外面均被短柔毛；花冠筒形漏斗状，淡紫色，长4~6cm，花冠筒形近中部略向下弯曲，先端5裂，裂片短阔，6~8mm；顶端微凹；雄蕊4，2强，花丝基部有膜相连，着生于花冠管上方；子房上位，无毛，花粒细长，被毛。蒴果，长约2cm；种子4，常2强。花期为11月底至次年2月底，果期为2月上旬至3月底。（图93-1）

栽培品与野生品的区别为茎粗壮直立，多分枝，节间较短；地下残留根茎来自扦插母茎，顶端新生根茎短节状，节间极短，须根密集簇生于节上[3]。

生于山坡、山谷或路边疏林下阴湿地；有栽培。主要分布于四川、云南、贵州、湖南、广东、广西、福建、浙江等地。

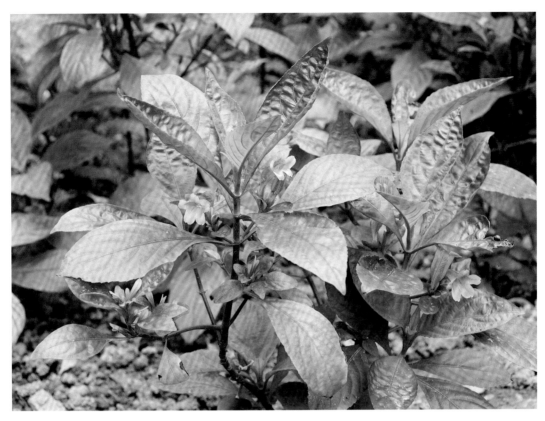

图93-1 马蓝

【主产地】主产于云南、福建、四川；湖南、浙江、广东、广西、贵州亦产。

【栽培要点】

1. 生物学特性 南板蓝根为半阴生植物，喜温暖，适宜生长温度是15～30℃；适度耐阴，喜潮湿而忌涝，空气湿度在70%以上最适宜生长，土壤含水量在22%～33%为宜。以疏松、肥沃及排水良好的砂质壤土或壤土为宜，以弱酸性及中性土壤为好。

2. 栽培技术 以地上茎进行扦插种植。扦插行距3～4cm，株距2～3cm。

3. 病虫害 病害：主要有猝倒病及疫霉病。虫害：毒蛾、蝗虫、蚜虫、尺蠖、蟓象、蝼蛄、根结线虫病等[3，4]。

【采收与加工】冬季采挖根茎及根，洗净，晒干。

【药材鉴别】

（一）性状特征

1. 根茎 呈类圆形，多弯曲，有分枝，长10～30cm，直径0.1～1cm。表面灰棕色，具细纵纹；节膨大，节上长有细根或茎残基；外皮易剥落，呈蓝灰色。质硬而脆，易折断，断面不平坦，皮部蓝灰色，木部灰蓝色至淡黄褐色，中央有髓；栽培品来自扦插母茎，长5～12cm，新生根茎极短，结节状，直径1～2cm，断面木部宽大，髓部小，灰蓝白色。气微，味淡[5]。

2. 根 粗细不一，弯曲，有分枝，细根细长而柔软；栽培品具多数须根，密集簇生于节上，较粗长，顶生根较粗壮。气微，味淡[5]。（图93-2）

（二）显微鉴别

1. 根茎横切面 木栓层为数列细胞，内含棕色物；皮层宽广，外侧为数列厚角细胞；内皮层明显，可见石细胞；韧皮部较窄，韧皮纤维众多；木质部宽广，细胞均木化，导管单个或2～4个径向排列，木射线宽广；髓部细胞类圆

形或多角形，偶见石细胞；薄壁细胞中含有椭圆形的钟乳体。（图93-3）

2. 粉末特征　粉末灰青褐色。纤维状石细胞多呈棒槌形，一端较细，一端较粗，长100～150μm，壁孔、孔沟、层纹均较明显；石细胞不规则，长50～100μm，纹孔密；钟乳体球形或卵形，50～200μm，顶面观弧形纹理放射状排列；导管多为具缘纹孔，大型，也有螺纹导管；木纤维成束；木薄壁细胞类长方形，壁薄，胞腔大；表皮细胞含有棕色物；韧皮纤维多，梭状，直径小，多数散在[6]。（图93-4）

（三）理化鉴别

薄层色谱　取本品粉末2g，加三氯甲烷20ml，加热回流1小时，滤过，滤液浓缩至2ml，作为供试品溶液。另取靛蓝对照品、靛玉红对照品，加三氯甲烷制成每1ml含各0.1mg的混合溶液，作为对照品溶液。照薄层色谱法试验，吸取上述两种溶液各20μl，分别点于同一硅胶G薄层板上，以石油醚（60～90℃）-三氯甲烷-乙酸乙酯（1∶8∶1）为展开剂，展开，取出，晾干，立即检视。供试品色谱中，在与对照品色谱相应的位置上，显相同的蓝色和紫红色斑点。

【质量评价】以条长、粗细均匀者为佳。

【化学成分】主要成分为吲哚类生物碱、木脂素类、五环三萜类、氨基酸类化合物等。

1. 吲哚类生物碱　靛玉红、靛蓝。

2. 木脂素类　松脂醇-4-*O*-β-D-芹菜糖基-（1→2）-β-D-吡喃葡萄糖苷、（+）-南烛木树脂酚-3α-*O*-β-呋喃芹糖基-（1→2）-β-D-吡喃葡萄糖苷、（+）-5,5′-二甲氧基-9-*O*-β-D-吡喃葡萄糖基落叶松树脂醇。

3. 三萜类　羽扇醇、白桦脂醇、羽扇豆烯酮。

4. 氨基酸类　甘氨酸、丙氨酸、丝氨酸、脯氨酸、缬氨酸、苏氨酸、半胱氨酸、异亮氨酸、亮氨酸、天门冬氨酸、酪氨酸、色氨酸、胱氨酸、谷氨酸、蛋氨酸、苯丙氨酸、精氨酸、赖氨酸、组氨酸[7]。

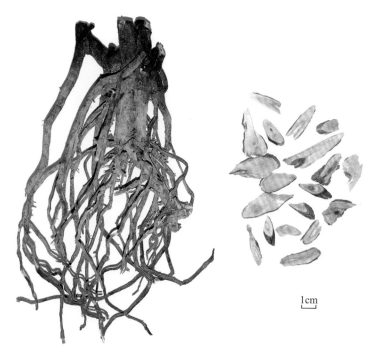

图93-2　南板蓝根药材图

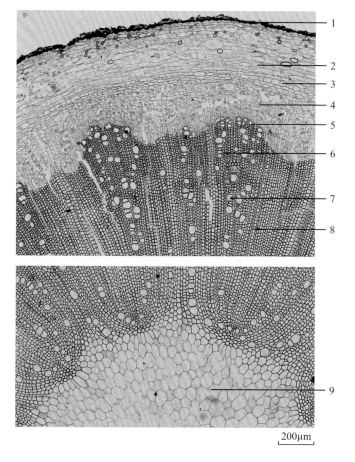

图93-3　南板蓝根（根茎）横切面图

1. 木栓层　2. 皮层　3. 内皮层　4. 韧皮部　5. 形成层
6. 木质部　7. 导管　8. 射线　9. 髓

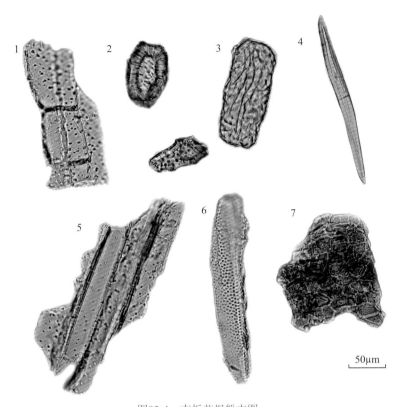

图93-4 南板蓝根粉末图
1. 木薄壁细胞 2. 石细胞 3. 钟乳体 4. 韧皮纤维
5. 木纤维 6. 导管 7. 木栓细胞

【功能主治】清热解毒，凉血消斑。用于瘟疫时毒，发热咽痛，温毒发斑，丹毒。

【药理作用】

1. 抗病毒作用 南板蓝中的吲哚类成分是具有抗病毒的活性成分，南板蓝根有着良好的抗病毒作用，临床上常用于防治流行性感冒、流行性腮腺炎、流行性乙型脑炎等[8]。

2. 抗菌作用 南板蓝根对金色葡萄球菌和肺炎杆菌具有良好的抑制作用。南板蓝根所含的色胺酮，对引起脚癣的皮癣菌有很强的抗菌作用，且对须发癣菌、红色发癣菌、狗小孢菌等均有抑制作用[7]。

3. 抗肿瘤作用 南板蓝根中含有的靛玉红对一般癌肿生长和扩散程度有明显的抑制作用，对肿瘤细胞生成有选择性抑制作用。靛玉红具有抑制血液中嗜酸性粒细胞的作用，临床用于治疗慢性粒细胞性白血病（CML）的疗效与白消安相当，且无明显的骨髓抑制作用[7]。

4. 抗炎、增强免疫作用 南板蓝根注射液对小鼠毛细血管通透性增高有显著抑制作用，对二甲苯所致小鼠耳郭炎症有显著抑制作用，能显著提高小鼠腹腔巨噬细胞的吞噬功能，显著增强小鼠的细胞免疫功能。此外，南板蓝中含有的水溶性成分腺苷，大黄酚均有一定的抗炎作用[8]。

5. 对肝脏的保护作用 南板蓝根注射液对于四氯化碳所致的大鼠慢性肝损伤有显著的保肝降酶作用，表明南板蓝对肝脏具有一定的保护作用[8]。

【分子生药】基于DNA条形码序列的分子鉴定：ITS2序列可以用于板蓝根与南板蓝根及其混淆品蓼蓝和大青的分子鉴定，相较于传统鉴定方法，该方法更加高效与准确[9]。ITS2序列可作为DNA条形码较好地鉴别南板蓝根及其伪品。

【附注】南板蓝作为抗病毒的常用中草药，在我国南方地区具有极其悠久的药用历史，不论其地下根及根茎

（南板蓝根）、地上茎叶（南大青叶）或茎叶加工品（青黛），均具有药用价值，植株利用率高，具有较好的开发利用前景。

主要参考文献

[1] 王家葵，王佳黎，贾君君.中药材品种沿革及道地性[M].北京：中国医药科技出版社，2007.

[2] 林沛欣.马蓝（南板蓝根）的生物学特性研究[D].广州：广州中医药大学中药学院，2008.

[3] 陈晓庆.南板蓝（马蓝）栽培的关键技术研究[D].广州：广州中医药大学中药学院，2012.

[4] 张丹雁，林秀旎，陈晓庆，等.南板蓝（马蓝）驯育栽培技术研究[J].现代中药研究与实践，2010，24(02)：18-19.

[5] 熊清平，张丹雁，刘家水，等.南板蓝根野生品与栽培品的形态及组织结构鉴别[J].中药新药与临床药理，2012，23(02)：200-203.

[6] 孙翠萍.南板蓝根品质评价研究[D].成都：成都中医药大学，2012.

[7] 肖元，钟鸣.南板蓝根的化学成分、药理作用研究进展[J].河南中医，2006(08)：78-80.

[8] 罗霄山，杜铁良，陈玉兴，等.广东省不同产地南板蓝根解热、抗炎、免疫调节效应的对比研究[J].新中医，2011，43(11)：113-116.

[9] 黄志海，丘小惠，宫璐，等.板蓝根与南板蓝根及其混淆品的ITS2条形码鉴定[J].中药材，2017，40(01)：50-53.

（广州中医药大学　黄海波　钟慧怡）

94. 相思子

Xiangsizi

ABRI SEMEN

【别名】相思豆、鸳鸯豆、郎君豆、猴子眼、小红豆[1]。

【来源】为豆科植物相思子*Abrus precatorius* L.的干燥成熟种子。

【本草考证】本品始载于《本草纲目》木部："生岭南，树高丈余，白色……其荚似扁豆，其子大如小豆，半截红色半截黑色"，其中"子大如小豆，半截红色半截黑色"者为相思子，但相思子为藤本，并非"树高丈余"的乔木，经考证前半句应为海红豆[1]。《本经逢原》载："相思子味苦有毒，立能吐人。其粒半黑半红，故以命名。"[2]。本草记载与现今所用相思子基本一致。

【原植物】藤本。茎细长，多分枝，疏生平伏短粗毛。羽状复叶互生；小叶8～15对，长椭圆形或长椭圆状倒披针形，长1～2cm，宽0.4～0.8cm，先端截形，具小尖头，基部近圆形，上面无毛，下面疏生平伏短粗毛；小叶柄短。总状花序腋生，花小，密集成头状；花萼钟状，被白色糙毛；花冠蝶形，淡紫色，旗瓣柄三角形，翼瓣与龙骨瓣较窄狭；雄蕊9；子房被毛。荚果菱状长椭圆形，密被平伏短粗毛。种子椭圆形，平滑具光泽，上部约三分之二为鲜红色，下部三分之一为黑色。花期3～6月，果期9～10月。（图94-1）

主要生于山地、丘陵地、疏林路旁灌木丛中或近海荒地，亦栽培于村边。主要分布于台湾、福建、广东、广西、海南、云南等热带地区。

【主产地】主产于广东、广西、海南、福建、云南。

【采收与加工】夏秋季分批摘取成熟果荚，晒干，打出种子，除净杂质后再晒干[3]。

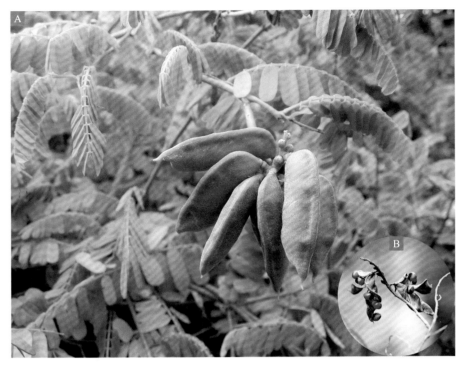

图94-1　相思子（夏静　摄）

A.植株　B.种子

【药材鉴别】

（一）性状特征

种子椭圆形或类球形，长5～7mm，直径4～6mm，种皮表面平滑有光泽，一端约占2/3为鲜红色，另一端约占1/3为黑色。种脐白色，呈椭圆形凹陷，位于黑色端侧面。质坚硬，不易破碎，内含2片淡黄色的子叶和胚根。具豆腥味，味微苦、涩。（图94-2）

（二）显微鉴别

1.种子横切面　表皮为1列，外被角质层的栅状细胞，排列紧密，壁厚，胞腔狭长，切向7～20μm，径向150～230μm，内含紫红色或紫黑色色素，其下为1列径向延长的支持细胞，两端略膨大，边缘不规则缢缩；外胚乳外侧薄壁

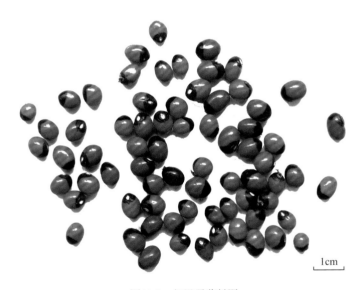

图94-2　相思子药材图

细胞多角形，壁微波状弯曲，常呈颓废状；内胚乳为1列类方形厚壁细胞；子叶细胞由一列较小的多角形或类圆形薄壁细胞组成，壁厚，孔沟明显，内含大量糊粉粒及油滴，可见稀疏散在维管束；种脐部位栅状细胞的外侧有种阜，内侧有管胞岛，其两侧为星状组织，细胞呈星芒状。（图94-3）

2.粉末特征　粉末黄白色而具红色或黑色小粒。栅状细胞成束或散离，侧面观呈紫红色或棕黄色或无色，两端平截，长150～230μm，宽7～20μm；支持细胞呈长条状，长100～150μm，宽5～10μm，细胞壁锯齿状弯曲；子叶细胞多角形或类圆形，壁较厚，内含糊粉粒及油滴；内种皮细胞类方形，壁稍厚；星状细胞呈星芒状，壁较厚，内含黄棕色团块。（图94-4）

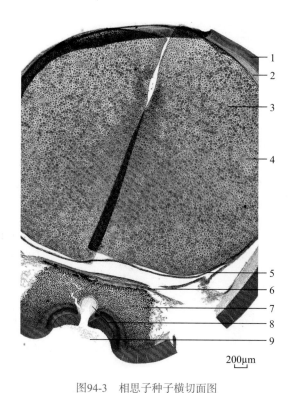

图94-3 相思子种子横切面图

1. 表皮（栅状细胞） 2. 支持细胞 3. 子叶细胞
4. 维管束 5. 内胚乳 6. 外胚乳 7. 星状组织
8. 管胞岛 9. 种阜

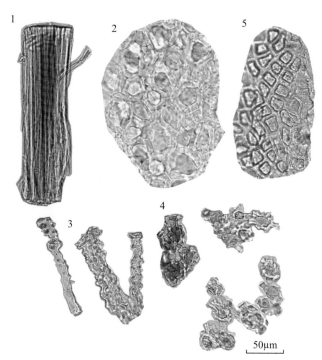

图94-4 相思子粉末图

1. 栅状细胞 2. 子叶细胞 3. 支持细胞 4. 星状细胞 5. 内种皮细胞

（三）理化鉴别

薄层色谱 取本品粉末2g，加乙醇15ml，加热回流30分钟，滤过，滤液浓缩至2ml，作为供试品溶液。另取相思子对照药材2g，同法制得对照药材溶液。再取相思子碱对照品，加80%甲醇制成每1ml含0.1mg的溶液，作为对照品溶液。照薄层色谱法试验，吸取上述三种溶液各2μl，分别点于同一硅胶G薄层板上，以正丁醇-冰醋酸-水（4∶1∶5）的上层溶液为展开剂，展开，取出，晾干，喷以对二甲氨基苯甲醛试液，置105℃下加热至斑点显色清晰。供试品色谱中，在与对照药材和对照品色谱相应的位置上，显相同颜色的斑点；置紫外光灯（365nm）下检视，显相同颜色的荧光斑点。（图94-5）

【质量评价】以粒大、饱满、坚实红黑分明、色线光亮者为佳。

【化学成分】主要成分为生物碱类、黄酮类、蛋白类和甾醇类。

1. 生物碱类 相思豆碱（abrine）、相思子灵（abraline）、刺桐碱（hypaphorine）及刺桐碱甲醚、红豆碱（preeatorine）、葫芦巴碱（trigonelline）。

2. 黄酮类 6C-β-D-吡喃葡糖基-4′,5-二羟基-7,8-二甲氧基二氢黄酮（6C-β-D-glucopyranosyl-4′,5-dihydroxy-7,8-dime-thoxy-flavanone）、6C-[β-D-呋喃芹菜糖基-(1-2)-β-D-吡喃葡萄糖基]-4′,5-二羟基-7,8-二甲氧基二氢黄酮（6C-[β-D-apiofuranosyl-(1-2)β-D-glucopyranosyl]-4′,5-dihydroxy-7,8-dimethoxyflavanone）、2,3-二甲氧基-5,7-二羟基-二氢黄酮（5,7-dihydroxy-2,3-dime-thoxyflavonone）等。

3. 蛋白类 相思子毒蛋白（abrin）Ⅰ、Ⅱ、Ⅲ、相思子凝集素Ⅰ、Ⅱ和蓖麻毒蛋白等。

4. 甾醇类 豆甾醇（stigmasterol）、β-谷甾醇（β-sitosterol）、菜油甾醇（campestcrol），β-香树精（β-amyrin）、环阿烯醇（cycloartenol）[4, 5]。

【功能主治】涌吐、杀虫、解毒。外用治癣疥、痈疮、湿疹。

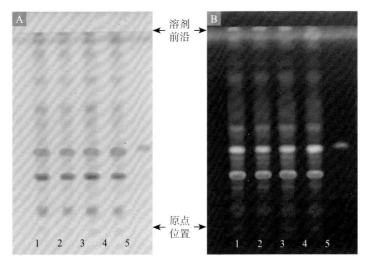

图94-5　相思子薄层色谱图

A.日光下检视　B.紫外光灯（365nm）下检视
1～3.相思子　4.相思子对照药材　5.相思子碱对照品

【药理作用】

1. 抗菌作用　种子（特别是种子衣）的醇提取物在外能抑制金黄色葡萄球菌、大肠埃希菌、甲、乙型副伤寒杆菌、痢疾杆菌、白色念珠菌及某些致病性皮肤真菌的生长[5]。

2. 抗肿瘤作用　相思子抗肿瘤有效成分主要集中在蛋白和脂溶性成分[5]。相思子蛋白对细胞周期和对端粒酶活性都有抑制作用，诱导细胞凋亡等，从而抑制人肝癌细胞株HepG2人结肠癌细胞HCT-8、人鼻咽癌细胞CNE-2Z等12种人癌细胞株有很强的生长，对小鼠肝癌H22移植性肿瘤有明显抑制生长作用[6]；相思子石油醚提取物对艾氏腹水癌（EAC）肿瘤模型瑞士小白鼠肿瘤细胞具有抑制作用；相思豆毒素在低浓度时对人类白血病细胞具有诱导氧化应激介导DNA损伤的作用[5]。

3. 避孕作用　相思子种子的甲醇提取物，使精子DNA破碎数量增加，能使成年雄性小鼠精子数量和活力显著下降。相思子甾酮可使大鼠血浆中雌二醇水平降低，从而引起不孕。甾醇类部分对小鼠、大鼠有避孕作用，所含的蛋白成分有催产素样作用[5]。

4. 平喘作用　相思豆碱能延长组胺-乙酰胆碱致豚鼠哮喘Ⅲ级反应潜伏期时间，也能抑制组胺致大鼠皮肤血管通透性增加，对豚鼠过敏性休克有保护作用[7]。

【用药警戒或禁忌】本品有毒，不宜内服。

主要参考文献

[1] 程超寰. 本草释名考订[M]. 北京：中国中医药出版社，2013：303-304.

[2] 张璐. 本经逢原[M]. 北京：中国中医药出版社，2017：184.

[3] 杨仓良. 毒药本草[M]. 北京：中国中医药出版社，1993：1044-1046.

[4] 李文军，朱成兰，唐自民. 民族药相思子的生药学研究[J]. 云南民族学院学报（自然科学版），2000，9(03)：179-180.

[5] 张平，李春阳，袁旭江. 相思子化学成分及其药理作用研究进展[J]. 广东药学院学报，2014，30(05)：654-658.

[6] 于莹，杨润梅，高南南. 相思子蛋白抗肿瘤作用机制的研究进展[J]. 世界科学技术-中医药现代化，2015，17(05)：945-949.

[7] 甘钟壂，杨鹊，何园. 相思子中相思豆碱的药理研究[J]. 中药材，1994(09)：34-37.

（广州市药品检验所　杨洁瑜　谢美晓）

95. 砂仁

Sharen

AMOMI FRUCTUS

【别名】缩砂仁、缩沙蜜、缩砂蔤、阳春砂仁。

【来源】为姜科植物阳春砂*Amomum villosum* Lour.、绿壳砂*Amomum villosum* Lour. var. *xanthioides* T. L. Wu et Senjen、海南砂*Amomum longiligulare* T. L. Wu.的干燥成熟果实。

【本草考证】本品古称"缩沙蜜"，始载于《药性论》："出波斯国（今伊朗）。"《海药本草》载："生西海及西戎诸国，多从安东道来。"《证类本草》载："新州缩沙蜜。生南地，苗似廉姜，形如白豆蔻，其皮紧厚而皱，黄赤色，八月采。"《本草纲目》载："此物实在根下，仁藏壳内，亦或此意欤。"《南越笔记》卷十五曰："阳春砂仁，一名缩砂蔤，新兴亦产之，而生阳江南河者大而有力。"近代《药物出产辨》载："产广东阳春县为最，以蟠龙山为第一。"本草记载砂仁有国产与进口之分，国产者与现今所用砂仁基本一致[1]，阳春砂仁以广东阳春产者为佳。

【原植物】

1. 阳春砂　多年生草本，高1.5～2.3m，茎直立；根茎匍匐地面，节上被褐色膜质鳞片。叶二列，披针形或矩圆状披针形，顶端具尾状细尖头，基部近圆形，无柄；叶舌短；叶鞘上具凹陷方格状网纹。穗状花序椭圆形，被膜质鳞片，具披针形苞片及管状小苞片；花萼管白色，顶端三浅裂，基部被稀疏柔毛；花冠裂片卵状矩圆形，白色；唇瓣圆匙形，顶端具突出二裂、反卷、黄色的小尖头，中脉凸起，紫红色，其余白色；药隔顶端附属体半圆形，两边有耳状突起。蒴果椭圆形，成熟时紫红色，干后褐色，表面被不分裂或分裂的柔刺；种子多角形，气香、浓郁，味苦凉。花期：5～6月；果期：8～9月。（图95-1）

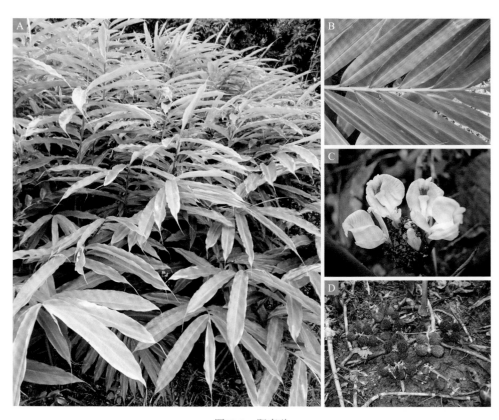

图95-1　阳春砂

A. 植株　B. 叶片　C. 花序　D. 鲜果

栽培或野生于山地阴湿处。主要分布于广东、广西、云南、福建等地；越南亦有少量分布。

2. 绿壳砂　蒴果成熟时绿色，果皮柔刺基部较扁，余同阳春砂。花期：5～6月；果期：8～9月。（图95-2）

栽培或野生于林下潮湿处，海拔600～800m。主要分布于云南、广西等地。越南、老挝等东南亚地区亦有分布。

3. 海南砂　株高1.2～2.6m，具匍匐根茎。叶片线形或线状披针形，顶端有尾状细尖头，基部渐狭，两面均无毛；叶舌长，披针形，薄膜质，无毛。总花梗被宿存鳞片；苞片披针形，褐色，小苞片包卷萼管。萼管白色，顶端3齿裂；花冠管较萼管略长，裂片长圆形；唇瓣圆匙形，白色，顶端具突出、二裂的黄色小尖头，中脉隆起，紫色；药隔附属体3裂，顶端裂片半圆形，二侧的近圆形。蒴果卵圆形，具钝三棱，被片状、分裂短柔刺；种子紫褐色，被淡棕色、膜质假种皮。花期4～6月；果期6～9月。（图95-2）

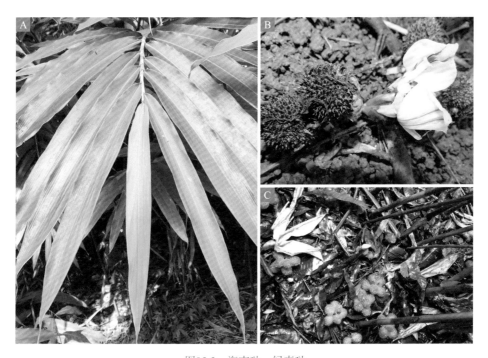

图95-2　海南砂、绿壳砂

A.海南砂叶片　B.海南砂鲜果及花序　C.绿壳砂鲜果

野生或栽培于山谷密林中。主要分布于海南（琼中、澄迈、崖县、儋州）；引种于广东（徐闻、遂溪、电白等地）。

【主产地】阳春砂主产于广东阳春及其周边地区，广西、云南、福建；绿壳砂主产于云南、越南、广西等；海南砂主产于海南、广东等。

阳春砂道地产区古代记载：广东阳春、信宜、高州及广宁。其中以阳春为佳，蟠龙为第一，金花坑为最[2]。表明阳春砂道地产区为广东省阳春，但目前引种区为云南、广西及福建；绿壳砂道地产区为云南西双版纳等，引种区为红河、普洱、文山、西双版纳及临沧等。由于近几年云南大量扩种阳春砂，绿壳砂极少种植，逐渐淡出市场；海南砂道地产区为海南琼中[1]及东部山区，目前栽培产区为海南儋州，广东湛江、电白等。

【栽培要点】

1. 生物学特性　砂仁为半阴生植物，对温度、光照、湿度、地形地势等生态环境要求苛刻，土壤要求不甚严，以底土为黄泥，表土层肥沃疏松、腐殖质丰富、保水保肥力强的沙壤土栽培为好；适宜温度24～28℃；适宜荫蔽度为40%～60%，幼苗期为70%～80%；空气湿度＞90%，土壤含水量25%～27%。地形地势一般要求在两山间的谷地，或一面开旷、三面环山的山窝地[1]。

2. 栽培技术　分株及种子繁殖。老产区种苗充足，多采用分株繁殖。大面积种植则以种子繁殖；此外，新区种植为减少运苗困难，宜用种子繁殖，可使品种复壮，繁殖快。

3.病虫害　病害：苗疫病、叶斑枯病、幼苗炭疽病、果疫病等。虫害：黄潜蝇。兽害：老鼠等。

【采收与加工】阳春砂一般于8月中旬左右，果实成熟时采收。采收时，用剪刀将果梗剪断，整穗取下。手摘易撕破匍匐茎，影响来年结果。

1.晒干法　鲜砂仁摊于晒场，傍晚回收，第二天回晒，天气晴朗时反复6～7天，即可晒干。此法简易，但质量较差，果实膨胀，果皮与种子团分离有空隙，久置易发霉，香气弱。晒干过程中常因雨天导致霉变，影响质量。

2.焙干法　传统为土法焙干，分"杀青"、"回潮"和"复火"3个加工工序，即将鲜果摊在筛上，盖上湿麻袋，置于炉灶上以暗火熏焙，若灶中起明火，即用湿谷壳拨入控制火势。当焙至果皮软约6～7成，取出闷过夜，发汗回潮，后用炭火缓慢烤干，取出晾凉后即可入包；现代法多用烘炉设备加工干燥。

3.半焙半晒法　只有"杀青"和"晒干"2个加工工序，但所花时间较长，一般用木桶盛装砂仁50kg左右，置于烟灶上，以湿麻袋盖密桶口，升火熏烟，至砂仁发汗，取出晒干[1]。

绿壳砂、海南砂采收时间及加工方法与阳春砂一致。

【商品规格】

阳春砂　统货，发汗焙干。呈卵形、卵圆形或椭圆形，三棱明显。表面红棕色、棕褐色或黑褐色，密生软毛刺。果皮薄，与种子团紧贴无缝隙。种子团饱满，种子大小及排列均匀无缝。果柄≤0.5cm。气芳香醇厚，味辛凉，微苦。炸裂果数≤10%。

绿壳砂　统货。呈卵形、卵圆形或椭圆形，三棱不明显。表面浅棕黄色或灰绿色，刺尖易断，密生刺状突起。种子团密实，种子饱满无缝，排列均匀。体质轻泡。气芳香，味辛凉、微苦。气味较阳春砂淡。炸裂果数≤15%。

海南砂　统货。呈长椭圆形或卵圆形，三棱略明显。表面褐色至黑褐色，刺短疏，基宽扁，呈片状。果皮较厚、硬。气淡、味苦涩。炸裂果数≤15%。

其他产区阳春砂　一等、二等、三等品。呈圆形、卵圆形或椭圆形，果壳鼓起，三棱状不明显。表面黄棕色、浅褐色或紫褐色，软毛刺短，稍稀疏。种子团紧实，种子大小及排列均匀或不均匀。果柄≤1cm。气芳香，味辛凉，微酸、微苦涩[3]。

一等果皮与种子团紧贴无缝隙。种子团大小均匀、色深，无瘪瘦果，籽粒饱满。每100g果实数≤170粒。炸裂果数≤5%。

二等果皮与种子团略有缝隙，种子表面棕红色或红棕色，瘪瘦果少。每100g果实数170～330粒。炸裂果数≤10%。

三等果皮与种子团有缝隙，种子表面红棕色、橙红色或橙黄色，瘪瘦果较多（占25%以内）。每100g果实数≥330粒。炸裂果数≤15%。

【药材鉴别】

（一）性状特征

1.阳春砂　呈椭圆形或卵圆形，具不明显钝三棱，长1.5～2cm，直径1～1.5cm。表面黄棕至黑褐色，密生软刺或刺状突起，顶端有花被残基，基部常有果梗。果皮薄而软。种子团三瓣，具三钝棱，中有白色隔膜，将种子团分成3瓣，每瓣有种子5～26粒。种子为不规则多面体形，直径2～3mm；表面棕红色或暗褐色，有细皱纹，外被淡棕色膜质假种皮；质硬，胚乳灰白色。气芳香浓烈，味辛凉、微苦。（图95-3）

2.绿壳砂　与阳春砂相似，仅表面浅棕黄色，偶见灰绿色，刺稍疏短。

3.海南砂　呈长椭圆形或卵圆形，具明显钝三棱，长1.5～2cm，直径0.8～1.2cm。表面棕黑至紫黑色，软刺粗短，稍稀少，见果纵棱。顶端花被基先端稍扩展。果皮厚而硬。种子团较小，每瓣有种子3～24粒；种子直径1.5～2mm。气稍淡，味较阳春砂稍苦。（图95-3）

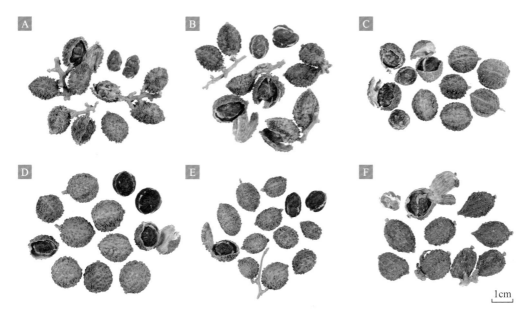

图95-3 砂仁药材图

A.阳春砂（阳春·金花坑） B.阳春砂（阳春·春湾） C.阳春砂（云南·金平）
D.阳春砂（云南·文山） E.绿壳砂 F.海南砂（海南·琼中）

（二）显微鉴别

1. 阳春砂 种子横切面：假种皮有时残存；种皮表皮细胞1列，径向延长，壁稍厚；下皮细胞1列，含棕色或红棕色物；油细胞层为1列油细胞，长76～106μm，宽16～25μm，含黄色油滴；色素层为数列棕色细胞，细胞多角形，排列不规则；内种皮为1列栅状厚壁细胞，黄棕色，内壁及侧壁极厚，细胞小，内含硅质块；外胚乳细胞含淀粉粒，并有少数细小草酸钙方晶；内胚乳细胞含细小糊粉粒和脂肪油滴。（图95-4）

2. 海南砂 种子横切面：假种皮细胞多列，种皮表皮细胞1列，长椭圆形或长圆形，径向延长，内有少量或充满红棕色物；下皮细胞不规则长方形，内含黄棕色或红棕色色素，每间隔数至10个表皮细胞见脊状突起样径向延长

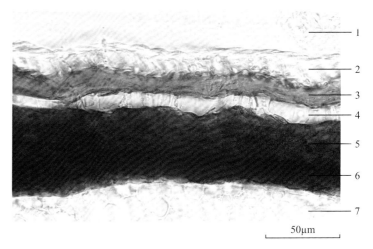

图95-4 阳春砂种子横切面图

1. 假种皮 2. 种皮表皮 3. 下皮层 4. 油细胞层
5. 色素细胞层 6. 内种皮 7. 外胚乳

的下皮细胞；脊状突起下皮细胞上方的表皮细胞呈小类方形；油细胞层为1列油细胞，长38～116μm，宽16～44μm；色素层细胞2～4列，内充满黄棕或红棕色物，余同阳春砂。（图95-5）

3. 阳春砂 种子团粉末特征：灰棕色。种皮表皮细胞淡黄色或鲜黄色；表面观长条形，末端渐尖或钝圆，壁稍厚，非木化；下皮细胞长方形，常与表皮细胞层垂直排列，充满棕色或棕红色物，易碎裂成色素块；偶见含簇晶。内种皮厚壁细胞成片，黄棕色或棕色。表面观类多角形，非木化，胞腔内含硅质块；断面观细胞排成栅状，外壁薄，内壁极厚，胞腔位于上端，内含硅质块。色素层细胞皱缩，界限不清楚，含红棕色或深棕色物。油细胞无色或淡黄色，壁薄，有的胞腔内可见油滴。外胚乳细胞类长方形或不规则形，充满由细小淀粉粒集结成的淀粉团；内胚乳细胞含细小糊粉粒和脂肪油滴。隔膜组织薄壁细胞壁不清晰，相互交织排列，见草酸钙小砂晶或方晶，散在分

泌细胞。（图95-6）

（三）理化鉴别

薄层色谱　取本品挥发油，加乙醇制成每1ml含20μl的溶液，作为供试品溶液。另取乙酸龙脑酯对照品，加乙醇制成每1ml含10μl的溶液，作为对照品溶液。照薄层色谱法试验，吸取上述两种溶液各1μl，分别点于同一硅胶G薄层板上，以环己烷–乙酸乙酯（22∶1）为展开剂，展开，取出，晾干，喷以5%香草醛硫酸溶液，加热至斑点显色清晰。供试品色谱中，在与对照品色谱相应的位置上，显相同的紫红色斑点。

【质量评价】阳春砂以个大、坚实、饱满、种仁红棕色、香气浓、搓之果皮不易脱落者为佳。

照挥发油测定法测定，阳春砂、绿壳砂种子团含挥发油不得少于3.0%（ml/g）；海南砂种子

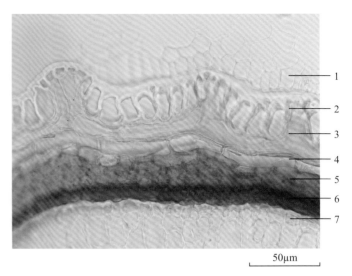

图95-5　海南砂种子横切面图

1. 假种皮　2. 种皮表皮　3. 下皮层　4. 油细胞层
5. 色素细胞层　6. 内种皮　7. 外胚乳

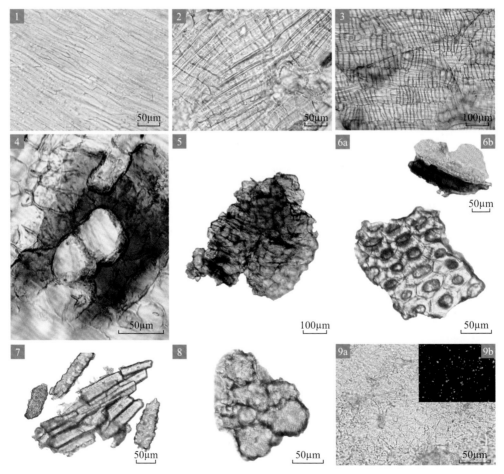

图95-6　砂仁种子团粉末（阳春砂）图

1. 假种皮细胞　2. 种皮表皮细胞　3. 下皮细胞　4. 油细胞　5. 色素细胞　6. 内种皮厚壁细胞（a. 底面观　b. 断面观）
7. 外胚乳细胞　8. 内胚乳细胞　9. 草酸钙小结晶（a. 正常光　b. 偏光）

团含挥发油不得少于1.0%（ml/g）。照气相色谱法测定，本品按干燥品计算，含乙酸龙脑酯（$C_{12}H_{20}O_2$）不得少于0.90%。

【化学成分】主要成分为挥发油类、多糖类、黄酮苷类、皂苷类、有机酸类[4]等。其中挥发油为砂仁主要活性成分。

1.挥发油类　主含乙酸龙脑酯（bornyl acetate）、右旋樟脑（d-camphor）、龙脑（borneol）、芳樟醇（linalool）、橙花叔醇（nerolidol）等，其中乙酸龙脑酯为油中镇痛抗炎有效成分[5]。

2.黄酮苷类　槲皮苷（quercetrin）及异槲皮苷（isoquercitrin）等。

3.皂苷类　约含0.69%。

4.有机酸类　香草酸（vanillic acid）、硬脂酸（stearic acid）、棕榈酸（palmitic acid）等。

【性味归经】味辛、性温，归脾、胃、肾经。

【功能主治】化湿开胃，温脾止泻，理气安胎。用于湿浊中阻，脘痞不饥，脾胃虚寒，呕吐泄泻，妊娠恶阻，胎动不安等症。

【药理作用】

1.镇痛抗炎、止泻作用　砂仁挥发油对番泻叶所致小鼠腹泻的止泻作用显著[6]，油中乙酸龙脑酯具明显镇痛抗炎作用[5]。

2.对消化系统作用　砂仁果实具促进大鼠胃肠道推进作用[7]。

3.抗溃疡作用　砂仁挥发油可减轻溃疡性大鼠结肠炎及黏膜损伤[8]。

4.抗菌作用　砂仁对多种革兰阳性菌、革兰阴性菌及真菌具有显著抑制作用，其石油醚、甲醇提取物对革兰阳性菌、革兰阴性菌也具有一定抑制作用[9]。

【分子生药】通过DNA条形码序列分子鉴定技术，以ITS序列分析可鉴别阳春砂及其伪品[10]。

【附注】阳春砂产量提高须依靠人工授粉，种植成本高。广东地区砂仁种植因依靠人工授粉，生产受到制约，而云南引种区授粉昆虫较多，无需人工授粉，有利于种植生产，因此目前市场流通的砂仁主要为云南引种阳春砂，少量为广西引种品，广东产区阳春砂本地自产自销，市场较少流通。加工方法与砂仁质量关系密切。

主要参考文献

[1] 张丹雁，赖小平，熊清平.四大南药——阳春砂[M].湖北：湖北科学技术出版社，2016：1-2.

[2] 刘军民，徐鸿华.阳春砂规范化栽培技术[M].广东科技出版社，2003：3.

[3] 中华中医药学会. T/CACM 1021.20——2018中药材商品规格等级砂仁[S]. 2018：2.

[4] 胡玉兰，张忠义，林敬明.中药砂仁的化学成分和药理活性研究进展[J].中药材，2005，(1)：72-74.

[5] 吴晓松，李晓光，肖飞，等.砂仁挥发油中乙酸龙脑酯镇痛抗炎作用的研究[J].中药材，2004，27(6)：438-439.

[6] 丁平，方琴，张丹雁.云南引种阳春砂与阳春砂药理活性对比研究[J].中国药学杂志，2004，39(5)：342-344.

[7] 朱金照，冷恩仁，陈东风，等.砂仁对大鼠胃肠运动及神经递质的影响[J].中国中西医结合消化杂志，2001，9(4)：205-207.

[8] 胡玉兰.砂仁挥发油治疗胃肠黏膜炎性疾病的免疫药理研究[D].广州：第一军医大学，2006：37.

[9] Sizhuo S, Yunfeng L, Meng L, et al. Phytochemicals, pharmacology, clinical application, patents, and products of Amomi fructus[J]. Food and Chemical Toxicology, 2018, 119: 31-36.

[10] 周联，王培训，黄丰，等.阳春砂的ITS序列分析[J].中草药，2002，33(1)：74-77.

（广州中医药大学　张丹雁　赵维波　林如意）

96. 鸦胆子

Yadanzi

BRUCEAE FRUCTUS

【别名】老鸦胆、鸦胆、苦榛子、苦参子、鸦蛋子。

【来源】为苦木科植物鸦胆子*Brucea javanica*（L.）Merr.的干燥成熟果实。

【本草考证】本品始载于《生草药性备要》[1]，谓其"老鸦胆"："老鸦胆，味苦，性平。凉血，去脾家疮，资牛毒，理跌打"。《本草纲目拾遗》[2]载："鸦胆子，出闽广……形如梧子，其仁多油，生食令人吐。""此物出闽省云贵，虽诸家本草未收，而药肆皆有，其形似益智而小，外壳苍褐色，内肉白，有油，其味至苦，用小铁锤轻敲其壳，壳破肉出，其大如米，敲碎者不用，专取全仁用之。"本草记载与现今所用鸦胆子基本一致。

【原植物】灌木或小乔木；嫩枝、叶柄和花序均被黄色柔毛。叶长20～40cm，有小叶3～15；小叶卵形或卵状披针形，长5～13cm，宽2.5～6.5cm，先端渐尖，基部宽楔形至近圆形，通常略偏斜，边缘有粗齿，两面均被柔毛，背面较密；小叶柄短，长4～8mm。花组成圆锥花序，雄花序长15～40cm，雌花序长约为雄花序的一半；花细小，暗紫色，直径1.5～2mm；雄花的花梗细弱，长约3mm，萼片被微柔毛，长0.5～1mm，宽0.3～0.5mm；花瓣有稀疏的微柔毛或近于无毛，长1～2mm，宽0.5～1mm；花丝钻状，长0.6mm，花药长0.4mm；雌花的花梗长约2.5mm，萼片与花瓣与雄花同，雄蕊退化或仅有痕迹。核果1～4，分离，长卵形，长6～8mm，直径4～6mm，成熟时灰黑色，干后有不规则多角形网纹，外壳硬骨质而脆，种仁黄白色，卵形，有薄膜，含油丰富，味极苦。花期夏季，果期8～10月。（图96-1）

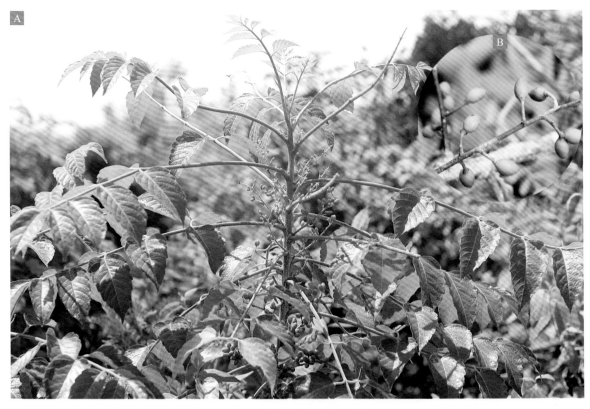

图96-1 鸦胆子（郑希龙 摄）

A. 植株 B. 果实

【主产地】主产于广东、广西、海南，主要为野生，目前海南、广东、广西均有人工种植，但规模不大，三省不超过1000亩。药材以广东产地产量较大、质量优[3]。

【栽培要点】

1. 生物学特性　喜温暖湿润气候，不耐寒，耐旱，耐瘠薄。以选向阳、疏松肥沃、富含腐殖质的砂质壤土栽培为宜。

2. 栽培技术　种子繁殖。育苗移栽法：8～9月采收黑色成熟果实，洗去果肉，阴干后及时播种，或用湿沙贮藏，于9～10月播种，行距20～30cm开沟，将种子均匀播入沟内，覆土、盖草、浇水，经常保持湿润，出苗后揭去盖草。平均温度26～29℃左右，约至15天左右出苗。苗高30cm时定植，按行株距1m×1.5m开穴，穴径25～30cm，穴深25～30cm，每穴栽2～3株，填土压实，浇足水。

3. 病虫害　病害：叶斑病、炭疽病、根腐病等。虫害：天蛾、粉蝶、叶蛾、黄毛虫等[4]。

【采收与加工】7～12月果实成熟，果皮变成黑紫色时，分批采收，扬净，晒干。

【药材鉴别】

（一）性状特征

呈卵形，长6～10mm，直径4～7mm。表面黑色或棕色，有隆起的网状皱纹，网眼呈不规则的多角形，两侧有明显的棱线，顶端渐尖，基部有凹陷的果梗痕。果壳质硬而脆，种子卵形，长5～6mm，直径3～5mm，表面类白色或黄白色，具网纹；种皮薄，子叶乳白色，富油性。气微，味极苦。（图96-2）

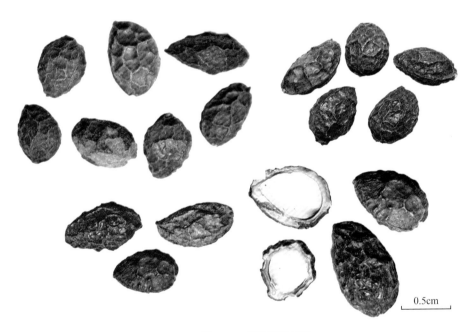

0.5cm

图96-2　鸦胆子药材图

（二）显微鉴别

粉末特征　果皮粉末棕褐色。表皮细胞多角形，含棕色物。薄壁细胞多角形，含草酸钙簇晶和方晶，簇晶直径约至30μm；石细胞类圆形或多角形，直径14～38μm；种子粉末黄白色。种皮细胞略呈多角形，稍延长。胚乳和子叶细胞含糊粉粒。（图96-3）

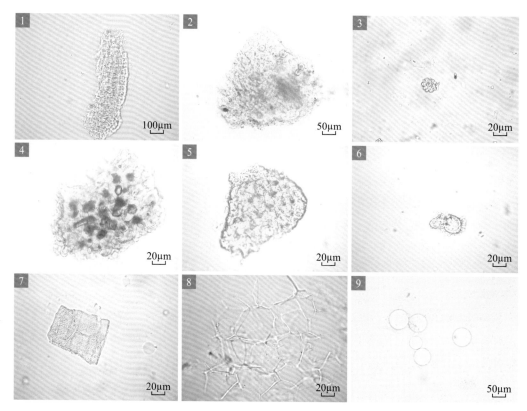

图96-3　鸦胆子粉末图

1. 果皮表皮细胞　2. 簇晶（存在于薄壁细胞中）　3. 簇晶（散在）　4. 含晶细胞　5. 内果皮内侧石细胞
6. 内果皮外侧石细胞　7. 种皮细胞　8. 子叶细胞　9. 油滴

（三）理化鉴别

薄层色谱　取本品粗粉1g，加50%甲醇50ml，超声处理30分钟，离心，取上清液回收溶剂至干，残渣加水50ml使溶解，用二氯甲烷50ml振摇提取，分取二氯甲烷液，回收溶剂至干，残渣加甲醇1ml使溶解，作为供试品溶液。另取鸦胆子对照药材1g，同法制成对照药材溶液。再取鸦胆苦醇对照品，加甲醇制成每1ml含1mg的溶液，作为对照品溶液。照薄层色谱法试验，吸取上述三种溶液各10μl，分别点于同一硅胶GF$_{254}$薄层板上，以石油醚（60～90℃）-乙酸乙酯-冰醋酸（5∶8.5∶0.1）为展开剂，展开，取出，晾干，置紫外光灯（254nm）下检视。供试品色谱中，在与对照药材色谱和对照品色谱相应的位置上，显相同颜色的斑点。喷以10%硫酸乙醇溶液，在105℃加热至斑点显色清晰，置紫外光灯（365nm）下检视。供试品色谱中，在与对照药材色谱和对照品色谱相应的位置上，显相同颜色的荧光斑点。

【质量评价】以粒大、饱满、色黑、种仁白色、油性足、味苦者为佳。照气相色谱法测定，按干燥品计算，含油酸（C$_{18}$H$_{34}$O$_2$）不得少于8.0%。

【化学成分】主要成分为苦木苦味素、糖苷类、生物碱类、萜类、黄酮类、苯丙素类和蒽醌类等。

1. 苦木苦味素　有鸦胆子苦醇；去氢鸦胆子苦醇；鸦胆子酯A～D、S；鸦胆子苦素A～C，E～H，J；bruceajavanin C；去氢鸦胆子苦木素A、B；鸦胆丁（bruceatin）；鸦胆亭醇等。

2. 糖苷类　鸦胆子貳A～F；鸦胆子苦苷A～N、P；α-D-葡萄糖苷、（3β,20R）-3-hydroxyipregn-5-en-20-yl；鸦胆子苦内酯D苷等。

3. 生物碱类　flazin、1-（5-羟甲基）-呋喃-3-羧基-β-咔啉、bruceacanthinoside。

4. 萜类　单萜：Brucojavans1、倍半萜（Brucojavans 2、3）；二萜：blumenolA；三萜：bruceajavanin C等。

5. 黄酮类　木犀草素、芹菜素、luteolin 7-*O*-β-D-glucopyranoside、（20*R*）-3-*O*-α-L-arabinopyranosylpregn-5-ene-3β，20-diol等。

6. 苯丙素类　臭矢菜素A；香草醛；4-羟基-3-甲氧基-苯甲酸等。

7. 蒽醌类　主要有大黄素、大黄酚、大黄酚葡萄糖苷[5]。

【性味归经】苦，寒；有小毒。归大肠、肝经。

【功能主治】清热解毒，截疟，止痢；外用腐蚀赘疣。用于痢疾，疟疾；外治赘疣，鸡眼。

【药理作用】

1. 抗肿瘤作用　鸦胆子提取物能抑制小鼠S180实体瘤的生长，延长S180腹水瘤小鼠的生存期。其中鸦胆苦醇和鸦胆子苷对黑色素瘤L1210及P388等瘤株有显著抑制效果。

2. 抗疟作用　鸦胆子果实中的苦木素在体外有抗疟作用，且对体外耐氯喹恶性疟原虫及体内伯氏疟原虫具有抗疟活性。

3. 抗阿米巴作用　鸦胆子仁水浸液（1%）在体外15～20分钟内可杀死阿米巴原虫。在体外，鸦胆子丁醇提取物、苦木素、鸦胆子苦素C和鸦胆亭均有明显抑制溶组织内阿米巴原虫的作用。

4. 抗菌、抗病毒作用　鸦胆子油部分Ⅱ、Ⅲ对金黄色葡萄球菌、大肠埃希菌、铜绿假单胞菌、白色念珠菌、溶血性链球菌、淋球菌都具有较强的抑制作用和较强的抗阴道滴虫作用。鸦胆子苷A、C、F和G具有抗病毒作用。

5. 其他作用　鸦胆子提取物对小鼠脾淋巴细胞内NO的产生具有明显的调节作用，并呈时间和浓度的正相关关系。鸦胆子粗提成分可以抑制正常成纤维细胞（NF）和瘢痕成纤维细胞（KF）的增殖[6]。

【用药警戒或禁忌】静脉滴注鸦胆子油乳后会出现乏力纳差、恶心呕吐、黄疸等症状，并且血清学检查ALT、AST、总胆红素等均有升高，停药并给予保肝解毒治疗可缓解。

【分子生药】利用同工酶试验找出鸦胆子雄雌株POD同工酶、PPO同工酶的特异性酶带，可对其进行性别鉴定[7]。

【附注】鸦胆子用量过大或口服时直接吞服、嚼服致使中毒，故应用鸦胆子必须严格掌握好用量，且按正确方法服用，以保证用药安全。内服时多去壳取仁，用胶囊或龙眼肉包裹吞服，治疟疾每次10～15粒，治痢疾每次10～30粒；外用时捣敷，或制成鸦胆子油局部涂敷，或煎水洗。

主要参考文献

[1] 清·何克谏.生草药性备要[M].广州：广东科技出版社，2009：105-108.

[2] 李海艳，庞玉新，杨全，等.鸦胆子产销动态分析[J].中国中医药信息杂志，2016，23(01)：15-18.

[3] 李向宏，何凡，李宏，等.海南鸦胆子栽培技术初报[J].中国园艺文摘，2009，25(01)：42-45.

[4] 周鹏飞.鸦胆子与药用鸦胆子油质量的研究[D].广州：广东药学院，2012.

[5] 缪剑华，彭勇，肖培根.南药与大南药[M].北京：中国医药科技出版社，2014：140-142.

[6] 柳跃.鸦胆子雌雄株的性别差异研究[D].广州：广州中医药大学，2014.

（中国医学科学院药用植物研究所海南分所　刘洋洋　冯剑）

97. 胖大海

Pangdahai

STERCULIAE LYCHNOPHORAE SEMEN

【别名】大海子、大海榄、通大海、安南子。

【来源】为梧桐科植物胖大海 *Sterculia lychnophora* Hance的干燥成熟种子。

【本草考证】本品始载于《本草纲目拾遗》："出安南大洞山，产至阴之地……土人名曰安南子，又名大洞果。形似干青果，皮色黑黄，起皱纹，以水泡之，层层胀大，如浮藻然，中有软壳，核壳内有仁二瓣。"《药物出产辨》载："大海子以安南新州为好，西贡次之，暹罗会安又次之，石叻出者最次。"安南、暹罗、石叻即今之越南、泰国、新加坡。本草记载与现今所用胖大海基本一致。

【原植物】落叶大乔木。树皮粗糙而略具条纹。单叶互生；叶片革质；卵形或椭圆状披针形，全缘，光滑无毛，网脉明显。圆锥花序顶生或腋生，花杂性同株；花萼钟状，裂片宿存；雄蕊10～15，雌蕊1。菁葵果1～5个着生于果梗，呈船形，成熟前开裂，内含1颗种子。种子梭形或倒卵形，深黑褐色，表面具皱纹，种脐位于腹面的下方而显歪斜。（图97-1）

生于热带地区。分布于越南、印度、马来西亚、泰国及印度尼西亚等国。我国广东、海南、云南有引种。

【主产地】主产于海南、广西、广东、云南。

【栽培要点】

1. 生物学特性　引种区年平均温度应在21～25℃。喜阳光，成龄期耐旱，对土壤要求不严，在砂壤土、黄壤土和砖红壤土上均生长良好。宜选择排水良好、避风地区种植。

2. 栽培技术　用种子繁殖、空中压条繁殖或嫁接繁殖。种子繁殖：采摘成熟种子，播于沙床上。待出苗后，移入营养袋育苗，苗高30～50cm便可定植于大田。空中压条繁殖：选取木栓化的枝条进行环剥，环剥后用湿椰糠或稻草裹湿泥包在伤口周围，再用塑料膜包裹，约经2个月左右便长出新根，新根若已开始木栓化，便可将枝条剪下假植于沙池中，或直接定植于大田。嫁接繁殖：用上部树冠分枝、组织充实、直径1～1.5cm的褐绿色较平滑的枝条作为嫁穗，砧木采用同属亲缘种圆粒胖大海进行嫁接，也可剥取接穗的芽片进行芽接。定植后1年内注意除草，每季度施肥1次。在定植1年后，株高已达1m左右，便可摘顶进行矮化栽培，促进侧芽萌发。

3. 虫害　绿鳞象甲。

【采收与加工】4～6月果实开裂时采摘成熟的种子，晒干。胖大海外种皮遇水即膨胀发芽，故果熟时

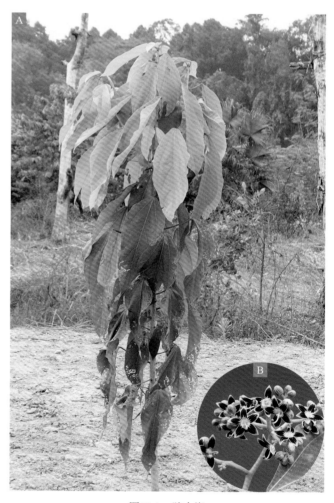

图97-1　胖大海

A. 植株（李榕涛　摄）　B. 花（吴双　摄）

要及时采收。

【药材鉴别】

（一）性状特征

种子呈纺锤形或椭圆形，先端钝圆，基部略尖而歪，种脐色浅而圆。表面棕色或深棕色，略有光泽，有不规则的干缩皱纹。外层种皮蒲，质脆，易脱落。中层种皮较厚，黑褐色，质松易碎，遇水膨胀成海绵状。断面可见散在的树脂状小点。内层种皮可与中层种皮剥离，稍革质，内有2片肥厚胚乳，广卵形；子叶2枚，较薄，紧贴于胚乳内侧，与胚乳等大。气微，味淡，嚼之有黏性。（图97-2）

（二）显微鉴别

粉末特征　粉末淡棕色。种皮表皮细胞表面观方形或五角形，淡棕色，垂周壁增厚，有壁孔；气孔多；腺毛头部扇形或钝椭圆形，直径45～92μm，8～20个细胞，含棕色物；柄单细胞；非腺毛较少，常被磨碎，完整者呈星状，直径220～260μm，含棕色物；种皮薄壁细胞遇水膨胀为不规则形，具单纹孔，含淡棕色物，胞间隙较大；少数螺纹及环纹导管。（图97-3）

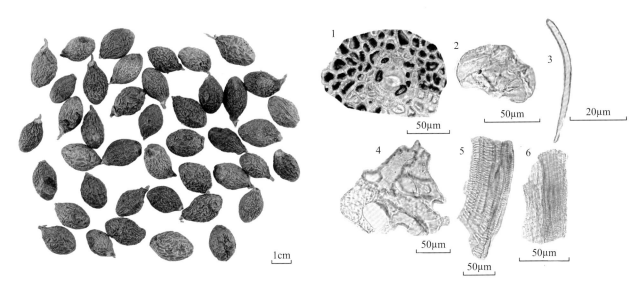

图97-2　胖大海药材图

图97-3　胖大海粉末图

1.种皮表皮细胞　2.腺毛　3.非腺毛　4.种皮薄壁细胞
5.螺纹及环纹导管　6.纤维

（三）理化鉴别

薄层色谱　取本品种皮粉末0.5g，加水30ml，加热至沸后保持微沸15分钟，放冷，加5%硫酸溶液25ml，滤过（减压），滤液回流加热1小时，用氢氧化钠试液调pH值至中性，溶液浓缩至1ml，加乙醇4ml，混匀，滤过，滤液作为供试品溶液。另取胖大海对照药材0.5g，同法制成对照药材溶液。再取鼠李糖对照品，加乙醇制成每1ml含1mg的溶液，作为对照品溶液。照薄层色谱法试验，吸取供试品溶液、对照药材溶液各15μl，对照品溶液1μl，分别点于同一硅胶G薄层板上，以正丁醇-正丙醇-0.1mol/L磷酸二氢钠溶液（4∶8∶1）为展开剂，展开，取出，晾干，喷以α-萘酚试液，于105℃加热至斑点显色清晰。供试品色谱中，在与对照药材和对照品色谱相应的位置上，显相同颜色的斑点。

取本品种皮粉末0.5g，加乙醇20ml，加热回流1小时，滤过，滤液蒸干，残渣加乙醇1ml使溶解，作为供试品溶液。另取胖大海对照药材0.5g，同法制成对照药材溶液。照薄层色谱法试验，吸取上述两种溶液各15μl，分别点于同一硅胶G薄层板上，以三氯甲烷-乙酸乙酯-甲酸（5∶4∶1）为展开剂，展开，取出，晾干，喷以

10%硫酸乙醇溶液，于105℃加热至斑点显色清晰。供试品色谱中，在与对照药材色谱相应的位置上，显相同颜色的斑点。

【质量评价】以个大、坚质、棕色、有细皱纹及光泽者为佳。

【化学成分】主要化学成分为多糖和脂肪酸等。

1. 多糖　主要由半乳糖、鼠李糖、阿拉伯糖等单糖组成[1]。

2. 脂肪酸　亚油酸、软脂酸、油酸、硬脂酸、棕榈油酸、10-十九烯酸、8-壬炔酸等[2]。

3. 其他　2,4-二羟基苯甲酸、β-谷甾醇、胡萝卜苷[3]。

【性味归经】甘、寒。归肺、大肠经。

【功能主治】清热润肺，利咽开音，润肠通便。用于肺热声哑，干咳无痰，咽喉干痛，热结便秘，头痛目赤。

【药理作用】

1. 抗炎作用　以2%巴豆油致小鼠耳肿胀法观察结果表明，胖大海有明显的抗炎作用。其中胖大海中多糖成分为其抗炎活性部分[4]。

2. 缓泻作用　胖大海有缓泻作用[5]。

3. 调节免疫作用　小鼠给药口服胖大海，胸腺重量明显增加，提示胖大海对特异性免疫功能可能有一定的促进作用[4]。

【附注】

黄曲霉毒素　照黄曲霉毒素测定法测定，胖大海每1000g含黄曲霉毒素B1不得过5μg，含黄曲霉毒素G2、黄曲霉毒素G1、黄曲霉毒素B2和黄曲霉毒素B1的总量不得过10μg。

杂质、黑子、霉变、虫蛀及破口率　检查杂质及碎末不得过4%；黑子不得过5%；霉变及虫蛀（包括外表及内部发霉变质或虫蛀者）不得过7%；破口率不得过15%。

主要参考文献

[1] 陈建民，李文魁，沈一行，等.胖大海中多糖的成分分析和含量测定[J].中药材，1994，17(8)：32-34.

[2] 王如峰，杨秀伟，马超美，等.胖大海中脂肪酸成分的气-质联用分析[J].中国中药杂志，2003，28(6)：533-535.

[3] 陈建民，李文魁.胖大海化学成分的研究[J].中药材，1995，18(11)：567-569.

[4] 杜力军，孙绍美，於兰，等.国产与进口胖大海对小鼠抗炎和小肠推进作用比较[J].中药材，1995，18(8)：409-411.

[5] 安忠兰，王尚德.胖大海治疗腹泻560例临床观察[J].中医药研究，1994，(5)：12.

（广西壮族自治区药用植物园　柯芳　谢月英　黄宁）

98. 穿心莲

Chuanxinlian

ANDROGRAPHIS HERBA

【别名】榄核莲、一见喜、苦草、苦胆草、斩蛇剑。

【来源】为爵床科植物穿心莲Andrographis paniculata（Burm. f.）Nees的干燥地上部分。

【本草考证】本品始载于《岭南采药录》："草本，同一本有叶两种，春季所发叶似莲叶，秋季所发叶似柳叶；能解蛇毒，又能理内伤咳嗽。"本草记载与现今所用穿心莲一致。

【原植物】一年生或多年生草本，高40～100cm，茎叶味极苦。茎直立，四棱形，多分枝，节膨大。叶对生，长卵形至披针形，上表面深绿色，下表面浅绿色，叶柄短或近无柄。顶生或腋生圆锥花序，花萼5深裂，绿色，密被腺毛；二唇形花冠，白色，常有浅紫色线纹，上唇外弯，两裂，下唇直立，3浅裂；雄蕊2枚；子房上位，2室；蒴果扁橄榄核状，中央有一纵沟，被毛，长约1.5cm，宽约0.5cm；种子多数，棕黄色。（图98-1）

原产于印度、巴基斯坦、缅甸、印度尼西亚、泰国及越南等国，主要为栽培，在热带、亚热带部分地区亦有野生资源分布。我国长江以南地区，如广东、广西、海南、福建等地，为穿心莲主要栽培地，在长江以北的大部分地区如山东、安徽、北京以及西北等地也有引种栽培。

【主产地】主产于广东、广西、海南、福建等地，为华南地区民间常用中草药。此外，江西、湖南、广西、四川、安徽等地亦有栽培。

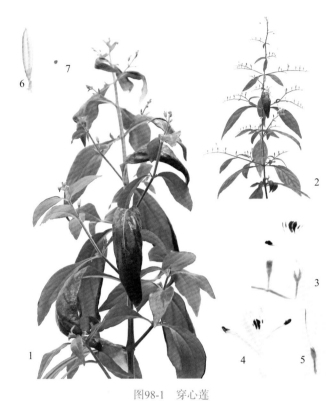

图98-1　穿心莲

1. 植株　2. 花枝　3. 花的侧面观　4. 花冠　5. 花萼　6. 果实　7. 种子

【栽培要点】

1. 生物学特性　喜湿怕旱，相对湿度70%～80%，土壤含水量在25%～30%有利于生长。以阳光充足、土层深厚、疏松、肥沃、排水良好、pH值5.6～7.4的微酸性或中性砂壤土或壤土栽培为宜。喜温暖湿润、日照时间长的环境，忌连作，前茬作物不能为爵床科植物，否则影响生长和品质。

2. 栽培技术　种子繁殖，于3月底4月初（清明前后）进行播种，播种前用40～45℃温水浸种1～2小时，然后用细沙（种子与细沙比例为1:3）拌种，以擦伤种皮，促进种子萌发。5月上旬左右，当幼苗高10cm，具3～5对真叶就可移栽。9月底10月初，在其初花期时，选晴天上午用镰刀齐地割取采收。

3. 病虫害　病害：根腐病、白锈病、霜霉病、菌核病、黑斑病等。虫害：蝼蛄、小地老虎。

【采收与加工】9月底10月初，初花期采收，晒干。

【药材鉴别】

（一）性状特征

茎方形，多分枝，长50～70cm，节稍膨大；质脆，易折断。单叶对生，叶柄短或近无柄；叶片皱缩、易碎，完整者展开后呈披针形，长3～12cm，宽2～5cm，先端渐尖，基部楔形下延，全缘或波状；上表面绿色，下表面灰绿色，两面光滑。气微，味极苦。（图98-2）

（二）显微鉴别

1. 茎横切面　呈方形，四角明显外突。表皮细胞1列，呈类长方形或类圆形，外壁稍加厚，角质化，含有钟乳体。皮层含叶绿体，纵向延长，外侧为数列厚角细胞。内皮层明显。韧皮部外侧有纤维散在。木质部发达，由木纤维、木射线和导管组成，木射线含有淀粉粒。髓部细胞呈不规则圆形，部分细胞含有钟乳体。（图98-3）

2. 叶横切面　表皮为1列类方形或长方形细胞，上、下表皮细胞均含有钟乳体，有圆形、棒状或长椭圆形等不同形状；有腺鳞，非腺毛有时可见。栅栏组织细胞1～2列，位于主脉上方；海绵组织细胞形状不规则，排列疏松。主脉维管束外韧型，凹槽状，木质部上方薄壁细胞亦有钟乳体。（图98-4）

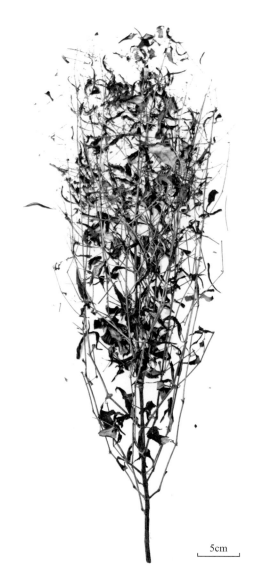

图98-2 穿心莲药材图

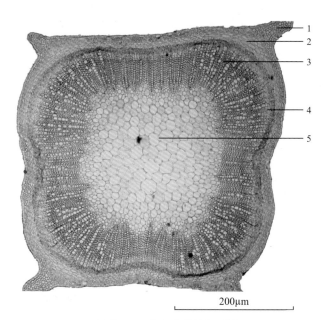

图98-3 穿心莲茎横切面图

1. 棱角 2. 皮层 3. 木质部 4. 韧皮部 5. 髓

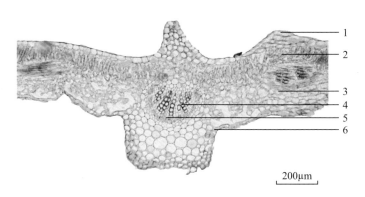

图98-4 穿心莲叶横切面图

1. 上表皮 2. 栅栏组织 3. 海绵组织 4. 木质部 5. 韧皮部 6. 下表皮

3. **叶表面观** 上下表皮均有增大的晶细胞，内含大型螺状钟乳体，直径约至36μm，长约至180μm，较大端有脐样点痕，层纹波状。下表皮气孔密布，直轴式，副卫细胞大小悬殊，也有不定式。腺鳞头部扁球形，4、6（8）细胞，直径至40μm，柄极短。非腺毛1～4细胞，长约至160μm，基部直径约至40μm，表面有角质纹理。（图98-5，图98-6）

4. **粉末特征** 粉末黄绿色或绿色。含钟乳体细胞较多，常单生，圆形、长椭圆形或棒状，亦有两个相接的双钟乳体。气孔直轴式或不定式。腺鳞头部细胞扁球形，4、6（8）细胞，柄极短。非腺毛1～4细胞。具梯纹导管及螺纹导管。（图98-7）

（三）理化鉴别

1. **薄层色谱** 取本品粉末1.0g，以95%乙醇提取，滤过，滤液蒸干后加乙醇溶解成1ml，即得供试品溶液。照薄层色谱法试验，取上述的供试品溶液和穿心莲内酯、脱水穿心莲内酯、新穿心莲内酯对照品溶液各10μl，分别点于同一以羧甲基纤维素钠为黏合剂的硅胶G薄层板上，以环己烷–三氯甲烷–甲醇–氨水（2∶5.5∶2∶0.3）为

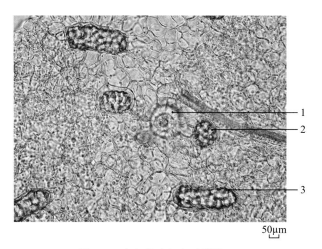

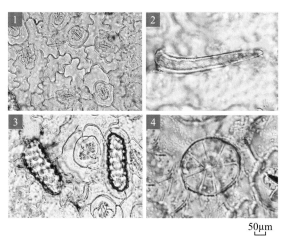

图98-5　穿心莲叶上表面观图

1.腺鳞　2.圆形钟乳体　3.长椭圆形钟乳体

图98-6　穿心莲叶下表面观图

1.气孔　2.非腺毛　3.钟乳体　4.腺鳞

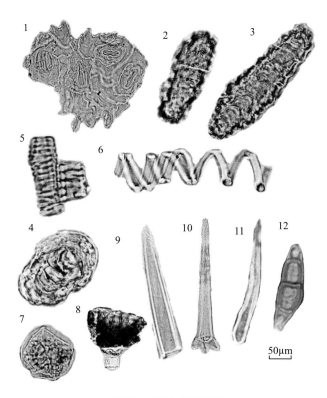

图98-7　穿心莲粉末图

1.气孔　2～4.钟乳体　5～6.导管　7～8.腺鳞　9～12.非腺毛

展开剂，喷以0.2%香草醛10%硫酸乙醇溶液，在105℃下加热至颜色出现。供试品色谱中，在与对照品色谱相应位置上，分别显相同颜色的斑点。（图98-8）

2. HPLC特征图谱　照高效液相色谱法测定。取本品粉末0.5g，以40%甲醇提取，即得供试品溶液；取对照品穿心莲内酯、新穿心莲内酯、去氧穿心莲内酯、脱水穿心莲内酯适量制成每1ml含0.1mg的混合对照品溶液；色谱条件为：乙腈–水（18∶82）梯度洗脱，从0min至60min，乙腈浓度从18%线性增加至60%；检测波长225nm，理论板数按穿心莲内酯或脱水穿心莲内酯峰计算应不低于2000。分别取对照品溶液与供试品溶液各20μl，注入液相色谱仪测定，即得特征图谱（图98-9）。特征图谱中穿心莲内酯、新穿心莲内酯、去氧穿心莲内酯、脱水穿心莲内酯相对于穿心莲内酯的相对保留时间分别为1.0，1.73，1.91，1.96。

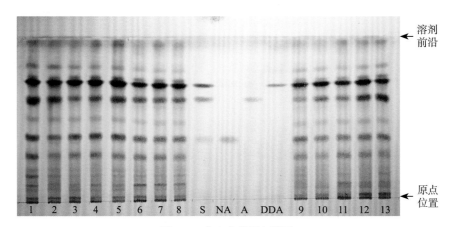

图98-8 穿心莲薄层色谱图

S. 混合标准品 NA. 新穿心莲内酯 A. 穿心莲内酯
DDA. 脱水穿心莲内酯
1～5. 穿心莲（购自广东） 6～8. 穿心莲（购自广西）
9～13. 穿心莲（购自福建）

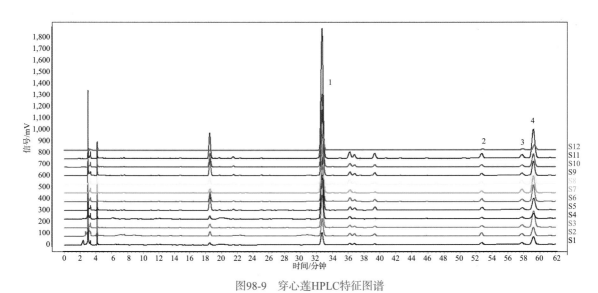

图98-9 穿心莲HPLC特征图谱

1. 穿心莲内酯 2. 新穿心莲内酯 3. 去氧穿心莲内酯 4. 脱水穿心莲内酯

【质量评价】 以叶多、色绿、无杂质者为佳。照高效液相色谱法测定，本品按干燥品计算，含穿心莲内酯（$C_{20}H_{30}O_5$）、脱水穿心莲内酯（$C_{20}H_{28}O_4$）不得少于0.80%。

【化学成分】 主要成分为二萜内酯类，此外还有黄酮、甾醇、有机酸、二萜醇、二萜酸盐、环烯醚等成分。

1. 二萜内酯类 穿心莲内酯（andrographolide）、脱水穿心莲内酯（dehydroandrographolide）、新穿心莲内酯（neoandrographolide）、脱氧穿心莲内酯（deoxyandrographolide）、穿心莲内酯苷（deoxyandrographiside）、异穿心莲内酯（isoandrographolide）、双穿心莲内酯醚（bisandrographolideether）、双穿心莲内酯A（bisandrographolide A）等[1-2]。

2. 黄酮类 有5,5′-二羟基-7,8,2′-三甲氧基黄酮（5,5′-dihydroxy-7,8,2′-trimethoxyflavone），2′-羟基-5,7,8-三甲氧基黄

酮（2′-hydroxy-5,7,8-trimethoxyflavone）、5-羟基-7,8,2′,6′-四甲氧基黄酮（5-hydroxy-7,8,2′,6′-tetramethoxyflavone）、5,3′-二羟基-7,8,4′-三甲氧基黄酮（5,3′-dihydroxy-7,8,4′-trimethoxyflavone）等[1-4]。

【性味归经】苦，寒。归心、肺、大肠、膀胱经。

【功能主治】清热解毒，凉血，消肿。用于感冒发热，咽喉肿痛，口舌生疮，顿咳劳嗽，泄泻痢疾，热淋涩痛，痈肿疮疡，蛇虫咬伤。

【药理作用】

1. 抗炎、抗感染作用 穿心莲的抗炎抗感染作用主要成分是其二萜内酯类[5]，穿心莲乙醇提取物体外抗菌作用明显，对于大肠埃希菌、金色葡萄球菌、枯草杆菌、黑曲霉、青霉等均有明显的抑菌作用[6]。

2. 对心血管系统作用 穿心莲内酯具有降压、降脂、抑制血小板聚集及调节血管内皮细胞抗血栓等作用，对心肌缺血有保护作用[7]。穿心莲黄酮在体内具有较强的抗血栓、降低血液黏度等作用[8]。

【用药警戒或禁忌】阳虚证及脾胃弱者慎服。

主要参考文献

[1] 张晓，唐力英，吴宏伟，等.穿心莲现代研究进展[J].中国实验方剂学杂志，2018，24(18)：222-234.

[2] 陈丽霞，曲戈霞，邱峰.穿心莲二萜内酯类化学成分的研究[J].中国中药杂志，2006，31(19)：1594-1597.

[3] 蒋珍藕.穿心莲属植物化学成分研究进展[J].中成药，2011，33(8)：1382-1388.

[4] 徐冲，王峥涛.穿心莲根的化学成分研究[J].药学学报，2011，46(3)：317-321.

[5] 韩光，曾超，杜钢军，等.穿心莲内酯衍生物的合成及其抗炎免疫活性[J].中草药，2006，37(12)：1771-1775.

[6] 刘志祥，曾超珍，张映辉.穿心莲提取物体外抗菌活性及稳定性的研究[J].北方园艺，2009，(1)：105-106.

[7] 高福军，张文高，周苏宁，等.穿心莲的心血管药理作用研究进展[J].中草药，2000，31(10)：86-88.

[8] 朱艳玲.穿心莲化学成分和药理作用的研究进展[J].中国现代药物应用，2013，7(14)：238-239.

（广东药科大学　曾令杰　崔丹丹）

99. 络石藤

Luoshiteng

TRACHELOSPERMI CAULIS ET FOLIUM

【别名】白花藤、爬墙虎、感冒藤。

【来源】为夹竹桃科植物络石 *Trachelospermum jasminoides*（Lindl.）Lem.的干燥带叶藤茎。

【本草考证】本品始载于《神农本草经》，列为上品，名为络石。《新修本草》载："此物生阴湿处，冬夏常青，实黑而圆，其茎蔓延绕树石侧，若在石间者叶细厚而圆短，绕树生者，叶大而薄，人家亦种之，俗名耐冬，山南人谓之石血。"《本草拾遗》载："在石者良，在木者随木有功，生山之阴，与薜荔相似。"《本草纲目》载："络石贴石而生，其蔓折之有白汁，其叶小于指头，厚实木强，面青背淡，涩而不光，有尖叶、圆叶二种，功用相同，盖一物也"。从本草书籍记载，古人使用的络石主要有两种，一种是《中国药典》收载的夹竹桃科络石 *Trachelospermum jasminoides*，另一种是桑科植物薜荔 *Ficus pumila* L.。按《本草拾遗》的记载，络石又与薜荔为不同的种，但功效相似。根据《本草纲目》的记载，圆叶者与薜荔相似，尖叶者与现今所用络石相符。

【原植物】常绿木质藤本，有乳汁；茎圆柱形，表面赤褐色，有皮孔；小枝被黄色柔毛，老时渐无毛。叶革质，椭圆形至卵状椭圆形或宽倒卵形，长2～10cm，宽1～4.5cm，顶端锐尖至渐尖或钝，有时微凹或有小凸尖，基部渐狭至钝，叶面无毛，叶背被疏短柔毛，老叶渐无毛；叶柄内和叶腋外腺体钻形，长约1mm。二歧聚伞花序腋生或顶生，圆锥状，与叶等长或较长；花白色，芳香；苞片及小苞片狭披针形，长1～2mm；花萼5深裂，顶部反卷，外面被有长柔毛及缘毛，内面无毛，基部具10枚鳞片状腺体；花冠筒中部膨大，外面无毛，内面在喉部及雄蕊着生处被短柔毛；雄蕊着生在花冠筒中部，腹部粘生在柱头上，隐藏在花喉内；子房2心皮，离生，无毛；每心皮有胚珠多颗，着生于2个并生的侧膜胎座上。蓇葖双生，叉开，无毛，线状披针形，向先端渐尖；种子多颗，褐色，线形，顶端具白色绢质种毛。花期3～7月，果期7～12月。（图99-1）

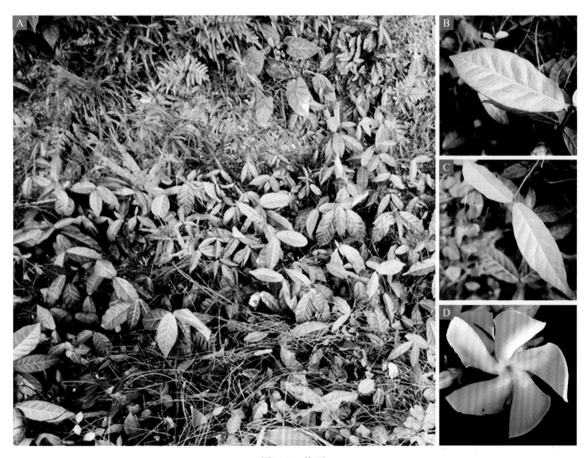

图99-1　络石

A.植株　B.叶背面　C.叶正面　D.花

【主产地】主产于江苏、安徽、湖北、山东、广东、广西。

【采收与加工】秋季落叶前，采收茎叶，晒干。

【药材鉴别】

（一）性状特征

茎呈圆柱形，弯曲，多分枝，长短不一，直径1～5mm；表面红褐色，有点状皮孔和不定根；质硬，断面淡黄白色，常中空。叶对生，有短柄；展平后叶片呈椭圆形或卵状披针形，长1～8cm，宽0.7～3.5cm；全缘，略反卷，上表面暗绿色或棕绿色，下表面色较淡；革质。气微，味微苦。（图99-2）

（二）显微鉴别

1. 茎横切面　木栓层为棕红色数列木栓细胞；表面可见单细胞非腺毛，壁厚，具壁疣；木栓层内侧为石细胞环带，木栓层与石细胞环带之间有草酸钙方晶分布；皮层狭窄；韧皮部薄，外侧有非木化的纤维束，断续排列成环；形成层成环；木质部均由木化细胞组成，导管多单个散在；木质部内方尚有形成层和内生韧皮部；髓部木化纤维成束，周围薄壁细胞内含草酸钙方晶；髓部常破裂。（图99-3）

2. 粉末特征　粉末淡黄绿色。晶鞘纤维成束或单个散在，壁厚，纤维束周围的薄壁细胞中含有草酸钙方晶，形成晶鞘纤维；石细胞类方形、长方形或不规则形，壁厚，纹孔及孔沟明显；叶下表皮细胞表面观垂周壁呈波状弯曲，可见气孔及非腺毛存在，气孔平轴式。非腺毛由1～8个细胞组成，表面具疣状突起；草酸钙簇晶存在于叶肉细胞中，直径10～30μm；乳汁管少见，或具分枝，直径10～30μm；木栓细胞表面观呈类方形或多角形。（图99-4）

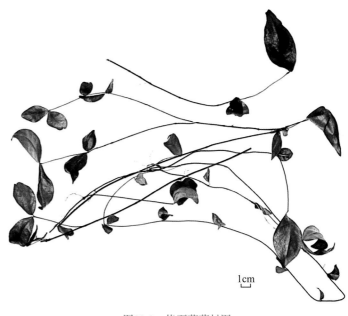

图99-2　络石藤药材图

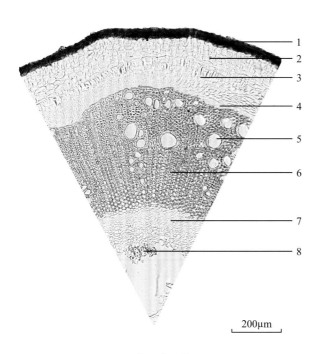

图99-3　络石藤茎横切面图

1. 木栓层　2. 皮层　3. 石细胞　4. 韧皮部　5. 导管　6. 木质部
7. 髓部　8. 木化纤维

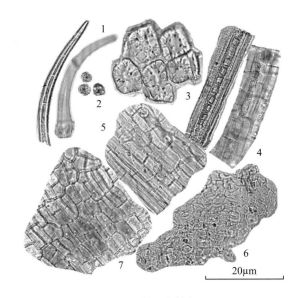

图99-4　络石藤粉末图

1. 非腺毛　2. 草酸钙簇晶　3. 石细胞　4. 晶鞘纤维
5. 乳汁管　6. 表皮细胞及气孔　7. 木栓细胞

（三）理化鉴别

薄层色谱　取本品粉末1g，加甲醇10ml，超声处理30分钟，滤过，取滤液作为供试品溶液。另取络石藤对照药材1g，同法制成对照药材溶液。照薄层色谱法试验，吸取上述两种溶液各20μl，分别点于同一硅胶G薄层板上，以三氯甲烷–甲醇（20∶3）为展开剂，展开，取出，晾干，置于碘蒸气中熏至斑点显色清晰。供试品色谱中，在与对照药材色谱相应的位置上，显相同颜色的斑点。（图99-5）

【质量评价】以叶多而色绿者为佳。照高效液相色谱法测定，本品按干燥品计算，含络石苷（$C_{27}H_{34}O_{12}$）不得少于0.45%。

【化学成分】主要成分为木脂素类、黄酮类、三萜类和生物碱化合物及紫罗兰酮衍生物等。

1. 木脂素类 牛蒡子苷、牛蒡子苷元、罗汉松树脂苷、罗汉松树脂酚、罗汉松树脂-4,4'-二葡萄糖苷、络石苷、络石苷元、络石苷元-4'-O-β-龙胆二糖苷、去甲络石苷、去甲络石苷元-8'-O-β-葡萄糖苷、去甲络石苷元、去甲络石苷元5'-C-β-葡萄糖苷、络石酰胺、tanegoside B 等[1, 2]。

2. 黄酮类 大豆苷、5,7,4'-三羟基-3'-甲氧基黄酮、柯伊利素-7-O-葡萄糖苷、木犀草素、木犀草苷、木犀草素-7-龙胆二糖苷、紫云英苷、异槲皮苷、异蚊母树苷、芹菜素、芹菜素-6,8-二-C-葡萄糖、芹菜素-7-龙胆二糖苷、柚皮苷等[1-4]。

3. 三萜类 络石苷F、络石苷D-1、络石苷E-1、络石苷元B、络石苷B-1、奎诺酸-3-O-β-D-吡喃葡萄糖苷-27-O-β-D-葡萄糖脂、辛可酸-3-O-β-D-吡喃葡萄糖苷-27-O-β-D-葡萄糖脂等[3]。

4. 甾醇类 cycloeucalenol、α-香树脂醇、羽扇豆醇、α-香树脂醇乙酸酯、β-香树脂醇乙酸酯、α-香树脂醇棕榈酸酯、熊果酸、豆甾-4-烯-3-酮、β-谷甾醇等化合物[5]。

5. 其他 络石内酯苷（trachelinoside）、络石紫罗兰酮苷（tracheloionoside）、猕猴桃紫罗兰酮苷（actinidioionoside）、淫羊藿苷B₅、玫瑰苷、阿魏酸、水杨酸、香草酸、大黄素、东莨菪素等亦有报道[5]。

图99-5 络石藤薄层色谱图
1. 样品 2. 对照药材

【药理作用】

1. 抗炎镇痛作用 络石藤对二甲苯所致耳肿胀有一定抑制作用，抑制率处于筛选标准（＞30%）的临界水平；对琼脂所致小鼠足肿胀均有一定抑制作用。此外，还可提高小鼠热板致痛的痛阈；对酒石酸锑钾所致小鼠扭体反应有一定抑制作用，抑制率均大于筛选标准（＞50%），表明络石藤药材具有一定的抗炎、镇痛作用[6]。

2. 抗疲劳作用 络石藤三萜总皂苷能延长小鼠负重力竭游泳时间，降低定量负荷后全血乳酸及血浆尿素氮、丙二醛的含量，说明其能有效提高机体运动耐力和增加机体的非特异性抵抗力及适应能力等[7]。

3. 降血脂作用 选用高脂饲料饲喂大鼠造成高脂血症模型，发现中、高剂量的络石藤组均能显著降低高脂血症大鼠的血清中的胆固醇、甘油三酯、低密度脂蛋白，显著升高高密度脂蛋白，表明络石藤提取物对高脂血症大鼠有一定的降脂作用[8]。

4. 抗肿瘤作用 络石藤中所含木脂素类成分有抗癌作用，其作用机制为抗雌激素样作用，这类木脂素类化合物在动物的肠道内被菌群转化为enterolactone（ELN）或enterodiol[9]。

5. 其他 络石藤煎液泡脚对治疗小儿腹泻效果良好，作用机制是药液的热量刺激足部皮肤末梢感受器，改善血液循环，促进有效成分在体内的吸收，进而抑制肠道菌群[10]。

【性味归经】苦，微寒。归心、肝、肾经。

【功能主治】祛风通络，凉血消肿。用于风湿热痹，筋脉拘挛，腰膝酸痛，喉痹，痈肿，跌扑损伤。

【附注】

1. 根据本草书籍记载，古人使用的络石藤主要有两种，一种为现行版《中国药典》收载的夹竹桃科植物络石，另一种为桑科植物薜荔 *Ficus pumila* Linn.。薜荔为攀援或匍匐灌木，叶分为营养叶和繁殖叶两种，薄革质，基部稍不对称，叶柄很短。隐头果梨形，可做凉粉；果序托囊瓢状，在两广地区作为王不留行的习用品使用。

2. 两广地区习惯将茜草科植物蔓九节 *Psychoria serpens* L.作为络石藤使用。蔓九节为攀援或匍匐的多分枝藤本，常以气根攀附于树干或岩石上。叶对生，革质；年幼植株的叶呈卵形或倒卵形，年老植株的叶多呈椭圆形、披针形或倒卵状长圆形，边缘全缘或稍反卷；叶柄无毛或有秕糠状短柔毛；托叶膜质，短鞘状，常脱落。聚伞花序圆锥状或伞房状，顶生，花白色。核果浆果状，球形或椭圆形，有纵棱，常呈白色；果核背面凸起，有纵棱，腹面平而光滑。

主要参考文献

[1] 景玲，于能江，赵毅民，等.络石藤中微量化学成分的分离及结构鉴定[J].中国中药杂志，2012，11：1581-1585.

[2] Tan XQ，Chen H S，Liu R H，et al. Lignans from Trachelospermum jasminoides[J]. Planta Med，2005，71(1)：93-95.

[3] 谭兴起，陈海生，周密，等.络石藤中的三萜类化合物[J].中草药，2006，(2)：171-174.

[4] 富乐，赵毅民，王金辉，等.络石藤黄酮类化学成分研究[J].解放军药学学报，2008，(4)：299-301.

[5] 袁珊琴，于能江，赵毅民，等.络石藤化学成分的研究[J].中草药，2010，(2)：179-181.

[6] 来平凡，范春雷，李爱平.夹竹桃科络石与桑科薜荔抗炎镇痛作用比较[J].中医药学刊，2003，(1)：154-155.

[7] 谭兴起，郭良君，孔飞飞，等.络石藤三萜总皂苷抗疲劳作用的实验研究[J].解放军药学学报，2011，(2)：128-131.

[8] 徐梦丹，王青青，蒋翠花.络石藤降血脂及抗氧化效果研究[J].药物生物技术，2014，(2)：149-151.

[9] 西部二省，韩英梅 络石藤化学成分及其抗癌活性[J].国外医药（植物药分册），2002，(2)：57 58.

[10] 王丽英，王茂晨.络石藤煎液浸泡治疗小儿腹泻88例观察[J].山东医药，1993，(3)：33.

（广东省药品检验所　黄国凯　　江门市药品检验所　曾志坚）

100. 莪术

Ezhu

CURCUMAE RHIZOMA

【别名】蓬莪茂、蒁药、蓬术、黑心姜、广术。

【来源】为姜科植物蓬莪术 *Curcuma phaeocaulis* Val.、广西莪术 *Curcuma kwangsiensis* S. G. Lee et C. F. Liang 或温郁金 *Curcuma wenyujin* Y. H. Chen et C. Ling 的干燥根茎。后者习称"温莪术"。

【本草考证】本品始载于《雷公炮炙论》。《新修本草》姜黄条载："叶、根都似郁金，花春生于根，与苗并出。夏花烂，无子。根有黄、青、白三色。其作之方法，与郁金同尔。西戎人谓之蒁药，其味辛少、苦，与郁金同，惟花生异尔。"说明当时莪术与姜黄是混称的。《本草拾遗》载："一名蓬莪，黑色；二名蒁，黄色；三名波杀，味甘，有大毒。""蓬莪"可能是指蓬莪术（根茎断面墨绿，干时黑色）；"蒁"可能包括温郁金（根茎断面黄色）；"波杀"有大毒，应不是姜黄属植物。《图经本草》载："蓬莪茂，生西戎及广南诸州。今江浙或有之。三月生苗在田野中，其茎如钱大，高二、三尺。叶青白色，长一、二尺，大五寸以来，颇类蘘荷。五月有花作穗，黄色，头微紫。根如生姜，而茂在根下，似鸡鸭卵，大小不常"。并附"端州蓬莪茂"和"温州蓬莪茂"图。温州蓬莪茂即今之温郁金，端州蓬莪茂应为广西莪术。

【原植物】

1. 蓬莪术　多年生草本。主根茎陀螺形至锥状陀螺形，断面黄绿色至墨绿色，有时灰蓝色。块根纺锤状，断面黄绿色或近白色。叶2列，叶片长圆状椭圆形，长20～50cm，宽8～20cm，无毛，叶片上面沿中脉有1～2cm宽的紫色晕；叶鞘下段常为褐紫色。穗状花序从根茎抽出；缨部苞片长椭圆形，粉红色至红紫色；中下部苞片近圆形，淡绿色至白色。花期4～6月。（图100-1A）

2. 广西莪术　根茎卵球形，鲜时内部白色或微带淡奶黄色。须根细长，末端常膨大成近纺锤形块根。叶片椭圆状披针形，两面被柔毛。穗状花序从根茎抽出；花序下部的苞片阔卵形，先端平展，淡绿色，上部的苞片长圆形，斜举，淡红色；花生于下部和中部的苞片腋内；花萼白色，一侧裂至中部，先端有3钝齿；花冠管喇叭状，花冠裂片3片；

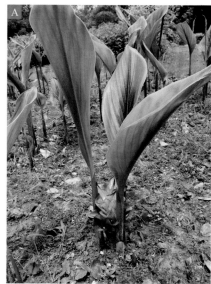 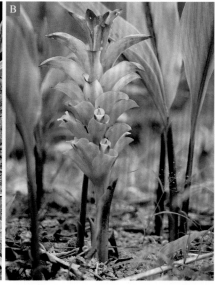 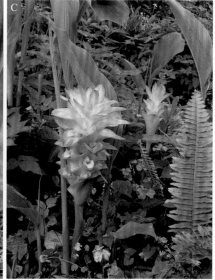

图100-1　蓬莪术、广西莪术和温郁金

A. 蓬莪术　B. 广西莪术　C. 温郁金

唇瓣近圆形，淡黄色；花丝扁阔；花柱丝状，无毛，柱头头状，具缘毛，子房被长柔毛。花期5～7月。（图100-1B）

3. 温郁金　株高约1m；根茎肉质，肥大，椭圆形或长椭圆形，黄色，芳香；根端膨大呈纺锤状。叶基生，叶片长圆形，顶端具细尾尖，基部渐狭，叶面无毛，叶背被短柔毛；叶柄约与叶片等长。花葶单独由根茎抽出，与叶同时发出或先叶而出，穗状花序圆柱形，上部无花的苞片较狭；花萼被疏柔毛，长0.8～1.5cm，顶端3裂；花冠管漏斗形，喉部被毛；侧生退化雄蕊淡黄色，倒卵状长圆形，长约1.5cm；唇瓣黄色，倒卵形，长2.5cm，顶微2裂；子房被长柔毛。花期4～6月。（图100-1C）

【主产地】蓬莪术主产于四川、福建、广东等地；广西莪术主产于广西，云南亦有少量分布；温郁金主产于浙江。

【栽培要点】

1. 生物学特性　喜温暖湿润的气候条件，生长地区年平均气温在21℃以上。宜在土层深厚、上层疏松、下层较紧密的砂质壤土栽培。忌连作。

2. 栽培技术　收获时选无病虫害、无损伤的根茎作种。种根茎置室内干燥通风处堆放贮藏过冬，春季栽培时取出。栽培前将大的根茎纵切成小块，每块2个芽以上。以行距33～40cm，穴距27～33cm栽种。每年进行中耕除草3～4次，结合追肥进行。肥料以人粪尿或硫酸铵等氨肥为主。9月间重施磷钾肥，以促进块根生长。在块根形成期和膨大期要注意灌溉，但水分过多时须及时排水，以免根腐。

3. 病虫害　病害：黑斑病。虫害：地老虎、蛴螬。

【采收与加工】12月中、下旬，地上部分枯萎时，挖掘根部，除去根茎上的泥土，洗净，置锅里蒸或煮约15分钟，晒干或烘干，除去须根即成。也可将根茎放入清水中浸泡，捞起，沥干水，润透，切薄片，晒干或烘干[2]。

【商品规格】仅"统货"一个规格，统货莪术包括"蓬莪术"、"广西莪术"和"温莪术"。

【药材鉴别】

（一）性状特征

1. 蓬莪术　呈卵圆形、长卵形、圆锥形或长纺锤形，顶端多钝尖，基部钝圆，长2～8cm，直径1.5～4cm。表面灰黄色至灰棕色，上部环节突起，有圆形微凹的须根痕或残留的须根，有的两侧各有1列下陷的芽痕和类圆形的侧生根茎痕，有的可见刀削痕。体重，质坚实，断面灰褐色至蓝褐色，蜡样，常附有灰棕色粉末，皮层与中柱易分离，内皮层环纹棕褐色。气微香，味微苦而辛。（图100-2）

2. 广西莪术　环节稍突起，断面黄棕色至棕色，常附有淡黄色粉末，内皮层环纹黄白色。（图100-3）

3. 温莪术　断面黄棕色至棕褐色，常附有淡黄色至黄棕色粉末。气香或微香。（图100-4）

（二）显微鉴别

1. 根茎横切面　木栓细胞数列，有时已除去；皮层散有叶迹维管束；内皮层明显；中柱较宽，维管束外韧型，散在，沿中柱鞘部位的维管束较小，排列较密；薄壁细胞充满糊化的淀粉粒团块，薄壁组织中有含金黄色油状物的

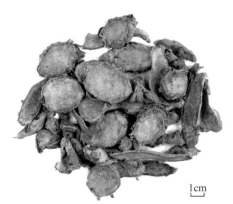

图100-2　蓬莪术药材图

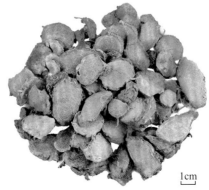

图100-3　广西莪术药材图

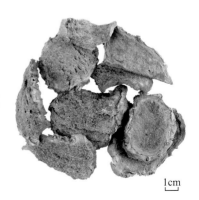

图100-4　温莪术药材图

细胞散在。（图100-5）

2. **粉末特征** 黄色或棕黄色。油细胞多破碎，完整者直径62～110μm，内含黄色油状分泌物；导管多为螺纹导管、梯纹导管，直径20～65μm；纤维孔沟明显，直径15～35μm；淀粉粒大多糊化。（图100-6）

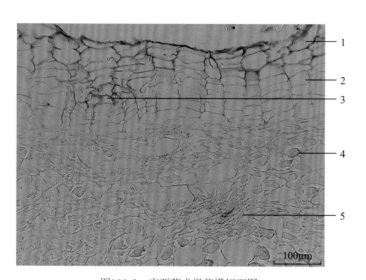

图100-5　广西莪术根茎横切面图

1. 木栓细胞　2. 皮层　3. 叶迹维管束　4. 糊化淀粉粒　5. 维管束

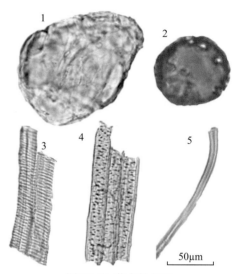

图100-6　莪术粉末图

1. 糊化淀粉粒　2. 油细胞　3. 梯纹导管
4. 具缘纹孔导管　5. 非腺毛

（三）理化鉴别

薄层色谱　取本品粉末0.5g，置具塞离心管中，加石油醚（30～60℃）10ml，超声处理20min，滤过，滤液挥干，残渣加无水乙醇1ml使溶解，作为供试品溶液。另取吉马酮对照品，加无水乙醇制成每1ml含0.4mg的溶液，作为对照品溶液。照薄层色谱法试验，吸取上述两种溶液各10μl，分别点于同一硅胶G薄层板上，以石油醚（30～60℃）–丙酮–乙酸乙酯（94∶5∶1）为展开剂，展开，取出，晾干，喷以1%香草醛硫酸溶液，在105℃加热至斑点显色清晰。供试品色谱中，在与对照品色谱相应的位置上，显相同颜色的斑点。（图100-7）

【**质量评价**】照挥发油测定法测定，本品挥发油含量不得少于1.5%（ml/g）。

【**化学成分**】

1. **蓬莪术**　根茎含莪术醇（curcumenol）、异莪术烯醇（isocurcumenol）、莪术酮（curzerenone）、吉马酮（germacrone）、β-谷甾醇（β-sitosterol）[1]。

2. **广西莪术**　根茎含挥发油，主要成分为β-榄香烯（β-elemene）、莪术酮、莪术醇、莪术二酮（curdione）、莪术烯（curzerene）等[2]。

3. **温莪术**　根茎含挥发油，主要成分为桉叶素（eucalypto1）、榄香烯（elemene）、莪术烯、β-榄烯酮（β-eleme-

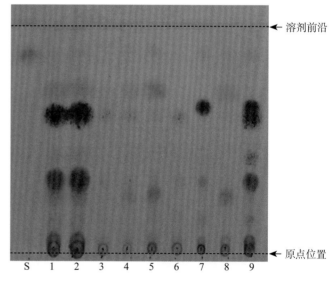

图100-7　莪术薄层色谱图

S. 吉马酮对照品；1. 蓬莪术样品（采自广西宾阳）
2. 蓬莪术样品（采自广西天等）3,4. 广西莪术样品（购自广西玉林）
5. 广西莪术样品（采自靖西）6. 广西莪术样品（购自广西玉林）
7. 温郁金样品（采自广西壮族自治区药用植物园）
8. 广西莪术样品（采自靖西）
9. 温郁金样品（采自广西壮族自治区药用植物园）

none）、吉马酮、莪术二酮、新莪术二酮（neocurdione）[3]。

【性味归经】辛、苦，温。归肝、脾经。

【功能主治】行气破血，消积止痛。用于癥瘕痞块，瘀血经闭，胸痹心痛，食积胀痛。

【药理作用】

1. 抗肿瘤作用 莪术提取物对非黑色素性皮肤癌小鼠TIMP-2、TIMP-1、nm23和p53表达有改善作用[4]。

2. 抗血栓作用 广西莪术乙酸乙酯部位具有显著的抗血栓形成作用，其机制可能与提高NO、6-keto-PGF$_1$α水平，减少ET-1、TXB$_2$水平，降低全血黏度、血浆黏度有关[5]。

3. 活血化瘀作用 醋炙蓬莪术能够延长小鼠凝血时间和改善大鼠血液流变学，具有活血化瘀作用[6]。

4. 改善认知作用 莪术二酮可显著改善老年小鼠部分肝切除术后认知功能障碍，其机制可能与抑制海马组织中氧化应激，抑制NF-κB激活，减少炎症细胞因子IL-1β、IL-6及TNF-α的释放有关[7]。

5. 抑制血小板凝聚作用 莪术二酮对ADP诱导的兔血小板聚集具有抑制作用，提示莪术二酮为莪术治疗瘀血经闭的活性成分之一[8]。

【用药警戒或禁忌】孕妇禁用。

【分子生药】基于SSR分子标记的研究发现广西莪术不同种质在分子水平上存在较大的差异，这种差异主要由遗传因素决定，但也与环境因素有关[9]。基于ISSR-PCR标记的研究发现莪术种内的遗传多样性低于种间，居群间的遗传变异较大，而居群内部的分化程度很低[10]。

主要参考文献

[1] 彭炳先，周欣，王道平，等.中药蓬莪术化学成分的研究[J].时珍国医国药，2005，16(11)：1091-1092.

[2] 陈旭，曾建红，戴平，等.广西莪术挥发油化学成分的分析[J].药物生物技术，2008，15(4)：293-295.

[3] 万明珠，梁逸曾，赵晨曦，等.温莪术挥发性化学成分分析和指纹图谱研究[J].时珍国医国药，2009，20(10)：2428-2430.

[4] 康康，张晓云，陈昭，等.莪术提取物对非黑色素性皮肤癌小鼠TIMP-2、TIMP-1、nm23及p53表达的影响[J].广东医学，2015，36(17)：2666-2669.

[5] 陈晓军，韦洁，蒋珍藕，等.广西莪术乙酸乙酯部位的抗血栓作用[J].中成药，2018，40(6)：1238-1242.

[6] 孙涛，余成浩，彭腾，等.醋炙蓬莪术活血化瘀作用研究[J].中药药理与临床，2012，28(2)：104-106.

[7] 石红，石磊，李建雄.莪术二酮对肝部分切除老年小鼠术后认知功能和海马区炎性因子表达的影响[J].西安交通大学学报（医学版），2017，38(5)：749-752.

[8] 夏泉，董婷霞，詹华强，等.莪术二酮对ADP诱导的兔血小板聚集的抑制作用[J].中国药理学通报，2006，22(9)：1151-1152.

[9] 杨妮，王建.利用SSR分子标记初步分析广西莪术种质资源的遗传多样性[J].湖北农业科学，2015(10)：2408-2411.

[10] 王晓慧，汤晓闯，杨恩秀，等.莪术不同种和居群的ISSR-PCR分析[J].中国中药杂志，2008，33(18)：2037-2040.

（广西壮族自治区药用植物园　潘春柳　黄雪彦）

101. 桂枝

Guizhi

CINNAMOMI RAMULUS

【别名】柳桂。

【来源】为樟科植物肉桂*Cinnamomum cassia* Presl.的干燥嫩枝。

【本草考证】本品始载于《神农本草经》，列为上品。《新修本草》载："其小枝薄卷及二三重者，或名菌桂，或名筒桂。其牡桂，嫩枝皮，名为肉桂，亦名桂枝。"《图经本草》载："叶狭长于菌桂之二倍，其嫩枝半捲，多紫肉，中皱起，肌理虚软，谓之桂枝，又名肉桂。"《宝庆本草折衷》载："桂枝，乃枝上细皮，其嫩小枝皮一名柳桂，非谓出于柳州者也。"《本草蒙筌》载："桂枝，枝梗小条，非身干麄厚之处。"《本草从新》载："桂枝横行手臂，以其为枝也；肉桂乃近根之最厚；桂心即在中之次厚者。桂枝即顶上细枝。"《本草求真》载："系肉桂枝梢。其体轻。其味辛。其色赤。"综上所述，明代以前，桂枝所指的是樟科植物肉桂*Cinnamomum cassia*的树干及粗枝之皮。而清朝至今所用的"桂枝"，原名柳桂，即来源于樟科肉桂*Cinnamomum cassia*的细小嫩枝。

【原植物】【主产地】【栽培要点】参见"肉桂"。

【采收与加工】春、夏二季采收，除去叶，晒干，或切片晒干。

【商品规格】桂枝按枝条的粗细及破碎率分为三个等级。一等：表面棕红色，切面木部浅黄棕色，片形完整，直径≤0.5cm，香气浓；破碎率≤10%；二等：表面红棕色，片形完整，直径0.5~0.7cm，香气较浓；破碎率≤10%；三等：表面棕色，木部黄白色，片形完整，直径0.7~1.5cm；香气较弱；破碎率≤30%。

【药材鉴别】

（一）性状特征

本品呈长圆柱形，多分枝，长30~75cm，粗端直径0.3~1cm。表面红棕色至棕色，有纵棱线、细皱纹及小疙瘩状的叶痕、枝痕和芽痕，皮孔点状。质硬而脆，易折断。切片厚2~4mm，切面皮部红棕色，木部黄白色至浅黄棕色，髓部略呈方形。有特异香气，味甜、微辛，皮部味较浓。（图101-1）

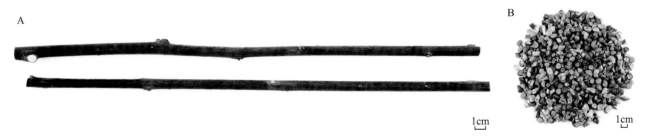

A

B

1cm

1cm

图101-1 桂枝药材图

A. 药材　B. 饮片

（二）显微鉴别

1. 嫩枝横切面　表皮细胞1列，嫩枝有时可见单细胞非腺毛；木栓细胞3~5列，最内1列细胞外壁增厚；皮层有油细胞及石细胞散在；中柱鞘石细胞群断续排列成环，并伴有纤维束；韧皮部有分泌细胞和纤维散在；形成层明显；木质部射线宽1~2列细胞，含棕色物；导管单个散列或2至数个相聚；木纤维壁较薄，与木薄壁细胞不易区别；髓部细胞壁略厚，木化；射线细胞偶见细小草酸钙针晶。（图101-2）

2. 粉末特征　粉末红棕色；石细胞类方形或类圆形，直径30~64μm，壁厚，有的一面菲薄；韧皮纤维大多成束或单个散离，无色或棕色，梭状，有的边缘齿状突出，直径12~40μm，壁甚厚，木化，孔沟不明显；油细胞类圆形或椭圆形，直径41～104μm；木纤维众多，常成束，具斜纹孔或相交成十字形；木栓细胞黄棕色，表面观多角形，含红棕色物；导管主为具缘纹孔，直径约至76μm。（图101-3）

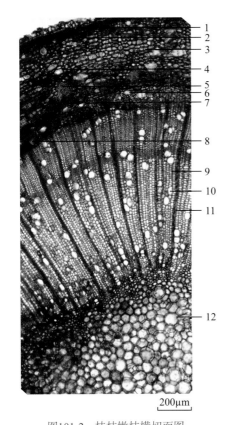

图101-2　桂枝嫩枝横切面图

1. 表皮　2. 木栓层　3. 皮层　4. 石细胞
5. 纤维束　6. 油细胞　7. 韧皮部　8. 分泌细胞
9. 形成层　10. 木质部　11. 木射线　12. 髓

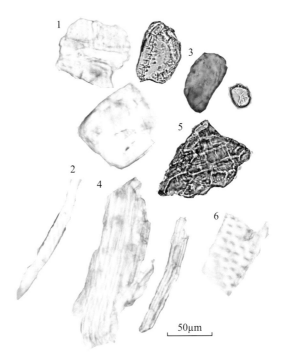

图101-3　桂枝嫩枝粉末图

1. 石细胞　2. 韧皮纤维　3. 油细胞　4. 木纤维
5. 木栓细胞　6. 导管

（三）理化鉴别

薄层色谱　（1）取本品粉末0.5g，加乙醇10ml，密塞，浸泡20分钟，时时振摇，滤过，取滤液作为供试品溶液。另取桂皮醛对照品，加乙醇制成每1ml含1μl的溶液，作为对照品溶液。照薄层色谱法试验，吸取供试品溶液10～15μl、对照品溶液2μl，分别点于同一硅胶G薄层板上，以石油醚（60～90℃）–乙酸乙酯（17：3）为展开剂，展开，取出，晾干，喷以二硝基苯肼乙醇试液。供试品色谱中，在与对照品色谱相应的位置上，显相同的橙红色斑点。

（2）取本品粉末2g，加乙醚10ml，浸泡30分钟，时时振摇，滤过，滤液挥干，残渣加三氯甲烷1ml使溶解，作为供试品溶液。另取桂枝对照药材2g，同法制成对照药材溶液。照薄层色谱法试验，吸取上述两种溶液各15μl，分别点于同一硅胶G薄层板上，使成条状，以石油醚（60～90℃）–乙酸乙酯（17：3）为展开剂，展开，取出，晾干，喷以香草醛硫酸试液，在105℃加热至斑点显色清晰。供试品色谱中，在与对照药材色谱相应的位置上，显相同颜色的斑点。

【质量评价】以枝条嫩细均匀，色红棕，香气浓者为佳。照高效液相色谱法测定，本品按干燥品计算，含桂皮醛（C_9H_8O）不得少于1.0%。

【化学成分】主要成分为以桂皮醛为主的挥发油类，尚含有有机酸类、鞣质类、糖类、甾体类、香豆素类等成分。

1. 挥发油类　桂皮醛（cinnamaldehyde）、反式桂皮醛（trans-cinnamaldehyde）、对甲氧基桂皮醛（*p*-methoxycinnamic-

aldehyde）、δ-杜松烯（δ-cadinene）、苯丙醛（phenylpropyl aldehyde）、苯甲醛（benzaldehyde）、苯乙酮（acetophenone）、苯丙醇（phenylpropanol）、姜黄烯（curcumene）、α-依兰油烯（α-muurolene）、邻甲氧基桂皮醛（2-methoxycimnamaldehyde）等[1]。

2. 有机酸类　反式肉桂酸（E-cinnamic acid）、3-羟基-4-甲氧基苯甲酸（3-hydroxy-4-methoxy-benzoic acid）、香草酸（vanillic acid）、正二十三烷酸（tricosanoic acid）、正十七烷酸（heptadecanoic acid）等[2]。

【性味归经】辛、甘，温。归心、肺、膀胱经。

【功能主治】发汗解肌，温通经脉，助阳化气，平冲降气。用于风寒感冒，脘腹冷痛，血寒经闭，关节痹痛，痰饮，水肿，心悸，奔豚。

【药理作用】

1. 抗菌、抗病毒作用　桂枝挥发油对金黄色葡萄球菌、大肠埃希菌有杀菌作用，其杀灭率大于99%[3]。桂枝挥发油及桂皮醛对流感病毒H_1N_1的增殖有抑制作用[4]。

2. 抗炎作用　桂枝挥发油对二甲苯所致的耳廓肿胀、醋酸所致的毛细血管通透性亢进、角叉菜胶所致大鼠足肿胀和大肠埃希菌内毒素所致大鼠急性肺炎都有明显的抑制作用[5]。

3. 抗肿瘤作用　桂皮酸单用或与顺铂联用可明显抑制肝癌细胞MHCC97的增殖并诱导其凋亡[6]。

4. 镇静、抗焦虑作用　桂枝水提物对大鼠中枢神经系统具有镇静和抗焦虑作用，随着用药剂量的增加镇静作用增强[7]。

【分子生药】基于DNA条形码序列的分子鉴定：NJ树和psbA-trnH序列可以准确鉴别肉桂与同属近缘种[8]。

主要参考文献

[1] 沈群，陈飞龙，罗佳波. 桂枝、肉桂挥发油化学成分GC-MS分析[J]. 中药材，2002，25(4)：257-258.

[2] 蔡芷辰，李振麟，徐谦，等. 桂枝的化学成分分析[J]. 中国实验方剂学杂志，2014，20(22)：57-60.

[3] 万里江，范正达，唐风雷，等. 桂枝挥发油的提取及抗菌试验的考察[J]. 海峡药学，2008，20(12)：32-34.

[4] 刘蓉，何婷，曾南，等. 桂枝挥发油及桂皮醛抗流感病毒的机制研究[J]. 中草药，2013，44(11)：1460-1464.

[5] 徐世军，沈映君，解宇环. 桂枝挥发油的抗炎作用研究[J]. 中药新药与临床药理，2007，18(3)：186-189.

[6] 邵军良，韩明芳，黎运呈. 桂皮酸联合顺铂对人肝癌MHCC97细胞的增殖抑制和凋亡诱导作用[J]. 中国病理生理杂志，2013，29(7)：1219-1224.

[7] 郑芳昊，罗佳波. 桂枝对大鼠中枢神经系统作用的研究[J]. 中药药理与临床，2014，30(4)：76-79.

[8] 杨培，周红，马双姣，等. 叶绿体psbA-trnH序列鉴定药食同源肉桂类药材[J]. 中国药学杂志，2015，50(17)：1496-1499.

（广西壮族自治区药用植物园　余丽莹　王春丽）

102. 桉油

Anyou

EUCALYPTUS OIL

【别名】桉树脑、桉油素、桉叶素。

【来源】为桃金娘科植物蓝桉*Eucalyptus globulus* Labill.、樟科植物樟*Cinnamomum camphora*（L.）Presl或上述同属其他植物经水蒸气蒸馏提取的挥发油。

【本草考证】历代本草无记载。

【原植物】

1. **蓝桉**　常绿大乔木。树皮灰蓝色；嫩枝略有棱。幼态叶对生，叶片卵形，基部心形，无柄，有白粉；成长叶片革质，披针形，镰状，两面有腺点；叶柄长1.5～3cm，稍扁平。花单生或2～3朵聚生于叶腋内；无花梗或极短；萼管倒圆锥形，表面有4条突起棱角和小瘤状突，被白粉；帽状体稍扁平，中部为圆锥状突起，比萼管短，2层，外层平滑，早落；雄蕊长8～13mm，多列，花丝纤细，花药椭圆形；花柱长7～8mm，粗大。蒴果半球形，4棱，果缘平而宽，果瓣不突出。果期夏季及冬季。（图102-1）

广西、云南、四川等地栽培。原产地在澳大利亚东南角的塔斯马尼亚岛，生于海岸至海拔300m的温暖地区。

常用同属其他植物有窿缘桉*Eucalyptus exserta* F. V. Muell.、桉*Eucalyptus robusta* Smith等。（图102-2，图102-3）

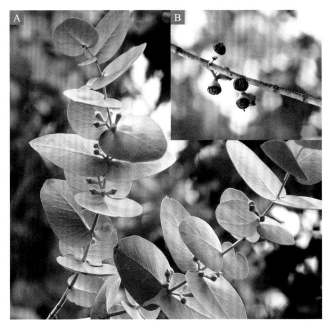

图102-1　蓝桉（石国政　摄）

A. 植株　B. 果实

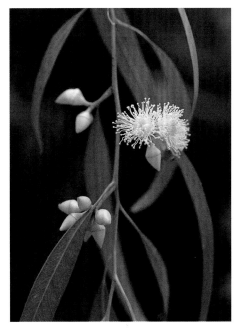

图102-2　窿缘桉（花枝）（吴双　摄）

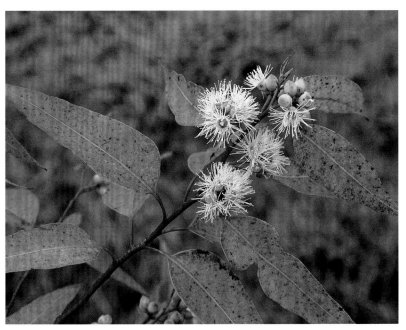

图102-3　桉（花枝）（吴双　摄）

2. **樟**　常绿大乔木，高可达30m，直径可达3m，树冠广卵形，全株有樟脑气味。顶芽广卵形或圆球形，鳞片宽卵形或近圆形，外面略被绢状毛。叶互生，卵状椭圆形，长6～12cm，宽2.5～5.5cm，具离基三出脉；叶柄纤细，长2～3cm。圆锥花序腋生，长3.5～7cm；花绿白或带黄色，长约3mm；花被内面密被短柔毛，花被筒倒锥形，花被裂片椭圆形。能育雄蕊9，花丝被短柔毛。退化雄蕊3，位于最内轮，箭头形，被短柔毛。果卵球形或近球形，直径6～8mm，紫黑色；果托杯状，顶端截平。花期4～5月，果期8～11月。（图102-4）

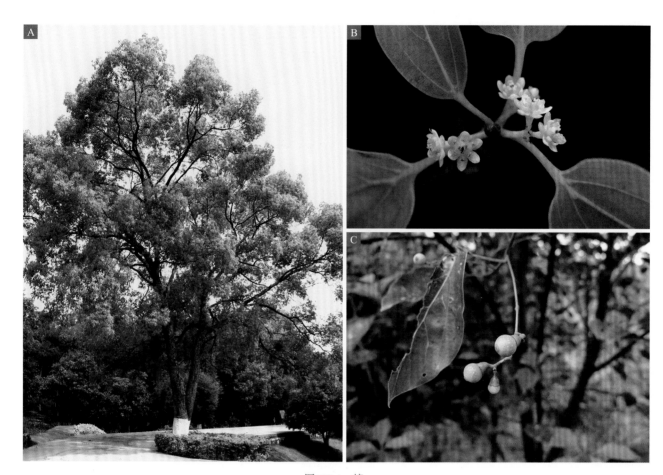

图102-4　樟

A.植株　B.花（吴双　摄）　C.果实

常有栽培，亦野生于山坡或沟谷中。主要分布于南方及西南各省区。

【主产地】主产于福建、广东、广西、云南等地。

【采收与加工】秋季采叶，用水蒸气蒸馏，所得挥发油用乙醚萃取，用无水硫酸钠脱水后回收乙醚，即得。

【药材鉴别】

（一）性状特征

为无色或微黄色的澄清液体；有特异的芳香气，微似樟脑，味辛、凉。贮存日久，色稍变深。（图102-5）

（二）理化鉴别

薄层色谱　取本品0.1ml，加无水乙醇使成1ml，振摇使溶解，作为供试品溶液。另取桉油精对照品，同法制成对照品溶液。照薄层色谱法试验，吸取上述两种溶液各2μl，分别点于同一硅胶G薄层板上，以环己烷–乙酸乙酯（9.5：0.5）为展开剂，展开，取出，晾干，喷以1%香草醛硫酸溶液。供试品色谱中，在与对照品色谱相应的位置上，显相同颜色的斑点。

【质量评价】照桉油精含量测定法测定，本品含桉油精（$C_{10}H_{18}O$）不得少于70.0%（g/g）。

【化学成分】　桉油中主要化学成分有：α-蒎烯（α-pinene）、β-蒎烯（β-pinene）、α-萜品烯（α-terpinene）、α-水芹烯（α-phellandrene）、γ-萜品烯（γ-terpinene）[1]、1,8-桉叶素（1,8-cineole）、香橙烯（aromadendrene）、枯醛

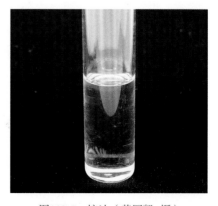

图102-5　桉油（黄国凯　摄）

（cuminaldehyde）、松香芹醇（pinocarveol）、桃金娘烯醛（d-mertenal）、松香芹酮（pinocarvone）、松油精（dipentene）、蓝桉醇（globulol）、β-水芹烯（β-phellandrene）、1-乙酰-4-异丙叉环戊烯（1-acetyl-4-isopropy-lidenecyclopentene）、蓝桉醛（euglobal）古芸烯（gurjunene）[2]、β-桉叶醇（β-eucalyptol）、桉叶油素（eucalyptol）[3]。

【**性味归经**】苦、辛，凉。归肺、胃、脾、肝经。

【**功能主治**】祛风止痛。用于皮肤瘙痒，神经痛。

【**药理作用**】

1. **抗炎镇痛作用**　桉油通过抑制氧化应激反应和调节抗氧化转录因子Nrf2表达，或通过抑制核因子-κB（NF-κB）表现出抗肺炎活性[4]，对大鼠急性、慢性肺炎和脂多糖引起的慢性支气管炎具有显著的抑制作用，并能抑制其气道黏蛋白高分泌现象[5]。

1,8-桉油素预处理后能明显抑制A$\beta_{25\sim35}$诱导原代培养大鼠皮层神经元炎症的反应，对A$\beta_{25\sim35}$诱导的神经元损伤具有保护作用[6]；通过减少嗜酸性粒细胞，下调嗜酸性粒细胞的活性，抑制哮喘的急性发作[7]。

桉油β-环糊精包合物通过抑制iNOS的表达，降低NO含量，减少软骨细胞凋亡，促进软骨基质合成及抑制其分解，抑制滑膜炎症，延缓关节软骨退变，促进关节软骨的修复[8]。还能显著抑制小鼠耳肿胀，对抗小鼠毛细血管通透性的增加；明显降低小鼠扭体次数，提高小鼠痛阈值，具有一定的抗炎镇痛作用[9]。

2. **抗菌作用**　桉油对黄曲霉、寄生曲霉、大肠埃希菌和金黄色葡萄球菌均具有显著抑制活性。

3. **治疗急性肺损伤作用**　通过气管内注入脂多糖（LPS）建立由LPS所致的急性肺损伤模型，桉油可降低由LPS引起的肺内细支气管上皮细胞内TLR$_4$表达的增高，对急性肺损伤有改善作用[10]。

4. **其他作用**　桉油对补骨脂素的体外抗瘤活性具有协同作用[11]；1,8-桉油素有较好的杀螨活性[12]。

【**用药警戒或禁忌**】内服用量不宜过大；孕妇及胃、十二指肠溃疡者慎服。

主要参考文献

[1] 王书芳，钱忠直.中药质量现代分析技术中国药典1部参考手册[M].杭州：浙江大学出版社，2010：1194-1195.

[2] 苗明三.法定中药药理与临床[M].西安：世界图书出版公司，1998：954.

[3] 孔令义.中药制药化学[M].北京：中国医药科技出版社.2007：499.

[4] 唐云，李伟.蓝桉的化学成分及其药理活性研究进展[J].中草药，2015，46(6)：923-931.

[5] 吕小琴，唐法娣，王砚，等.蓝桉油对脂多糖引起的大鼠慢性支气管炎及黏蛋白高分泌的影响[J].中国中药杂志，2004，29(2)：168-171.

[6] 王琳，赵雪贞.1,8-桉油素预处理对Aβ25～35诱导大鼠皮层神经元炎症反应的影响[J].中国老年学杂志，2016，36(7)：1540-1541.

[7] 徐巧萍，王砚，唐法娣，等.1,8-桉油精对卵白蛋白致哮喘豚鼠的气道高反应性和炎症的抑制作用[J].中国药理学与毒理学杂志，2010，24(1)：35-43.

[8] 丁孝良，王伟卓.桉油β-环糊精包合物对膝骨性关节炎NO及iNOs影的实验研究[J].陕西中医，2008：29(10)：1422-1424.

[9] 杨长江，邵忙收，李怀斌.桉油β-环糊精包合物的抗炎镇痛作用的研究[J].现代中医药，2008，28(1)：54-55.

[10] 赵玮，王砚，唐法娣.LPS致大鼠急性肺损伤TLR-4的表达及蓝桉油的影响[J].中国中药杂志.2006，31(4)：319-322.

[11] 马兴苗，周静，范玲，等.桉油精对补骨脂素体外抗肿瘤活性的增效作用[J].中成药，2013，35(5)：903-908.

[12] 胡志强.1,8-桉油素体外杀螨活性及其作用机理的研究[D].成都：四川农业大学硕士论文，2016.

（广西壮族自治区药用植物园　李林轩　余丽莹）

103. 积雪草

Jixuecao

CENTELLAE HERBA

【别名】崩大碗、雷公根、破铜钱草。

【来源】为伞形科植物积雪草Centella asiatica（L.）Urban的全草。

【本草考证】本品始载于《神农本草经》，列为中品，但未对形态描述。《酉阳杂俎》载："地钱叶圆茎细，有蔓延地，一曰积雪草，一曰连钱草。"《本草纲目》芳香类中附有积雪草的图，但似为唇形科活血丹（即连钱草）。可见在古文献中积雪草有异物同名的现象。《植物名实图考》载："今江西、湖南阴湿地极多，叶圆如五铢钱，引蔓铺地"，并附图二幅，其中之一与现今所用积雪草一致。

【原植物】多年生草本。匍匐茎细长，节上生根。单叶互生；叶片草质，圆形、肾形或马蹄形；掌状脉5～7条；叶柄长1.5～27cm，基部具透明膜质的叶鞘。伞形花序，2～4个聚生于叶腋；苞片2～3枚，卵形，膜质；每一伞形花序有花3～4枚；花瓣卵形，紫红色或乳白色，膜质；花柱长约0.6mm，与花丝等长。果实两侧扁压，圆球形，每侧有纵棱数条。花果期4～10月。（图103-1）

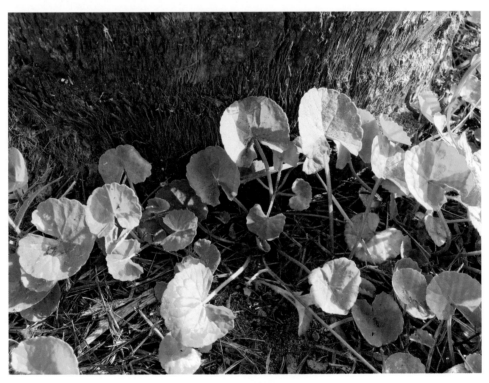

图103-1 积雪草

生于海拔200～1900m的阴湿草地或水沟边。广泛分布于陕西、江苏、安徽、浙江、江西、湖南、湖北、福建、台湾、广东、海南、广西、四川、云南等地。

【主产地】主产于江苏、浙江、江西、湖南、福建、广东、广西、四川等地。

【栽培要点】

1. 生物学特性　喜温暖潮湿，忌阳光直射，以松软排水良好的栽培土为佳。

2. 栽培技术　以分株法或扦插法繁殖为主，多在每年3～5月进行。

【采收与加工】夏季采收全草，晒干或鲜用。

【药材鉴别】

（一）性状特征

干燥全草常缩成团。根圆柱形，淡黄色或灰黄色。茎细长，弯曲，淡黄色，节上具明显的细根或细根残迹。叶片灰绿色，多皱缩、破碎，完整的叶圆形或者肾形，具钝齿及细毛；叶柄基部具膜质叶鞘。伞形花序短小。气特异，味淡微辛。（图103-2）

（二）显微鉴别

1. 茎横切面 表皮细胞近方形；皮层为7～9列薄壁细胞；外韧形维管束6～7个，环状排列，韧皮部外侧为微木化的纤维群，束内形成层明显，木质部导管约4～15个，径向排列；髓部较大，由近圆形的薄壁细胞组成；皮层和射线具分散的圆形油管，油管周围具分泌细胞5～7个。（图103-3）

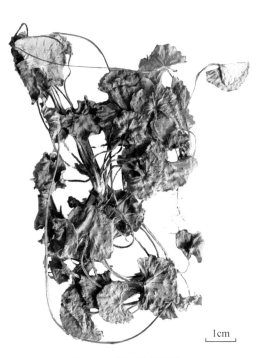

图103-2 积雪草药材图

1cm

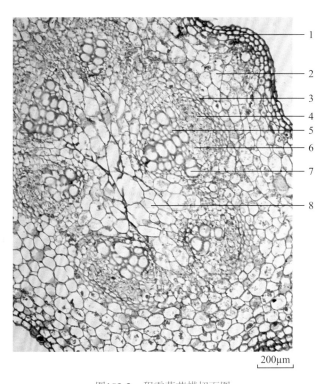

200μm

图103-3 积雪草茎横切面图

1. 表皮 2. 皮层 3. 纤维 4. 韧皮部 5. 射线
6. 木质部 7. 导管 8. 髓部

2. 叶表面观 上、下表皮细胞都呈多边形；气孔类型以不等型、无规则型和极细胞型为主；上表皮气孔较少，下表皮较多。（图103-4）

3. 粉末特征 粉末棕黄色。非腺毛多细胞较多，由4～5个细胞组成；导管为螺纹或网纹导管；方晶，长方形；簇晶很多，球形至三角状星形。（图103-5）

（三）理化鉴别

薄层色谱 取本品粉末1g，用乙醇25ml，加热回流30分钟，过滤，滤液蒸干。用20ml水溶解残渣，再用15ml水饱和的正丁醇振荡提取，2次，然后合并正丁醇液，用15ml正丁醇饱和的水洗涤，弃水液，将正丁醇液蒸干，加甲醇1ml溶解残渣，作为供试品溶液。另取积雪草苷对照品、羟基积雪草苷对照品，加甲醇制成每1ml各含1mg的溶液，作为对照品溶液。照薄层色谱法试验，吸取上述三种溶液各5～10μl，分别点于同一硅胶G薄层版上，以三氯甲烷–

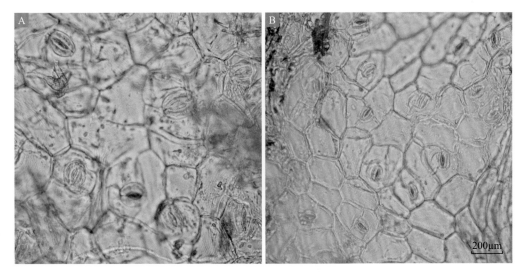

图103-4 积雪草叶表皮图

A.上表皮 B.下表皮

甲醇–水（7∶3∶0.5）为展开剂，展开，取出，晾干，喷以10%硫酸乙醇溶液，在105℃加热至斑点显色清晰。供试品色谱中，在与对照品色谱相应的位置上，显相同颜色的斑点。

【质量评价】以干燥、叶色灰绿且气微辛者为佳。照高效液相色谱法测定，本品按干燥品计算，含积雪草苷（$C_{48}H_{78}O_{19}$）和羟基积雪草苷（$C_{48}H_{78}O_{20}$）的总量不得少于0.80%。

【化学成分】主要成分为含三萜类、多炔烯烃类、挥发油类等，其中三萜类是其特征成分和有效成分。

1. 三萜类 积雪草苷（asiaticoside）、羟基积雪草苷（madecasso-side）、参枯尼苷（thankuniside）、异参枯尼苷（isothankuniside）、玻热米苷（brahminoside）、玻热米酸（brahmic acid）、马达积雪草酸（madasiatic acid）、积雪草酸（asiatic acid）等[1]。

2. 多炔烯烃类 11-oxoheneicosanyl-cyclohexane、dotriacont-8-en-l-oic acid、23α-tetrhydroxyurs-12-ene-28-oic acid等[1]。

3. 挥发油类 石竹烯（caryophyllene）、法呢烯（famesol）、榄香烯（elemene）等[1]。

【性味归经】苦、辛，寒。归肝、脾、肾经。

【功能主治】清热利湿，活血止血，解毒消肿。用于湿热黄疸，中暑腹泻，石淋血淋，疔疮肿毒，跌打损伤等。

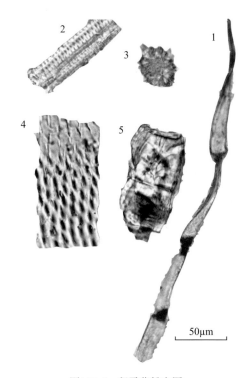

图103-5 积雪草粉末图

1. 非腺毛多细胞 2. 螺纹导管 3. 簇晶
4. 网纹导管 5. 方晶

【药理作用】

1. 抑制瘢痕增生和促进创伤愈合作用 积雪草苷能促进Ⅰ型胶原降解，抑制瘢痕成纤维细胞的增殖，以减轻瘢痕增生[2]。羟基积雪草苷能减轻炎症细胞的浸润，增强皮肤成纤维细胞增殖，促进血管生成[3]。

2. 抗菌消炎作用 积雪草苷能明显改善二甲苯所致的小鼠耳肿胀，而且其对37株标准及临床分离菌株具有较强的抗菌活性，包括金黄色葡萄球菌、大肠埃希菌、肺炎克雷伯菌等[4]。羟基积雪草苷能明显降低腹腔注射脂多糖引起发热的大鼠中肝组织炎症因子的活性、脑组织前列腺素E_2血浆L-6的含量[5]。

3. 抗抑郁和保护神经元作用 积雪草总苷能降低抑郁大鼠的血清皮质酮水平，增加去甲肾上腺素和多巴胺等的含量[6]。羟基积雪草苷能保护铜锌超氧化物歧化酶所致的突变肌萎缩、侧索硬化的小鼠的运动神经元变性，从而延长小鼠的生存时间[7]。

4. 抗肿瘤作用 积雪草苷抑制体外培养的L929和CNE细胞增殖，及S180移植瘤的生长[8]。

5. 其他作用 积雪草苷对急性肾损伤小鼠、急性肝损伤小鼠、急性肺损伤小鼠均能起到保护作用[9]。

【分子生药】积雪草与其混伪品的matK序列差异明显，具有近百个SNP位点，而且其中大部分为积雪草所特有，可用于分子鉴定[10]。积雪草及其混伪品ITS2序列间也差异明显，不同产地的积雪草样品在NJ树上单独聚为一支[10]。

【附注】除了药用，积雪草在民间被广泛食用。如用于制作岭南地区的凉茶。海南、云南一带还常用积雪草与肉类一起煮汤或者蒸，起到清热解毒、凉血生津的作用。

主要参考文献

[1] 齐红梅，王冬梅. 积雪草化学成分及药理研究进展[J]. 中国药业，2010(16)：89-90.

[2] 戴丽冰，潘姝，沈雁，等. 积雪草苷对增生性瘢痕成纤维细胞结缔组织生长因子及RhoA/ROCK-Ⅰ调控信号的影响[J]. 中国药学杂志，2010(14)：1067-1072.

[3] Liu M，Dai Y，Li Y，et al. Madecassoside isolated from *Centella asiatica* herbs facilitates burn wound healing in mice[J]. Planta Med，2008，74(8)：809-815.

[4] 张胜华，余兰香，甄瑞贤，等. 积雪草苷的抗菌作用及对小鼠实验性泌尿系统感染的治疗作用[J]. 中国新药杂志，2006，15(20)：1746-1749.

[5] 章卓，周洁，李多，等. 羟基积雪草苷对脂多糖诱导大鼠发热及相关炎症因子影响研究[J]. 中药药理与临床，2007，23(6)：14-17.

[6] 陈瑶，韩婷，芮耀诚，等. 积雪草总苷对实验性抑郁症大鼠血清皮质酮和单胺类神经递质的影响[J]. 中药材，2005，28(6)：492-496.

[7] 刘颖菊，李颂华，高丽佳. 羟基积雪草苷对转基因肌萎缩侧索硬化小鼠的治疗作用[J]. 中草药，2006，37(5)：718-721.

[8] 王锦菊，王瑞国，王宝奎，等. 积雪草甙抗肿瘤作用的初步实验研究[J]. 福建中医药，2001，32(4)：39-40.

[9] 郑佳佳，张丽娜，吴孟娇，等. 积雪草苷对小鼠脓毒症致急性肾损伤的保护作用[J]. 中国中药杂志，2010(11)：1482-1485.

[10] 魏艺聪，陈建雄，黄泽豪，等. 基于matK序列的积雪草与其易混品的分子鉴定方法分析[J]. 世界中医药，2016，11(5)：900-902.

（海南大学 杨东梅 广东药科大学 郑希龙）

104. 高良姜

Gaoliangjiang

ALPINIAE OFFICINARUM RHIZOMA

【别名】高凉姜、良姜、蛮姜、小良姜。

【来源】为姜科植物高良姜*Alpinia officinarum* Hance的干燥根茎。

【本草考证】本品始载于《名医别录》，列为中品。《本草经集注》载："出高良郡。人腹痛不止，但嚼食亦效。形气与杜若相似，而叶如山姜。"《新修本草》载："生岭南者形大虚软，江左者细紧，味亦不甚辛，其实一也。今相与呼细者为杜若，大者为高良姜，此非也。"《海药本草》载："生南海诸谷。"《图经本草》载："今岭南诸州及黔蜀皆有之，内郡虽有而不堪入药。春生茎叶如姜苗而大，高一二尺许，花红紫色如山姜。"《本草纲目》释其名曰："陶隐居言此姜始出高良郡，故得此名。按高良，即今高州也。汉为高凉县，吴改为郡。其山高而稍凉，因以为名，则高良当作高凉也。"《本草品汇精要》指出道地产区为"儋州、雷州"。本草记载与现今所用高良姜基本一致。

【原植物】多年生直立草本，高40～110cm，根茎圆柱形，具分枝。叶2列，叶片线形，基部渐狭，无毛，无柄；叶舌薄膜质，不2裂。总状花序顶生，小苞片短于1mm；花具短柄，花冠管较萼管稍短，唇瓣卵形，白色带红色条纹，退化雄蕊锥状，子房密被绒毛。蒴果球形，熟时红色。种子棕色，有钝棱角，具假种皮。花期3～9月，果期4～11月。（图104-1）

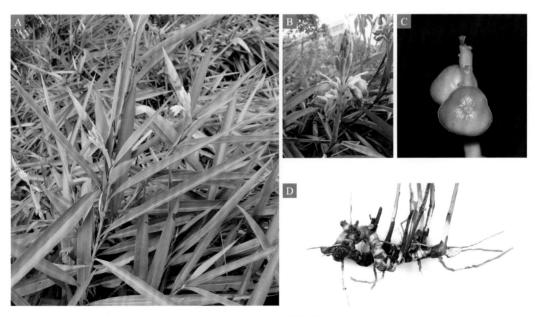

图104-1　高良姜

A.植株　B.花序　C.未成熟果实　D.根茎

主要为栽培，亦生于路边、荒坡灌丛或疏林中。主要分布于广东、海南、广西、云南、台湾等地。

【主产地】主产地为广东。道地产区为广东省湛江市徐闻县。野生资源濒临衰竭，市售均为栽培品。

【栽培要点】

1. 生物学特性　多年生草本，喜温暖湿润气候，耐干旱，怕涝，不耐霜寒。不适宜强光照，宜遮阴。适宜在土层深厚、疏松肥沃、富含腐殖质的酸性或微酸性红壤土、砂壤土或黏壤土栽培。

2. 栽培技术　根茎繁殖为主，也可种子繁殖。种子具顽拗性，需随采随播。育苗期需遮荫，翌年3～5月定植。

可在防护林、果木林下间种，生长初期可与菠萝、甘薯等作物套种[1-2]。

3. 病虫害　病害：根腐病；虫害：卷心虫、卷叶虫[1-2]。

【采收与加工】夏末秋初，采挖4～6年生的根茎，除去须根和残留的鳞叶，洗净，切段，晒干。

【商品规格】有选货、统货两个商品规格，尚无等级划分。

选货　表面棕红色，色泽鲜亮，分枝少于2，长7～9cm，直径1.3～1.5cm，大小均匀。

统货　表面棕红色至暗褐色，分枝多于2，长5～9cm，直径1.0～1.5cm，大小不一[3]。

【药材鉴别】

（一）性状特征

根茎圆柱形，弯曲，有分枝，长5～9cm，直径1～1.5cm。表面棕红色至暗褐色，具灰棕色波状环节和细密的纵皱纹。节间长0.2～1cm，根痕圆形。质地坚韧，断面灰棕色或红棕色，纤维性，内皮层环明显，中柱约占1/3。气香，味辛辣。（图104-2）

（二）显微鉴别

1. 根茎横切面　表皮细胞外壁增厚，有的含红棕色物；内皮层明显，皮层和中柱中散在多数外韧型维管束，束鞘纤维成环，壁厚；薄壁细胞充满淀粉粒；薄壁组织中散在多数分泌细胞，内含黄色或红棕色树脂状物。（图104-3）

2. 粉末特征　粉末紫棕色；薄壁细胞淡棕黄色，壁稍厚，有类圆形纹孔，偶见细小草酸钙方晶；分泌细胞类圆形或椭圆形，直径40～48μm，壁稍厚，有纹孔，胞腔含橙红色或棕红色树脂状分泌物；导管具梯纹、网纹或螺纹，直径18～60μm；淀粉粒众多，单粒棒槌形、肾形、长椭圆形、菱角形或长卵形，长24～90μm，直径8～27μm，脐点圆点状、短缝状或三叉状，偏于一端或位于中部，层纹不明显或隐约可见；复粒由2～8分粒组成，偶见半复粒；纤维单个散在或成束，直径20～37μm，壁稍厚，具斜形纹孔；鳞叶表皮细胞呈长多角形，壁稍厚，部分呈连珠状；内皮层细胞常单个散在，狭长形，末端平截或稍尖突，长120～200μm，直径22～27μm，壁三面增厚，一面较薄，也有四面均匀增厚的，非木化，孔沟明显。（图104-4）

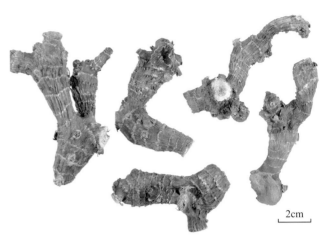

2cm

图104-2　高良姜药材图

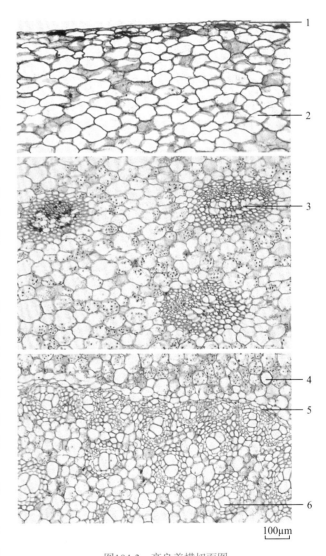

100μm

图104-3　高良姜横切面图

1.表皮　2.皮层　3.叶迹维管束　4.分泌细胞
5.内皮层　6.中柱维管束

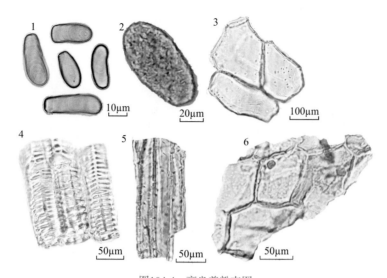

图104-4　高良姜粉末图

1. 淀粉粒　2. 分泌细胞　3. 薄壁细胞　4. 导管　5. 纤维　6. 表皮细胞

（三）理化鉴别

薄层色谱　取本品粉末5g，置圆底烧瓶中，加水200ml，连接挥发油测定器，自测定器上端加水至充满刻度部分并溢流入烧瓶为止，加正己烷3ml，连接冷凝管，加热至微沸，2小时后放冷，取正己烷液作为供试品溶液。另取高良姜对照药材5g，同法制成对照药材溶液。吸取上述两种溶液各10μl，分别点于同一硅胶G薄层板上，以甲苯-乙酸乙酯（19:1）为展开剂，展开，取出，晾干，喷以5%香草醛硫酸溶液，在105℃加热至斑点显色清晰。供试品色谱中，在与对照药材色谱相应的位置上，显相同颜色的斑点。

【质量评价】以分枝少、色红棕、香气浓、味辣者为佳。照高效液相色谱法测定，本品按干燥品计算，含高良姜素（$C_{15}H_{10}O_5$）不得少于0.70%。

【化学成分】主要成分为挥发油类、黄酮类和二芳基庚烷类化合物，还有甾醇类、糖苷类和苯丙素类化合物等。

1. **挥发油类**　含1,8-桉油精（1,8-cineole）、β-蒎烯（β-pinene）、莰烯（camphene）、柠檬烯（limonene）、α-松油醇（α-terpineol）、α-杜松烯（α-cadinene）、樟脑（camphor）、β-石竹烯（β-caryophyllene）等[4]。

2. **黄酮类**　高良姜素（galangin）、槲皮素（quercetin）、山奈酚（kaempferol）、山奈素（kaempferide）、异鼠李素（isorhamnetin）、槲皮素-5-甲醚（quercetin-5-methylether）、高良姜素-3-甲醚（galangin-3-methyl ether）、芹菜甙元（apigenin）、乔松素（pinocembrin）等[5]。

3. **二芳基庚烷类**　姜黄素（curcumin）、二芳基庚烷A（diarylheptanoid A）、alpinisin A、1-（4-羟基-3-甲氧基苯基）-7-苯基庚烯-3,5-二醇［1-（4-hydroxy-3-methoxyphenyl）-7-phenylheptane-3,5-diol］、1,7-二苯基-4-（2-苯乙基）-1E-庚烯-3,5-二酮［1,7-diphenyl-4-（2-phenylethyl）hept-1E-ene-3,5-dione］、1,7-二苯基-4E-庚烯-3-酮（1,7-diphenyl-4E-hepten-3-one）、1,7-二苯基-5E-庚烯-3-酮（1,7-diphenylhept-5E-en-3-one）、1-苯基-5-羟基-7-（4″-羟基-3″-甲氧基苯基）庚烯-3-酮［1-phenyl-5-hydroxy-7-（4″-hydroxy-3″-methoxyphenyl）heptane-3-one］、5-羟基-7-（4-羟苯基）-1-苯基庚烯-3-酮［5-hydroxy-7-（4-hydroxyphenyl）-1-phenylheptan-3-one］、5-羟基-7-（4-羟基-3-甲氧基苯基）-1-（4-羟苯基）庚烯-3-庚酮［5-hydroxy-7-（4-hydroxy-3-methoxyphenyl）-1-（4-hydroxyphenyl）heptan-3-one］、7-（3,4-二羟基-5-甲氧基苯基）-1-苯基-4E-庚烯-3-酮［7-（3,4-dihydroxy-5-methoxyphenyl）-1-phenylhept-4E-en-3-one］、7-（4-羟苯基）-1-苯基-4E-庚烯-3-酮［7-（4-hydroxyphenyl）-1-phenyl-4E-hepten-3-one］等[5]。

【性味归经】辛，热。归脾、胃经。

【功能主治】温胃止呕，散寒止痛。用于脘腹冷痛，胃寒呕吐，嗳气吞酸。

【药理作用】

1. 止呕作用　高良姜中的山柰素、（3R，5R)-1-（4-羟苯基)-7-苯基庚烯-3,5-二醇、1-（4-羟基-3-甲氧基苯基)-7-苯基庚烯-3,5-二醇、5-羟基-7-（4-羟基-3-甲氧基苯基)-1-（4-羟苯基）庚烯-3-酮、甾醇类化合物β-谷甾醇3-O-β-D-6-棕榈酰葡糖苷（β-sitosterol 3-O-β-D-6-palmitoylglucoside）对雏鸡具有止呕作用[5]。

2. 抗炎、抗氧化作用　高良姜乙醇提取物和高良姜素通过环氧合酶途径和非环氧合酶途径发挥抗胃溃疡作用，改善消炎痛（吲哚美辛）引起的胃损伤。高良姜素和5-羟基-7-（4′-羟基-3′-甲氧基苯基)-1-苯基庚烯-3-酮能够与环氧合酶-2结合，对角叉菜胶诱导的后爪肿胀大鼠具有显著的抗炎和抗氧化活性。1-苯基-5-羟基-7-（4″-羟基-3″-甲氧基苯基）庚烯-3-酮对弗罗因德完全佐剂诱导的关节炎小鼠具有抗氧化和抗炎活性[5]。

3. 抗微生物作用　高良姜甲醇提取物能够抑制铜绿假单胞菌（Pseudomonas aeruginosa）的群集运动，对耐克霉唑的白色念珠菌（Candida albicans）具有抗性；7-（3,4-二羟基-5-甲氧基苯基)-1-苯基-4E-庚烯-3-酮、1,7-二苯基-5E-庚烯-3-酮和1,7-二苯基-4-（2-苯乙基)-1E-庚烯-3,5-二酮对幽门螺杆菌（Helicobacter pylori）具有抗性，1,7-二苯基-4E-庚烯-3-酮对结核分枝杆菌（Mycobacterium tuberculosis）具有抗性；7-（4″-羟基-3″-甲氧基苯基)-1-苯基-4E-庚烯-3-酮具有抗H1N1、H3N2流感病毒活性[5]。

4. 抗癌作用　高良姜甲醇提取物能诱导乳腺癌细胞凋亡；己烷提取物抑制乳腺癌细胞增殖；甲醇和氯仿组分抑制非小细胞肺癌细胞增殖；高良姜挥发油能够诱导肺癌细胞凋亡，抑制癌细胞生长；1,7-二苯基-4E-庚烯-3-酮抑制胶质母细胞瘤细胞增殖；alpinisin A抑制胃癌细胞、宫颈癌细胞和乳腺癌细胞的增殖；高良姜素对肝癌、肺癌、黑素瘤、头颈部鳞状上皮细胞癌等肿瘤细胞具有细胞毒性作用[5]。

5. 其他作用　高良姜水提取物、乙醇提取物和高良姜素具有抗骨质疏松活性；7-（4-羟苯基)-1-苯基-4E-庚烯-3-酮能够促进神经分化和神经突生长，解除β-淀粉样蛋白引起的细胞凋亡和氧化胁迫等神经毒性，是潜在的阿尔兹海默症辅助治疗药物[5]。高良姜乙醇提取物、水提取物具有减肥、降血脂功效；高良姜素能使链脲霉素（链佐星）诱导的糖尿病小鼠的血糖、血脂和胰岛素水平恢复正常[5]。

【用药警戒或禁忌】阴虚有热者禁服。

【分子生药】

1. 遗传标记　matK、ITS1、ITS2、rbcL等序列可以鉴别高良姜与同属近缘种[6, 7]。AFLP、ISSR等分子标记技术可用于分析高良姜遗传多样性。广东、广西和海南等产地之间的高良姜遗传多态性较为丰富[8]，但海南省内不同产地栽培的高良姜遗传多样性较低[9]，反映了产地之间缺乏不同种源种苗的交流，不利于种质进化。

2. 功能基因　高良姜单萜成分生物合成的关键酶1-脱氧-D-木酮糖5-磷酸还原异构酶（1-deoxy-D-xylulose 5-phosphate reductoisomerase，AoDXR）cDNA全长序列已被克隆，外源茉莉酸甲酯可促进高良姜根茎AoDXR的表达和1,8-桉油精的积累，可用于指导优质药材的培育[10]。

【附注】

1. 云南等地民间曾将姜科同属植物红豆蔻Alpinia galanga（L.）Willd.的根茎（习称大高良姜）作高良姜使用。大高良姜根茎较粗壮，气味较淡，质量较高良姜差。

2. 高良姜主要有蜂窝姜、牛姜、竹头姜、鸡姜等4个栽培类型，产地主要种植牛姜和蜂窝姜。

3. 除《中国药典》记载的温胃散寒，消食止痛功效外，历代本草尚记载高良姜解酒毒，去白睛翳膜，补肺气，益脾胃，除瘴疟，治疗转筋泻痢、目卒赤、头痛、风冷痹痛等作用，其现代药理和功效值得深入挖掘。

主要参考文献

[1] 詹若挺、黄海波、潘超美，等. 高良姜规范化生产标准操作规程（SOP）（试行）[J]. 现代中药研究与实践，2008，22(6)：3-5.

[2] 阮薇儒，蒋林，陈昌胜，等. 高良姜规范化生产标准操作规程（试行）[J]. 中国现代中药，2008，10(5)：10-12，28.

[3] T/CACM 1021.87—2018，中药材商品规格等级 高良姜[S]. 中华中医药学会团体标准，2019.

[4] Lawrence BM. Progress in essential oils[J]. Perf Flav，2012, 37(1): 52-57.

[5] Abubakar IB, Malami I, Yahaya Y, et al. A review on the ethnomedicinal uses, phytochemistry and pharmacology of *Alpinia officinarum* Hance[J]. J Ethnopharmacol, 2018, 224: 45-62.

[6] 庞启华，严萍，赵树进. 高良姜及其混淆品rDNA ITS序列的分析与鉴别[J]. 华南理工大学学报（自然科学版），2009，37(6)：63-67.

[7] 黄琼林，马新业，詹若挺，等. 基于*matK*基因的高良姜及其同属混伪品的分子鉴别[J]. 中华中医药学刊，2017，35(2)：445-447.

[8] 杨全，张春荣，陈虎彪，等. 不同种源高良姜遗传多样性的 AFLP 分析[J]. 中国中药杂志，2011.36(3)：32-35.

[9] 潘坤，高炳淼，王阿超，等. 海南高良姜居群遗传多样性和亲缘关系分析[J]. 生物技术，2016，26(4)：380-383.

[10] 张春荣，杨全，陈虎彪，等. 高良姜1-脱氧-D-木酮糖5-磷酸还原异构酶cDNA克隆与表达调控[J]. 中国中药杂志，2012，37(21)：3208-3214.

（广东药科大学　张春荣　杨全）

105. 益智

Yizhi

ALPINIAE OXYPHYLLAE FRUCTUS

【别名】益智仁、益智子。

【来源】姜科植物益智*Alpinia oxyphylla* Miq.的干燥成熟果实。

【本草考证】本品始载于《南方草木状》："益智二月花，连着实，五、六月熟。其子如笔头而两头尖，长七八分，杂五味中，饮酒芬芳，亦可盐曝及作粽食。子从心中出，一枚有十子。子内白滑，四破去之，取外皮，蜜煮为糁，味辛"。《本草拾遗》载："益智出昆仑及交趾国，今岭南郡往往有之"。本草记载与当今益智植物形态相似，但对基原植物描述较笼统，附图也稍显牵强，易与姜科其他植物混淆[1]。

【原植物】多年生草本，高1~3m。茎丛生；根茎短，长3~5cm。叶片披针形，长25~35cm，宽3~12cm，顶端渐狭，具尾尖，基部近圆形，边缘具脱落性小刚毛；叶柄短；叶舌膜质，2裂；长1~2cm，被淡棕色疏柔毛。总状花序在花蕾时全包藏于帽状总苞片中，花时整个脱落，花序轴被极短的柔毛；小花梗长1~2mm；大苞片极短，膜质，棕色；花萼筒状，长1.2cm，一侧开裂至中部，先端具3齿裂，外被短柔毛；花冠管长8~10mm，花冠裂片长圆形，长约1.8cm，后方的1枚稍大，白色，外被疏柔毛；侧生退化雄蕊钻状，长约2mm；唇瓣倒卵形，长约2cm，粉白色而具红色脉纹，先端边缘皱波状；花丝长1.2cm，花药长约7mm；子房密被绒毛。蒴果，球形或长圆形，长1.5~2cm，宽约1cm，被短柔毛，果皮上有隆起的维管束线条，顶端有花萼管的残迹；种子不规则扁圆形，被淡黄色假种皮。花期3~5月，果期5~7月。（图105-1）

生于林下阴湿处或栽培。分布于海南、广东、广西、云南、福建等地。

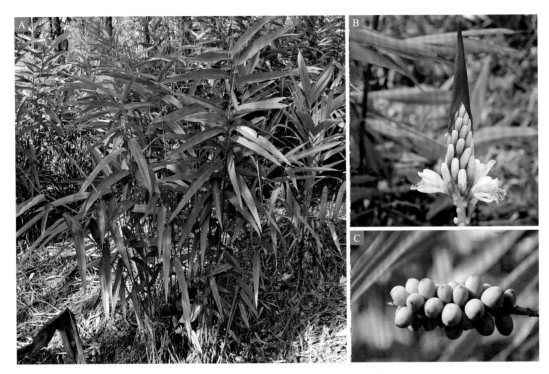

图105-1 益智

A.植株 B.花 C.果实

【主产地】主产于海南、广东。道地产区为海南保亭、陵水、琼中、五指山和白沙等地。据2017年第四次全国中药资源普查数据显示，广东信宜、高州、阳东等地的益智产量约占全国总产量的15%。

【栽培要点】

1. 生物学特性　喜温暖湿润环境，以肥沃、疏松、透气及保水性能较好的沙壤土栽培为宜，尤以富含腐殖质的森林土为佳。成株需40%～60%荫蔽条件，苗期隐蔽度稍高。

2. 栽培技术　益智种苗多为实生苗，偶有分株苗。选取果大、饱满、成熟及无病虫害的鲜果作种。苗高25cm以上，分蘖3个以上，便可出圃。定植前清理田间杂草，翻土，挖穴，施足有机肥与复合肥，适时定植。做好田间保湿和排水管理，保持合适的环境荫蔽度[2]。

3. 病虫害　病害：立枯病、轮纹叶枯病等。虫害：桃蛀螟、益智弄蝶等。

【采收与加工】种植2～3年后结果，每年5月下旬至7月上旬采收，选择果皮淡黄色，稍软，果肉味甜的果实。剪下果穗，除去果柄，摊开曝晒至干。

【商品规格】益智商品分为选货和统货。选货饱满均匀，无瘪子；统货饱满不一，含有瘪子。

【药材鉴别】

（一）性状特征

果实呈纺锤形，两端略尖，长1.2～2cm，直径1～1.3cm。表面棕色或灰棕色，有纵向凹凸不平的突起棱线13～20条，顶端有花被残基，基部常残存果梗。果皮薄而稍韧，与种子紧贴，种子集结成团，中有隔膜将种子团分为3瓣，每瓣有种子6～11粒。种子呈不规则的扁圆形，略有钝棱，直径约3mm，表面深棕色或灰褐色，外被淡棕色膜质的假种皮；质硬，胚乳白色。有特异香气，味辛、微苦。（图105-2、图105-3）

（二）显微鉴别

1. 果皮横切面　益智果皮外层为1～2层表皮细胞，长方形，表皮细胞的外壁角质化。在幼嫩的外果皮上分布着单细胞表皮毛，在成熟的果实上表皮毛已脱落。表皮层内侧为排列紧密的厚壁组织，再内层为中果皮，其大部分为

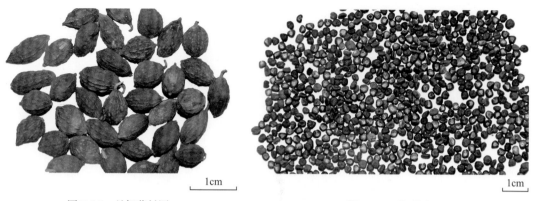

图105-2　益智药材图　　　　　　　　　　　图105-3　种子图

薄壁细胞，分散有纤维束和油细胞。最内层为内果皮由1层排列紧密的小型薄壁细胞组成。（图105-4）

　　2. **种子横切面**　假种皮薄壁细胞有时残存。种皮表皮细胞类圆形、类方形或长方形，略径向延长，壁较厚；下皮为1列薄壁细胞，含黄棕色物；油细胞1列，类方形或长方形，含黄色油滴；色素层为数列黄棕色细胞，其间散有较大的类圆形油细胞1～3列，含黄色油滴；内种皮为1列栅状厚壁细胞，黄棕色或红棕色，内壁与侧壁极厚，胞腔小，内含硅质块。外胚乳细胞充满细小淀粉粒集结成的淀粉团。内胚乳细胞含糊粉粒和脂肪油滴。（图105-5）

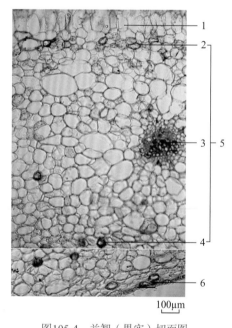

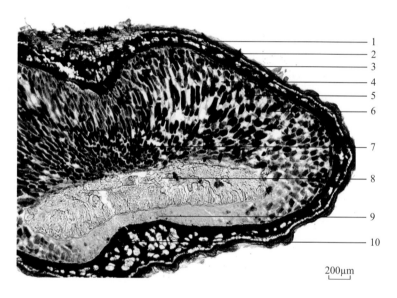

图105-4　益智（果实）切面图

1. 外果皮　2. 厚壁细胞　3. 维管束　4. 油细胞
5. 中果皮　6. 内果皮

图105-5　益智（种子）切面图

1. 假种皮　2. 种皮　3. 下皮　4. 色素层　5. 油细胞　6. 内种皮
7. 外胚乳　8. 胚　9. 内胚乳　10. 种脊

　　3. **粉末特征**　粉末黄棕色。种皮表皮细胞表面观呈长条形，直径约至29μm，壁稍厚，色素层细胞皱缩，界限不清楚，含红棕色或深棕色物，常碎裂成不规则色素块。油细胞类方形、长方形，或散列于色素层细胞间。内种皮厚壁细胞黄棕色或棕色，表面观多角形，壁厚，非木化，胞腔内含硅质块；断面观细胞1列，栅状，内壁和侧壁极厚，胞腔偏外侧，内含硅质块。外胚细胞充满细小淀粉粒集结成的淀粉团。内胚乳细胞含糊粉粒和脂肪油滴。此外有假种皮细胞，果皮显微细胞和果皮薄壁细胞。（图105-6）

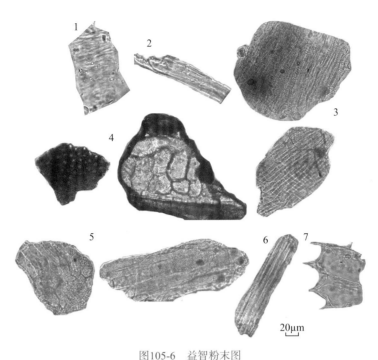

图105-6 益智粉末图

1.假种皮 2.种皮 3.下皮 4.内种皮厚壁细胞 5.外胚乳 6.果皮纤维束 7.果皮薄壁细胞

（三）理化鉴别

薄层色谱 取本品粉末1g，加无水乙醇5ml，超声处理30分钟，过滤，滤液作为供试品溶液。另取益智对照药材1g，同法制成对照药材溶液。照薄层色谱法试验，吸取上述两种溶液各10μl，分别点于同一硅胶G薄层板上，以石油醚（60～90℃）–丙酮（5∶2）为展开剂，展开，取出，晾干，喷以5%香草醛硫酸溶液，在105℃加热至斑点显色清晰，分别置日光和紫外光灯（365nm）下检视。供试品色谱中，在与对照药材色谱相应的位置上，显示相同颜色的斑点或荧光斑点。

【质量评价】以颗粒大而均匀、饱满，色棕红、干燥无杂质、香味浓者为佳。采用挥发油测定法测定，种子含挥发油不得少于1.0%（ml/g）。

【化学成分】主要化学成分为挥发油、黄酮类和糖类等，其中挥发油占0.9%～2.0%，主要含倍半萜类、单萜类、二芳基庚烷类等成分，倍半萜类是其特征成分[3]。

1. 倍半萜类 骨架类型以艾里莫酚烷、桉烷及杜松烷型倍半萜或降倍半萜为主，此外，尚有愈创木烷、刺参酮及葎草烷型倍半萜等。

2. 单萜类 （1R,2R）-p-薄荷醇-3-烯-1,2-二醇、（2E,4E）-6-羟基-2,6-二甲基-2,4-庚二烯醛、桉油精、聚伞花烃香橙烯、芳樟醇、桃金娘烯醛、β-蒎烯、α-蒎烯和松油烯-4-醇等。

3. 二芳基庚烷类 益智酮甲、益智酮乙、益智新醇、益智醇、1-（3',5'-二羟基-4'-甲氧基苯基）-7-苯基-3-庚酮、1-（2',4'-二羟基-3'-甲氧基苯基）-7-（4'-甲氧基苯基）-3-庚酮等。

4. 黄酮类 杨芽黄素、山姜黄酮醇、白杨素、伊砂黄素、山奈素、山奈酚-7,4'-二甲基醚以及生松素等。

【性味归经】温，辛，归脾、肾经。

【功能主治】暖肾固精缩尿，温脾止泻摄唾。用于治疗肾虚遗尿、小便频数、遗精白浊、脾寒泄泻、腹中冷痛和多唾涎等症。

【药理作用】

1. 抗肿瘤作用 益智仁中二芳基庚烷类化合物能够显著改善雌性小鼠的皮肤肿瘤及耳水肿，抑制人早幼粒白细胞的生长及DNA合成。益智仁正己烷或醋酸乙酯萃取物能够抑制人肝癌细胞增殖。

2. 提高学习记忆能力　益智乙醇、水提物和挥发油能够减少小鼠神经元细胞的凋亡，具有保护神经作用。益智仁水提物能改善大鼠记忆障碍，可提高小鼠的学习记忆能力。

3. 抗衰老作用　益智仁水提液能延长多刺裸腹蚤的寿命。益智仁中原儿茶酸能增加小鼠脾质量，提高谷胱甘肽过氧化物酶及过氧化氢酶活力，降低老龄小鼠肝、脾中的丙二醛含量，具有抗衰老作用。

4. 其他作用　益智还具有提高免疫力、强心、舒张血管、镇静、镇痛等药理活性[4, 5]。

【分子生药】利用RAPD等标记技术可鉴别益智及其近缘易混中药材如阳春砂、海南砂、草果、草豆蔻、白豆蔻等[6]。ITS序列分析技术可用于益智及其他姜科植物种间遗传多样性研究[7]。ISSR分子标记技术可揭示益智种内基因结构差异，结合表现型可将该种进行分组[8]。

【附注】益智为药食同源药材，果实可被加工成多种食品和保健品等，但高附加值产品尚待研发。不同产地药材质量差异较大，抢青采收现象严重。

主要参考文献

[1] 袁媛，胡璇，庞玉新. 益智的本草考证[J]. 贵州农业科学，2016，44(10)：111-114.

[2] 晏小霞，王建荣，王茂媛，等. 益智规范化生产标准操作规程（SOP）[J]. 中国热带农业，2017(01)：74-77.

[3] 彭璐，白梦娜，谭睿，等. 益智的研究概况及进展[J]. 中国药业，2015，24(23)：12-15.

[4] 陈萍，王培培，焦泽沼，等. 益智仁的化学成分及药理活性研究进展[J]. 现代药物与临床，2013，28(4)：617-623.

[5] 张俊清，王勇，陈峰，等. 益智的化学成分与药理作用研究进展[J]. 天然产物研究与开发，2013，25(2)：280-287.

[6] 陈玉容，高炳淼，彭超，等. 基于PCR技术的分子标记在南药益智研究中的应用[J]. 分子植物育种，2016，14(7)：1804-1808.

[7] 郭艺，高炳淼，潘坤，等. 基于ITS序列研究南药益智遗传多样性[J]. 分子植物育种，2018，16(3)：1027-1032.

[8] 王祝年，邱燕连，晏小霞，等. 海南岛益智种质资源表型变异及ISSR分析[J]. 热带作物学报，2016，37(9)：1695-1702.

（中国医学科学院药用植物研究所海南分所　王德立　刘培卫）

106. 海风藤

Haifengteng

PIPERIS KADSURAE CAULIS

【别名】满坑香、著藤、大风藤、岩胡椒。

【来源】为胡椒科植物风藤*Piper kadsura*（Choisy）Ohwi的干燥藤茎。

【本草考证】海风藤一名始载于《本草再新》。在此之前已有丁公藤、风藤、南藤、石南藤之名。纵观历代本草对南藤植物形态描述及《图经本草》《证类本草》《本草纲目》《植物名实图考》等的附图，可以确证南藤（风藤）应属胡椒属植物。《本草品汇精要》载："南藤……生南山山谷，今荣州、兰田有之，道地泉州……主排风除痹，疗诸风"。从其所载主要产地来看，泉州（福建晋江）、荣州（四川建昌）、台州（浙江）、宜都（湖北南部）等与现今胡椒属植物风藤*Piper kadsura*（Choisy）Ohwi（主产福建、浙江等沿海一带）、山蒟*P. hancei* Maxim.（主产福建、浙江、江西、湖南、广东等）和瓦氏胡椒*P. wallichii*（Miq.）Hand.-Mazz.（主产四川、湖北、湖南等）的主产地较为吻合，又本属植物外形相似，雌雄异株，花极小，较难鉴定，推断历代本草应用的海风藤不是单一植物的藤茎，而是前述胡椒属数种相近植物的藤茎[1]。

《本草再新》中的海风藤，是否就是在此之前本草中的南藤（风藤），由于叶天士对海风藤的植物描述无详细记载，又未注明产地，在其后的本草著作中亦未详细论及，故给考订带来困难，但根据现今海风藤使用情况及以下两点，可推论叶天士所得的海风藤就是历代本草所指的南藤（风藤）：①历代本草中药物取名多根据药用部位、效用、产地等，如"生南山山谷，依木而生，故名南藤"，在海风藤产区民间将南藤称为南风藤，是结合南藤与风藤之意；②叶天士是苏州吴县人，上海一带是其活动中心，海风藤主产福建，多由海路运至上海，叶天士在风藤之前加个海字则是更详尽指出该药主产于沿海一带。

【原植物】木质藤本。茎有纵棱，幼时被疏毛，节上生根。叶近革质，具白色腺点，卵形或长卵形，长6～12cm，宽3.5～7cm，顶端短尖或钝，基部心形，稀钝圆，腹面无毛，背面通常被短柔毛；叶脉5条，基出或近基部发出，最外1对细弱，不甚显著，中脉中上部发出的小脉弯拱；叶柄长1～1.5cm，有时被毛；叶鞘仅限于基部具有。花单性，雌雄异株，聚集成与叶对生的穗状花序；雄花序长3～5.5cm；总花梗略短于叶柄，花序轴被微硬毛；苞片圆形，近无柄，盾状，直径约1毫米，边缘不整齐，腹面被白色粗毛；雄蕊2～3枚，花丝短。雌花序短于叶片；总花梗与叶柄等长；苞片和花序轴与雄花序的相同；子房球形，离生，柱头3～4，线形，被短柔毛。浆果球形，褐黄色，直径3～4mm。花期5～8月，果期8～9月。（图106-1）

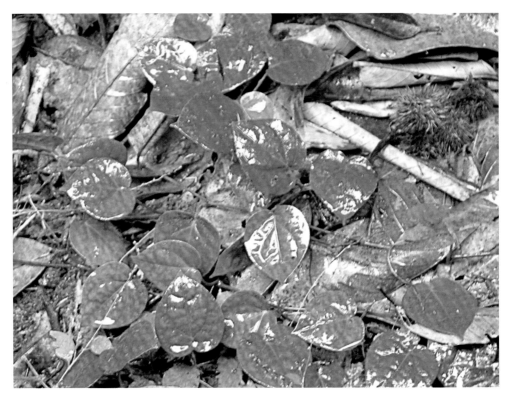

图106-1　风藤

野生于海岸和低海拔山林中，攀援于树上或石上，亦有引种栽培。主要分布于我国台湾沿海地区及福建、浙江等省。

【主产地】主产于福建、浙江、广东等地。

【栽培要点】

1.生物学特性　适应性较强。喜温暖、湿度大、荫蔽的生态环境，依靠关节处生根发芽自行蔓延繁殖，是半荫生植物[2]。

2. 栽培技术　据初步引种观察，可采用扦插繁殖，即在荫蔽、湿润的条件下，将插条插于疏松的土壤中，适当遮荫，并经常浇水，约一个月即可生根发芽。经过一段时间培育，可移植到阳湿条件下种植。最好种于林下有石头的潮湿地[2]。

【采收与加工】夏、秋二季采割，除去根、叶，晒干。

【药材鉴别】

（一）性状鉴别

呈扁圆柱形，微弯曲，长15～60cm，直径0.3～2cm。表面灰褐色或褐色，粗糙，有纵向棱状纹理及明显的节，节间长3～12cm，节部膨大，上生不定根。体轻，质脆，易折断，断面不整齐，皮部窄，木部宽广，灰黄色，导管孔多数，射线灰白色，放射状排列，皮部与木部交界处常有裂隙，中心有灰褐色髓。气香，味微苦、辛。（图106-2）

（二）显微鉴别

1. 茎横切面　表皮细胞呈方形或长方形，外壁角质层突起呈浅齿状。皮层薄壁组织为5～6列切向延长的薄壁细胞，薄壁细胞中含草酸钙砂晶，分泌细胞散在，直径40～60μm，粗茎中有石细胞单个或数个成群。维管束18～33个排列成环，韧皮部外侧有2～5层纤维束及石细胞群排列呈半月形，与束间石细胞群连成一波状环，韧皮部窄，木质部导管2～3列径向排列，木射线为3～15列径向延长的薄壁细胞。环髓纤维3～8层，髓中维管束6～13个，并有分泌细胞散在，维管束内外两侧有纤维群。髓薄壁细胞类圆形，具单纹孔，中心有1黏液道。（图106-3）

2. 粉末特征　粉末灰褐色。石细胞淡黄色或黄绿色，类圆形、类方形、圆多角形或长条形，直径20～50μm，孔沟明显，有的胞腔含暗棕色物。草酸钙砂晶多存在于薄壁细胞中。木纤维多成束，直径12～25μm，具斜纹孔或相交成十字形、人字形。皮层纤维细长，直径12～28μm，微木化，纹孔稀少，有的可见分隔。具缘纹孔导管直径15～90μm，纹孔排列紧密，有的横向延长成梯状，排列整齐。（图106-4）

（三）理化鉴别

薄层色谱　取本品粉末2g，加甲醇30ml，超声处理30分钟，滤过，滤液蒸干，残渣加无水乙醇2ml使溶解，加入硅胶G 3g，混匀，置水浴上挥干溶剂，加于硅胶G柱（15g，内径为1.5～2cm）上，用环己烷–乙酸

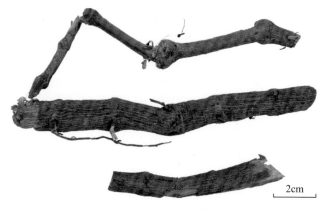

图106-2　海风藤药材图

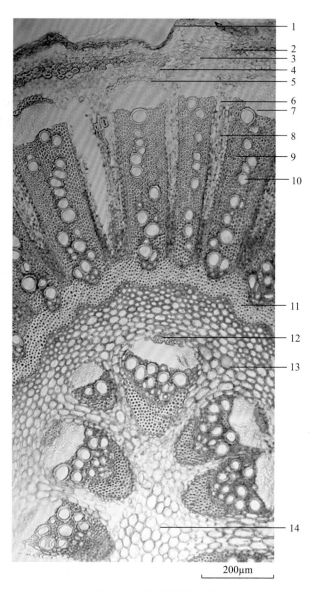

图106-3　海风藤横切面图

1. 表皮　2. 石细胞群　3. 皮层　4. 分泌细胞　5. 纤维束及石细胞群　6. 草酸钙砂晶　7. 韧皮部　8. 木射线　9. 木质部　10. 导管　11. 环髓纤维　12. 纤维束　13. 分泌细胞　14. 髓薄壁细胞

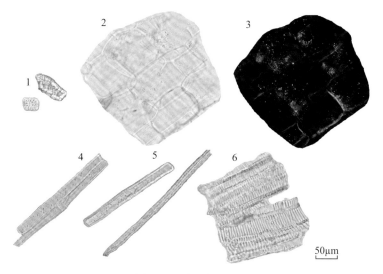

图106-4　海风藤粉末图

1. 石细胞　2. 草酸钙砂晶　3. 草酸钙砂晶（偏光下）　4. 木纤维　5. 皮层纤维　6. 导管

乙酯（1∶1）混合溶液100ml洗脱，收集洗脱液，蒸干，残渣加乙醇2ml使溶解，作为供试品溶液。另取海风藤对照药材2g，同法制成对照药材溶液。照薄层色谱法试验，吸取上述两种溶液各5μl，分别点于同一硅胶G薄层板上，以三氯甲烷–丙酮–甲醇（7∶1∶0.5）为展开剂，展开，取出，晾干，置紫外光灯（365nm）下检视。供试品色谱中，在与对照药材色谱相应的位置上，显相同颜色的荧光斑点。（图106-5）

【质量评价】以条匀、质坚实、有香气者为佳[3, 4]。

【化学成分】主要成分为木脂素类、挥发油类、环氧化合物类、生物碱类、黄酮类等[5, 6]，其中木脂素类是其活性成分。

1. 木脂素类　海风藤酮（kadsurenone）、风藤素K（kadsurenin K）、风藤素L（kadsurenin L）、夫妥酮（futoenone）、风藤素C和风藤素B等。

2. 挥发油类　胡椒烯酮（piperitenone）、α-蒎烯、β-蒎烯（pinene）、莰烯（camphene）、桧烯（sabinene）、柠檬烯（limonene）、异细辛醚（isoasarone）等。

3. 环氧化合物类　巴豆环氧素（futoxide）、夫妥奎诺（futoquinol）。

4. 生物碱类　夫妥酰胺（futoamide）、piperlactams、pelitorine等；

5. 黄酮类　5,7,4′-trihydroxyisoflavone等。

【性味归经】辛，苦，微温。归肝经。

【功能主治】祛风湿，通经络，止痹痛。用于风寒湿痹，肢节疼痛，筋脉拘挛，屈伸不利。

【药理作用】

1. 抗内毒素作用　海风藤能对抗毒素性休克，提取物预先静脉注射可减轻内毒素和血小板激活因子引起的血压降低[4, 7]。

2. 对血小板活化因子的拮抗作用　海风藤能拮抗血小板激活因子致肺血管壁通透性增加作用。海风藤酚类化合物、海风藤醇类化合物能选择性拮抗血小板激活因子诱导的兔血小板聚集作用[4, 8]。海风藤可降低脑干缺血区兴奋性

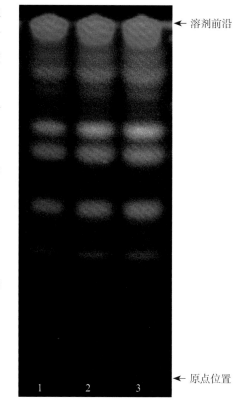

←溶剂前沿

←原点位置

1　2　3

图106-5　海风藤薄层色谱图

1～2. 海风藤样品　3. 海风藤对照药材（中国食品药品检定研究院121635-201603）

氨基酸含量，对脑干缺血损伤具有保护作用。

3.抗氧化作用　海风藤酮类化合物有抑制氧自由基的作用，并对·OH造成人工红细胞的氧化损伤有抑制效应，可减轻氧自由基对人工红细胞的损伤，并拮抗血栓形成，延长凝血时间[4]。

4.其他作用　海风藤能明显降低小鼠胚卵着床率[4]。

【用药警戒或禁忌】海风藤给小鼠ip给药后，LD_{50}为（2.40±0.13）mg/kg[1]。

【分子生药】海风藤与同属近缘种的基原植物外形相近，鉴别难度大，采用随机扩增多态性（RAPD）DNA标记技术可以将海风藤与近缘种进行区分[9]。采用DNA条形码*ITS*序列可以准确鉴别海风藤与同属近缘种[10]。

【附注】海风藤在全国大多数地区使用的是风藤*Piper kadsura*（Choisy）Ohwi的藤茎，但资源较少，在浙江、福建、湖南有以同属植物山蒟*Piper hancei* Maxim、毛蒟*Piper puberulum*（Benth.）Maxim、石南藤*Piper wallichi*（Miq.）Hand.-Mazz.的藤茎入药。四川、贵州、湖北、湖南、江西等地有用松萝科松萝*Usnea diffracta* Vain、长松萝*Usnea longissinata* Ach.、花松萝*Usnea florida*（L.）Wigg.的叶状体。江苏、四川还分别以木通科植物木通*Akebia quinata* DC.、白木通*Akebia trifoliate*（Thunb.）Koidz. var. *australis*（Diels）Rehd.的藤茎入药。广东、广西尚以木兰科植物异型南五味子*Kasura hereroclita*（Roxb.）Craib的藤茎入药[5]。

主要参考文献

[1] 蔡少青，王璇.常用中药材品种整理和质量研究：第六册[M].北京：北京医科大学出版社，2003：455-521.

[2] 中国香料植物栽培与加工编写组.中国香料植物栽培与加工[M].北京：轻工业出版社.1985：215-217.

[3] 徐国钧，何宏贤，徐珞珊，等.中国药材学（下）[M].北京：中国医药科技出版社，1996：704-706.

[4] 田代华.实用中药辞典：下卷[M].北京：人民卫生出版社，2002：1639-1640.

[5] 宋敬丽，袁林，刘艳菊，等.海风藤化学成分和药理作用的研究进展[J].湖北中医学院学报，2007，9(3)：70-72.

[6] 范尚坦，翟振兴，李玲，等.风藤挥发油的成分研究[J].中药材，1987：40-41，25.

[7] 李少华，费侠，吴中立，等.海风藤提取物对大鼠内毒素性低血压和肺损伤的拮抗作用[J].中国中药杂志，1989，(11)：43-45，64.

[8] 马迎，韩桂秋，王银叶.海风藤中有PAF拮抗活性的苯骈呋喃类新木脂素[J].药学学报，1993，28(5)：370-373.

[9] 刘艳菊，陈家春，李吉莹，等.应用RAPD技术分析市售海风藤[J].中药材，2008，31(10)：1490-1494.

[10] 蔡诚诚，杨志业，谢晖，等.胡椒属药材核糖体DNA的ITS序列分析及其分子鉴定[J].中国临床医学，2011，18(2)：136-138.

（广东省药品检验所　杨志业）

107. 桑寄生

Sangjisheng

TAXILLI HERBA

【别名】广寄生、寄生茶。

【来源】为桑寄生科植物桑寄生 *Taxillus chinensis*（DC.）Danser的干燥带叶茎枝。

【本草考证】本品始载于《神农本草经》，列为上品，称"桑上寄生，味苦，平。主腰痛，小儿背强，痈肿，安胎，充肌肤，坚发齿，长须眉。一名寄屑，一名寓木，一名宛童。生川谷。"《名医别录》载："桑上寄生，味甘，无毒。主治金疮，去痹，女子崩中，内伤不足，产后余疾，下乳汁。一名笃，生弘农桑树上。"《本草纲目》载："寄生高者三尺。其叶圆而微尖，厚而柔，面青而光泽，背淡紫而有茸。人言川蜀桑多，时有生者，他处鲜得。"从历代本草的记述中可见桑寄生为多源性药材。历版《中国药典》收载的桑寄生原植物为钝果寄生属的桑寄生 *Taxillus chinensis*（DC.）Danser.。

【原植物】多年生常绿寄生小灌木。嫩枝、叶密被锈色星状毛；小枝灰褐色，具细小皮孔。叶对生或近对生，厚纸质，卵形至长卵形，长3～8cm，宽2～5cm，先端钝圆，基部楔形或阔楔形，全缘。伞形花序，腋生，具花1～4朵，花序和花被星状毛；苞片鳞片状，长约0.5mm；花褐色，花托椭圆状或卵球形，长2mm；副萼环状；花冠花蕾时管状，长约2.5～2.7cm，稍弯曲，下半部膨胀，顶部卵球形，裂片4枚，反折，匙型，长约6mm；雄蕊4枚；花柱线状，柱头头状。浆果椭圆状或近球形，表皮密生瘤状突起，成熟果皮黄色，长8～10mm，直径5～6mm，果皮变平滑。花果期4月至翌年1月。（图107-1）

生于热带、亚热带海拔20～400m的平原或低山，寄生于桑树、龙眼、荔枝、杨桃、油茶、油桐、木棉、马尾松、水松等多种植物上。主要分布于福建、台湾、广东、广西、云南。

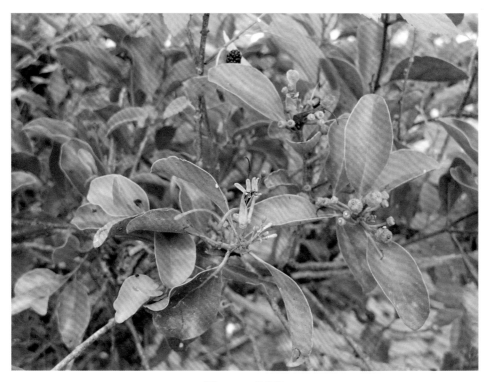

图107-1　桑寄生

【主产地】主产于广西、广东、福建南部。道地产区为广西梧州、苍梧、平南、北流、陆川、邕宁、武鸣、崇左、大新等地[1]，其中梧州地区出产的桑寄生茶最负盛名，系广西著名的传统保健茶品[2]。

【栽培要点】

1. 生物学特性　桑寄生喜光，耐干旱，选择水热条件良好的坡地或旱田栽培为宜。

2. 栽培技术　以桑树为寄主，采用实生苗进行寄主培植，寄主生长年限达1年以上可行桑寄生种子接种。桑寄生种子属顽拗性种子，寿命短，宜当天采集并接种。去掉果皮，利用果胶黏性将种子进行粘贴接种，选择枝条节间为种子接种部位[3]。

3. 虫害　桑天牛和桑寄生灰蝶、红肩粉蝶幼虫等，其中桑天牛主要对寄主产生危害，桑寄生灰蝶和红肩粉蝶幼虫对桑寄生产生危害。

【采收与加工】冬季至次春采割，除去粗茎，切断，干燥，或蒸后干燥。

【商品规格】根据杂质的含量和药材的匀称度，分为"选货"和"统货"两个规格。

【药材鉴别】

（一）性状特征

茎枝呈圆柱形，长3～4cm，直径0.2～1cm，有分枝；表面红褐色或灰褐色，具细纵纹，并有多数细小突起的棕色皮孔，嫩枝有棕褐色茸毛；质坚硬，断面不整齐，皮部红棕色，木部色较浅。叶多卷曲，具短柄，叶片展开呈卵圆形，长3～8cm，宽2～5cm；表面黄褐色，幼叶被细茸毛，先端钝圆，基部楔形或阔楔形，全缘，革质。气微，味涩。（图107-2）

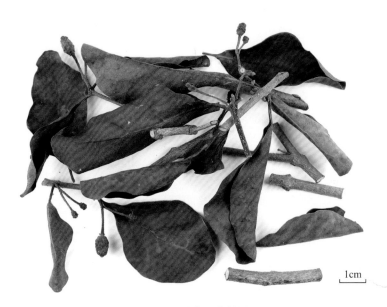

图107-2　桑寄生药材图

（二）显微鉴别

1. 茎横切面　表皮细胞有时残存，木栓层为10余列细胞，有的含棕色物，皮层窄，有石细胞群，薄壁细胞含棕色物。中柱鞘部位有石细胞群和纤维束，断续环列。韧皮部窄，射线散有石细胞。束内形成层明显。木质部射线宽1～4列细胞，近髓部也可见石细胞；导管单个散列或2～3个相聚。髓部有石细胞群，薄壁细胞含棕色物。有的石细胞含草酸钙方晶或棕色物。（图107-3）

2. 叶横切面　上下表皮均有气孔，细胞小，类长方形。上面栅栏组织具3～4列细胞，下面栅栏组织具2～3列细胞，细胞排列整齐、紧密；中间为海绵组织，排列疏松，内含较多圆形草酸钙簇晶。主脉上面隆起，下面突出，维管束外韧型，上、下两侧均有纤维束。薄壁细胞间有较多含草酸钙方晶的石细胞群。（图107-4）

3. 粉末特征　粉末淡黄棕色。淀粉粒类卵圆形；纤维成束状，直径约17μm；具缘纹孔导管、网纹导管、螺纹导管多见；星状毛碎片少见，3～5分枝，末端渐尖；石细胞类方形、类圆形，含草酸钙方晶。（图107-5）

（三）理化鉴别

薄层色谱　取本品粉末5g，加甲醇–水（1∶1）60ml，加热回流1小时，趁热滤过，滤液浓缩至约20ml，加水10ml，再加稀硫酸约0.5ml，煮沸回流1小时，用乙酸乙酯振摇提取2次，每次30ml，合并乙酸乙酯液，浓缩至1ml，作为供试品溶液。另取槲皮素对照品，加乙酸乙酯制成每1ml含0.5mg的溶液，作为对照品溶液。照薄层色谱法试验，吸取上述两种溶液各10μl，分别点于同一用0.5%氢氧化钠溶液制备的硅胶G薄层板上，以甲苯（水饱和）–甲酸乙酯–甲酸（5∶4∶1）为展开剂，展开，取出，晾干，喷以5%三氯化铝乙醇溶液，置紫外光灯（365nm）下检视。供试品色谱中，在与对照品色谱相应的位置上，显相同颜色的荧光斑点。

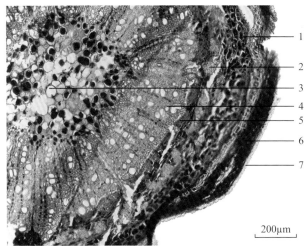

图107-3 桑寄生茎横切面图

1. 皮层 2. 中柱鞘纤维束 3. 髓部 4. 木质部 5. 韧皮部
6. 木栓层 7. 表皮

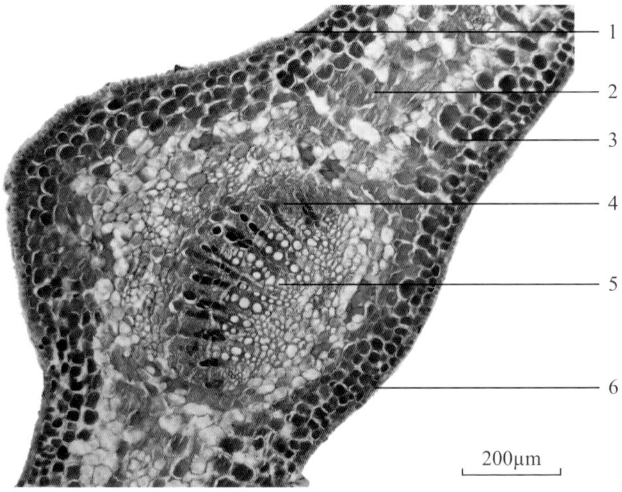

图107-4 桑寄生叶横切面图

1. 下表皮 2. 海绵组织 3. 栅栏组织 4. 主脉韧皮部
5. 主脉木质部 6. 上表皮

【质量评价】以枝细、质嫩、红褐色、叶多者为佳。对桑寄生药材质量规范要求为不得检出强心苷。

【化学成分】主要化学成分为黄酮类、萜类、挥发性成分、凝集素等，黄酮类是桑寄生的特征成分[2, 4]。

1. 黄酮类 槲皮素（quercetin），槲皮苷（quercitrin），萹蓄苷（avicularin），d-儿茶素（d-catechin）等。

2. 萜类 Taxilluside A，B，C，D。

3. 挥发性成分 苯甲醛、苯乙烯、芳姜黄烯、桉树脑、α-姜烯、γ-姜黄烯、壬醛等。

4. 其他成分 凝集素、维生素C及各种微量元素等。由于寄主不同，桑寄生还会积累寄主植物特有的成分，如寄生于夹竹桃科的桑寄生含寄主特有的强心苷成分，寄生于柳树的含柳树特有成分水杨苷[5, 6]。

【性味归经】苦、甘、平。归肝、肾经。

【功能主治】祛风湿，补肝肾，强筋骨，安胎元。用于风湿痹痛，腰膝酸软，筋骨无力，崩漏经多，妊娠漏血，胎动不安，头晕目眩。

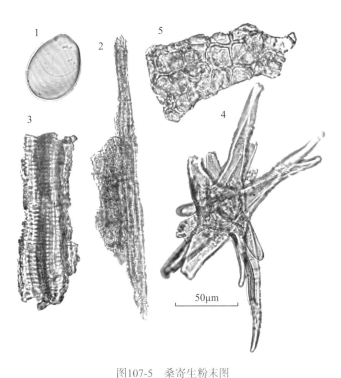

图107-5 桑寄生粉末图

1. 淀粉粒 2. 纤维束 3. 导管 4. 叠生星状毛 5. 含晶石细胞

【药理作用】

1. 抗骨质疏松作用 桑寄生水煎液可对抗维甲酸所致大鼠骨质疏松，具有补肝肾、强筋骨作用[7]。

2. 抗炎、镇痛作用 桑寄生浸膏能延长小鼠的疼痛反应时间，减少小鼠的扭体次数，并能显著缓解乙酸所致小鼠腹腔毛细血管通透性的增高，减轻二甲苯所致小鼠的耳肿胀程度，具有显著的镇痛和抗炎作用[8]。

3. 对心血管作用 研究发现桑寄生的乙醇提取液以及其中的黄酮类成分均对麻醉动物有降压功能，能舒张豚鼠离体心脏冠状血管，并能收缩抗垂体后叶素冠脉，对心脏收缩力的作用表现为先抑制后增强[9]。

4. 其他作用 桑寄生还有利尿、抗菌、抗肿瘤、抗氧化、降脂、降血糖等作用[2, 9]。

【用药警戒或禁忌】

桑寄生本身无毒，但寄生在有毒寄主上则有可能带有寄主的毒性，如寄生于夹竹桃、黄花夹竹桃上的桑寄生均含有强心苷成分，因此须对桑寄生进行强心苷检查，要求不得检出强心苷。

【分子生药】

利用*psbA-trnH*基因片段能够鉴别桑寄生与混淆品[10]。

【附注】

1. 不同寄主的桑寄生在化学成分及药理作用上存在差异，但目前尚缺乏系统性研究，在一定程度上影响着药材质量评价与质量控制。

2. 古籍上记载的桑寄生来源于桑寄生科不同属的数种植物，包括槲寄生属、梨果寄生属和钝果寄生属。因槲寄生*Viscum coloratum*（Kom.）Nakai化学成分和药理作用不同，《中国药典》已将其单独收载，红花寄生*Scurrula parasitica* Linn.、四川寄生*Taxillus sutchuenensis*（Lecomte）Danser、毛叶钝果寄生*Taxillus nigrans*（Hance）Danser等在不同地区亦作桑寄生入药。

主要参考文献

[1] 邓家刚，韦松基.广西道地药材[M].北京：中国中医药出版社，2007：350-355.

[2] 刘双双，刘青，何春年，等.桑寄生茶的应用历史与现代研究进展[J].中国现代中药，2019，21(2)：147-153.

[3] 李永华，卢栋，朱开昕，等.桑寄生野生资源与规范化种植技术[J].广西中医药杂志，2010，33(1)：53-55.

[4] 霍昕，高玉琼，杨迺嘉，等.桑寄生挥发性成分研究[J].生物技术，2008，18(2)：47-49.

[5] 李永华，卢栋，朱开昕，等.桑寄生及其夹竹桃科寄主植物强心苷含量相关性研究[J].时珍国医国药，2010，21(6)：1397-1398.

[6] 张慧，黄菡颖，苏本伟，等.寄主对桑寄生药材质量的影响[J].世界科学技术—中医药现代化，2016，18(7)：1182-1187.

[7] 赵华伟，汪晶，崔瑛，等.基于"病证—效应—生物样本分析"方法的桑寄生补肝肾强筋骨的功效物质及归经研究[J].世界科学技术—中医药现代化，2016，18(4)：626-631.

[8] 巨鲜婷.桑寄生浸膏的抗炎和镇痛作用研究[J].杨凌职业技术学院学报，2012，11(2)：5-7.

[9] 管俊，崔瑛.桑寄生药理作用及临床应用研究进展[J].河北中医，2017，39(3)：460-463.

[10] Li Y H, Ruan J L, Chen S L, et al. Authentication of *Taxillus chinensis* using DNA barcoding technique [J]. Journal of Medicinal Plants Research, 2010, 4(24): 2706-2709.

（广西壮族自治区药用植物园　农东新　黄宝优）

108. 黄花夹竹桃

Huanghuajiazhutao
THEVETIAE SEMEN

【别名】酒杯花、台湾脚、柳木子、相等子、竹桃。

【来源】为夹竹桃科黄花夹竹桃属植物黄花夹竹桃*Thevetia peruviana*（Persoon）K. Schumann的种子。

【本草考证】历代本草没有记载。《广西中药志》（1959年）、《全国中草药汇编》、《中药大辞典》、《中华本草》等均有收载。

【原植物】常绿小乔木，高2～5m。多枝柔软，小枝下垂；全株具丰富乳汁。叶互生，近革质，无柄，线形或线状披针形，两端长尖，长10～15cm，宽5～12mm，光亮，全缘，边稍背卷；中脉在叶面下陷，在叶背凸起，侧脉两面不明显。花大，黄色，具香味，顶生聚伞花序，长5～9cm；花梗长2～4cm；花萼绿色，5裂，裂片三角形，长5～9mm，宽1.5～3mm；花冠漏斗状，花冠筒喉部具5枚被毛鳞片；雄蕊5，着生于花冠喉部；子房上位，2裂，每室胚珠2，柱头圆形，端部2裂。核果扁三角状球形，直径2.5～4cm，内果皮木质，生时绿色而亮，干时黑色；种子2～4颗。花期5～12月，果期8月至翌年春季。（图108-1）

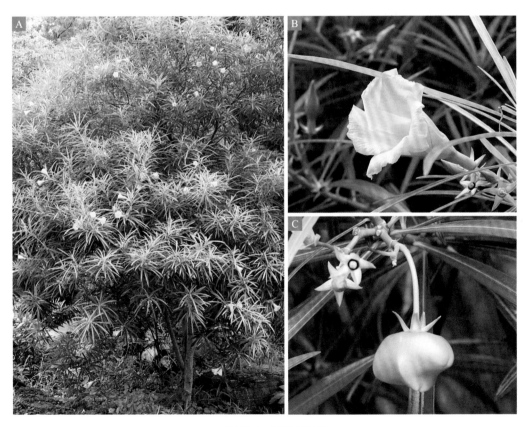

图108-1　黄花夹竹桃

A.植株　B.花　C.果实

主要为栽培，亦有野生于干热地区、路旁、池边、山坡疏林下。主要分布于福建、广东、广西、云南和台湾等地。

【主产地】主产于广东、广西、福建、台湾等地。

【栽培要点】

1.生物学特性　喜温暖湿润气候，耐干旱，对土壤要求不严，以阳光充足、土壤较湿润而肥沃的地方生长较好。

2. 栽培技术　可用种子繁殖和扦插繁殖。2～3月播种，亦可于2～3月进行扦插繁殖。生长旺盛期注意保持土壤湿润，结果期适当保持干燥。通过整形修剪，促发新枝，提高开花结实率，增加产量。

3. 虫害　蚜虫、介壳虫。

【采收与加工】秋冬季，当果实由绿变淡黄时采收，剥取种子，晒干或烘干。

【药材鉴别】

（一）性状特征

果实呈扁三角状球形，直径2.5～4cm，表面皱缩，黑色，先端微凸起，基部有宿萼及果柄，外果皮稍厚，中果皮肉质，内果皮坚硬。果实内含种子2～4粒，卵形，先端稍尖，两面凸起。一侧有圆形种脐，贴附于果壳内侧面。外种皮表面淡棕红色，内种皮乳白色，光滑，质脆，易破碎。子叶2枚，富油性。气微，味极苦。（图108-2）

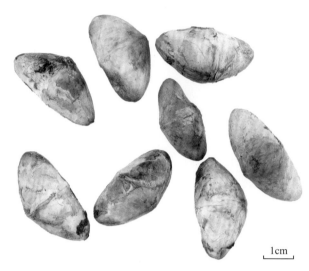

图108-2　黄花夹竹桃药材图

（二）显微鉴别

1. 种子横切面　可见内种皮细胞扁平，一层，排列整齐；胚乳细胞壁薄，类圆形或不规则形状，充满淀粉粒、脂肪油及糊粉粒。（图108-3）

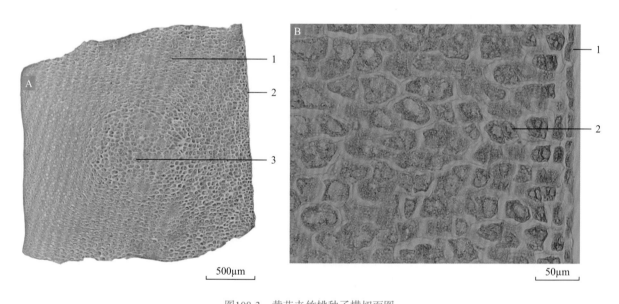

图108-3　黄花夹竹桃种子横切面图

A. 种子横切面图　1. 外胚乳细胞　2. 内种皮细胞　3. 内胚乳细胞
B. 种子胚乳细胞放大图　1. 内种皮细胞　2. 胚乳细胞（含淀粉粒、脂肪油、糊粉粒）

2. 粉末特征　淡黄棕色。草酸钙簇晶众多，多存在于薄壁细胞中，直径15～20μm；以螺纹导管为主，直径10～25μm。分泌细胞类圆形或长圆形，内含黄棕色或红棕色油状物。淀粉粒众多，单粒类圆形、椭圆形或长圆形，直径10～20μm。胚乳细胞成片，形状不规则，可见黄棕色内含物。石细胞呈不规则长方形，直径20～35μm。纤维束少，散在。种皮细胞类圆形、方形或不规则形状。（图108-4）

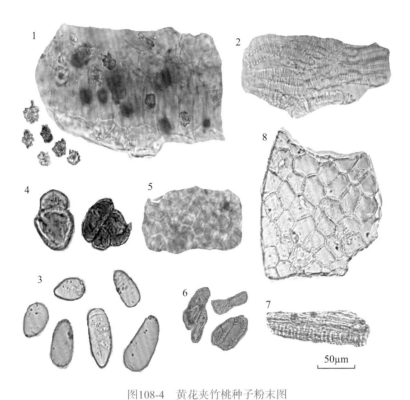

图108-4　黄花夹竹桃种子粉末图

1.薄壁细胞　2.导管　3.淀粉粒　4.分泌细胞　5.胚乳细胞　6.石细胞
7.纤维　8.种皮细胞

（三）理化鉴别

薄层色谱　取本品粉末200g，用石油醚脱脂后，加蒸馏水200ml和甲苯1ml，强烈振摇后在37℃放置4天，然后加乙醇200ml振摇使之混匀，室温放置过夜，滤过，残渣再用乙醇200ml提取2次，合并提取液，减压浓缩至50ml，放冷，析出结晶。取结晶少许加三氯甲烷溶解（10mg/ml）作供试液，以黄花夹竹桃苷甲（5mg/ml）作对照。点于中性氧化铝板上，以三氯甲烷-甲醇（99∶1）展开，喷以Kedde试液显色。供试品色谱在与对照品色谱相应的位置有相同颜色的色斑。

【化学成分】主要成分为强心苷类，强心苷类成分为特征成分和有效成分。

种子含黄花夹竹桃苷甲（thevetin A），黄花夹竹桃苷乙（thevetin B），黄花夹竹桃次苷甲，黄花夹竹桃次苷乙，黄花夹竹桃次苷丙，单乙酰黄花夹竹桃次苷乙，黄花夹竹桃臭蚁苷甲，黄花夹竹桃臭蚁苷乙，黄花夹竹桃黄酮素，油酸，亚油酸，硬脂酸，棕榈酸等。

【性味归经】辛、苦、温。有大毒。归心经。

【功能主治】强心、利尿、消肿。用于各种心脏病引起的心力衰竭，阵发性室上性心动过速，阵发性心房纤颤。

【药理作用】

1.强心作用　黄花夹竹桃种子有洋地黄强心作用。黄花夹竹桃苷对猫和犬在体心脏有加强收缩力、减慢心率及抑制传导之作用，增强心肌代谢；在猫心电图上发现典型的强心反应。黄花夹竹桃次苷甲和黄花夹竹桃次苷乙都可使在体猫和豚鼠的衰心泵血功能部分或完全恢复，心功能显著改善；使离体豚鼠心缩幅度明显增加，心房肌条张力增加；与其他常用强心苷相比，黄花夹竹桃次苷甲的治疗安全范围较大[1]。

2.抗肿瘤作用　黄花夹竹桃苷对K562细胞有杀伤作用[2]；对S180和HAC实体瘤有明显的抑制作用，对肝癌腹水型荷瘤小鼠的生命延长率有明显增加作用[3]。黄花夹竹桃苷与氮芥合用的协同作用机制尚不清楚，但合用的抗肿瘤活性明显高于单独给药组，对小鼠腹水瘤及实体瘤均有明显的疗效[4]。

3. 利尿作用　麻醉犬和输尿管瘘犬静注黄花夹竹桃苷后出现利尿作用；正常大鼠腹腔给药后5小时利尿作用最显著[5]。

4. 镇静作用　黄花夹竹桃苷对猫和猴有一定的镇静作用，对人亦有出现倦怠、嗜睡[5]。

【用药警戒或禁忌】本品有大毒，生药不可内服，误食可致死。中毒后口腔有烧灼感，舌刺痛，喉干，头痛头晕，恶心呕吐，腹痛，烦躁，其后四肢冰冷，脸色苍白，脉搏不规则，瞳孔散大，对光不敏感，昏迷，心跳停止而死亡。

【附注】黄花夹竹桃的叶、花也含有相似的强心苷类成分，亦供药用。

主要参考文献

[1] 高世嘉，曾贵云. 黄花夹竹桃次甙甲和次甙乙的强心作用与毒性[J]. 药学学报，1983，18(8)：572-578.

[2] 章雄文，黄自强，李常春. 黄花夹竹桃苷对K562细胞的杀伤作用[J]. 福建医学院学报，1996，30(1)：13-17.

[3] 伊金艳，段玉敏. 对黄花夹竹桃苷抗肿瘤活性的研究[J]. 黑龙江医药，2003，1(3)：199-200.

[4] 章雄文，黄自强，李常春. 黄花夹竹桃甙及其与氮芥合用的体内抗肿瘤活性[J]. 中国药理学报，1994，15(3)：285-288.

[5] 王浴生. 中药药理与应用[M]. 北京：人民卫生出版社，1983：1007-1008.

（广西壮族自治区药用植物园　蓝祖栽）

109. 救必应

Jiubiying

ILICIS ROTUNDAE CORTEX

【别名】熊胆木、白银香、白银木、过山风、白木香。

【来源】为冬青科植物铁冬青 *Ilex rotunda* Thunb. 的干燥树皮。

【本草考证】本品始载于《山草药指南》："白木香其皮名救必应，味苦，作茶饮清热散毒，治白浊"。书中对植物形态及药材性状无详细描述，其性味、功能与主治与现今救必应一致。因其功效善治胃痛、跌打肿痛、水火烫伤痛、止外伤出血等各种急症，病人求救治，其效灵验而得名[1]。

【原植物】常绿灌木或乔木，高可达20m，树皮厚，灰色，茎枝圆柱形，皮孔不明显。叶互生，薄革质或纸质，卵形至倒卵状椭圆形，长4～9cm，宽1.8～4cm，先端短渐尖或钝，基部楔形或钝，全缘；叶面绿色，两面无毛。叶柄长1～2cm。花雌雄异株，通常排成聚伞花序或伞形花序；雄花序一般由5～16朵花组成，稀达20多朵，花梗长4～6mm，萼4浅裂，裂片三角形，花瓣4～5片，长椭圆形，长2.5mm，基部合生，雄蕊与花瓣同数，比花瓣略长，退化子房垫状；雌花序一般由3～7朵花组成，总花梗长9～13mm，萼碟状，花瓣5～7片，倒卵状长椭圆形，长约2mm，有退化雄蕊；子房上位。果为浆果状核果，圆球形，直径6～8mm，成熟时红色，分核5～7，内果皮近木质。花期4月，果期8～12月。（图109-1）

主要分布于广东、海南、江苏、浙江、台湾、福建、江西、湖南、广西、云南等省区。

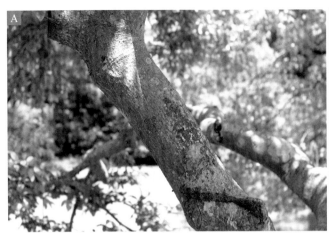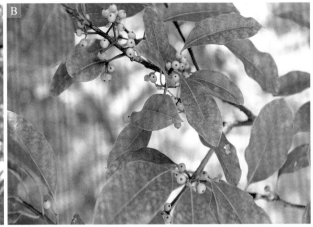

图109-1　铁冬青

A. 植株　　B. 果实

【主产地】主产于广东省各地，以粤东、粤西、粤北地区出产较多。

【采收与加工】全年可采，刮去外层粗皮，切碎，晒干或鲜用。

【药材鉴别】

（一）性状特征

干燥树皮呈卷筒状，半卷筒状或呈略卷曲的板状，长短不一，厚1～15mm。外表面灰白色至浅褐色，较粗糙，有皱纹。内表面黄绿色、黄棕色或黑褐色，有细纵纹。质硬而脆，断面略平坦。气微香，味苦、微涩。（图109-2）

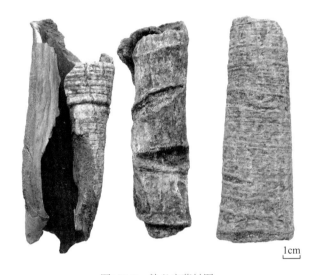

图109-2　救必应药材图

（二）显微鉴别

1. 树皮横切面　木栓层为8～30余列细胞，内切向壁增厚，微木化。皮层窄，有的细胞含草酸钙方晶，少数含草酸钙簇晶；石细胞单个散在或成群，有的石细胞群断续排成环带，石细胞多角形或椭圆形，壁厚，孔沟明显，有的石细胞内含草酸钙方晶。韧皮部宽广，部分薄壁细胞内含草酸钙方晶，石细胞群散在；韧皮射线宽，细胞多径向延长。（图109-3）

2. 粉末特征　粉末浅棕色至棕褐色。石细胞甚多，浅黄绿色或浅黄色，单个散在或成群，直径14～56μm，壁厚约至20μm，孔沟明显；有的胞腔内含草酸钙方晶；草酸钙方晶众多，呈多面形或正方形、菱形、类双锥形，散在或存在于薄壁细胞中，长17～40μm，宽7～25μm；有的薄壁组织中可见草酸钙簇晶，或草酸钙簇晶及方晶共存；木栓细胞无色或浅棕色，成群或单个散离，表面观呈多角形，壁稍厚，微木化，可见细小纹孔。（图109-4）

（三）理化鉴别

薄层色谱　取本品粉末0.5g，加甲醇25ml超声处理20分钟，滤过，滤液蒸干，残渣加水20ml使溶解，用水饱和的正丁醇振摇提取2次，每次25ml，合并正丁醇提取液，用氨试液20ml洗涤，弃去氨液，取正丁醇液，蒸干，残渣加甲醇1ml使溶解，作为供试品溶液。另取救必应对照药材0.5g，同法制成对照药材溶液。再取紫丁香苷对照品，加甲醇制成每1ml含1mg的溶液，作为对照品溶液。照薄层色谱法试验，吸取上述溶液各2μl，分别点于同一硅胶G薄层板上，以三氯甲烷-甲醇-无水甲酸（16∶4∶1）为展开剂，展开，取出，晾干，喷以10%硫酸乙醇溶液，在105℃加热至斑点显色清晰，分别置日光及紫外光灯（365nm）下检视。供试品色谱中，在与对照药材和对照品色谱相应的位置上，显相同颜色的斑点或荧光斑点。（图109-5）

【质量评价】采用高效液相色谱法测定，本品按干燥品计算，含紫丁香苷（$C_{17}H_{34}O_9$）不得少于1.0%，长梗冬青苷（$C_{36}H_{58}O_{10}$）不得少于4.5%[2~3]。

【化学成分】主要成分为黄酮类、酚类、木脂素类和三萜类等成分，其中三萜类成分是其有效成分[4]。

1.三萜类 紫丁香苷（syringin）和长梗冬青苷（pedunculoside）是主要有效成分，还有铁冬青酸（rotundic acid）、苦丁冬青苷H（kudinoside H）、苦丁茶冬青苷D（ilekudinoside D）、3-乙酰基熊果酸（3-acetylursolic acid）、3-O-α-L-阿拉伯糖基-19α-羟基-熊果酸（3-O-α-L-arabinopyranosyl pomolic acid）、28-O-β-D-葡萄糖基-齐墩果酸（oleanolic acid-28-O-β-D-glucopyranosyl ester）、齐墩果酸（oleanolic acid）、3-羟基齐墩果烷（3β-hydroxyl-oleanane）、3-乙酰齐墩果酸（3-acetyloleanolic acid）、木栓酮（friedelin）等。

2.二萜类 阿贝苦酮、sugereoside等。

3.其他 酚类化合物有二丁香醚（disyringin ether）、芥子醛（sinapaldehyde）、芥子醛葡萄糖苷（sinapaldehye glucoside）、丁香醛（syringaldehyde）、救必应醇（rotundaol）等。

【性味归经】苦，寒。归肺、胃、大肠、肝经。

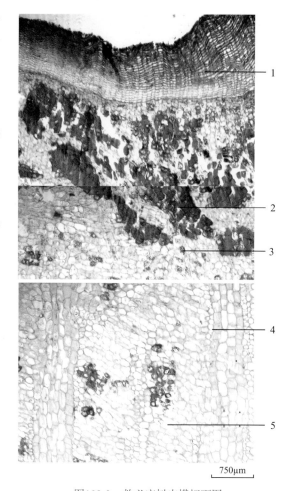

750μm

图109-3 救必应树皮横切面图

1.木栓层 2.石细胞群 3.草酸钙方晶 4.射线细胞
5.韧皮部

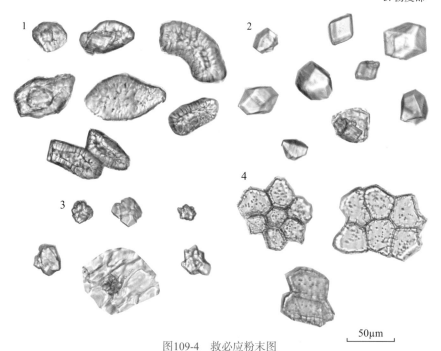

50μm

图109-4 救必应粉末图

1.石细胞 2.草酸钙方晶 3.草酸钙簇晶 4.木栓细胞

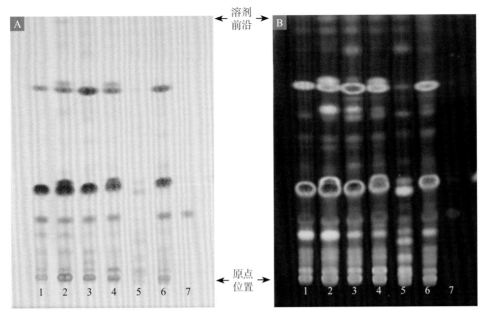

溶剂前沿 →

← 原点位置

图109-5 救必应薄层色谱图

A. 日光下 B. 365nm

1. 救必应样品（广东鼎湖） 2. 救必应样品（广东阳山）
3. 救必应样品（福建） 4. 救必应样品（广西）
5. 米碎木样品（广西） 6. 救必应对照药材（中检所：1076-9901）
7. 紫丁香苷对照品（中检所：111574-200201）

【功能主治】清热解毒，利湿止痛。用于暑热发热，咽喉肿痛，湿热泻痢，脘腹胀痛，风湿痹痛，湿疹，疮疖，跌打损伤。

【药理作用】

1. 抑菌、抗炎、镇痛作用 救必应干品及新鲜品浸提液体外对大肠杆菌、伤寒杆菌、绿脓杆菌、金黄色葡萄球菌均有明显抑制作用；且新鲜品浸提液的抑制作用比干品浸提液显著[5]。救必应乙醇提取部位具有较强的抑菌、抗炎、镇痛作用，水提取有较强抑菌作用[6]。

2. 对心血管的作用 救必应提取物具有降低冠脉流量、减慢心率及使心肌收缩力减弱、提高耐缺氧能力及抗心律失常作用[7, 8]。

3. 降压作用 救必应乙醇提取物、正丁醇提取物、水提取物对正常大鼠血压都有快速的降压作用，其中以舒张压下降最为明显[9]。

【附注】市场上有以冬青科植物米碎木（青皮香）*Ilex godajam*（Colebr.）Wall.的树皮当作救必应使用的情况，可通过性状、显微和化学成分特征进行区分。米碎木树皮厚，有的可达3cm，断面粗糙，米碎样或沙粒样。救必应与米碎木的显微特征中均有含方晶、石细胞，但米碎木有部分大型石细胞直径达304μm。HPLC法中米碎木均未检出紫丁香苷和长梗冬青苷[2]，也可采用薄层色谱法区别。

主要参考文献

[1] 冉先德主编.中华药海（下册）[M].哈尔滨：哈尔滨出版社，1993：451.

[2] 顾利红，毕福钧，陈蔼.不同来源救必应药材的质量评价[J].中草药，2013，44(5)：622-625.

[3] 毕福钧，钟顺好，陈蔼，等.HPLC法同时测定救必应药材中紫丁香苷和长梗冬青苷[J].中草药，2010，41(8)：1386-1388.

[4] 谢培山，杨赞熹.救必应化学成分的研究-止血成分救必应乙素的分离、鉴定[J].药学学报.1980，15(5)：303-305.

[5] 周宁，郭鸿宜.救必应干品及新鲜品体外抗菌作用的研究[J].中国中医药杂志，2004，2(12)：534.

[6] 张榕文.救必应抑菌抗炎镇痛有效部位筛选[D].广州：广州中医药大学，2008.

[7] 何冰，陈小夏，李娟好，等.救必应提取物心血管药理作用[J].中药材，1997，20(6)：303-305.

[8] 陈小夏，何冰，徐苑芬，等.救必应正丁醇提取物抗心律失常和抗心肌缺血作用研究[J].中药药理与临床，1998，14(4)：22-24.

[9] 董艳芬，梁燕玲，罗集鹏.救必应不同提取物对血压影响的实验研究[J].中药材，2006，29(2)：172-174.

（广州市药品检验所　顾利红　谢美晓）

110. 排钱草

Paiqiancao

PHYLLODII PULCHELLI HERBA

【别名】龙鳞草、金钱草、午时灵。

【来源】为豆科植物排钱草*Phyllodium pulchellum*（L.）Desv.的全株。

【本草考证】本品始载于《生草药性备要》，名龙鳞草，味淡、苦，性平。消风热，浸酒。去瘀生新，治小儿马牙疳，又治跌打。一名亚婆钱，又名午时合[1]。《岭南采药录》载："龙鳞草，别名亚婆钱、午时灵、金钱草"[2]。本草记载与现今所用排钱草基本一致。

【原植物】半灌木，高0.5～2m，直立。小枝柔弱被毛。三出复叶；顶生小叶卵圆形，长6～12cm，宽2.5～4.5cm，侧生小叶长卵圆形，先端钝或近尖，基部近圆形，通常较顶生小叶小1～2倍；小托叶钻形；小叶柄被黄色细毛。总状花序由若干伞形花序组成，顶生或侧生，长8～30cm，伞形花序隐藏在叶状苞片内，花2～6朵；叶状苞片圆形，直径1～1.5cm，对称成串排列；花冠蝶形，淡黄白色，旗瓣长约6mm，宽约2mm；雄蕊10，二体；雌蕊1，长6～7mm，花柱内弯，长4.5～5.5mm。荚果扁平，长约6mm，宽2～3mm，边缘有缘毛，荚节2，先端有喙；种子褐色，长2.5mm，宽约2mm。花期7～9月，果期10～11月。（图110-1）

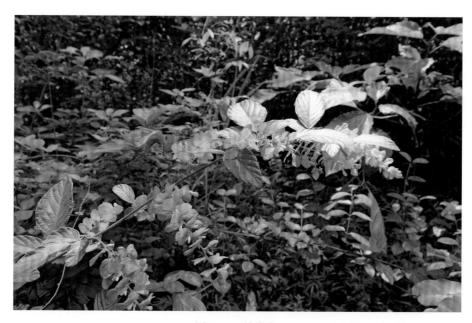

图110-1　排钱草

野生于丘陵荒地、路旁或山坡疏林处。主要分布于福建、广东、海南、广西、云南及台湾等地。

【主产地】 主产于广东、广西、福建等地。

【采收与加工】 根、根茎全年均可采，洗净，切片，晒干或鲜用；枝叶夏、秋季采收，鲜用或切片晒干。

【药材鉴别】

（一）性状特征

主根呈圆柱形，直径0.5～1.5cm。表面浅棕红色，皮孔点状，栓皮脱落处显棕红色。根茎部常分生数条根或茎，直径约3cm。质坚硬，切面皮部棕红色，厚1～2mm，木部淡黄色，质细密而坚实，可见细环纹。气微，味涩[3]。枝叶黄褐色，小叶椭圆形或倒卵形，背面网脉明显，被细黄色柔毛。（图110-2）

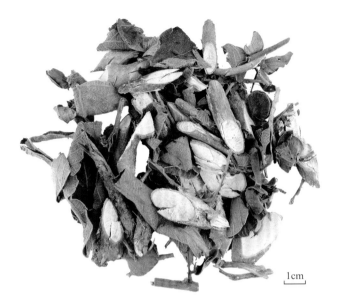

图110-2　排钱草药材图

（二）显微鉴别

1. 根横切面　木栓层为数列类圆形的细胞。皮层薄壁细胞中含草酸钙棱晶及片晶，纤维多单个存在。韧皮部宽，其中内侧向外具众多纤维散在，有的薄壁细胞中含棕红色物质，内侧靠形成层的一列稍大的薄壁细胞常含棕红色内含物。形成层不明显。木质部导管直径25～65μm，多单个散布或2～3个纵向排列，射线1～2列，木纤维壁厚，胞腔极小，常数列紧密横排，与木薄壁细胞纵向层状相同。薄壁细胞中含淀粉粒[3]。（图110-3）

2. 粉末特征　粉末黄白色。木栓细胞呈长方形或类椭圆形，淡黄色，微木化；韧皮纤维细长，微弯曲，直径6～13μm，壁薄，晶纤维多；木纤维直径9～25μm，壁稍厚，微木化，晶纤维多；导管多网纹，少具缘纹孔，直径约为16～63μm；草酸钙方晶多而大，呈长方形、类方形、棱形或锥形等，长13～25μm；红棕色或淡黄色树脂状分泌物大而多，呈块状、卵圆形、圆柱状等；木射线细胞呈长方形，长50～125μm，宽10～25μm，具单纹孔；木薄壁细胞呈类方形，直径15～25μm，具单纹孔；淀粉粒少数，单粒呈圆形、卵形或椭圆形，直径2～12μm，脐点短缝状、人字形或点状等，复粒由2～4个单粒组成[4]。（图110-4）

（三）理化鉴别

薄层色谱　取本品根部粉末1g，加三氯甲烷20ml，超声处理30min，滤过，滤液蒸干，残渣加三氯甲烷1ml使溶解，作为供试品溶液。另取排钱草根对照药材1g，同法制成对照药材溶液。再取β-谷甾醇对照品，加三氯甲烷制成每1ml含1mg的溶液，作为对照品溶液。照薄层色谱法试验，吸取供试品溶液和对照药材溶液各5μl、对照品溶液2μl，分别点于同一以羧甲基纤维素钠为黏合剂的硅胶G薄层板上，以正己烷-乙酸乙酯（8∶2）为展开剂，展开，取出，晾干，喷以10%硫酸乙醇溶液，在105℃加热至斑点显色清晰。供试品色谱中，在与对照药材色谱及对照品色谱相应的位置上，显相同颜色的斑点[3]。

【化学成分】 主要成分为生物碱类、甾醇类和三萜类等，其中生物碱类和三萜类是其特征成分和有效成分。

1. 生物碱类　蟾蜍碱甲醚（bufotenine-*O*-methyl ether）、环氧蟾蜍碱甲醚（5-methoxy-*N,N*-dimethyltryptamine oxide）、蟾蜍碱（bufotenine）、尼葛林（*N,N*-dimethyltryptamine）、环氧尼葛林（*N,N*-dimethyltryptamine oxide）、5-甲基-*N*-甲氧基色胺（5-methoxy-*N*-methyltryptamine）及芦竹碱（gramine）等。

2. 三萜类　*α*-香树脂醇（*α*-amyrin）和白桦脂醇（betulin）。

【性味归经】 淡、涩，凉；有小毒。归肝、胆、脾经[3]。

【功能主治】 清热利湿，活血祛瘀，软坚散结。用于感冒发热，疟疾，肝炎，肝硬化腹水，血吸虫病肝脾肿大，风湿疼痛，跌打损伤。

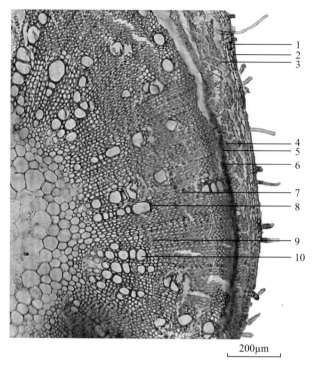

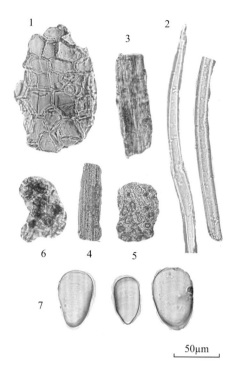

图110-3　排钱草根横切面图

1. 木栓层　2. 皮层　3. 棕红色内含物　4. 韧皮部　5. 草酸钙方晶
6. 形成层　7. 木射线　8. 木薄壁细胞　9. 木质部　10. 导管

图110-4　排钱草粉末图

1. 木栓细胞　2. 韧皮纤维　3. 木纤维　4. 导管
5. 草酸钙方晶　6. 树脂状分泌物　7. 淀粉粒

【药理作用】

1. 抗肝纤维化作用　排钱草提取物可降低大鼠肝脏胶原蛋白含量，减轻肝细胞变形坏死和纤维化程度。排钱草总生物碱可减轻四氯化碳复制肝纤维化大鼠的肝组织病变程度，明显减少与纤维化有关细胞和胶原纤维[5]，显著降低纤维化大鼠血清ALT、HA、γ球蛋白及肝组织羟脯氨酸含量[6]。

2. 抗脂质过氧化作用　排钱草总生物碱可显著提高肝纤维化大鼠肝线粒体及血清中SOD活性，降低肝线粒体及血清中MDA含量，降低血清SGPT活性、HA和肝组织中的Hyp含量[7]。

【用药警戒或禁忌】孕妇及血虚者慎服。过量或长期服用可致呕吐。有小毒，3个月毒性试验结果表明，排钱草对大鼠生长发育、血常规、血液生化指标、主要脏器重量系数及器官组织无异常影响。

主要参考文献

[1] 何克谏. 生草药性备要[M]. 广州：广东科技出版社，2009：19.

[2] 萧步丹. 岭南采药录[M]. 广州：广东科技出版社，2009：27.

[3] 广西壮族自治区食品药品监督管理局. 广西壮族自治区壮药质量标准：第一卷[M]. 南宁：广西科学技术出版社，2008：176.

[4] 周丽娜，戴斌，钟鸣. 壮族民间常用草药排钱草的生药鉴定[J]. 中国民族民间医药杂志，2003，64：301.

[5] 余胜民，钟鸣，黄琳芸，等. 排钱草对实验性肝纤维化大鼠肝脏胶原蛋白含量的影响[J]. 湖南中医药导报，1999，8：37.

[6] 钟鸣，余胜民，黄琳芸，等. 排钱草总生物碱对实验性肝纤维化动物相关指标的作用[J]. 肝脏，2001，3：168.

[7] 余胜民，钟鸣，黄琳芸，等. 排钱草总生物碱对肝纤维化大鼠过氧化脂质含量的影响[J]. 中医药学刊，2001，6：645.

（广西壮族自治区药用植物园　熊峥　蓝祖栽）

111. 断肠草

Duanchangcao
GELSEMII ELEGANTIS HERBA

【别名】钩吻、大药茶、大炮叶、黄藤根、猪人参。

【来源】为马钱科植物钩吻 *Gelsemium elegans*（Gardn. et Champ.）Benth.的干燥全草。

【本草考证】本品始载于《神农本草经》，列为下品。《南方草木状》载："野葛蔓生，叶如罗勒，光而厚，一名胡蔓草"。《梦溪笔谈·补笔谈》载："岭南人，谓之胡蔓；俗谓之断肠草"。《新修本草》载："其根新采者，皮白，……宿根似地骨，嫩根如汉防己，皮节断者良，……叶如罗勒，……光而厚，……花黄而小，……生誉州、容州之间"。《本草纲目》载："广人谓之胡蔓草……时珍又访之南人云，钩吻即胡蔓草，今人谓之断肠草是也"。表明胡蔓藤与古代本草记载较相符，即我国现在广大地区所说的钩吻系马钱科植物胡蔓藤，《中华本草》也支持这一说法[1]。古人所说的断肠草应为钩吻。本草记载与现今所用钩吻基本一致。

【原植物】常绿缠绕藤本，长3～12m。茎圆柱形，光滑，幼枝具纵棱；除苞片边缘和花梗幼时被毛外，全株均无毛。单叶对生，具短柄，叶片膜质，卵形至卵状披针形，长5～12cm，宽2～6cm，顶端渐尖，基部阔楔形至近圆形，全缘；花密集，三歧聚伞花序多顶生少腋生，花萼裂片5，分离，卵状披针形；花冠漏斗状，先端5裂，裂片卵形，黄色，长12～19mm，内有淡红色斑点；雄蕊5，外露；子房上位，卵状长圆形，2室；花柱丝状，柱头4裂，上部2裂，裂片顶端2裂。蒴果卵形或椭圆形，下垂，有细长梗，基部有宿萼，果皮薄革质，内有种子20～40颗；种子扁压状椭圆形或肾形，边缘具不规则齿裂状膜质翅。花期5～11月，果期7月至翌年3月。（图111-1）

野生为主，生于海拔500～2000m山坡、路旁草丛或灌木丛中或潮湿肥沃的丘陵山坡疏林下。主要分布于江西、福建、台湾、湖南、广东、海南、广西、贵州、云南等地。

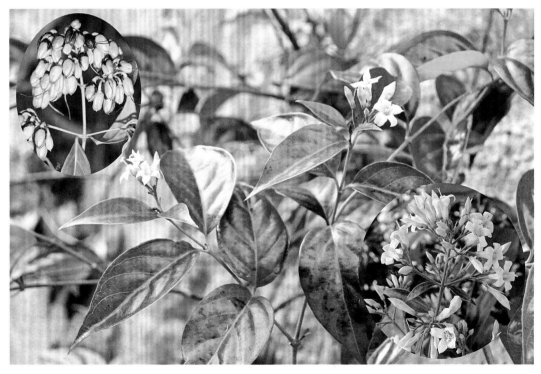

图111-1　钩吻

（植株、花序：潘超美　摄　果实：周良云　摄）

【主产地】主产于福建，全省各地均产[2]。广泛产于江西、广东、广西、海南等地。

【采收与加工】根全年可采，洗净，切段，少晒干，多鲜用。叶和全草夏秋采收，晒干。

【药材鉴别】

（一）性状特征

钩吻根呈圆柱形，略弯曲，直径约1.5cm；表面灰棕色，具细纵纹，具多数横裂隙及少数支根痕，节稍膨大；质坚，不易折断。横切面皮部灰棕色，木部淡黄色，导管群呈放射状，木射线深黄色。茎圆柱形，直径0.5～5cm，外皮灰黄色至黄褐色，具横裂隙及深纵沟；幼茎较光滑，黄棕色或黄绿色，外皮具细纵纹及突起的点状皮孔；断面皮部黄棕色，木部淡黄色，髓部褐色或中空，密布细孔，具放射状纹理。鲜时气香，味苦，有毒。

叶不规则皱缩，完整者展开呈卵形至卵状披针形，叶上面灰绿色至淡棕褐色，下面色较浅。先端渐尖，基部楔形或钝圆，叶脉于下面突起，侧脉4～5对，上面灰绿色至淡棕褐色，下面色较浅。气微，味微苦。（图111-2）

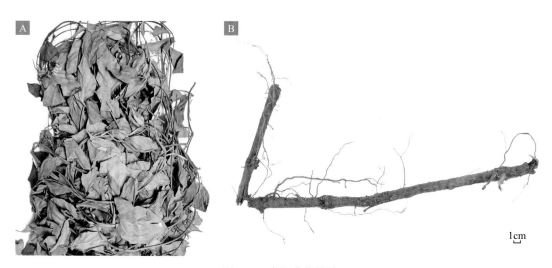

图111-2　断肠草药材图

A.断肠草干燥地上部分　B.断肠草根

（二）显微鉴别

1. 茎横切面　嫩茎表皮细胞外壁角质增厚明显；老茎有木栓层。皮层较窄，散有纤维束。维管束双韧型，外侧韧皮部较宽，纤维或石细胞单个或数个或群散在。木质部细胞均木化，导管单个或成双径向排列，射线细胞5～6列。内侧韧皮部细胞有的呈压缩状，纤维状厚壁石细胞散在；有的细胞含草酸钙簇晶或方晶。髓部薄壁细胞含草酸钙方晶及簇晶。（图111-3）

2. 根横切面　木栓层细胞10余层。皮层内侧及韧皮部薄壁组织细胞类圆形或多角形，细胞壁层纹明显，强木化，胞腔窄，单个或2～3个纤维或石细胞散在。韧皮射线细胞含草酸钙方晶及簇晶。形成层不明显。木质部较宽广，导管多数散在，木射线细胞1～6列，壁孔明显，含草酸钙簇晶或方晶。薄壁细胞中含淀粉粒[3]。（图111-4）

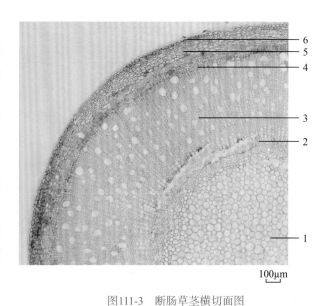

图111-3　断肠草茎横切面图

1.髓部　2.内侧韧皮部　3.木质部　4.韧皮部　5.皮层　6.木栓层

3.叶横切面 上下表皮均为1列细胞，外被角质层；上表皮细胞类方形或类圆形，具有气孔，下表皮细胞较小，长方形或类方形；叶肉组织中栅栏组织由1~3列长形栅状细胞组成，细胞内可见草酸钙簇晶和方晶；海绵组织细胞较小，排列疏松。主脉维管束呈类半月形，外韧型，主脉上下紧贴表皮处均有2~4列厚角细胞。（图111-5）

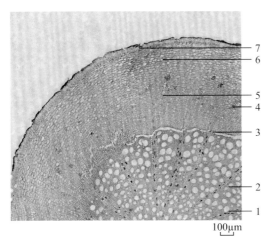

图111-4 断肠草根横切面图

1.维管射线 2.木质部 3.形成层 4.厚壁细胞群
5.韧皮部 6.皮层 7.木栓层

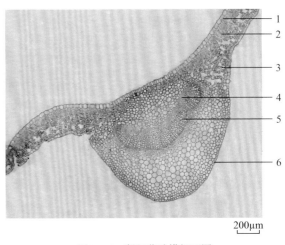

图111-5 断肠草叶横切面图

1.上表皮 2.栅栏组织 3.海绵组织 4.韧皮部
5.木质部 6.下表皮

4.粉末特征 粉末黄棕色。木纤维束状或单个散在，稍弯曲，直径15~40μm，具多数人字形壁孔；叶表皮组织碎片可见平轴式气孔，保卫细胞及副卫细胞有的具明显的角质层纹理；韧皮纤维单个或成束散在，多断碎，直径约15μm，壁厚，胞腔狭小；导管主要为网纹及螺纹导管，直径100~200μm；石细胞淡黄色，单个散在，短径石细胞长方形、椭圆形或不规则分枝状，纤维状石细胞长梭形，一端或两端钝尖或具短分叉，长400~900μm，直径20~40μm；淀粉粒单粒呈椭圆形、圆形、半圆形或类方形，直径5~15（~25）μm，脐点点状或裂缝状，复粒由2~4个分粒组成；草酸钙簇晶直径5~30μm，方晶长6~22μm，直径4~12μm。（图111-6）

（三）理化鉴别

1.取根的横切或纵切片置于载玻片上，于硝酸蒸气中放置约12小时。镜检，可见皮层及射线薄壁细胞中析出细针状生物碱硝酸盐结晶。

2.取根的粉末乙醇浸出液1滴，加15%氢氧化钾溶液1滴混匀，放置约12小时。镜检，可见集成星簇状的针晶析出。

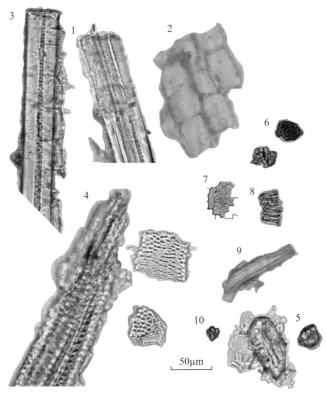

图111-6 断肠草粉末图

1.韧皮纤维 2.表皮细胞 3.纤维管胞 4.网纹导管 5.短径石细胞
6.棕色块 7.环式气孔 8.螺纹导管 9.木纤维 10.草酸钙结晶

【化学成分】主要成分为生物碱类、环烯醚萜类、油脂类、三萜类、木质素类等[4]，其中生物碱类是其特征成分和有效成分。

1. 生物碱类　甲基钩吻素乙类、钩吻素甲类、胡蔓藤乙素类、钩吻子素类、蛇根精类、育亨烷类等。主要活性物质为钩吻素甲、钩吻素乙、钩吻素子、钩吻绿碱等。钩吻素子含量最高，而钩吻素己毒性最强[5]。

2. 环烯醚萜类　7-deoxygelsemide，9-deoxygelsemide，獐牙菜苷[6]，GEIR-1，geleganosides B，geleganoside D等，具有增强免疫、保护肝脏等药理活性。

3. 油脂类　油酸具有一定的抗肿瘤和降胆固醇作用，其中抗肿瘤作用可能与钩吻非生物碱的抗肿瘤活性有关。

4. 三萜类　主要为乌苏烷三萜，其中27-p-(E)-coumaroy loxyursloic acid、熊果酸和钩藤酸具有一定得抗癌活性，咖啡酸乙酯具有明显促细胞生长作用。

5. 木脂素类　黄花菜木脂素A、黄花菜木脂素B、(+)-8-羟基松脂醇、胡蔓藤苷A、胡蔓藤苷B等，具有明显的细胞增殖抑制活性。

【功能主治】攻毒拔毒，散瘀止疼，杀虫止痒。用于疔疮肿毒、疥癣、跌打损伤，捣烂外敷，或煎水洗患处。有剧毒。禁止内服。

【药理作用】

1. 抗肿瘤作用　钩吻总碱注射液对肿瘤细胞具有毒性作用，可抑制其增殖能力。钩吻与放疗结合可提高放疗效果，降低辐射剂量。

2. 镇痛作用　钩吻生物碱对癌性疼痛和长期疼痛的治疗效果明显优于同类型镇痛药，且副作用小，无耐药性。在化学、光热刺激下，钩吻生物碱能显著提高小鼠的疼痛阈，对中枢神经系统有明显的抑制作用。

3. 散瞳作用　盐酸钩吻碱眼药水在较大剂量给药家兔时可散瞳，具有散瞳快、作用强和恢复快等特点。

4. 免疫调节作用　钩吻总生物碱能明显增强小鼠腹腔巨噬细胞的吞噬功能，保护白细胞，也能显著增强用免疫抑制剂处理过的小鼠的淋巴细胞转化率，促进机体免疫调节功能，增强抵抗力。

5. 其他作用　钩吻生物碱对皮肤病的治疗有一定的效果，已将钩吻开发用于银屑病、红斑狼疮等的治疗。钩吻还具有造血功能和心血管作用、抗焦虑作用、抗炎作用，可显著抑制平滑肌、禽畜复壮作用等[7, 8]。

【用药警戒或禁忌】只作外用，禁止内服。

全株极毒，中毒症状为呕吐，眩晕，瞳孔扩大，呼吸麻痹，全身肌肉松弛，剧烈腹痛，胃肠道出血。抢救方法应立即采取综合治疗，早期要洗胃，保温，人工呼吸，使用兴奋药及其他对症治疗。

【主要参考文献】

[1] 罗琼，郝近大.断肠草的本草考证[C]// 全国药学史本草学术会议. 2007.

[2] 王河山.钩吻的资源调查及品质评价[D]. 福州：福建中医药大学，2016.

[3] 韩海斌.钩吻化学成分及生药学研究[D]. 沈阳：沈阳药科大学，2007.

[4] 刘艳纯，孙志良，刘兆颖.钩吻中非生物碱化学成分的研究进展[J]. 中国兽药杂志，2016，50(10)：55-64.

[5] 赵雅婷，武淑鹏，胡春丽，等.钩吻的化学成分及药理作用研究进展[J]. 中国实验方剂学杂志，2019，25(3)：200-210.

[6] 张秋萍，张彬锋，俞桂新，等.钩吻地上部分的化学成分[J]. 中国中药杂志，2011，36(10)：1305-1310.

[7] 代佳娣，张卓亿，孙志良，等.钩吻药理学作用研究进展[J]. 中兽医医药杂志，2016，35(2)：30-33.

[8] 王宇，李跃伟，孙志良，等.钩吻化学成分与药理作用研究进展[J]. 中兽医医药杂志，2016，35(6)：27-29.

（广东药科大学　罗碧）

112. 葫芦茶

Hulucha

TADEHAGI TRIQUETRI HERBA

【别名】牛虫草、迫颈草、田刀柄、咸鱼草、百劳舌。

【来源】为豆科葫芦茶*Tadehagi triquetrum*（L.）Ohashi的全草。

【本草考证】本品始载于《生草药性备要》。《本草求原》载："葫芦茶，涩，平。消食，杀虫，治五疳，退黄疸，作茶饮妙。"《岭南采药录》载："叶如葫芦，秋老结子作穗，四时采之。"本草记载与现今所用葫芦茶基本一致。

【原植物】亚灌木状草本或半灌木，高1～2m。幼枝三棱形，被疏短硬毛。单叶互生，狭披针形至卵状披针形，长6～15cm，宽1～3.5cm，先端急尖，基部圆形或浅心形，上面无毛，下面中脉或侧脉疏被短柔毛；叶柄有阔翅，被硬毛。总状花序顶生和腋生，被贴伏丝状毛和小钩状毛；花萼宽钟形，上部裂片三角形，先端微2裂或有时全缘，侧裂片披针形，下部裂片线形；花冠淡紫色或蓝紫色，伸出萼外，旗瓣近圆形，翼瓣倒卵形，龙骨瓣镰刀形；子房被毛，有5～8胚珠，花柱无毛。荚果条状长圆形，密被黄色或白色糙伏毛，有荚节5～8，荚节近方形；种子宽椭圆形或椭圆形。花期6～10月，果期10～12月。（图112-1）

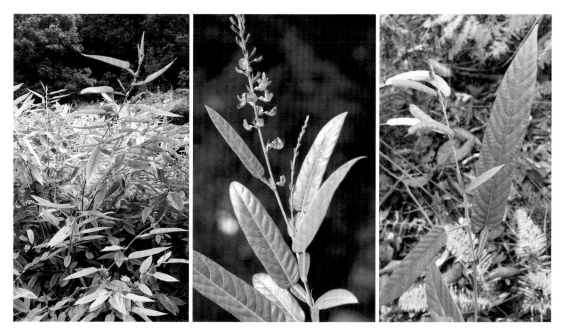

图112-1　葫芦茶

生于海拔1400m以下的荒地或山地林缘，路旁。主要分布于广东、广西、海南、福建、江西、贵州及云南等地。

【主产地】主产于广东、广西、海南、福建、贵州等地。

【栽培要点】

1.生物学特性　喜温暖气候，不耐寒，忌积水。对土壤要求不严，砂质壤土及粘壤土均可栽培。

2.栽培技术　以种子繁殖为主，直播或育苗移栽，3月中下旬至4月初播种，条播或穴播，亦可扦插繁殖。

【采收与加工】夏、秋二季采挖，晒干或趁鲜切段，晒干。

【药材鉴别】

（一）性状特征

本品长40～120cm。根近圆柱形，扭曲，表面灰棕色或棕红色，质硬稍韧，断面黄白色。茎基部圆柱形，灰棕色至暗棕色，木质，上部三棱形，草质，疏被短毛。叶矩状披针形，薄革质，长6～15cm，宽1.5～3cm；灰绿色或棕绿色，先端尖，基部钝圆或浅心形，全缘，两面稍被毛；叶柄长约1.5cm，有阔翅；托叶披针形，与叶柄近等长，淡棕色。有的带花、果；总状花序腋生或顶生，长15～30cm，蝶形花多数，长不及1cm，花梗较长；荚果扁平，长2～4cm，有5～8近方形的荚节。气微，味淡[1]。（图112-2）

（二）显微鉴别

1. 茎横切面　木栓层由4～8列类长方形细胞组成，细胞壁厚，木化。皮层较窄，细胞类圆形，韧皮部外侧有纤维束散在，断续排列成环，薄壁细胞内含有草酸钙方晶；内侧有分泌物呈黄色，断续排列成环。木质部宽，导管单个散在或2～3个相聚，射线细胞1～2列，径向延长。髓部较小，细胞类圆形，有的细胞含有黄色分泌物[2]。（图112-3）

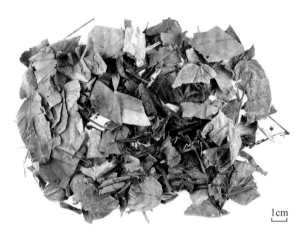

图112-2　葫芦茶药材图

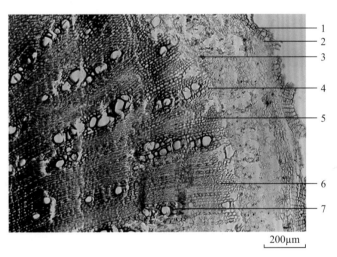

图112-3　葫芦茶茎横切面图

1. 木栓层　2. 皮层　3. 薄壁细胞（含草酸钙方晶）　4. 形成层
5. 木射线　6. 韧皮部　7. 木质部导管

2. 叶横切面　上表面中央有棱脊突起，上表皮细胞一层，类长方形或不规则形，栅栏组织为3～4列细胞，海绵组织较疏松；下表皮细胞略小，细胞垂周壁波浪状，可见平轴式气孔。（图112-4）

3. 粉末特征　粉末黄棕色。纤维较多，韧皮纤维壁厚，木纤维壁较薄，两端较尖，直径10～25μm，晶纤维成束散在。具缘纹孔导管较多见，导管直径50～60μm。非腺毛有两种，较大者直径6～20μm，长约35～310μm，较小者壁薄，直径5～10μm，长约50～70μm。分泌物黄色或黄棕色，呈不定形块状或长条状。（图112-5）

（三）理化鉴别

薄层色谱　取本品粉末0.5g，加甲醇10ml，超声处理20分钟，滤过，滤液作为供试品溶液。另取芦丁对照品，加甲醇制成1ml含1mg的溶液，作为对照品溶液。吸取供试品溶液4μl和对照品溶液2μl，分别点在同一硅胶G薄层板上，以乙酸乙酯–甲酸–水（67∶13∶20）为展开剂，展开，取出，晾干，喷以三氯化铝试液，待乙醇挥干后，置紫外光灯（365nm）下检视。供试品色谱中，在与对照品色谱相应的位置上，显相同颜色的荧光斑点[2]。

【质量评价】以不带花枝而带根，叶多色绿者为佳[1]。本品按干燥品计算，含总黄酮以芦丁（$C_{27}H_{30}O_{16}$）计，不得少于5.0%[2]。

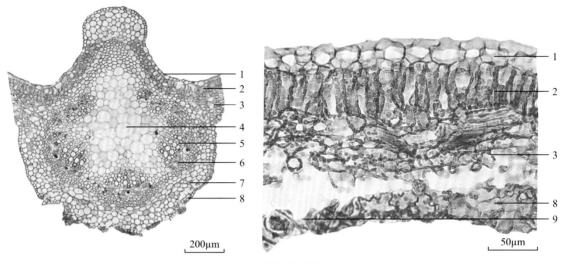

图112-4　葫芦茶叶横切面图

1. 上表皮　2. 栅栏组织　3. 海绵组织　4. 薄壁细胞　5. 木质部导管　6. 韧皮部　7. 薄壁组织　8. 下表皮　9. 气孔

【化学成分】主要成分为黄酮类、酚类、三萜类等。

1. 黄酮类　4′,7-二羟基异黄酮、4′,5,7-三羟基异黄酮、（+）-儿茶素、山柰素-3-O-β-D-半乳吡喃糖苷、山柰素-3-O-β-D-葡萄吡喃糖苷、山柰素-3-O-β-D-半乳（6→1）-α-L-鼠李吡喃糖苷、山柰素-3-O-β-D-葡萄吡喃糖（6→1）-α-L-鼠李吡喃糖苷、槲皮素-3-O-β-D-葡萄吡喃糖苷、槲皮素-3-O-β-D-半乳吡喃糖（6→1）-α-L-鼠李吡喃糖苷、槲皮素-3-O-β-D-葡萄糖醛（6→1）-α-L-鼠李吡喃糖苷、芦丁。

2. 酚类　水杨酸、原儿茶酸、4-羟基苯甲酸、3,5-二羟基苯基-β-D-葡萄吡喃糖苷、葫芦茶苷。

3. 三萜类　乌索酸、冬青素A、熊果酸。

4. 其他　木栓酮、表木栓酮、豆甾醇、胡萝卜苷、对甲氧基-反式-肉桂酸、鞣质等成分[3, 4]。

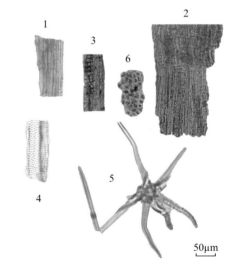

图112-5　葫芦茶粉末图

1. 韧皮纤维　2. 木纤维　3. 晶纤维　4. 导管　5. 非腺毛　6. 分泌物

【性味归经】苦，涩，凉。归心、肝经。

【功能主治】清热解毒，利湿退黄，消积杀虫。用于感冒发热，中暑烦渴，咽喉肿痛，肺病咳血，肾炎，小儿疳积，黄疸，泄泻，痢疾，风湿关节痛，钩虫病，疥疮。

【药理作用】

1. 抗炎作用　葫芦茶乙醇提取物能抑制角叉菜胶诱导的大鼠足跖肿胀，在剂量为300mg/kg、时间60分钟时观察到抑制爪水肿最好，表明葫芦茶具有显著抗炎活性[5]；葫芦茶地上部分50%丙酮提取物能显著降低大鼠血清IgE和LT的含量，显著减少全血和肺泡灌洗液（BALF）中嗜酸性粒细胞（EOS）的数量，并显著减小肺组织炎症面积，葫芦茶地上部分可能通过抑制炎症介质的释放，降低炎症反应，起抗Ⅰ型过敏反应的作用[6]。

2. 抗菌作用　葫芦茶的水提取液对大肠埃希菌、产气肠杆菌、藤黄微球菌的抑菌效果较好[7]，体外抗内毒素实验表明葫芦茶具有直接抗细菌内毒素的作用[8]。

3. 降糖作用　葫芦茶正丁醇提取部位和60%乙醇提取部位对于由链脲佐菌素所致的糖尿病小鼠模型，能降低小鼠血糖水平，改善胰岛素抵抗，调节脂代谢紊乱[9]。

4. 保肝作用　大剂量葫芦茶提取物能抑制人肝癌HepG2细胞增殖；体内研究显示，葫芦茶提取物能显著降低由四氯化碳诱导的肝损伤小鼠血清谷丙转氨酶（ALT）、谷草转氨酶（AST）、免疫球蛋白（IgE）和白细胞三烯（LT）血清浓度，同时能提高肝组织中γ-谷氨酰半胱氨酸合成酶（γ-GCS）、谷胱甘肽（GSH）、过氧化氢酶（CAT）的含量[10]。

【附注】

1. 4‰～16‰浓度的葫芦茶浸膏对椎实螺具有较好的灭杀作用。

2. 同属植物蔓茎葫芦茶T. pseudotriquetrum（DC.）Yang et Huang在广西和福建也作葫芦茶用。

主要参考文献

[1] 广东省食品药品监督管理局. 广东中药材标准（第一册）[S]. 广州：广东科技出版社，2004：184-185.

[2] 福建省食品药品监督管理局. 福建省中药材标准（2006年版）[S]. 福州：海风出版社，2006：250.

[3] 文东旭，陆敏仪，唐人九，等. 葫芦茶化学成分的研究（Ⅱ）[J]. 中草药，2000，31(1)：3-5.

[4] 文东旭，郑学忠，史剑侠，等. 葫芦茶化学成分的研究（Ⅰ）[J]. 中草药，1999，30(4)：252-253.

[5] Chit K, Myint W, Thein K, et al. Cyclic AMP Phosphodiesterase Inhibitory Activity and Chemical Screening of Four Medicinal Plants[J]. Pharmaceutical Biology, 2001, 39（3）：181-183.

[6] 于大永，周旭东，史丽颖，等. 葫芦茶地上部分抗IgE介导Ⅰ型过敏反应的研究[J]. 中药材，2010，33(11)：1785-1787.

[7] 彭琼，孙艳娟，杨振德，等. 葫芦茶提取液的抑菌活性及对香石竹的保鲜效应研究[J]. 北方园艺，2009(3)：101-102.

[8] 张健民，蒋三元，李雁玲，等. 10种广东本地清热解毒中草药抗细菌内毒素作用实验研究[J]. 中华中医药学刊，2011，29(9)：2030-2031.

[9] 李海英，唐爱存，梁丽英，等. 葫芦茶不同提取物对链脲佐菌素致糖尿病小鼠的影响[J]. 中国实验方剂学杂志，2012，18(20)：251-254.

[10] Tang AC, Chen XY, Lu QY, et al. Antihepatotoxic Effect of Tadehaginoside, Extracted from *Tadehagi triquetrum*(L.), Against CCl₄ lesioned rats through activating the Nrf2 signaling pathway and attenuating the inflammatory response[J]. Inflammation, 2014, 37(4): 1006-1014.

（广西壮族自治区药用植物园　蓝祖栽）

113. 落地生根

Luodishenggen

BRYOPHYLLI PINNATI HERBA

【别名】土三七、叶生、厚面皮。

【来源】为景天科植物落地生根*Bryophyllum pinnatum*（Lam.）Oken的全草。

【本草考证】历代本草没有收载。始见于《岭南采药录》（1932年）所载"落地生根"为民间习用草药，其形态描述与现今民间使用的"落地生根"一致。

【原植物】多年生肉质草本。茎直立，具节，下部灰色，稍呈木质化，上部紫红色，密被淡黄色椭圆形皮孔。叶对生，单叶或羽状复叶；复叶有小叶3～5枚，小叶片椭圆形，长5～16cm，宽2.5～10cm，两端圆钝，边缘具钝锯齿，呈紫色，侧脉不显；叶柄紫色，长2.5～5cm，基部宽扁，半抱茎。聚伞花序着生于枝顶或叶腋，花两性，下垂；苞片2枚，叶状；萼管膨大呈筒状，纸质，外面有紫色斑纹，先端4裂，裂片阔三角形；花冠瓮状，基部呈球形，中部收缩，上部膨大，先端4裂，裂片部分伸出萼管之外，呈紫红色。蓇葖果4枚。种子多数。花期2～5月。果期3～6月。（图113-1）

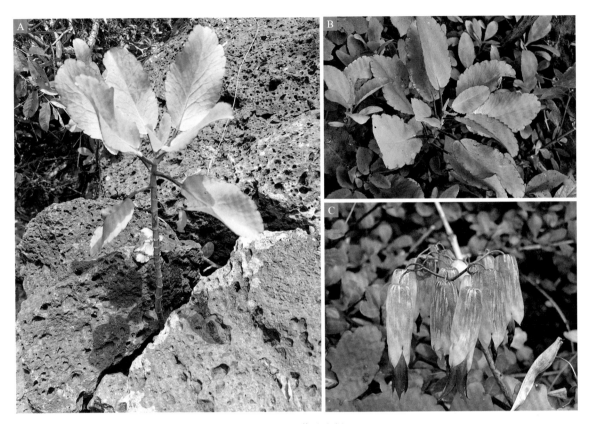

图113-1 落地生根

A.植株 B.叶片 C.花序

生于山坡、沟边路旁湿润的草地上，各地温室和庭园常栽培作观赏用。主要分布于云南、广西、广东、海南、福建、台湾。

【主产地】主产于云南、广西、广东、海南、福建、台湾等地。

【栽培要点】

1. 生物学特性　喜阳光充足温暖湿润的环境，较耐，甚耐寒，适宜生长于排水良好的酸性土壤中。

2. 栽培技术　常用扦插、不定芽和播种繁殖。不定芽繁殖更为简便，将叶缘生长的较大不定芽剥下可直接上盆。

3. 病害　灰霉病、白粉病[1]。

【采收与加工】全年均可采，多鲜用。

【药材鉴别】

（一）性状特征

常以鲜草药使用，性状特征与原植物相同。

（二）显微鉴别

叶粉末特征　干燥粉末淡绿色。淀粉粒少见，为单粒淀粉，长10～15μm，宽5～10μm。螺纹导管常见，长

150～650μm。纤维长梭形，长200～900μm。（图113-2）

【化学成分】落地生根叶主要成分为黄酮类、挥发油类、有机酸类、生物碱、木脂素类及甾体化合物等[2-8]。

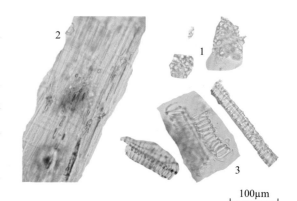

图113-2　落地生根叶粉末图

1. 纤维束　2. 淀粉粒　3. 螺纹导管

1. 黄酮类　山奈酚（kaempferol）、芦丁（rutin）、槲皮苷（quercetin-3-*O-a*-L-rhamnoside）、槲皮素-3-*O-a*-L-吡喃阿拉伯糖基（1→2）-*a*-L-吡喃鼠李糖苷[quercetin-3-*O-a*-L-Arabinopyrano-syl（1→2）-*a*-L-pyrhamnoside]、槲皮素-3-*a*-L-鼠李糖基-*β*-D-木糖苷（quercetin-3-*a*-L-rhamnosyl-*β*-D-xylopyranosid）、槲皮素-3-*O-β*-D-木糖基（1→4）-*a*-L-鼠李糖苷[quercetin-3-*O-β*-D-xylosyl（1→4）-*a*-L-rhamnoside]、槲皮素-3-鼠李糖苷（quercetin-3-xy-losyl）。

2. 挥发油类　2-正戊基呋喃（2-*n*-Pentylfuran），壬醛（nonanal）、反式-2-壬烯醛[（*E*）-non-2-enal]是主要成分，同时含有大量壬醛和香叶基丙酮（geranyl acetone）的衍生物。

3. 有机酸类　顺式乌头酸（cis-aconitate）、对香豆酸（p-hydroxycinnamic acid）、阿魏酸（ferulic acid）、丁香酸（syringate）、咖啡酸（caffeic acid）、对羟基苯甲酸（p-hydroxybenzoic acid）、柠檬酸（citric acid）、苹果酸（malic acid）、琥珀酸（succinic acid）、延胡索酸（fumaric acid）、乙醛酸（glyoxylic acid）、丙酮酸（pyruvic acid）、草酰乙酸（oxaloacetic acid）等。

4. 甾体类　落地生根素（bryophyllin）A、B，布沙迪苷元-3-乙酸酯（bersaldegenin-3-acetate）、布沙迪苷元-1,3,5-原乙酸酯（bersaldegenin-1,3,5-orthoacetate）、豆甾-4,20（21）,22-三烯-3-酮[stigmast-4,20（21）,22-trien-3-one]、*β*-谷甾醇（*β*-sitosterol）、24-乙基-25-羟基胆甾醇（24-ethyl-25-hy-droxycholesterol）、*ψ*-蒲公英甾醇（*ψ*-taraxasterol）和落地生根甾醇（bryophyllol）等。

5. 其他成分　1-乙氨基-7-己-1-炔-5′-酮-菲（1-ethanamino-7-hex-1-yne-5′-one-phenanthrene）等。

【功能主治】味淡、涩，性寒。清热消肿、拔毒生肌。用于跌打损伤、外伤出血、疮痈肿痛、丹毒、急性结合膜炎、烧烫伤。

【药理作用】

1. 抗菌作用　落地生根的种子、茎和叶的多糖提取物均有不同程度的抗氧化和抑菌活性，其中茎提取液的抑菌活性最强。

2. 抗肿瘤作用　落地生根叶三氯甲烷提取物具有抗癌与抗HPV活性[9]。落地生根中的布沙迪苷元-1,3,5-原乙酸酯对人鼻咽癌细胞KB、人肺癌细胞A-549和人结肠癌细胞HCT-8等有增殖抑制作用[10]。

3. 降压、降糖作用　落地生根叶提取物对模型人宫颈癌细胞系HPV18阳性HeLa细胞有降压作用；落地生根叶水提取物具有降血糖活性[4]。

4. 其他作用　落地生根还具有抗炎镇痛、抗氧化、抗溃疡以及免疫调节等作用[9]。

主要参考文献

[1] 中国医学网.落地生根的栽培技术[EB/OL]. 2015-04-07. http://www.med66.com/new/201211/jj201211152180.shtml.

[2] 叶艳影，杨友剑，夏明钰，等.落地生根的化学成分研究 [J] . 中草药，2013，44(19)：2642-2646.

[3] 苗抗立，张建中，吴伟洁，等.落地生根叶的化学成分研究 [J] . 中草药，1997，28(3)：140-141.

[4] 张美，刘勇，黎勇坤，等. 药用植物落地生根化学成分与药理作用研究新进展[J]. 中国实验方剂学杂志，2018，24(11)：211-219.

[5] 曹宏，夏杰，徐殿胜，等.落地生根叶中黄酮的分离与鉴定 [J]. 中药材，2005，28(11)：988-990.

[6] Muzitano M F, Tinoco L W, Guette C, et al. The antileishmanial activity assessment of unusual flavonoids from *Kalanchoe pinnata* [J]. Phytochemistry, 2006, 67(18): 2071-2077.

[7] Mahata S, Maru S, Shukla S, et al. Anticancer property of *Bryophyllum pinnata* (Lam) Oken. leaf on human cervical cancer cells[J]. BMC Complem Altern Med, 2012, 12(1): 1-11.

[8] 黄彬，杨小丽.落地生根叶的化学成分的研究 [J] . 海南医学，2000，11(4)：53-54.

[9] 严秀珍，李国雄，山岸乔，等.落地生根细胞毒成分的分离与鉴定[J]. 上海医科大学学报，1992，19(3)：206-208.

[10] Ojewole J.A.O. Antihypertensive properties of *Bryophyllum pinnatum* (Lam) Oken. leaf extracts[J]. Am J Hypertens, 2002, 15(4): 34A-34A.

（韶关学院　李冬琳　广东药科大学　郑希龙　中国医学科学院药用植物研究所海南分所　姜喜铃）

114. 朝天罐

Chaotianguan

OSBECKIAE CRINITAE RADIX

【别名】仰天罐、仰天钟、大金钟。

【来源】为野牡丹科植物朝天罐*Osbeckia opipara* C. Y. Wu et C. Che，或假朝天罐*Osbeckia crinita* Benth. ex C. B. Clarke的根和枝叶。

【本草考证】历代本草无记载。

【原植物】灌木，高0.3～1.2m。茎四棱形或稀六棱形，被平贴的糙伏毛或上升的糙伏毛。叶对生或有时3枚轮生，叶片坚纸质，卵形至卵状披针形，顶端渐尖，基部钝或圆形，全缘，具缘毛，两面除被糙伏毛外，尚密被微柔毛及透明腺点，5基出脉。圆锥花序顶生；花萼长约2.3cm，外面除被多轮的刺毛状有柄星状毛外，尚密被微柔毛，裂片4，长三角形或卵状三角形；花瓣深红色至紫色，卵形；雄蕊8，花药具长喙，药隔基部微膨大，末端具刺毛2；子房顶端具1圈短刚毛，上半部被疏微柔毛。蒴果长卵形，为宿存萼所包，宿存萼长坛状，中部略上缢缩，被刺毛状有柄星状毛。花果期7～9月。(图114-1)

主要为野生，生于海拔250～800m的山坡、山谷、水边、路旁、疏林中或灌木丛中。主要分布于贵州、广西及台湾、长江流域以南各省区。越南至泰国也有。

【主产地】主产于四川、江西、广西、云南贵州等地。

【采收与加工】枝叶全年可采；根夏、秋二季采挖，除去杂质，洗净，晒干，或趁鲜切片，晒干[1]。

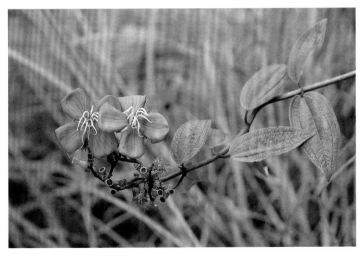

图114-1　朝天罐（吴双　摄）

【药材鉴别】

（一）性状特征

茎四棱形，被粗毛，表面棕褐色，直径1～6mm。叶对生；椭圆状披针形，长5～10cm，宽2～4cm，先端渐尖，全缘，基部钝或近心形，深褐色，两面均被粗毛。圆锥花序顶生，或紧缩为伞房式；小苞片卵形；花瓣4，浅紫色。

根头膨大，呈不规则的团块状，直径1.3～3.5cm，上方有茎基痕一至数个。根呈长圆锥形或圆柱形，直径0.4～3cm，常弯曲，有分支。表面浅棕黄色至暗褐色。栓皮翘起部分呈薄片状。脱落处露出细密的纵皱纹。质坚硬，不易折断，横切面皮部褐色，木部黄白色，有时可见同心环纹和放射状纹。气微，味涩[1]。（图114-2）

（二）显微鉴别

1. 根横切面　呈类圆柱形，木栓层为4～6列细胞组成，其外侧有落皮层，皮层由3～4层薄壁细胞组成，薄壁细胞内含有大量草酸钙簇晶；韧皮部较窄；形成层环明显，由2～3列细胞组成；木质部较发达，占切面的3/4；木射线宽由1～4列薄壁细胞组成；导管单个散在或2～3个相聚，由中心向外发散。（图114-3）

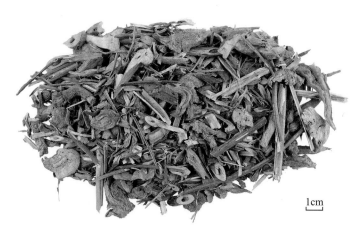

图114-2　朝天罐药材图

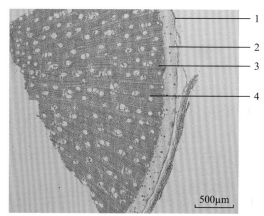

图114-3　朝天罐根横切面图

1. 木栓层　2. 皮层　3. 射线　4. 木质部

2. 茎横切面　呈四方形，表皮为类方形细胞组成，表皮内侧厚壁细胞中含有草酸钙簇晶，外被角质层，有腺毛和非腺毛；皮层薄壁细胞数列，排列疏松，四棱角处有厚角组织；韧皮部较窄；形成层呈环；木质部在棱角处发达。髓部薄壁细胞较大，中心常有空洞。

3. 叶横切面　上下表皮细胞各1列，上表皮细胞较下表皮细胞扁长，外被腺毛和非腺毛；下表皮具气孔；栅栏组织为1列细胞，其下为海绵组织，细胞排列疏松；主脉维管束双韧形，上下表皮内方均有厚角组织；薄壁细胞中含有草酸钙簇晶。

4. 粉末特征　粉末灰棕色。木栓细胞呈黄色，多角形；导管多为具缘纹孔导管，直径14～55μm；木纤维呈束或散在，壁厚、木化，长梭形稍弯曲，大多不完整，直径12～57μm；非腺毛为单细胞，壁薄，长约22～67μm，随处可见；草酸钙簇晶较多；淀粉粒较多，单粒为球形或椭圆形，直径6～16μm，脐点多为点状；石细胞类圆形、类长方形或不规则形[2]。（图114-4）

（三）理化鉴别

取本品粉末0.5g，加水5ml置水浴中加热5分钟，趁热过滤。取滤液1ml，加1%三氯化铁的乙醇试液1～2滴，显蓝黑色。（检查鞣质或酚性化合物）

【质量评价】 以条粗，质坚实、断面色白者为佳。

【化学成分】 朝天罐主要含黄酮类和鞣花酸类化学成分；假朝天罐主要含脂肪酸甲酯类、烷烃和烯烃类、甾醇类、三萜类等化学成分。

朝天罐叶中分离得到黄酮类成分有槲皮素（quercetin）、葛根素（puerarin）、异鼠李素（isorhamnetin）[3]。根中分离得到化学成分有鞣花酸类：3,3′,4′-三甲基鞣花酸（3,3′,4′-tri-O-methylellagic acid）；醛类：5-羟甲基糠醛（5-hydroxymethyl furfural）；萜类：白桦脂酸（betulinic acid）和2α-羟基乌索酸（2α-hydroxy ursolic acid）；十二元环内酯类：lasiodiplodin和de-o-methyllasiodiplodin；其他成分有吐叶醇（vomifoliol），（24R）-stigmast-4-ene-3-one，eugenitin，5α,8α-epidioxy-（22E,24R）-ergosta-6，integracin，2,3-dihydro-2-hydroxy-2,4-dimethyl-5-trans-propenylfuran-3-one，22-dien-3β-ol[4]。

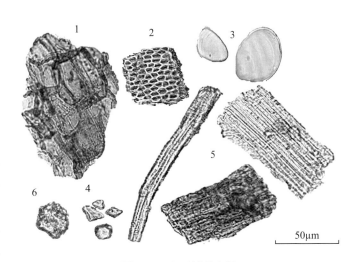

图114-4　朝天罐粉末图

1. 木栓细胞　2. 网纹导管　3. 淀粉粒　4. 石细胞　5. 木纤维
6. 草酸钙簇晶

假朝天罐分离得到的主要成分有脂肪酸甲酯类：8,11-十八碳二烯酸甲酯（8,11-octadecadienoic acid）、二十二烷酸甲酯（methyl behenate）、硬脂酸甲酯（stearic acid, methyl ester）、邻苯二甲酸二异辛酯（diisooctyl phthalate）；烷烃和烯烃类：十九烷（nonadecane）、1-二十六烷醇（1-hexacosanol）、四十四烷（tetratetracontane）、17-三十五烯（17-pentatriacontene）、9-二十三烯（9-tricosene）[5]；其他成分有甾醇类β-谷甾醇、胡萝卜苷、三萜类熊果酸、黄酮类糖苷槲皮素-3-鼠李糖苷和槲皮素-3-葡萄糖苷[6]。

【性味归经】味苦、甘，性平。归肺、肝、肾三经。

【功能主治】清热利湿，止血调经。用于湿热泻痢，淋痛，久咳，劳嗽，咯血，月经不调，白带。

【药理作用】

1. 抗炎作用　朝天罐可显著降低二甲苯诱导小鼠耳廓肿胀、角叉菜胶致小鼠足趾肿胀[7]；朝天罐提取物对醋酸所致小鼠腹腔毛细血管通透性增高和小鼠棉球肉芽肿有抑制作用，且能降低小鼠背部气囊炎性渗出液中PGE$_2$的含量，对炎症有较好抑制效果[8]。

2. 抗肿瘤作用　朝天罐对人肝癌细胞SSMC-7721、人鼻咽癌细胞CNE-2具有增殖抑制作用[9]。

主要参考文献

[1] 广西壮族自治区食品药品监督管理局. 广西壮族自治区瑶药材质量标准（第一卷）[S]. 2013，DBY45—GXYYC0128—2014：261.

[2] 陈颖志、李芹梅、张祖珍，等. 假朝天罐的生药学研究[J]. 大理学院学报，2014，13(2)：30-33

[3] 刘连芬、钱关泽. 朝天罐总黄酮的提取及微乳液薄层分析[J]. 江苏农业科学，2010(1)：282-283.

[4] 王鸿升、王跃虎、石亚娜，等. 朝大罐根化学成分的研究[J]. 中国中药杂志. 2009，34(4)：414-418.

[5] 王雪芬. 假朝天罐的化学成分分离及鸡骨柴生物活性的初步研究[D]. 西安：陕西师范大学，2008：18-25.

[6] 汪波、王皓、温远影，等. 假朝天罐的化学成分研究[J]. 天然产物研究与开发，2000，12(2)：45-48.

[7] 蒋霞、邹小琴、王小洁，等. 朝天罐根抗炎活性部位及作用机制的研究[J]. 广西医科大学学报，2015，32(4)：547-550.

[8] 蒋霞、黎格、杨柯，等. 民族药朝天罐提取物抗炎作用及机理研究[J]. 时珍国医国药，2010，21(10)：2693～2694.

[9] 邹小琴、黄崇焕、李梅. 朝天罐提取物体外抗肿瘤活性研究[J]. 中国民族民间医药，2018，27(21)：15-18.

（广西壮族自治区药用植物园　李林轩　余丽莹）

115. 棕榈

Zonglü

TRACHYCARPI PETIOLUS

【别名】栟榈、棕树、铁扇棕、唐棕。

【来源】为棕榈科植物棕榈*Trachycarpus fortunei*（Hook. f.）H.Wendl.的干燥叶柄。

【本草考证】本品始载于《本草拾遗》："初生子黄白色，作房如鱼子。"《图经本草》载："棕榈亦曰栟榈，出岭南及西川、江南亦有之。木高一二丈，旁无枝条，叶大而圆，岐生枝端，有皮相重，被于四旁，每皮一匝为一节……六、七月生黄白花，八、九月结实，作房如鱼子，黑色，九月、十月采用其皮木用"。《本草纲目》载："棕榈，川、广甚多，今江南亦种之，最难长。初生叶如白芨叶；高二、三尺则木端数叶大如扇，上耸，四散歧裂，其茎三棱，四时不凋。其干正直无枝，近叶处有皮裹之，每长一层即为一节。干身赤黑，皆筋络，宜为钟杵，亦可旋为器物。其皮有丝毛，错纵如织，剥取缕解……三月于木端茎中出数黄苞，苞中有细子成列，乃花之孕也，状如鱼腹孕子，谓之棕鱼，亦曰棕笋。渐长出苞，则成花穗，黄白色。结实累累，大如豆，生黄熟黑，甚坚实"。本草记载与现今所用棕榈基本一致。

【原植物】乔木状，高3～10m或更高，树干圆柱形，被不易脱落的老叶柄基部和密集的网状纤维，除非人工剥除，否则不能自行脱落，裸露树干直径10～15cm甚至更粗。叶片呈3/4圆形或者近圆形，深裂成30～50片具皱折的线状剑形，宽约2.5～4cm，长60～70cm的裂片，裂片先端具短2裂或2齿，硬挺甚至顶端下垂；叶柄长75～80cm或甚至更长，两侧具细圆齿，顶端有明显的戟突。花序粗壮，多次分枝，从叶腋抽出，通常是雌雄异株。雄花序长约40cm，具有2～3个分枝花序，下部的分枝花序长15～17cm，一般只二回分枝；雄花无梗，每2～3朵密集着生于小穗轴上，也有单生的；黄绿色，卵球形，钝三棱；花萼3片，卵状急尖，几分离，花冠约2倍长于花萼，花瓣阔卵形，雄蕊6枚，花药卵状箭头形；雌花序长80～90cm，花序梗长约40cm，其上有3个佛焰苞包着，具4～5个圆锥状的分枝花序，下部的分枝花序长约35cm，2～3回分枝；雌花淡绿色，通常2～3朵聚生；花无梗，球形，着生于短瘤突上，萼片阔卵形，3裂，基部合生，花瓣卵状近圆形，长于萼片1/3，退化雄蕊6枚，心皮被银色毛。果实阔肾形，有脐，宽11～12mm，高7～9mm，成熟时由黄色变为淡蓝色，有白粉，柱头残留在侧面附近。种子胚乳均匀，角质，胚侧生。花期4月，果期12月。（图115-1）

通常仅见栽培，罕见野生于疏林中，海拔上限2000m左右；在长江以北虽可栽培，但冬季

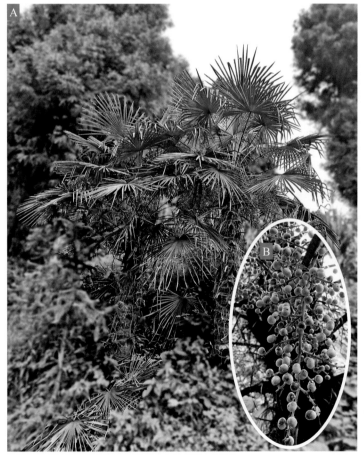

图115-1 棕榈（任毅 摄）

A. 植株 B. 果实

茎须裹草防寒。分布于长江以南各省区。秦岭以南地区均有分布。

【主产地】主产于海南、江西、江苏、安徽、浙江、福建、台湾、广东、广西、湖南、湖北、四川、贵州、云南等地。

【栽培要点】

1. 生物学特性　喜温暖湿润气候，不耐严寒，喜肥耐荫，选排水良好、土层深厚的壤土或砂质壤土栽培，不宜在干旱、土层瘠薄的土壤上栽种。

2. 栽培技术　以种子繁殖为主，从15~40年生的壮年树上采种，10~11月待种子成熟时连果枝割下，采摘种子，摊晾、堆藏或湿沙混藏。可采用直播或育苗移栽两种方式，通常按行株距2m×2m移栽。

3. 病虫害　病害：叶斑病、黑粉病、青霉病等；虫害：介虫、金龟子、蛴螬、象甲等。

【采收与加工】全年均可采收。一般多于9~10月间割取旧叶柄下延部分和鞘片，除去纤维状的棕毛，晒干。

【药材鉴别】

（一）性状特征

呈长条板状，一端较窄而厚，另一端较宽而稍薄，大小不等。表面红棕色，粗糙，有纵直皱纹；一面有明显的凸出纤维，纤维的两侧着生多数棕色茸毛。质硬而韧，不易折断，断面纤维性。气微，味淡。（图115-2）

（二）显微鉴别

1. 叶柄基部横切面　上、下表皮细胞略相似，呈类方形，排列紧密有气孔，外被角质层，下表皮中央向外隆起。内侧为基本薄壁组织，上、下表皮内侧1~2层薄壁细胞切向延长，其内的基本组织细胞圆形或椭圆形，有的含棕色小颗粒或草酸钙针晶束，针晶长60~70μm，众多的晶鞘纤维束及有限外韧形维管束星散分布于基本组织中；在下表皮突出处内方约有10多个维管束聚集在一起，每个维管束的上下两侧均有维管束鞘纤维。下方的纤维极多，且有晶鞘，上方的纤维较少，无晶鞘；韧皮部被纤维隔开略呈"八"字形，韧皮薄壁细胞内含棕色内含物；木质部导管数个，大形。（图115-3）

2. 粉末特征　粉末黄棕色、红棕色至褐棕色。纤维成束，细长，直径12~15μm，其外侧薄壁周围细胞含细小的草酸钙簇晶，形成晶纤维；可见网纹导管、螺纹导管及梯纹管胞。（图115-4）

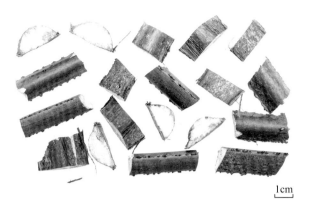

1cm

图115-2　棕榈药材图

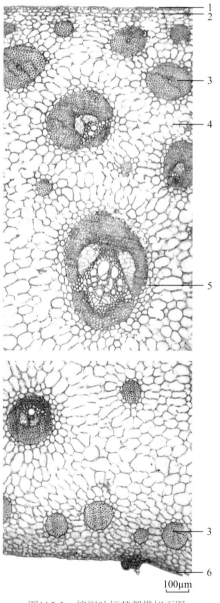

100μm

图115-3　棕榈叶柄基部横切面图

1. 角质层　2. 上表皮　3. 纤维束
4. 基本组织　5. 维管束　6. 下表皮

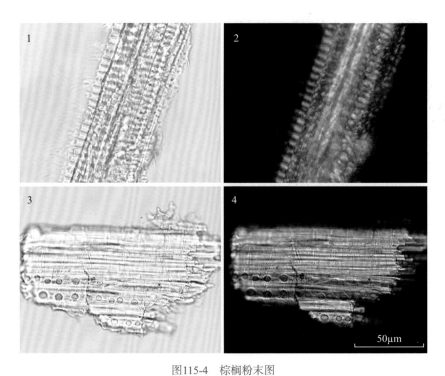

图115-4　棕榈粉末图

1. 导管　2. 导管（偏光视野）　3. 纤维　4. 纤维（偏光视野）

（三）理化鉴别

取本品粉末1g，加水20ml，加热5分钟，滤过，滤液用水稀释成20ml。取滤液1ml，加三氯化铁试液2～3滴，即生成污绿色絮状沉淀；另取滤液1ml，加氯化钠明胶试液3滴，即显白色浑浊。

【化学成分】对羟基苯甲酸、右旋儿茶素、原儿茶酸、没食子酸；棕榈炭主要含对羟基苯甲酸、d-儿茶素、原儿茶酸、原儿茶醛、没食子酸[1]。

【性味归经】苦、涩，平。归肺、肝、大肠经。

【功能主治】收敛止血。用于吐血，衄血，尿血，便血，崩漏。

【药理作用】棕榈药材可缩短凝血时间，具有止血作用。棕榈药材可明显增加低切血黏度。

【分子生药】采用RAPD法对4属10种棕榈科植物样本进行了基因组DNA多态性分析以及利用UPGMA法对10种棕榈科植物聚类分析，发现棕榈属棕榈和龙棕间的距离为0.23，从DNA分子水平体现了不同属种间的遗传距离和亲缘关系[2]。

【附注】棕榈其他部位在民间应用较多，棕榈根具收敛止血、涩肠止痢，除湿、消肿、解毒功效；棕榈心（棕心）具养心安神、收敛止血功效；棕榈花具止血、止泻、活血、散结功效；棕榈子（果实）具止血、涩肠、固精功效。

主要参考文献

[1] 孙立立，王琦，刘志先，等.HPLC法测定棕榈饮片主要化学成分的含量[J].中药材，1994，17(9)：28～29.

[2] 谭忠奇，冷艳，周函韬，等.10种棕榈科植物的RAPD分析[J].厦门大学学报（自然科学版），2003，42(6)：805～809.

（中国热带农业科学院热带作物品种资源研究所　于福来　陈晓鹭　庞玉新）

116. 紫珠叶

Zizhuye

CALLICARPAE FORMOSANAE FOLIUM

【别名】粗糠仔、止血草、老蟹眼。

【来源】为马鞭草科植物杜虹花*Callicarpa formosana* Rolfe的干燥叶。

【原植物】灌木，高1～3m；小枝、叶柄和花序均密被灰黄色星状毛和分枝毛。叶片卵状椭圆形或椭圆形，长6～15cm，宽3～8cm，顶端通常渐尖，基部钝或浑圆，边缘有细锯齿，表面被短硬毛，稍粗糙，背面被灰黄色星状毛和细小黄色腺点，侧脉8～12对，主脉、侧脉和网脉在背面隆起；叶柄粗壮，长1～2.5cm。聚伞花序宽3～4cm，通常4～5次分歧，花序梗长1.5～2.5cm；苞片细小；花萼杯状，被灰黄色星状毛，萼齿钝三角形；花冠紫色或淡紫色，无毛，长约2.5mm，裂片钝圆，长约1mm；雄蕊长约5mm，花药椭圆形，药室纵裂；子房无毛。果实近球形，紫色，径约2mm。花期5～7月，果期8～11月。（图116-1）

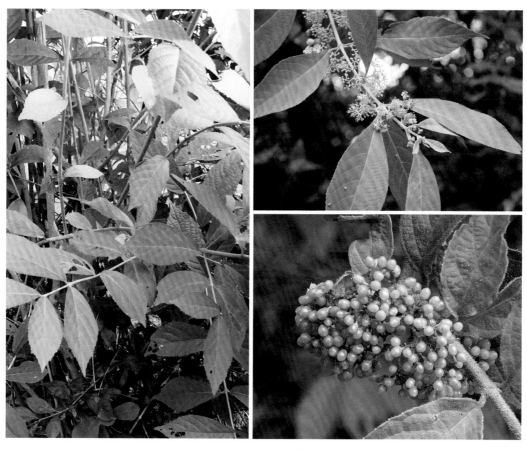

图116-1　杜虹花

生于海拔1590m以下的平地、山坡和溪边的林中或灌丛中。主要分布于江西南部、浙江东南部、台湾、福建、广东、广西、云南东南部。

【主产地】主产于广东、广西、云南、贵州。

【采收与加工】夏、秋二季枝叶茂盛时采摘，除去杂质，洗净，切段，干燥。

【药材鉴别】

（一）性状特征

干燥叶多皱缩、卷曲，有的破碎。完整叶片展平后呈卵状椭圆形或椭圆形，长4～19cm，宽2.5～9cm。先端渐尖或钝圆，基部宽楔形或钝圆，边缘有细锯齿，近基部全缘。上表面灰绿色或棕绿色，被星状毛和短粗毛；下表面淡绿色或淡棕绿色，密被黄褐色星状毛和金黄色腺点，主脉和侧脉突出，小脉伸入齿端。叶柄长0.5～1.5cm。气微，味微苦涩。（图116-2）

（二）显微鉴别

1. 叶横切面　上表皮和下表皮均为一列类方形细胞，可见多细胞非腺毛、腺毛和腺鳞。栅栏细胞一列，于中脉处间断，海绵细胞排列疏松；主脉维管束外韧型，排列成槽形，导管2～5个排列成行，木射线细胞1～2列；主脉叶肉薄壁组织散在草酸钙簇晶和方晶；髓部明显。（图116-3）

2. 粉末特征　粉末灰黄色至棕褐色。非腺毛有两种：一种为星状毛，大多碎断，木化，完整者1至数轮，每轮1～6侧生细胞；另一种非腺毛1～3细胞，直径25～33μm，壁较厚；腺鳞头部8～11细胞，扁球形，柄极短；腺毛头部2～4细胞，柄1～2细胞；导管可见螺纹导管；草酸钙簇晶散布于叶肉细胞中；具纤维；气孔不定式。（图116-4）

（三）理化鉴别

薄层色谱　取本品粉末1g，加乙醚30ml，加热回流30分钟，滤过，滤液蒸干，残渣加甲醇2ml使溶解，取上清液作为供试品溶液。另取熊果酸对照品，加甲醇制成每1ml含1mg的溶液，作为对照品溶液。吸取供试品溶液3～5μl、对照品溶液3μl，分别点于同一硅胶G薄层板上，以环己烷-三氯甲烷-乙酸乙酯-冰醋酸（20∶5∶8∶0.1）为展开剂，展开，取出，晾干，喷以10%硫酸乙醇溶液，在105℃加热至斑点显色清晰。供试品色谱中，在与对照品色谱相应的位置上，显相同颜色的斑点。

【质量评价】以叶大，完整，色灰棕者为佳。照高效液相色谱法测定，本品按干燥品计算，含毛蕊花糖苷（$C_{29}H_{36}O_{15}$）不得少于0.50%。

【化学成分】主要成分为苯丙素苷类、黄酮类、萜类和挥发油类等，其中毛蕊花糖苷是其特征成分。

1. 苯丙素苷类　毛蕊花糖苷[1]。

2. 黄酮类　3,4′,5,7-tetramethoxyflavone、3,3′,4′,5,7-pentamethoxyflavone、5-hydroxy-3,4′,7-trimethoxyflavone、5-hydroxy-3,3′,4,7-tetramethoxy-flavone、apigenin-7-O-β-neohesperidoside、salvigenin、木犀草素（luteolin）、ladanein、rupatorin、apigenin、木犀草苷（luteoloside）[2-4]。

3. 萜类　2α, 3α-dihydroxyurs-12-en-28-oic acid、echinophyllin C、monomethyl kolavate、15,16-dihydro-15-methoxy-16-oxohard-wickiic acid、hardwickiic acid、clerodermic acid methyl ester、6β-hydroxylipolamiide、phlorigidoside B、2-methoxy-9-methyl-3-oxabicyclo[4.3.0]nonane-7,9-diol、β-吲哚酸和乌苏酸[2, 5]。

4. 挥发油类　（-）-斯巴醇、β-石竹烯、大根香叶烯、β-桉叶烯等[6]。

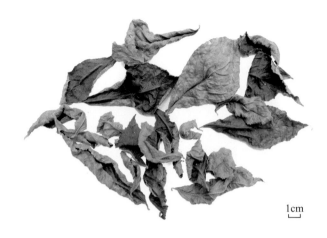

1cm

图116-2　紫珠叶药材图

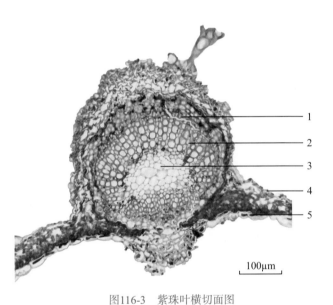

100μm

图116-3　紫珠叶横切面图

1. 韧皮部　2. 木质部　3. 髓　4. 下表皮　5. 上表皮

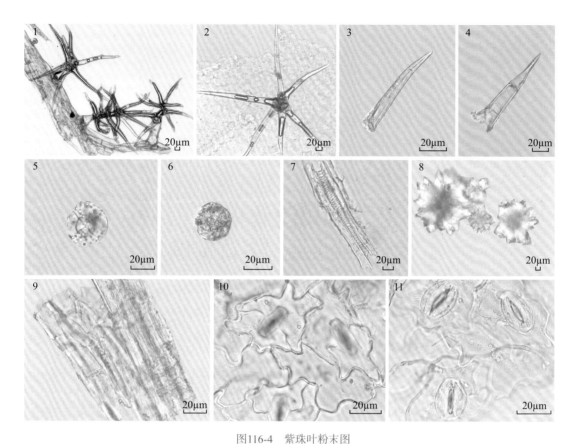

图116-4　紫珠叶粉末图

1～2.星状毛　3～4.非腺毛　5.腺鳞　6.腺毛　7.导管　8.簇晶　9.纤维　10～11.气孔

【性味归经】苦、涩，凉。归肝、肺、胃经。

【功能主治】凉血收敛止血，散瘀解毒消肿。用于衄血，咯血，吐血，便血，崩漏，外伤出血，热毒疮疡，水火烫伤。

【药理作用】

1. 止血作用　紫珠叶所含的毛蕊花糖苷具有止血作用[1]。

2. 镇痛作用　紫珠叶乙酸乙酯和正丁醇部位对热板法小鼠产生的快痛具有镇痛效应；同时可提高冰醋酸致痛鼠的痛阈，表明其对慢性持续性疼痛小鼠也有镇痛作用[7]。

3. 抗氧化作用　紫珠叶挥发油成分对DPPH自由基有一定的清除能力，且表现出明显的量-效相关性[6]。

【附注】我国紫珠属植物约有46种，该属植物化学成分相似，且叶及其幼嫩茎枝大多具有散瘀止血、消肿止痛的功效，易与正品紫珠叶混淆。紫珠叶的混淆品种主要有：枇杷叶紫珠、大叶紫珠、尖尾枫、裸花紫珠、红紫珠等，临床中常与正品紫珠叶混用，应注意加以区分。

主要参考文献

[1] 陶方方，朱文瑞，阮善明，等. 正交试验设计优选杜虹花止血有效成分毛蕊花糖苷的提取工艺研究[J]. 中华中医药学刊. 2015，33(2)：348-351.

[2] Chen RS, Lai JS, Wu TS. Studies on the constituents of *Callicarpa formosana* Rolfe[J]. Journal of the Chinese Chemical Society, 1986, 33(4): 329-334.

[3] 王玉梅，王飞，肖怀. 杜虹花的化学成分研究[J]. 大理学院学报，2010，9(6)：1-2.

[4] 唐帆. HPLC法测定杜虹花中木犀草苷含量[J]. 药品评价，2012，9(32)：24-26.

[5] 王玉梅，王飞，肖怀. 杜虹花的化学成分研究[J]. 中草药，2011，42(9)：1696-1698.

[6] 林朝展，祝晨蔯，张翠仙，等. 杜虹花叶挥发油化学成分及抗氧化活性研究[J]. 热带亚热带植物学报，2009，17(4)：401-405.

[7] 宋纯. 杜虹花提取物镇痛作用研究[J]. 中国药业. 2012，21(22)：31-32.

（海南医学院　曾念开　薛柔）

117. 黑老虎根

Heilaohugen

KADSURAE COCCINEAE RADIX

【别名】冷饭团、大钻、臭饭团。

【来源】为五味子科植物黑老虎*Kadsura coccinea*（Lem.）A. C. Smith的干燥根。

【本草考证】本品始载于《岭南采药录》："别名过山风，风沙藤。蔓生，根有香气，连州英德清远出产"。本草记载与现今所用黑老虎药材基本一致。

【原植物】木质藤本，全株无毛。叶革质，长圆形或卵状披针形，全缘，网脉不明显。花单生于叶腋，雌雄异株；雄花花被片红色，肉质；花托长圆锥形，顶端具1～20条分枝的钻状附属体；雄蕊的花丝与药隔连成细棍棒状，药隔顶端圆钝；雌花花托近球形；胚珠自子房顶端下垂。聚合果近球形，红色或暗紫色；小浆果倒卵形，外果皮革质，不显出种子。种子心形或卵状心形。花期4～7月，果期7～11月。（图117-1）

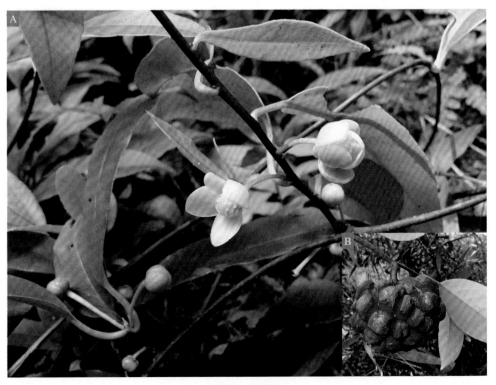

图117-1　黑老虎

A. 植株　B. 果实

生于海拔1500～2000m的林中。主要分布于江西、湖南、广东、香港、海南、广西、四川、贵州、云南等。

【主产地】主产于广西、广东。

【栽培要点】

1.生物学特性　黑老虎属浅根系，喜温暖潮湿气候，以地势平缓、土层深厚、保肥力强、质地疏松、排水良好的弱酸性沙壤土为佳。喜弱光环境，适宜在林下栽培。

2.栽培技术　可扦插繁殖、种子繁殖。需搭架栽培，适当摘顶，10月下旬至11月下旬可施入基肥，追肥在翌年2月下旬至3月上旬。

3.病虫害　病害：轮斑病、龙纹病、叶枯病、根腐病等。虫害：朱砂叶螨、斜纹夜蛾等。

【采收与加工】全年均可采收，洗净，晒干。

【药材鉴别】

（一）性状特征

根圆柱形，弯曲，直径1～3cm。表面深褐色或黑褐色，粗糙，皮部多横向断离，呈串珠状，皮部与木部易剥离。质坚韧，不易折断，断面皮部厚，浅蓝灰色，有密集的小白点和放射状的细条纹；木部黄白色或浅棕色，可见多数小孔。气微香，味微辛。（图117-2）

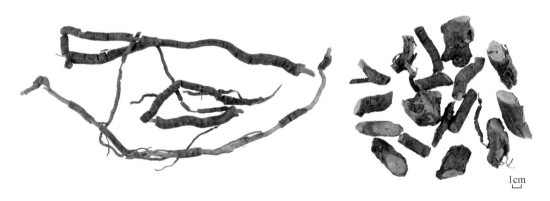

1cm

图117-2　黑老虎根药材图

（二）显微鉴别

1.根横切面　木栓层细胞棕紫色。皮层狭窄，散生大型分泌细胞及少数嵌晶纤维。韧皮部亦具分泌细胞；韧皮纤维较多，近形成层处多2～6个成束，向外多个散在且渐稀疏，单个纤维或纤维束、四周纤维外壁亦多嵌有草酸钙方晶，形成嵌晶纤维；油细胞较多，含淡黄色油滴。形成层成环。木质部导管直径100～240μm；木射线宽1～2列细胞，含深棕色物。薄壁细胞含淀粉粒。（图117-3，图117-4）

2.粉末特征　粉末淡棕色。嵌晶纤维呈长条形或长梭形，直径29～45μm，壁极厚，胞腔不明显，次生壁密嵌细小的草酸钙方晶，直径约5μm；纤维管胞直径12～34μm，具缘纹孔大，纹孔口斜裂逢状或十字形，其长度不超过纹孔缘；薄壁细胞含淀粉粒及棕色物；淀粉粒，单粒直径3～20μm，复粒多由2～9分粒组成。（图117-5）

（三）理化鉴别

薄层色谱　取本品粉末2g，置具塞锥形瓶中，加水10ml，再加乙酸乙酯50ml，超声处理30分钟，放冷，滤过，滤液蒸干，残渣加甲醇2ml使溶解，作为供试品溶液。另取黑老虎根对照药材1g，同法制成对照药材溶液。照薄层色谱法试验，吸取上述供试品溶液3～6μl，对照药材溶液2μl，分别点于同一硅胶G薄层板上，以甲苯–丙酮–甲酸（5∶1∶0.2）为展开剂，展开，取出，晾干，喷以10%硫酸乙醇溶液，在105℃加热至斑点显色清晰。供试品色谱中，在与对照药材色谱相应的位置上，显相同颜色的斑点[1]。

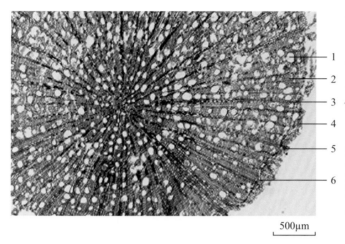

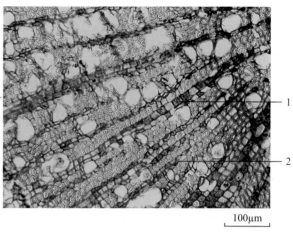

图117-3　黑老虎根横切面图

1. 导管　2. 嵌晶纤维　3. 木射线细胞　4. 木栓层细胞
5. 分泌细胞　6. 形成层细胞

图117-4　黑老虎根横切面图（嵌晶纤维局部放大）

1. 木射线细胞　2. 嵌晶纤维（含草酸钙方晶）

【化学成分】　主要成分为木脂素类和三萜类，还含有倍半萜类、甾体类、氨基酸等成分，其中木脂素类和三萜类是其主要活性成分。

1. 木脂素类　联苯环辛烯类、螺苯骈呋喃型联苯环辛烯类、芳基四氢萘类、二芳基丁烷类、四氢呋喃类等；如kadsuralignan I-J、乙酰基日本南五木脂素A、日本南五木脂素A、kadsulignan A-B、acetyl-binankadsurin A等[2, 3]。

2. 三萜类　羊毛甾烷、开环羊毛甾烷、环阿屯烷、开环环阿屯烷；如seco-coccinc acid A-E、seco-coccinc acid G、seco-coccinc acid I、coccinone A-D、kadcoccilactone A-J等[2, 3]。

3. 倍半萜类　cedrelanol、isodonsesquitin A、kadsuraenol、allospathulenol和naphthalene[4]。

4. 甾体类　24ξ-n-丙基-胆甾-3-酮、豆甾-5-烯-7-羰基-3β-醇、豆甾-5-烯-3β,7α-二醇等[2]。

5. 氨基酸　天冬氨酸、谷氨酸等、丝氨酸、甘氨酸、组氨酸、苏氨酸、丙氨酸、酪氨酸、缬氨酸等[5]。

6. 微量元素　K、Mg、Ca等[5]。

7. 其他　正丁基-β-D-吡喃果糖苷、美国茶叶花素（草夹竹桃苷）、香草酸、香草醛、原儿茶酸、莽草酸、胡萝卜苷、去氢二异丁香酚、内消旋二氢愈创木脂酸、没食子酸、水杨酸、2-甲氧基苯甲酸、邻苯二甲酸二丁酯、5-羟甲基糠醛、天师酸、α-棕榈酸甘油酯[2]。

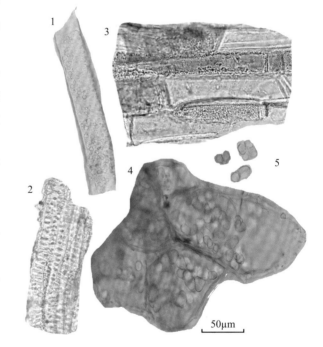

图117-5　黑老虎根粉末图

1. 嵌晶纤维　2. 纤维管胞　3. 薄壁细胞（含棕色物）
4. 薄壁细胞（含淀粉粒）　5. 淀粉粒

【性味归经】　辛、微苦，温。归肝、脾经。

【功能主治】　行气活血，祛风止痛。用于风湿痹痛，痛经，脘腹痛，跌仆瘀痛。

【药理作用】

1. 保肝作用　黑老虎提取物能降低非酒精性脂肪肝大鼠血脂、FFA、肝脂质、肝功能水平、肝指数和肝MDA水平，升高肝SOD活性，显示对大鼠非酒精性脂肪肝具有调节脂质和保护肝脏的作用[6]。

2. 抗肿瘤作用　黑老虎根中部分三萜类化合物对肿瘤细胞K562、Bel-7402、A549、白血病细胞HL-60生长有抑制作用[2，3]。

3. 抗血小板聚集作用　黑老虎根中部分三萜和木脂素类化合物具有体外拮抗血小板聚集的作用[2]。

4. 抗炎作用　黑老虎中所含的化合物可抑制RAW246.7和BV-2细胞NO的产生，可能具有抗炎作用[3，4]。

5. 抗HIV作用　黑老虎所含的三萜类化合物kadcoccitones A和C具有明显的抗HIV-1活性[3]。

【用药警戒或禁忌】孕妇慎用。

主要参考文献

[1] 湖南省食品药品监督管理局.湖南省中药材标准（2009年版）[S].湖南：湖南科学技术出版社，2010：109.

[2] 王楠.黑老虎根化学成分及其生物活性研究[D].沈阳：沈阳药科大学，2009.

[3] 徐亮.黑老虎的质量标准研究[D].苏州：苏州大学，2016.

[4] 李贺然.黑老虎及胡桃枝皮的化学成分研究[D].北京：北京协和医科大学，2006.

[5] 李顺祥.冷饭团的氨基酸及微量元素测定[J].湖南中医杂志，1996，12(6)：48.

[6] 王来友，王凤云，何琳，等.壮药黑老虎根提取物对大鼠非酒精性脂肪肝病的作用及机制[J].广东药学院学报，2015，31(6)：772-775，785.

（广西壮族自治区药用植物园　柯芳　谢月英　黄宁）

118. 番木瓜

Fanmugua

CARICAE FRUCTUS

【别名】木瓜、万寿果、番瓜、蓬生果。

【来源】为番木瓜科植物番木瓜*Carica papayl* L.的新鲜或干燥果实。

【本草考证】本品始载于《植物名实图考》："番木瓜产粤东海南，家园种植，树直，高二三丈，枝直上，叶柄旁出，花黄，果生木瓜大，生青熟黄，中空有子，黑如椒粒，经冬不凋，无毒，香甜可食"。《岭南采药录》载："万寿果，落叶木本。高至二十尺许，叶大掌状分裂。果实多汁，其形与甜瓜相似"。本草记载与现今所用番木瓜基本一致。

【原植物】小乔木，含乳汁，高8～10m，不分枝，茎具螺旋状排列而粗大的叶痕。叶片大，形状近盾形，聚生于茎顶，直径可达60cm，深裂5～9，每裂片再为羽状分裂；叶柄中空，长达60cm；雌雄异株，无柄雄花腋生排列，圆锥花序下垂，长达1cm，绿色小花萼5浅裂，披针形花冠草黄色，5裂片，呈覆瓦状排列，细管状花冠管呈肉质；雄蕊10枚。雌花相对较大，具短柄或近无柄，单生或数朵排成腋生的伞房花序，黄白色花瓣5。浆果长圆形或近球形，长10～30cm，成熟时黄色，果肉厚，多汁，内壁着生多数黑色或黑褐色近球形种子。外种皮肉质，内种皮木质，有皱纹。花果期全年。（图118-1）

原产热带美洲，广东、广西、福建、湖南、台湾及云南南部等地均有引种栽培。

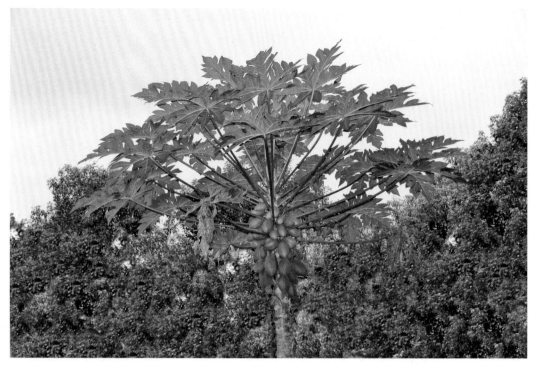

图118-1　番木瓜（潘超美　摄）

【主产地】主产于广东、海南、广西、云南、福建、台湾等地。

【栽培要点】

1. 生物学特性

喜高温多湿的热带气候，不耐寒。根系较浅，不抗大风，忌积水。1800m以下的低热谷地带、丘陵、山地都可栽培，对土壤适应性较强，但以潮湿、疏松肥沃的砂质壤土生长为好。忌连作。

2. 栽培技术

繁殖方式主要是种子繁育。种苗移栽前需用石灰粉消毒土壤，施足底肥。生长全过程需控制水分，定期除草施肥，及时对病虫害防治。

3. 病虫害　病害：花叶病毒、白粉病、白星病、霜疫病、炭疽病等。虫害：红蜘蛛、蚜虫、蜗牛等。

【采收与加工】夏、秋季采收成熟果实，鲜用或切片晒干。

【药材鉴别】

（一）性状特征

新鲜木瓜　浆果较大，长椭圆形或瓠形，长15～35cm，直径7～12cm，内有多条浅纵槽，果肉厚，有白色浆汁，内壁着生多数棕黄色或黑色种子，椭圆形。（图118-2）

干燥木瓜　多呈纵剖对半的长圆形，长4～9cm，宽2～5cm，厚1～2.5cm。外表面橙褐色或红棕色，有不规则的深皱纹；剖面边缘向内卷曲，果肉红棕色，中心部分凹陷，棕黄色。种子椭圆球形，种子表面带有颗粒凸起，质坚实。气微清香，味甜。（图118-3）

（二）显微鉴别

【药材鉴别】

1. 果皮横切面　果皮表皮细胞为5～7层扁圆长形小细胞紧密排列，越靠内层越不整齐，壁稍增厚，外被角质层，个别细胞内有存在小方晶；皮层薄壁细胞类圆球形，大小不一，组织中可见众多小型草酸钙簇晶，角锐尖。维管束

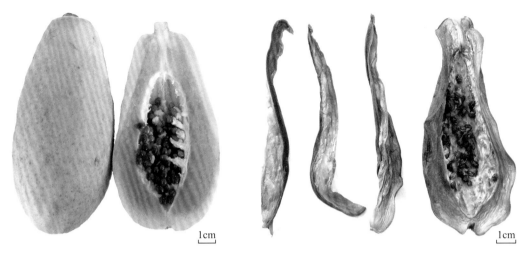

图118-2　番木瓜鲜果实图　　　　　　　　　　图118-3　番木瓜药材图

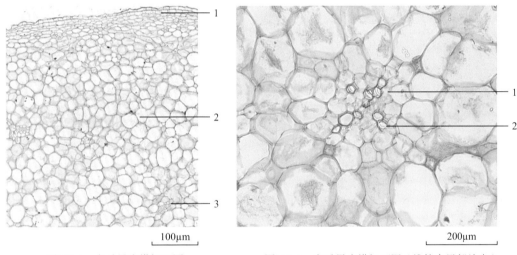

图118-4　木瓜果皮横切面图　　　　　　　　图118-5　木瓜果皮横切面图（维管束局部放大）

1. 表皮　2. 皮层　3. 维管束　　　　　　　　　　1. 韧皮部　2. 木质部

外韧形，散在，导管2～4个。（图118-4，图118-5）

2. 粉末特征　粉末黄褐色。表皮细胞不完整，断面观呈类长圆方形，内含红棕色物和小方晶；镶嵌状细胞成片，淡黄色或黄棕色，常与黄棕色种皮细胞重叠排列，长条形，壁略增厚，数个细胞为1组，以长轴作不规则方向嵌列；内胚乳细胞大小不一，内含多数油滴，类白色或淡棕色；脂肪油滴众多，大小不一，淡黄或白色，直径5～120μm；导管为梯纹，多破碎，单个或者成束旁生在纤维之间；种皮表皮细胞众多，成群，深棕色，多重叠，细胞大小不一，类圆或长圆形，直径3～47μm；方晶直径7～40μm，簇晶直径80～94μm。（图118-6）

【化学成分】果实主要含糖类（其中有蔗糖、转化糖等），大量果胶，少量酒石酸、苹果酸，多种维生素如B_1、B_2、C、烟酸，多种胡萝卜素类化合物等类成分以及多种酶。

1. 胡萝卜素类　隐黄质（kryptoxanthin）、蝴蝶梅黄素（violaxanthin）、β-胡萝卜素（β-carotene）、δ-胡萝卜素和隐黄素环氧化物（cryptoxanthin monoepoxide）等色素。

2. 生物碱和酶类　番木瓜碱（carpaine）、木瓜蛋白酶（papain）、凝乳酶（rennin）；在红色的果实中尚含西红柿烃（lycopene）。

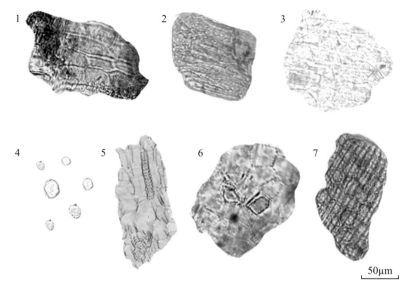

图118-6　木瓜果实粉末图

1. 表皮细胞　2. 内胚乳细胞　3. 镶嵌状细胞　4. 油滴　5. 导管　6. 方晶　7. 种皮表皮细胞

【性味归经】性平，味甘，归肝、脾经。

【功能主治】健脾消食，滋补催乳，除湿通络，解毒驱虫。用于脾胃虚弱，消化不良，食欲不振，胃、十二指肠溃疡疼痛，乳汁稀少，风湿痹痛，肢体麻木，湿疹，烂疮，肠道寄生虫病等[1, 2]。

【药理作用】

1. 对消化系统的作用　健脾消食，番木瓜蛋白酶能促进蛋白消化、分解脂肪，可用于慢性消化不良及胃炎等；未成熟果实的浆汁在炭疽病灶中能消化损坏的组织，而健康的组织不受影响。番木瓜能帮助消化，防治便秘，并能预防消化系统癌变。

2. 抗病原微生物和抗寄生虫作用　有一定的抗菌作用。番木瓜碱和木瓜蛋白酶具抗结核杆菌作用，并能抗蛔虫、绦虫、鞭虫、阿米巴原虫等寄生虫；果实浸膏能延长感染病毒之鸡胚生存期。

3. 对平滑肌的作用　番木瓜碱成分对肠管（猫、兔及鼠）及气管（豚鼠）平滑肌有一定的抑制作用，对妊娠子宫（兔及豚鼠）及正常子宫（豚鼠）产生兴奋作用。

4. 其他作用　番木瓜中凝乳酶有通乳的作用；番木瓜碱具有抗淋巴性白血病细胞L1210活性、抗淋巴性白血病P388和EA肿瘤细胞活性。番木瓜中含有蛋白质及多种人体必需的氨基酸、脂肪、大量水分、碳水化合物和多种维生素，能补充人体营养成分，增强抗病能力[1]。

【用药警戒或禁忌】木瓜中含有的木瓜蛋白酶可与孕酮相互作用，从而阻碍怀孕或造成流产。

主要参考文献

[1] 王国强. 全国中草药汇编第2卷[M]. 3版. 北京：人民卫生出版社，2014：1043-1044.

[2] 韦群辉，唐自明. 民族药番木瓜的生药学研究[J]. 云南中医学院学报，2000，(03)：7-9.

（广州中医药大学　刘四军　苏小滢）

119. 猴耳环

Houerhuan

ARCHIDENDRI FOLIUM

【别名】围涎树、蛟龙木、洗头木、落地金钱、鸡心树。

【来源】为豆科植物猴耳环*Archidendron clypearia*（Jack）Nielsen的干燥叶。

【本草考证】历代本草中未见对猴耳环植株形态特征有记载。现代本草《中华本草》《全国中草药汇编》均以"蛟龙木"一名收载，植物描述和资源分布均与当今所用猴耳环相符。

【原植物】乔木，高3～10m；小枝无刺，有明显的棱角，密被黄褐色绒毛。托叶早落；二回羽状复叶；羽片3～8对，通常4～5对；总叶柄具四棱，密被黄褐色柔毛，叶轴上及叶柄近基部处有腺体，最下部的羽片有小叶3～6对，最顶部的羽片有小叶10～12对，有时可达16对；小叶革质，斜菱形，长1～7cm，宽0.7～3cm，顶部的最大，往下渐小，上面光亮，两面稍被褐色短柔毛，基部极不等侧，近无柄。花具短梗，数朵聚成小头状花序，再排成顶生和腋生的圆锥花序；花萼钟状，长约2mm，5齿裂，与花冠同密被褐色柔毛；花冠白色或淡黄色，长4～5mm，中部以下合生，裂片披针形；雄蕊长约为花冠的2倍，下部合生；子房具短柄，有毛。荚果旋卷，宽1～1.5cm，边缘在种子间溢缩；种子4～10颗，椭圆形或阔椭圆形，长约1cm，黑色，种皮皱缩。花期2～6月；果期4～8月。（图119-1）

生于森林中、山坡平坦处、路旁及河旁。主要分布于华南及浙江、福建、台湾、四川、云南。

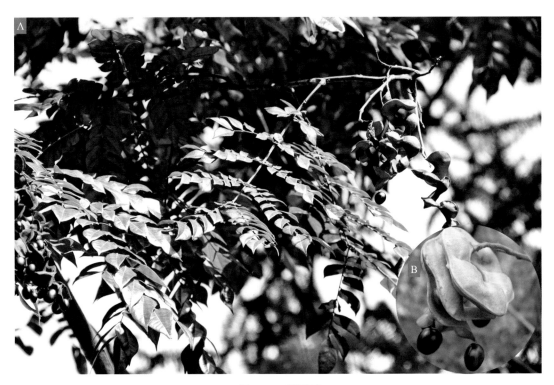

图119-1 猴耳环

A. 植株　B. 果实

【主产地】主产于浙江、福建、台湾、四川、云南、广东、广西、海南等地。

【栽培要点】

1. **生物学特性** 喜热带及亚热带气候，耐寒能力较差，耐贫瘠，适应酸性土壤，为速生树种，其根部有根瘤菌共生。

2. **栽培技术** 以种子繁殖为主。猴耳环种子6～8月采收，为顽拗性种子，水分含量较高，极不耐贮藏，切忌暴晒及阴干，应及时播种。苗期耐阴怕强光，需一定遮荫处理[1, 2]。

【采收与加工】 全年可采收，除去粗枝茎等杂质，晒干。

【药材鉴别】

（一）性状特征

为带小枝的羽状复叶。幼嫩小枝有明显的纵棱。表面棕色至棕褐色，被短细绒毛。叶互生，略皱缩，展平后呈二回羽状复叶。小叶片近菱形，长1.3～8.5cm。宽7～32mm，先端渐尖或急尖，基部近截形，偏斜，上表面棕褐色，下表面灰褐色。薄革质，易脱落。气微，味微苦涩。（图119-2）

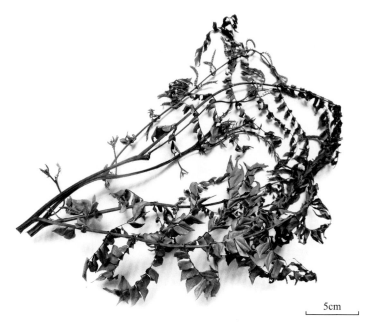

图119-2 猴耳环药材图

（二）显微鉴别

1. **叶横切面** 上表皮细胞1列，类方形或略切向延长，非腺毛较细长，壁具疣状突起；下表皮细胞角质状增厚，多呈乳头状突起；非腺毛稍多，栅栏细胞1列，海绵组织的细胞排列疏松；主脉维管束外韧形，外有束鞘纤维层；主脉下表皮内侧有厚角细胞。（图119-3）

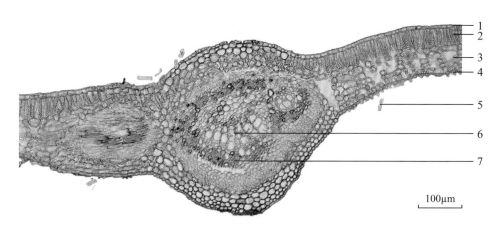

图119-3 猴耳环叶横切面图

1.上表皮　2.栅栏组织　3.海绵组织　4.下表皮　5.非腺毛　6.木质部　7.韧皮部

2. **粉末特征** 粉末黄绿色至绿褐色。非腺毛2～3个细胞，长约50～180μm，直径10～15μm，表面具疣状突起；纤维细长，直径8～20um，多成束或散在，纹孔明显，纤维旁薄壁细胞含草酸钙方晶，形成晶鞘纤维。栅栏组织可见，为1～2列栅状细胞组成；叶下表皮细胞不规则形，垂周壁波状弯曲，气孔众多，平轴式；上表皮细胞多角形、类方形或类圆形。（图119-4）

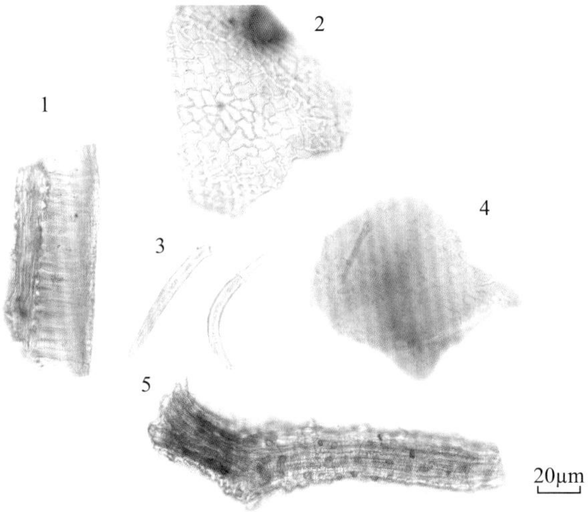

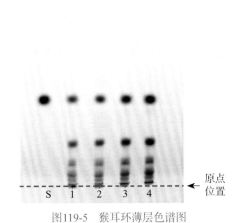

图119-4　猴耳环粉末图

1. 栅栏组织　2. 上表皮细胞　3. 非腺毛　4. 下表皮细胞　5. 晶鞘纤维

图119-5　猴耳环薄层色谱图

S. 没食子酸　1. 猴耳环对照药材　2. 猴耳环
（采自广州番禺）　3. 猴耳环（采自广州从化）
4. 猴耳环（采自惠州）

（三）理化鉴别

薄层色谱　取本品粉末5g，加水50ml，煮沸30分钟，滤过，滤液蒸至稠膏状。加无水乙醇25ml，置水浴上加热回流10分钟，加活性炭约0.3g，搅拌，滤过，滤液浓缩至2ml，作为供试品溶液。另取没食子酸对照品，加无水乙醇制成每1ml中约含8mg的溶液，作为对照品溶液。照薄层色谱法试验，吸取上述两种溶液各2μl，分别点于同一硅胶G薄层板上，以三氯甲烷–乙酸乙酯–甲酸（4∶1∶1）为展开剂，展开，取出，晾干，喷以2%三氯化铁乙醇溶液。供试品色谱中，在与对照品色谱相应的位置上显相同颜色的斑点。（图119-5）

【质量评价】以茎枝嫩、叶片多者为佳。

【化学成分】主要成分为黄酮类、有机酚酸类、三萜和甾体类等，其中黄酮类和有机酚酸类是其特征成分和有效成分。

1. 黄酮类　木犀草素（luteolin）、木犀草苷（luteoloside）、儿茶素（catechin）、槲皮素（quercetin）、异槲皮苷（isoquercitrin）、芦丁（rutin）、7,3′-二-O-没食子酰基特利色黄烷（gallocatechin-7,3′-gallate）、7,4′-二-O-没食子酰基特利色黄烷（gallocatechin-7,4′-gallate）、7-O-没食子酰基表没食子儿茶素（7-O-galloylplumbocatechin）等[3-7]。

2. 有机酚酸类　没食子酸（gallic acid）、没食子酸甲酯（methyl gallate）、没食子酸乙酯（ethyl gallate）、邻苯三酚（pyrogallol）等[4, 8, 9]。

3. 三萜和甾体类　齐墩果酸（oleanolic acid）、α-香树脂醇（α-amyrin）、熊果酸（ursolic acid）、β-谷甾醇、胡萝卜苷等[4, 10, 11]。

【性味归经】味微苦、涩，微寒。归脾、胃、肝经。

【功能主治】清热解毒，凉血消肿，止泻。用于上呼吸道感染，急性咽喉炎，急性扁桃体炎，急性胃肠炎。

【药理作用】

1. 抗氧化作用　猴耳环提取物体外可清除DPPH和ABTS自由基，具有抗氧化活性[11]。

2. 抗炎作用　猴耳环提取物能明显抑制二甲苯所致小鼠耳廓肿胀和鸡蛋清所致大鼠足跖肿胀，能抑制大鼠棉球肉芽肿的形成，具有抗炎作用[12]。其单方制剂猴耳环消炎片、猴耳环消炎胶囊等可用于上呼吸道感染、急性咽喉炎等。

3. 抗菌作用　猴耳环嫩枝叶的水提取物对金黄色葡萄球菌、铜绿假单胞菌均有较强的抑制作用[13]。

4.抗病毒作用　猴耳环水提物具有抗人单纯疱疹病毒（HSV-1）和呼吸道合胞病毒（RSV）活性[14]。

【附注】猴耳环在临床上治疗呼吸道感染效果良好，有一定开发前景，其药材主要靠采集野生植株，野生资源逐渐枯竭，无法保证质量和供给，近年已开始通过建立栽培基地来解决此问题。

主要参考文献

[1] 黄烈健.猴耳环育苗技术[J].林业实用技术，2014，(4)：38-39.

[2] 谢春英，林乐维.猴耳环化学成分研究[J].中药材，2011，34(7)：1060-1062.

[3] Bao L，Yao X S，Xu J K，et al. Effects of Pithecellobium clypearia Benth extract and its main components on inflammation and allergy[J]. Fitoterapia，2009，80(6)：349-353.

[4] 苏妙贤，唐之岳，黄伟欢，等.猴耳环化学成分研究[J].中药材，2009，32(5)：705-707.

[5] 王永刚，淡墨，苏微微，等.猴耳环化学成分的研究[J].中药材，2005，28(9)：774-775.

[6] 李药兰，李克明，苏妙贤，等.猴耳环抗病毒有效成分研究[J].中国中药杂志，2006，31(5)：397-400.

[7] 陈昱桦.猴耳环化学成分的分离与鉴定[J].天津药学，2015，27(6)：5-8.

[8] 刘永刚，王晓东，张小兵，等.猴耳环质量标准研究[J].中国药师，2008，11(1)：29-31.

[9] Guo X Y, Wang N L, Li B, et al. Chemical constituents from Pithecellobium clypearia and their effects on Tlymphocytes proliferation [J]. J Chin Pharm Sci, 2007, 16(3): 208-213.

[10] Duong N T, Vinh P D, Thuong P T, et al. Xanthine oxidase inhibitors from Archidendron clypearia (Jack.) I. C. Nielsen: Results from systematic screening of Vietnamese medicinal plants [J]. Asian Pacific J Trop Med, 2017, 10(6): 549-556.

[11] 李霖光，刘庆博，黄肖霄，等. 猴耳环化学成分的分离与鉴定及抗氧化活性测定[J]. 沈阳药科大学学报，2015，32(5)：343-346.

[12] 郭耀威，李沛波，猴耳环提取物抗炎作用的实验研究[J]. 中国医药杂志，2007，(12)：23-24.

[13] 陈连剑.猴耳环中某酸性成份的分离与鉴定[J].广东医学院学报，1994，12(1)：40-41.

[14] Li YL, Ooi LS, Wang H, et al. Antiviral activities of medicinal herbs traditionaly used in southem mainland China[J]. Phytother Res, 2004, 18(9): 718-722.

（韶关市食品药品检验所　肖斌　广州中医药大学　戴蒙　潘超美）

120. 蓖麻子

Bimazi

RICINI SEMEN

【别名】红麻、草麻、金豆、八麻子、牛蓖。

【来源】为大戟科植物蓖麻*Ricinus communis* L. 的干燥成熟种子。

【本草考证】本品始载于《唐本草》："蓖麻，此人间所种者，叶似大麻叶而甚大，其子如蜱又名草麻。今胡中来者茎赤，树高丈余，子大如皂荚核，用之益良"。《本草纲目》载："其茎有赤有白、中空，其叶大如瓠叶，每叶凡五尖，夏秋间桠里抽出花穗，累累黄色，每枝结实数十颗，上有刺，攒簇如猬毛而软，凡三、四子合成一颗，枯时劈开，状如巴豆，壳内有子大如豆，壳有斑点，状如牛蜱，再去斑壳，中有仁，娇白如续随子仁，有油可作印色及油纸"。本草记载与现今所用蓖麻子原植物一致。

【原植物】一年生粗壮草本或草质灌木，高达5m，幼嫩部分被白粉。叶互生，圆形，盾状着生，直径15～60cm，有时大至90cm，掌状中裂，裂片5～11，卵状披针形至矩圆形，顶端渐尖，边缘有锯齿；叶柄长。花单性，同株，无花瓣，圆锥花序与叶对生，长10～30cm，下部雄花，上部雌花；雄蕊多数，花丝多分枝；雌花萼3～5裂；子房3室，每室1胚珠；花柱3，深红色，2裂。蒴果球形，长1～2cm，有软刺。种子矩圆形，光滑有斑纹。（图120-1）

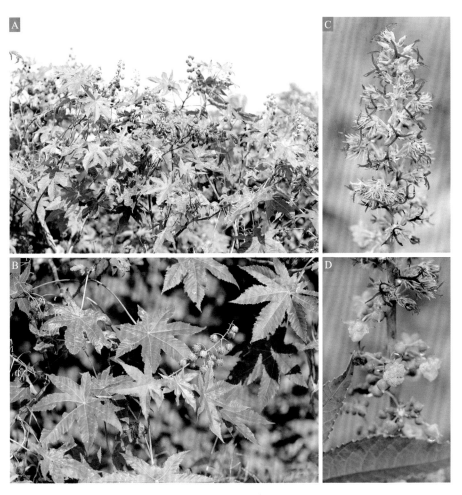

图120-1　蓖麻

A，B. 植株　C. 雌花序　D. 雄花序

原产非洲，我国各地均有栽培，华南和西南地区，海拔20～500m（云南海拔2300m）的村旁疏林或河流两岸冲积地常有野生。

【主产地】全国大部分地区均产。

【栽培要点】

1. 生物学特性　喜温暖湿润气候，生长适宜温度为20～28℃，种子发芽温度不低于10℃，生长温度超过35℃则生长受阻。耐干旱，耐盐碱及弱酸土壤。以阳光充足、土层深厚、疏松肥沃、排水良好的土壤栽培为宜。

2. 栽培技术　种子繁殖：选粒大、饱满、充分成熟的种子，45～50℃温水中放置24小时左右捞出，摊置于20℃的室内催芽，待种子露白后，北方4月，南方2～3月播种，穴播。

3. 病虫害　病害：根腐病。虫害：红蜘蛛、叶蝉、土老虎、棉铃虫、刺蛾、蓖麻夜蛾等。

【采收与加工】当年8～11月蒴果呈棕色、未开裂时，分批剪下果序，摊晒，脱粒，扬净。

【药材鉴别】

（一）性状特征

种子椭圆形或卵形，稍扁，长0.9～1.8cm，宽0.5～1cm。表面光滑，有灰白色与黑褐色或黄棕色与红棕色相间的花斑纹。一面较平，一面较隆起，较平的一面有1条隆起的种脊；一端有灰白色或浅棕色突起的种阜。种皮薄而脆，胚乳肥厚，白色，富油性，子叶2，菲薄。气微，味微苦辛。（图120-2）

（二）显微鉴别

粉末特征　粉末灰黄色或黄棕色，且带有油性，通常黏成一团。种皮厚壁栅状细胞红棕色，细长柱形，排列紧密，孔沟细密，胞腔内含红棕色物质；种皮薄壁栅状细胞表面观类圆形，细胞间存在间隙；种皮表皮细胞呈多角形，较大而密，外平周壁网状增厚；内胚乳细胞类多角形，胞腔内含有糊粉粒和脂肪油滴；导管似螺纹或环纹状，常见分布；草酸钙簇晶呈菊花形或圆球形，直径8～20mm，密布于外胚乳组织中。（图120-3）

（三）理化鉴别

薄层色谱　取本品1g，加无水乙醇10ml，冷浸30分钟，滤过，取滤液作为供试品溶液。另

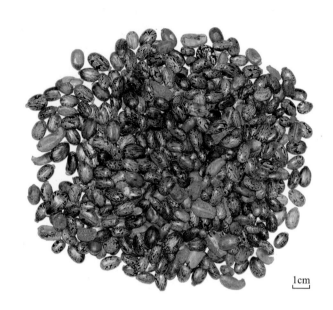

图120-2　蓖麻子药材图

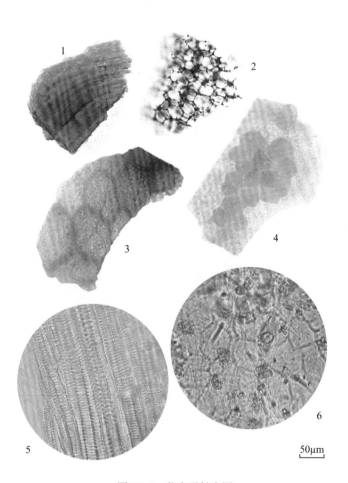

图120-3　蓖麻子粉末图

1.种皮厚壁栅状细胞　2.种皮薄壁栅状细胞　3.种皮表皮细胞
4.内胚乳细胞　5.导管　6.草酸钙簇晶

取蓖麻子对照药材1g，同法制成对照药材溶液。再取蓖麻酸对照品，加无水乙醇制成每1ml含1μl的对照品溶液。照薄层色谱法试验，吸取供试品溶液和对照药材溶液各1μl、对照品溶液2μl，分别点于同一硅胶G薄层板上，以石油醚（60～90℃）-乙酸乙酯-甲酸（14：4：0.4）为展开剂，展开，取出，晾干，喷以1%香草醛硫酸溶液，在110℃加热至斑点显色清晰。供试品色谱中，在与对照药材色谱和对照品色谱相应的位置上，显相同颜色的斑点。（图120-4）

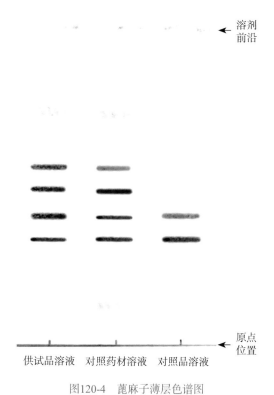

图120-4　蓖麻子薄层色谱图

【质量评价】《中国药典》2020年版规定本品按干燥品计算，含蓖麻碱（$C_8H_8N_2O_2$）不得超过0.32%。

【化学成分】主要成分为蛋白质、脂肪油、碳水化合物、酸性物质、蓖麻毒蛋白及蓖麻碱等，其中蛋白质中的蓖麻毒蛋白和蓖麻碱是其特征成分。

1. 蛋白质　蓖麻毒素，包括蓖麻毒蛋白、蓖麻变应原、血球凝集素和蓖麻碱[1]。

2. 脂肪油　三酸甘油（甘油三酯，triglyceride）及甘油酯（glycerol ester），还有少量的甾醇（sterol），磷脂（phospholipid），游离脂肪酸（free fattyacid），碳氢化合物（hydrocarbon）及蜡（wax），甘油酯的脂肪酸中蓖麻油酸（ricinoleic acid）84%～91%，油酸（oleic acid）3.l%～5.9%，亚油酸（linoleic acid）2.9%～6.5%，硬脂酸（stearic acid）1.4%～2.1%，棕榈酸（palmitic acid）0.9%～1.5%。

【性味归经】甘、辛、平、有小毒；归大肠、肺、脾、肝经。

【功能主治】泻下通滞，消肿拔毒。用于大便燥结，痈疽肿毒，喉痹，瘰疬。

【药理作用】

1. 抗肿瘤作用　蓖麻毒蛋白对体外培养的多种肿瘤细胞株和变异细胞株均十分敏感。蓖麻毒蛋白亦能抑制体外培养的正常细胞和各种动物肿瘤细胞。

2. 细胞凝集作用　近年来发现蓖麻种子具有细胞凝集作用，起到凝集活性的物质是无毒的蓖麻血凝素。蓖麻血凝素的凝集速度除了决定于血凝素和红细胞的量外，还与pH有关，碱性环境有助血凝。

3. 免疫反应　蓖麻毒蛋白具有很强的抗原性，以各种途径进入人体或各种哺乳动物体内可产生抗体和过敏反应。并且还可以使体内非特异抗体升高。

4. 其他作用　蓖麻毒蛋白可以影响体外培养的各类白细胞的呼吸作用。除此之外，蓖麻油可作为皮肤滑润剂用于皮炎及其他皮肤病，做成油膏剂用于烫伤及溃疡[2]。

【用药警戒或禁忌】蓖麻子所含蓖麻毒素是毒性非常强的植物毒蛋白，毒性约是氰化物的6000倍[4]。蓖麻毒素7mg或蓖麻碱0.16g可使成人致死。蓖麻毒素其毒性强度取决于中毒途径，吸入毒性高于经口途径，潜伏期一般为4～8小时。经口毒性主要作用靶器官为肝和脾，其他脏器也会受到损伤；吸入性毒性则表现为非心源性肺水肿[5]。儿童口服5～6粒生蓖麻子即可致死。

【附注】蓖麻种子可精炼蓖麻油，叶可用来养殖蓖麻蚕，茎秆是优质的纤维板和造纸原料，籽壳也可用于培养食用菌等[6, 7]。蓖麻子、叶、根均可入药[8]，其中蓖麻叶入药能消肿拔毒，可治脚气肿痛；蓖麻根入药能祛风活血，可治跌打瘀痛。

主要参考文献

[1] 陈明，范涛，张丽丽，等.蓖麻资源综合利用研究进展[J].农学学报，2018，8(9)：58-68.

[2] 南京中医药大学.中药大辞典[M].上海：上海科学技术出版社，2006：3407.

[3] 于丽娜，冯建雄，孙杰，等.蓖麻碱的研究与应用[J].现代农业科技，2012(23)：218-220.

[4] 陈宁庆，实用生物毒素学[M].北京：中国科学技术出版社，2010.

[5] 王玉霞，乔虹，刘子侨.蓖麻毒素毒性作用机制及防治研究进展[J].中国药理学与毒理学杂志，2016，30(12)：1385-1396.

[6] Ahn Y J, Chen G Q. In Vitro Regeneration of Castor (*Ricinus Communis* L.) Using Cotyledon Explants: a publication of the American Society for Horticultural Science[J]. Hortscience, 2008, 43(1): 215-219.

[7] 张锡顺，肖植文，刘旭云，等.蓖麻单株产量构成要素的主成分分析及综合评价[J].西南农业学报，2014，27(05)：1834-1840.

[8] 刘金香.蓖麻的应用价值[J].生物学杂志，1994(5)：32-32.

（中国医学科学院药用植物研究所海南分所　康勇　广东药科大学　郑希龙）

121. 槟榔

Binglang

ARECAESEMEN

【别名】槟榔子、大腹子、宾门。

【来源】为棕榈科植物槟榔*Areca catechu* L. 的干燥成熟种子。

【本草考证】本品始见于《南方草木状》载："槟榔，树高十余丈，皮似青桐，节如桂竹……以扶留藤、古贲灰并食，则滑美，下气消谷"。《名医别录》载："味辛，温，无毒.主消谷，逐水，除淡，杀三虫，去伏尸，治寸白.生南海"。《本草纲目》载："一房数百实，如鸡子状，皆有皮壳。其实春生，至夏乃熟，肉满壳中，色正白"。文献记载与现今所用槟榔基本一致。

【原植物】【主产地】【栽培要点】参见"大腹皮"。

【采收与加工】春末至秋初采收成熟果实，用水煮后，干燥，除去果皮，取出种子，干燥。

【商品规格】

一等：干货。呈扁圆形或圆锥形。表面淡黄色或棕黄色。质坚实。断面有灰白色与红棕色交错的大理石样花纹。味涩微苦。每公斤计160个以内。无枯心、破碎、杂质、虫蛀、霉变。

二等：干货。呈扁圆形或圆锥形。表面淡黄色或棕黄色。质坚实。断面有灰白色与红棕色交错的大理石样花纹。味涩微苦。每公斤计160个以外，间有碎、枯心、不超过5%，轻度虫蛀不超过3%。无杂质、霉变[1]。

【药材鉴别】

（一）性状特征

种子为圆锥形或扁球形，高1.5～3.5cm，底部直径1.5～3.cm。表面淡黄棕色或淡红棕色，有淡色网状纹理，偶附有银白色内果皮或果皮纤维，基部中央有点状凹陷的珠孔，其旁有1大形淡色种脐。质地坚硬，不易破碎，断面可见大理石样纹理，系红棕色种皮及外胚乳向内错入类白色的内胚乳而成，纵剖面珠孔部位内侧有空隙，藏有细小的胚。气微，味涩、微苦。（图121-1）

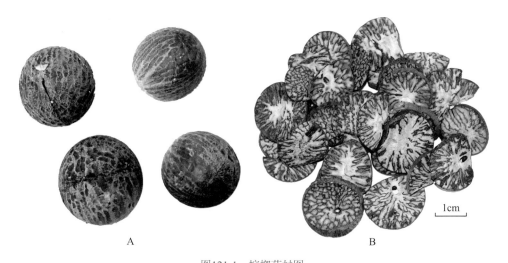

图121-1 槟榔药材图

A.药材 B.饮片

（二）显微鉴别

1. 横切面 种皮组织分内、外层，外层为数列切向延长的扁平石细胞，内含红棕色物，石细胞形状、大小不一，常有细胞间隙；内层为数列薄壁细胞，含棕红色物，并散有少数维管束。外胚乳较狭窄，种皮内层与外胚乳常插入内胚乳中，形成错入组织；内胚乳细胞白色，多角形，壁厚，纹孔大，含油滴和糊粉粒。（图121-2，图121-3）

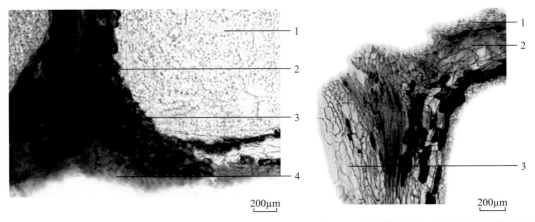

图121-2　槟榔药材横切面图

1.内胚乳　2.外胚乳　3.维管束　4.种皮

图121-3　槟榔药材横切面图（种皮局部放大）

1.种皮外层石细胞　2.内层薄壁细胞　3.外胚乳

2. 粉末特征　粉末红棕色至棕色。内胚乳细胞极多，多破碎，完整者呈不规则多角形或类方形，直径56～112μm，纹孔较多，甚大，类圆形或矩圆形；外胚乳细胞呈类方形、类多角形或作长条状，胞腔内大多数充满红棕色至深棕色物；种皮石细胞呈纺锤形、多角形或长条形，淡黄棕色，纹孔少数，裂缝状，有的胞腔内充满红棕色物；导管主要为螺纹导管或网纹导管。（图121-4）

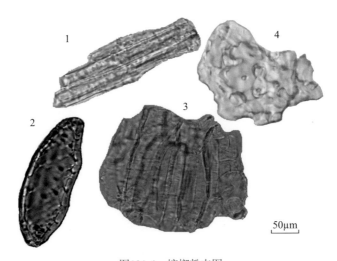

图121-4　槟榔粉末图

1.导管　2.种皮石细胞　3.外胚乳细胞　4.内胚乳细胞

（三）理化鉴别

薄层色谱　取本品粉末1g，加乙醚50ml，再加碳酸盐缓冲液（取碳酸钠1.91g和碳酸氢钠0.56g，加水使溶解成100ml，即得）5ml，放置30分钟，时时振摇，加热回流30分钟，分取乙醚液，挥干，残渣加甲醇1ml使溶解，置具塞离心管中，静置1小时，离心，取上清液作为供试品溶液。另取槟榔对照药材1g，同法制成对照药材溶液。再取氢溴酸槟榔碱对照品，加甲醇制成每1ml含1.5mg的溶液，作为对照品溶液。照薄层色谱法试验，吸取上述三种溶液各5μl，分别点于同一硅胶G薄层板上，以环己烷-乙酸乙酯-浓氨试液（7.5：7.5：0.2）为展开剂，置氨蒸气预饱和的展开缸内，展开，取出，晾干，置碘蒸气中熏至斑点清晰。供试品色谱中，在与对照药材色谱和对照品色谱相应的位置上，显相同颜色的斑点。

【质量评价】 以个大、体重、质坚、无破裂者为佳。水分含量不超过10%。采用高效液相法测定，本品按干燥品计算，含槟榔碱（$C_8H_{13}NO_2$）不得少于0.20%。

【化学成分】 主要成分为生物碱类、鞣质类、脂肪酸、氨基酸、槟榔红色素和皂苷等，其中生物碱类是其特征成分和有效成分。

1. 生物碱类　含量约0.5%，主要为槟榔碱（arecoline），少量槟榔次碱（arecaidine），去甲基槟榔碱（guvacoline），去甲基槟榔次碱（guvacine），异去甲基槟榔次碱（isoguvacine），槟榔副碱（arecolidine），高槟榔碱（homoarecoline）等，均与鞣酸（tannic acid）结合形式存在。

2. 鞣质类　含量约15%，内有右旋儿茶精（catechin），左旋表儿茶精（epicatechin），原矢车菊素（procyanidin）A-1、B-1和B-2以及称为槟榔鞣质（arecatannin）A、B的两个系列化合物，均系原矢车菊素的二聚体、三聚体、四聚体和五聚体。

3. 油脂类　含量约14%，其中脂肪酸有月桂酸（lauric acid），肉豆蔻酸（myristic acid），棕榈酸（palmitic acid），硬脂酸（stearic acid），油酸（oleic acid）和少量的邻苯二甲酸双（2-乙基己醇）酯［bis（2-ethylhexy）phthalate］等。

4. 其他　还含氨基酸、甘露糖、半乳糖、蔗糖、槟榔红色素（areca red）及皂苷等。

【性味归经】 苦、辛，温。归胃、大肠经。

【功能主治】 杀虫，消积，行气，利水，截疟。用于绦虫病、蛔虫病、姜片虫病，虫积腹痛，积滞泻痢，里急后重，水肿脚气，疟疾。

【药理作用】

1. 驱虫作用　本品及所含槟榔碱有麻痹猪绦虫、牛绦虫、短小绦虫作用。槟榔的水或醇提取物有杀死经细粒棘球绦虫原头蚴的作用。

2. 拟胆碱作用　槟榔碱为M胆碱兴奋药，能增强胃肠蠕动而产生腹泻。另有缩瞳等拟副交感神经作用，可使兔心率减慢，冠状动脉、子宫平滑肌收缩。

3. 对中枢神经系统的作用　槟榔碱能降低小鼠探究反射以及咖啡因、苯丙胺所致的活动增加，并能减轻戊四氮引起的惊厥；槟榔碱腹腔注射能使雏鸡产生震颤，同时伴有脑内乙酰胆碱含量增加，小鼠皮下注射，可使自发活动减少，增大用量可致流涎、震颤；槟榔次碱对大鼠和小鼠均有较弱的拟副交感作用，能降低小鼠自发活动、探究反射及延长环己巴比妥的睡眠时间，增强氯丙嗪的镇静作用，并能部分对抗戊四氮的惊厥。

4. 抗病毒作用　槟榔水浸液与流感病毒混合后感染小鼠，证明有对抗流感病毒的作用。

【用药警戒与禁忌】 给怀孕6～15天小鼠每日每只以1.3mg和5mg的剂量服用生槟榔或制槟榔的总水溶性提取物，结果发现槟榔对小鼠胚胎具有一定的毒性，可使活胎儿体重减轻，骨骼肌成熟延迟，甚至造成死胎或胎儿被吸收；另有试验表明，饮食槟榔对4-硝基喹啉-1-氧化物诱发的口腔癌及由N-2-芴基乙酰胺诱发的肝癌具有促癌变作用。

主要参考文献

[1] 田莲超，秦少荣，易红，等. 同源中药大腹皮与槟榔中4种生物碱的含量比较研究[J]. 中国中药杂志，2018，43（14）：2850-2856.

[2] 卢金靖，李肖爽，梁欢，等. SPME-GC-MS联用分析大腹皮中挥发性成分[J]. 北方药学，2012，9（10）：8-9.

[3] 朱金照，张捷，许其增，等. 中药大腹皮抑制肠道内毒素移位中iNOS、SP的作用[J]. 世界华人消化杂志，2002，10（6）：659-662.

（中国医学科学院药用植物研究所海南分所　周亚奎）

122. 榕须

Rongxu

FICI MICROCARPAE AERLA RADIX

【别名】吊风根、半天吊、榕树须、乌松、榕树吊须。

【来源】为桑科植物榕树*Ficus microcarpa* L. f.的干燥气生根[1]。

【本草考证】本品始记载于《南方草木状》："榕，大叶、细叶两种，不花而实，随处有之"。《本草纲目拾遗》载："按《粤志》云：榕叶甚茂盛，柯条节节如藤垂，其干及三人围抱，则枝上生根，连绵拂地，得土石之力，根又生枝，如此数四，枝干互相连属，无上下皆成连理。其树可以倒插，以枝为根，复以根为枝，故名倒生树"。《泉州府志》载："榕有二种，一种矮而盘桓，其须著地，复生为树；一种名赤榕，上耸广大。二种荫最宽广，入药用有须者"。《植物名实图考》载："榕树，两广极多，不材之木；然其叶可荫行人，可肥田亩……根大如屋。江西南赣皆有之，稍北遇寒即枯，故有榕不过吉之谚"。综上所述，榕有许多种，其中细叶者，即为今桑科植物榕树。本草记载与现今所用榕须基本一致。

【原植物】常绿大乔木，高达15～25m，胸径达50cm，冠幅广展。老树上常有气生根（榕须），下垂，呈锈褐色。树皮呈深灰色，叶互生，革质，呈狭椭圆形，长4～8cm，宽3～4cm，先端钝尖，基部楔形，表面呈深绿色，光亮，干后呈深褐色，有光泽，全缘，基生叶脉延长，侧脉3～10对；叶柄长5～10mm，无毛；托叶小，披针形，长8mm左右。雄花、雌花、瘿花同生于一榕果内，花间有少许短刚毛；雄花无柄或具柄，散生内壁，花丝与花药等长；雌花与瘿花相似，花被片3，呈广卵形，花柱近侧生，柱头短，呈棒形。花期5～6月。榕果成对腋生或生于已落叶枝叶腋，成熟时呈黄或微红色，扁球形，直径6～8mm，无总梗，基生苞片3，广卵形，宿存；瘦果为卵圆形。（图122-1）

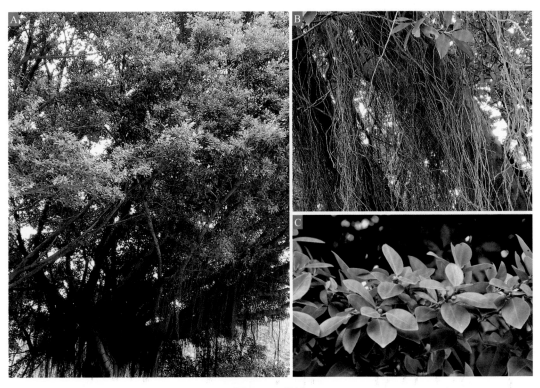

图122-1 榕树

A. 榕树　B. 榕须　C. 枝叶

主要为栽培，作为行道树与庇荫树。亦野生于海拔174～1900m的山坡及路旁荒地。主要分布于台湾、浙江（南部）、福建、广东（及沿海岛屿）、广西、湖北、贵州、云南等地。

【主产地】主产于广东、海南、广西、福建等地。

【栽培要点】

1. 生物学特性　榕树的生命力顽强，树型的可塑性大，3～5年榕树树干直径可达到约10cm。喜酸性肥沃土壤，但也能适宜较贫瘠土壤。可在轻度或中度盐碱（0.2%～0.4%）土壤中存活，但土壤长期盐碱含量过重，则对生长不利。耐修剪、耐旱、较耐寒。

2. 栽培技术　栽培技术要求不高，榕树种子可通过鸟食传播，树木可生长在岩壁、石缝、驳岸等地，可成参天大树，也可成小盆景。

3. 病虫害　病害：根腐病、根瘤病；虫害：介壳虫、蚜虫[2]。

【采收与加工】全年均可采收，割下气生根，扎成小把，鲜用或晒干。

【药材鉴别】

（一）性状特征

呈细长条状，长约1m，基部较粗，直径4～8mm，末端渐细，有分枝。表面红褐色，外皮多纵裂，有时可剥落，皮孔灰白色，呈圆点状或椭圆状。质柔韧，皮部不容易折断，断面木部呈棕色。气微，味涩。（图122-2）

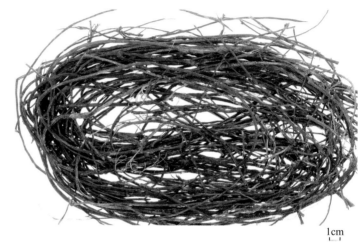

图122-2　榕须药材图

（二）显微鉴别

1. 根横切面　根尖显微结构为初生构造。根被由多列细胞组成，外周有数层细胞的壁常木栓化，并可见部分木栓化细胞层脱落；内侧细胞排列紧密整齐，无细胞间隙，为无色透明至黄棕色。皮层宽广，薄壁细胞呈近圆形，排列疏松，胞间隙较大。内皮层成环，细胞排列紧密整齐。韧皮部位于木质部之间。木质部有5～7束，为五至七原型初生木质部和外围次生木质部，呈星芒状，与韧皮部形成辐射型维管束。中央为髓部，无色透明。

根尖后部横切面显微结构为次生构造。木栓层由数层细胞组成，里面为木栓形成层和栓内层，外面常见未脱落的皮层。韧皮部窄。形成层明显。木射线明显可见。木质部导管很多，可清晰看见五至七原型初生木质部和外围次生木质部，与韧皮部形成无限外韧型维管束。髓部明显，呈星角状[3]。（图122-3）

2. 粉末特征　粉末黄棕色至棕褐色。石细胞单个散在或成群，呈类圆形、类方形或不规则形，可见纹孔；纤维多成束，呈长条形，可见棕色物。木栓细胞排列整齐，壁稍厚，内含棕色物。常见不规则形块状物存在或散在于薄壁细胞、木栓细胞、纤维束中[1]。导管多为长条形，根被细胞呈透明状。（图122-4）

（三）理化鉴别

薄层色谱　取本品粉末2g，加甲醇10ml，超声处理20分钟，滤过，滤液作为供试品溶液。另取榕树须对照药材1g，同法制成对照药材溶液。照薄层色谱法试验，吸取上述两种溶液各10μl，分别点于同一硅胶G薄层板上，以乙酸乙酯-甲酸-水（8：1：1）为展开剂，展开，取出，晾干。喷以5%三氯化铝乙醇溶液，置紫外光灯（365nm）下检视。供试品色谱中，在与对照药材色谱相应的位置上，显相同颜色的荧光斑点。（图122-5）

【质量评价】以条细、红褐色者为佳[1]。

【化学成分】主要成分为酚酸类、黄酮类、萜类等，其中酚酸类及萜类是其特征性成分和有效成分。

1. 酚酸类　原儿茶酸（protocatechuic acid）、对羟基苯甲酸（p-hydroxybenzoic acid）和原儿茶醛（protocatechuic aldehyde）等[4]。

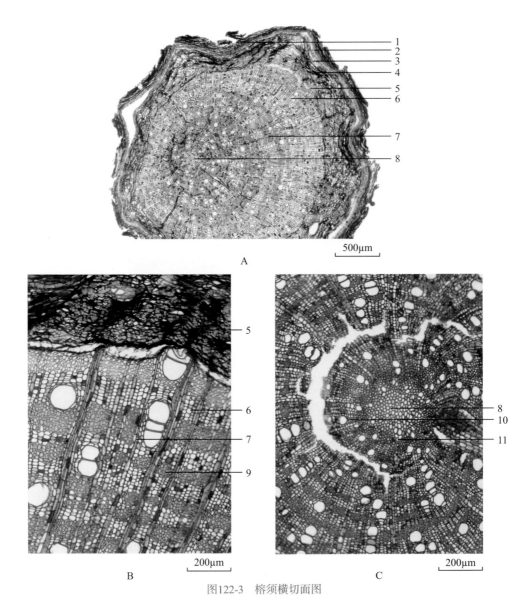

图122-3　榕须横切面图

1. 木栓层　2. 木栓形成层　3. 栓内层　4. 皮层　5. 韧皮部
6. 木质部　7. 木射线　8. 髓　9. 维管束　10. 初生韧皮部　11. 初生木质部

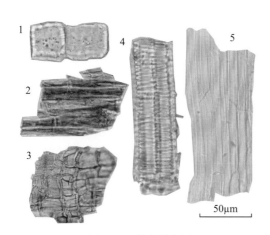

图122-4　榕须粉末图

1. 石细胞　2. 纤维束　3. 木栓细胞　4. 导管　5. 根被细胞

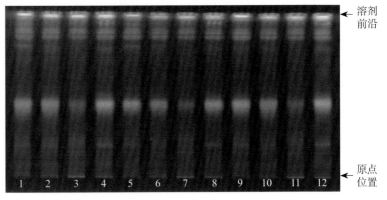

图122-5　榕须薄层色谱图

（5%三氯化铝乙醇溶液显色，365nm紫外灯）

1,5,9. 对照药材（20161101）　2,6,10. 供试品（2018111701）
3,7,11. 供试品（2018111702）　4,8,12. 供试品（2018111703）

2. 黄酮类　芦丁（rutin）、槲皮素（quercetin）、山奈酚（kaempferol）等[5]。

3. 三萜类　20-taraxastene-3β,22α-diol，3β-acetoxy-20-taraxasten-22α-ol，3β-acetoxy-22α-methoxy-20-taraxastene，3β-acetoxy-20α,21α-epoxytaraxastan-22α-ol，3β-acetoxy-19α-methoxy-20-taraxastene，3β-acetoxy-19α-hydroperoxy-20-taraxastene，3β-acetoxy-20α,21α-epoxytaraxastane等[6]。

【性味归经】　苦、涩，凉。归肺、胃、肝经[1]。

【功能主治】　发汗、清热、透疹，用于感冒高热、扁桃体炎、风湿骨痛和跌打损伤。

【药理作用】

1. 抗炎镇痛作用　榕须提取物对采用二甲苯致小鼠耳肿胀法的小鼠有抗炎作用[7]。

2. 抗血栓作用　榕须对小鼠脑血栓模型有一定保护作用，抑制血小板聚集；榕须还具有抗凝、降低血脂作用，可改善大鼠血液流变学指标[8]。

3. 抗氧化作用　榕须多糖具有较好的过氧化氢清除效果和明显的Fe^{2+}螯合活性[9]。另外，榕须中的高酚含量可能是榕须具有较好的DPPH自由基清除活性的原因[5]。

4. 抗肿瘤作用　从小叶榕树气生根中分离得到的三萜，对人三种癌细胞系HONE-1鼻咽癌细胞、KB口腔表皮样癌细胞和HT29大肠癌细胞具有细胞毒性[10]。

5. 抗菌作用　榕须甲醇提取液对藤黄枝球菌和金黄色葡萄球菌有较好的抑制活性[5]。

【附注】

1. 榕树分布广泛，但目前国内外对榕须的研究较少，多集中于化学成分、药理作用的研究。榕须具有较大的开发前景和利用价值。

2. 本品为细叶榕榕须，细叶榕与高山榕 F. altissima Bl.均来源于桑科，其气生根在形态上比较相近，在临床使用中容易混淆，应注意区分。

主要参考文献

[1] 广东省食品药品监督管理局.广东省中药材标准（第2册）[S].广州：广东科技出版社，2011，354-356.

[2] 董莉莉，龚成霞，苏卫国，等.榕树在北方室内的种植及观赏应用[J].天津科技，2016，43(2)：68-71.

[3] 杜佳丽，杜勤，王振华，等.榕树与高山榕气生根的比较鉴别[J].广州中医药大学学报，2015，32(6)：1150-1152.

[4] 王铁杰，李璐，江坤，等.RP-HPLC法同时测定榕树须中原儿茶酸、对羟基苯甲酸和原儿茶醛的含量[J].沈阳药科大学学报，2014，31(9)：706-710.

[5] Rjeibi II, Ncib SA, Alimi HI, et al. Comparison of phytochemicals, antimicrobial and antioxidant capacities in different anatomical parts of Ficus microcarpa (Moraceae)[J]. Journal of Food Biochemistry, 2017, 41(3): e12354.

[6] Chiang YM, Kuo YH. Taraxastane-type triterpenes from the aerial roots of Ficus microcarpa [J]. Journal of Natural Products, 2000, 63, 898-901.

[7] 江坤，李璐，李菁，等.基于抗炎药效的中药榕须质量评价研究[J].中国药学杂志，2016，51(12)：1033-1038.

[8] 陈家源，钟正贤，卢文杰，等.抗血栓药材醇提物的筛选研究[J].广西医学，2009，31(8)：1067-1069.

[9] Jiang CX, Li XI, Jiao YP, et al. Optimization for ultrasound-assisted extraction of polysaccharides with antioxidant activity in vitro from the aerial root of Ficus microcarpa [J]. Carbohydrate Polymers, 2014, 110: 10-17.

[10] Chiang YM, Chang JY, Kuo CC, et al. Cytotoxic triterpenes from the aerial roots of Ficus microcarpa[J]. Phytochemistry, 2005, 66(4): 495-501.

（中山大学　徐新军　张思晨　徐志琴）

123. 翠云草

Cuiyuncao

SELAGINELLAE UNCINATAE HERBA

【别名】细风藤、金猫草。

【来源】为卷柏科植物翠云草Selaginella uncinata（Desv.）Spring的干燥全草。

【本草考证】本品始载于《本草纲目拾遗》："翠羽草，一名翠云草、孔雀花、神锦花、鹤翕草、凤尾草。其草独茎成瓣，细叶攒簇，叶上有翠斑。"并引《百花镜》记载："翠云草无直梗，宜倒悬及平铺在地。因其叶青绿苍翠，重重碎蹙，俨若翠钿云翘，故名。但有色而无花香，非芸也"。《植物名实图考》将翠云草归为石草类，载："翠云草生山石间，绿茎小叶，青翠可爱，《群芳谱》录之。人多种于石供及阴湿地为玩，江西土医谓之龙须，滇南谓之剑柏，皆云能舒筋络。"本草记载与现今所用翠云草一致。

【原植物】主茎先直立而后攀援状，长50～100cm或更长。主茎自近基部羽状分枝，无关节，禾秆色，主茎下部圆柱状，具沟槽，无毛，维管束1条，主茎顶端不呈黑褐色，主茎先端鞭形，侧枝5～8对，2回羽状分枝，小枝排列紧密，主茎上相邻分枝相距5～8cm，分枝无毛。叶全部交互排列，二形，草质，表面光滑，具虹彩，边缘全缘，明显具白边，绿色。主茎上的腋叶明显大于分枝上的，肾形，或略心形，分枝上的腋叶对称，宽椭圆形或心形，边缘全缘，基部不呈耳状，近心形。侧叶卵圆形，接近到覆瓦状排列，背部不呈龙骨状，边缘全缘。侧叶不对称，先端急尖或具短尖头，边缘全缘。孢子叶穗紧密，四棱柱形，单生于小枝末端；大孢子叶分布于孢子叶穗下部的下侧或中部的下侧或上部的下侧。大孢子灰白色或暗褐色；小孢子淡黄色。（图123-1）

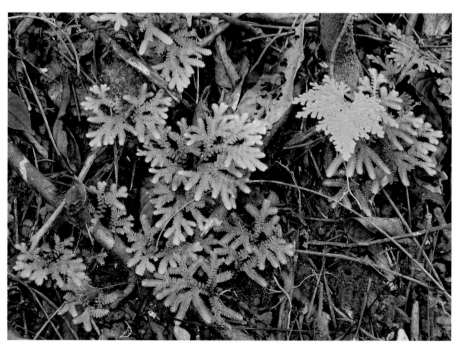

图123-1　翠云草

生于海拔50～1200m林下阴湿岩石上，山坡或溪谷丛林中。中国特有，主要分布于云南、江西、安徽、重庆、福建、广东、广西、贵州、湖北、湖南、陕西、四川、浙江。

【主产地】主产于云南、江西、安徽、重庆、福建、广东、广西、贵州、湖北、湖南、陕西、四川、浙江等地。

【栽培要点】

1. 生物学特性　多生于海拔50～1200m处的林下阴湿岩石上，山坡或溪谷丛林中。喜温暖湿润的半阴环境，土壤宜疏松透水且富含腐殖质。

2. 栽培技术　采用分株和扦插繁殖。分株在4～5月换盆时进行，将生长密集株丛扒开分栽，放阴湿环境下即可。扦插可在春季修剪时，将剪下的茎枝直接扦插于沙床中，保持湿润，约半月生根[1]。

3. 病虫害　病害：锈病、叶斑病等；虫害：介壳虫、蚜虫、红蜘蛛等[1]。

【采收与加工】 秋季采收，除去泥沙，晒干。

【药材鉴别】

（一）性状特征

本品长30～100cm，主茎纤细，直径0.1～0.2cm，有纵棱，淡黄色或黄绿色。小枝互生，长4～11cm，其上再羽状或叉状分枝。主茎上叶较大，疏生，卵形或卵状椭圆形，全缘。分枝上的叶密生，二型，背腹面各两列，黄绿色至浅绿色，展平后中叶（腹叶）呈长卵形，侧叶（背叶）呈羽状排列，矩圆形或长圆形，全缘。孢子囊穗四棱柱形，长约1cm，生于枝端。质较柔嫩。略具草腥气，味微甜、微涩。（图123-2）

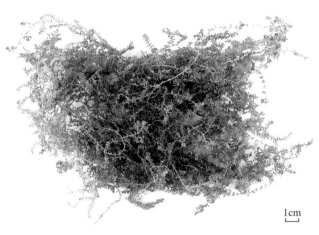

图123-2　翠云草药材图

（二）显微鉴别

1. 茎横切面　表皮细胞1列，类圆形或圆多角形，壁较厚，微木化或非木化，外被角质层；皮层较宽，外侧为3～5列厚壁细胞，壁木化或微木化；其内为10余列较大的薄壁细胞，圆多角形或多角形，排列较紧密；内皮层明显。其内的气室呈多角形或卵圆形，直径430～600μm；横桥由单列的1～3个细胞构成，细胞呈棒状、长卵形或类圆形；中柱鞘有1～5列薄壁细胞环列而成。中央中柱不规则卵形或长椭圆形，维管束周韧型，木质部多分隔成并列的2束，1束较大，呈纺锤形；1束较小，呈类圆形；管胞类圆形、卵圆形，数个至20余个，壁木化。（图123-3）

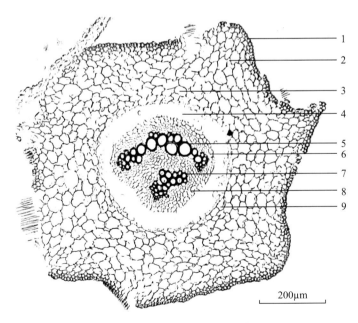

图123-3　翠云草茎横切面图

1. 表皮细胞　2. 厚壁细胞　3. 薄壁细胞　4. 气室
5. 木质部　6. 内皮层　7. 管胞　8. 中柱鞘　9. 皮层

2.粉末特征　粉末翠绿色；叶边缘细胞长条形，尖端钝圆，微向外延伸；上表皮细胞呈长条形，壁为深波浪状弯曲及微波状弯曲，气孔不定式，副卫细胞5～6个，多分布在叶脉左右及叶边缘；近叶脉的下表皮细胞多呈不规则类方形，向外逐渐变为长条形，壁呈微波浪状弯曲；孢子类圆形，表面呈刺状突起；管胞常为螺纹型。（图123-4）

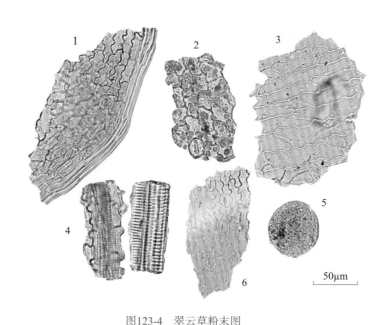

图123-4　翠云草粉末图

1.叶边缘细胞　2.上表皮细胞　3.下表皮细胞　4.管胞　5.孢子　6.气孔

（三）理化鉴别

薄层色谱　取本品粉末2g，加石油醚（60～90℃）40ml，加热回流40分钟，滤过，药渣加乙酸乙酯40ml加热回流40分钟，滤过，滤液挥干，残渣加甲醇1ml使溶解，作为供试品溶液。另取翠云草对照药材2g，同法制成对照药材溶液。照薄层色谱法试验，吸取上述两种溶液各5μl，分别点于同一硅胶G薄层板上，以甲苯–甲酸乙酯–甲酸（5：4：0.5）为展开剂，展开，取出，晾干，置紫外光灯（254nm）下检视。供试品色谱中，在与对照药材色谱相应的位置上，显相同颜色的斑点；喷以1%三氯化铁乙醇溶液，显相同颜色的斑点。

【质量评价】以叶片多而整齐、深绿色、孢子囊多者为佳。

【化学成分】主要成分为黄酮类、酚酸类、酸酯类等。

1.黄酮类　主要以双黄酮形式存在，主要含有穗花杉双黄酮（amentoflavone）、罗波斯塔双黄酮（robustaflavone）、罗波斯塔-4′-甲醚（robustaflavone-4′-dimethyl ether）、2″,3″-二氢-4′-甲氧基穗花杉双黄酮（2″,3″-dihydro-4′-O-methyla-mentoflavone）、7″-甲氧基-2,3,2″,3″-四氢扁柏双黄酮（7″-O-methyl-2,3,2″,3″-tetrahydrohinokiflavone）等[2]。

2.酚酸类　阿魏酸棕榈酸-16-醇酯（16-feruloyloxypalmitic acid）、对羟基桂皮酸（p-hydroxycinnamic acid）、对羟基苯乙酮［1-（4-hydroxyphenyl）-ethanone］、香草醛（vanillin）、香草酸（vanillic acid）、丁香酸（syringic acid）、对羟基苯甲酸（p-hydroxybenzoic acid）等[3]。

3.其他　主要为（10E,12Z,14E）-9,16-二羟基-10,12,14-三烯-十八碳酸、金色酰胺醇乙酸酯、（2E）-2-壬烯二酸［（2E）-2-nonenedioic acid］、软脂酸单甘油酯及β-谷甾醇（β-sitosterol）等[4]。

【性味归经】甘、淡，凉。归肺、肝、大肠经。

【功能主治】清热利湿，止咳止血，消肿止痛。用于湿热黄疸，泻痢，水肿，肺热咳嗽，咯血，跌打伤痛，出血等。

【药理作用】

1.祛痰止咳作用　翠云草可增加小鼠气管酚红的排泌量，并对多种咳嗽模型均有明显抑制作用[5]。

2. 抗炎作用　翠云草水提液可抑制由炎症反应介导的肾纤维化进展[6]。

3. 抗肿瘤作用　翠云草总黄酮能抑制结肠癌HT-29细胞COX-2的mRNA的表达，对HT-29细胞的增殖有明显的抑制作用[7]。

4. 抗菌、抗病毒作用　翠云草乙酸乙酯部位具有抗HSV-1和Cox B3病毒的作用，其半数抑制浓度分别为12.5μg/ml和6.25μg/ml[8]。翠云草乙醇提取物对鱼类中常见的海豚链球菌具有抑制活性，抑菌圈直径为（11.8±1.5）mm[9]。

【分子生药】基于DNA条形码序列的分子鉴定：ITS2序列能够准确鉴别翠云草与卷柏属植物间遗传差异[10]。

【附注】目前对翠云草的研究多倾向于园艺景观，对其相关药理作用研究较少，翠云草可用于治疗湿热黄疸，泻痢，水肿，肺热咳嗽，因此对翠云草进行药理作用的研究具有重要意义。

主要参考文献

[1] 杨俊杰. 翠云草栽培管理技术[J]. 农业工程技术（温室园），2015，4(10)：46+48.

[2] 范晓磊，徐嘉成，林幸华，等. 翠云草中双黄酮类成分研究[J]. 中国药学杂志，2009，44(1)：15-19.

[3] 郑俊霞，王乃利，陈海峰，等. 翠云草中酚性成分的分离与鉴定[J]. 中国药物化学杂志，2007，17(5)：302-305.

[4] 郑俊霞，郑扬，张磊，等. 翠云草中酸酯类成分研究[J]. 中成药，2013，35(4)：750-753.

[5] 乔家法，俞冰. 翠云草水提液的祛痰止咳作用研究[J]. 浙江中医药大学学报，2012，36(5)：563-565.

[6] 徐剑，袁红伶，倪凯，等. 翠云草对单侧输尿管梗阻大鼠肾间质纤维化抑制作用研究[J]. 上海交通大学学报（医学版），2016，36(12)：1689-1696.

[7] 孙颖桢，陈科力，刘震. 翠云草总黄酮对结肠癌HT-29细胞COX-2 mRNA表达的抑制作用[J]. 中国药师，2010，13(2)：163-164+168.

[8] 江海燕，吴思超，朱家杰，等. 几种瑶药的体外抗病毒活性初步研究[J]. 暨南大学学报（自然科学版），2008，29(5)：500-504.

[9] 吴颖瑞，龚庆芳，方宏，等. 153种中草药对罗非鱼无乳链球菌和海豚链球菌的抑制活性研究[J]. 西北农林科技大学学报，2013，41(1)：25-27.

[10] 覃桂，聂晶，张飞，等. 基于DNA条形码的翠云草快速鉴定方法研究[J]. 世界科学技术-中医药现代化，2018，20(5)：697-702.

（广西壮族自治区药用植物园　余丽莹　王春丽）

124. 橄榄

Ganlan

CANARII FRUCTUS

【别名】黄榄、山榄、白榄、青子、谏果。

【来源】为橄榄科植物橄榄*Canarium album* Raeusch.的成熟果实。

【本草考证】【原植物】【主产地】【栽培要点】【采收与加工】【商品规格】参见"青果"。

【药材鉴别】

（一）性状特征

呈卵圆形至纺锤形，长2.5～4.2cm，直径1～1.6cm，绿色至黄绿色；外果皮厚，干时有皱纹；果核梭形，两端锐尖，暗红棕色，具纵棱；内分3室，共有种子1～2枚。气微香，果肉味微酸、涩，久嚼微甜（图124-1）。

（二）显微鉴别

1. 果皮横切面　外果皮为1～3列厚壁细胞，含黄棕色物，外被角质层。中果皮为10余列薄壁细胞，有维管束散在，油室多散列于维管束外侧。内果皮为数列石细胞。薄壁细胞含草酸钙簇晶和方晶（图124-2～图124-4）。

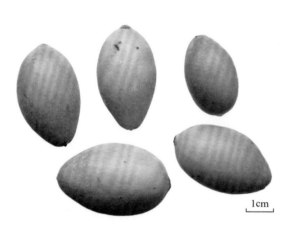

图124-1　橄榄药材图

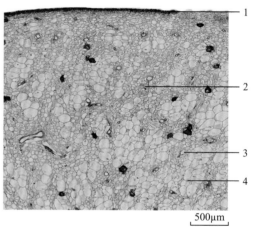

图124-2　橄榄果皮横切面图

1. 外果皮　2. 维管束　3. 油室　4. 中果皮

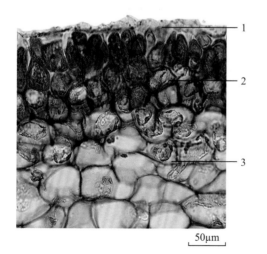

图124-3　橄榄果皮横切面图（局部放大）

1. 角质层　2. 外果皮细胞　3. 中果皮

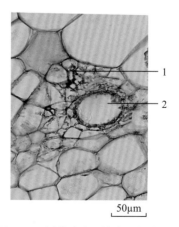

图124-4　橄榄果皮维管束局部放大图

1. 维管束　2. 油室

2. 粉末特征　参见"青果"。

（三）理化鉴别

薄层色谱　取本品粉末1.3g，加乙醇10ml超声处理20分钟，滤过，滤液蒸干，残渣加乙醇1ml使溶解，作为供试品溶液。另取青果对照药材1g，同法制成对照药材溶液。再取没食子酸对照品，加乙醇制成每1ml含0.5mg的溶液，作为对照品溶液。再取东莨菪内酯对照品，加乙醇制成每1ml含0.5mg的溶液，作为对照品溶液。照薄层色谱法试验，吸取上述三种溶液各2μl，分别点于同一硅胶GF$_{254}$薄层板上，以环己烷-乙酸乙酯-甲酸（8∶6∶1）为展开剂，展开，取出，晾干，在紫外光灯（254nm）下观察，橄榄供试品色谱中，在与青果对照药材和没食子酸对照品色谱相应的位置上，未显相同颜色的斑点或斑点很弱；再置紫外光灯（365nm）下观察，橄榄供试品色谱中在与东莨菪内酯对照品色谱相应的位置上，显相同的荧光斑点。（图124-5）

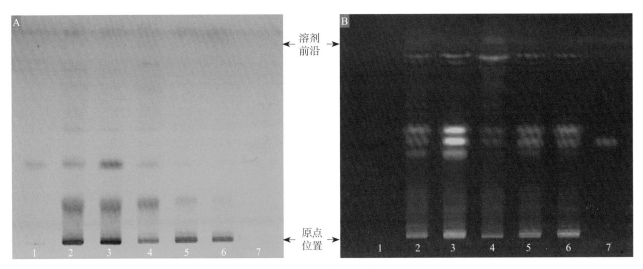

图124-5　橄榄薄层色谱图

A. 紫外光灯254nm　B. 紫外光灯365nm

1. 没食子酸（中检院110831-201204）　2. 青果（北京同仁堂）　3. 青果（广东潮汕）　4. 青果对照药材（中检院120946-201405）
5. 橄榄（广州从化）　6. 橄榄（广东潮汕）　7. 东莨菪内酯（中检院110768-200504）

【质量评价】以粒大，饱满，表皮无疤痕，灰绿至黄绿色，光泽好，果肉厚，先涩后回甘且甘味持久者为佳。

【化学成分】【功能主治】【药理作用】【评述】参见"青果"。

【附注】油橄榄，为木樨科油橄榄（*Olea europaea* L.）的成熟果实，是提取或榨取"橄榄油"的原植物。要注意区分。

（广州市药品检验所　陈家仪　侯惠婵）

125. 薜荔果

Biliguo

FRUCTUS FICI PUMILAE

【别名】鬼球、木莲果、凉粉树果、馒头果、鬼馒头。

【来源】为桑科榕属植物薜荔Ficus pumila L. 的聚花果。

【本草考证】本品始载于《本草拾遗》薜荔："簇缘树木，三、五十年渐大，枝叶繁茂。叶圆，长二、三寸、厚若石韦，生子似莲房，中有细子，一年一熟，一名木莲，打破有白汁，停久如漆，采取无时也。"《本草纲目》载："木莲延树木垣墙而生，四时不凋，厚叶坚强，大于络石，不花而石，石大如杯，微似莲蓬而稍长，正如无花果之生者"。《植物名实图考》载："木莲即薜荔，自江而南，皆曰木馒头。俗以其实中子浸汁为凉粉，以解暑。"本草记载与现今所用薜荔果基本一致。

【原植物】攀援或匍匐灌木，长约8m。嫩枝、果实折断后有白色乳汁。茎灰褐色，易生气根依附它物上。叶二型，不生花序托的枝上叶小而薄，心状卵形，长约2.5cm；生花序托的枝上叶较大而近革质，卵状椭圆形，长3～9cm，宽1.5～4.5cm，先端钝尖，基部偏斜，全缘，下面有短柔毛，网脉凸起成蜂窝状；叶柄短粗。花序托单生于叶腋，梨形或倒卵形，基生苞片3；雄花和瘿花同生于一花序托中，雄花有雄蕊2；雌花生于另一花序托中。榕果单生叶腋，瘿花果梨形，雌花果近球形，长4～8cm，直径3～5cm，顶部截平，略具短钝头或为脐状凸起；瘦果近球形，有黏液。花期5～6月，果期7～10月。（图125-1）

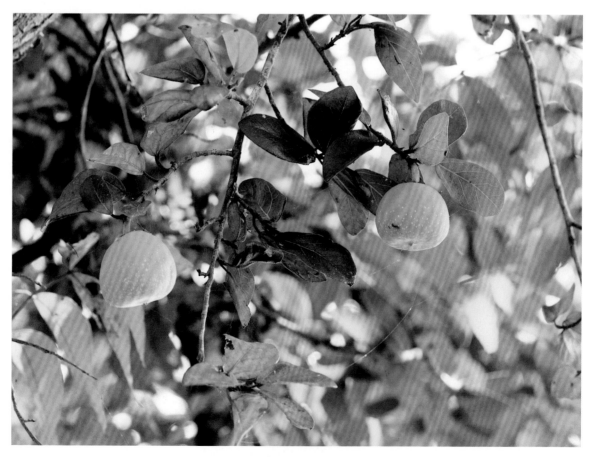

图125-1　薜荔

攀附于墙壁、岩石或树干上。主要分布于华东、华南和西南。是一种药食两用植物，其根、茎、叶、树汁、隐花果均可入药[1]。

【主产地】 主产于江苏、浙江、山东。贵州、江西、湖北、广东、安徽亦产。

【栽培要点】

1. 生物学特性　喜湿润环境，对土壤要求不严，但以排水良好的砂质壤土生长较好。

2. 栽培技术　种子或分株繁殖。种子繁殖，宜采用育苗移栽方法。春季于苗床条播，覆土2～3分。播后经常保持床土湿润。苗出齐后，过密处可适当间苗。4月中间移栽。分株繁殖，宜春季进行。

3. 病虫害　病害：黑斑病。虫害：红蜘蛛等。

【采收与加工】 花序托成熟后采摘，纵剖成2～4片，除去花序托内细小的瘦果，晒干备用。

【药材鉴别】

（一）性状特征

干燥果实表面黄棕色至黑褐色，质地较硬，似馒头状，长3.5～5cm，直径2.5～4cm。顶端截形，边缘稍凹后，中央向上圆突，孔外四周通常有细密的褐色或黄棕色绒毛。切开后内壁黄棕色至红棕色，其内全部充满疏松似海绵；内表面近孔口密生众多苞片及枯萎的花，细小朱红色且有光泽的圆球状果实[2]。（图125-2）

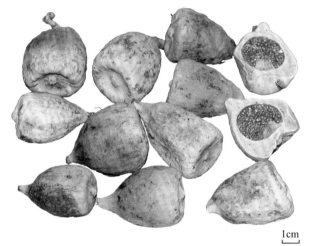

图125-2　薜荔果药材图

（二）显微鉴别

粉末特征　粉末淡黄色。中果皮海绵状薄皮细胞呈长条形或长圆形，内含棕色团块状分泌物，直径约10～80μm；导管主要以螺纹导管为主；薄壁组织类方形至多角形，细胞壁较厚；薄皮细胞呈类方形，大小不等，长短不一；内果皮上具有非腺毛；草酸钙方晶较小，呈方形或棱形。（图125-3）

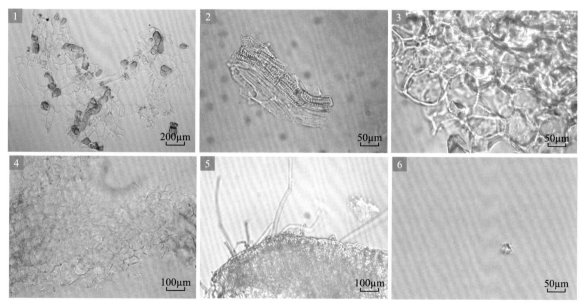

图125-3　薜荔果粉末图

1. 中果皮海绵状薄皮细胞　2. 导管　3. 薄壁组织　4. 薄皮细胞　5. 内果皮非腺毛　6. 草酸钙方晶

（三）理化鉴别

薄层色谱　取本品粉末2.0g，加甲醇溶液20ml，超声提取30分钟，放冷，滤过，滤液减压回收蒸干，残渣加水5ml溶解，用乙酸乙酯萃取2次，每次10ml，合并乙酸乙酯液减压回收，残渣加甲醇1ml溶解作为供试品溶液。另取儿茶素对照品，加甲醇制成每1ml含0.5mg的溶液，作为对照品溶液。照薄层色谱法试验，吸取上述两种溶液各5μl，分别点于同一硅胶GF$_{254}$薄层板上，以甲苯-甲酸乙酯–甲醇–甲酸（10：8：2：0.4）为展开剂，展开，取出，晾干，喷以5%的香草醛硫酸溶液，在105℃加热至斑点显色清晰。供试品色谱中，在与对照品色谱相应的位置上，显相同颜色的斑点。

【化学成分】主要成分为黄酮类、萜类、醇类、甾体类、糖类等[3]，其中黄酮类和萜类是其特征成分和有效成分。

1. 黄酮类　芦丁、芹菜素-6-新橙皮糖苷、山柰酚-3-O-洋槐糖苷、山柰酚-3-O-芸香糖苷[4]。

2. 萜类　3β-乙酸基-（20R,22E,24RS）-20,24-二甲氧基达玛烷-22-烯-25-醇、3β-乙酸基-（20S,22E,24RS）-20,24-二甲氧基达玛烷-22-烯-25-醇、3β-乙酸基-22,23,24,25,26,27-六去甲基达玛烷-20-酮、3β-乙酸基-20,21,22,23,24,25,26,27-八去甲基达玛烷-17β-醇[5]。（1S,4S,5R,6R,7S,10S）-1,4,6-三羟基桉烷6-O-β-D-吡喃葡糖苷（薜荔A）、（1S,4S,5S,6R,7R,10S）-1,4-二羟基橄榄烷 1-O-β-D-吡喃葡糖苷（薜荔B）、10α,11-羟基杜松-4-烯11-O-β-D-吡喃葡糖苷（薜荔C）[6]。

3. 醇类　中肌醇、蒲公英赛醇乙酸酯、β-香树精乙酸酯[7]。

4. 甾体类　β-谷甾醇等[7]。

5. 糖类　果胶：鼠李糖、葡萄糖组成；可溶多糖：葡萄糖[8]。

【性味归经】味酸，性凉；胃、肝、大肠经。

【功能主治】补肾固精，活血，催乳。用于遗精，阳痿，乳汁不通，闭经，乳糜尿。

【药理作用】

1. 抗菌作用　薜荔果乙酸乙酯提取物具有广泛的生物活性，对人类的革兰阳性、革兰阴性和植物病原细菌和真菌均具有抗菌活性[9]。

2. 抗氧化作用　薜荔籽果胶对DPPH自由基和卵黄脂蛋白脂质过氧化具有较明显的清除和抑制作用，而对O^{2-}和·OH的清除能力较低。薜荔脱脂瘦果乙醇提取液具有一定的抗氧化活性，不同体积分数乙醇提取液均表现出一定的还原性，能清除DPPH·等自由基，具有抗氧化的能力。

3. 降糖作用　薜荔籽中的果胶钙离子复合物可在消化道内形成强凝胶食糜，延缓和阻碍小肠细胞对葡萄糖的吸收，对餐后血糖调节效果亦十分显著。

4. 调节免疫作用　薜荔果多糖能纠正因化疗所引起的免疫抑制现象，在一定程度上保护骨髓因放疗和化疗后所引起的损伤，同时具有增强机体免疫功能的作用。

5. 其他作用　薜荔籽果胶能促进肠道菌群的繁殖，抑制更年期综合征诱发的矿物质损失。此外，研究提示薜荔果是一种非常有前途的来源高质量的低甲氧基果胶，可用于食品[10]。

主要参考文献

[1] 余世荣，周本宏，刘芳. 薜荔果本草考证及现代研究概况[J]. 中国药师，2010，13(9)：1343-1345.

[2] 张恩景，马莉. 薜荔果的生药学研究及其黄酮的含量测定[J]. 中南药学，2013，11(8)：610-613.

[3] 张恩景，孟军华，曾庆源. 薜荔化学成分与药理活性研究进展[J]. 中国药师，2017，20(7)：1293-1295.

[4] Leong C N A, Tako M, Hanashiro I, et al. Antioxidant flavonoid glycosides from the leaves of *Ficus pumila* L. [J]. Food Chemistry, 2008, 109(2): 415-420.

[5] Kitajima J, Kimizka K, Tanaka Y. New Dammarane-Type Acetylated Triterpenoides and Their related Compounds of *Ficus pumila* Fruit. [J]. Chemieal & Phannaeeutieal Bulletin, 1999, 47(8): 1138-1140.

[6] Kitajima J, Kimizka K, Tanaka Y. Three New Sesquiterpenoid Glucosides *Ficus pumila* Fruit [J]. Chem Pharm Bull, 2000, 48(1): 77-80.

[7] 曾广方，姚天荣. 薜荔化学成分的研究[J]. 药学学报，1965，12(9)：577-583.

[8] 陆春，莫肇高，梁家作，等. 薜荔中多糖提取的试验[J]. 南方农业学报，2007，38(6)：678-680.

[9] Rakshith D, Santosh P, Satish S. Isolation and characterization of antimicrobial metabolite producing endophytic *Phomopsis sp.* from *Ficus pumila* Linn. (Moraceae)[J]. International Journal of Chemical and Analytical Science, 2013, 4(3): 156-160.

[10] Liang R, Chen J, Liu W, et al. Extraction, characterization and spontaneous gel-forming property of pectin from creeping fig (*Ficus pumila* Linn.) seeds[J]. Carbohydrate polymers, 2012, 87(1): 76-83.

（中国医学科学院药用植物研究所海南分所　康勇　　广东药科大学　郑希龙）

126. 橘红

Juhong

CITRI EXOCARPIUM RUBRUM

【别名】芸皮、芸红。

【来源】本品为芸香科植物橘*Citrus reticulata* Blanco及其栽培变种的干燥外层果皮。

【本草考证】橘红始载于《太平惠民和剂局方》中"二陈汤"中。《本草纲目》载："橘皮以色红日久者为佳，故曰红皮陈皮，去白者曰橘红也"。《本草逢源》载："橘红专主肺寒咳嗽，虚损方多用之，然久嗽气泄，又非所宜"。《本草蒙筌》载："胃虚气弱用宜"。本草记载与现今所用橘红基本一致。

【原植物】常绿小乔木或灌木，高约3～4m；枝细弱，常有刺。叶互生，革质，披针形或卵状披针形，长5.5～8cm，宽2.9～4cm，顶端渐尖微凹，基部楔形，全缘或具细钝齿，具半透明油滴；叶柄细长，具窄叶翅。花小，黄白色，单生或簇生于叶腋或枝端；花萼5，杯状；花瓣5，开时向上反卷；雄蕊15～30，长短不一；花丝3～5枚合生；雌蕊1，子房圆形，9～15室，柱头头状。柑果近球形或扁球形，直径4～7cm，橙黄色或淡红色，果皮薄，易剥离，囊瓣7～12。种子卵圆形，白色，尖端，数粒至数十粒或无。花期3～4月，果期10～12月。

橘的栽培变种主要有大红袍、朱橘、福橘。（图126-1）

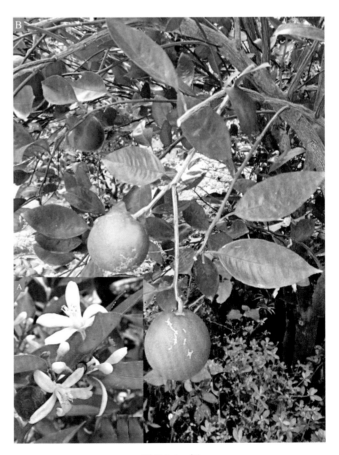

图126-1　橘

A. 花枝（钟卫红　摄）　B. 果实（张水利　摄）

主要为栽培品种，多种植于丘陵、低山地带、江河湖泊沿岸或平原。分布于江苏、浙江、四川、福建、安徽、江西、台湾、湖北、湖南、广东、广西、海南、贵州、云南等地。

【主产地】 主产于浙江、江苏、四川、福建等长江以南地区。

【栽培要点】

1. 生物学特性　喜高温多湿的亚热带气候，不耐寒，稍耐阴，以地势高燥、阳光充足、土层深厚、通气性良好的砂质壤土栽培为宜。

2. 栽培技术　嫁接繁殖为主，种子繁殖主要用于培育嫁接所用的砧木。嫁接砧木可选生长快、根系发达、抗逆性强、与接穗亲和力强、抗寒的品种。嫁接的主要方法有切接法（春季）和芽接法（夏季）。嫁接苗栽种后幼树期可在行间间作豆类或蔬菜作物。冬季培土保暖防寒，雨季覆盖防止土壤冲刷。

3. 病虫害　病害：溃疡病、流胶病、疮痂病、黄龙病等。虫害：柑橘木虱、柑橘浅叶蛾、柑橘天牛、柑橘实蝇等。

【采收与加工】 秋末冬初果实成熟后采收，用刀削下外果皮，晒干或阴干。

【药材鉴别】

（一）性状特征

长条状或不规则薄片状，边缘皱缩向内卷曲，厚0.2mm。外表面黄棕色或橙红色，存放后呈棕褐色，密布黄白色突起或凹下的油室。内表面黄白色，密布凹下透光小圆点，对光照试透明。质脆，易碎。气芳香，味微苦、麻。（图126-2）

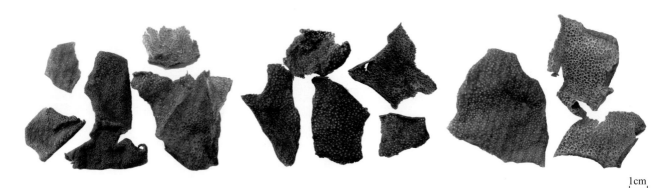

1cm

图126-2　橘红药材图

（二）显微鉴别

1. 果皮横切面　外果皮表皮为1列细小的类方形细胞，外披角质层，有气孔；其下数列薄壁组织散布1～2列油室，油室圆形或椭圆形；中果皮细胞形状不规则，壁不均匀增厚，细胞间隙大；本品薄壁组织含草酸钙方晶，单个或成片存在；橙皮苷结晶偶见；维管束纵横散布。（图126-3）

2. 粉末特征　粉末淡黄棕色。果皮表皮细胞表面观多角形、类方形或长方形，垂周壁增厚，气孔类圆形，直径18～26μm，副卫细胞不清晰；侧面观外被角质层，径向壁的外侧增厚；油室碎片及油滴随处可见，淡黄棕色，外围薄壁细胞壁微增厚；草酸钙方晶成片或成行存在于薄壁组织中，呈多面形、菱形、双锥形等；网纹导管或螺纹导管，多成束存在。（图126-4）

（三）理化鉴别

薄层色谱　取本品干燥粉末0.3g，加甲醇10ml，加热回流20分钟，滤过，取滤液5ml，浓缩至1ml，作为供试品溶液。另取橙皮苷对照品，加甲醇制成饱和溶液，作为对照品溶液。照薄层色谱法试验，吸取上述两种溶液各2μl，分别点于同一用0.5%氢氧化钠溶液制备的硅胶G薄层板上，以乙酸乙酯-甲醇-水（100∶17∶13）为展开

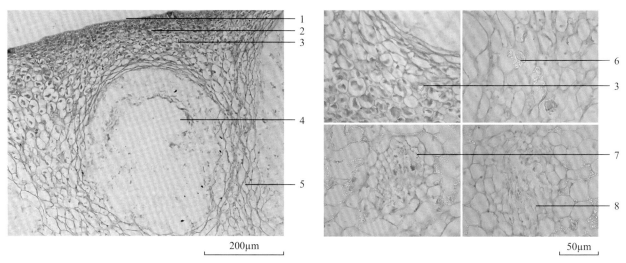

图126-3　橘红（果皮）横切面图

1. 外果皮表皮细胞　2. 中果皮细胞　3. 草酸钙方晶　4. 油室　5. 薄壁细胞　6. 橙皮苷结晶　7. 维管束　8. 导管

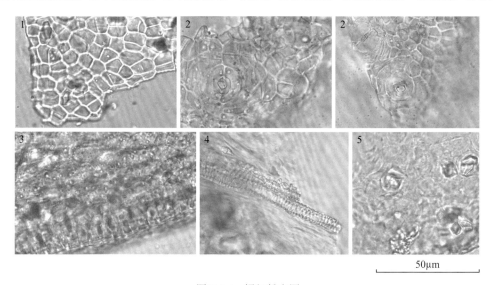

图126-4　橘红粉末图

1. 果皮表皮细胞　2. 气孔　3. 油室碎片　4. 导管　5. 草酸钙方晶

剂，展开约3cm，取出，晾干，再以甲苯–乙酸乙酯–甲酸–水（20:10:1:1）的上层溶液为展开剂，展至约8cm，取出，晾干，喷以三氯化铝试液，至紫外光灯（365nm）下检视。供试品色谱中，在与对照品色谱相应的位置上，显相同颜色的荧光斑点。（图126-5）

【质量评价】以皮薄、片大、色红、油润者为佳。照高效液相色谱法测定，本品按干燥品计算，含橙皮苷（$C_{28}H_{34}O_{15}$）不得少于1.7%。

【化学成分】主要成分为黄酮类、挥发油类等。

1. 黄酮类　主要为橙皮苷，是其特征成分和有效成分[1-2]。

2. 挥发油类　柠檬烯、β-月桂烯、α-蒎烯、β-蒎烯，α-松油醇等。

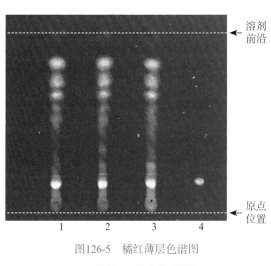

图126-5　橘红薄层色谱图

1-3. 样品　4. 橙皮苷对照品

【**性味归经**】辛、苦，温。归肺、脾经。

【**功能主治**】理气宽中，燥湿化痰。用于咳嗽痰多，食积伤酒，呕恶痞闷。

【**药理作用**】

1. 对血管的作用　橘红中所含橙皮苷具有维持渗透压，增强毛细血管韧性，缩短出血时间，降低胆固醇等作用[2]。

2. 对胃肠道的作用　橘红挥发油对胃肠道有温和刺激作用，可促进消化液的分泌，排出肠管内积气，增加食欲。

【**附注**】"化橘红"是与本品基原不同的药材，但在名称及使用上常常混淆，本品为"橘类橘红"，化橘红为"柚类橘红"，应注意区分。

主要参考文献

[1] 何永佳. 橘红超临界CO_2萃取物化学成分分析[J]. 中药材，2003，26(03)：182-183.

[2] 朱丽娜，李炜，杨术，等. 中药饮片橘红的质量标准[J]. 中国药师，2009，12(10)：1490-1492.

（广州中医药大学　肖凤霞　张晓营）

127. 檀香

Tanxiang

SANTALI ALBI LIGNUM

【别名】白檀、旃檀、真檀。

【来源】为檀香科植物檀香*Santalum album* L.树干的干燥心材。

【本草考证】本品始载于《名医别录》，列为下品。《本草拾遗》载："白檀，树如檀，出海南"。《图经本草》载："有数种，黄、白、紫、之异，今人盛用之"。《本草纲目》载："檀香出广东、云南及占城、真腊、爪哇、渤泥、暹罗、三佛齐、回回等国，今岭南诸地亦皆有之。树、叶皆似荔枝，皮青色而滑泽"。叶廷珪《香谱》载："皮实而色黄者为黄檀，皮洁而色白者为白檀，皮腐而色紫者为紫檀。其木并坚重清香，而白檀尤良。"本草记载与现今所用檀香基本一致。

【原植物】常绿小乔木，高约10m。枝圆柱状，带灰褐色，具条纹，有多数皮孔和半圆形的叶痕；小枝细长，淡绿色，节间稍肿大。叶椭圆状卵形，革质，长4～8cm，宽2～4cm，顶端锐尖基部楔形，多少下延，边缘波状，稍外折，中脉在背面凸起，侧脉约10对，网脉不明显；叶柄细长，长1～1.5cm。三歧聚伞式圆锥花序腋生或顶生，长2.5～4cm；苞片2枚，微小，位于花序的基部，钻状披针形，长2.5～3mm，早落；总花梗长2～5cm；花梗长2～4mm，有细条纹；花长4～4.5mm，直径5～6mm；花被管钟状，长约2mm，淡绿色；花被4裂，裂片卵状三角形，长2～2.5mm，内部初时绿黄色，后呈深棕红色；雄蕊4枚，长约2.5mm，外伸；花盘裂片卵圆形，长约1mm；花柱长3mm，深红色，柱头浅3裂。核果长1～1.2cm，直径约1cm，外果皮肉质多汁，成熟时深紫红色至紫黑色，顶端稍平坦，花被残痕直径5～6mm，宿存花柱基多少隆起，内果皮具纵棱3～4条。花期5～6月，果期7～9月。（图127-1）

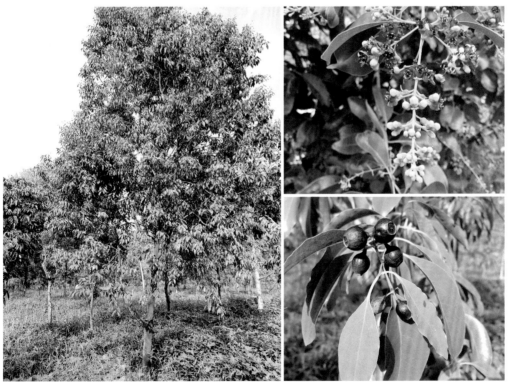

图127-1　檀香

野生或栽培。主要分布于印度、印度尼西亚和南亚等地，我国广东、海南、云南、台湾有引种栽培。

【主产地】檀香主产于印度、印度尼西亚及马来西亚，以印度老山檀质佳。目前我国广东种植面积较大[1]。

【栽培要点】

1. 生物学特性　半寄生性树种，喜热带、亚热带气候。能耐0～2℃的低温，遇短期霜冻，能安全越冬。在海拔600～1000m丘陵山地、年雨量600～2000mm、年平均气温10～35℃之间适宜生长。喜光，不耐荫蔽，较耐干旱，忌积水。在酸性红壤、黄壤或河边冲积砂质壤土均生长良好，忌黏土。

2. 栽培技术　檀香除本身根系吸收营养外，还需要纤细的小根产生吸盘吸附寄生植物的根部，从而吸取营养。可选择寄主催吐萝芙木、长春花、儿茶、台湾相思树、栀子、紫珠、木棉、诃子等。主要用种子繁殖，育苗移栽法。目前最理想的苗期寄主为假蒿[2]。

3. 病虫害　病害：苗立枯病、白粉病等。虫害：咖啡木囊蛾、糠片盾蚧、钻心虫、檀香粉蝶等[3, 4]。

【采收与加工】原产地植后30年以上，树高10～15m，胸径25～35cm时采伐，锯成段，砍去色淡边材，心材阴干。

【药材鉴别】

（一）性状特征

心材圆柱形，有的略弯曲。表面淡灰黄色，光滑细密，有时可见纵裂纹，有刀削痕。横切面棕色，显油迹；纵向劈开纹理顺直。质坚实，不易折断。气清香，味微苦。燃烧时香气浓烈。（图127-2）

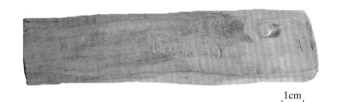

图127-2　檀香药材图

（二）显微鉴别

1. 心材横切面　导管单个散在，偶有2～3个联合；木射线由1～2列径向延长的细胞组成，木薄壁细胞单个散在或数个联结，有的含草酸钙方晶；导管、射线细胞、木薄壁细胞内均可见油滴。（图127-3）

2. 粉末特征　粉末淡黄棕色。含晶厚壁细胞类方形或长方形，直径约至45μm，壁厚，于角隅处特厚，木化，层纹隐约可见，胞腔内含草酸钙方晶；含晶细胞位于纤维旁，形成晶纤维；草酸钙方晶较多，呈多面形、板状、鱼尾形双晶及膝状双晶等，直径22～42μm；韧型纤维成束，淡黄色，直径14～20μm，壁厚约6μm，有单纹孔；纤维管胞少数，切向壁上有具缘纹孔，纹孔口斜裂缝状，少数相交成十字形；具缘纹孔导管直径约至64μm，常含红棕色或黄棕色分泌物；管状分泌细胞有时可见，细狭，直径在16μm以下，内贮红棕色分泌物；黄棕色分泌物散在，类圆形、方形或不规则块状；木射线宽1～3列细胞，壁稍厚，具单纹孔。（图127-4）

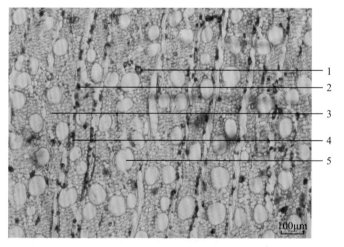

图127-3　心材横切面图

1. 木薄壁细胞　2. 木射线　3. 木纤维与纤维管胞　4. 分泌细胞　5. 导管

（三）理化鉴别

薄层色谱　取本品挥发油，加乙醚制成每1ml含10μl的溶液，作为供试品溶液。另取檀香醇对照品，加乙醚制成每1ml含5μl的溶液（或用印度檀香的挥发油加乙醚制成每1ml含10μl的溶液）作为对照品溶液。吸取上述两种溶液各10μl，分别点于同一硅胶G薄层板上，以石油醚（60～90℃）–乙酸乙酯（17∶3）为展开剂，展开，取出，晾干，喷以对二甲氨基苯甲醛溶液，在80～90℃加热至斑点显色清晰。供试品色谱中，在与对照品色谱相应的位置上，显相同的蓝紫色斑点。

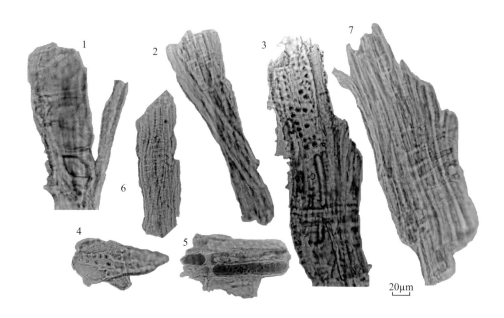

图127-4　檀香粉末图[5]

1. 含晶厚壁细胞　2. 韧型纤维　3. 纤维细胞　4. 导管　5. 分泌细胞　6. 木射线　7. 木射线（横断面）

【质量评价】以体重质坚、显油迹、香气浓郁而持久、烧之气香者为佳。照水蒸气蒸馏法测定，本品按干燥品计算，含挥发油不得少于3.0%（ml/g）。

【化学成分】主要成分为挥发油，挥发油的主要成分为α-檀香醇（α-santalol），β-檀香醇（β-santalol），并含α-檀香烯，β-檀香烯（β-santalene）、檀烯（santene）、α-檀萜酮（α-santenone）、α-檀萜醇（α-santenol）、檀香酮（santalone）、檀香酸（santalic acid）、檀油酸（teresantalic acid）、异戊醛（isovaleraldehyde）、檀油醇（teresantalol）、三环准檀香醛（tricycloekasantal）、莰烯（camphene）、姜黄烯（curcumene）、Z-α-反式-香柠檬醇（Z-α-trans-bergamotol）、棉杉菊三烯（santolina triene）等。

【功能主治】行气温中，开胃止痛。用于寒凝气滞、胸膈不舒，胸痹心痛、脘腹疼痛，呕吐食少。

【药理作用】

1. 镇静作用　檀香挥发油具有抗氧化应激，保护神经细胞免受氧化损伤作用。挥发油中α-檀香醇、β-檀香醇具有与氯丙嗪类似的神经药理活性[6]。

2. 行气作用　檀香挥发油对豚鼠离体回肠自发活动有抑制作用，对乙酰胆碱、组胺、氯化钡所致的肠痉挛有对抗作用，从而达到行气的作用[7]。

3. 防癌作用　α-檀香醇在细胞水平和动物水平对皮肤癌有一定化学防护作用[8]。

4. 神经保护作用　东印度檀香油可作为一种基于氧化还原的神经保护剂，用于预防和管理与年龄相关的神经系统疾病[9]。

【附注】

1. 我国1962年首次引种檀香，但一直没有达到规模化发展，近年来我国广东、海南、云南等地均有规模化引种栽培，但引种时间尚短，未达到商品规模。

2. 随着自然资源的枯竭，近年来印度等出口国对檀香出口进行限制，导致国内药材市场面临一木难求的窘境，檀香药材市场混乱，假冒伪劣现象严重，难以买到质量合格的药材，现市场上流通的多为非《中国药典》规定品种的澳洲檀香（*Santalum spicatum*或*Santalum lanceolatum*）。

主要参考文献

[1] 林励，丘金裕，蔡岳文，等.广东珍贵南药树种生产现状、问题及对策研究[J].中国现代中药，2013，15(2)：127-130.

[2] 盛小彬，李善志，陆文，等.不同寄主植物对檀香幼苗生长的影响研究[J].热带林业，2018，46(1)：22-24.

[3] 罗萍，罗文扬，蔡聪，等.檀香研究生产现状及栽培应用[J].中国种业，2008(S1)：134-137.

[4] 蔡岳文，邱蔚芬，曾庆钱，等.檀香规范化栽培技术[J].广东林业科技，2008(1)：98-100+104.

[5] 胡浩彬.名贵中药显微图鉴[M].南京：江苏科学技术出版社，2012：123-124.

[6] H.Okugawa. el. Effect of a-Santalol and α-Santalol from sandalwood on the central nervous system in mice[J]. Phytomedicine, 1995, 2(2): 119-126.

[7] 郭建生，曾贵荣，王小娟，等.檀香挥发油对豚鼠离体回肠和小鼠小肠推动功能的影响[J].西安交通大学学报（医学版），2010，31(03)：366-369.

[8] Zhang X, Dwivedi C. Skin cancer chemoprevention by α-santalol[J]. Frontiers in Bioscience（Scholar Edition），2011, 3: 777-787.

[9] Mohankumar A, Shanmugam G, Kalaiselvi D, et al. East Indian sandalwood（Santalum album L.）oil confers neuroprotection and geroprotection in Caenorhabditis elegans via activating SKN-1/Nrf2 signaling pathway. [J]. RSC advances, 2018, 8：33753-33774.

（广州中医药大学　林励　李智）

128. 檵木

Jimu

LOROPETALI HERBA

【别名】桎木柴、纸末花、坚漆、知微木、白清明花。

【来源】为金缕梅科植物檵木*Loropetalum chinense*（R.Br.）Oliv.的全株。

【本草考证】本品始载于《植物名实图考》："檵花一名纸末花，江西、湖南山冈多有之。丛生细茎，叶似榆而小，厚涩无齿。春开细白花，长寸余，如剪素纸，一朵数十条，纷披下垂"。本草记载与现今所用檵木基本一致。

【原植物】灌木或小乔木，高1～4m。小枝被锈褐色星状毛。叶互生，卵形，长2～5cm，宽1.5～2.5cm，先端锐尖，基部钝，不对称，上面秃净或略有粗毛，下面密生星状柔毛，稍带灰白色，侧脉约5对，全缘；托叶膜质，三角状披针形，早落。花两性，3～8朵簇生，各部常被星状毛；苞片线形；萼筒杯状，萼齿卵形；花瓣4，白色，带状；雄蕊4，退化雄蕊与雄蕊互生，鳞片状；子房完全下位，2室，每室具1垂生胚珠，花柱极短。蒴果木质，卵圆形，2瓣裂开，每瓣2浅裂，被褐色星状绒毛；种子圆卵形，黑亮。花期3～4月，果期8月。（图128-1）

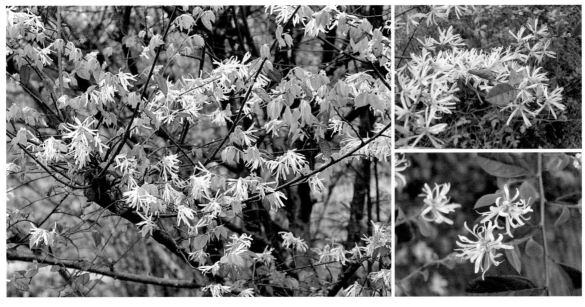

图128-1 檵木（潘超美 摄）

生于向阳的丘陵及山地。主要分布于我国中部、南部及西南各省。

【主产地】主产于湖南、湖北、江西、四川、贵州、福建、广东、浙江等地。

【栽培要点】

1. 生物学特性 喜温暖气候，耐寒。以温暖向阳、湿润、疏松、肥沃的微酸性土壤栽培为宜。耐修剪，性状稳定，适应性强[1]。

2. 栽培技术 直播或扦插等方式繁殖。直播育苗时间在3、4月间。扦插季节选择在夏季或秋季，夏插一般采用嫩枝扦插，通常在梅雨季节进行，以6月上旬至中旬为宜，扦插后要遮荫；秋季剪取当年生半木质枝条，扦插后要浇透水，及时盖棚覆膜[1]。

3. 病虫害 病害：根腐病、黄化病、白粉病、斑点病等。虫害：红蜘蛛、蚜虫、尺蠖等[2]。

【采收与加工】 全年可采根、茎、叶，5月采花，鲜用或晒干。

【药材鉴别】

（一）性状特征

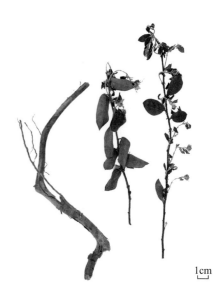

檵木叶皱缩卷曲，完整叶片展平后卵形，长1.5～4.5cm，宽1～2.5cm；先端锐尖，基部稍偏斜，全缘；上面灰绿色或浅棕褐色，下面色较浅，被短茸毛；叶柄被棕色茸毛。花常3～8朵簇生，有短花梗；花瓣常皱缩呈条带状，长1～2cm，淡黄色或浅棕色；花萼筒杯状，4裂，常被茸毛，花瓣4片，带状，雄蕊4枚。根圆柱形，拐状不规则弯曲或不规则分枝状，长短粗细不一；表面灰褐色或棕褐色，具浅纵纹，有圆形茎痕及支根痕；栓皮亦呈片状剥落而露出棕红色皮部；断面灰黄色或棕红色，纤维性。气微，味涩、微苦。（图128-2）

图128-2　檵木药材图

（二）显微鉴别

1. 叶横切面　表皮细胞上下各1列，上表皮细胞扁长方形，略被角质层，下表皮细胞较小，外壁呈乳突状，上、下表皮均有星状非腺毛，胞腔中含有棕红色物质；叶肉组织不等面型，栅栏细胞1～2列，长圆形，海绵细胞排列较疏松。主脉为外韧型维管束，周围具木化纤维束鞘，以远轴端的纤维束较发达；形成层不明显，木质部导管直径5～20μm，排列紧密，呈放射状；叶肉细胞、维管束及其下方的薄壁细胞中常含草酸钙方晶[3]。（图128-3）

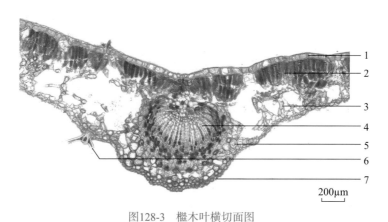

图128-3　檵木叶横切面图

1. 上表皮　2. 栅栏细胞　3. 海绵细胞　4. 维管束　5. 方晶
6. 星状毛　7. 下表皮

2. 茎横切面　周皮由木栓层、木栓形成层和栓内层组成，有的成剥落状；韧皮部中散在纤维细胞，木质部导管排列规则，呈放射状，木射线较窄；髓部小，由少量的薄壁组织组成，含有草酸钙方晶。（图128-4，图128-5）

3. 粉末特征　粉末灰黄绿色至灰褐色；星状非腺毛众多，由数目不等的非腺毛辐射排列而成，长50～500μm，少数达750μm，胞腔中含红棕色或淡黄色物；纤维大多成束，少单个散在，壁较厚，胞腔较小，直径10～35μm，木化，常与周围含草酸钙方晶的细胞形成晶鞘纤维；草酸钙簇晶直径5～25μm，棱角多锐尖，多在薄壁细胞中排列成行；草酸钙方晶众多；导管多为螺纹，直径5～20μm，木化；表皮碎片多见，细胞垂周壁波状弯曲，下表皮气孔多见，多为平轴式，少见不等式；花冠、柱头碎片多见；花粉粒圆形，具3个萌发孔，表面有网状雕纹；含有棕红色色素块[3～4]。（图128-6）

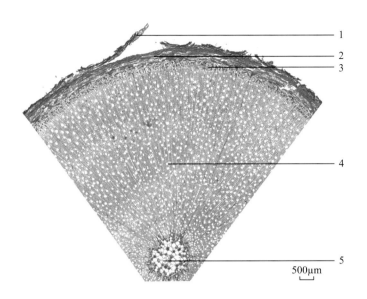

图128-4 檵木茎横切面图

1. 周皮　2. 皮层　3. 韧皮部　4. 木质部　5. 髓

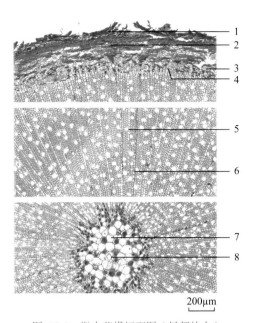

图128-5 檵木茎横切面图（局部放大）

1. 周皮　2. 皮层　3. 纤维束　4. 韧皮部　5. 木质部
6. 射线　7. 髓　8. 方晶

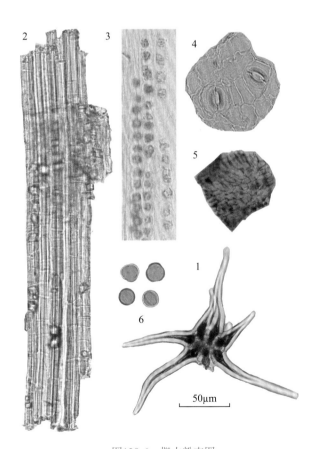

图128-6 檵木粉末图

1. 星状毛　2. 晶鞘纤维　3. 草酸钙簇晶　4. 下表皮细胞
5. 花柱碎片　6. 花粉粒

（三）理化鉴别

鞣质反应　取本品粉末0.5g，加70%甲醇10ml，超声提取30分钟，滤过。取滤液1～2ml，加入三氯化铁试液2滴，产生绿黑色反应。

【化学成分】主要成分为鞣质类、黄酮类、木脂素、脂肪酸等。

1. 鞣质类　没食子酸（gallic acid）、六没食子酰葡萄糖（hexagalloyl glucose）、七没食子酰葡萄糖（heptagalloyl glucose）、八没食子酰葡萄糖（octagalloyl glucose）、檵木素（loropetalin）A、檵木素B、檵木素C、山茶素B（camellin B）、玫瑰素（rugosin）D、玫瑰素E、玫瑰素G、铺地草素（prostratin）A、铺地草素B、铺地草素C等。

2. 黄酮类　山奈酚、槲皮素、异槲皮素、木樨草素、没食子酰黄酮苷、椴树苷、杨梅素-3-O-β-D-半乳糖苷、槲皮素-3-O-β-D-半乳糖苷、山奈酚-3-O-β-D-葡萄糖苷、山奈酚-3-O-β-D-半乳糖苷等[5]。

3. 木脂素类　芳基四氢萘类木脂素[（-）-（7R,8S,8′S）-lyoniresiol]、双四氢呋喃类木脂素[（＋）-丁香树脂酚]等[5]。

【功能主治】

1. 檵花　清热止咳，收敛止血。用于肺热咳嗽，咯血，鼻衄，便血，痢疾，泄泻，崩漏及外伤出血，烧伤。

2. 檵木叶　收敛止血，清热解毒。用于咯血，吐血，便血，崩漏，产后恶露不净，紫癜，肝热目赤，喉痛，暑热泻痢，跌打损伤，创伤出血。

3. 檵木根　止血，活血，收敛固涩，通经活络，收缩子宫。用于咯血，吐血，便血，外伤出血，崩漏，产后恶露不尽，子宫脱垂，风湿关节疼痛，跌打损伤，泄泻，痢疾，白带，脱肛，血瘀闭经。

【药理作用】

1. 止血作用　檵花、檵木醇提物和叶所含鞣质等成分有止血作用[5]。

2. 抗菌抗炎作用　90%乙醇提取物、檵花、叶煎剂对金黄色葡萄球菌、福氏痢疾杆菌、伤寒杆菌、大肠埃希菌、枯草芽孢杆菌和白假丝酵母菌等均有抑制作用。檵木粗提物处理可使胶原纤维沉积增多，上皮生成完全，成纤维细胞明显增加，新生血管增多，炎症细胞减少[5]。

3. 促愈合作用　檵木对溃疡、出血、创面的愈合具有很强的促进作用。檵木粗提物能缩短大鼠皮肤伤口的愈合时间，提高伤口愈合效果，增强愈合后皮肤的抗拉能力，促进伤口处细胞和血管的新生[5, 6]。

4. 其他作用　根煎剂可对抗组胺引起的水肿且对大鼠、小鼠、豚鼠及家兔的离体子宫均有兴奋作用。檵木中槲皮素有止咳、祛痰及平喘作用。檵花提取液具有预防和治疗胃溃疡作用。花中黄酮成分具有抗氧化作用[5]。

主要参考文献

[1] 王勇，甄爱国，朱旺新. 吴家山森林公园野生檵木开发与利用[J]. 湖北林业科技，2018，47(2)：77-79.

[2] 钟祝云. 檵木盆景的制作与养护[J]. 现代园艺，2016，(5)：96-98.

[3] 谢洲，李琳琳，谢朵朵，等. 檵木叶的形态解剖学研究[J]. 亚太传统医药，2010，6(7)：16-17.

[4] 杨式友. 檵木的性状与显微鉴别[J]. 中国药业，1999，8(1)：60.

[5] 肖珑，岳勇志，陈靖宇，等. 檵木药用活性成分及药理作用研究进展[J]. 湖南农业科学，2017，(6)：119-121，126.

[6] 张季林，徐彭，董德刚，等. 白花檵木有效部位治疗糖尿病皮肤溃疡机制研究[J]. 中草药，2017，48(14)：2907-2911.

（广东药科大学　马鸿雁　刘婉沂　戴全宽）

129. 鹰不泊

Yingbubo

ZANTHOXYLI AVICENNAE RADIX

【别名】土花椒、鸟不宿、鹰不沾、山花椒。

【来源】为芸香科植物簕欓 *Zanthoxylum avicennae*（Lam.）DC.的干燥根[1]。

【本草考证】本品始载于《本草求原》："理痰火、酒痰，开咽喉肿痛；祛风，理跌打"。《岭南采药录》载："去风，治黄肿，又治伤寒夹色，煎水尽量饮至吐出痰涎即愈，又治黄食证"。《岭南草药志》载："化湿，消肿，退黄，理膿，治疟退热"。本草记载与现今所用鹰不泊基本一致。

【原植物】为常绿灌木或乔木，高可达12m。根圆柱形，直径约0.5～6cm，表面黄棕色，有纵皱纹及沟纹，栓皮易碎，易脱落。茎主干上着生较大的三角形、红褐色皮刺，枝上皮刺较小，长1～3mm。单数羽状复叶，互生，叶轴具狭翼；小叶9～21枚，对生，长圆形、倒卵状长圆形或菱形，长2～6cm，宽1.5～2.5cm。小叶上表面深绿色，有光泽；下表面浅绿色，两面无毛，叶柄长1～2mm。伞房状圆锥形花序顶生，单性，花小而多，淡青色，5基数；萼片卵形，端尖；花瓣椭圆形，覆瓦状排列，长1.5～2mm；雄花雄蕊比花瓣长，退化雌蕊2叉裂；雌花无退化雄蕊，心皮2，分离至基部，花柱极短，柱头头状。成熟心皮1～2，紫红色，表明有粗大腺点；分果瓣的先端有极短的喙嘴状尖。种子卵形，长约4mm，黑色，具光泽。花期6～8月，果期9～11月[2]。（图129-1）

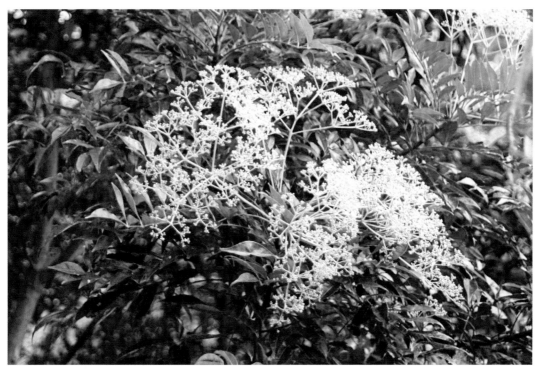

图129-1 簕欓

主要为野生，生于山间疏林、丘陵、路旁、溪边的灌木丛中。主要分布于江西、台湾、福建、广东、海南、广西、云南等地。

【主产地】主产于江西、福建、台湾、湖南、广西、广东、贵州等地[1]。

【采收与加工】一般秋冬采挖，挖根，洗净，切厚片，晒干。

【药材鉴别】

（一）性状特征

根为不规则圆柱形，有分枝，直径0.5～6cm。外表棕黄色，有纵皱纹及沟纹，落皮层厚约1～4mm，呈枯朽状，粉性易碎，片块状剥落，剥落处可见灰棕色皮部。质坚硬，难折断。横切面皮部显纤维性，厚约1～5mm，易与木部分离。木部表面棕黄色或棕褐色，直径约0.5～6cm，外侧有一较明显环纹，较粗的根环纹间易分离，老根中心常枯朽呈空洞状。气微，微苦、辛。（图129-2）

（二）显微鉴别

1. 根横切面　木栓层宽广，有8～30余列细胞，切向排列；皮层散有单个油细胞、纤维束、石细胞，石细胞常2～5个成群散在；韧皮部外侧散布少数石细胞和韧皮纤维，石细胞较小，韧皮纤维成束，韧皮射线大多1列细胞；形成层环状；木质部宽广，木射线大多宽1列细胞，导管较稀疏，单个或2～7个相连，多数径向排列呈放射状；木纤维数个至20余个成束，油细胞单个散在。薄壁细胞中可见较多橙皮苷结晶。（图129-3）

2. 粉末特征　粉末暗灰黄色。纤维壁较厚，长137～1387μm，有单斜纹孔；导管多为具缘纹孔导管，可见网纹导管；薄壁细胞长方形，类方形，壁稍厚，多破碎。石细胞黄色或淡黄色，类方形、类圆形、菱形、卵圆形，壁厚，层纹明显，长径10～107μm，短径9～78μm；草酸钙方晶散在，长径19～64μm，短径12～80μm；淀粉粒多为单粒，小。（图129-4）

（三）理化鉴别

薄层色谱　取本品粉末5g，加甲醇50ml，加热回流30分钟，放冷，滤过，滤液于50℃浓缩，加5ml甲醇定容，作为供试品溶液。另取橙皮苷对照品，加甲醇制成每1ml含2mg的溶液，作为对照品溶液。照薄层色谱法试验，分别吸取供试品溶液、对照品溶液各5μl，分别点于同一硅胶G薄层板上，以醋酸乙酯-甲醇-水（100：17：13）为展开剂，展开，取出，晾干，喷以1%三氯化铝乙醇液，置紫外灯（365nm）下检视。供试品色谱中，在与对照品色谱相应的位置上，显相同的黄色荧光斑点。

【化学成分】　主要成分有簕檔碱（avicine）、香叶木甙（diosmin）、簕檔内酯（avicennin）、白屈菜红碱（chelerythrine）、光叶花椒碱（nitidine）、二氢簕檔碱（dihydroavicine）、木兰花碱（magnoflorine）、N-甲基网叶番

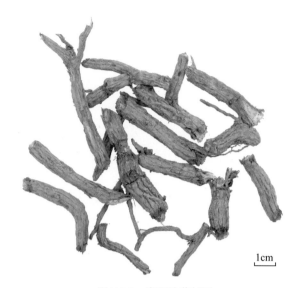

图129-2　鹰不泊药材图

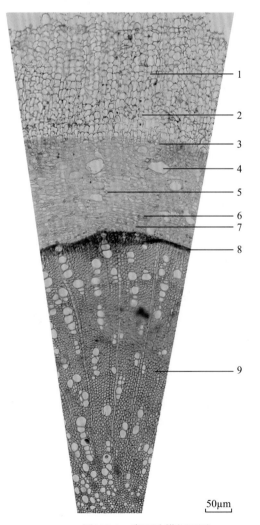

图129-3　鹰不泊横切面图

1. 木栓层　2. 橙皮苷结晶　3. 皮层　4. 油细胞　5. 草酸钙方晶
6. 石细胞　7. 韧皮部　8. 形成层　9. 木质部

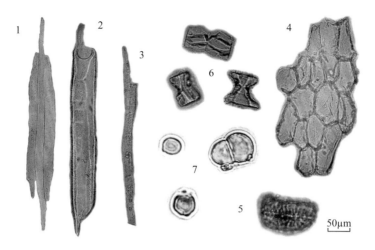

图129-4　鹰不泊粉末图

1.纤维　2.具缘纹孔导管　3.网纹导管　4.薄壁细胞　5.石细胞　6.草酸钙方晶　7.淀粉粒

荔枝碱（tembetarine）、*N*-甲基大麦芽碱（*N*-methylhordenine）、簕欓内酯醇（avicennol）、橙皮苷（hesperidin）等[5-6]。

【性味归经】苦、辛，温。归肺、胃经。

【功能主治】祛风化湿，消肿通络。用于黄疸，咽喉肿痛，疟疾，风湿骨痛，跌打挫伤[1]。

【药理作用】鹰不泊中香叶苷对角叉菜胶引起的大鼠足跖水肿有抗炎作用[2]，还可降低家兔毛细血管通透性，增加豚鼠毛细血管的抵抗力[7]。

主要参考文献

[1] 广东省食品药品监督管理局.广东省中药材标准（第一册）[S].广州：广东科技出版社，2004：220.

[2] 刘光明.簕欓根生药学研究[J].中国药师，2012，15(4)：7-9.

[3] 莫少红，唐弟光，粟华生，等.HPLC法测定鹰不泊药材中橙皮苷的含量[J].中药新药与临床药理，2012，23(3)：316-317.

[4] 刘光明.不同产地鹰不泊药材的品质评价[J].中国药师，2014，17(4)：544-545.

[5] 夏爱军，韦少宣，廖厚知.HPLC法测定鹰不泊中橙皮苷的含量[J].解放军药学学报，2012，28(3)：248-249.

[6] 莫少红，唐弟光，粟华生，等.HPLC法测定鹰不泊药材中橙皮苷的含量[J].中药新药与临床药理，2012，23(3)：317-318.

[7] 钟治华.鹰虎汤治疗慢性乙型肝炎68例临床观察[J].新中医，1996，（Sl）：112-112.

（广东省新兴中药学校　刘光明）

主要参考书目

（一）本草文献

神农本草经[M]. 北京：人民卫生出版社，1984年

唐·苏敬. 新修本草[M]. 上海：上海古籍出版社，1985年

唐·陈藏器. 本草拾遗[M]. 合肥：安徽科学技术出版社，2004年

宋·苏颂. 图经本草[M]. 福州：福建科学技术出版社，1988年

宋·唐慎微. 大观本草[M]. 北京：中国书店出版社，2015年

宋·卢多逊等. 开宝本草[M]. 合肥：安徽科学技术出版社，1998年

宋·唐慎微. 证类本草[M]. 北京：华夏出版社，1993年

明·李时珍. 本草纲目[M]. 北京：人民卫生出版社，1975年

明·倪朱谟. 本草汇言[M]. 北京：中医古籍出版社，2005年

明·陈嘉谟. 本草蒙筌[M]. 北京：中医古籍出版社，2009年

明·刘文泰. 本草品汇精要[M]. 北京：中国中医药出版社，2013年

明·兰茂. 滇南本草[M]. 昆明：云南科学技术出版社，2004年

清·吴其濬. 植物名实图考[M]. 上海：中华书局，1963年

清·赵学敏. 本草纲目拾遗[M]. 北京：中国中医药出版社，1998年

清·赵其光. 本草求原[M]. 北京：中国中医药出版社，2016年

清·吴仪洛. 本草从新[M]. 北京：中国中医药出版社，2013年

清·何谏. 生草药性备要[M]. 北京：中国中医药出版社，2015年

清·汪昂. 本草备要[M]. 北京：人民卫生出版社，1963年

（二）现代著作及标准

国家药典委员会. 中华人民共和国药典（2020年版一部）[S]. 北京：中国医药科技出版社，2020年

王国强主编. 全国中草药汇编[M]. 3版. 北京：人民卫生出版社，2014年

国家中医药管理局《中华本草》编委会. 中华本草[M]. 上海：上海科学技术出版社，1999年

徐国钧等. 中国药材学[M]. 北京：中国医药科技出版社，1996年

南京中医药大学. 中药大辞典[M]. 上海：上海科学技术出版社，2006年

裴鉴，周太炎. 中国药用植物志[M]. 第1-9册. 北京：科学出版社，1985年

中国科学院中国植物志编辑委员会. 中国植物志[M]. 第1-80卷，北京：科学出版社，2004年

中华人民共和国卫生部药典委员会. 中华人民共和国卫生部药品标准（中药材 第一部）[S]. 北京：1992年

本卷中文名索引

本卷拉丁学名索引

中文名总索引

C

N

拉丁学名总索引